"十二五"普通高等教育本科国家级规划教材

"十四五"普通高等教育本科规划教材

住院医师规范化培训辅导教材

U0276545

供基础、临床、护理、预防、口腔、中医、药学、医学技术类等专业用

内 科 学 （下册）

Internal Medicine

（第 2 版）

主 编 王 辰

副主编 代华平 陈 红 钱家鸣 栗占国

纪立农 黄晓军 赵明辉 郭树彬

北京大学医学出版社

NEIKEXUE（DI 2 BAN）

图书在版编目（CIP）数据

内科学 / 王辰主编. —2 版 . —北京：北京大学
医学出版社，2023.10
ISBN 978-7-5659-2548-1

Ⅰ.①内…　Ⅱ.①王…　Ⅲ.①内科学－高等学校－教
材　Ⅳ.① R5

中国版本图书馆 CIP 数据核字（2021）第 247688 号

内科学（第 2 版）

主　　编：王　辰
出版发行：北京大学医学出版社
地　　址：（100191）北京市海淀区学院路 38 号　北京大学医学部院内
电　　话：发行部 010-82802230；图书邮购 010-82802495
网　　址：http://www.pumpress.com.cn
E-m a i l：booksale@bjmu.edu.cn
印　　刷：北京信彩瑞禾印刷厂
经　　销：新华书店
责任编辑：高　瑾　梁　洁　　责任校对：靳新强　　责任印制：李　啸
开　　本：850 mm×1168 mm　1/16　印张：95.25　字数：2730 千字
版　　次：2023 年 10 月第 2 版　2023 年 10 月第 1 次印刷
书　　号：ISBN 978-7-5659-2548-1
定　　价：185.00 元（上、下册）

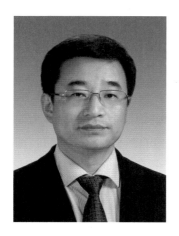

王　辰

王辰，呼吸病学与危重症医学专家。中国工程院院士，美国国家医学科学院、欧洲科学院外籍院士，欧洲科学与艺术学院院士，中国医学科学院学部委员。中国工程院副院长，中国医学科学院北京协和医学院院校长，国家呼吸医学中心主任。担任世界卫生组织（WHO）多项重要专业职务。*Chin Med J* 总编辑，《柳叶刀》新冠委员会成员。

长期从事呼吸与危重症医学临床、教学与研究工作。主要研究领域包括呼吸病学、群医学及公共卫生。在慢性气道疾病、肺栓塞、呼吸衰竭、新发呼吸道传染病、控制吸烟等领域作出多项重要创新，改善医疗卫生实践。在 *New Engl J Med*、*Lancet* 等国际权威期刊发表论文 290 余篇。获得国家科学技术进步奖特等奖、一等奖、二等奖。

具有中国工程院、中国医学科学院、北京协和医学院、中日友好医院、卫生部科教司、北京医院、北京朝阳医院和北京呼吸疾病研究所的领导和管理工作经验，在学科建设和行政管理上取得显著业绩。推动创立我国住院医师、专科医师规范化培训和"4＋4"医学教育制度。

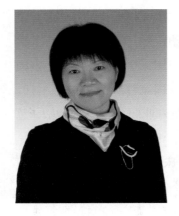

代华平

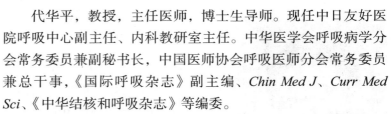

代华平，教授，主任医师，博士生导师。现任中日友好医院呼吸中心副主任、内科教研室主任。中华医学会呼吸病学分会常务委员兼副秘书长，中国医师协会呼吸医师分会常务委员兼总干事，《国际呼吸杂志》副主编、*Chin Med J*、*Curr Med Sci*、《中华结核和呼吸杂志》等编委。

长期工作在呼吸疾病医疗、教学和研究一线，主要研究方向是间质性肺疾病、尘肺病，目前承担国家自然科学基金项目、国家重点研发计划项目等。以第一或责任作者在 *Chest*、*Eur Respire J*、*Thorax*、*Cell Res*、《中华医学杂志》等国内外著名学术刊物发表论文 100 余篇，主编、副主编专著 / 教材 10 余部，参编全国高等医学教材《内科学》第 8 版、9 版。作为主要完成者之一获卫生部科学技术进步奖一等奖、北京市科学技术奖二等奖各 1 项。

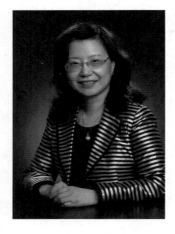

陈 红

陈红，教授，主任医师，博士生导师。北京大学人民医院心脏中心主任、心内科主任，急性心肌梗死早期预警和干预北京市重点实验室主任，北京大学医学部心血管内科学系主任。享受国务院政府特殊津贴专家、国家卫健委有突出贡献中青年专家和"国之名医·卓越建树"荣誉称号获得者。兼任中国研究型医院学会心血管循证与精准医学专业委员会主任委员、中国医疗保健国际促进会心血管病精准医学分会副主任委员、北京医学会心血管病学分会副主任委员、中华医学会心血管病学分会委员和《中华心血管病杂志》编委。

长期工作在临床一线，对常见及疑难危重心血管疾病的诊治具有丰富的临床经验，尤其擅长高脂血症、冠心病、高血压及心力衰竭的诊疗，在中国人群的调脂治疗、动脉粥样硬化的发病机制、急性冠脉综合征早期预警和规范化救治等方面取得一系列成果；近年来主持和参与国家科技支撑计划、国家自然科学基金、北京市科技计划重大项目等课题 24 项；在学术期刊发表论文 300 余篇，包括有影响力的国际期刊如 *JAMA Netw Open*、*Hypertension*、*J Mol Cell Cardiol* 和 *Atherosclerosis* 等；主持编撰和翻译学术专著 20 部；以第一完成人获得中华医学科技奖、中华预防医学科技奖、北京市科学技术奖、华夏医学科技奖、吴阶平-保罗·杨森奖、药明康德生命化学研究奖等科研奖励 9 项；先后获得国家级教学成果奖一等奖、宝钢优秀教师奖特等奖、北京市高等教育教学成果奖一等奖、北京市高等学校教学名师奖等教学奖励和荣誉 12 项；授权国内外专利 15 项。

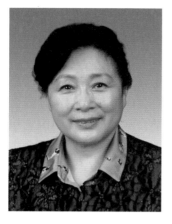

钱家鸣

钱家鸣，教授，主任医师，博士生导师。现任北京医学会常务理事，北京医学会肠道微生态和幽门螺杆菌分会主任委员，中国健康促进基金会消化专项基金专家委员会主任委员，中国医学参考报《消化内科专刊》主编，国家药典委员会（9—11届）委员。曾任北京协和医院消化科主任，中国医师协会消化医师分会会长，中华医学会消化分会常委与副主任委员等，亚洲炎性肠病联盟（AOCC）理事和2018 AOCC主席。

从事消化内科临床、科研和教学40年，长期工作在临床一线，有极丰富的临床经验，善于处理消化内科各种疑难病症，由于精湛的临床技能和对患者高度负责的态度，2014年在中央广播电台第一届"京城好医生"活动中，荣获"金牌好医生"荣誉称号。2018年获得第二届"国之名医·卓越建树"荣誉称号，2019年再次获得"国之大医·特别致敬"荣誉称号。在科研方面，承担了多项重大科研课题，作为课题负责人完成国家自然科学基金等多项国家级科研课题，获得科研经费5000余万；牵头完成我国常见上消化道疾病的全国流调研究等多项研究；在胰腺、炎性肠病以及肠道微生态领域进行了从临床到基础的研究工作；参加多部指南与共识意见的撰写。以通讯或第一作者发表论著300余篇，其中SCI论文100余篇。作为主编（译）或副主编（译）参编学术专著13本；作为主编完成科普书籍4本。在教学方面，长期担任北京协和医学院教学任务，目前担任协和医学院第六届教学督导委员会副主任；1995年获得卫生部与北京市先进殊荣，2009年获得院校级名师称号。

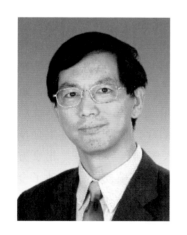

栗占国

栗占国，教授，主任医师，博士生导师。北京大学人民医院临床免疫中心主任，风湿免疫研究所所长，北京大学临床免疫中心主任，北京大学医学部风湿免疫学系主任，北京市风湿病重点实验室主任，国家杰出青年科学基金获得者，"973"计划首席科学家，吴阶平-保罗·杨森奖和北京大学国华杰出学者奖获得者。国际风湿病联盟（ILAR）和亚太风湿病联盟（APLAR）前任主席，第八届中华医学会风湿病学分会主任委员，中国免疫学会自身免疫分会主任委员，*Rheumatol Autoimmun* 及《中华风湿病学杂志》总编，《北京大学学报》（医学版）副主编。

长期从事风湿免疫病的临床诊治，致力于类风湿关节炎、系统性红斑狼疮、干燥综合征等自身免疫病的发病机制及免疫治疗方法的研究，先后获中国高校科技成果奖、华夏医学科技奖及北京医学科技奖一等奖。在 *Nat Med*、*Lancet Rheumatol* 及 *Science* 等杂志发表SCI论文430余篇，列入爱思唯尔"中国高被引学者"榜单。主编（译）《类风湿关节炎》《风湿免疫学高级教程》及《凯利风湿病学》等风湿病学专著20余部。

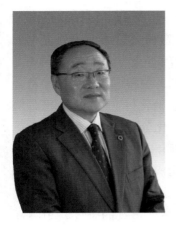

纪立农

纪立农，北京大学人民医院内分泌科主任，北京大学糖尿病中心主任，博士生导师，享受国务院特殊津贴。现任中国老年保健研究会内分泌与代谢病分会主任委员，中国医药创新促进会糖尿病与代谢性疾病药物临床研究专业委员会主任委员，中国卒中学会副会长，中国医师协会内分泌代谢医师分会副会长，中华医学会理事，中国预防学会常务理事，中国老年保健医学研究会常务理事，北京市医学会内分泌专业委员会主任委员，北京围手术期医学会会长，世界卫生组织顾问，国际糖尿病联盟亚洲西太平洋地区（IDF-WPR）糖尿病政策组成员。曾任第一届中国医师协会内分泌代谢医师分会会长，第四届北京市糖尿病专业委员会主任委员，第六届中华医学会糖尿病学分会主任委员，国际糖尿病联盟副主席，国际糖尿病联盟西太平洋区（IDF-WPR）主席。担任《中国糖尿病杂志》主编，《中华糖尿病杂志》顾问，*J Diabetes Investig* 执行编委，*Diabetes Care*、*Diabetes Res Clin Pract*、*J Diabetes*、*J Diabetes Complications*、*Metabolism*、*Diabetes Technol Ther* 等期刊编委，列入爱思唯尔"中国高被引学者"榜单（2020—2022 年）。

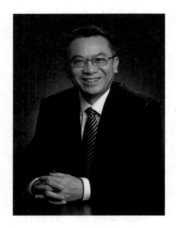

黄晓军

黄晓军，教授，主任医师，博士生导师，北京大学博雅讲席教授，中国工程院院士，中国医学科学院学术咨询委员会学部委员，法国国家医学科学院外籍院士。现任北京大学血液病研究所所长，国家血液系统疾病临床医学研究中心主任，中国中西医结合学会血液学专业委员会主任委员。

我国半相合骨髓移植治疗白血病和其他恶性血液疾病的领导者，开创了骨髓移植中国科学新方法——"北京方案"，使亲属成为骨髓移植供者的概率由不足 25% 上升至几乎 100%，解决了"供者来源匮乏"这一世界医学难题；建成完善的系统解决方案显著提高患者生存，使半相合治疗白血病的 3 年生存率从约 20% 上升至 70% 左右，成果写入多项国际指南。北京方案成为中国首位、全球过半的造血干细胞移植模式，推动了全球白血病和骨髓移植学科在最近 20 年的长足进步。

先后获国家科学技术进步奖二等奖 2 项、省部级一等奖 4 项，获何梁何利基金科学与技术进步奖，光华工程科技奖等。

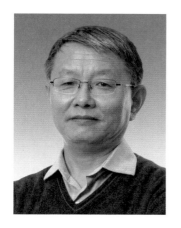

赵明辉

赵明辉，教授，主任医师，博士生导师。北京大学肾脏病研究所所长。亚太肾脏病学会常务理事，中华预防医学会肾脏病预防与控制专业委员会主任委员，中华医学会肾脏病学分会副主任委员，北京医学会内科学分会候任主任委员和北京免疫学会理事长。

国家杰出青年科学基金获得者，主要研究领域为慢性肾脏病防治和肾脏疾病免疫炎症发病机制。国家自然科学基金委创新群体首席专家，国家重点研发计划重点专项首席专家。主持国家自然科学基金重大项目。发表 SCI 论文 490 篇，H 指数 64。5 次应邀为 *Nat Rev Nephrol* 撰写综述。连续 8 年被列入爱思唯尔"中国高被引学者"榜单。作为主要获奖人，两次获得国家科学技术进步奖。获中国青年科技奖、吴阶平-保罗·杨森医学药学奖、法国国家医学科学院赛维雅和北京大学教学卓越奖。入选"新世纪百千万人才工程"国家级人选和科技北京百名领军人才培养工程。

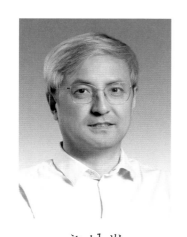

郭树彬

郭树彬，教授，主任医师，博士生导师。现任首都医科大学附属北京朝阳医院副院长、急诊医学中心主任，首都医科大学急诊医学系主任、联合教研室主任，首都医科大学急性感染性疾病诊疗与研究中心主任，北京市心肺脑复苏重点实验室主任。教学任职有国家住院医师规范化培训急诊专业重点基地主任，北京市住院医师规范化培训急诊专业委员会主任。享受国务院政府特殊津贴专家，入选国家健康科普专家库第一批成员名单，获得"北京市抗击新冠肺炎疫情先进个人"荣誉称号，"中国好医生、中国好护士"2021 年 2 月月度人物，首届"国之名医·优秀风范"荣誉称号获得者。担任中华医学会中华急诊医学教育学院院长、科学普及分会主任委员、急诊医学分会常务委员；担任中国医师协会常务理事、医学科普分会会长、急诊医师分会副会长；担任中国研究型医院学会理事、急救医学专业委员会主任委员；中华医学会北京医学会常务理事、急诊医学分会副主任委员、医学科普分会主任委员。担任 *Chin Med Sci J* 杂志编委，担任《中华急诊医学杂志》《中国急救医学杂志》《中国研究型医院杂志》常务编委。

长期工作在临床第一线，在急诊危重症救治领域具有较高的造诣，倡导危重患者全流程管理新理念，推动急诊医学向数智化转型。先后发表中英文学术文章 100 余篇，牵头撰写国内急诊领域指南共识十余项，主持编写多部急诊医学教材和专著，承担国家省部级课题 10 项。率先建立首都医科大学健康数据国家研究院急危重症数据中心，负责筹建国家远程医疗与互联网急诊医学中心，开发急诊 CDSS 产品和搭建基于 5G 网络医学应急急救云平台；搭建中国健康科普联盟等平台并组建成立 20 多个专病科普专业委员会，成立中国医学应急志愿者总队。

编者名单

第一篇编者

王　辰　北京协和医学院

第二篇编者

（按姓名汉语拼音排序）

曹　彬　中日友好医院

陈效友　首都医科大学附属北京地坛医院

陈亚红　北京大学第三医院

迟春花　北京大学第一医院

代华平　中日友好医院

高占成　北京大学人民医院

韩　芳　北京大学人民医院

黄克武　首都医科大学附属北京朝阳医院

解立新　中国人民解放军总医院

李海潮　北京大学第一医院

李燕明　北京医院

施举红　北京协和医学院北京协和医院

孙永昌　北京大学第三医院

王　辰　北京协和医学院

王孟昭　北京协和医学院北京协和医院

肖　丹　中日友好医院

翟振国　中日友好医院

詹庆元　中日友好医院

第三篇编者

（按姓名汉语拼音排序）

蔡　军　中国医学科学院阜外医院

陈江天　北京大学人民医院

陈　霄　华中科技大学同济医学院附属协和医院

程　翔　华中科技大学同济医学院附属协和医院

董吁钢　中山大学附属第一医院

付志方　北京大学第一医院

高润霖　中国医学科学院阜外医院

郭彩霞　首都医科大学附属北京同仁医院

李为民　哈尔滨医科大学附属第一医院

梁　春　海军军医大学第二附属医院

廖玉华　华中科技大学同济医学院附属协和医院

刘梅林　北京大学第一医院

刘小宁　中国医学科学院阜外医院

门剑龙　天津医科大学总医院

孟庆滔　四川大学华西医院

任景怡　中日友好医院

唐婷婷　华中科技大学同济医学院附属协和医院

薛睿聪　中山大学附属第一医院

于　波　哈尔滨医科大学附属第二医院

余　淼　华中科技大学同济医学院附属协和医院

袁　璟　华中科技大学同济医学院附属协和医院

周子华　华中科技大学同济医学院附属协和医院

祝　烨　四川大学华西医院，四川大学华西天府医院

第四篇编者

（按姓名汉语拼音排序）

郝建宇　首都医科大学附属北京朝阳医院
贾继东　首都医科大学附属北京友谊医院
姜　泊　南方医科大学南方医院
吕　红　北京协和医学院北京协和医院
钱家鸣　北京协和医学院北京协和医院
田德安　华中科技大学同济医学院附属
　　　　同济医院
王邦茂　天津医科大学总医院

王学红　中南大学湘雅二医院
吴　东　北京协和医学院北京协和医院
谢谓芬　海军军医大学第二附属医院
杨　红　北京协和医学院北京协和医院
虞朝辉　浙江大学医学院附属第一医院
张红杰　江苏省人民医院
张晓岚　河北医科大学第二医院

第五篇编者

（按姓名汉语拼音排序）

戴　冽　中山大学孙逸仙纪念医院
戴生明　上海交通大学附属第六人民医院
董凌莉　华中科技大学同济医学院附属
　　　　同济医院
姜林娣　复旦大学附属中山医院
黎艳红　四川大学华西医院
李　茹　北京大学人民医院
厉小梅　安徽省立医院
栗占国　北京大学人民医院
刘婷婷　上海交通大学医学院附属瑞金医院
刘　毅　四川大学华西医院
吕良敬　上海交通大学医学院附属仁济医院
谭淳予　四川大学华西医院
谭　震　安徽省立医院
王国春　中日友好医院
王　双　中山大学附属第一医院

王苏丽　上海交通大学医学院附属仁济医院
王振刚　首都医科大学附属北京同仁医院
武丽君　新疆维吾尔自治区人民医院
徐　东　北京协和医学院北京协和医院
徐建华　安徽医科大学第一附属医院
杨程德　上海交通大学医学院附属瑞金医院
杨　航　四川大学华西医院
杨念生　中山大学附属第一医院
叶　华　北京大学人民医院
张伶姝　四川大学华西医院
张缪佳　江苏省人民医院
赵　华　四川大学华西医院
赵金霞　北京大学第三医院
赵　岩　北京协和医学院北京协和医院
郑文洁　北京协和医学院北京协和医院

第六篇编者

（按姓名汉语拼音排序）

蔡晓凌	北京大学人民医院	王海宁	北京大学第三医院
窦京涛	中国人民解放军总医院	肖文华	北京大学第三医院
高洪伟	北京大学第三医院	杨建梅	北京大学第一医院
高蕾莉	北京大学人民医院	杨 进	北京大学第三医院
高 莹	北京大学第一医院	杨淑敏	重庆医科大学附属医院
韩学尧	北京大学人民医院	杨 欣	北京大学人民医院
洪天配	北京大学第三医院	袁戈恒	北京大学第一医院
纪立农	北京大学人民医院	袁振芳	北京大学第一医院
李启富	重庆医科大学附属医院	张俊清	北京大学第一医院
林 璐	中国人民解放军总医院	张秀英	北京大学人民医院
刘 蔚	北京大学人民医院	张学武	北京大学人民医院
吕 芳	北京大学人民医院	张 杨	北京大学第一医院
罗樱樱	北京大学人民医院	周灵丽	北京大学人民医院
马晓伟	北京大学第一医院	周翔海	北京大学人民医院
任 倩	北京大学人民医院	朱 宇	北京大学人民医院
田 勍	北京大学第三医院	邹显彤	北京大学人民医院

第七篇编者

（按姓名汉语拼音排序）

侯 明	山东大学齐鲁医院	王建祥	中国医学科学院血液病医院（血液学研究所）
胡 豫	华中科技大学同济医学院附属协和医院		
胡建达	福建医科大学附属协和医院	吴德沛	苏州大学附属第一医院
胡利娟	北京大学人民医院	肖志坚	中国医学科学院血液病医院（血液学研究所）
黄 芬	南方医科大学南方医院		
黄晓军	北京大学人民医院	邢莉民	天津医科大学总医院
江 倩	北京大学人民医院	许兰平	北京大学人民医院
李 娟	中山大学附属第一医院	许彭鹏	上海交通大学医学院附属瑞金医院
李建勇	南京医科大学第一附属医院	杨仁池	中国医学科学院血液病医院（血液学研究所）
李莉娟	兰州大学第二医院		
刘开彦	北京大学人民医院	张凤奎	中国医学科学院血液病医院（血液学研究所）
刘启发	南方医科大学南方医院		
刘卫平	北京大学肿瘤医院	张连生	兰州大学第二医院
路 瑾	北京大学人民医院	张晓辉	北京大学人民医院
马 军	哈尔滨血液病肿瘤研究所	赵东陆	哈尔滨血液病肿瘤研究所
邵宗鸿	天津医科大学总医院	赵维莅	上海交通大学医学院附属瑞金医院
王 昱	北京大学人民医院	赵永强	北京协和医学院北京协和医院
王 昭	首都医科大学附属北京友谊医院	周道斌	北京协和医学院北京协和医院
		朱 军	北京大学肿瘤医院

第八篇编者

（按姓名汉语拼音排序）

陈　旻　北京大学第一医院
陈　楠　上海交通大学医学院附属瑞金医院
付　平　四川大学华西医院
郝传明　复旦大学华山医院
李　玲　四川大学华西医院
李雪梅　北京协和医学院北京协和医院
刘立军　北京大学第一医院
吕继成　北京大学第一医院
谭　颖　北京大学第一医院

徐大民　北京大学第一医院
杨　莉　北京大学第一医院
于　峰　北京大学第一医院
张　宏　北京大学第一医院
赵明辉　北京大学第一医院
郑　可　北京协和医学院北京协和医院
周绪杰　北京大学第一医院
左　力　北京大学人民医院

第九篇编者

（按姓名汉语拼音排序）

曹秋梅　首都医科大学附属北京同仁医院
柴艳芬　天津医科大学总医院
邓　颖　哈尔滨医科大学附属第二医院
董建光　天津市中心妇产科医院
郭树彬　首都医科大学附属北京朝阳医院
菅向东　山东大学齐鲁医院
梅　雪　首都医科大学附属北京朝阳医院
秦历杰　河南省人民医院

邱泽武　中国人民解放军第五医学中心
宋玉果　首都医科大学附属北京朝阳医院
田英平　河北医科大学第二医院
王　晶　首都医科大学宣武医院
杨　晶　首都医科大学附属北京朝阳医院
杨立山　宁夏医科大学总医院
杨正平　青海省人民医院
曾　梅　山东大学齐鲁医院

第 5 轮修订说明

国务院办公厅印发的《关于加快医学教育创新发展的指导意见》提出以新理念谋划医学发展、以新定位推进医学教育发展、以新内涵强化医学生培养、以新医科统领医学教育创新，要求全力提升院校医学人才培养质量，培养仁心仁术的医学人才，发挥课程思政作用，着力培养医学生救死扶伤精神。《教育部关于深化本科教育教学改革全面提高人才培养质量的意见》要求严格教学管理，把思想政治教育贯穿人才培养全过程，全面提高课程建设质量，推动高水平教材编写使用，推动教材体系向教学体系转化。《普通高等学校教材管理办法》要求全面加强党的领导，落实国家事权，加强普通高等学校教材管理，打造精品教材。以上这些重要文件都对医学人才培养及教材建设提出了更高的要求，因此新时代本科临床医学教材建设面临更大的挑战。

北京大学医学出版社出版的本科临床医学专业教材，从 2001 年第 1 轮建设起始，历经多轮修订，高比例入选了教育部"十五""十一五""十二五"普通高等教育国家级规划教材。本套教材因骨干建设院校覆盖广，编委队伍水平高，教材体系种类完备，教材内容实用、衔接合理，编写体例符合人才培养需求，实现了由纸质教材向"纸质 + 数字"的新形态教材转变，得到了广大院校师生的好评，为我国高等医学教育人才培养做出了积极贡献。

为深入贯彻党的二十大精神，落实立德树人根本任务，更好地支持新时代高等医学教育事业发展，服务于我国本科临床医学专业人才培养，北京大学医学出版社有选择性地组织各地院校申报，通过广泛调研、综合论证，启动了第 5 轮教材建设，共计53 种教材。

第 5 轮教材建设延续研究型与教学型院校相结合的特点，注重不同地区的院校代表性，调整优化编写队伍，遴选教学经验丰富的学院教师与临床教师参编，为教材的实用性、权威性、院校普适性奠定了基础。第 5 轮教材主要做了如下修订：

1. 更新知识体系

继续以"符合人才培养需求、体现教育改革成果、教材形式新颖创新"为指导思想，坚持"三基、五性、三特定"原则，对照教育部本科临床医学类专业教学质量国家标准，密切结合国家执业医师资格考试、全国硕士研究生入学考试大纲，结合各地院校教学实际更新教材知识体系，更新已有定论的理论及临床实践知识，力求使教材既符合多数院校教学现状，又适度引领教学改革。

2. 创新编写特色

以深化岗位胜任力培养为导向，坚持引入案例，使教材贴近情境式学习、基于案例的学习、问题导向学习，促进学生的临床评判性思维能力培养；部分医学基础课教材设置"临床联系"模块，临床专业课教材设置"基础回顾"模块，探索知识整合，体现学科交叉；启发创新思维，促进"新医科"人才培养；适当加入"知识拓展"模块，引导学生自学，探索学习目标设计。

3. 融入课程思政

将思政元素、党的二十大精神潜移默化地融入教材中，着力培养学生"敬佑生命、救死扶伤、甘于奉献、大爱无疆"的医者精神，引导学生始终把人民群众生命安全和身体健康放在首位。

4. 优化数字内容

在第 4 轮教材与二维码技术结合，实现融媒体新形态教材建设的基础上，改进二维码技术，优化激活及使用形式，融知识拓展、案例解析、微课、视频等于一体。

第 5 轮教材主要供本科临床医学类专业使用，也可供基础、护理、预防、口腔、中医、药学、医学技术类等开设相同课程的专业使用，临床专业课教材同时可作为住院医师规范化培训辅导教材使用。希望广大师生多提宝贵意见，反馈使用信息，以便我们逐步完善教材内容，提高教材质量。

　　健康是促进人的全面发展的必然要求，是经济社会发展的基础条件，是民族昌盛和国家富强的重要标志，也是广大人民群众的共同追求。医学教材建设是事关未来的医疗卫生人才培养的战略工程和基础工程，要培养高素质的医药卫生人才，必须出版高质量、高水平的优秀精品教材。

　　本科国家级规划教材《内科学》第 1 版自问世以来，被各医学院校广泛采用，在医学人才培养中发挥了重要作用。但 11 年过去了，其间内科学领域又有了很多重要进展，其中不少诊治技术和知识要点是医学生必须了解的；随着医学教育改革的深入，对医学生的学习也提出了新的要求。因此这部教材到了需要再版的时候。现在，经过众多内科专家的齐心合力和精心打磨，《内科学》第 2 版即将面世。本书以北京协和医学院、北京大学医学部、首都医科大学主编、副主编团队为核心，完全按学术水平及教学经验吸纳编者，组建成一支编写水平整齐的精英编者队伍。他们继承和发扬老一辈的优秀传统，以严谨治学的科学态度和无私奉献的敬业精神，积极参与本书修订。在编写过程中，他们紧密结合五年制临床医学专业培养目标、高等医学教育教学改革的需要和医药卫生行业的人才需求，借鉴国内外临床医学教育教学的经验和成果，不断创新编写思路和编写模式，做到了结构层次设置合理，编写落实详略有方，科学论述标准权威，保证了教材"三高"（高标准、高起点、高要求）、"三严"（严肃的态度、严谨的要求、严密的方法）、"三基"（基础理论、基本知识、基本技能）、"五性"（思想性、科学性、先进性、启发性、适用性）的修订原则。

　　本教材特别注意与研究生教材、住院医师规范化培训教材相延续。研究生教育和住院医师培训都是以本科生教育为基础的。一部优秀的内科学教材应成为研究生教育、住院医师规范化培训、专科医师规范化培训阶段的基础参考书和工具书，能供年轻医师们随时查缺补漏、不断"回炉"锤炼。在这一点上，本教材做得很好。

　　医乃仁术。中国人自古就强调，好的医生不仅要有好的技术，更重要的是要有高尚的德行，只有关注医德的培养，医学教育才能更好地服务社会的发展。在这个信息爆炸的时代，我们要关注教育的本质，注重培养学生的品德和人文关怀。很高兴看到，本教材在开篇内科学概论中深刻论述了医学、内科学的人文属性，同时在各篇专业内容中处处渗透医学人文的温度和情怀，契合了"生物-心理-社会-环境"这个新的医学模式，诠释了以人为本、协调发展的思想。

　　医学是实践性非常强的学科，为满足教学的多样化需求，实现教材系统化、立体化建设，本教材进一步丰富了数字资源内容和类型。在传统纸质教材基础上融入了内容丰富的授课幻灯、基础知识链接、音频、国际指南及专家共识等数字资源内容，从而丰富了教材呈现形式，扩展了教材的呈现体量，体现了更为立体化的教学形式。这样的教材有利于学生发挥主观能动性，实现"主人翁"式学习；同时也有利于学生根据自己的兴趣拓展阅读，实现个性化学习，加深对知识的理解。

教材谓之教材，乃其为教学的材料。教材的作用还需要通过教师与学生的合理使用才能得到充分的发挥。我国传统教学过多依赖教师的灌输和学生的被动学习，不仅降低学习效率，而且是制约人才创新能力发挥的原因之一。我衷心希望我们内科学的同仁积极贯彻主动学习、个性化学习和"少而精"的教育理念，充分利用好这部教材，并在实践中不断修正、完善这部教材，把它打磨成一部真正的《内科学》经典教科书。

韩启德

2023 年 10 月

前　言

　　内科学是临床医学，乃至医学中最为基本、最为核心、最为综合、最具普遍性、内容最为广博深厚的部分。可以说，内科学是医学之母，是临床医学各专业的基石。学习内科学，是学习临床医学的基础。内科学的内容、诊断方法及思维、治疗原则及具体药物的应用是一个医生所必须掌握的基本知识和基本功。

　　教材为教学活动的基础，因此要教好、学好内科学，一本逻辑清晰、体系完整、概念准确、内容经典、不失新颖，并有启发性的内科学教材必不可少。北京大学医学出版社出版的本科国家级规划教材《内科学》是为顺应医学教材图书市场多样化需求应运而生的，旨在为医学教育提供高品质、有竞争力的教材产品。《内科学》第1版于2012年问世。作为国家级规划教材，《内科学》第2版在第1版的基础上愈加求精、汇聚众英才之智慧，以北京协和医学院、北京大学医学部、首都医科大学主编、副主编团队为核心，完全从学术水平及教学经验的角度吸纳编者，得以组建出一支编写水平整齐的精英编者队伍。在全体编者的齐心努力下，历经3年的反复推敲与修改，《内科学》第2版终于出版，正可谓"宝剑锋从磨砺出，梅花香自苦寒来"。

　　本版《内科学》具有如下特色：

　　1. 在编写方针上，教材内容与教育部人才培养目标、国家卫生健康委员会行业要求、国家用人需求相一致，严格把握内容深浅度，突出"三基"（即基础理论、基本知识和基本技能），体现"五性"（即思想性、科学性、先进性、启发性和适用性），强调"三结合"（即与临床医学专业本科人才培养目标紧密结合、与国家执业医师资格考试大纲紧密结合、与全国硕士研究生入学考试大纲紧密结合）。

　　2. 在编写内容上，牢牢把握医学教育改革发展新形势和新要求，保证定义、基础理论、基本知识、基本技能的准确性和规范性，保证同一学科对于同一概念论述的一致性。充分借鉴国内外优秀内科学教科书编写经验，取其精华，力求创新。让学生认识到医学是多学、人学、至学。医学模式由单纯的生物医学模式向现代的生物-心理-社会-环境医学模式转化，医学从以疾病为原点向以健康为原点转化，从重在个体健康到以人群、人类健康为主旨，从当下健康到今生、万代健康。帮助学生树立大医学观、大卫生观、大健康观，不仅做诊治个体患者的"内科医生"，更要做关注众人乃至众生和生态健康、践行群医学的"医者"。

　　3. 在编写形式上，系统总结医学生必须掌握的内科学基本知识，辅以诊断流程图、总结性表格、典型案例等体现临床诊断思路，与研究生阶段和住院医生规范化培训阶段教育紧密对接。聚力"互联网＋"医学教育的创新形式，形成层次清晰的内容布局，在纸质版教材提供必知、必会内容的基础上，融合实操性更强、覆盖面更广的数字扩展内容——授课幻灯、基础知识链接、音频、国际指南及专家共识等拓展学生思路，具有较强的科学性、启发性和较高的实践指导价值。

感谢本书上百名优秀编者，他们本着严谨负责的态度，为编撰好本书付出了大量的心血。本书的编写工作实行主编与副主编（兼任各篇负责人）分篇负责制度，各篇负责人分别为王辰（第一篇　内科学概论）、代华平（第二篇　呼吸系统与危重症疾病）、陈红（第三篇　心血管系统疾病）、钱家鸣（第四篇　消化系统疾病）、栗占国（第五篇　风湿免疫性疾病）、纪立农（第六篇　内分泌与代谢疾病）、黄晓军（第七篇　血液系统疾病）、赵明辉（第八篇　泌尿系统疾病）、郭树彬（第九篇　理化因素所致疾病）。本版是在第 1 版基础上修订完成的，衷心感谢第 1 版主编、副主编和编委的基础性贡献！

在修订过程中，虽力求完美，但由于医学科学发展突飞猛进、人民健康需求与日俱增，更为重要的是，正如《Cecil 内科学》序言中所说，"医学是一门艺术，不是一门纯科学"，使本书难以尽如人意，未尽完善之处敬请读者在使用过程中能够审视理解，多提宝贵意见，以利于本书不断进步。

王　辰

2023 年 9 月

目　　录

第五篇　风湿免疫性疾病

第六篇　内分泌与代谢疾病

第七篇　血液系统疾病

第八篇　泌尿系统疾病

第九篇　理化因素所致疾病

风湿免疫性疾病

第1章

总 论

【概念与分类】

风湿免疫性疾病（风湿免疫病）是以自身免疫异常为主，可累及关节、肌肉、血管及全身各种组织和器官的一类疾病。此类疾病病因和发病机制复杂，患者可出现不同免疫细胞和因子的异常。临床上，可表现为多系统受累的症状、体征和自身抗体产生。

临床上较常见的风湿免疫病有 100 种以上，包括系统性风湿免疫病及关节、肌肉病变为主的疾病。根据病因和病变特点的不同，可将风湿免疫病归纳为十大类（见表 5-1-1）。

表 5-1-1　风湿免疫病的分类

分类	主要疾病
系统性风湿免疫病	系统性红斑狼疮、干燥综合征、系统性硬化症、炎性肌病、混合性结缔组织病、系统性血管炎、抗磷脂综合征等
类风湿关节炎	类风湿关节炎、Felty 综合征、类风湿狼疮综合征
脊柱关节炎	强直性脊柱炎、银屑病关节炎、反应性关节炎、未分化脊柱关节炎、肠病性关节炎等
晶体性关节炎	痛风、焦磷酸钙沉积病、碱性磷酸钙沉积病等
骨与软骨病变	骨关节炎、弥漫性特发性骨肥厚、骨质疏松、肥大性骨关节病、复发性多软骨炎等
感染相关病变	莱姆病、病毒性关节炎、Poncet 病、风湿热等
遗传性结缔组织病	进行性骨化性肌炎、过度活动综合征等
软组织风湿病	纤维肌痛综合征、风湿性多肌痛等
自身炎症性疾病	家族性地中海热、TRAPS、Blau 综合征等
其他	IgG4 相关疾病、成人 Still 病、反复型风湿症、原发性免疫缺陷、普通变异型免疫缺陷等

【发病机制】

风湿免疫病的发生与遗传、感染、自身免疫异常、环境因素及内分泌等多种因素有关。在内因（如遗传）的基础上，外界因素（如微生物）可诱导机体免疫异常，发生自身免疫反应，产生致病性免疫细胞、自身抗体和炎性因子，最终导致疾病的发生。

已经证明 $HLA\text{-}DRB_1*0404$、$HLA\text{-}DRB_1*0405$、$HLA\text{-}DQA1$、$HLA\text{-}B*2706$、$hIgG_1\text{-}G396R$ 等数百种易感基因与类风湿关节炎、强直性脊柱炎及系统性红斑狼疮等疾病的发生密切相关。这些基因通过其相应分子参与和介导自身免疫。而来源于病毒和细菌等微生物的分子（如 CMV-$Pp150$、$HPV_{47}\text{-}E2$、EBV-gp110）则可通过模糊识别，或分子模拟诱导细胞免疫异常和自身抗体的产生，进而引起自身免疫反应致病。近年来，肠道、扁桃体、尿道菌群以及噬菌体失衡与风湿免疫病的关系受到越来越多的关注，并发现了唾液链球菌、停乳链球菌和奇异变形杆菌等在类风湿关节炎（RA）发病中的重要作用。

研究发现，抗原诱导、T 细胞驱动和 B 细胞活化引起的自身免疫异常是最终导致免疫性疾病发生的主要免疫学机制。外来或自身抗原由抗原提呈细胞表面分子人白细胞抗原（HLA）呈递，并被 T 细胞识别，进而出现多种 T 细胞亚群异常和 B 细胞激活，大量自身抗体和炎性因子产生，引起血管炎、滑膜炎等免疫性炎症而致病。已经证明，调节性 T 细胞（Treg）、辅助性 T 细胞 17（Th17）、外周辅助性 T 细胞（Tph）、滤泡辅助性 T 细胞（Tfh）、B10、NK、巨噬细胞、前炎性间充质细胞等在自身免疫反应及致病中发挥了关键作用。

此外，雌孕激素失调、紫外线、吸烟以及某些药物可诱发自身免疫异常，针对这些因素进行研究及干预，对进一步认识风湿免疫病及其治疗有重要意义。

【临床特点】

风湿免疫病的主要特点是多系统多器官受累，临床表现复杂，疑难重症多见。患者既可有皮肤、黏膜、关节和肌肉病变，又可有心、肺、肾及中枢神经系统受累。同症异病和同病异症现象在这类疾病表现尤为突出。如皮疹、发热、肾损伤可见于多种风湿免疫病，而同一种疾病（如系统性红斑狼疮、血管炎）又可出现上述多种表现。

此外，不少风湿免疫病有其特异或相对特异的临床表现，对确定诊断有重要意义。如系统性红斑狼疮的蝶形红斑，皮肌炎的向阳疹和 Gottron 征及系统性硬化症的面具脸等。

【诊断】

风湿免疫病的诊断主要依据对患者的病史、临床表现及特点的分析和甄别。对于部分患者，尤其对于早期和不典型病例，往往需要免疫学及实验室和辅助检查的支持。

1. 实验室检查 除抗核抗体（ANA）、类风湿因子（RF）等传统的自身抗体外，多种特异和相对特异的血清抗体及标志物分子在风湿免疫病的诊断中具有重要作用。近些年来，随着发病机制研究和检测技术的发展，不少新型疾病标志物被发现，促进了早期诊断水平的提高和对发病机制的认识。表 5-1-2 对主要的风湿免疫病相关抗体和标志分子进行了归纳。

表 5-1-2　风湿免疫病的自身抗体和标志分子

疾病	自身抗体和标志分子
系统性红斑狼疮	抗核抗体、抗 Sm 抗体、抗双链 DNA 抗体、抗膜 DNA 抗体、抗核小体抗体、抗组蛋白抗体、泛素羧基水解酶 L1（UCH-L1）等
类风湿关节炎	类风湿因子、抗环瓜氨酸多肽抗体、抗核周因子、抗角蛋白抗体、抗瓜氨酸化烯醇化酶多肽 1 抗体、抗突变型瓜氨酸化波形蛋白抗体、清道夫受体 -A、抗 BiP 抗体
原发性干燥综合征	抗 SSA 抗体、抗 SSB 抗体、抗毒蕈碱 3（M3）受体、抗 α-胞衬蛋白抗体
炎性肌病	抗 Jo-1、抗黑色瘤分化相关基因（MDA）5、抗信号识别颗粒（SRP）、抗转录中介因子（TIF）1 r、抗核基质蛋白（NXP）2、抗 Mi-2 等抗体
系统性硬化症	抗 Scl-70、抗 RNA 聚合酶Ⅲ、抗 Th/To、抗着丝点抗体
抗磷脂综合征	抗心磷脂抗体、抗 β2-糖蛋白 1 抗体、狼疮抗凝物、抗磷脂酰丝氨酸 / 凝血酶原复合物抗体等
血管炎	抗中性粒细胞胞质抗体、抗微管蛋白-α-1c 抗体等
其他	抗腮腺管抗体、抗线粒体抗体、抗血管内皮细胞抗体、抗淋巴细胞抗体等

在风湿免疫病的诊断和临床评估中，有临床意义的标志分子和方法还包括人白细胞抗原（HLA)-B27、HLA-DRB₁、HLA-DQA₁、B5、补体、IgG4、冷球蛋白、尿酸以及 T、B 及 NK 等细胞亚群和炎性因子等。此外，基因测序、高通量芯片、蛋白及抗体谱测定等技术已用于临

床或正处于研究中，将为风湿免疫病的诊断和指导用药提供客观依据。

2.其他 X线平片、MRI、CT、核素显像及组织活检等常用于风湿免疫病的辅助诊断；此外，肌骨及腮腺超声在临床上的应用日趋广泛，对疾病的诊断和病情评估具有重要的临床价值。

【治疗】

（一）治疗原则

在临床上，经个体化的规范治疗，多数风湿免疫病可以缓解。若患者早期接受正确的治疗方法，部分患者可完全缓解。其依据是患者的异常免疫及炎性病变（图 5-1-1）可通过药物得以控制。因此，应强调早期、规范和个体化治疗的理念（图 5-1-2）。目前，临床上的主要问题是针对致病原因及关键分子的靶向性治疗尚少，多数风湿免疫病缺乏特异性治疗方法。不少药物有明显的不良反应，使其临床应用受到限制。因此，新的靶向性治疗方法和更有效且安全的治疗方案成为目前重要的研究领域。

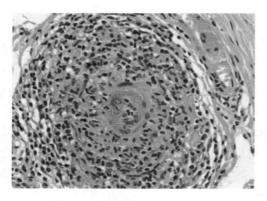

图 5-1-1　血管炎的病理表现（HE 20×10 倍）
镜下可见血管壁增厚，管腔闭塞，多量淋巴细胞围绕血管管壁呈同心圆样浸润

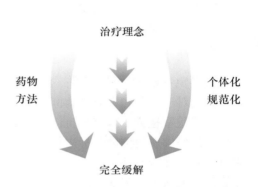

图 5-1-2　风湿免疫病治疗理念
通过个体化和规范化治疗，正确应用不同的治疗药物和方法，使大多数患者的病情缓解或完全缓解

（二）治疗方法和方案

目前，风湿免疫病的治疗主要包括两个方面。第一，缓解临床症状，如发热及疼痛等。治疗主要包括非甾体抗炎药（nonsteroidal anti-inflammatory drugs，NSAIDs）、糖皮质激素、植物药、外用药及物理治疗等。第二，控制疾病发展，达到长期缓解的治疗，如改善病情抗风湿药（disease modifying antirheumatic drugs，DMARDs）、免疫抑制剂、生物制剂、干细胞、治疗性疫苗及小分子药物等。主要的治疗药物见表 5-1-3。

为达到更好的治疗效果、提高缓解率和减少不良反应，国内外针对类风湿关节炎及系统性红斑狼疮等疾病，研究了不少优化的治疗方案，如 TICORA、PRINT、ELNT、SILD、CIST 等方案。这些近年来发表的治疗方案的临床应用，对提高治疗效果和减低不良反应发挥了重要作用。临床上期待着更多优化方案和方法用于患者。随着新型治疗药物及方案的研究和应用，风湿免疫病的完全缓解率及预后必将进一步得到改善。

数字资源
5-1-1：
风湿总论
幻灯片教学

表 5-1-3　风湿免疫病的主要治疗药物

	主要药物
NSAIDs	非选择性 NSAIDs 如双氯芬酸、洛索洛芬等； 倾向性 COX2 抑制剂如美洛昔康、萘丁美酮、依托度酸等； 选择性 COX2 抑制剂如塞来昔布、依托考昔、艾瑞昔布等
糖皮质激素	短效，如氢化可的松 中效，如泼尼松、泼尼松龙、甲泼尼松龙、曲安西龙 长效，如倍他米松、地塞米松等
传统合成 DMARDs（cs DMARDs）	甲氨蝶呤、来氟米特、柳氮磺吡啶、羟氯喹、艾拉莫德等
靶向合成 DMARDs（ts DMARDs）	JAK 抑制剂，如托法替布、巴瑞替尼、乌帕替尼等
生物制剂 / 生物 DMARDs（b DMARDs）	针对细胞因子或细胞因子受体的生物制剂： 　TNF-α 抑制剂，如依那西普、英夫利昔单抗、阿达木单抗等；IL-6 拮抗剂，如托珠单抗等；IL-1 拮抗剂：阿那白滞素；抗 IL-17 单抗：司库奇尤单抗等；抗 IL-23 单抗：古塞奇尤单抗；抗 IL-12/23 单抗：乌司奴单抗；抗 IFN-α 单抗等 针对 T 细胞的生物制剂： 　CTLA-4 免疫球蛋白融合蛋白，如阿巴西普；低剂量 IL-2 针对 B 细胞的生物制剂： 　抗 CD20 单抗，如利妥昔单抗；抗 BLyS 单抗；抗 BLyS/April 抗体
免疫抑制剂	环磷酰胺、吗替麦考酚酯、硫唑嘌呤、环孢素、他克莫司、雷帕霉素等
降尿酸药	别嘌呤醇、苯溴马隆、非布司他、托匹司他、拉布立酶、培戈洛酶等
植物药	雷公藤多苷、白芍总苷、青藤碱等

COX，环氧合酶；JAK，Janus 激酶；TNF-α，肿瘤坏死因子 α；CTLA-4，细胞毒性 T 淋巴细胞相关蛋白 4

（粟占国）

第2章 类风湿关节炎

类风湿关节炎（rheumatoid arthritis，RA）是一种慢性致残性关节炎，同时可伴有皮下结节、血管炎及内脏受累的全身表现。RA 在不同国家的患病率 0.18% ～ 1.07% 不等，发病率在 0.01% ～ 0.05% 之间。我国 RA 患病率为 0.28% ～ 0.44%。RA 患病率存在种族差异，北美印第安人高于白种人，白种人高于亚洲黄种人。40 ～ 65 岁女性多见，男女之比约为 1 :（3 ～ 4）。

【病因】

目前认为，多种因素导致了 RA 发病，包括遗传、感染、环境等。遗传因素提供了 RA 的易感背景，在此基础上，感染因子引起 RA 的自身免疫反应，而环境、内分泌等因素与遗传和感染相互作用，导致 RA 的发生。

（一）遗传因素

1. 易感基因　HLA- Ⅱ类分子，包括 *HLA-DRB1*、*DQA1* 等是最主要的 RA 易感基因。1987年，Gregersen 等提出的"共享表位"（shared epitope，SE）假说认为，RA 易感的 HLA-DR 亚型 β 链第 3 高变区抗原结合槽内含有相似的氨基酸序列，即 Q/R K/R RAA。携带这种共享表位的 HLA-DRB1 分子可以与结构相似的抗原肽结合，导致自身反应性 T 细胞活化而致病。目前已知编码共享表位的 RA 易感基因有 *HLA-DRB1*0401*、*0404*、*0405*、*0101* 等，且与 RA 预后不良密切相关。在中国人群，*HLA-DQA1* 与 RA 发病密切相关。

此外，与 RA 易感性密切相关的基因还包括 *PADI4*、*PTPN22*、*LILRA3*、*CTLA4*、*CIITA*、*FcRL3* 等。

2. 表观遗传学　研究显示，DNA 甲基化和组蛋白乙酰化均参与 RA 发病，并且与环境因素相互作用。吸烟者中，抗瓜氨酸化蛋白 / 多肽抗体（ACPA）阳性且携带共享表位的 RA 患者 DNA 甲基化明显高于不携带共享表位者，而不吸烟的患者并未发现这一变化。

（二）感染因素

1. 病毒　研究报道，巨细胞病毒（CMV）、EB 病毒（EBV）、细小病毒 B19 等均可能与 RA 发病有关。RA 患者滑膜内可检测到 EBV、B19 病毒 DNA 高表达，此外，研究者还发现 CMV-Pp150、EBVgp110 分子可能通过"分子模拟"机制引发针对自身抗原的免疫应答。这些均提示，病毒感染可能诱导 RA 发病。

2. 细菌　已有证据显示，口腔、肠道、扁桃体和尿道菌群参与 RA 发病。口腔细菌，如牙龈卟啉单胞菌在 RA 患者及高危人群中感染率明显升高，为少数能产生产肽酰基精氨酸脱亚胺（PADI）酶的细菌之一，可使自身抗原瓜氨酸化，并激活 Th1 和 Th17，诱发 RA 自身免疫反应。在肠道菌群中，普氏菌的上调主要见于 75% 的 RA 患者。研究提示，唾液链球菌可抑制炎性 T 细胞 Th17、滤泡辅助性 T 细胞（Tfh）及炎性因子的作用，而普氏菌硫酸酯酶蛋白与 RA 患者自身抗原具有相似的结构，可能通过模糊识别（promiscuous recognition）机制致病。

（三）性激素

RA 女性患病率高于男性，在妊娠中、后期可有 RA 症状缓解，而在分娩后易复发。研究提示，RA 患者滑液中雌激素水平升高，雄激素水平下降，雌激素与 RA 患者血清中 IL-6 等炎性细胞因子的升高有关。此外，雌激素受体基因多态性也可能与患者临床症状和治疗反应差异有关。

（四）环境因素

吸烟是 RA 最主要的环境危险因素之一，特别是和遗传、免疫因子相互作用时，明显增加 RA 患病风险。可能的机制是吸烟诱导 PADI 酶，促进自身抗原的瓜氨酸化，并易被携带共享表位的 HLA-DR 分子提呈，导致 ACPA 抗体产生。有研究发现，吸烟对 RA 的影响可能与导致 DNA 低甲基化有关。

其他因素，如低维生素 D 水平、二氧化硅、粉尘吸入等均可能参与 RA 发病。

【发病机制】

RA 的发展经过了从临床前状态到 RA 发病的漫长过程。在易感基因背景下，特异性自身抗原被含共享表位的 RA 易感 HLA-DR 分子识别并激活自身反应性 T、B 细胞，导致滑膜增生、软骨及骨破坏，是 RA 发病的核心机制。外源性感染因子可能通过抗原交叉识别或改变自身抗原免疫原性，如导致自身抗原瓜氨酸化、乙酰化或氨甲酰化等而诱导 RA 发病。

（一）抗原驱动

抗原驱动自身免疫反应是 RA 发病的初始环节。"分子模拟（molecular mimicry）"和"模糊识别（promiscuous recognition）"是主要的抗原致病假说。"分子模拟"是指外来病原体成分与自身抗原具有相同或相似的抗原表位，导致针对病原体的免疫应答（包括抗体或特异性 T 细胞）对自身成分产生了反应，进而引起自身组织损伤。"模糊识别"是 HLA 分子和抗原的结合方式，同一种抗原可被携带共享表位的不同 HLA 分子识别，而同一种 HLA 分子又可结合氨基酸序列相似的不同抗原。"分子模拟"和"模糊识别"解释了多因素导致 RA 发病的复杂机制。

此外，RA 抗原反应还存在"表位扩展（epitope spreading）"现象，即机体对个别抗原表位的应答扩展到对其他表位的应答。在临床前阶段，RA 自身免疫反应启动初期即可检测到抗环瓜氨酸多肽抗体、抗 CEP-1 抗体及抗 MCV 抗体等的存在，随着疾病进展，患者体内逐渐出现多种针对不同抗原的自身抗体，最终引发免疫病理损伤。

（二）免疫细胞活化与炎症

自身反应性 T 细胞是类风湿关节炎致病机制的关键环节。在 RA 滑膜组织中，受到抗原驱动的记忆性 CD4$^+$ T 细胞大量聚集，是 RA 滑膜中主要的免疫细胞。B 细胞、血液循环中募集的单核巨噬细胞等作为抗原提呈细胞，把自身抗原呈递给 T 细胞，促进 Th1/Th17 细胞分化，上调前体滤泡辅助性 T 细胞（pTfh）和外周辅助性 T 细胞（Tph），促进滑膜组织中淋巴滤泡生发中心的形成、B 细胞的分化及抗体产生。此外，部分 RA 患者体内调节性 T 细胞（Treg）功能减低，免疫抑制功能减弱，也参与 RA 发病。

活化的自身反应性 T 细胞可以使单核细胞来源的滑膜巨噬细胞活化，分泌肿瘤坏死因子 α（TNF-α）、白细胞介素（IL）-1、低氧诱导因子 -1α（HIF-1α）等细胞因子，刺激滑膜增生和炎症反应。此外，滑膜衬里层还存在组织来源的 CX3CR1$^+$巨噬细胞，形成免疫屏障限制炎症反应。这一巨噬细胞屏障破坏与 RA 的发病有关。

【病理】

RA 的关节病理改变是滑膜的炎性细胞浸润和血管增生，导致软骨和软骨下骨破坏。RA

患者不同部位的滑膜细胞具有不同的表型和功能,衬里层细胞表型主要为PDPN$^+$FAPα$^+$CD90$^-$,参与介导骨和软骨破坏,而衬里下层滑膜细胞表型为PDPN$^+$FAPα$^+$CD90$^+$,可以分泌促炎因子参与关节炎症。此外,衬里下层可见记忆性CD4$^+$T细胞、巨噬细胞和B细胞为主的单个核细胞浸润,弥漫性或形成以血管为中心的灶性浸润。类风湿结节的特征是结节中心纤维素样坏死,外周是上皮细胞浸润及纤维组织形成。

血管翳(pannus)是RA患者关节内一种以血管增生和炎性细胞浸润为特征的肉芽组织增生,电镜下可见滑膜增生呈指状突起。病变早期,血管翳为炎性细胞浸润和血管增生,局部可有基质金属蛋白酶增多、蛋白多糖减少及细胞因子分泌增加,血管翳和软骨交界处可见血管、单个核细胞及成纤维细胞侵入软骨内,导致软骨变性和降解,引起骨侵蚀和破坏。病变晚期则以纤维增生为主。

RA血管炎急性期表现为血管壁纤维素样坏死、炎性细胞浸润,随后出现血管壁纤维化。

【临床前期类风湿关节炎】

通过对RA发病危险因素和机制的研究发现,在易感基因、环境、微生物等因素的作用下,在RA临床症状出现前数年,患者体内即可出现病理性自身免疫反应,伴随抗原表位扩展、自身抗体产生和炎性细胞因子的分泌增加。这种自身免疫反应可能在数年内相对稳定,在某些诱因的作用下出现快速进展,可能表现为关节痛等不典型症状,在发展成RA前的各阶段均可称之为临床前期类风湿关节炎。

【临床表现】

RA多慢性起病,少数起病较急,以对称性关节肿痛为典型表现,发作初期可能仅表现为关节疼痛、肌肉痛等非特异性症状。

（一）关节表现

1. 关节疼痛、压痛及肿胀　RA的关节疼痛、压痛和肿胀通常为对称性、持续性、小关节为主。关节梭形肿胀是典型表现,由于关节腔积液、滑膜增生及组织水肿而致(图5-2-1)。常见受累关节部位为近端指间关节、掌指关节和腕关节,也可累及肘、肩、膝、踝、足、颞颌关节等,几乎全身关节均可受累。少数患者可以表现为寡关节受累。

2. 关节功能障碍和畸形　RA关节肿痛和畸形可以导致功能障碍。关节畸形的典型表现为天鹅颈畸形、纽扣花畸形、尺偏畸形、腕关节强直等(图5-2-2)。由于滑膜和软骨破坏、关节周围支持性肌肉的萎缩及韧带牵拉等,可出现关节半脱位或完全脱位。

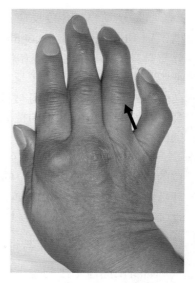

图5-2-1　**RA患者近端指间关节梭形肿胀（箭头所示）**

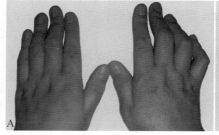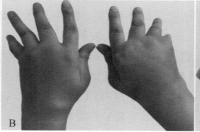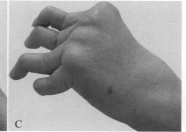

图5-2-2　**RA患者关节畸形**

A.纽扣花畸形:近端指间关节屈曲,远端指间关节过伸;**B**.掌指关节半脱位导致尺偏畸形;**C**.天鹅颈畸形:近端指间关节过伸,远端指间关节屈曲

3. 晨僵 晨僵是指患者晨起出现关节部位的僵硬感，活动后可明显改善。RA 的特点是晨僵时间较长，可持续 30 min 至 1 h 以上。

（二）系统受累

1. 血管炎 RA 的血管炎可表现为指（趾）坏疽、梗死、皮肤溃疡、紫癜、网状青斑、内脏血管炎等（图 5-2-3）。常见于长病程、病情重和血清类风湿因子高滴度阳性患者，可有冷球蛋白阳性及补体下降。病理上表现为坏死性小动脉或中等动脉血管病变。

2. 类风湿结节 类风湿结节是本病的特征性表现之一，多见于血清阳性的活动期患者，表现为直径数毫米至数厘米的硬性结节，无疼痛或触痛（图 5-2-4）。多发于尺骨鹰嘴下方、膝关节、足底、手指伸侧及跟腱附近等的骨突起部位，还可发生在胸膜、心包、心内膜，乃至肺组织和中枢神经系统等。

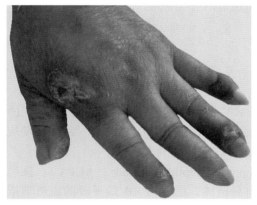

图 5-2-3 RA 患者皮肤血管炎
小至中等血管受累导致皮肤溃疡和远端坏疽

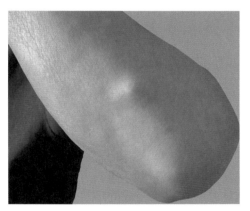

图 5-2-4 类风湿结节
位于前臂关节伸侧的类风湿结节

3. 心脏受累 患者的心脏受累可表现为心包炎、心肌炎和心内膜炎，其中心包炎较常见。此外，RA 的全身炎症反应可诱发动脉粥样硬化。患者发生心肌梗死等的风险是无 RA 者的 2 倍，有效控制 RA 病情，可以减少心血管并发症的发生。

4. 胸膜和肺受累 RA 常见胸膜和肺受累主要包括间质性肺病、胸膜炎、支气管扩张、闭塞性细支气管炎、结节性肺病、肺血管炎及肺动脉高压等，其中间质性肺疾病最为常见，甚至可能作为首发表现。间质性肺疾病通常表现为寻常型间质性肺炎（UIP），也可有非特异型间质性肺炎（NSIP）、隐源性机化性肺炎（COP）等其他临床病理类型（图 5-2-5）。

5. 肾损害 RA 可合并间质性肾炎、局灶性肾小球硬化及淀粉样变性，但发生率较低。需要注意药物导致的肾损害。

6. 神经系统损害 患者可伴发周围神经病、多发性单神经炎、颈脊髓神经病、嵌压性周围神经病及硬膜外结节引起的脊髓受压等，多因免疫复合物和补体等致病因子引起的血管炎或神经末梢变性及脱髓鞘所致。

7. 其他表现 患者还可出现发热、乏力等全身表现，或淋巴结肿大、巩膜炎、角膜炎、继发干燥综合征等。

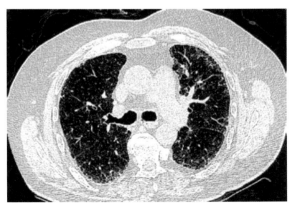

图 5-2-5 RA 患者合并间质性肺疾病
下肺及胸膜下纤维网格影，小叶间隔增厚

【其他临床类型】

1. Felty 综合征　Felty 综合征是指 RA 伴有脾大及白细胞减少的临床综合征，患者多伴贫血、血小板减少、红细胞沉降率（血沉，ESR）增快、类风湿因子和 HLA-DR4 阳性。该综合征常见于长病程患者，类风湿结节等关节外表现多见，还可出现大颗粒淋巴细胞（large granular lymphocyte，LGL）综合征。

2. 反复型风湿症　反复型风湿症（palindromic rheumatism）是一种反复发作的关节炎。以单个或少数关节起病，可持续数天，发作间期关节完全正常，但随着病情进展，发作频率增加，症状持续时间延长，发作间期缩短，部分患者可发展为持续性关节炎。32% 的患者类风湿因子阳性，血沉增快。部分患者演变为典型 RA。

3. 类风湿狼疮综合征（Rhupus 综合征）　类风湿狼疮综合征是指类风湿关节炎和系统性红斑狼疮同时存在的综合征，临床并不少见。好发于青中年女性，两种疾病的临床表现可先后或同时出现。诊断上需符合类风湿关节炎和系统性红斑狼疮的分类标准。

【实验室与影像学检查】

（一）血清学检查

1. 自身抗体（表 5-2-1）

（1）类风湿因子（rheumatoid factor，RF）：RF 是 RA 血清中针对 IgG Fc 片段抗原表位的自身抗体，可分为 IgM、IgA、IgG 及 IgE 4 型。通常所说的 RF 是指 IgM 型 RF，为最早发现的 RA 自身抗体，阳性率为 60%～78%，高滴度阳性是预后不良的因素之一。

（2）抗瓜氨酸化蛋白 / 多肽抗体（anti-citrullinated protein/peptide antibody，ACPA）：该类抗体是针对人工合成的环状瓜氨酸多肽的 RA 特异性自身抗体，已成为 RA 最重要的血清学指

表 5-2-1　**RA 主要自身抗体及标志分子**

	敏感性（%）	特异性（%）
RF		
RF-IgM	50～70	82.1～89
RF-IgG	43.7～50	70～91
RF-IgA	50.9～61.8	88.3～94.6
抗瓜氨酸化蛋白 / 多肽抗体（ACPA）		
抗 CCP 抗体	60～83.2	95～98
抗核周因子抗体	48～92	70～90
抗角蛋白抗体	22.7～68	84.1～98.9
抗突变型瓜氨酸化波形蛋白抗体	72.4～82.3	91.9～98
抗瓜氨酸化纤维蛋白原抗体	55.8～75	84.8～98
抗 CEP-1 抗体	64.3～65.2	83.3～94.5
抗 -PAD4 抗体	35～45	93.5～95.4
抗 P68 抗体	70	92
抗氨甲酰化蛋白抗体	42～44	89～96
SR-A	61.4	94.4
GPI	21.7～78	75～95.89
14-3-3 η	43～78.7	73.8～92.6

标，广泛用于临床。除抗环瓜氨酸多肽（anti-cyclic citrullinated peptide，抗 CCP）抗体外，抗核周因子、抗角蛋白抗体、抗突变型瓜氨酸化波形蛋白抗体、抗瓜氨酸化 α 烯醇化酶多肽 -1（CEP-1）抗体等多种自身抗体均可识别瓜氨酸化自身抗原，统称为抗瓜氨酸化蛋白 / 多肽抗体（ACPA），在 RA 的诊断中均有很高的敏感性及特异性。ACPA 与病情活动度及骨侵蚀严重程度密切相关。

近年来，除 ACPA 外，还发现一系列针对翻译后修饰蛋白的自身抗体，存在于 RA 患者外周血中，如抗氨甲酰化蛋白（Car-P）抗体、抗乙酰化蛋白抗体等，与 ACPA 统称为抗修饰蛋白抗体（anti-modified protein antibodies，AMPAs）。

（3）其他自身抗体及标志物：RA 患者还可产生其他自身抗体，如抗不均一核糖核蛋白 -A2（hnRNP-A2）抗体也称抗 RA33 抗体、抗内质网免疫球蛋白结合蛋白（Bip）抗体、抗肽聚糖识别蛋白 -2 抗体等。在 RA 患者血清中发现了一系列与 RA 发病密切相关的生物标志物，如清道夫受体 A（SR-A）等。该分子可见于早期和血清阴性 RA 中，具有较高的特异性。此外，还包括血清葡萄糖 6- 磷酸异构酶（GPI）、14-3-3 η 及脂多糖结合蛋白（LBP）等，对 RA 诊断有一定意义。

2. 急性时相反应物　RA 活动期可有多种急性时相蛋白升高，临床上应用较广的是 C 反应蛋白（CRP）及 ESR，与病情活动度密切相关。但部分 RA 患者在病情活动时 ESR 或 CRP 并不增快。其他升高的急性时相反应物还包括 α_1- 巨球蛋白、纤维蛋白原、淀粉样蛋白 A、淀粉样蛋白 P 等。

3. 免疫复合物和补体　RA 患者可出现血清循环免疫复合物水平升高。总补体、C3 及 C4 水平多正常。但是，在关节外表现较多的活动期患者，可出现总补体、C3 及 C4 水平下降。

4. 其他血液学改变　RA 患者可伴有贫血，以小细胞低色素贫血较常见，多与病情活动程度有关。患者病情活动时可有血小板升高，在病情缓解后可降至正常。

（二）滑液

RA 滑液呈炎性特征，白细胞计数可达 10 000/mm³，甚至更多，中性粒细胞为主。滑液内可测出自身抗体和免疫复合物，补体 C3 多下降，C3a 和 C5a 可升高。

（三）影像学

1. X 线检查　X 线典型表现是关节面模糊或破坏，可有近关节区的骨质疏松，中晚期常见关节间隙狭窄甚至消失。X 线可用于关节破坏的定期评估，而对早期诊断敏感性差。

2. 关节磁共振成像（MRI）　关节 MRI 可早期发现关节炎症和破坏，有助于 RA 早期诊断和预后判断。滑膜炎、骨髓水肿、骨侵蚀是 RA 的主要 MRI 表现。此外，腱鞘滑膜炎在 RA 中常见（图 5-2-6）。

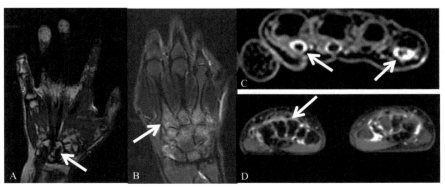

图 5-2-6　**RA 的手核磁表现**

A. T1 冠状位示腕关节头状骨侵蚀；**B**. 腕骨及掌骨底骨髓水肿；**C**. 示指、小指屈肌腱鞘滑膜炎；**D**. 滑膜炎（箭头所指）

3.关节超声 RA 患者典型表现为超声下滑膜增厚伴能量多普勒超声滑膜血流增强，存在骨侵蚀时表现为骨皮质的不连续，还可有腱鞘炎和关节积液（图 5-2-7）。

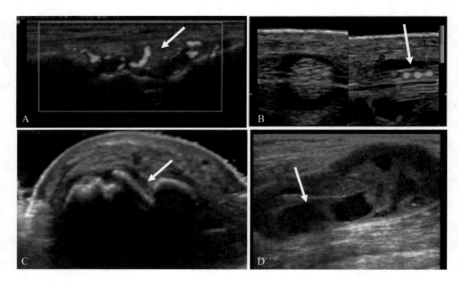

图 5-2-7 **RA 超声表现**

A.滑膜炎，可见滑膜增厚伴血流信号；**B**.腱鞘炎，可见腱鞘增厚，有血流信号；**C**.骨侵蚀，表现为超声下骨皮质不连续；**D**.腘窝囊肿（箭头所指）

【诊断与鉴别诊断】

（一）诊断标准

根据病史及典型的临床表现，本病的诊断一般不难。但是，对不典型病例则需要详实的临床资料及辅助检查。目前，1987 年美国风湿病学会（ACR）修订的类风湿关节炎分类标准（表 5-2-2）仍在临床上沿用。该标准的提出是基于病程较长的确诊 RA 患者，其中 X 线骨侵蚀及皮下结节等多见于长病程患者，不利于疾病早期诊断。

2010 年，ACR 和欧洲抗风湿病联盟（EULAR）推出了新的 RA 分类标准（表 5-2-3）。这一分类标准对早期 RA 诊断的敏感性高于 1987 年 ACR 标准，但特异性降低，且计算复杂，难以日常应用。

表 5-2-2 **类风湿关节炎的分类标准（ACR，1987）**

1. 晨僵，持续至少 1 h
2. 至少 3 个关节区的关节炎：关节肿痛累及双侧近端指间关节、掌指关节、腕关节、肘关节、跖趾关节、踝关节、膝关节共 14 个关节区中至少 3 个
3. 手关节炎。关节肿胀累及近端指间关节，或掌指关节，或腕关节
4. 对称性关节炎。出现左、右两侧的对称性关节炎（近端指间关节、掌指关节及跖趾关节不要求完全对称）
5. 皮下结节
6. 类风湿因子阳性（所用方法在正常人的检出率＜5%）
7. 手和腕关节 X 线片显示骨侵蚀或骨质疏松

注：上述 1～4 项必须持续超过 6 周。符合上述 7 项中至少 4 项者可分类为类风湿关节炎

表 5-2-3　**ACR/EULAR 2010 年 RA 分类标准及其评分系统**

关节受累情况		
受累关节情况	受累关节数	得分（0～5分）
中大关节	1	0
	2～10	1
小关节	1～3	2
	4～10	3
至少 1 个为小关节	＞10	5
血清学		得分（0～3分）
RF 或抗 CCP 抗体均阴性		0
RF 或抗 CCP 抗体至少 1 项低滴度阳性		2
RF 或抗 CCP 抗体至少 1 项高滴度阳性（＞正常上限 3 倍）		3
滑膜炎持续时间		得分（0～1分）
＜6 周		0
≥6 周		1
急性时相反应物		得分（0～1分）
ESR 或 CRP 均正常		0
ESR 或 CRP 增高		1

注：总得分 6 分以上可分类为类风湿关节炎

　　2012 年，国内多中心研究探讨了早期 RA（ERA）分类标准（表 5-2-4）。经过大样本临床研究和验证，ERA 分类标准的综合评分优于国外标准，且应用简便，临床上实用。

表 5-2-4　**早期 RA 分类标准（ERA，2012）**

1. 晨僵时间≥ 30 min
2. 多关节炎（14 个关节区中至少 3 个以上部位关节炎）
3. 手关节炎（腕或掌指或近端指间关节至少 1 处关节炎）
4. 抗 CCP 抗体阳性
5. 类风湿因子阳性

注：以上 5 项满足 3 项或 3 项以上并排除其他关节炎可分类为 RA

　　类风湿关节炎诊断流程见图 5-2-8。

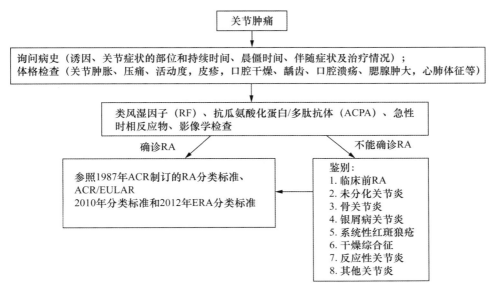

图 5-2-8　**类风湿关节炎诊断流程**

（二）鉴别诊断

1. 骨关节炎　骨关节炎多见于中老年人，一般起病缓慢。膝、髋、手及脊柱等负重关节易受累。手部可见 Heberden 和 Bouchard 结节，膝关节可有摩擦感。X 线片示关节边缘骨质增生，而非破坏性改变。类风湿因子及 ACPA 等抗体阴性。

2. 反应性关节炎　与类风湿关节炎相比，反应性关节炎的特点为：①起病急，发病前常有肠道或泌尿道感染史。②以外周大关节（尤其下肢关节）非对称性受累为主。③关节外表现为眼炎、尿道炎、龟头炎、溢脓性皮肤角化病及发热等。④本病患者可有 HLA-B27 阳性。⑤类风湿因子阴性。此外，链球菌感染后关节炎亦属于反应性关节炎的一种。

3. 银屑病关节炎　银屑病关节炎（PsA）的表现有多种形式。根据银屑病关节炎的特点将其分为 5 型，其中多关节炎型和残毁型需与类风湿关节炎鉴别，鉴别要点见表 5-2-5。

表 5-2-5　**RA 与 PsA 的鉴别要点**

	RA	PsA
好发年龄 / 性别	中老年 / 女性	青中年 / 男女相当
遗传因素	*HLA-DR1/DR4*	部分患者 *HLA-B27* 阳性
关节表现	以四肢小关节为主，很少出现远端指间关节和骶髂关节受累	远端指间关节受累最典型，可有脊柱和骶髂关节受累
关节外表现	以皮下结节、血管炎、肺纤维化为主	银屑疹，指甲顶针样改变，附着点炎和腊肠指（趾）
自身抗体	可有 RF、抗角蛋白抗体（AKA）、抗核周因子（APF）、抗 CCP 抗体等阳性	RF 和抗 CCP 抗体多为阴性

4. 强直性脊柱炎　强直性脊柱炎（AS）以骶髂及脊柱关节受累为主要特点，青年男性多见。其与 RA 的鉴别点见表 5-2-6。

表 5-2-6　**RA 与 AS 的鉴别要点**

	RA	AS
性别 / 年龄	青中年女性多见	青年男性多见
外周关节受累	对称性小关节为主	下肢非对称性大关节多见
中轴和骶髂关节受累	少见	多见、下腰痛
附着点炎	少见	多见
关节外表现	皮下结节 血管炎 肺受累	肌腱端炎 虹膜睫状体炎 主动脉瓣关闭不全
实验室检查	RF、ACPA 抗体阳性	RF、ACPA 阴性
基因	*HLA-DR1/DR4* 阳性	*HLA-B27* 阳性

5. 系统性红斑狼疮　系统性红斑狼疮患者可表现为双手关节肿痛等。但是，这些患者常合并系统受累表现，如发热、皮疹、血细胞减少、蛋白尿等，可有抗 dsDNA 抗体、抗核小体、膜 DNA 抗体及抗核抗体阳性等。

6. 原发性干燥综合征　原发性干燥综合征（pSS）可以出现双手关节痛，甚至肿胀，RF 阳性常见，需要和类风湿关节炎相鉴别。pSS 以口干、眼干等外分泌腺受累表现为主，很少引起关节畸形，抗体谱主要为抗核抗体（ANA），抗 SSA、SSB、α - 胞衬蛋白及 M3 受体抗体，而 ACPA 抗体阴性。

此外，需要鉴别的疾病还包括其他结缔组织病伴发的关节炎、Poncet 综合征、结核性关节炎、肿瘤伴发的关节炎、痛风、假性痛风及其他少见的关节炎，如多中心网状组织细胞增生症、神经病性关节病、近端指间关节周围胶原沉积症、进行性假性类风湿软骨发育不良等。

【治疗】

类风湿关节炎的治疗目的在于减轻关节的炎症病变，抑制病变发展及骨破坏，尽可能保护关节和肌肉的功能及达到病情完全缓解。

本病的治疗原则包括：①早期治疗。尽早应用改善病情抗风湿药（disease modifying antirheumatic drugs，DMARDs）或称慢作用抗风湿药（slow action antirheumatic drugs，SAARDs），以控制类风湿关节炎病变的进展。②联合用药。对于重症患者，联合应用两种以上 DMARDs 可抑制免疫或炎症损伤的不同环节产生更好的治疗作用。近年来，国内外多个临床研究证实了强化治疗在诱导 RA 缓解方面优于常规治疗。达标治疗（T2T）、强化治疗（TICORA）及持续积极治疗（PRINT）策略有助于提高临床缓解率。③方案个体化。应根据患者的病情特点、对药物的反应等选择个体化治疗方案。④功能活动。在全身治疗的同时，应强调关节的功能保持。

临床上，强调应以达到临床深度缓解或至少低疾病活动度为治疗目标，密切监测病情，3个月病情无改善或 6 个月不能达标的患者，应调整为更积极的治疗方案。RA 疾病活动度评估对于达标治疗十分重要，需要综合考虑关节压痛、肿胀数目和炎性指标等。常用评价临床缓解的指标包括 DAS28、SDAI、CDAI、Boolean 及 CliDR 等，常用 RA 疾病活动度及缓解指标见二维码数字资源 5-2-1。

数字资源
5-2-1

RA 治疗措施主要包括一般治疗、药物治疗和外科治疗。

（一）一般治疗

在关节肿痛明显者应强调休息，而在关节肿痛缓解后应注意关节的功能活动。此外，理疗、外用药对缓解关节症状有一定作用。

（二）药物治疗

本病的药物治疗主要包括非甾体抗炎药（NSAIDs）、改善病情抗风湿药（DMARDs）、激素及植物药等。

1. NSAIDs　NSAIDs 是 RA 治疗中的常用药物。此类药物可以减轻症状，但不能阻止疾病的进展。因此，应尽早加用 DMARDs 控制病情，并尽可能减少 NSAIDs 的长期应用，避免不良反应。

NSAIDs 主要通过抑制炎症介质的释放和炎症反应而发挥作用。临床上分为非选择性 NSAIDs，如双氯芬酸、洛索洛芬等，倾向性环氧合酶（COX）-2 抑制剂如萘丁美酮等，以及选择性 COX-2 抑制剂，如塞来昔布、依托考昔等。治疗 RA 常用的 NSAIDs 见表 5-2-7。

上述药物的治疗作用及耐受性因人而异，效果不佳者可换用另一种非同类化学结构的药物。但是，应避免同时口服两种以上的 NSAIDs。

2. DMARDs　DMARDs 可以控制病情的进展，阻止关节侵蚀及畸形发生，是 RA 治疗的核心。目前应用于 RA 治疗的 DMARDs 包括 3 类：①传统合成 DMARDs（cs-DMARDs）：这类药起效慢，一般 4 ～ 8 周起效。②生物 DMARDs（bDMARDs）：又可分为生物原研 DMARDs（biological originator DMARDs，boDMARDs）和生物类似物 DMARDs（biosimilar DMARDs，bsDMARDs）。③靶向合成 DMARDs（targeted synthetic DMARDs，tsDMARDs）。表5-2-8 列出了主要的 DMARDs 类药物，随着对 RA 生物标志物及发病机制认识的不断深入，将会有更多针对 RA 的生物或小分子靶向药物面世。及早正确选择适合患者的个体化 DMARDs治疗，是达到 RA 临床缓解的主要途径。

（1）传统合成 DMARDs：这类 DMARDs 通过不同途径非特异性抑制淋巴细胞及炎症细胞的功能，从而发挥免疫抑制或抗炎作用，抑制 RA 的免疫及炎症损伤。

表 5-2-7 治疗类风湿关节炎的主要 NSAIDs

分类		
丙酸类	**乙酸类**	**非酸类**
布洛芬	双氯芬酸	萘丁美酮
洛索洛芬	吲哚美辛	**昔康类**
精氨洛芬	舒林酸	吡罗昔康
酮洛芬	阿西美辛	氯诺昔康
萘普生	酮咯酸	美洛昔康
氟比洛芬	依托度酸	**昔布类（选择性 COX-2 抑制剂）**
灭酸类	托美汀	塞来昔布
甲芬那酸	**磺酰苯胺类**	依托考昔
	尼美舒利	艾瑞昔布

表 5-2-8 治疗类风湿关节炎的主要 DMARDs

药物	常用剂量	给药途径
csDMARDs		
甲氨蝶呤	10 ～ 25 mg/w	口服；肌注；静注
柳氮磺吡啶	2 ～ 3 g/d	口服
来氟米特	10 ～ 20 mg qd	口服
氯喹	250 mg qd	口服
羟氯喹	200 mg bid	口服
艾拉莫德	25 mg bid	口服
硫唑嘌呤	50 ～ 150 mg qd	口服
环孢素 A	1 ～ 3 mg/（kg·d）	口服
米诺环素	100 mg bid	口服
bDMARDs		
依那西普	50 mg qw 或 25 mg biw	皮下注射
阿达木单抗	40 mg q2w	皮下注射
英夫利昔单抗	3 mg/kg 第 0、2、6 周，以后每 8 周 1 次	静脉输注
戈利木单抗	50 mg q4w	皮下注射
培塞利珠单抗	负荷剂量第 0、2、4 周给予 400 mg，维持剂量 200 mg q2w 或 400 mg q4w	皮下注射
托珠单抗	8 mg/kg，q4w	静脉输注
阿巴西普	125 mg qw	皮下注射
利妥昔单抗	500 mg qw 4 次或 1000 mg q2w 2 次	静脉输注
tsDMARDs		
托法替布	5 ～ 10 mg bid	口服
巴瑞替尼	2 ～ 4 mg qd	口服
乌帕替尼	7.5 ～ 15 mg qd	口服
非洛替尼	100 ～ 200 mg qd	口服
培非替尼	100 ～ 150 mg qd	口服

q，每；w，周；qd，1 次 / 日；bid，2 次 / 日；biw，2 次 / 周

1）甲氨蝶呤（methotrexate，MTX）：叶酸类似物，通过抑制二氢叶酸还原酶而降低四氢叶酸的形成，阻断 DNA 的合成，抑制淋巴细胞增殖，抑制 IL-1、TNFα 和 IL-8 等产生。

2）来氟米特（leflunomide，LEF）：抑制二氢乳清酸脱氢酶，进而抑制嘧啶核苷酸的从头合成，抑制 T、B 细胞的增殖。同时，LEF 还可抑制细胞黏附分子的表达及白细胞在血管内皮细胞的黏附，从而减轻病变部位的炎症反应。研究显示，LEF 与 MTX 疗效相当，均能抑制

RA 影像学进展。

3）柳氮磺吡啶（sulfasalazine，SSZ）：抑制中性粒细胞髓过氧化酶活性，从而减少氧自由基产生，还可抑制 5- 氨基 -4 咪唑甲酰胺核苷酸转甲酰酶，导致腺苷释放到细胞外，发挥抗炎作用。目前多用于联合治疗。

4）羟氯喹（hydroxychloroquine，HCQ）：可能通过抑制自身反应性 T、B 细胞活化，抑制单核巨噬细胞产生 IL-1、TNF-α 和 IL-6 等炎性细胞因子，发挥 RA 治疗作用。HCQ 常用于 RA 联合治疗。

5）艾拉莫德：治疗机制包括调节免疫细胞异常活化，抑制单核巨噬细胞介导的炎症反应等。

6）其他：环孢素 A（cyclosporin A，CsA）、米诺环素、硫唑嘌呤等均可作为 DMARDs 用于 RA 治疗。

（2）生物制剂 DMARDs

1）TNF-α 抑制剂：肿瘤坏死因子 α（TNF-α）是 RA 发病过程中最重要的促炎症因子之一。TNF-α 抑制剂直接与 TNF-α 结合而产生抗炎效应。目前用于 RA 治疗的 TNF-α 抑制剂主要有：①重组人 II 型 TNF 受体抗体融合蛋白：如依那西普（etanercept）；②人鼠嵌合性抗 TNF-α 单克隆抗体：如英夫利昔单抗（infliximab）；③全人源化抗 TNF-α 单克隆抗体：如阿达木单抗（adalimumab）和戈利木单抗（golimumab）；④人源化 TNF-α 抗体 Fab 段：如培塞利珠单抗（certolizumab pegol）等。

2）抗 IL-6 受体抗体：IL-6 是 RA 病程中另一重要的促炎因子，在 RA 患者血清和关节液中表达增高，参与免疫细胞活化、自身抗体产生等病理过程。托珠单抗（tocilizumab）是一种人源化抗 IL-6 受体单克隆抗体，已用于 RA 治疗并取得良好疗效。

3）抗 CD20 单抗：B 细胞在 RA 发病过程中发挥重要作用。利妥昔单抗（rituximab）是人鼠嵌合性抗 CD20 单克隆抗体，可用于活动期 RA 的治疗。

4）CTLA-4 免疫球蛋白融合蛋白：阿巴西普是一种人 CTLA-4 胞外结构域与修饰后的人 IgG 连接的可溶性融合蛋白，通过阻断 CD28-CD80/86 相互作用，抑制 T 细胞共刺激，进而抑制免疫反应。已证实阿巴西普可以抑制 RA 病情活动，延缓影像学进展。

（3）靶向合成 DMARDs：如托法替布（tofacitinib）和巴瑞替尼（baricitinib）等，为口服的小分子 Janus 激酶（JAK）抑制剂。通过阻断 JAK，抑制多种炎症因子的信号转导，发挥对 RA 的治疗作用。

3. 糖皮质激素　糖皮质激素（glucocorticoid，简称激素）可有效地减轻 RA 关节炎症、缓解病情。一般可在起始治疗或病情复发时应用，在 3 个月内或更短时间内停用。不应在 RA 患者长期应用激素治疗。除个别重症患者外，剂量 ≤ 10 mg/d。在以下情况，医患充分沟通前提下，可应用激素治疗：①类风湿血管炎，包括多发性单神经炎、类风湿肺及浆膜炎等；②过渡治疗，病情较重患者在起始治疗时，DMARDs 起效前应用低剂量激素缓解病情；③经正规 DMARDs 治疗效果不佳时短期应用；④局部应用，如关节腔内注射可有效缓解关节的炎症。

4. 植物药　目前，已有多种用于类风湿关节炎的植物药，如雷公藤多苷、白芍总苷和青藤碱等，对于绝经前女性及年轻男性患者慎用雷公藤类制剂。

5. 其他治疗　正在进行临床研究的其他新药包括抗核因子 -κB 受体活化因子配体（RANKL）单抗、抗 CD22 单抗、抗粒细胞–巨噬细胞集落刺激因子（GM-CSF）单抗及 BTK 抑制剂、低剂量 IL-2、治疗性多肽、T 细胞疫苗、间充质干细胞。

（三）外科治疗

经正规内科治疗控制明显欠佳及严重关节功能障碍的患者，可考虑外科治疗，包括滑膜切除及关节置换术等。

数字资源
5-2-2：RA
教学幻灯片

（李茹　栗占国）

第3章 系统性红斑狼疮

【流行病学】

系统性红斑狼疮（systemic lupus erythematosus，SLE）是一种病因未明的自身免疫介导的弥漫性结缔组织病，血清中有以抗核抗体（ANA）为代表的多种自身抗体，病情活动和缓解交替，常累及多个器官系统。我国 SLE 患病率约（75 ～ 110）/10 万人。本病好发于育龄女性，发病高峰在 20 ～ 40 岁，女性与男性的比例约为 9∶1，儿童与老年人中女性与男性比例约为 3∶1。

【病因】

SLE 确切病因尚不清楚，遗传、紫外线、雌激素、病毒和药物等因素可能参与其发病。

（一）遗传因素

SLE 发病与遗传因素相关。57% 的单卵双生儿同时罹患 SLE，是双卵双生儿同时罹患 SLE 概率的 10 倍；约 10% 的狼疮患者亲属也罹患狼疮，包括一级、二级和三级亲属。易感基因主要位于主要组织相容性复合体（MHC），如 *HLA-DRB1*0301* 和 *HLA-DRB1*1501*。其他易感基因与固有免疫相关，包括 IFN-α 通路（*IRF5*、*STAT4*、*IRAK1*、*TNFAIP*、*SPP1*、*TLR7*）、淋巴细胞信号途径（*PTPN22*、*PD-1*、*Ox40L*、*BANK-1*、*LYN*、*BLK*）、凋亡细胞及免疫复合物清除（*C1q*、*FCRG*ⅡA、*FCRG*ⅢA、*CRP*、*ITGAM*）、中性粒细胞黏附（*ITGAM*）以及 DNA 修复方面（*TREX1*）的相关基因。近年来，新发现的 *hIgG1-G396R* 基因变异、CMV pp150、IRF8、microRNA-125a 等参与了 SLE 发病。这些基因只占疾病易感性的 18%，提示环境和表观遗传在 SLE 发病中占主导作用。

（二）紫外线

紫外线是已明确的致病因素。70% 患者病情复发与紫外线暴露有关，尤其是波长 290 ～ 320 nm 的紫外线 B，可能是紫外线增加皮肤细胞凋亡或改变 DNA 和胞内蛋白，从而使其具有抗原性。

（三）雌激素

雌激素与 SLE 发病密切相关。SLE 多见于育龄妇女，妊娠可诱发或加重 SLE。服用含雌激素的避孕药和接受雌激素替代疗法的女性 SLE 发病风险增加 1.2 ～ 2 倍。雌二醇与 T、B 淋巴细胞雌激素受体结合后促进淋巴细胞活化与存活，产生免疫反应。此外，女性第二条 X 染色体上某些基因并未自发沉默也可能增加发病风险。

（四）感染因素

感染尤其是 EB 病毒（EBV）感染与狼疮发病和复发相关。SLE 患者较对照人群更容易受到 EBV 感染，常有高水平 EBV 抗体，循环 EBV 载量高，可通过超抗原或分子模拟诱发自身免疫。

（五）药物

某些药物如肼屈嗪、普鲁卡因胺、异烟肼、乙内酰脲类、氯丙嗪、甲基多巴、青霉胺、米诺环素、TNF-α 抑制剂和 α 干扰素等可导致 SLE 样综合征，称为药物性狼疮，表现为类似 SLE 的低热、皮肤黏膜和关节肌肉表现，但很少有内脏受累。可有 ANA 和抗组蛋白抗体阳性，但很少有高滴度抗双链 DNA（dsDNA）抗体和补体显著下降。停药几周后多数患者症状消失，除非再次接触这些药物，一般不反复。

【发病机制】

SLE 发病机制复杂。不同患者具体发病机制不尽相同，但共同特征可概括为易感基因和环境因素相互作用导致机体免疫异常，表现为致病性自身抗体产生、免疫复合物沉积及补体系统激活，最终导致靶器官损伤。

免疫学异常主要包括：①固有免疫活化：DNA/ 抗 DNA 复合物中的去甲基化 DNA、其他 DNA/ 蛋白和 RNA/ 蛋白复合物中的自身抗原等刺激固有免疫细胞如树突状细胞活化，产生 I 型干扰素；②适应性免疫细胞活化：抗原提呈细胞将自身抗原呈递给 T 和 B 淋巴细胞，B 细胞成熟转化为浆细胞，后者分泌大量自身抗体；③调节性 T、B 细胞及髓系来源的免疫抑制性细胞功能异常，对自身组织的免疫耐受被打破；④免疫复合物和凋亡细胞清除障碍，使自身抗原、抗体和免疫复合物持续存在，进而激活补体、增强细胞表达趋化因子和促炎症细胞因子，促进白细胞浸润组织并活化，最终导致炎症和疾病发生发展。

【临床表现】

SLE 临床表现多样，且轻重不一。研究发现不少患者出现临床表现之前多年体内已有自身抗体，且自身抗体种类逐渐增多。发病之初，可能仅累及一个或几个器官系统。随着病程进展，可能出现更多临床表现。病情呈加重与缓解交替。根据严重程度，可将 SLE 分为轻、中、重度和狼疮危象。

1. 全身表现　多数 SLE 患者在病程中有全身症状，如乏力、发热和体重减轻。乏力常见但易被忽视。半数以上患者有发热，多为低到中度发热，提示病情活动，但应除外感染，尤其是对于正在接受免疫抑制治疗的患者。

2. 皮肤与黏膜　60%～80% 患者有皮肤损害，包括光敏感、脱发、手足掌面和甲周红斑、盘状红斑、结节性红斑、脂膜炎、网状青斑和雷诺现象等。皮疹呈多样性，可分为急性、亚急性和慢性三种。急性狼疮皮疹最常见，为分布于面颊部的红斑（面颊和鼻梁，但不累及鼻唇沟，称为蝶形红斑，如图 5-3-1），也可出现在额部、耳朵、下颌、颈和前胸 V 区、后背上方以及手臂伸侧等暴露部位。盘状红斑是最常见的狼疮慢性皮炎，其特点为边界清楚周围略突起的环形红斑，附有鳞屑伴色素沉着，而皮损中央区萎缩伴色素缺失，该区域内皮肤附属器永久性破坏，可留有瘢痕。其他还包括复发性荨麻疹、扁平苔藓样皮炎、大疱及脂膜炎等。口腔溃疡或黏膜糜烂常见，可累及口唇、舌、颊、鼻腔等，多为无痛性黏膜溃疡。有些患者有非瘢痕性脱发，盘状红斑者可发生瘢痕性脱发。

3. 关节和肌肉表现　90% 以上 SLE 患者在病程中出现关节痛和关节炎，为对称性多关节痛，常累及膝、腕关节及手关节，一般不引起骨质破坏，但少数出现关节畸形。个别患者因关节囊、肌腱和韧带松弛引起可复性手关节畸形，称为 Jaccoud 关节炎。单关节持续性疼痛，特别是髋关节，要注意缺血性骨坏死的可能。可出现肌痛和肌无力，但少有肌炎，少数可有肌酶升高。长期服用激素者要除外激素所致的肌病。

4. 肾损害　SLE 引起的肾小球损害称为狼疮肾炎（lupus nephritis，LN），是 SLE 最常见和重要的临床表现。表现为蛋白尿、血尿、管型尿，乃至肾衰竭。50%～70% 的 SLE 病程中会出现临床肾受累，

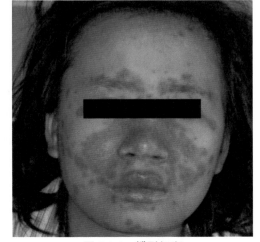

图 5-3-1　**蝶形红斑**

肾活检显示几乎所有 SLE 肾均有病理学改变，可能与尿检异常的患者才做肾活检有关。LN 对 SLE 预后影响大，肾衰竭是 SLE 主要死亡原因之一。国际肾脏病学会 / 肾脏病理学会（ISN/ RPS）2003 年将 LN 分成 6 个类型，Ⅰ型为轻微系膜 LN（光镜无异常，仅有免疫复合物沉积），Ⅱ型为系膜增生性 LN，Ⅲ型为局灶性 LN（在系膜增生基础上，不超过一半的肾小球有毛细血管内细胞增多病变），Ⅳ型为弥漫性 LN（超过一半肾小球有毛细血管内细胞增多病变，图 5-3-2），Ⅴ型为膜性 LN（基底膜增厚），Ⅵ型为晚期的硬化性 LN。肾组织病理分型对于评估预后和指导治疗有重要意义，病理检查还能判断肾脏病变的活动度。活动性病变包括：毛细血管内细胞增多、中性粒细胞浸润 / 核碎裂、纤维素样坏死、透明样物质沉积（白金耳 / 透明血栓）、细胞性和（或）细胞纤维性新月体及间质炎症细胞浸润；而肾小球硬化、纤维性新月体、肾小管萎缩和肾间质纤维化则为慢性病变。积极的免疫抑制治疗对肾脏活动性病变有效，但慢性病变不能逆转，其对免疫抑制治疗无效，慢性病变显著的患者还容易出现药物毒副作用。

5. 神经系统损害　又称神经精神狼疮（neuropsychiatric lupus，NPSLE）。表现多样，包括中枢和周围神经系统表现。中枢神经系统表现包括癫痫、脑血管病、精神病、头痛、焦虑症、认知障碍、情感障碍、急性精神错乱、脊髓病变、舞蹈症、无菌性脑膜炎及脱髓鞘病变。周围神经系统表现包括吉兰-巴雷综合征、自主神经功能紊乱、单神经病变、重症肌无力、颅神经病、神经丛病和多发性神经病。引起 NPSLE 的病理基础包括自身抗体、细胞因子和浸润细胞对脑实质的直接损伤以及神经系统血管炎等因素，这些病变对免疫抑制治疗疗效较好。另外一些神经系统表现则与抗磷脂抗体介导的血管栓塞和动脉粥样硬化等血管病变有关，这些病变对免疫抑制治疗不敏感。此外，诊断 NPSLE 还需除外感染、药物、代谢等继发因素所致的神经系统损害。

6. 血液系统表现　三系均可累及，最常见的是贫血，通常为正细胞正色素性，是慢性病表现。自身免疫性溶血性贫血可在短时间内出现严重贫血，常为大细胞性贫血，可伴有网织红细胞、血乳酸脱氢酶和未结合胆红素升高以及血清结合珠蛋白下降，Coombs 试验阳性。极少数 SLE 患者还可出现血栓性微血管病性溶血性贫血，外周血涂片可见破碎红细胞增多，表现为血栓性血小板减少性紫癜 / 溶血尿毒症综合征。另外，贫血还与失血、肾功能不全、纯红细胞再生障碍性贫血及细胞毒药物引起的骨髓抑制等因素有关，应注意鉴别。白细胞减少常见，一般为粒细胞或淋巴细胞减少，以淋巴细胞减少为主。治疗 SLE 的细胞毒药物也常引起白细胞减

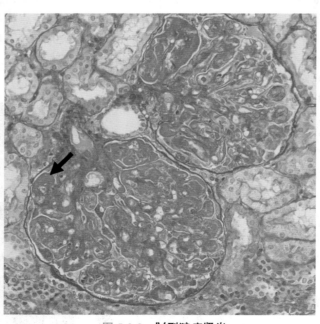

图 5-3-2　Ⅳ型狼疮肾炎

肾小球毛细血管可见免疫复合物沉积（箭头，也称为白金耳）和毛细血管内细胞增多（感谢中山大学附属第一医院病理科陈文芳教授供图）

少，需要鉴别。SLE 的白细胞减少，一般发生在治疗前或疾病复发时，多数对激素治疗敏感；细胞毒药物所致的白细胞减少，其发生与用药相关，停药后可逐渐恢复。血小板减少主要与血小板抗体、抗磷脂抗体以及骨髓巨核细胞成熟障碍有关。部分患者在起病初期或疾病活动期伴有淋巴结肿大和（或）脾大。

7. 肺部表现　SLE 可累及胸膜、肺实质和肺血管。胸膜炎最常见，常合并胸腔积液，多为渗出液。年轻女性出现渗出性浆膜腔积液，除结核外应注意 SLE 可能。肺实质受累表现为狼疮肺炎和肺间质病变。急性狼疮肺炎表现为发热、咳嗽、气促和低氧血症。影像学可见肺部浸润影，常为双侧，下叶多见，可合并胸腔积液。肺间质病变急性和亚急性期常为磨玻璃样变，晚期慢性化主要表现为纤维化，表现为干咳或活动后气促。SLE 累及肺部常需与感染鉴别，SLE 引起肺部病变多见于未开始治疗、疾病活动度高的患者。咳嗽症状相对轻，痰量较少，一般不咳黄色黏稠痰。感染更多见于使用免疫抑制剂治疗的患者，并有感染的表现，如脓痰、炎症指标升高、血清降钙素原升高和找到病原学证据。支气管镜下行肺泡灌洗液检查有助于寻找病原体。弥漫性肺泡出血是少见但严重的肺部表现，表现为急性加重的呼吸困难、咳嗽、贫血，伴或不伴咯血，肺泡灌洗液呈血性或可找到富含含铁血黄素的巨噬细胞，病死率可高达50%。SLE 还可出现肺动脉高压、肺栓塞和肺萎缩综合征。并发肺动脉高压时预后较差，早期症状可能轻微，应注意早期识别治疗。这些患者常有雷诺现象，血中抗 RNP 抗体阳性。

8. 心脏表现　心包、心肌、瓣膜、冠状动脉及传导系统均可受累。约有 1/4 的 SLE 患者可出现心包炎，伴或不伴心包积液，症状较轻或无症状，常在心脏超声检查时偶然发现心包积液。SLE 可有心肌损害，通常症状轻微，可出现气促、心前区不适及心律失常，严重者可出现心力衰竭，为预后不良的表现。瓣膜增厚、狭窄和关闭不全在 SLE 均可见。SLE 时可出现疣状心内膜炎（Libman-Sacks 心内膜炎），病理表现为瓣膜赘生物。与感染性心内膜炎不同，疣状心内膜炎瓣膜赘生物最常见于二尖瓣后叶的心室侧，且并不引起心脏杂音性质的改变。通常疣状心内膜炎不引起临床症状，但可以脱落引起栓塞，或并发感染性心内膜炎。SLE 可有冠状动脉受累，表现为心绞痛和心电图 ST-T 改变，甚至出现急性心肌梗死。

9. 消化系统表现　SLE 可出现恶心、呕吐、腹胀、腹痛、腹泻和腹水。SLE 相关腹痛的原因包括腹膜炎、胰腺炎、肠系膜血管炎和肠道假性梗阻。活动期 SLE 可出现肠系膜血管炎，其表现类似急腹症，甚至被误诊为消化道穿孔、肠梗阻而进行手术探查，应注意鉴别。SLE 肠系膜血管炎缺乏特异的辅助检查手段，腹部 CT 可表现为小肠壁增厚伴水肿，肠袢扩张伴肠系膜血管强化等间接征象。SLE 可伴有蛋白丢失性肠炎，并引起低蛋白血症。SLE 常见肝酶增高，仅少数出现严重肝损害和黄疸，一些患者出现自身免疫性肝病的病理改变和临床表现。SLE 患者常用细胞毒药物治疗，应注意与药物肝损害鉴别。SLE 还可并发急性胰腺炎。

10. 其他　SLE 眼部受累包括视网膜血管炎、视神经病变、结膜炎、巩膜炎和葡萄膜炎等。视网膜血管炎可表现为眼底出血、视乳头水肿及视网膜渗出，血管炎亦可累及视神经，均可影响视力。SLE 常伴有继发性干燥综合征，有唾液腺和泪腺等外分泌腺受累，表现为口干、眼干、唾液腺肿大和猖獗龋，常有血清抗 SSA、抗 SSB 抗体阳性。SLE 患者还可出现抗磷脂综合征（antiphospholipid syndrome，APS），表现为动静脉血栓形成、反复流产，可伴血小板减少，血清中出现抗磷脂抗体。少数患者可累及输尿管，引起双侧输尿管扩张和肾积液，注意与机械性梗阻鉴别。SLE 累及输尿管常同时伴有肠道损害。

【实验室与其他相关检查】

1. 一般检查　不同系统受累可出现相应的血、尿、生化及影像学等检查异常。例如血常规有贫血和（或）白细胞减少和（或）血小板减少；尿检中出现尿蛋白、红细胞、白细胞和管型尿等，尿红细胞相差显微镜显示畸形红细胞。相应器官受累还可能出现肝、肾功能及酶学异常。ESR 可增高，但 ESR 受贫血和高球蛋白血症影响。CRP 通常不高，合并细菌感染或关节炎较突出者可出现 CRP 明显增高。SLE 还常出现高 γ 球蛋白血症。

2. 自身抗体　患者血清中可以检测到多种自身抗体，有些自身抗体是 SLE 诊断的标记抗体或与临床亚型有关，另一些自身抗体则与疾病活动度相关。常见的自身抗体包括：

（1）ANA：见于几乎所有（＞95%）SLE 患者，但特异性低，亦可见于多种其他自身免疫性疾病、某些感染患者和健康人尤其是老年人。ANA 滴度与 SLE 病情活动不相关。

（2）抗 dsDNA 抗体：是 SLE 的特异性抗体，特异性达 95%，敏感性约 70%，其滴度与疾病活动性相关，特别是与 LN 关系密切。

（3）抗 ENA 抗体谱：ENA 是可提取核抗原 extractable nuclear antigen 的缩写，抗 ENA 抗体包括了多种临床意义不同的抗体：①抗 Sm 抗体：是 SLE 标记抗体，特异性高达 99%，但敏感性仅为 25%；②抗 RNP 抗体：阳性率 40%，与雷诺现象和肺动脉高压相关，对 SLE 诊断特异性不高，高滴度抗 RNP 抗体提示混合性结缔组织病；③抗 SSA（Ro）/SSB（La）抗体：阳性率 20%～30%，与 SLE 继发干燥综合征、光敏感、皮疹及新生儿狼疮等相关；④抗 rRNP 抗体：可能与 NPSLE 有关；⑤抗组蛋白抗体：可能与药物性狼疮有关。

（4）抗磷脂抗体：包括抗心磷脂抗体、狼疮抗凝物、抗 β2- 糖蛋白 1（β2-GP1）抗体、梅毒血清试验假阳性等。抗磷脂抗体有多种亚型，有 IgG、IgM 和 IgA。梅毒血清试验假阳性是指梅毒筛查试验（抗梅毒抗体）阳性，但梅毒确证试验阴性（找不到梅毒螺旋体的抗原）。狼疮抗凝物是指因患者血中有抗磷脂抗体，干扰了磷脂依赖的凝血筛查试验［如活化部分凝血活酶时间（APTT）］检测体系中的磷脂，导致凝血筛查试验如 APTT 假性延长，容易与真正的凝血因子缺乏混淆。可通过不被加入正常人血浆来纠正或可被加入过量磷脂纠正来鉴别。可见，狼疮抗凝物并非血中有抗凝物质，而是有抗磷脂抗体，称为"抗凝物"并不恰当。实际上，狼疮抗凝物阳性反而是预测血栓形成的高风险因素。结合特征性临床表现（反复流产或血栓形成），判断是否有继发 APS。

（5）抗组织细胞抗体：抗红细胞膜抗体常表现为 Coombs 试验阳性。抗血小板相关抗体导致血小板减少。部分 NPSLE 患者可存在抗神经元抗体。

（6）其他：部分患者出现抗核小体抗体、抗膜 DNA 抗体和抗淋巴细胞抗体。少数患者血中可出现类风湿因子或抗中性粒细胞胞质抗体（ANCA）。注意 ANA 的间接荧光染色表现与 p-ANCA 相似，导致 p-ANCA 假阳性，这时 MPO-ANCA 阴性可鉴别。

3. 补体　目前常用的有总补体（CH50）、C3 和 C4 检测。补体低下，尤其是 C3 低下常提示 SLE 活动，特别与 LN 相关。

4. 病理学　SLE 主要病理改变为免疫复合物沉积引起的组织损害和血管炎。常见检查包括皮肤狼疮带试验、肾病理活检等。随着血清学检查对 SLE 诊断能力的提高，皮肤狼疮带试验在 SLE 诊断中的地位明显下降。肾病理活检可显示多种免疫复合物和补体同时沉积，免疫荧光染色显示"满堂亮""白金耳"等特征性表现，对 LN 分型、指导治疗和评估预后都有重要意义。

5. 影像学检查　有助于早期发现和准确评估器官损害。磁共振和 CT 有助于 NPSLE 诊断和鉴别 APS 相关血栓栓塞。高分辨 CT 有助于发现早期肺部病变。超声心动图对心包积液、心肌和心瓣膜病变、肺动脉高压等有较高敏感性。

【诊断与鉴别诊断】

（一）诊断

1. 诊断标准　先前普遍采用的是美国风湿病学会（ACR）1997 年修订的分类标准（表 5-3-1），该标准包括 11 项内容，病程中任何时候≥4 项阳性，并除外感染、肿瘤和其他结缔组织病后，可诊断为 SLE，其敏感性和特异性分别为 82.8% 和 93.4%。2012 年系统性红斑狼疮国际合作组（SLICC）对 SLE 的分类标准进行了修订，提高了诊断敏感性，但 SLICC 标准血液系统损害比重太大，没有被广泛采用。最新的是 2019 年欧洲抗风湿病联盟（EULAR）/

ACR 修订的分类标准（表 5-3-2），在原先两个诊断标准的基础上，采用了比较合理的权重计分，赋予不同临床表现在 SLE 诊断中不同的权重。新标准有较高的敏感性和特异性，逐渐被临床采用。

2. 病情评估　诊断明确后要判定病情严重程度、活动性及并发症情况，以便采取相应的治疗措施。

（1）SLE 病情严重程度的评估：根据受累器官部位和程度，将病情分为轻、中、重型和

表 5-3-1　**ACR1997 年修订的 SLE 分类标准**

1. 颊部红斑	固定红斑，扁平或高起，在两颧突出部位
2. 盘状红斑	片状高于皮肤的红斑，黏附有角质脱屑和毛囊栓；陈旧病变可发生萎缩性瘢痕
3. 光过敏	对日光有明显的反应，引起皮疹，从病史中得知或经医生观察到
4. 口腔溃疡	经医生观察到的口腔或鼻咽部溃疡，一般为无痛性
5. 关节炎	非侵蚀性关节炎，累及 2 个或更多的外周关节，有压痛、肿胀或积液
6. 浆膜炎	胸膜炎或心包炎
7. 肾脏病变	尿蛋白 > 0.5 g/24 h 或 +++，或管型（红细胞、血红蛋白、颗粒或混合管型）
8. 神经病变	癫痫发作或精神病，除外药物或已知的代谢紊乱
9. 血液学疾病	溶血性贫血，或白细胞减少，或淋巴细胞减少，或血小板减少
10. 免疫学异常	抗 dsDNA 抗体阳性，或抗 Sm 抗体阳性，或抗磷脂抗体阳性（包括抗心磷脂抗体、狼疮抗凝物，或至少持续 6 个月的梅毒血清试验假阳性三者具备一项阳性）
11. 抗核抗体	在任何时候和未用药物诱发"药物性狼疮"的情况下，抗核抗体滴度异常

表 5-3-2　**EULAR/ACR 2019 年修订的 SLE 分类标准**

纳入标准：ANA ≥ 1 : 80（Hep-2 细胞免疫荧光法）

临床标准	权重计分	免疫学标准	权重计分
全身情况		抗磷脂抗体	
发热（> 38.3℃）	2	抗心磷脂抗体阳性或抗 β2-GP1 抗体阳	2
血液系统		性或狼疮抗凝物阳性	
白细胞减少（< 4.0×10^9/L）	3	补体	
血小板减少（< 100×10^9/L）	4	低 C3 或低 C4	3
自身免疫性溶血性贫血	4	低 C3 和低 C4	4
神经系统		特异性抗体	
谵妄	2	抗 dsDNA 抗体阳性或抗 Sm 抗体阳性	6
精神异常	3		
癫痫	5		
皮肤黏膜			
非瘢痕性脱发	2		
口腔溃疡	2		
亚急性皮肤狼疮或盘状红斑	4		
急性皮肤狼疮	6		
浆膜炎			
胸腔积液或心包积液	5		
急性心包炎	6		
关节炎			
≥ 2 个关节滑膜炎或	6		
≥ 2 个压痛关节和 ≥ 30 min 的晨僵			
肾脏病变			
蛋白尿 > 0.5 g/24 h	4		
肾活检：Ⅱ 型或 Ⅴ 型 LN	8		
肾活检：Ⅲ 型或Ⅳ 型 LN	10		

满足纳入标准且总分 ≥ 10 分可诊断 SLE

注：如果标准可以被 SLE 以外疾病更合理地解释，则不计分；一项标准出现一次就足够；至少满足一项临床标准；各项标准不需要同时发生；每个计分项仅记录最高分

狼疮危象。仅有发热、皮疹和骨骼关节表现的属于轻型，中枢神经系统受累提示病情严重。Ⅰ、Ⅱ型 LN 比较轻，而Ⅲ、Ⅳ型 LN 则相对较重。狼疮危象常指急性发生并危及生命的重型 SLE，如急进性新月体肾炎、严重的中枢神经系统损害、横贯性脊髓炎、重度溶血性贫血、血栓性血小板减少性紫癜样综合征、重度血小板减少（＜ 20×10⁹/L）、粒细胞缺乏症、心肌炎伴左心室功能下降、心包炎伴心脏压塞、弥漫性肺泡出血、重度自身免疫性肝炎以及肠血管炎等。简而言之，严重程度取决于受累器官及其功能受损程度。

数字资源
5-3-1：
SLEDAI-2000
评分

（2）SLE 病情活动度评估：国际上有许多评价 SLE 活动性标准，常用的有 SLE 疾病活动指数 SLEDAI-2000 评分（见二维码数字资源 5-3-1）和英岛狼疮评定组指数（BILAG）等。SLEDAI-2000 评分根据患者前 10 天情况进行评分，0～4 分为静止期；5～9 分为轻度活动；10～14 分为中度活动；≥ 15 分为重度活动。

（3）并发症：诊断时还需要评估是否有并发症，感染、高血压、糖尿病和动脉粥样硬化等是常见的并发症，往往使 SLE 病情加重。

（二）鉴别诊断

数字资源
5-3-2：SLE
诊断思路

SLE 存在多系统受累，每种临床表现均须与相应系统的疾病鉴别。SLE 可出现多种自身抗体及不典型临床表现，还须与其他弥漫性结缔组织病和系统性血管炎等相鉴别。有些药物长期服用可引起类似 SLE 表现（药物性狼疮）和 ANA 阳性，但极少有神经系统表现和肾炎，抗 dsDNA 抗体和抗 Sm 抗体阴性，血清补体常正常，可资鉴别（见二维码数字资源 5-3-2 SLE 诊断思路）。

【治疗】

（一）一般治疗

主要包括：①患者宣教：正确认识疾病，消除恐惧心理，规律用药，长期随访；②避免日光暴晒和紫外线照射；③适量运动，避免过度劳累；④病情活动的育龄妇女应避孕，避免使用含有雌激素的避孕药；⑤处于免疫抑制的患者应避免接种活疫苗。

（二）对症治疗

对高血压、糖尿病、血脂异常和骨质疏松等合并症采取相应的预防措施和治疗，防治各种感染。

（三）治疗 SLE 的主要药物

传统药物有非甾体抗炎药（NSAIDs）、抗疟药、糖皮质激素、细胞毒药物等。近年来兴起的生物靶向药物（生物制剂）也逐渐用于 SLE 的治疗。

1. NSAIDs　NSAIDs 主要用于治疗 SLE 的发热、关节痛和浆膜炎。副作用为胃肠道反应和肾毒性等，且可能增加心血管事件发生率，仅短期用于胃肠道、肾脏和心脏风险较低者。

2. 抗疟药　羟氯喹（hydroxychloroquine，HCQ）是 SLE 最常用的抗疟药，主要用于治疗 SLE 皮疹、光敏感和关节症状。研究表明羟氯喹有助于减少复发、血栓事件和器官损伤（如肾脏和中枢神经系统损害），减少狼疮活动。除非存在禁忌，一般可作为各型 SLE 的基础治疗，推荐剂量为≤ 5 mg/（kg·d），分 1～2 次口服。羟氯喹具有视网膜毒性，应注意监测。

3. 糖皮质激素　糖皮质激素（简称激素）对免疫系统有广泛抑制作用并能抑制炎症反应。对中-重型 SLE，常需用激素治疗。激素剂量取决于病情严重程度，伴有脏器受累者一般起始剂量为 0.5～1.0 mg/（kg·d）。根据病情需要在治疗开始后 4～8 周开始减量，减量速度也与病情有关，一般每 1～2 周减量 10% 至最低维持量，最后以低剂量维持治疗。维持治疗泼尼松以≤ 7.5 mg/d 为宜；如果可能可减少至 2.5～5 mg/d。多数患者需长期维持治疗。与其他免疫抑制剂联用可加快激素减量速度，减少激素剂量，从而减少激素副作用。早晨顿服更符合人体肾上腺皮质激素分泌规律，减少对垂体负反馈抑制。长期使用激素者不宜突然停药，以防止出现肾上腺皮质功能不全。对病情特别严重或快速进展者，可用大剂量激素进行冲击治疗，如甲泼尼龙 500 mg，静脉滴注，每天 1 次，连用 3 天为一疗程。

长期使用激素可出现向心性肥胖、血糖升高、高血压、诱发感染、股骨头无菌性坏死、骨质疏松、痤疮和月经紊乱等。治疗开始时就应注意预防骨质疏松症，补充钙剂、维生素 D 制剂及二膦酸盐。病情反复的患者应尽量避免反复或长期使用大剂量激素，以减少副作用发生，这时可选用或加用其他免疫抑制剂。

4. 环磷酰胺　环磷酰胺（cyclophosphamide，CTX）是一种烷化剂，主要抑制细胞周期中 S 期 DNA 合成，从而抑制淋巴细胞增殖而发挥免疫抑制作用。由于本药对细胞增殖的非选择性抑制作用，容易引起骨髓和性腺抑制、脱发等副作用。此外，还可导致恶心、呕吐、肝损害、出血性膀胱炎和感染，增加肿瘤发生率。CTX 副作用较大，一般仅用于诱导缓解。诱导缓解有两种常用的方案，证据主要来自美国 NIH 研究和欧洲 Euro-lupus 研究。前者广泛应用，一般是 CTX 0.75 g/m² （0.5 ～ 1 g/m²），静脉注射，每月 1 次，用 6 ～ 8 次；后者剂量较小，0.5 g 静脉注射，每两周 1 次，共用 6 次。NIH 方案疗效确切，特别是对较重的 LN 有很好疗效，如伴有新月体形成的 LN。

5. 吗替麦考酚酯　吗替麦考酚酯（mycophenolate mofetil，MMF）能抑制次黄嘌呤单核苷酸脱氢酶活性，抑制鸟嘌呤单核苷酸经典合成途径，从而抑制细胞周期 S 期 DNA 合成，抑制淋巴细胞增殖。由于淋巴细胞仅有经典嘌呤合成途径，其他细胞尚有补救途径，故 MMF 选择性抑制淋巴细胞增殖，避免了骨髓或性腺抑制，副作用较 CTX 少。MMF 对 LN 诱导治疗效果与 CTX 相当，副作用却显著低于 CTX。MMF 还适用于 LN 维持治疗，疗效和硫唑嘌呤（azathioprine，AZA）相当，副作用却低于 AZA。MMF 可用于治疗肾损害及 SLE 其他表现，如皮肤损害、肌肉关节和血液系统损害等。

MMF 诱导缓解的剂量为 2.0 ～ 3.0 g/d，分两次口服。中国人推荐剂量偏小，诱导治疗剂量是 2.0 g/d，维持治疗剂量 1.0 ～ 1.5 g/d。主要副作用是增加感染机会和胃肠道反应，如腹痛或腹泻。

6. 硫唑嘌呤　AZA 主要通过干扰嘌呤代谢而抑制 DNA 的合成，非特异性地抑制淋巴细胞增殖而发挥免疫抑制作用。在中-重型 SLE 中，AZA 常作为维持治疗的主要药物，尤其对合并妊娠而又需要加强免疫抑制治疗的 SLE 患者，AZA 安全性相对较高，可以选用。

AZA 起始剂量为 1.0 mg/（kg·d），根据病情和耐受性调节剂量。常用维持剂量为 2.0 mg/（kg·d），分 1 ～ 3 次服用。主要副作用包括骨髓抑制、肝损害和胃肠道反应等。少数对 AZA 极敏感者用药短期即可出现严重骨髓抑制，需要特别小心监测。骨髓抑制轻者停药后血象多在 2 ～ 3 周内恢复正常，重者则需按粒细胞缺乏或急性再生障碍性贫血处理，以后不宜再用。

7. 甲氨蝶呤　甲氨蝶呤（methotrexate，MTX）主要用于关节炎、肌炎、浆膜炎和皮肤损害为主的病情较轻或活动度较低的 SLE。常用剂量为 10 ～ 15 mg，口服或皮下注射，每周 1 次。副作用有胃肠道反应、骨髓抑制、口腔溃疡、肝功能损害、脱发和性腺抑制等，偶见 MTX 导致肺纤维化。

8. 钙调神经磷酸酶抑制剂　钙调神经磷酸酶抑制剂（calcineurin inhibitors，CNIs）包括环孢素 A（cyclosporin A，CsA）和他克莫司（tacrolimus，TAC）。CsA 主要通过抑制淋巴细胞 IL-2 表达，从而抑制 T 细胞增殖，发挥免疫抑制作用。CsA 主要用于 LN，尤其是对于 V 型 LN 有较好疗效，对皮肤损害、血小板减少和再生障碍性贫血也有效。CsA 无骨髓抑制作用，副作用包括肝损害、高血压、牙龈增生、血尿酸升高、多毛和肾毒性。常用剂量为 2 ～ 5 mg/（kg·d），有条件者应进行血药浓度检测。

TAC 作用机制与 CsA 相似但更强，主要用于 LN 的治疗，对蛋白尿有较好疗效，且无牙龈增生和多毛的副作用，但可出现高血糖、高尿酸、神经精神副作用如震颤和肾毒性，有条件时也应根据血药浓度调整药物剂量。

9. 生物制剂　治疗 SLE 的生物制剂主要是靶向 B 细胞的单克隆抗体（单抗）。利妥昔单抗是针对 B 细胞表面 CD20 抗原的单抗，能定向清除 B 细胞。利妥昔单抗主要用于传统免疫抑制剂无效的 SLE 表现（例如肾损害、中枢神经系统损害、血细胞减少、浆膜炎和抗磷脂综合征等）。利妥昔单抗治疗 SLE 的适应证还没有得到监管部门的批准，但国内外指南普遍推荐用于难治性 SLE 的二线治疗，包括 LN。贝利尤单抗能中和 B 细胞活化因子，从而抑制 B 细胞存活和分化，影响体液免疫。贝利尤单抗已被批准用于在常规治疗基础上仍具有高疾病活动的 SLE（包括 LN）患者，并有助于减少激素用量。中国自主研发的泰它西普近期也获国家药监局批准用于 SLE 治疗。研究发现，低剂量 IL-2 可以抑制狼疮患者体内过度活跃的免疫反应而发挥治疗作用。

（四）其他治疗

1. 静脉输注丙种球蛋白（IVIG）　IVIG 主要用于治疗严重的难治性免疫性血小板减少症和溶血性贫血，也可用于免疫性白细胞减少，对合并感染的患者也有帮助。剂量 400 mg/（kg·d），连用 5 天。主要副作用包括发热、肌痛、头痛和关节痛等。

2. 血浆置换　血浆置换可迅速清除血中自身抗体和免疫复合物，理论上对 SLE 治疗有利。治疗结束后若没有免疫抑制治疗病情可能反跳，故而一般无需常规应用，但它对合并血栓性微血管病的患者疗效确切，对 ANCA 阳性的急进性 LN、狼疮性肺泡出血、严重血小板减少或溶血性贫血也可能有效。对于治疗困难病例，也可选择造血干细胞或间充质干细胞移植。

（五）SLE 治疗策略和方案

数字资源
5-3-3：SLE
治疗思路

应根据病情不同制订相应的治疗方案。可根据是否累及重要脏器来指导治疗。无累及重要脏器者病情轻，不危及生命，故宜采用副作用较少的药物；而累及重要脏器者需用较强的免疫抑制治疗，以期尽快抑制自身免疫反应，减少重要器官损害，所用药物作用较强，毒副作用也较大。对于危及生命的危重症，则需迅速进行免疫抑制治疗，剂量更大一些。应兼顾并发疾病的防治，如抗磷脂抗体阳性者可加用小剂量阿司匹林（见二维码数字资源 5-3-3 SLE 治疗思路）。

1. 无累及重要脏器的轻型 SLE 的治疗　常用药物包括 NSAIDs、抗疟药、激素，若无效或病情稍重，可加用免疫抑制剂（AZA、MMF 或 MTX）。

2. 中-重型 SLE 的治疗　中-重型 SLE 是指重要脏器受累；或非重要脏器（例如皮肤）的广泛受累，且一线药物无效；或对激素无效或耐药。中-重型 SLE 的治疗一般需要激素合用另一种免疫抑制剂治疗，有时候采用多靶点治疗，如激素＋ MMF ＋ TAC，对难治性 LN 有较好疗效。治疗过程包括诱导缓解和维持治疗两个阶段。诱导缓解是用较强的免疫抑制治疗阻止甚至逆转器官损害，恢复功能。维持治疗用免疫抑制程度较轻、副作用较小和方便患者应用的药物来维持持续的缓解状态，预防复发，减少不可逆损害的积累。维持治疗是减少复发的关键，多数患者需要长期维持治疗。在随访过程中，应定期监测狼疮活动指标、器官功能指标和药物毒副作用并及时调整药物和剂量。

3. 危重 SLE 的治疗　对狼疮危象，应在免疫抑制剂基础上，适当加大激素剂量，甚至短期使用大剂量激素冲击治疗，必要时配合血浆置换、IVIG 或利妥昔单抗，以期快速控制免疫炎症损害，逆转病情。

【预后及预防】

SLE 患者 5 年和 10 年生存率已分别达 95% 和 90%。早期（诊断 5 年内）死因主要是 SLE 疾病活动（如严重 NPSLE 和急进性 LN）和感染，晚期（诊断 5 年以上）死因主要是慢性并发症（如慢性肾功能不全）、药物相关损害、动脉粥样硬化性心脏病和感染。应重视疾病本身和药物副作用导致的致残，如长期糖皮质激素治疗引起的缺血性骨坏死。注意防治高血压、高血糖、高血脂和感染等合并症，减少激素剂量，重视预防骨质疏松症，降低长期致残率。

（王　双　杨念生）

第4章

脊柱关节炎

第1节 概 述

脊柱关节炎（spondyloarthritis，SpA），又称血清阴性脊柱关节病（seronegative spondyloar-thropathies）或脊柱关节病（spondyloarthropathy），是一组主要累及脊柱、外周关节及关节周围组织的慢性炎症性疾病，以强直性脊柱炎（ankylosing spondylitis，AS）为典型代表。这组疾病还包括反应性关节炎（reactive arthritis，ReA）、肠病性关节炎（enteropathic arthritis）、银屑病关节炎（psoriatic arthritis，PsA）、未分化脊柱关节炎（undifferentiated spondyloarthritis，USpA）和幼年脊柱关节炎（juvenile-onset spondyloarthritis，JSpA）等。

全球范围内，脊柱关节炎的患病率约为1%。在这组疾病的发生、发展过程中，炎症起到了至关重要的作用。自20世纪90年代中期开始，国际上部分专家学者提出用"脊柱关节炎"的概念替代"脊柱关节病"，两个概念虽然只有一字之差，所代表的含义却有很大不同。在具有相似发病机制、特定临床特征和遗传相关性的基础上，"脊柱关节病"这一概念侧重于强调本组疾病不同亚型间临床表现和预后的异质性和"个性化"，而"脊柱关节炎"的概念更侧重于反映炎症性质在本组疾病中的一致性，体现疾病本质的同时，也为早期抗炎治疗提供依据。

本组疾病的共同特征主要包括：①有家族聚集患病倾向；②与人白细胞抗原B27（HLA-B27）（不同程度的）紧密相关；③常累及中轴关节，表现为不同程度骶髂关节炎的基础上，伴或不伴脊柱炎；④可累及外周关节，多表现为下肢非对称性关节炎；⑤附着点炎（肌腱端炎）表现；⑥类风湿因子（rheumatoid factor，RF）阴性；⑦不同亚型的脊柱关节炎患者之间临床表现常常相互重叠。

脊柱关节炎的病因和发病机制尚不完全清楚，在不同亚型的脊柱关节炎中虽有共性也不尽相同。目前认为，该组疾病的发病普遍与遗传、环境等多因素相关。虽然大量循证医学证据显示脊柱关节炎的发病机制由免疫介导，但少有直接抗原特异性自身免疫的证据，近年更多研究提示了"自身炎症（auto-inflammation）"在其发病中占据的核心位置。

在遗传因素中，易感基因*HLA-B27*对脊柱关节炎的发病至关重要。迄今，已有超过140个*HLA-B27*等位基因亚型被报道，部分亚型在不同人种脊柱关节炎的发病中起重要作用。其中HLA-B*27：05是白种人和其他非亚裔人群中存在的主要亚型，与强直性脊柱炎有极强的相关性，同时也与肠病性关节炎、银屑病关节炎、反应性关节炎和未分化脊柱关节炎相关。HLA-B*27：04和HLA-B*27：07分别在远东和南亚人群中与强直性脊柱炎的发病相关。需要注意的是，其中也有诸多亚型与脊柱关节炎并无显著相关性，这也正是人群中脊柱关节炎患病率远低于HLA-B27阳性率的原因。HLA-B27是由主要组织相容性复合物B基因座编码的Ⅰ类表面抗原，它是一个由多态的HLAⅠ类分子的重链、单形的轻链（β2微球蛋白）和一个高度可变肽组成的三分子复合物。HLA-B27在分子层面的确切作用机制尚不明确，有多个假设处于验证阶段。"致关节炎肽假说"认为，由于针对自身某些肽类的免疫耐受被打破，HLA-B27介导的将自身抗原呈递活化CD8$^+$T细胞的免疫应答导致了脊柱关节炎的发病。但是，一方面，目前尚没有 HLA-B27 提呈关节源性自身多肽的证据；另一方面，有研究发现 HLA-B27 转基因大鼠出现关节炎和脊椎炎不受 CD8$^+$T 细胞缺失的影响。故目前难以单独用该假说解释关节炎的发生。另一假说基于 HLA-B27 比其他 Ⅰ 类分子更容易错误折叠，认为其引发的包括 IL-23、IL-17、TNF-α 在内的多种细胞因子参与的自身炎症，对该病的发生和进展更为重要。但该假说不能完全解释不同亚型的 HLA-B27 与脊柱关节炎相关性的不同。还有一假说提出，游离于细胞表面的 HLA-B27 分子的重链通过直接与 T 淋巴细胞、NK 细胞的特异性受体结合，从而诱导关节炎的发生。上述假说均有待进一步证实。总体来说，HLA-B27 阳性者罹患脊柱关节炎的绝对风险为 2% ～ 10%，若一级亲属中有脊柱关节炎患者，则该风险更高。另外，已有多个非 MHC 区的易感基因被报道，包括 *IL-23R*、*ERAP1* 等，它们与经典的 *HLA-B27* 一并构成了脊柱关节炎十分复杂而又宏大的遗传背景。其中，*HLA-B27* 至今仍被认为占据绝对的主导地位，其人群归因危险度占 90%。

感染被认为是脊柱关节炎发病中最重要的环境因素。既往大量研究表明，在肠道、泌尿生殖道、眼部等黏膜部位，出现的包括衣原体、支原体、沙门菌、志贺菌、耶尔森菌在内的各种病原微生物感染与本组疾病相关。但截至目前，尚未阐明任何一种病原体的确切致病机制。既往提出的"分子模拟学说"，即致病菌与机体存在共同抗原而导致持续的自身免疫反应，并不足以完全解释感染与脊柱关节炎的复杂关系。

脊柱关节炎的诊断由临床症状体征和影像学依据作为基础，其分类诊断标准的演变经历了数个阶段，反映了几代风湿科医生在临床实践中所做的不断探索和努力，如何做到既早期发现、早期干预，又准确诊断、正确治疗，至今仍是摆在专科医生面前的难题。目前，临床常用的脊柱关节炎分类诊断标准包括：1991 年欧洲脊柱关节病研究组（ESSG）提出的脊柱关节病分类标准（表 5-4-1），国际脊柱关节炎评价学会（ASAS）在 2009 年和 2011 年先后提出的中轴型脊柱关节炎（表 5-4-2）和外周型脊柱关节炎（表 5-4-3）分类标准。

脊柱关节炎多发生于青壮年，发病率较高且有严重的致残性，给国家和社会造成巨大医疗负担，是不容忽视的健康问题。要进一步提高脊柱关节炎诊治水平、改善患者预后，就要求临床医生仔细问诊查体、加强影像学阅片能力、更深入和严格地掌握分类标准的精髓、提高鉴别诊断的能力，做到早期诊断的同时，进一步减少误诊。在确诊脊柱关节炎后推荐先使用足量足疗程的非甾体抗炎药，只有在无效或出现严重不良反应并严重影响患者生活质量时才有条件推荐使用生物制剂，避免误治和过度治疗。除了药物治疗，临床医生应重点关注患者的依从性、家庭经济状况、心理因素等，拟定个体化治疗方案，提供包括病因及预后、正确对待药物的不良反应、运动和饮食指导等患者教育。通过更规范的慢病管理来使疾病最大限度地持续性得到控制的同时，减轻患者的心理和经济负担，实现更好的"带病生存"。以此实现进一步改善脊柱关节炎患者整体预后的目标。

表 5-4-1　欧洲脊柱关节病研究组（ESSG）脊柱关节病分类标准

项目
阳性家族史
银屑病
炎性肠病
交替性臀部痛
韧带附着点炎
骶髂关节炎
在关节炎发生前 1 个月内的尿道炎、子宫颈炎、急性腹泻
炎性脊柱痛或滑膜炎（非对称性，以下肢关节受累为主）伴以上一项或多项

表 5-4-2　**ASAS 提出的中轴型脊柱关节炎分类标准**

项目
影像学提示骶髂关节炎： （1）MRI 提示骶髂关节活动性（急性）炎症，即明确骨髓水肿及骨炎，高度提示与 SpA 相关的骶髂关节炎和（或） （2）X 线提示双侧 2～3 级或单侧 3～4 级骶髂关节炎
SpA 临床特征： （1）炎性腰背痛 （2）关节炎 （3）肌腱附着点炎（足跟） （4）前葡萄膜炎 （5）指（趾）炎 （6）银屑病 （7）炎性肠病 （8）NSAIDs 疗效好 （9）*HLA-B27* 阳性 （10）CRP 升高 （11）SpA 家族史
该分类标准适用于起病年龄＜ 45 岁，腰背痛大于 3 个月的患者，影像学提示骶髂关节炎伴 1 个或多个临床特征，或者 *HLA-B27* 阳性伴 2 个或 2 个以上临床特征

表 5-4-3　**ASAS 提出的外周型脊柱关节炎分类标准**

项目
患者无炎性腰背痛，有： （1）外周关节炎 或 （2）肌腱附着点炎 或 （3）指（趾）炎 加上以下任何一项 SpA 临床特征： （1）葡萄膜炎 （2）银屑病 （3）炎性肠病 （4）前驱感染 （5）*HLA-B27* 阳性 （6）影像学提示骶髂关节炎（MRI 或 X 线） 或加上以下至少两项 SpA 临床特征： （1）关节炎 （2）肌腱附着点炎 （3）指（趾）炎 （4）炎性腰背痛既往史 （5）SpA 家族史

　　在今后，临床医生还应致力于开展更多关于脊柱关节炎发病机制、病程特征和疾病转归的研究来进一步进行疾病分层，深入探索这类疾病的异质性和个体化治疗的可能性。

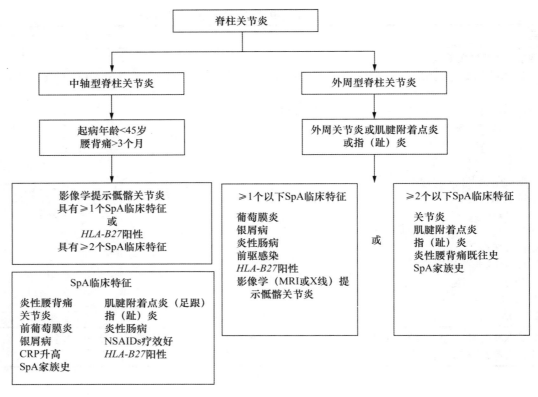

图 5-4-1 脊柱关节炎诊断流程图

（杨　航　刘　毅）

第 2 节 强直性脊柱炎

　　强直性脊柱炎（ankylosing spondylitis，AS）是脊柱关节炎中最常见的一种亚型，是一种与人白细胞抗原（human leukocyte antigen，HLA）-B27 密切相关、病因不明的慢性炎症性疾病。主要侵犯骶髂关节、脊柱、脊柱旁软组织及外周关节，可伴眼炎等关节外表现，严重者可发生脊柱畸形和关节强直。近年来，有逐渐由更宽泛的诊断分类"中轴型脊柱关节炎（axial spondyloarthritis，axSpA）"取代的趋势。按照 ASAS 的分类标准，axSpA 可根据骶髂关节影像学改变分为放射学阴性 SpA（non-radiographic spondyloarthritis）和放射学阳性 SpA（radiographic spondyloarthritis），前者特指仅具有磁共振下可检测出骶髂关节炎改变。鉴于这一较为宽泛的定义所包含的患者中女性比例较多和 HLA-B27 阳性率下降，有学者质疑可能增加了疾病的异质性。因此，本节仍然以 AS 的疾病分类进行叙述。目前认为，如何进一步促进对该病的基本认知、减少诊断延误和误诊误治是学界面临的重要临床问题。

【流行病学】

　　AS 患病率在各国报道不一，美国报道的患病率为 0.9% ~ 1.4%，我国报道在 0.3% 左右。男女比例约为（2 ~ 3）：1，女性起病较缓慢且病情较轻。发病年龄通常在 13 ~ 31 岁，高峰为 20 ~ 30 岁，40 岁以后及 8 岁以前发病者少见。

【病因与发病机制】

　　病因目前尚未完全明了，目前认为发病与遗传、感染、环境以及免疫等多种因素相关。

（一）遗传因素

AS 的发病和 *HLA-B27* 密切相关，较多的循证医学依据发现其中 *HLA-B*27:04* 和 *HLA-B*27:05* 亚型与疾病风险相关性较高。健康人群的 *HLA-B27* 阳性率因种族和地区不同差别很大，如欧洲的白种人为 4%～13%，我国为 2%～7%，但是只有 1%～5% 的 *HLA-B27* 阳性个体会发生 AS，AS 患者的 *HLA-B27* 阳性率在我国患者中高达 90% 左右。

AS 具有明显家族聚集倾向，家系分析研究发现：*HLA-B27* 阳性 AS 患者的一级亲属中约有 31.3% 其抗原为阳性。*HLA-B27* 阳性的同卵双生子发病一致率高达 63%～75%，而 *HLA-B27* 阳性的异卵双生子发病一致率为 12.5%～23%。

此外，肿瘤坏死因子（tumor necrosis factor，TNF）相关的基因：*TNFRSF1A* 基因、*LTBR* 基因和 *TBKBP1* 基因；白细胞介素（IL）-23/IL-17 细胞因子相关基因：*IL23R*、*PTER4*、*IL12B*、*CARD9* 和 *TYK2* 基因；MHC Ⅰ类肽库的 *ERAP1* 基因和 *ERAP2* 基因与 AS 发病的相关机制值得进一步探索。

（二）感染因素

近年来感染在 AS 发病中的作用愈发受到重视，且被认为是重要的诱发因素。研究显示肠道寄生革兰氏阴性菌（如沙门菌、志贺菌、耶尔森菌、大肠埃希菌、变形杆菌等），肺炎克雷伯菌，幽门螺杆菌，肺炎衣原体及泌尿生殖系统的沙眼支原体等病原体可能参与 AS 发病。推测其中部分病原体因和 HLA-B27 分子存在共同的抗原决定簇，免疫系统在抗击外来抗原时不能识别自我而导致持续免疫反应，即"分子模拟学说"，可能参与 AS 发病，但具体机制仍待进一步研究。此外，越来越多的证据表明肠道菌群紊乱诱导持续肠道黏膜炎症进而促进炎症因子释放是 AS 发病的重要原因之一。

（三）免疫炎症因子

AS 的发病机制可能是自身炎症过程，多种细胞因子、趋化因子和免疫细胞参与 AS 的炎症级联反应，其中肿瘤坏死因子 α（TNF-α），白细胞介素 -23（IL-23），白细胞介素 -17（IL-17），白细胞介素 -6（IL-6）等均在炎症发生和发展中发挥作用。研究发现，在疾病早期发生炎症的骶髂关节出现 CD4$^+$、CD8$^+$T 细胞和巨噬细胞浸润；外周滑膜炎中可见嗜中性粒细胞、巨噬细胞、CD4$^+$、CD8$^+$T 细胞和 B 细胞浸润；外周血可检测到高水平的 IL-23 受体阳性和分泌 IL-17 的 γδT 细胞；高表达 IL-23 的小鼠出现附着点炎症，且伴随 IL-23 受体阳性和产生 IL-17 和 IL-22 的 CD3$^+$CD4$^-$CD8$^-$的细胞浸润。目前，抗 TNF-α、IL-17 治疗可以较好缓解 AS 症状及预后。

（四）骨代谢变化

"新骨形成"是骨代谢变化的主要表现。新骨形成常发生在肌腱端，即韧带附着骨质的部分，后期可出现脊柱"骨桥"及脊柱、骶髂关节和髋关节的强直，但具体机制尚不明确。疾病炎症引起致炎细胞因子释放抑制成骨细胞并增强破骨细胞活性，导致早期 AS 即可出现骨质疏松症。此外，患者因疼痛导致活动量下降及长期口服药物干扰骨代谢，可进一步加重骨质疏松症。

【病理】

AS 的病理性标志和早期表现之一为骶髂关节炎。病理表现为滑膜炎，组织活检可见淋巴细胞、巨噬细胞及浆细胞浸润，出现软骨变性、破坏、软骨下骨质破坏、肉芽组织增生和纤维化，最后关节变窄甚至消失，甚至骨性强直。

AS 的基本病理部位在附着点，或肌腱、韧带囊嵌入骨质处。肌腱端病是本病的特征之一，病理改变为附着点局部炎症、继而纤维化甚至骨化。在跟腱可出现跟腱炎，韧带骨赘形成；在脊柱可出现韧带骨赘，相邻椎体形成骨桥，成为"竹节样脊柱"。此外，椎间盘纤维环和椎骨边缘出现侵蚀、增生和纤维化，受累部位钙化，新骨形成，最终出现韧带骨赘形成，椎体方形变，椎体终板破坏。

AS 外周关节的表现为非特异性滑膜炎，在组织学上与类风湿关节炎（RA）难以区别。

【临床表现】

（一）临床症状

本病起病隐匿，发展缓慢。全身表现多数轻微，少数重症患者可出现发热、贫血、乏力、消瘦、厌食或其他器官受累症状。

1. 关节表现

（1）炎性下腰背痛：是 AS 腰背痛的典型特点，表现为：①40 岁之前发病；②隐匿起病；③持续至少 3 个月；④晨僵；⑤运动后改善。患者早期出现下腰背部或骶髂部疼痛和（或）晨僵，多于半夜疼痛明显，惊觉及翻身困难，晨起或久坐后起立时腰部晨僵明显，但热水浴或活动后减轻。部分患者有臀部钝痛或骶髂部剧痛，也可表现为腹股沟酸痛或不适，偶尔向周边放射。少数患者以颈、胸痛为首发表现。咳嗽、打喷嚏、突然扭动腰部疼痛可加重。疾病早期臀部疼痛多为一侧呈间断性或交替性疼痛，常持续时间大于 3 个月，病情进展疼痛发展为双侧持续性，对非甾体抗炎药反应良好（用药 24 ～ 48 h 内显著改善）。多数患者随病情进展由腰椎向胸、颈部脊椎发展，出现腰椎、颈椎各方向活动受限和胸廓活动度减小，最终多数患者出现全脊柱自下而上逐渐强直，表现为腰椎前凸消失、驼背畸形、扩胸受限。

（2）外周关节炎：下肢大关节非对称性关节炎为 AS 外周关节炎的特征之一，常只累及少数关节或单关节。24% ～ 75% 的 AS 患者在病初或病程中出现髋关节和外周关节病变，其中膝、踝和肩关节居多，肘及手足小关节、颞颌关节偶有受累，表现为关节肿胀、疼痛、晨僵或间断关节积液。髋关节炎发生率为 25% ～ 35%，表现为臀部、腹股沟或大腿内侧疼痛，继而出现活动受限、屈曲挛缩及关节强直，其中大多数为双侧，是影响疾病预后的关键因素。髋关节受累多发生于发病的最初 5 年内，治疗不及时可能致残。发病年龄较小及以外周关节起病者易发生髋关节病变。然而，膝关节和其他关节出现的关节炎或关节痛多为暂时性，极少或几乎不引起关节破坏和残疾。

（3）肌腱端炎：肌腱端炎是本病的特征之一，常见于肋胸关节、棘突、髂嵴、大转子、坐骨结节、胫骨结节和足跟（跟腱炎或跖底筋膜炎）等部位，可引起局部肿痛。X 片检测可发现该部位有骨质增生、"骨刺"形成。当肋胸关节出现附着点病变时，患者在咳嗽、深吸气或打喷嚏时感胸痛，伴随胸肋或胸肋关节连接处触痛。足跟肌腱端炎表现为足跟痛、足底痛。手指或足趾的肌腱端炎常称为腊肠样指（趾）。

2. 关节外表现

（1）眼部病变：AS 患者可出现结膜炎、虹膜炎、眼色素层炎或葡萄膜炎，其中以急性前葡萄膜炎最为常见。30% 左右患者在病程中出现眼部病变，可先于脊柱症状发生，表现为眼痛、红肿、畏光、流泪、视力损害，呈急性发作、单侧或双侧交替，有自限性，4 ～ 8 周后缓解，易复发，严重者可引起继发性青光眼和白内障。

（2）心血管病变：2% ～ 10% 的患者可合并心血管病变，表现为升主动脉炎、主动脉瓣关闭不全、传导障碍、心脏扩张，偶伴心肌炎及心包炎。主动脉瓣关闭不全和心脏传导阻滞的发病率随着 AS 病程而增加，且易发生在外周关节受累的 AS 患者人群中。有主动脉瓣关闭不全的少数患者可出现充血性心力衰竭。部分患者可出现三度心脏传导阻滞，也可同时合并主动脉供血不足。

（3）神经系统病变：神经系统症状由椎骨骨折，脊椎不全脱位、受压或炎症所致，引起压迫性脊神经炎、坐骨神经痛以及马尾综合征。马尾综合征可影响腰骶神经根，导致疼痛及感觉减退、阳痿、夜间尿失禁、膀胱和直肠感觉迟钝、踝反射消失。

（4）胃肠道病变：部分 AS 患者可合并溃疡性结肠炎、克罗恩病或肠镜下肠道炎症。合并肠镜下肠道炎症患者仅 27% 出现消化道症状，肠道炎症活跃的 AS 患者关节炎较重。此外，长期服用非甾体抗炎药（NSAIDs）可能会加重肠道炎症以及引起 NSAIDs 相关性溃疡。AS 胃肠道病变临床表现为恶心、呕吐、腹泻、便血、腹痛及食欲减退等。

（5）骨质疏松症及骨折：AS 患者早期就可出现骨量减少，表现为脊柱和髋部骨密度下降和骨丢失。后期可在无外伤或轻微外伤情况下引起骨折，又称为骨质疏松性骨折。骨质疏松症所致骨痛表现为腰背酸软，负荷增加时疼痛加重或活动受限。椎体骨折可引起局部疼痛，脊柱变形，胸廓畸形，及骨折部分移位引起相关的神经功能障碍等。

（6）肺部病变：疾病晚期可出现肺部病变，表现为缓慢进展的肺上叶纤维化，有时伴空洞形成，后期可进展为囊状病灶及实质破坏。其中以肺上叶纤维化伴空洞形成为主要表现时易被误诊为结核，空洞并发真菌感染可使病情加剧。患者可表现为胸闷、胸痛、气短，偶伴咳嗽、呼吸困难和咯血。

（7）肾脏病变：AS 可合并肾病，主要是 IgA 肾病和淀粉样变性，可引起血尿、蛋白尿、肾病综合征或肾功能不全等。

（8）皮肤黏膜病变：AS 患者皮肤黏膜受累相对较少，表现为溢脓性皮肤角化病、旋涡状龟头炎，结节红斑或口腔溃疡等。

（二）体征

AS 的常见体征包括骶髂关节、脊柱和胸廓活动度下降，肌腱端压痛等。骶髂关节和椎旁肌肉压痛为本病早期的阳性体征。随病情进展可见腰椎前凸变平。脊柱各个方向活动受限，胸廓扩展范围缩小，颈椎后突。以下几种方法常用于检查骶髂关节压痛或脊柱病变进展情况：

（1）枕壁距：患者直立，足跟、臀、背贴墙，收颌，眼平视，测量枕骨结节与墙之间的水平距离，正常为 0 cm，颈僵直和（或）胸椎段畸形后凸者该距离增加至几厘米以上，枕部不能贴壁。同一姿势可测定耳廓与墙的水平距离为耳壁距。

（2）胸廓活动度：在第 4 肋间隙水平（女性乳房下缘）测量深吸气和深呼气之胸围差，< 2.5 cm 为异常，有肋骨和脊椎广泛受累者胸廓活动度减小。

（3）改良 Schober 试验：主要用于测量腰椎前屈活动度。患者直立，双脚跟并拢，于双髂后上棘连线中点（标记 A）上方垂直距离 10 cm 处作标记 B，然后嘱患者最大限度弯腰，使膝关节最大程度伸直，测量 A、B 两个标记点之间的距离。如果该距离增加< 4 cm，则说明改良 Schober 试验阳性。

（4）骨盆按压：患者侧卧，从另一侧按压骨盆可引起骶髂关节疼痛。

（5）Patrick（4 字）试验：患者仰卧，一侧膝关节屈曲并将足跟置于伸直的另一膝上（双腿呈“4”字状）。检查者一手压伸直腿侧髂峰，另一手按压屈曲的膝。如屈腿侧骶髂部出现疼痛，提示存在骶髂关节病变。有膝或髋关节病变者也不能完成“4”字试验。

（6）指地距：患者双膝直伸，弯腰至脊柱最大前屈度，测量指尖到地面的距离，正常值为 0 cm。应注意此试验不能完全评估脊柱活动度，因为良好的髋关节功能可以代偿腰椎运动的明显受限。

（7）脊柱侧弯：检查脊柱侧弯活动度时，患者做最大程度的侧弯动作，测量中指沿腿向下滑动的距离，正常为> 10 cm。

【 实验室与其他相关检查 】

（一）实验室检查

1. HLA-B27   90% 的 AS 患者 HLA-B27 阳性。虽然 AS 患者 HLA-B27 阳性率高，但无诊断特异性，因为部分健康人呈 HLA-B27 阳性。HLA-B27 阴性患者只要临床表现和影像学检查符合诊断标准，也不能排除 AS 可能。

2.红细胞沉降率（ESR）和 C 反应蛋白（CRP）　75% 以上患者活动期可有 ESR 增快，CRP 升高，轻至中度免疫球蛋白升高。

3.其他　类风湿因子（RF）、抗环瓜氨酸肽（CCP）和抗核抗体（ANA）多为阴性。15% 患者合并轻度贫血，病情较重患者可出现碱性磷酸酶升高等。

（二）影像学检测

1. X 线检查　具有确诊意义。骨盆正位片仍是 AS 基本的放射学检查手段，除观察骶髂关节外，还可以观察双侧髋关节及耻骨联合等部位。AS 最早的变化多发生于骶髂关节。X 线显示双侧对称性骶髂关节软骨下骨缘模糊，骨质糜烂。侵蚀病变不断进展导致关节间隙出现"假性增宽征"；随着纤维化和骨性强直，关节间隙模糊，骨密度增高、关节融合消失。通常按 X 线片骶髂关节炎的病变程度分为 5 级：0 级：正常；Ⅰ级：可疑；Ⅱ级：有轻度异常，可见局限性侵蚀、硬化，但关节间隙正常；Ⅲ级：有明显异常，存在侵蚀、硬化、关节间隙增宽或狭窄、部分强直等 1 项或 1 项以上改变；Ⅳ级：严重异常，表现为完全性关节融合强直（图 5-4-2）。

脊柱 X 线片表现为椎体骨质疏松和方形变，椎小关节模糊，椎旁韧带钙化、骨桥形成及脊柱生理曲度改变等。晚期广泛而严重的骨化性骨桥表现称为"竹节样"脊柱（图 5-4-3）。

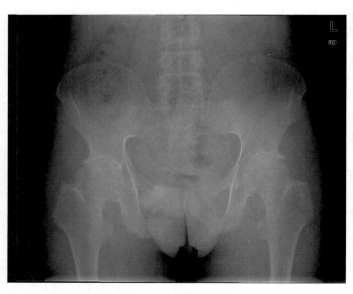

图 5-4-2　**骨盆正位片**
双侧骶髂关节融合

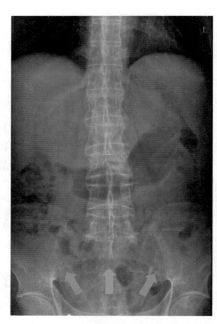

图 5-4-3　**脊柱 X 线片**
双侧骶髂关节间隙模糊不清，全脊柱部分节段椎体呈"竹节样"改变

2.磁共振成像（MRI）　因 X 线对于 AS 疾病早期诊断不敏感，MRI 被越来越多地用于 AS 的诊断。活动性骶髂关节炎最好通过动态 MRI 抑脂像来观察。T2 加权序列、高分辨率短时恢复序列（STIR）或强化的 T1 加权序列像均可敏感地发现早期骶髂关节内炎症、软骨变化和潜在的骨髓水肿（图 5-4-4）。MRI 用于评价急性和（或）慢性脊柱病变也十分敏感，包括以软骨下骨髓水肿和关节囊、附着点炎为特点的急性炎症反应，和以骨质侵蚀性破坏、黄骨髓堆积、关节间隙变窄乃至强直为特点的慢性损害（图 5-4-5）。

3.计算机断层成像（CT）　CT 检测较 X 线检查分辨率高，对骶髂关节炎骨结构改变的诊断较敏感（图 5-4-6）。但 CT 的辐射较普通 X 线大，仅作为诊断使用，不应反复检查。

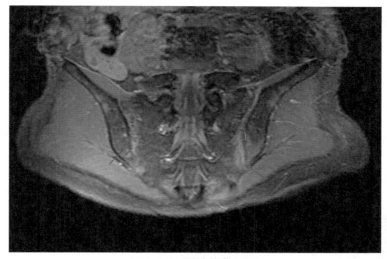

图 5-4-4　**骶髂关节 MRI**
双侧骶髂关节面下见片状稍长 T1 稍长 T2 信号影，关节面毛糙，增强后明显强化，周围软组织内见斑片状强化灶

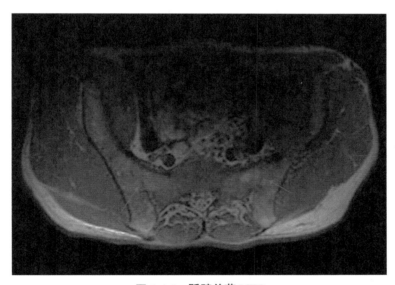

图 5-4-5　**骶髂关节 MRI**
双侧骶髂关节间隙变窄，关节面毛糙，关节面下见脂肪影，周围软组织未见异常密度影

4. 其他　骶髂关节穿刺活检能在骶髂关节出现影像学改变之前观察到软骨和其他结构是否存在病变，可提供更直接的诊断依据，可用于与结核等感染性疾病进行鉴别；超声检查可用于检测肌腱端、滑囊及外周关节病变；骨密度测定可反映骨质疏松程度，但应注意脊柱骨化引起的数值假性升高。

【诊断与鉴别诊断】

（一）诊断

AS 的诊断依据包括家族史、症状、关节和关节外体征及骶髂关节的影像学表现等方面。目前广泛使用的仍然是改良纽约标准（1984 年）。该标准是基于存在明确的影像学骶髂关节炎，因此对早期或轻症病例不敏感。2009 年 ASAS 提出的"中轴型 SpA"的新标准适用于腰背痛 ≥ 3 个月且发病年龄 < 45 岁的个体，但符合该标准的患者并不能完全等同于强直性脊柱炎。

1. 1984 年 AS 改良纽约标准　①下腰背痛持续至少 3 个月，疼痛随活动改善，但休息不

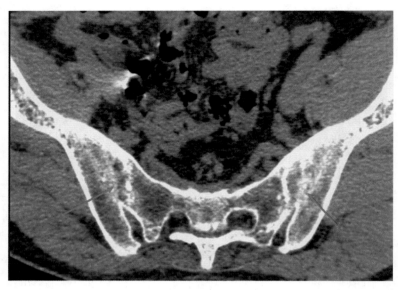

图 5-4-6　**骶髂关节 CT**
双侧骶髂关节间隙变窄，部分骨性融合

减轻；②腰椎在前后和侧屈方向活动受限；③胸廓扩展范围小于同年龄和性别的正常值；④双侧骶髂关节炎Ⅱ～Ⅳ级，或单侧骶髂关节炎Ⅲ～Ⅳ级。如患者具备④并附加①～③条中的任何1 条可确诊为 AS。

2. 2009 年 ASAS 提出的中轴型 SpA 的分类标准　见表 5-4-2。

（二）鉴别诊断

1. 类风湿关节炎　多见于女性，以对称性、小关节受累为主，实验室检查 RF 和（或）抗CCP 抗体阳性，部分患者可见类风湿结节，很少合并骶髂关节病变，脊柱受累多数侵犯颈椎。

2. 椎间盘突出症　是引起腰背痛的常见原因之一。该病限于脊柱，无疲劳感、消瘦、发热等全身表现，多为急性发病，多只限于腰部疼痛。活动后加重，休息后缓解；站立时常有侧屈。实验室检查无异常。它和 AS 的主要区别可通过 CT、MRI 或椎管造影检查得到明确。

3. 骶髂关节感染　对于单侧骶髂关节病变，注意同结核或其他感染性关节炎相鉴别。

4. 弥漫性特发性骨肥厚（DISH）　多在 50 岁以上男性中发病，有脊椎痛、僵硬感以及逐渐加重的脊柱运动受限。其临床表现和 X 线所见常与 AS 相似。X 线显示的韧带钙化可形成巨大的韧带骨赘。常累及颈椎和低位胸椎，经常可见连接至少 4 节椎体前外侧的流注形钙化与骨化，而骶髂关节和脊椎骨突关节无侵蚀。晨起僵硬感不明显，ESR 正常，*HLA-B27* 阴性。

5. 髂骨致密性骨炎　多见于中、青年女性，尤其是有多次怀孕、分娩史或从事长期站立职业的女性。主要表现为慢性腰骶部疼痛，劳累后加重，有自限性。临床检查除腰部肌肉紧张外无其他异常。诊断主要依靠后前位 X 线片，典型表现为在髂骨沿骶髂关节之中下 2/3 部位有明显的骨硬化区，呈三角形者尖端向上，密度均匀，不侵犯骶髂关节面，无关节狭窄或糜烂，界限清楚。骶骨侧骨质及关节间隙正常。

6. 其他　AS 是 SpA 的原型，在诊断时必须与骶髂关节炎相关的其他 SpA 如银屑病关节炎、肠病性关节炎或赖特综合征等相鉴别。此外，少见的代谢性、原发性或转移性肿瘤合并的腰背部疼痛也须与 AS 相鉴别。

【评估体系】

AS 活动度可通过腰背部疼痛程度、晨僵、患者总体评价、躯体功能、脊柱活动度、炎症指标、肌腱端炎、外周关节炎和乏力等进行评估。评估过去 1 周疾病活动度可采用强直性脊柱炎病情活动度指数（BASDAI）：涉及 5 个临床症状的 6 个问题：乏力、总体腰背部疼痛程度（强直性脊柱炎导致的颈部、后背或髋部疼痛的总体严重程度）、外周关节疼痛 / 肿胀程度（除颈部、后背和髋关节外的其他关节疼痛或肿胀的总体严重程度）、附着点炎（局部部位在外力按压后的压痛或触痛程度）、晨僵程度及晨僵持续时间（0 分无晨僵，10 分晨僵时间 2 h 以上），前 5 个问题均可采 10 cm 视觉模拟评分尺（VAS 评分）（0 分代表完全没有，10 分代表非常严重）表示；Bath 强直性脊柱炎功能指数（BASFI）采用 VAS 标尺评估过去 1 周的患者脊柱活动情况；Bath 强直性脊柱炎测量指数（BASMI），评估过去 1 周耳壁距，腰椎活动度，颈部旋转，腰椎侧弯及踝间距；强直性脊柱炎疾病活动性评分（ASDAS）：评估过去 1 周总体腰背部疼痛程度、外周关节疼痛 / 肿胀程度、晨僵持续时间、患者总体评价及 ESR 和 CRP。评价总体腰背部疼痛程度、外周关节疼痛 / 肿胀程度，晨僵持续时间的定义及评估方法同 BASDAI 中对应评估项目。患者总体评价可采用 VAS 评分表示（0 分为不活动，10 分为非常活动）。ASDAS < 1.3 为病情稳定，1.3 ≤ ASDAS < 2.1 为低度疾病活动，2.1 ≤ ASDAS ≤ 3.5 为高度病情活动，ASDAS > 3.5 为极高度病情活动。肌腱端炎评估常用 Mander 指数和 MASES 评分系统。生活质量的评价常用 ASQoL、PGI-AS、EASi-QoL 量表。

【治疗】

2010 年 ASAS/ 欧洲抗风湿病联盟（EULAR）制定 AS 的治疗原则为：① AS 是一种严重的异质性炎性疾病，须由风湿免疫科医生协调多学科联合综合治疗；②治疗目标为通过控制症状及炎症以达到疾病的长期缓解，防止骨质破坏，保持生理及社会功能，提高生活质量；③风湿免疫科医师与患者充分沟通后制订治疗方案；④非药物治疗联合药物治疗。

达标治疗的概念逐渐引入 AS 的治疗。当前的主要治疗目标是尽可能提高患者的长期健康相关的生活质量，控制症状、预防结构性破坏、恢复或保留关节功能、避免药物的毒性以及尽可能减少合并症，最终使 AS 达到临床缓解 / 疾病非活动状态。临床缓解 / 疾病非活动状态的定义：无明显炎症性疾病活动的临床和实验室证据。在不能达到临床缓解时，低 / 最小疾病活动度或可作为一个替代的治疗目标。

（一）非药物治疗

AS 的非药物治疗包括健康教育及功能锻炼。健康教育包括对患者及家属进行疾病知识的教育，用药指导，饮食指导，心理指导，自我护理等。功能锻炼包括：家庭锻炼（游泳、散步、打太极等有氧运动），避免过度负重和剧烈的运动；保持良好的站姿及坐姿，要求：站立时挺胸、收腹，双眼平视前方；坐位也应保持胸部直立；睡硬板床，多取仰卧位，避免促进屈曲畸形的体位；严格戒烟；对疼痛或炎性关节或软组织给予必要的物理治疗。

（二）药物治疗

1. NSAIDs　可迅速改善患者腰背部疼痛和晨僵，减轻关节肿胀、疼痛及增加活动范围，对早期或晚期 AS 患者的治疗都是首选。NSAIDs 使用要注意个体化，不联合使用，高危人群慎用。NSAIDs 不良反应中较多见的是胃肠不适，少数可引起溃疡。对于高胃肠道风险的患者，可选用非选择性 COX-2 抑制剂类 NSAIDs 加用胃黏膜保护剂，或选择性 COX-2 抑制剂类 NSAIDs。不管使用何种 NSAIDs，为达到改善症状、延缓或控制病情进展的目的，通常建议较长时间在相应的药物治疗剂量下持续使用。要评估某个特定 NSAIDs 是否有效，应持续规律使用同样剂量至少 2 周。如 1 种药物治疗 2 ~ 4 周疗效不明显，应改用其他不同类别的 NSAIDs，避免同时使用两种 NSAIDs。在用药过程中应监测药物不良反应并及时调整。对 NSAIDs 效果不好、有禁忌证或不能耐受的患者，可尝试使用阿片类镇痛药。

2. 生物制剂　抗肿瘤坏死因子 α（TNF-α）：英夫利昔单抗、赛妥珠单抗、依那西普、阿达木单抗或戈利木单抗在治疗 AS 的临床和实验室检查中呈现出快速、显著、持续的疗效。TNF-α 治疗应答的患者，可迅速缓解疾病活动度，改善晨僵、疼痛、脊柱活动度、外周关节肿胀、CRP 和 ESR，并可缓解骨髓水肿、附着点炎及关节积液。约一半患者疾病活动度（BASDAI）改善 ≥ 50%，开始治疗后 24 周出现骨密度增加。

2019 年美国风湿病学会（ACR）、美国脊柱关节炎协会（SAA）和脊柱关节炎研究和治疗网（SRARTAN）推荐中指出：①使用 NSAIDs 后疾病仍活跃的 AS 患者，建议使用 TNF-α 抑制剂；②对合并炎性肠病或复发性虹膜炎的 AS 患者，推荐使用抗体类 TNF-α 抑制剂（英夫利昔单抗或阿达木单抗）；③接受第 1 种 TNF-α 抑制剂治疗后仍处于活动期的 AS 成年患者，换用 IL-17A 抑制剂、IL-12/23 抑制剂、托法替布或更换为另一种 TNF-α 抑制剂；④使用 TNF-α 抑制剂联合 NSAIDs 或改善病情抗风湿药治疗的稳定期 AS 成年患者，可考虑 TNF-α 抑制剂单药维持治疗。

英夫利昔单抗（嵌合性单克隆抗体生物制剂）静脉给药，3 ～ 5 mg/kg，2 周后重复用药，6 周后再次用药，再间隔 8 周；依那西普（重组 TNF 受体 p75Fc 融合蛋白，其竞争性抑制 TNF 细胞表面受体结合）皮下注射，每次 50 mg，每周一次或每次 25 mg，每周两次；阿达木单抗（完全人单克隆抗体，与 TNF 亲和力较高）皮下注射，每次 40 mg，每 2 周一次；戈利木单抗（TNF 的人源化单克隆受体）皮下注射，每次 50 mg 或 100 mg，每 4 周一次；赛妥珠单抗（聚乙二醇化抗 TNF-α）皮下注射，初始 400 mg，第 2、4 周重复给药，接着每隔周 200 mg，维持给药可以考虑每 4 周 400 mg。

TNF-α 抑制剂最主要的不良反应为输液反应或注射点反应，从恶心、头痛、瘙痒、眩晕到低血压、呼吸困难、胸痛均可见。其他不良反应包括感染机会增加，包括常见的呼吸道感染和机会感染（如结核），但与安慰剂对比差异无统计学意义。治疗前筛查结核、乙型肝炎现已成为常规。脱髓鞘病、狼疮样综合征以及充血性心力衰竭的加重也有报道，但发生率很低。用药期间要定期复查血常规、尿常规、肝功能、肾功能等。

更多生物制剂见二维码数字资源 5-4-1。

数字资源
5-4-1

生物制剂的有效性和安全性已获得大量循证医学证据，目前影响患者生物制剂使用的重要因素是其昂贵的价格。因此，近年来世界卫生组织鼓励生物仿制药的研制。显著减少了 AS 患者的经济负担。

3. 改善病情抗风湿药（DMARDs）　对于单纯的中轴关节病变，没有证据证实 DMARDs 有效。柳氮磺吡啶可用于合并外周关节炎的 AS 患者，以外周关节炎为主的患者试验性使用柳氮磺吡啶应先于任何抗 TNF-α 抑制剂。通常推荐用量为每日 2.0 g，分 2 ～ 3 次口服。剂量可增加至 3.0 g/d，疗效虽可增加，但不良反应也明显增多。本品起效较慢，通常在用药后 4 ～ 6 周起效。为了增加患者的耐受性，一般以 0.25 g，每日 3 次开始，以后每周递增 0.25 g，直至 1.0 g，每日 2 次，也可根据病情或患者对治疗的反应调整剂量和疗程，维持 1 ～ 3 年。活动性 AS 患者经柳氮磺吡啶和 NSAIDs 治疗无效时，可尝试使用甲氨蝶呤。研究发现，甲氨蝶呤仅对外周关节炎、腰背痛、晨僵和虹膜炎、CRP 和 ESR 有改善作用。通常以甲氨蝶呤 7.5 ～ 15 mg，每周 1 次，疗程半年至 3 年不等。沙利度胺可能通过抑制 TNF-α 起治疗作用，初始剂量 50 mg/d，主要副作用为嗜睡、眩晕、便秘等，用药后不宜立即驾驶车辆和操作机械，孕妇禁用。

4. 糖皮质激素　一般不主张口服或静脉全身应用糖皮质激素治疗 AS。眼前色素膜炎可通过扩瞳和激素滴眼得到较好控制，难治性虹膜炎可能需要全身用激素或免疫抑制剂治疗。对顽固性肌腱端病、顽固性外周关节炎（如膝）和关节积液、顽固性骶髂关节痛患者可进行局部关节内注射治疗。

5. 其他　上述治疗不能改善病情时，可考虑使用雷公藤类植物来源药物，但具体疗效尚不明确；对中轴骨骨质疏松症的治疗与原发性骨质疏松症类似；合并的心脏疾病可能需要植入起搏器和（或）行主动脉瓣置换术等。

（三）减、停药建议及评估标准

AS 患者在疾病持续缓解 ≥ 6 个月（即疼痛有效缓解、炎症指标正常、放射学评估无明显进展、ASDAS ＜ 1.3 分），可以考虑减量治疗，但不建议停药。建议在减量过程中应每 12 周评估 1 次疗效，如疾病复发，则应恢复原始治疗剂量。

（四）外科治疗

髋关节受累引起的关节间隙狭窄、强直和畸形是本病致残的主要原因。无论年龄大小，对于难治性髋关节疼痛、关节间隙狭窄、强直和畸形，人工全髋关节置换术是最佳选择；对于出现严重脊柱畸形的患者应考虑脊柱矫形术；对于椎体内骨折的 AS 患者，尤其是不稳定性骨折，应考虑手术。

【预后】

AS 在临床上表现的轻重程度差异较大，部分患者长期处于相对稳定状态，部分患者病情反复持续进展并随着病程延长功能受限程度加重，进而出现脊柱和关节畸形，影响生活和工作，甚至致残。预后不良因素包括：髋关节受累；腊肠样指 / 趾；NSAIDs 疗效差；炎症指标升高；腰椎活动度受限；发病年龄 ＜ 16 岁；吸烟；放射学改变呈进行性加重；受教育程度较低；男性；有葡萄膜炎病史；从事身体震动的职业活动（如驾驶卡车或操作重型设备）；诊断延迟；治疗不及时和不合理以及不坚持长期功能锻炼者。因此，AS 应强调患者在专科医师指导下早诊早治并坚持临床长期随诊。

（黎艳红　刘　毅）

第 3 节　银屑病关节炎

银屑病关节炎（psoriatic arthritis，PsA）即银屑病的关节损害 / 关节表现，在概念上与关节病型银屑病略有差异，少数 PsA 患者可以没有银屑病的皮损和（或）甲损表现。PsA 的发生与银屑病的皮损类型、皮损严重程度均无明显相关性。PsA 患者中，约 75% 关节病变发生在皮肤病变之后，约 10% 关节病变与皮肤病变几乎同时出现，约 15% 关节病变出现在皮肤病变之前。

PsA 可发生于任何年龄，高峰年龄为 30 ～ 50 岁，无性别差异。我国银屑病和 PsA 的患病率均显著低于欧美国家。中国与美国相对比，银屑病患病率分别为 0.47% 和 2.2%、PsA 在银屑病患者中的患病率分别为 5.8% 和 6.3% ～ 30%、PsA 在普通人群中的患病率分别为 0.02% ～ 0.03% 和 0.16%。

【发病机制】

最近的研究认为，PsA 兼具自身免疫性疾病和自身炎症性疾病的特点，其发病是由遗传、环境和免疫相关因素三者共同作用的结果。

1. 遗传因素　除了强直性脊柱炎之外，PsA 是目前已知的在一级亲属之间发病风险极高的疾病，一级亲属发病风险高达 30 ～ 48 倍。PsA 与 MHC- Ⅰ类抗原相关，而与 MHC- Ⅱ类分子不相关。一般认为 HLA-C 等位基因与银屑病皮损的关联度更大，而 HLA-B 等位基因与 PsA 的关联度更高。HLA-B27 与 PsA 相关而与银屑病皮损不相关，它在 PsA 患者中的阳性率约 20%。HLA-B27 阳性者常常发生严重的 PsA 类型。全基因组相关研究识别出与 PsA 相关的非 HLA 基因包括 *IL-12B*、*IL-23R*、*TRAF3IP2*、*FBXL19*、*TNIP1*、*REL* 基因；此外，*IL-23A*、*STAT3*、*IL-2/IL-21*、*TNFAIP3*、*NF*（*BIA* 和 *NOS2* 的基因变异体）也可能与 PsA 相关。

2. 免疫学机制　PsA 的关节炎症反应最初来源于受损的附着点部位，而类风湿关节炎（RA）发生于滑膜组织。机械负荷是导致附着点炎加重的重要原因。不同亚型的 PsA 滑膜的免疫病理基本相同，滑膜中 T 细胞的数量低于 RA，以及表现为较少的 B 细胞、更多的固有免疫细胞。在 PsA 关节液中有许多 IL-17$^+$CD8$^+$T 细胞（Tc17 细胞），但 RA 的关节液中几乎没有 IL-17$^+$CD8$^+$T 细胞。除了滑膜炎症，PsA 还发生过度骨吸收和新骨形成的骨质病变。

适应性免疫中，Th1 或 Th17 应答很可能是银屑病 /PsA 的驱动因素。在 PsA 的滑膜中聚集了大量能产生 IL-17 的细胞，且滑膜大量表达 IL-17 受体。固有免疫在 PsA 的发病机制中也起到关键作用。PsA 患者的外周血及滑液中树突状细胞、γδT 细胞、NK 细胞、固有淋巴样细胞（ILC）的数量和功能均有不同程度的异常。

来源于树突状细胞、单核细胞和 T 细胞的 IL-1β、IL-2、IL-10、干扰素 γ（IFN-γ）、TNF-α、IL-17 和 IL-22 等细胞因子共同构成了银屑病皮肤病变和滑膜炎症的细胞因子网络。与银屑病皮损相比，PsA 滑膜中 IFN-γ、IL-2、IL-10 的水平更高。而 IL-17、IFN-γ、IL-22 和 TNF-α 可共同引起角质形成细胞的增殖和关节滑膜增厚、血管翳形成。

TNF-α 来源于巨噬细胞、角质形成细胞、肥大细胞、单核细胞、树突状细胞和活化的 T 细胞。TNF-α 的表达量显著增加是 PsA 滑膜组织病变的特征之一，其表达水平也与疾病严重程度相关。TNF-α 导致 PsA 的主要病理过程为促进血管生成和细胞迁移，促进滑膜成纤维细胞的增殖，由滑膜成纤维细胞释放促炎细胞因子和趋化因子，分泌基质金属蛋白酶，同时还可促进破骨细胞的成熟与激活，介导骨破坏。

除了 Th17 细胞外，中性粒细胞、肥大细胞、巨噬细胞、NK 细胞、树突状细胞、γδT 细胞和 Tc17 细胞（CD8$^+$）等也可产生 IL-17，许多研究表明 IL-17 在炎症性关节炎中还参与骨和软骨的破坏。T 细胞亚群分泌的 IL-23 不仅可增加 Th17 细胞的数量，也参与血管翳形成和骨侵蚀。

有关 PsA 新骨形成的机制，目前知之甚少。有研究提示，骨形成蛋白（BMP）、Wnt 信号通路、前列腺素 E2 以及机械应力可能参与骨形成。

【临床表现】

在大多数情况下，银屑病皮疹发生 10 年左右才逐渐出现关节炎表现。PsA 多起病隐匿，约 1/3 呈急性发作，起病前常无诱因。该病病程迁延、易复发，晚期可出现关节强直，导致残疾。

（一）关节表现

由于 PsA 的关节表现具有很大的个体差异，从外周关节到脊柱中轴关节均可受累。依据受累关节的不同，Moll 和 Wright 于 1973 年提出 5 个基本临床类型（下文的前 5 种类型），但遗漏了指（趾）炎型和附着点炎型。实际上，临床类型的划分只是相对的，因为 PsA 的受累关节分布并不是一成不变的，随着病程延长 60% 患者与最初起病的类型不同，而且不同类型可以同时混合存在。根据主要受累关节，把 PsA 分为外周型和中轴型较为实用。

1. 远端指（趾）间关节炎型（distal pattern）　约占 5%，病变以累及远端指（趾）间关节为主，为典型的 PsA。该型与指（趾）甲银屑病之间的联系最为密切。

2. 单关节炎或非对称性寡关节炎型（monoarticular or asymmetrical oligoarticular pattern）占 70%，受累关节数目 ≤ 4 个，分布不对称。以手足远端或近端指（趾）间关节、掌指（跖趾）关节散在受累为主。膝、踝、髋、腕关节也可受累。该类型是 PsA 起病初期的主要表现形式。

3. 对称性多关节炎型（symmetrical polyarticular pattern）　占 15%，指两侧肢体中 ≥ 5 个关

节受累，其分布多呈对称性，常被误诊为类风湿关节炎。该型的关节侵蚀程度高于其他类型。

4. 脊柱关节炎型（spondyloarthritis）　约占 5%，男性患者较为多见，以脊柱关节突和骶髂关节病变为主。少数 PsA 患者可发生典型的强直性脊柱炎，但 PsA 的脊柱炎与强直性脊柱炎也有不同，主要表现在 PsA 常为非对称性骶髂关节炎，椎体非边缘性骨赘、粗短骨赘更为常见；甚至脊柱炎亦可发生在无骶髂关节病变的患者中。

5. 残毁性关节炎型（arthritis mutilans）　占 5%，是 PsA 的最严重类型。表现为关节畸形、破坏，常伴有受累指、趾的缩短。该型实为晚期 PsA 的表现形式。

6. 指（趾）炎（dactylitis）　又称为"腊肠指（趾）"（sausage digit），约 16% ～ 30% 的患者以指（趾）炎为首发表现，表现为一个或多个手指或足趾的完全肿胀，足趾受累比手指更为常见。

7. 附着点炎（enthesitis）　约 1/3 患者有附着点炎的表现。最常表现为足底筋膜炎、跟腱炎、骨盆附着韧带附着点炎、髌骨下方附着点炎、肱骨外上髁或内上髁炎。

（二）关节外表现

1. 皮肤表现　银屑病皮损主要表现为红色丘疹或斑块，表面有丰富的银白色鳞屑，去除鳞屑后为发亮的薄膜，去除薄膜可见点状出血（Auspitz 征），该特征对银屑病具有诊断意义。皮损好发于头皮及四肢伸侧，尤其是肘、膝部分，呈散在或泛发分布。银屑病皮损除了斑块型，还有点滴型、皮褶型（反向银屑病）、脓疱病型、红皮病型等。

2. 指（趾）甲表现　银屑病甲损常表现为顶针样凹陷（甲表面凹坑）、横沟及纵嵴，甲板甲床分离，甲床过度增生，还可表现为甲板增厚，甲表面呈碎屑状、油污斑、末端细条状出血或白甲。

3. 其他表现　PsA 患者中炎性肠病的发生率高于普通人群。PsA 偶尔发生眼部损害，表现为结膜炎、葡萄膜炎。葡萄膜炎常见于脊柱受累的患者，且多为双侧，但其发生率低于强直性脊柱炎。

PsA 发生系统性损害者少于类风湿关节炎。少数患者有发热、体重减轻和贫血等。PsA 并发主动脉瓣病变非常少见，一般不累及肺。罕见肾和胃肠道继发淀粉样变性。

【辅助检查】

（一）实验室检查

没有特异性的实验室指标可以帮助诊断 PsA。PsA 患者的类风湿因子阳性率约 5%，抗环瓜氨酸肽抗体（ACPA）阳性率为 5.6% ～ 15.7%。

高达 40% 的 PsA 患者外周血白细胞轻度增高，长期病情活动的患者，可出现正细胞正色素性贫血。在病情活动期往往出现血小板计数升高。约 50% PsA 患者存在急性时相反应物［包括红细胞沉降率（ESR）、C 反应蛋白（CRP）和血浆黏度（PV）］升高。

（二）影像学检查

1. 放射学检查　PsA 独特的放射学特征是同时存在骨侵蚀和骨增生，特征性异常包括"望远镜"畸形、"笔尖-笔帽"畸形、关节端的骨量基本正常。病变可以是双侧或单侧，对称或不对称。因为新骨形成，受累关节的骨边缘产生不规则外观表现，表现为"绒毛状"或"须状"外观。PsA 累及中轴关节时，可表现为不对称的骶髂关节炎、非边缘性和不对称性韧带骨赘、椎旁骨化。

2. 超声检查　不仅能早期发现关节的滑膜炎，也能检测关节周围软组织，以确定是否存在腱鞘炎、指（趾）炎和（或）附着点炎。灰阶超声可用于评估结构指标（如滑膜增厚、积液、骨侵蚀、骨赘和跟腱肿胀）；能量多普勒超声可用于评估病理性血流情况，以探测局部是否存在活动性炎症。超声还可监测关节、肌腱、附着点、指甲和皮肤在治疗前后的病情变化。

3. 磁共振成像（MRI）　可于高分辨率下看清关节炎相关的所有结构，并且对外周和中轴病变的表现均比较敏感。对于外周 PsA，MRI 可以显示的异常主要包括：滑膜炎、附着点炎、腱鞘炎、关节周围炎症、骨髓水肿、骨侵蚀和骨质增生。对于中轴 PsA，MRI 可以显示的异常主要为：骨髓水肿 / 骨炎、附着点炎、脂肪浸润、骨侵蚀、骨质增生和关节强直。

【诊断与鉴别诊断】

（一）诊断

银屑病作为一种常见病可以与类风湿关节炎、骨关节炎、痛风性关节炎等其他关节炎疾病并存，因此患者如果同时存在银屑病和关节炎并不能自动等同于 PsA，反之如果缺少银屑病皮疹也不能排除 PsA。2006 年 13 个国家的医生合作建立了 PsA 分类标准（Classification Criteria for Psoriatic Arthritis，CASPAR）（表 5-4-4），敏感性和特异性分别为 0.914 和 0.987。该标准已在临床上得到广泛应用，是现今诊断 PsA 的主流标准。

表 5-4-4　**PsA 的 CASPAR（2006 年）**

有炎症性关节病（关节炎、脊柱炎或肌腱端附着点炎），并且以下 5 项的累计得分≥ 3 分者，可诊断 PsA	
1. 银屑病的证据（以下 3 项之一）	
（1）现病史（2分）	就诊时经风湿免疫科医师或皮肤科医师判断，有银屑病皮疹或头皮病变表现
（2）个人史（1分）	由患者本人、家庭医师、皮肤病医师、风湿免疫科医师或其他有资质的医护人员证实，曾患有银屑病
（3）家族史（1分）	患者报告其一级或二级亲属中有银屑病病史
2. 银屑病甲萎缩（1分）	体检发现典型的银屑病甲萎缩，包括甲分离、顶针样凹陷、过度角化等
3. 类风湿因子阴性（1分）	类风湿因子的检测可用凝胶法之外的其他任何方法，但最好采用 ELISA 试验或比浊法。结果判读须依据当地实验室检查的参考范围
4. 指（趾）炎（以下 2 项之一）	
（1）现病史（1分）	整根手指（足趾）肿胀
（2）既往史（1分）	由风湿免疫科医师记录的指（趾）炎病史
5. 放射学示近关节端新骨形成（1分）	手足 X 线平片可见关节边缘边界不清的骨化（需排除骨赘）

（二）鉴别诊断

1. 反应性关节炎　本病起病急，发病前常有肠道或泌尿道感染史。症状出现在感染后 1～6 周。以大关节（尤其下肢关节）非对称性受累为主，也可出现腊肠趾。一般无对称性手指近端指间关节、腕关节等小关节受累。可伴有眼炎、尿道炎、龟头炎及发热等。

2. 强直性脊柱炎　以青年男性多发，以中轴关节如骶髂关节及脊柱关节受累为主，虽有外周关节病变，但多表现为下肢大关节。*HLA-B27* 的阳性率高达 90% 左右。强直性脊柱炎的骶髂关节炎多为对称性，椎体的韧带骨赘为对称性、规则性，从一个椎体边缘到另一个椎体边缘，而 PsA 的椎体骨赘多为不对称性和不规则性。

3. 白塞病相关关节炎　典型表现是仅持续数日至数周的非侵蚀性外周单关节炎或寡关节炎，常累及掌指关节、膝关节、踝关节。一般合并白塞病的其他表现，如反复发作的口腔溃疡、生殖器溃疡、结节性红斑、假性毛囊炎、痤疮、血栓性静脉炎、葡萄膜炎等。

4. 痛风性关节炎　好发于 40 岁以上男性，常表现为关节炎反复急性发作。好发部位为第一跖趾关节或跗关节，也可侵犯膝、踝、肘、腕及手关节。典型的痛风性关节炎与 PsA 不难鉴别，但发作在踝关节、膝关节、远端指间关节等部位的 PsA 易被误诊为痛风性关节炎，因 PsA 患者伴发高尿酸血症的比例较高，需要详细检查有无银屑病皮疹或银屑病甲改变。

5. 类风湿关节炎　为慢性、对称性、侵蚀性关节炎，多关节炎型 PsA 与类风湿关节炎表现类似，但类风湿关节炎常常累及近端指间关节等小关节，自身抗体检查可有抗环瓜氨酸肽抗体、类风湿因子、抗角蛋白抗体阳性等，而无银屑病皮损等表现。

6. 骨关节炎　多见于中、老年人，起病过程大多缓慢。手、膝、髋及脊柱关节易受累，而掌指、腕及其他关节较少受累。病情通常随活动而加重或因休息而减轻。膝关节受累时，可触及摩擦感。手骨关节炎与 PsA 均可累及远端指间关节，但骨关节炎以骨性肥大为主，疼痛较轻，常常为多个关节，对称性受累，可有远端指间关节处的 Heberden 结节和近端指间关节处的 Bouchard 结节，结节处可有红肿、疼痛、压痛，晚期可有"蛇形手"畸形。X 线检查可见关节边缘骨赘形成、软骨变薄、关节间隙狭窄等。

【治疗】

（一）治疗原则与策略

患者教育、适当的关节功能锻炼是治疗 PsA 的基本措施。药物治疗是根本措施。物理治疗和器械辅助治疗可作为补充。PsA 是一种异质性疾病，不同患者临床表现之间的差异性决定治疗方案应个体化。治疗目标是尽早达到病情缓解或低疾病活动度。

对于有外周关节炎和（或）指（趾）炎表现的患者，根据是否存在预后不良因素，推荐初始使用 1～2 种传统的改善病情抗风湿药（DMARDs）单药或联合治疗，未达标者升级到生物制剂或靶向小分子药物治疗。对于有脊柱炎和（或）附着点炎表现的患者，推荐初始使用非甾体抗炎药，未达标者则升级到生物制剂或靶向小分子药物治疗。

（二）药物治疗

1. 非甾体抗炎药（NSAIDs）　NSAIDs 主要通过抑制环氧合酶（COX）活性而抑制前列腺素的合成发挥消炎止痛作用。在滑膜腔内 NSAIDs 的浓度较血浆浓度变化慢，滑液半衰期明显长于血浆半衰期。在 DMARDs 起效后，NSAIDs 可减量或停用。其常见不良反应有腹部不适、恶心、呕吐、腹泻、胃出血或穿孔等。非选择性 COX 抑制剂包括双氯芬酸、布洛芬、美洛昔康、洛索洛芬、萘丁美酮等。塞来昔布等选择性 COX-2 抑制剂的胃肠道损害风险有所减轻，但可能增加心血管事件的风险。

2. 改善病情抗风湿药（传统合成）　传统的 DMARDs 主要包括：甲氨蝶呤、柳氮磺吡啶、来氟米特、环孢素等。常用于类风湿关节炎治疗的抗疟药羟氯喹因为可能加重皮疹，一般不用于 PsA 的治疗。

（1）甲氨蝶呤（MTX）：是现有 DMARDs 中应用最广泛的药物，也常常与生物制剂合用。MTX 的口服生物利用度为 70%，吸收后主要经肾排泄。MTX 对 PsA 的外周关节炎和皮疹均有效，但对放射学损害尚无明确结论。剂量与用法：10～25 mg，口服、皮下注射或肌注，每周 1 次。其常见不良反应有恶心、呕吐、口炎、腹泻和肝转氨酶增高，还可导致可逆性骨髓抑制、肺炎、脱发和畸胎。服药期间应定期查血常规和肝功能。

（2）柳氮磺吡啶（SSZ 或 SASP）：对 PsA 的外周关节炎和中轴病变的症状改善有效，对皮疹无效，对指（趾）炎、肌腱端附着点炎也无效，对 PsA 的放射学损害似乎无效。剂量与用法：第 1 周每日 0.5～1.0 g 分 2 次服，以后每周增加 0.5 g，直至 2.0～3.0 g/d。维持剂量一般 2.0 g/d。其主要不良反应有恶心、厌食、消化不良、腹痛、腹泻、皮疹和转氨酶增高等。停药后症状即可消失。偶致药物性狼疮、男性不育。妊娠期和哺乳期妇女可慎用柳氮磺吡啶。

（3）来氟米特：在体内迅速转化为活性代谢产物，通过抑制嘧啶的从头合成而抑制淋巴细胞的增殖。本品对 PsA 的外周关节炎和皮疹均有一定疗效，对指（趾）炎和指甲损害也可能有效，对 PsA 的放射学损害尚缺乏研究。推荐剂量为 20 mg/d。其不良反应轻微，主要有腹泻、恶心、脱发、皮肤瘙痒、血压增高、转氨酶升高、白细胞减少和感染风险增高等。

（4）环孢素（CsA）：为强效免疫抑制剂，选择性作用于 T 淋巴细胞。本品能快速改善银屑病皮疹，但只有少量研究表明环孢素对 PsA 有一定疗效，对骨质破坏是否有抑制作用，尚缺乏证据。开始剂量为每日 2.5 ～ 3.5 mg/kg，分 1 ～ 2 次口服。一般于 4 ～ 8 周生效，平均 6 个月达坪值（坪值为给药速率与消除速率达到平衡的血药浓度）。如用药 4 ～ 8 周仍无效，环孢素的剂量可每隔 1 ～ 2 个月增加每日 0.5 ～ 1.0 mg/kg，直至每日 5 mg/kg。主要不良反应有：胃肠道反应、牙龈增生、肾功能损害、高血压等。一般仅推荐短期使用（＜ 12 个月）。

（5）雷公藤：主要活性成分为雷公藤甲素，具有抗炎、抗免疫、抗肿瘤、抑制生育等作用。许多经验表明它对皮损和关节炎均有效，但缺乏循证医学证据。临床主要应用雷公藤多苷片，一般成人用量为每日 60 ～ 80 mg，分 3 ～ 4 次口服。常见副作用有腹泻、皮疹、口炎、色素沉着、白细胞和血小板降低等，减量或停药后一般可恢复。特别需要注意其生殖系统毒性，可致女性月经不调和闭经，男性精子减少甚至不育，且停药后不一定能恢复。

3. 改善病情抗风湿药（生物制剂）

（1）TNF-α 抑制剂（TNFi）：目前国内已上市的 TNF-α 抑制剂包括受体融合蛋白类（依那西普及其生物类似物）和单克隆抗体类（英夫利昔单抗、阿达木单抗、戈利木单抗、培赛利珠单抗）。该类药物可显著改善患者的关节炎、附着点炎、指（趾）炎、脊柱炎、皮肤和指甲病变等，并且可以抑制放射学损害。该类药物可以单独应用，但多推荐与甲氨蝶呤联合使用，也可与其他传统 DMARDs 联合使用。治疗 PsA 的推荐剂量与强直性脊柱炎相同。

TNF-α 抑制剂的主要不良反应有以下几方面：①输液与注射部位反应；②长期使用可能会增加感染尤其是机会感染的风险；③因免疫原性产生抗药物抗体；④加重充血性心力衰竭；⑤少数患者可能诱发自身抗体、药物性狼疮或神经系统脱髓鞘病变。用药期间，禁止接种活病毒疫苗。

（2）IL-17 抑制剂：重组人源化抗 IL-17A 单克隆抗体，包括司库奇优单抗（secukinumab）和依奇珠单抗（ixekizumab），对关节炎、附着点炎、指（趾）炎、皮肤和甲损害、延缓放射学进展等方面均有效。对皮损的效果优于 TNF-α 抑制剂，但对炎性肠病无效甚至会使其加重。推荐剂量，司库奇优单抗皮下注射 150 mg，第 0、1、2、3、4 周各 1 次，之后每 4 周 1 次维持；依奇珠单抗皮下注射，首次 160 mg，之后每 4 周 80 mg 维持。主要不良反应包括注射部位反应和上呼吸道感染（鼻咽炎最为常见），也可发生中性粒细胞减少和血小板减少、抗药物抗体、黏膜和皮肤念珠菌病等。

（3）IL-23 抑制剂：乌司奴单抗（ustekinumab）是针对 IL-12 和 IL-23 共同的 p40 亚基的全人源单克隆抗体，可抑制 IL-12 和 IL-23 的活性。它对关节炎、附着点炎、指（趾）炎、皮肤和甲病变均有效，且对炎性肠病也有显著疗效。剂量与用法：45 mg 皮下注射，分别在第 0、4 周各 1 次，之后每隔 12 周 1 次。主要不良反应为鼻咽炎和头痛，以及胃肠反应、疲乏、注射部位红斑疼痛。偶见严重超敏反应。

古塞奇尤单抗（guselkumab）是针对 IL-23 中 p19 亚基的人源单克隆抗体，抑制 IL-23 通路。

4. 改善病情抗风湿药（靶向合成）

（1）磷酸二酯酶 4 抑制剂：阿普斯特（apremilast）是口服小分子药物，选择性抑制磷酸二酯酶 4 型，减少环单磷酸腺苷（cAMP）的降解，抑制炎症反应。本品可以改善关节肿胀和压痛、减轻皮损和提高生活质量，对指（趾）炎和肌腱端附着点炎也有效，但作用强度不如 TNF-α 抑制剂。用法与剂量：为减轻胃肠反应从 10 mg 每日 2 次开始，每日增加 10 mg，第 6 天及以后口服 30 mg 每日 2 次。对于严重肾功能不全者，剂量宜减为每日 30 mg。最常见的不良反应为恶心、腹泻、头痛和上呼吸道感染，大多数为轻度或中度。不良事件最常见于治疗的最初 2 周，常随治疗时间延长而消退。

（2）Janus 激酶（JAK）抑制剂：JAK 家族有 4 个成员，调节下游细胞因子和生长因子的基因转录。

托法替布（tofacitinib）主要抑制 JAK1 和 JAK3，对关节炎、附着点炎、指（趾）炎、皮损、甲损、延缓放射学进展等方面均有效，作用强度与 TNF-α 抑制剂相当。剂量与用法：5 mg 口服，每日 2 次。最常见的不良反应为头痛、上呼吸道感染、鼻咽炎、咽喉痛和腹泻。诱发严重感染风险增高，包括机会性感染（尤其是带状疱疹病毒感染）。还与胆固醇和肝转氨酶增高及血细胞计数降低相关。

filgotinib 是一种口服的选择性 JAK1 抑制剂，初步资料显示它对 PsA 有效。

5. 糖皮质激素　不推荐全身应用糖皮质激素治疗 PsA。对于单关节炎或寡关节炎型患者在充分的全身性治疗后仍有一个或几个关节的炎症控制不佳者，于关节腔内局部注射糖皮质激素非常有效。

（戴生明）

第 4 节　反应性关节炎

反应性关节炎（reactive arthritis，ReA）是指继发于身体其他部位感染后出现的无菌性炎性关节病。1916 年 Hans Reiter 报道 1 例急性痢疾患者发病后 8 天出现结膜炎、尿道炎和关节炎三联征，称之为 Reiter 综合征（Reiter syndrome，RS）。随后对于 Reiter 综合征的定义是指具有关节炎、尿道炎和结膜炎的三联征，可伴有黏膜溃疡、旋涡状龟头炎、溢脓性皮肤角化病及全身不适。1981 年美国风湿病学会将 ReA 定义为伴随尿道炎、宫颈炎及胃肠道感染后，持续 1 个月以上的关节炎，不包括结核、病毒及链球菌等感染后并发的关节炎，因此，RS 归属于 ReA 范畴。许多患者被检出 HLA-B27 抗原，因此 ReA 是遗传易感宿主中由特异性病原体引起的一种临床综合征。

【流行病学】

该病在全世界都有报道，以欧洲报道为多，多发生在 18 ～ 40 岁，儿童和老年人少见。由于缺乏有效的诊断标准、患病率多变、感染因素诱导关节炎发生的能力以及不同人群中遗传易感因素的差异，反应性关节炎的总患病率及发病率难以估计。

【病因】

1% ～ 30% 肠道或泌尿生殖系感染的患者出现反应性关节炎表现，肠源性病原微生物致反应性关节炎男女受累比例相似，泌尿生殖道获得性反应性关节炎主要发生在男性。60% ～ 85% 由痢疾杆菌、耶尔森菌或衣原体感染引起反应性关节炎患者 HLA-B27 呈阳性；沙门菌引起的反应性关节炎中 HLA-B27 阳性率较低；有报道空肠弯曲菌引起的反应性关节炎与 HLA-B27 无明显关联。因此，并非所有反应性关节炎患者都会出现 HLA-B27 阳性。

【发病机制】

反应性关节炎的发病机制不甚清晰，但因其与病原微生物感染相关，以及大多数患者可出现 HLA-B27 阳性，由此推测感染外因和遗传内因的相互作用在反应性关节炎的发生和发展中发挥主要作用。

革兰氏阴性菌包括沙门菌、志贺菌、耶尔森菌、假结核菌、空肠弯曲菌和沙眼衣原体；志贺菌属中宋内菌、鲍氏菌、福氏菌和痢疾杆菌已被证实是引起反应性关节炎的常见菌属。其中沙眼衣原体似乎是最常见致病菌，其血清型具有一定特异性，或许是唯一的致关节炎病原体。其他如梭状芽孢杆菌、大肠弯曲杆菌、某些产毒素大肠杆菌、解脲支原体、生殖支原体及肺炎衣原体也有报道可诱发反应性关节炎。但仍无任何一种已知致病菌的作用机制被阐明，各种病原微生物的致病机制也并非相同。

HLA-B27 在反应性关节炎发病中的作用至今尚不明确，有研究认为其编码基因与疾病易感基因连锁，形成连锁不平衡导致免疫反应及组织损伤；HLA-B27 为 T 淋巴细胞的免疫反应提供攻击靶点；HLA-B27 干扰吞噬细胞对病原体的清除，延长细胞内病原体生存时间等都可能导致 *HLA-B27* 阳性的患者更容易出现经典而严重的三联征。

【临床表现】

大多数患者可在详细病史回顾中捕获到症状性疾病发病前 4 周有前驱感染表现，如腹泻、尿道炎等。典型的患者在不洁性行为或胃肠道感染后 1～2 周发生尿道炎，男性表现为尿道口灼烧感、尿频、尿急、尿痛、排尿困难、尿道口黏液样分泌物，严重者可出现前列腺炎、肾盂肾炎、附睾炎等。部分患者可出现比较特异的旋涡状龟头炎，即阴茎、龟头、尿道口分布的浅小无痛性溃疡。女性可表现为尿道炎、阴道炎等，症状相对男性较轻。

反应性关节炎常见症状包括疲劳、倦怠、发热和体重减轻，肌肉骨骼症状常急性发作。典型的表现为下肢为主的非对称性单关节炎或少关节炎，常见累及关节为膝、踝、趾跖关节，上肢关节也可有受累。通常关节炎症剧烈，可表现为中-重度疼痛，伴大量关节积液形成，皮温升高甚至关节活动受限，关节炎通常持续 3～5 个月，但更多患者会演变为慢性病程，约 15% 的患者持续存在慢性关节症状。手指或脚趾弥漫性肿胀，呈"腊肠指（趾）"样改变也是本病的重要临床表现之一。肌腱端病是反应性关节炎的显著特点，其肌腱炎和筋膜炎极具特征性，疼痛分布在多个附着部位（附着点），尤其是跟腱附着处、足底筋膜和沿着中轴骨骼分布的部位。脊柱、下腰背部和臀部疼痛相当普遍，50% 患者可出现骶髂关节受累、休息时加重的下腰背疼痛，但脊柱活动受限较轻。

关节外表现以眼部疾病常见，即可表现为单侧多见的一过性轻型无痛性结膜炎，也可以表现为双侧交替发作的虹膜炎，严重可出现角膜溃疡、致盲性葡萄膜炎。皮肤黏膜病变也很常见，10%～30% 患者可见溢脓性皮肤角化病，表现为多发性红斑基底小水疱，快速发展成小丘疹再到脓疱疮，并形成角化斑的皮肤损害。以手掌和足底多见，也可发生在头皮、胸背及生殖器。疾病早期可出现一过性无痛性口腔溃疡。部分患者还可出现指甲变薄脱落，四肢结节样红斑等改变。少数反应性关节炎患者出现心脏传导阻滞及瓣膜病变，如主动脉瓣关闭不全；中枢或周围神经系统病变、IgA 肾病及胸膜炎也有少数报道。

【实验室与其他相关检查】

疾病急性期常见白细胞增多、血小板增多、贫血，伴有急性炎症时相反应物 C 反应蛋白和红细胞沉降率升高。受累关节滑液检查表现为炎症性改变，但滑液分析不具有特异性，目前部分研究在关节液中检测出病原菌肽段或 DNA/RNA，对于疾病机制的探索提供了思路。大多数患者出现 *HLA-B27* 阳性，白人约 65%～75%，黑人约 30%～50%，若患者出现关节外表现时 *HLA-B27* 的检出率会更高。除此目前未发现本病相关的自身抗体，因此患者 RF、ANA、ENA 多为阴性。

在疾病早期影像学表现无特异性或无异常改变，部分患者可表现为关节周围骨质疏松。随着病情进展及病程延长，影像学检查可发现骨膜炎和反应性新骨形成，这是脊柱关节病的特点。这些改变好发于足部关节，出现侵袭性损伤甚至骨质融合。在后期疾病中，影像学检查常可表现为骶髂关节炎、脊柱炎，与强直性脊柱炎不同，反应性关节炎的骶髂关节炎常为非对称性，脊柱炎可发生于腰椎的任何部位，呈非对称性上升发展，很少进展到脊柱融合。

【诊断与鉴别诊断】

（一）诊断

目前反应性关节炎诊断多沿用 1996 年 Kingsley 与 Siper 提出的分类标准：

（1）下肢为主的非对称性单关节炎或少关节炎；

（2）前驱感染证据：①起病 4 周前如有临床典型的腹泻或尿道炎，则实验室证据可有可无；②如缺乏感染的临床证据，必须有感染的实验室证据。

（3）排除引起单或少关节炎的其他原因，如其他 SpA、感染性关节炎、莱姆病及链球菌反应性关节炎。

（4）*HLA-B27* 阳性，反应性关节炎的关节外表现（如结膜炎，虹膜炎，皮肤黏膜、心脏与神经系统病变等），或典型脊柱关节病的临床表现（如炎性下腰痛、交替性臀痛、肌腱端炎、虹膜炎）有利于支持诊断，但不是确诊的必备条件。

（二）鉴别诊断

1. 感染性关节炎 起病急，无自限性，常伴有感染中毒症状：高热、乏力、消耗；多为单关节炎，关节炎症明显；无肌腱端炎及腊肠指表现；*HLA-B27* 阴性，关节液中常可培养出病原菌；抗生素治疗有效。

2. 强直性脊柱炎 有家族史，中轴骨受累症状多见，炎性下腰背痛症状持续，影像学检查示双侧骶髂关节炎多见。

3. 银屑病关节炎 起病缓慢，有银屑病皮肤损伤，上肢关节受累多见，关节周围炎少见，无泌尿生殖道及肠道损伤症状。

【治疗】

1. NSAIDs 反应性关节炎大多具有自限性，目前治疗以对症治疗为主。首选非甾体抗炎药，可以有效缓解急性症状。对于肌腱端病，可使用外用非甾体抗炎药。

2. 抗生素 由于本病起病和病原微生物密切相关，因此恰当应用抗生素可能阻止疾病进程。有研究认为在起病初期应用抗生素，可以有效改善病程和预后。一项长期的随访研究表明，虽然抗生素治疗反应性关节炎急性发作无效，但有助于防止后续发展为慢性脊柱关节病。有研究提示抗生素治疗急性衣原体性反应性关节炎的效果可能优于肠道感染后反应性关节炎。

3. 糖皮质激素 不建议全身使用，其对反应性关节炎滑膜炎有效，因此可以考虑在单关节炎时局部注射；肌腱炎和其他附着点炎病变也可采用局部应用糖皮质激素进行治疗。

4. 抗风湿治疗 仅用于长病程且较严重，或者非甾体抗炎药治疗效果不佳的患者。持续发作的反应性关节炎患者可考虑使用柳氮磺吡啶 3 g/d，每天分 3 次口服；或者硫唑嘌呤 1～2 mg/（kg·d）；或者甲氨蝶呤每周 ≤ 20 mg。

5. 其他 葡萄膜炎、皮肤病损、心脏并发症、神经系统并发症及肾脏受累等需和相关科室进行多学科联合协作共同制订治疗方案。

【预后与预防】

本病具有自限性，大部分患者关节炎症持续数周至半年，少数有复发倾向。患者教育、慢病管理、职业咨询及康复训练等结合药物治疗的综合治疗对于患者的疾病监管和预后改善非常重要。

（谭淳予　刘　毅）

第 5 节　肠病性关节炎

　　肠病性关节炎（enteropathic arthritis），也称炎性肠病性关节炎，是一类病因不明的、特发性慢性炎性肠病伴发的周围关节炎或脊柱关节炎。狭义的肠性关节炎是指溃疡性结肠炎（ulcerative colitis，UC）和克罗恩病（crohn's disease，CD）引起关节炎，是脊柱关节炎分类中的一种独立类型，可伴有或不伴有其他肠道外表现，如皮肤黏膜病变和炎症性眼病等。本病可发生在任何年龄，以青壮年为主，男女均可发病。

　　1922 年，史密斯首次报道了肠与关节之间的关系，描述了类风湿关节炎（RA）患者接受结肠切除术后关节症状得以改善。1929 年 Bargen 和 1935 年 Hench 分别描述了炎性肠病（inflammatory bowel disease，IBD）患者的外周关节受累，并报告了这种关节炎倾向于随着结肠炎的加重而发作，并随肠道症状的缓解而消退。在 20 世纪 50 年代末，陆续有研究发现 UC 患者和 CD 患者合并骶髂关节炎发生。1964 年，美国风湿病协会将炎性肠病相关的关节炎归类为肠病性关节炎这种独立的临床形式。

【流行病学】

　　炎性肠病（IBD）是一种病因尚不十分清楚的慢性非特异性肠道炎症性疾病，包括溃疡性结肠炎（UC）和克罗恩病（CD），两者都与脊柱关节炎（spondyloarthritis，SpA）相关。最近的系列报道发现，IBD 患者中 1%～10% 可诊断为中轴型脊柱关节炎，10%～50% 则诊断为外周型脊柱关节炎。常见症状包括炎性腰背痛和肌腱端炎，许多患者有骶髂关节炎的影像学证据。SpA 患者中 UC 或 CD 患病率为 5%～10%。然而对 SpA 患者随机进行回结肠镜检查发现，1/3～2/3 AS 患者存在明显的肉眼或组织学上的亚临床肠道炎症。

【病因】

（一）遗传因素

　　多达 70% 的 IBD 合并中轴型脊柱关节炎患者 HLA-B27 阳性，但 IBD 合并外周型脊柱关节炎的患者或单独患有 IBD 的患者中 HLA-B27 的阳性率低于 15%。除了 HLA 外，CD 患者中可以发现 16 号染色体上的 *NOD2*（原名 *CARD15*）基因以及 1 号染色体上的 *IL-23R* 基因与之关联最强。NOD2 是细菌的肽聚糖胞壁酰二肽的胞质受体，可以诱导抗菌 α 防御素的合成，而 CD 患者的防御素表达减少。IL-23 信号转导可激活肠道 Th17 细胞。此外，超过 100 个其他基因已被发现与 CD、UC 或两者均相关，其中大约 20 个基因也与 AS 相关。

（二）感染因素

　　肠壁是暴露于共生菌与病原微生物中的具有通透性的屏障，肠道微生物对免疫系统的成熟和调节起着非常重要的作用。迄今尚未找到某种特异性微生物与 IBD 的发病直接相关。近年来的一个重要观点认为 IBD 是针对自身正常肠道微生物的异常反应引起的。如肠道分节丝状菌（segmented filamentous bacteria，SFB）主要定殖在回肠末端上皮细胞表面；具有调节宿主免疫系统成熟，刺激 Th17 细胞特异性分化和促进肠道表面免疫球蛋白 A（sIgA）分泌等功能；病理情况下，可以促进结肠炎的发生，还可诱发肠外炎性疾病的产生。

（三）环境因素

　　一项基于瑞士人群的大样本调查显示 CD 和 UC 的发病率分别为 11/10 万人年和 18/10 万人年，"曾吸烟者"的相对危险度为 1.5 和 1.3，提示吸烟可能参与了发病。IBD 发病率逐年持续增高的现象提示环境因素的变化可能是发病过程中的重要环节，但很难用单一或几种环境因素来解释。

【发病机制】

肠病性关节炎的发病机制至今未完全明了，无论是 IBD 还是 SpA 均为免疫介导，但人们对于具体的致病机制仍然知之甚少，并且对于两者之间的关联也不清楚。共同的遗传学特征反映了两者共同的致病机制，包括免疫细胞的肠道迁徙。携带肠道共生菌的迁移性树突状细胞（dendritic cell，DC）通常在肠系膜淋巴结（MLN）中被清除，仅允许降解的微生物成分通过血液到达肝。MLN 被抑制的小鼠模型显示肝可能是 IBD 和肠道外表现的重要介质。一些啮齿类动物模型中显示各种形式的免疫紊乱既可体现在 IBD 中，也可体现在关节炎中。一些证据表明在肠道和关节之间存在白细胞募移。已证实 IBD 患者黏膜白细胞通过几种不同的黏附分子与滑膜血管结构紧密相连。无论在脊柱关节病患者的肠道还是滑膜中，CD163 阳性的巨噬细胞都是炎症病变的突出表现。

IBD 是肠道侵袭性因素与肠壁防御机制失衡的结果。在 IBD 患者中发现肠道菌群失衡，如拟杆菌和厚壁菌菌群多样性减少，变形菌增加。肠道菌群失衡可能导致黏膜免疫的激活，参与肠道炎症的发生发展和转归。

IBD 患者还存在细胞因子的失调：IL-17A 及 IL-17F 在 CD 及 UC 中均有增加，IL-1 的活化及 IL-1Ra/IL-1 的比例降低，IL-10 分泌减少，以及 TNF-α、IL-6 和 IFN-γ 的表达引起的细胞因子紊乱可能导致关节炎症的发生。

【临床表现】

1. 外周关节病变 5% ～ 15% IBD 患者有外周关节炎，CD 略多于 UC，且多见于结肠炎病情较重和病程较长者（约 70%），以及并发肠道并发症（如肠漏和脓肿）的 CD 患者，病变仅局限于回肠的患者外周关节炎发生率低。外周关节炎大多出现于 IBD 之后，也有少数患者关节病变在肠道病变数年前出现。外周关节炎可以表现为急性自限性的少关节炎，更多见的是慢性对称性全身多关节炎。外周关节炎通常以下肢大关节如膝、踝关节多见，亦可累及肩、肘和腕关节，但 UC 受累范围较广泛，可累及掌指关节和近端指 / 趾间关节，髋关节受累亦占相当比例，任何外周关节均可受累。偶尔可发现指（趾）炎和肌腱附着点炎症。关节炎常常为非侵蚀性，多数不遗留关节畸形，少数患者也可出现关节破坏及畸形。UC 的关节症状与肠道病变受累严重程度趋于一致，随结肠切除手术或炎性肠病治疗而消退，但 CD 却不是。有限的组织病理学结果提示 CD 的关节炎为肉芽肿性病变，而 UC 则为非特异性滑膜炎。活动性滑膜炎可持续数月，加重与缓解交替发作。

2. 中轴关节受累 有研究显示 10% ～ 20% 的 IBD 患者可出现脊柱关节受累。脊柱相关症状起病隐匿，可有症状或无症状，可在 IBD 之前或之后发生，因此患病率较难估计。临床表现为腰背部、胸、颈或臀部疼痛，腰和颈部活动受限，扩胸范围缩小。相比病史和体格检查，更常通过 IBD 患者的影像学检查发现中轴型 SpA。与经典的 AS 不同的是，其在性别分布上男女分布比例相当。影像学改变以方形椎较常见，Romanus 样病变罕见，且与腰背部症状与肠道病变活动程度不一定关联。活检发现 30% 的早期 AS 合并隐匿性 CD。有报道 4% ～ 18% 的 IBD 患者影像学检查显示无症状骶髂关节炎。脊柱炎可以是唯一的关节表现，也可能伴随任何类型的外周关节炎。IBD 伴发的脊柱炎的症状、体征及 X 线表现难以与 AS 相鉴别。

3. 肠道与肠道外表现

（1）肠道表现：大部分患者有腹痛、腹泻、血便或便秘的表现，经结肠镜及病理组织检查确诊为 UC 或 CD。

（2）皮肤、黏膜病变：可见杵状指和皮肤病变，这些病变在 CD 患者中更多发，但是原因不明。皮肤病变包括结节红斑、多型性红斑和罕见的坏疽性脓皮病。结节型红斑常为自限性，在 UC 的年轻女性中更常见。坏疽性脓皮病是一种严重的疼痛性、溃疡性皮肤反应，常与系统性疾病相关。

（3）眼部受累：结节红斑、葡萄膜炎和外周关节炎常与 IBD 同时发生，并与 HLA-DRB1*0103 和 TNF-α 基因多态性相关联。IBD 相关的葡萄膜炎常为双侧受累，呈慢性化趋势。

（4）其他：5% 的 UC 和 CD 患者可出现原发性胆汁性胆管炎，且罹患结直肠癌的风险更高。

【实验室与其他相关检查】

1. 常规检查　有贫血，急性期有白细胞升高，有时伴血小板增高，大便常规可见白细胞及红细胞，潜血阳性，病情活动时 ESR 增快，CRP 增高。

2. 免疫学检查　可见球蛋白升高，类风湿因子和抗核抗体阴性。溃疡性结肠炎患者有半数以上出现抗中性粒细胞胞质抗体阳性，常为 pANCA。

3. HLA-B27　50%～75% 的 IBD 相关中轴关节炎患者可出现 HLA-B27 阳性，相比而言，单纯 AS 患者中 HLA-B27 阳性率高达 90%。

4. 滑液检查　关节液通常表现为轻度炎症，每毫升关节滑液中通常含 5000～12 000 个白细胞，以多形核白细胞为主，滑液细菌培养为阴性。滑膜活检呈非特异性改变，包括滑膜衬里细胞增殖、血管分布增多及单个核细胞浸润。

5. 影像学表现　胃肠钡餐、纤维性结肠镜检查可显示肠道病变，有助于确立炎性肠病的诊断。中轴性疾病患者中，脊柱及骨盆 X 线片可能显示强直性脊柱炎和骶髂关节炎的典型表现。外周关节 X 线可见关节周围软组织肿胀，近关节面轻度骨质疏松，轻度骨膜反应，通常不伴骨侵蚀和破坏。慢性病例可见关节间隙狭窄。即使在无症状的 IBD 患者中，X 线检查也经常发现异常。

【诊断与鉴别诊断】

1. 诊断　目前尚无肠病性关节炎的分类标准，临床上若有具备 UC 及 CD 诊断条件，出现以下肢关节为主的非对称性关节炎或脊柱炎，伴或不伴肌腱端炎及皮肤、眼部病变，并排除其他关节炎者，应考虑本病。

2. 鉴别诊断　很多病因均可导致腹泻及关节炎同时存在，这是由于病因和发病机制存在关联，反应性关节炎是最常见的类型，其他少见的原因包括白塞病、乳糜泻、Whipple 病、小肠旁路术后关节炎和假膜性结肠炎等。在大多数情况下，诊断依赖于肠道病变的检查。

（1）反应性关节炎：反应性关节炎通常为急性起病，常常在感染后 1～4 周发生。临床表现为非对称性寡关节炎，多为下肢承重关节受累，膝、踝、腕和骶髂关节是最常受累的部位，伴有大量积液的滑膜炎。明确有无前驱感染对反应性关节炎的诊断非常重要。前驱感染可见于沙门菌属（Salmonella）、志贺菌属（Shigella）、耶尔森菌属或弯曲杆菌属（Campylobacter）肠道感染。在特定患者中，进行详细的病史采集和体格检查，以及粪便培养或血清学检查，有助于区分反应性关节炎与肠病性关节炎。

（2）感染性关节炎：感染性关节炎的病因包括淋球菌感染或非淋球菌细菌感染，或真菌或分枝杆菌导致的机会性感染。临床上常表现为急性单关节炎或寡关节炎，膝关节最常受累，大多数患者伴有发热症状。滑液中检出细菌可以确诊。

（3）Whipple 病：Whipple 病是惠普尔养障体感染所致。感染可大范围传播，其临床表现类似于肠病性关节炎，包括关节痛、慢性腹泻、吸收不良和体重减轻。膝关节、踝关节和腕关节常受累，关节破坏和畸形少见。少数情况下患者可能出现脊柱炎和（或）骶髂关节受累。在部分患者中，关节症状的发生时间早于有症状的肠道受累。小肠活检通常具有诊断意义。

（4）Behcet 病：特征为复发性口腔和生殖器溃疡和眼部病变。此外，大约 50% 的患者可出现非对称的少关节性关节痛和（或）关节炎，最常累及大、中关节，如膝、踝、腕和肘关节。胃肠道受累是该病常见表现，可能会引起恶心、腹泻、腹痛和腹胀。Behcet病与肠病性关节炎时常鉴别困难，典型的黏膜受累（口腔或生殖器），以及损伤部位无菌性中性粒细胞浸润，可能有助于诊断。

（5）乳糜泻：部分患者的谷蛋白敏感性肠病（也称乳糜泻）可能伴随关节炎，外周关节和中轴关节均可受累。关节炎通常为非侵蚀性，可以累及少数关节或多个关节。关节症状可能先于疾病的胃肠道表现出现，但关节炎很少是乳糜泻的主要表现。本病的鉴别要点为无谷蛋白饮食对关节症状有效。

（6）骨质坏死：骨质坏死通常累及髋、膝和肩。患者通常曾接受过糖皮质激素治疗，且疼痛的程度与关节应力性疼痛或肿胀的程度不相称。

【治疗】

1. 非甾体抗炎药（nonsteroidal anti-inflammatory drugs，NSAIDs）　可改善关节症状，但由于NSAIDs可能导致肠道病变恶化，因此应谨慎用于炎性肠病患者的关节病治疗。

2. 糖皮质激素　有文献报道全身应用糖皮质激素可以兼顾肠道病变和中轴关节病变，考虑到IBD患者的外周少关节病变是自限性的，因此只需局部对症处理，比如关节腔内注射激素来改善症状。但对于中轴关节受累是否应用还有争议。局部糖皮质激素可治疗葡萄膜炎。

3. 改善病情抗风湿药　氨基水杨酸制剂柳氮磺吡啶可治疗溃疡性结肠炎和外周关节炎。柳氮磺吡啶（SASP）由两个部分组成，磺胺吡啶和5-氨基水杨酸（5ASA），其机制在于柳氮磺吡啶在肠微生物作用下分解成5-氨基水杨酸和磺胺吡啶，5-氨基水杨酸与肠壁结缔组织络合，可能产生一种综合作用：①通过抑制环氧合物来阻断前列腺素的合成，从而控制炎症；②清除氧自由基以减轻炎症反应；③抑制免疫细胞的免疫反应。起始治疗从小剂量开始，每周逐渐增量，如从0.75 g/d，分3次服用，递增至2.0 g/d进行维持治疗。该药对CD无效。如果充分的柳氮磺吡啶治疗后症状控制不理想，可以换甲氨蝶呤治疗（或联合使用），但甲氨蝶呤在肠病性外周关节炎中的治疗效果暂未得到更深入的研究。硫唑嘌呤和环孢素可用于治疗IBD，可能对肠病性关节炎有好处，但文献报道样本量很少。

4. 生物制剂　生物制剂适用于传统疗法无效或因药物不良反应不能耐受者。TNF-α抑制剂的应用可使患者获益，改善疾病，提高功能状态和生活治疗。但不同类型的TNF-α抑制剂在治疗效果上有所差异，目前认为抗体类TNF-α抑制剂在治疗效果上优于受体类制剂。英夫利昔单抗对UC和CD的肠道病变均有确切疗效，阿达木单抗对IBD具有较好疗效的报道也日益增多，亦有戈里木单抗治疗UC、赛妥珠单抗治疗CD的报道，针对IL-12/23的优特克单抗（ustekinumab）可以治疗IBD和相关关节病。受体融合蛋白制剂依那西普虽可以改善关节病变，但对IBD肠道病变无确切疗效。更多研究进展见二维码数字资源5-4-2。

数字资源
5-4-2

5. 益生菌　益生菌在理论上很有吸引力，但在CD的治疗中未发现明显效果，在UC的治疗中也疗效有限。

6. 外科治疗　肠切除对于UC的外周关节炎有效，但对于中轴关节病变无效。对于难治性UC患者，可以在进行肠手术切除后再联合英夫利昔单抗治疗。

【预后与预防】

肠病性关节炎多数患者预后良好，部分患者可自行缓解，很少出现关节畸形，但有复发倾向。约20%的患者可发生脊柱炎和骶髂关节炎，出现脊柱活动受限及胸廓活动度降低。

（张伶姝　刘毅）

第6节　未分化脊柱关节炎

未分化脊柱关节炎（undifferentiated spondyloarthritis，uSpA）是仅具备脊柱关节炎的一个或几个症状，如关节炎、附着点炎、前葡萄膜炎、趾（指）炎及血清阴性附着点病等，但不符合任何一种肯定的血清阴性脊柱关节炎诊断标准的病例。

未分化脊柱关节炎可以是某种脊柱关节炎的早期，未来可发展为典型的脊柱关节炎，或者是某种确切定型的脊柱关节炎的"顿挫型/流产型"，暂时或以后不会发展、表现出该类型脊柱关节炎的典型表现。

【流行病学】

青年患者多见。部分可有脊柱关节炎家族史，此类患者更容易在以后的病程发展中逐渐分化为某种特定分型的脊柱关节炎。

【病因与发病机制】

目前暂无确切的病因及机制研究，通常认为与其他特定分型的脊柱关节炎机制相同或相近。

【临床表现】

未分化脊柱关节炎的主要表现可能具备其他特定分型脊柱关节炎如强直性脊柱炎、肠病性关节炎或银屑病关节炎等相类似的临床表现，包括炎性腰背痛，下肢关节如膝、踝、足等非对称性关节肿痛，足跟痛，腊肠指/趾，一过性结膜炎或急性前葡萄膜炎，急性细菌性小肠/结肠炎等，但又不能满足其中任何一种特定分型脊柱关节炎的诊断标准。

未分化脊柱关节炎在临床上并不少见，绝大多数门诊就诊的脊柱关节炎患者的早期阶段均可能诊断为本病。

【实验室与其他相关检查】

根据疾病的发展特点和分化阶段，可有相应的检查异常。需要特别提出的是，大约一半未分化脊柱关节炎患者可出现 HLA-B27 阳性，因而 HLA-B27 阴性不能用于确诊或排除诊断。

【诊断与鉴别诊断】

未分化脊柱关节炎的诊断通常符合修订的 AS 纽约标准。目前大部分未分化脊柱关节炎患者能够按照新的中轴型脊柱关节炎分类标准进行临床分类。

【治疗】

未分化脊柱关节炎的治疗策略与其他脊柱关节炎类似。早期主要是非甾体抗炎药治疗为主。如持续进展或继续分化，可根据后期的特征性表现进行治疗。

目前针对性研究较少，已有 TNF-α 抑制剂治疗相关的研究，主要适用于严重的、持续而且对其他治疗反应不佳的病例。

【预后与预防】

目前研究认为整体预后较好。部分患者分化后成为特定分型的脊柱关节炎，预后也与之相近。

（赵　华　刘　毅）

数字资源
5-4-3：
脊柱关节炎
教学幻灯片

特发性炎性肌病

特发性炎性肌病（idiopathic inflammatory myopathies，IIMs），简称肌炎或炎性肌病，是一组异质性很强的系统性自身免疫病，皮肤、四肢骨骼肌、关节和肺是最常受累的器官。目前认识到至少可以将 IIMs 分成五种不同的临床亚型，即皮肌炎（dermatomyositis，DM）、免疫介导的坏死性肌病（immune-mediated necrotizing myopathy，IMNM）、抗合成酶综合征（antisynthetase syndrome，ASS）、散发型包涵体肌炎（sporadic inclusion body myositis，sIBM）和多发性肌炎（polymyositis，PM）。IIMs 确切的发病率尚不清楚，不同的研究结果各不相同。国外报告的范围为（2.1 ～ 7.6）/100 万人。我国尚无大样本的流行病学研究 IIMs 的发病情况，临床上主要以 DM、IMNM 和 ASS 较为常见，sIBM 和 PM 相对少见。IIMs 可发生在任何年龄，从幼儿到老年。但 sIBM 多见于中、老年人，年轻人少见。

【病因】

IIMs 病因不明，涉及遗传及环境等多种因素。研究表明 IIMs 是一个复杂的多基因疾病。HLA 与非 HLA 基因的多态性可能均在其发病过程中发挥作用。但从现有的研究难以得出统一的结论，有的结果甚至相互矛盾。例如 *HLA-DRB1*0301* 和 *HLA-DQA1*0501* 两种单倍型可能与白种人 IIMs 发病密切相关，但在其他人种 IIMs 并非如此。*HLA-DRB1*0901* 和 *HLA-DRB1*1201* 基因型可能是中国汉族人群 DM 的易感基因，但这需更大的样本进行进一步的验证。非 HLA 基因包括多种炎性细胞因子及其受体，如 TNF-α、IL-1 和补体以及 T 细胞受体的多型性均有报道参与了 IIMs 的发病过程。

另外，IIMs 的发病也可能与环境因素密切关联，包括细菌或病毒感染因素等。例如有 IIMs 患者的血清和组织样本中存在高滴度的抗病毒抗体和病毒颗粒，以及动物模型显示肠道病毒可诱导出肌炎，这也许提示病毒感染可能是肌炎的致病因素之一。

【发病机制】

现有的研究提示免疫机制（细胞免疫和体液免疫）和非免疫机制（如内质网应激和缺氧）均参与了 IIMs 肌纤维的损伤过程。

（一）体液免疫反应

多数 IIMs 患者血清中存在一种或数种自身抗体。这些自身抗体有一部分只是肌炎相关性的，在其他自身免疫病中也常出现，称为"肌炎相关性自身抗体（myositis-associated autoantibody，MAA）"。MAA 包括抗多种细胞核和细胞质抗原成分的自身抗体，其中最常见的是抗核抗体，它并不与某个肌炎亚型特殊相关。另一部分是肌炎特异性的，很少或不出现在其他自身免疫病中，只存在于 IIMs，称为"肌炎特异性自身抗体（myositis-specific autoantibody，MSA）"；目前发现的 MSA 有十余种，MSA 是直接针对蛋白质合成过程中的相关成分（如 tRNA 合成酶和信号识别颗粒）和某些核成分，常与 IIMs 不同的临床亚型密切相关，具有重要的临床应用价值。通常一个患者只会出现其中一种 MSA，并且大部分 MSA 的滴度与疾病的活动度相关，疾病缓解后 MSA 的滴度下降或转为阴性。这些现象说明体液免疫参与了 IIMs 的发生和发展过程。

（二）细胞免疫反应

IIMs 受累肌组织中存在不同类型的淋巴细胞浸润。DM 患者主要表现为肌肉组织中 CD4$^+$ T 细胞、巨噬细胞和树突状细胞的浸润，分布于血管周围，特别是肌束膜区域。偶尔还可见 B 细胞浸润。近期的研究发现 I 型 IFN 诱导基因在 DM 的发病过程中可能发挥了独特作用。IFN 诱导蛋白如 MxA 和 IFN 诱导基因 15（ISG15）在 DM 的束周肌纤维和血管壁上大量表达，提示 DM 肌纤维和血管损伤的发生与 I 型 IFN 诱导蛋白的表达密切相关。

PM 和 sIBM 主要表现为单核细胞围绕在肌内膜区域或侵入非坏死肌纤维内，其中主要为 CD8$^+$ T 细胞和巨噬细胞，亦可见 CD4$^+$ T 细胞和树突状细胞。免疫电镜研究也证实了 T 细胞和巨噬细胞对非坏死肌纤维的浸润及破坏。局部浸润的 CD8$^+$ 细胞毒 T 细胞表达含颗粒的穿孔素，后者靶向性地针对目标肌纤维，提示肌纤维损伤部分是由穿孔素依赖的细胞毒作用所介导的。有证据表明在 PM 和 sIBM 中，CD8$^+$ T 细胞在肌肉及外周循环中克隆性增生，且 T 细胞系表现出抗自身肌管的细胞毒性，这可能提示 CTL 介导细胞毒作用在 PM 和 sIBM 的肌纤维损伤中发挥重要作用。

【临床表现】

（一）皮肌炎（DM）

1. DM 的临床表现

（1）皮肤：DM 典型的皮肤表现是 Gottron 疹（图 5-5-1）和向阳性皮疹（Heliotrope 疹）（图 5-5-2）。Gottron 疹为微隆起的紫色、粉红色或暗红色丘疹，见于掌指关节或指间关节的伸面，也可见于腕、肘或膝关节的伸面。向阳性皮疹为分布在一侧或双侧眶周的红色或紫色红斑，常伴皮肤水肿。多数 DM 患者可出现头面部和颈部的光敏感性皮疹，称为“V 型征”（图 5-5-3），但这并非 DM 所特有。DM 另一个常见的皮疹出现于肩背部，称为“披肩征”（图 5-5-4）和臀部皮疹，称为“枪套征”（图 5-5-5）。皮疹常伴有瘙痒或皮肤溃疡。手指的甲周红斑、甲褶毛细血管扩张和表皮过度角化在 DM 也很常见。其他的皮肤损害包括皮肤血管炎、脂膜炎和秃发等。皮疹可先于肌肉症状数月甚至数年前出现。皮疹也可能是部分 DM 患者的突出表现，而无肌肉受累的症状，此时临床上将这类患者称为“无肌病性皮肌炎”。皮下钙质沉积是 DM 另一较为常见的症状，多见于年轻患者。钙质沉积可见于全身各部位，但四肢多见。X 线、CT 或 MRI 有助于诊断（图 5-5-6）。

（2）肌肉：四肢肌肉无力及肌肉耐力下降是 DM 另一典型症状。肌无力一般呈对称性分布，最常累及近端肌群，特别是颈部、骨盆、大腿和肩部肌肉。患者常表现为上坡、上楼、举

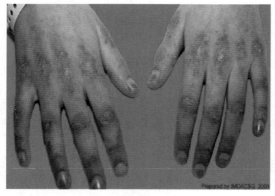

图 5-5-1　皮肌炎特异性皮疹：Gottron 疹

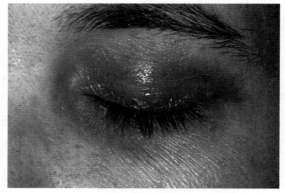

图 5-5-2　皮肌炎特异性皮疹：向阳性皮疹（Heliotrope 疹）

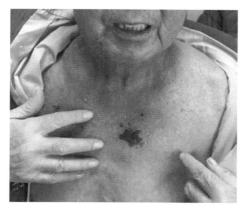

图 5-5-3　皮肌炎常见的皮疹：颈前 V 型征

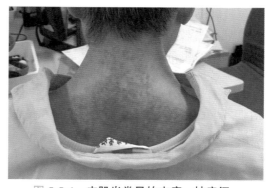

图 5-5-4　皮肌炎常见的皮疹：披肩征

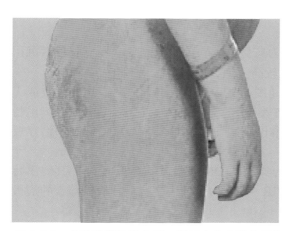

图 5-5-5　皮肌炎常见的皮疹：臀部皮疹（枪套征）

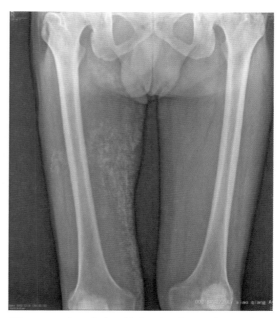

图 5-5-6　皮肌炎常见的皮下钙质沉积的 X 线表现

手或从坐椅上起立等动作困难。此外，DM 也可能累及四肢远端肌肉，尤其是在疾病的后期，从而影响握力和造成行走困难。肌无力的发作通常为亚急性或隐匿性，数周或数月内出现症状。咽部肌肉受损可出现吞咽困难和构音障碍。偶有膈肌和胸廓肌肉受累可导致呼吸困难。少数患者可出现其他部位肌肉受累，如累及食管下端可出现食管反流，累及肛门括约肌出现大便失禁。

（3）肺：DM 的肺部受累常见，也是影响患者预后的主要因素。临床表现为呼吸困难和咳嗽，多数由肺间质病变（interstitial lung disease，ILD）所致，少数由呼吸肌无力所致。在多数情况下，ILD 进展缓慢，但也有不少患者可发生急性进展的肺间质病变，这类患者如果不及时治疗很快会出现呼吸衰竭而死亡。

DM 患者 ILD 的组织病理改变与特发性 ILD 并无不同，最常见的病理类型为非特异性间质性肺炎（NSIP），其他如机化性肺炎（OP）、弥漫性肺泡损伤（ADA）和寻常型间质性肺炎（UIP）也均可见到。

（4）关节炎：DM 患者可出现关节痛和关节炎，其中以手、足小关节的对称性关节炎最为常见，且多为非侵蚀性。

（5）心脏：DM 心血管病变的发生率尚不清楚，IIMs 可累及心肌、冠状动脉、传导系统、心包及肺动脉等。严重者可出现心功能不全或心力衰竭。实际上，临床上有明显的心血管系统受累症状者较为少见，更多的是无症状的亚临床表现者，有报道可高达 72%。最多见的亚临床表现为心电图提示的传导异常和心律不齐。有研究提示左心室舒张功能不全是 IIMs 早期心脏受累特征。

（6）胃肠道：DM 可出现舌肌、咽肌和食管下端肌肉的无力，表现为饮水呛咳及吞咽食物困难。胃食管反流病见于 15% ～ 50% 的患者。胃肠道病变所致动力障碍常可引起便秘或腹泻。胃肠道血管炎罕见，但可导致肠出血。

2. DM 的临床分型　约 70% 的 DM 患者血清中存在 DM 特异性自身抗体，目前发现的 DM 特异性抗体有 5 种，即抗染色质解旋酶 DNA 结合蛋白（Mi-2）抗体、抗核基质蛋白（NXP-2）抗体、抗转录中介因子 1γ（TIF1γ）抗体、抗小泛素样修饰剂激活酶（SAE）抗体和抗黑色素瘤分化相关基因 5（MDA5）抗体。不同的 MSA 有各自独特的临床表型（表 5-5-1）。依据 MSA 的类型可以将 DM 分为五种亚型：

（1）抗 Mi-2 型：这类患者常表现为典型的皮肌炎特征，包括近端肌肉无力和典型的皮疹，但肺部受累相对少且轻，合并肿瘤的风险低，对激素及免疫抑制剂治疗反应好，预后良好。

（2）抗 NXP-2 型：典型的表现为严重的四肢近端和远端肌肉无力、皮下水肿及吞咽困难。此外，抗 NXP2 阳性者发生皮下钙质沉积的比例高，尤其是青少年患者。抗 NXP2 阳性者合并肿瘤的风险也较高。

（3）抗 SAE 型：这类患者相对少见，除表现为典型的皮肤及肌肉病变外，皮肤色素沉积样皮疹较为多见（图 5-5-7），合并恶性肿瘤风险也较高。

（4）抗 MDA5 型：这类患者溃疡性皮疹常见（图 5-5-8），多数患者的肌肉病变较轻或无明显的肌无力，无肌病性皮肌炎主要见于抗 MDA5 型患者。抗 MDA5 型 DM 的另一个突出特点是发生快速进展性 ILD 的比例高，且常伴有低淋巴细胞血症，对激素及免疫抑制剂治疗反应差。这是预后最差的一类 DM 亚型，死亡率高。

（5）抗 TIF1γ 型：这类 DM 患者除了表现为典型的 DM 皮肤、肌肉病变外，其突出特点是合并恶性肿瘤的风险明显升高（标准化比例 SIR = 17.8）。对于这类患者积极筛查肿瘤极

表 5-5-1　不同 DM 抗体类型的临床表现

	抗 Mi-2 型	抗 NXP-2 型	抗 SAE 型	抗 MDA5 型	抗 TIF1γ 型
在 DM 中的占比	5% ～ 20%	15% ～ 25%	约 5%	5% ～ 20%	15% ～ 25%
肌肉受累					
肌无力的严重程度	+++	++	+	+	+
肌无力的部位	近端	近端 / 远端	近端	近端	近端
CK 水平	+++	+++	+	+	++
肌活检特点					
束周萎缩	++	++	+	+	++
皮肤病变					
Gottron 疹 /Heliotrope 疹	++	++	+	++	+++
皮肤溃疡	− / +	+		+++	− / +
皮下钙化	− / +	++		− / +	− / +
肺间质病变	− / +	− / +	+	+++	− / +
合并肿瘤风险	−	++	++	+	+++

CK，肌酸激酶

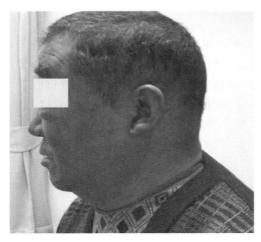

图 5-5-7　抗 SAE 型皮肌炎：色素沉积样皮疹

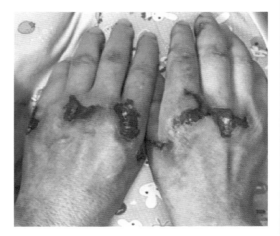

图 5-5-8　抗 MDA5 型皮肌炎：溃疡性皮疹

为必要。合并恶性肿瘤的类型各不相同，不仅包括恶性淋巴瘤等血液肿瘤，还包括肺癌、卵巢癌、乳腺癌和结肠癌等实体肿瘤。

（二）免疫介导的坏死性肌病（IMNM）

IMNM 是一种独特类型的炎性肌病，其特征是近端肌肉无力、血清肌酶水平明显升高、肌电图提示肌源性损害。肌肉外受累较少见，而且通常较轻微。抗识别信号识别颗粒（SRP）和 3- 羟基 3- 甲基戊二酰辅酶 -A 还原酶（HMGCR）的抗体是 IMNM 的特异性自身抗体。临床上依据肌炎特异性自身抗体（MSA）的不同将 IMNM 分为三种亚型，即抗 SRP 型肌病、抗 HMGCR 型肌病和 MSA 阴性的 IMNM。不同亚型之间存在一些明显不同。包括：①部分抗 HMGCR 型肌病与服用他汀类药物有关，而抗 SRP 型肌病与他汀类药物的使用无关。②抗 SRP 型肌病常比抗 HMGCR 型肌病患者具有更严重的肌无力。③虽然 ILD 在 IMNM 各亚型中都不常见，但在抗 SRP 型患者中比在抗 HMGCR 型肌病患者中更常见。④抗 HMGCR 型肌病和 MSA 阴性的 IMNM 比抗 SRP 型肌病合并肿瘤的风险高。⑤抗 HMGCR 型肌病很少出现心脏受累，但抗 SRP 型肌病者的心脏病变发生率较高，有研究表明抗 SRP 阳性是 IIMs 发生心脏病变的危险因素之一。

（三）抗合成酶综合征（ASS）

抗氨酰基 tRNA 合成酶抗体（ASA）是最常见的一组 MSA。目前临床上报道的有抗组氨酰 tRNA 合成酶（Jo-1）抗体、抗苏氨酰 tRNA 合成酶（PL-7）抗体、抗丙氨酰 tRNA 合成酶（PL-12）抗体、抗异亮氨酰 tRNA 合成酶（OJ）抗体、抗甘氨酰 tRNA 合成酶（EJ）抗体、抗天冬氨酰 tRNA 合成酶（KS）抗体、抗 Ha和抗 Zo 抗体等。临床以抗 Jo-1、抗 EJ、抗PL-7 和抗 PL-12 较为多见。抗合成酶抗体阳性的 IIMs 患者常被称为抗合成酶综合征（ASS），是 IIMs 一组独特的亚型。ASS 的特征是患者血清中存在 ASA，同时临床上表现为发热、ILD、皮疹、肌炎、雷诺现象、非侵蚀性对称性多关节炎以及"技工手"等（图5-5-9）。部分 ASS 患者可出现急性 ILD，其中以抗 PL-12 阳性者最多见。

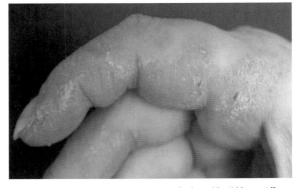

图 5-5-9　抗合成酶综合征患者常见的"技工手"

（四）散发型包涵体肌炎（sIBM）

sIBM 临床上表现为隐匿起病的四肢肌无力，多累及下肢大腿肌群和手指屈肌，重者还可出现吞咽困难。sIBM 与其他类型的 IIMs 有明显不同的特点，sIBM 以男性多见（其他类型的 IIMs 女性更常见），发病年龄常超过 50 岁；大多数 sIBM 患者疾病进展缓慢，数年后逐渐进展为肌无力。sIBM 患者通常有突出的膝伸肌无力和远端肌无力，包括深指屈肌、腕屈肌和踝关节背屈肌的无力。相反，其他类型的 IIMs 患者，除非在疾病的后期阶段，远端肌无力少见。30% ～ 60% 的 sIBM 患者存在抗 5- 核苷酸酶 1A 抗体（该抗体在其他 IIMs 中阳性率低）。激素和免疫抑制治疗对 sIBM 一般无效。

（五）多发性肌炎（PM）

临床上患者常表现为亚急性发作（数周至数月时间）的四肢近端肌痛和无力、血清肌酸激酶（CK）升高，无皮疹，可伴有 ILD（常很轻或无临床症状）及吞咽困难。肌肉病理表现为炎性细胞（CD8$^+$T 细胞）的浸润包围和侵入非坏死的肌纤维。但不伴有 DM、IMNM 及 sIBM 等亚型的特征性病理改变。目前认为真正的 PM 较少见，既往不少被归类为 PM 的患者可能是目前的 ASS、IMNM 或 sIBM 分类患者。

【实验室与其他检查】

IIMs 患者的血、尿常规一般无异常，但抗 MDA5 型 DM 患者外周血白细胞及淋巴细胞减少较为常见；急性炎症时相反应物如 ESR、CRP 及血清铁蛋白升高常见，但无特异性。

（一）血清肌酶

血清肌酶是评估肌炎病情的一项重要的血清生化指标，其中肌酸激酶（CK）具有相对特异性，是评估肌细胞受损程度的敏感指标。绝大多数的 IIMs 患者起病时 CK 显著升高。CK 水平持续升高常提示肌肉炎症的活动，CK 的升高与疾病整体活动度相关，但与肌无力的程度相关性不强。评价 CK 的意义应结合患者的病程及临床状况，临床症状无改善时其水平可降为正常，临床症状无恶化其水平亦可能升高。但 CK 的增加一般而言仍提示病情复发的可能，需行进一步的临床检查。部分患者尤其是晚期患者，血清 CK 水平可以正常或仅轻度升高。另外，其他疾病也可导致 CK 升高，包括肌营养不良、横纹肌溶解、甲状腺功能减退和多种药物相关性肌病。

其他类型的肌酶包括醛缩酶、AST、ALT、LDH 的测定也有助于 IIMs 的诊断，特别是对于处于活动期而 CK 水平正常的 IIMs 患者。但肝脏疾病或其他疾病也可引起这些酶的升高，临床上需加以鉴别。

（二）MSA

MSA 是 IIMs 诊断和分型的重要免疫学指标。在 IIMs 中 MSA 的阳性率约为 60% ～ 70%，其中抗组氨酰 tRNA 合成酶抗体约占 15% ～ 20%，DM 特异性抗体约占 40% ～ 50%，IMNM 特异性抗体约占 10%。

（三）肌活检

肌活检是诊断 IIMs 的金标准。IIMs 的组织学特点包括肌纤维变性、坏死和再生，肌纤维形态大小不一、结缔组织增生及炎性细胞浸润等。

DM 的特征性表现是束周萎缩，另外还常见毛细血管床减少、形态改变、毛细血管坏死伴补体产物（如膜攻击复合物）在血管壁的沉积。炎性细胞浸润多分布在血管周围，主要是 CD4$^+$T 细胞和巨噬细胞，偶见 B 细胞。虽然束周萎缩是 DM 特征性的组织学表现，但在病程较早期这种改变可能并不明显。早期 DM 可表现为肌细胞膜上 MHC- Ⅰ类分子表达增加，呈斑块状且束周区域多见。

IMNM 典型的肌肉病理表现为肌纤维的坏死或再生，少或无淋巴细胞浸润，无周围萎缩。还可见 MHC-Ⅰ类分子在骨骼肌细胞膜上广泛表达、巨噬细胞浸润和非坏死纤维上膜攻击复合物的沉积。

PM 和 sIBM 均表现为肌纤维内巨噬细胞和 CD8$^+$T 细胞的浸润、MHC-Ⅰ类分子的表达。单个核细胞包绕和（或）侵入非坏死肌纤维的肌内膜是 PM 和 sIBM 的典型特征。但与 PM 不同的是，sIBM 肌细胞的胞质和胞核内会出现镶边空泡和包涵体，这是诊断 sIBM 的金标准。

（四）肌肉 MRI

MRI 能够有效地定性和定量肌肉的炎症、脂肪浸润、钙化及定位特定肌群的病变。MRI 能动态观察肌肉受累的变化情况，可用于长期治疗的疗效评估。

（五）肌电图

肌电图（EMG）通常无特异性但可提示肌肉病变。EMG 主要的异常包括异常电激惹、运动单位动作电位的平均持续时间缩短或多相电位增多（短时相），以及与活动相关的运动单位动作电位快速颤动。疾病晚期，某些运动单位的肌纤维减少且再生不足。IIMs 的异常电激惹包括插入活动增加、成串的异常尖波和纤颤电位增加。自发性电活动可评价疾病活动性。EMG 对肌力动态变化的反应并不敏感。

数字资源
5-5-1 至
5-5-6

【诊断与鉴别诊断】

（一）诊断

1975 年 Bohan 和 Peter 提出了 PM/DM 诊断标准（简称 B/P 标准）（表 5-5-2）。该标准迄今已有 40 多年的历史，其优点在于简单易操作，不足之处是特异性很低，导致对 PM 的过度诊断，该标准也不能对 IIMs 进行精确的亚型分类，因此目前临床上已较少应用。2004 年国际肌病协作组（ENMC）提出了新的 IIMs 分类诊断标准，首次提出了 IMNM 的概念，并于 2016 年对 IMNM 进行了进一步的论述（二维码数字资源 5-5-1，数字资源 5-5-2）。在 2017 年国际肌炎分类标准项目协作组提出了 ACR/EULAR 的 IIMs 分类诊断标准（数字资源 5-5-3 和数字资源 5-5-4），该标准的敏感性和特异性均优于 B/P 标准，并能将 IIMs 进行初步的临床分型。但是上述标准均未将 ASS 列为 IIMs 的一个独立亚型。2018 年 EMNC 工作组进一步提出了 DM 的分类诊断标准（数字资源 5-5-5），该标准的特点是根据 DM 特异性抗体的不同提出了 DM 的不同亚型，同时也将 ASS 和 IMNM 视为与 DM 不同的 IIMs 亚型。关于 ASS 的诊断，Connors 和 Solomon 分别于 2010 年和 2011 年发表了 ASS 的诊断标准（数字资源 5-5-6），目前临床上仍在应用。

表 5-5-2　**Bohan 和 Peter 建议的 PM/DM 诊断标准**

1. 对称性近端肌无力表现：肢带肌和颈前伸肌对称性无力，持续数周至数月，伴或不伴食管或呼吸道肌肉受累
2. 肌活检异常：肌纤维变性、坏死，细胞吞噬、再生、嗜碱变性，核膜变大，核仁明显，筋膜周围结构萎缩，纤维大小不一，伴炎性渗出
3. 血清肌酶升高：血清肌酶升高，如 CK、醛缩酶、ALT、AST 和 LDH
4. 肌电图示肌源性损害：肌电图有三联征改变，即时限短、小型的多相运动电位；纤颤电位，正弦波；插入性激惹和异常的高频放电
5. 典型的皮肤损害：①眶周皮疹：眼睑呈淡紫色，眶周水肿；② Gottron 征：掌指及近端指间关节伸面的红斑性鳞屑疹。③膝、肘、踝关节、面部、颈部和上半身出现的红斑性皮疹

判定标准：确诊 PM 应符合所有 1 ～ 4 条标准；拟诊 PM 应符合 1 ～ 4 条中的任何 3 条标准；可疑 PM 符合 1 ～ 4 条中的任何 2 条标准。确诊 DM 应符合第 5 条加 1 ～ 4 条中的任何 3 条；拟诊 DM 应符合第 5 条及 1 ～ 4 条中的任何 2 条；可疑 DM 应符合第 5 条及 1 ～ 4 条中的任何 1 条标准

（二）鉴别诊断

多种疾病可引起皮肤及肌肉病变。如果有典型的皮疹和肌无力的表现，DM 一般不难诊断。临床上容易被误诊的是 ASS、IMNM、sIBM 和 PM，尤其是 PM，它需要与多种类型的肌病作鉴别，包括：感染相关性肌病、包涵体肌炎、甲状腺相关性肌病、代谢性肌病、药物性肌病、激素性肌病、肌营养不良症、嗜酸性粒细胞增多性肌炎以及肿瘤相关性肌病等。ASS 需要与特发性肺间质病变等其他肺部疾病相鉴别。

【治疗方案及原则】

IIMs 是一组异质性疾病，目前尚无统一的治疗指南。IIMs 临床表现多种多样且因人而异，治疗方案也应遵循个体化的原则。

1. 糖皮质激素　除 sIBM 以外，其他类型的 IIMs 糖皮质激素是治疗的一线药物。但激素的用法尚无统一标准，一般初始治疗泼尼松的剂量为 $0.5 \sim 1$ mg/（kg·d），最大剂量为 $80 \sim 100$ mg/d。常在用药 $1 \sim 2$ 个月后症状开始改善，然后开始逐渐减量。糖皮质激素的减量应遵循个体化原则，减药过快出现病情复发，则须重新加大剂量控制病情。对于严重的肌病患者或伴严重吞咽困难、心肌受累或快速进展性肺间质病变的患者，可加用甲泼尼龙冲击治疗，方法是甲泼尼龙每日 $500 \sim 1000$ mg，静脉滴注，连用 3 天。

2. 免疫抑制剂　目前尚无高质量的 RCT 研究证实免疫抑制剂对 IIMs 的疗效，多为经验性应用。常用的免疫抑制剂有甲氨蝶呤（每周 $10 \sim 25$ mg）、硫唑嘌呤 [$1 \sim 3$ mg/（kg·d）]、环磷酰胺（$800 \sim 1000$ mg，每月一次静脉滴注）、霉酚酸酯（$2 \sim 3$ g/d，分 2 次口服）、环孢素 [$3 \sim 4$ mg/（kg·d）]、他克莫司 [0.06 mg/（kg·d）] 和静脉注射免疫球蛋白（每月 2 g/kg，分 $2 \sim 5$ 天静脉滴注）。不同的免疫抑制剂应用的侧重点有所不同，如甲氨蝶呤可能对 IIMs 的肌肉和关节作用明显，但不建议用于肌炎相关的 ILD 患者；环孢素和他克莫司可改善皮肌炎的皮疹及 ILD。环磷酰胺常用于严重或快速进展性 ILD 患者的治疗。有研究证明连续静脉注射免疫球蛋白治疗对 DM 的难治性皮疹及 IMNM 严重的肌无力（尤其是抗 HMGCR 型）有效。

3. 生物制剂　近年来有不少用生物制剂如 IL-6 受体拮抗剂及抗 CD20 单抗治疗难治性的 IIMs 的报道。其中报道较多的是抗 CD20 单抗，如用于 IIMs 合并急性 ILD 或严重肌无力的患者。但大部分研究是小样本或个案报告，确切的疗效有待于进一步的大样本研究。

（王国春）

数字资源
5-5-7：
炎性肌病
教学幻灯片

干燥综合征（Sjögren's syndrome，SS）是一种以淋巴细胞增殖及进行性外分泌腺体损伤为特征的慢性炎症性自身免疫病。临床上除因唾液腺和泪腺受损出现口干、眼干外，尚有其他外分泌腺体及器官受累的多系统损害症状。血清学特点是有多种自身抗体和高免疫球蛋白血症。SS 分为原发性和继发性两类。继发性 SS 是指合并其他诊断明确的弥漫性结缔组织病的 SS，如系统性红斑狼疮、类风湿关节炎、系统性硬化症等。原发性干燥综合征（primary Sjögren's syndrome，pSS）指不合并其他弥漫性结缔组织病的 SS。本章主要叙述 pSS。

【流行病学】

pSS 的患病率为 0.5% ～ 1%，在我国人群的患病率为 0.33% ～ 0.77%。尽管各个年龄阶段均可发病，但 pSS 主要发生于中年女性，中国女性与男性比例为 22.9/1。

【病因与发病机制】

pSS 的病因及发病机制目前仍不清楚，有证据显示在遗传易感的个体（HLA-DR3）上的慢性免疫系统刺激非常重要。1 型干扰素调节基因上调和 B 细胞活化因子（BAFF）及其受体的异常表达在 SS 的发展中起到了重要的作用。

1. 遗传因素　无论患者种族来源如何，Ⅱ 型人白细胞抗原（HLA）基因的分子分析显示 SS 与 *HLA DQA1*0501* 等位基因高度相关。全基因组关联研究显示 *IRF-5* 和 *STAT-4* 的基因单核苷酸多态性发生率增加，二者参与了 Ⅰ 型干扰素通路的活化。在 pSS 的易感基因中，*GTF2IRD1-GTF2I* 基因区间是中国汉族人群特有的，*GTF2I* 基因内含子上的 rs117026326 位点为该区间与 pSS 相关最强位点。免疫遗传学研究已证实 *HLA-B8*、*DR3*、*DRw52* 在 pSS 患者中较正常人群多见。

2. 感染因素　病毒感染可能诱发本病，目前认为 EB 病毒、丙型肝炎病毒、反转录病毒［如人类免疫缺陷（HIV）病毒、人类 T 淋巴细胞白血病病毒］与此病相关。研究证实 EB 病毒能刺激 B 细胞增生及产生免疫球蛋白，并在 pSS 患者的唾液腺、泪腺、肾标本上检测出 EB 病毒及其 DNA 基因。另外部分艾滋病患者可出现 SS 的表现。感染过程中病毒通过分子交叉模拟，使易感人群或其组织隐蔽抗原暴露而成为自身抗原，诱发自身免疫反应。T、B 淋巴细胞增殖，后者活化为浆细胞，产生大量免疫球蛋白及自身抗体，使唾液腺和泪腺等组织发生炎症和破坏性病变。

3. 内分泌因素　雌激素能活化 B 淋巴细胞，增加血清催乳素水平，参与免疫反应。雌激素水平的升高可能与本病有关。

【病理】

SS 主要累及柱状上皮细胞构成的外分泌腺，表现为灶性淋巴细胞性涎腺炎，小唾液腺活检可见唾液腺导管上皮增生。浸润外分泌腺的主要细胞为活化的 T 和 B 淋巴细胞。T 细胞在轻微损伤中为主导，而 B 细胞在更严重的损伤中占主导。巨噬细胞和树突状细胞也被检出。需注意，唾液腺实质萎缩纤维化或脂肪浸润在老年人中也常见，应避免与 pSS 相混淆。

典型的 SS 唇腺病理表现为灶性淋巴细胞性唾液腺炎（FLS），正确的唇腺黏膜病理诊断性判读为每 4 mm² 唇腺黏膜组织面积内 ≥ 50 个淋巴细胞为一个灶，浸润的淋巴细胞通常紧密聚集在唾液腺管或血管周围，而其周边的腺泡组织表现正常。

【临床表现】

pSS 多起病隐匿，进展缓慢。口眼干燥是最常见的首发症状，部分患者早期仅表现为疲劳、乏力等非特异性症状，内脏病变程度轻且不特异，容易误诊或漏诊。80% 以上的患者会出现干燥、疲乏和疼痛表现。

1. 局部表现

（1）口干：85% 以上的患者有口干，但不一定是首发症状。患者因口腔黏膜、牙齿和舌发黏以致需频繁饮水，进干食时需伴水或流食送下。由于唾液减少，患者出现多个不易控制的龋齿，先是牙齿逐渐变黑，继而小片脱落，牙洞迅速扩大致无法修补，最终牙脱落只剩残根，称为"猖獗性龋齿"，是本病的特征之一。可以出现舌干、舌痛、皲裂、舌乳头萎缩，口腔黏膜易出现溃疡或继发感染。腮腺或颌下腺反复、双侧交替肿大，伴有疼痛和压痛，有时还伴发热。持续性腮腺或颌下腺肿大者应警惕恶性淋巴瘤的可能。

（2）眼干：因泪腺分泌的黏蛋白减少而出现眼干涩、异物感等症状，严重者出现哭时无泪、眼睑缘反复化脓性感染、干燥性角结膜炎、角膜上皮糜烂、角膜新生血管化和溃疡形成，甚至角膜穿孔、失明。

（3）皮肤汗腺、上下呼吸道的黏液腺、胃肠道外分泌腺、阴道腺体等外分泌腺体，都可能遭受破坏而出现分泌功能下降，从而出现皮肤、鼻腔、喉部和支气管干燥，食管黏膜萎缩以及阴道干燥的症状。

2. 系统表现　约 1/3 的患者出现系统表现，部分患者伴有发热、淋巴结肿大等全身症状。

（1）皮肤黏膜：高球蛋白血症可出现紫癜样皮疹，多见于下肢，压之不褪色、边界清楚，反复出现，每次持续 10 天左右，可自行消退，部分遗留有色素沉着（二维码数字资源 5-6-1：下肢紫癜样皮疹）。部分患者可见结节红斑样皮疹、荨麻疹样皮疹、口腔溃疡及雷诺现象等。

数字资源
5-6-1

（2）关节肌肉：约 50% 患者出现关节疼痛，仅 6.9% 的患者出现关节炎。大小关节均可受累，对称或非对称性，累及手关节多见，极少出现关节畸形和功能障碍。小部分患者出现肌炎，伴有肌无力、血清肌酸激酶升高和肌电图的改变。

（3）呼吸系统：可有咽部干燥、声音嘶哑、干咳、无痰或痰不易咳出。出现气管炎、支气管炎、肺大疱、胸膜炎、肺动脉高压及淀粉样变性等（二维码数字资源 5-6-2：干燥综合征患者的肺大疱）。以肺间质病变最多见，病理类型各异，重者出现咳嗽、呼吸困难，少数患者可因呼吸衰竭死亡。

数字资源
5-6-2

（4）消化系统：可出现胃食管反流、萎缩性胃炎及消化不良等症状。肝损害也不少见，临床谱从无临床症状的转氨酶升高到黄疸轻重不等。部分患者合并原发性胆汁性胆管炎（primary biliary cholangitis，PBC）。pSS 还可出现胰腺外分泌功能障碍，导致胰腺腺泡萎缩、胰管狭窄等慢性胰腺炎改变。

（5）泌尿系统：肾脏病变并不常见，主要为肾小管间质病变（3%），表现为远端肾小管受累造成 I 型肾小管酸中毒引起的低钾性周期性麻痹，还可出现肾钙化、肾结石、肾性骨软化症及肾性尿崩症。少数患者出现明显的肾小球损害，临床表现为大量蛋白尿、低蛋白血症甚至肾功能不全。偶有间质性膀胱炎。

（6）神经系统：神经系统受损的表现多样，中枢神经系统、周围神经系统和自主神经系统均可受累。以周围神经受累常见，多呈对称性周围感觉神经病变，肢体麻木、疼痛，常见于高球蛋白血症性紫癜的患者，运动神经受累也可合并出现。颅神经病变以三叉神经受累多见。自主神经综合征表现为直立（体位）性低血压、Adie 瞳孔、无汗、心动过速、胃肠功能紊乱等。小纤维神经病常导致感觉异常如烧灼感。中枢神经系统病变少见，常表现为脑白质病变、视神经脊髓炎谱系疾病或横贯性脊髓炎。

（7）血液系统：可出现血细胞减少，以白细胞轻度减少最常见，血小板减少严重者可出现出血。本病发生淋巴瘤的风险较健康人群增高数倍，持续的腮腺肿大、紫癜、白细胞减少、冷球蛋白血症、低补体 C4 水平和小唾液腺的异位生发中心形成是提示可能发展为淋巴瘤的相关表现。大部分淋巴瘤是淋巴结外、低分化的边缘型 B 细胞淋巴瘤。

（8）冷球蛋白血症：表现为冷球蛋白相关血管炎、膜增生性肾小球肾炎，与 B 细胞长期活化相关，发生淋巴瘤的风险增加，预后欠佳。其类型通常为同时存在 II 型、III 型冷球蛋白的混合型冷球蛋白血症。

（9）自身免疫性甲状腺疾病：常伴随 pSS 存在，包括格雷夫斯（Graves）病和桥本甲状腺炎等，部分患者可出现甲状腺功能亢进或减退表现，血中可检出针对甲状腺抗原的自身抗体，包括甲状腺球蛋白抗体和甲状腺微粒体抗体或促甲状腺受体抗体等。

（10）由于母体的抗 SSA 抗体和抗 SSB 抗体能通过胎盘，抗 SSA 或抗 SSB 抗体阳性的女性妊娠时可能出现新生儿红斑狼疮以及胎儿心脏传导阻滞。因此在孕期密切监测胎儿心率非常重要。

【 实验室与其他相关检查 】

1. 一般检查　常规化验包括血尿便常规、肝肾功能、电解质、血糖、ESR、CRP 及补体等。血常规可有白细胞、红细胞及血小板减少。尿常规 pH 值多次＞ 6 或者血钾持续降低则有必要进一步检查有无肾小管酸中毒。ESR 增快常见。

2. 免疫学检查

（1）高球蛋白血症：多数患者有明显的多克隆免疫球蛋白升高，以 IgG 最明显。偶有出现单克隆高球蛋白血症，需警惕淋巴系统恶性肿瘤的发生。

（2）自身抗体：大多数患者抗核抗体（ANA）阳性，我国高达 90%，其中抗 SSA 抗体阳性率最高，抗 SSB 抗体是诊断 SS 的标记抗体。70% ～ 90% 的患者类风湿因子（RF）阳性。抗着丝点抗体、抗 α - 胞衬蛋白（α-fodrin）抗体等也常阳性。

3. 眼干燥症检查

（1）Schirmer 试验：在未经表面麻醉的情况下检测泪液分泌情况。在安静和暗光环境下，将标准 Schirmer 滤纸在刻度处弯折，轻轻置入被测试者下眼睑的颞侧边缘后，嘱患者轻轻闭眼。滤纸保留 5 min 后取出，测量滤纸条被浸湿的长度。≤ 5 mm/5 min 为阳性。

（2）角膜、结膜染色：推荐应用角膜荧光素染色联合结膜丽丝胺绿染色（OSS），该方法较孟加拉红染色（VB）有更好的安全性和舒适性。根据染色后使用裂隙灯观察到的角膜、结膜染色点的数量进行定量评分。每眼角结膜染色总分值为三个区域（鼻侧结膜、角膜、颞侧结膜）分值的总和，每眼最高评分 12 分。任意一只眼睛 OSS 评分≥ 5 分为阳性结果。

（3）泪膜破碎时间（BUT）：不眨眼情况下泪膜发生破裂的时间，反映泪膜的不稳定性。在患者下眼结膜滴入荧光素钠 2 min 后，于裂隙灯下应用钴蓝色滤光片进行检查。嘱患者眨眼1 次后保持自然睁眼平视，记录自眨眼至角膜出现第一个黑斑的时间。共测量 3 次，记录平均值。≤ 10 s 为阳性。

4. 口干燥症检查

（1）唾液流率：为静止状态下一定时间内唾液的分泌量，pSS 多应用自然 / 非刺激唾液流率。测前患者静坐 10 min，收集 15 min 内流出的全部唾液于清洁容器内。健康人唾液流率＞1.5 ml/15 min，≤ 1.5 ml/15 min 为阳性。

（2）腮腺造影：在腮腺导管内注入造影剂（碘帕醇）后拍射 X 线片，观察各级导管的形态变化。pSS 患者可见各级导管不规则、僵硬，有不同程度的狭窄和扩张，碘液淤积于末端导管腺体，呈点状、球状，呈现如苹果树样改变或雪花样改变，而主导管不闭塞。

（3）唾液腺放射性核素检查：腮腺同位素 ^{131} 碘或 ^{99m} 锝扫描，观察放射活性的分布情况，排泄和浓集有无迟缓或降低，以了解分泌功能。唾液腺吸收、浓聚、排出核素功能差即为异常。

（4）唇腺活检组织学检查：多选取下唇内侧血管欠丰富处手术，至少取 4 个小涎腺，如果小涎腺过小（＜ 2 mm），应取 6 个腺体，最小腺体表面积为 8 mm²。唇黏膜小涎腺的灶性淋巴细胞浸润性唾液腺炎（FLS）及灶性淋巴细胞数，是诊断 pSS 的特异性指标 [二维码数字资源 5-6-3：灶性淋巴细胞浸润性唾液腺炎（FLS）]。FLS 界定为每 4 mm² 唇腺黏膜组织面积内平均至少 1 个灶，即灶性指数≥ 1 灶 /4 平方毫米为唇腺病理阳性。

【诊断与鉴别诊断】

（一）诊断

目前应用较多的是 2002 年美欧修订的 SS 国际分类标准（American and European Consensus Group，AECG 标准）（见表 5-6-1，表 5-6-2）以及 2016 年美国风湿病学会（ACR）/ 欧洲抗风湿病联盟（EULAR）制定的 SS 分类标准。诊断思路见图 5-6-1。

表 5-6-1 **2002 年 AECG 修订的 SS 国际分类标准**

Ⅰ.口腔症状：下述 3 项中有 1 项或 1 项以上
　1. 每日感口干持续 3 个月以上
　2. 成年后腮腺反复或持续肿大
　3. 吞咽干性食物时需用水帮助
Ⅱ.眼部症状：下述 3 项中有 1 项或 1 项以上
　1. 每日感到不能忍受的眼干持续 3 个月以上
　2. 有反复的砂砾感或磨砂感觉
　3. 每日需用人工泪液 3 次或 3 次以上
Ⅲ.眼部体征：下述检查任意 1 项或 1 项以上阳性
　1. Schirmer 试验（＋）（≤ 5 mm/5 min）
　2. 角膜染色（＋）（Van Bijsterveld 角膜染色评分≥ 4 分 / 眼）
Ⅳ.组织学检查：唇腺病理示淋巴细胞灶≥ 1（指 4 mm² 组织内至少有 50 个淋巴细胞聚集于唇腺间质者为 1 个灶）
Ⅴ.唾液腺受损：下述检查任意 1 项或 1 项以上阳性
　1. 未刺激的全唾液流率（＋）（≤ 1.5 ml/15 min）
　2. 腮腺造影（＋）
　3. 唾液腺放射性核素检查（＋）
Ⅵ.自身抗体：抗 SSA 抗体或抗 SSB 抗体（双扩散法）（＋）

表 5-6-2 **上述项目的具体判定标准**

1. 原发性 SS： 无任何潜在疾病情况下，有下述 2 条可诊断：
　（1）符合表 5-6-1 中 4 条或 4 条以上，但条目Ⅳ（组织学检查）和条目Ⅵ（自身抗体）需至少有一项阳性；
　（2）条目Ⅲ、Ⅳ、Ⅴ、Ⅵ 4 条中任意 3 条阳性
2. 继发性 SS： 有潜在的疾病（如任一结缔组织病），符合表 5-6-1 的Ⅰ和Ⅱ中任意 1 条，同时符合Ⅲ、Ⅳ、Ⅴ中任意 2 条
3. 除外： 头颈面部放疗史，丙型肝炎病毒感染，艾滋病，淋巴瘤，结节病，移植物抗宿主病，抗乙酰胆碱药（如阿托品、莨菪碱、溴丙胺太林、颠茄等）的应用

2016 年 ACR/EULAR 制定的 SS 分类标准如下：

1. 纳入标准 至少有眼干或口干症状之一者，即下述至少一项为阳性：①每日感到不能忍受的眼干，持续 3 个月以上；②眼中反复砂砾感；③每日需用人工泪液 3 次或 3 次以上；④每日感到口干，持续 3 个月以上；⑤吞咽干性食物需频繁饮水帮助。或在 EULAR 干燥综合征疾病活动指数（ESSDAI）问卷中出现至少一个系统阳性的可疑 SS 者。

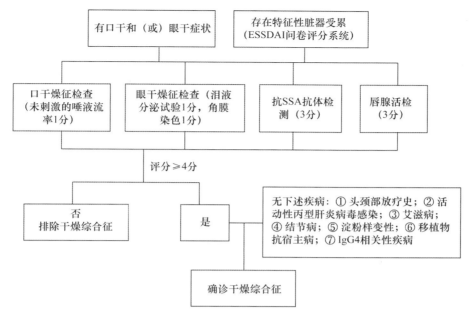

图 5-6-1 干燥综合征的诊断流程

2. 排除标准 患者出现下列疾病，因可能有重叠的临床表现或干扰诊断试验结果，应予以排除：①头颈部放疗史；②活动性丙型肝炎病毒感染；③艾滋病；④结节病；⑤淀粉样变性；⑥移植物抗宿主病；⑦IgG4 相关性疾病。

3. 适用于任何满足上述纳入标准并除外排除标准者，且下述 5 项评分总和 ≥ 4 者诊断为 pSS：

（1）唇腺灶性淋巴细胞浸润，且灶性指数 ≥ 1 灶 /4 平方毫米，为 3 分；

（2）血清抗 SSA 抗体阳性，为 3 分；

（3）至少单眼角膜染色计分（OSS）≥ 5 或 Van Bijsterveld 角膜染色评分 ≥ 4 分，为 1 分；

（4）至少单眼泪液分泌试验（Schirmer 试验）≤ 5 mm/5 min，为 1 分；

（5）未刺激的全唾液流率 ≤ 0.1 ml/min（Navazesh 和 Kumar 测定法），为 1 分。

常规使用胆碱能药物者应充分停药后再行上述（3）、（4）、（5）项评估口眼干燥的检查。

（二）鉴别诊断

1. 系统性红斑狼疮（SLE） SS 多出现在中老年妇女，发热，尤其是高热并不多见，无蝶形红斑，口眼干明显，肾小管间质病变为其肾受损的主要表现，高球蛋白血症常见，抗 dsDNA 抗体和抗 Sm 抗体阳性少见，预后良好。

2. 类风湿关节炎（RA） SS 的关节炎症状不如 RA 严重，以双手关节疼痛多见，一般为非侵蚀性，极少有骨质破坏、畸形和功能受限。RA 特异性的抗体抗 CCP 抗体较少出现。

3. IgG4 相关性疾病（IgG4-RD） 本病好发于中老年男性，也可出现泪腺和唾液腺的肿大及口眼干燥的症状，可出现自身免疫性胰腺炎、腹膜后纤维化等表现，血 IgG4 升高，病理 IgG4 阳性浆细胞浸润明显（IgG4 ＋ /IgG ＋细胞 > 40%）。

4. 结节病 常伴发结节红斑，肺门 / 纵隔淋巴结肿大，肺间质病变等，缺乏抗 SSA 和抗 SSB 抗体阳性。

5. 其他原因引起的口干 如老年性腺体功能下降、糖尿病、药物性（如副交感神经阻滞药物、抗精神病治疗药物）以及精神性，有赖于病史及各自疾病的自身特点以鉴别。

6. 其他原因引起的眼干 如慢性结膜炎、慢性睑炎、应用药物、维生素 A 缺乏等，有赖于病史及各自疾病的自身特点以鉴别。

（三）病情活动性评估

目前较广泛用于临床的 pSS 活动性指数评估为 EULAR 干燥综合征疾病活动指数（EULAR SS disease activity index，ESSDAI），评估患者主观症状的 EULAR 干燥综合征患者自我报告指数（EULAR Sjögren's syndrome patients report index，ESSPRI）与 ESSDAI 配合应用（表 5-6-3，表 5-6-4）。

【治疗】

本病目前尚缺乏确切有效的治疗措施，治疗的目标主要是对症缓解症状，控制受损器官的活动性，延缓受损器官损害的进展。患者应在专业机构多学科合作进行治疗。

表 5-6-3　**EULAR 干燥综合征疾病活动指数（ESSDAI）问卷**

受累部位	疾病活动水平	定义	患者情况
全身症状（除外疾病以外原因，如感染引起的发热，减肥所致体重减轻）（权重 3）	不活动 = 0	无以下任何症状	
	轻度活动 = 1	轻微发热或间断发热（体温 37.5 ～ 38.5℃）/ 夜间盗汗和（或）非有意的体重下降 5% ～ 10%	
	中度活动 = 2	高热（体温 > 38.5℃）/ 夜间盗汗和（或）非有意的体重下降 > 10%	
淋巴结病（排除感染）（权重 4）	不活动 = 0	无以下任何症状	
	轻度活动 = 1	全身任意部位淋巴结 ≥ 1 cm 或腹股沟淋巴结 ≥ 2 cm	
	中度活动 = 2	全身任意部位淋巴结 ≥ 2 cm 或腹股沟淋巴结 ≥ 3 cm 和（或）脾大（临床可触及或影像学发现）	
	高度活动 = 3	目前有恶性 B 细胞增殖性疾病	
腺体病变（除外结石或感染）（权重 2）	不活动 = 0	无腺体肿大	
	轻度活动 = 1	轻度腺体肿大： － 腮腺肿大（ ≤ 3 cm ） － 或局限性颌下腺或泪腺肿大	
	中度活动 = 2	重度腺体肿大： － 腮腺肿大（ > 3 cm ） － 或广泛颌下腺或泪腺肿大	
关节病变（除外骨关节炎）（权重 2）	不活动 = 0	目前无活动性关节受累	
	低活动度 = 1	手、腕、踝及足关节疼痛伴晨僵（ > 30 min ）	
	中活动度 = 2	1 ～ 5 个关节有滑膜炎（28 个关节中）	
	高活动度 = 3	≥ 6 个关节有滑膜炎（28 个关节中）	
皮肤病变（对于稳定长期存在与损伤有关的表现定级为"不活动"）（权重 3）	不活动 = 0	目前无活动性皮肤病变	
	低活动度 = 1	多形性红斑	
	中活动度 = 2	局限性皮肤血管炎，包括荨麻疹性血管炎 或局限性的足踝部紫癜 或亚急性皮肤狼疮	
	高活动度 = 3	弥漫性皮肤血管炎，包括荨麻疹性血管炎 或弥漫性紫癜 或血管炎相关的溃疡	

（续表）

受累部位	疾病活动水平	定义	患者情况
肺部病变（对于稳定长期存在与损伤有关的表现，或与本病无关的呼吸系统受累，吸烟等，定级为"不活动"）（权重 5）	不活动＝0	目前无活动性肺部病变	
	低活动度＝1	持续咳嗽或支气管病变，但 X 线上无影像异常表现	
		或放射学或高分辨率 CT 诊断的肺间质病变，无呼吸困难，并且肺功能正常	
	中活动度＝2	中度活动性肺部病变，如高分辨率 CT 诊断的肺间质病变，伴活动后气短（NHYA Ⅱ）或肺功能异常［40%≤CO 弥散量（DLCO）＜70% 或 60%≤用力肺活量（FVC）＜80%］	
	高活动度＝3	重度活动性肺部病变，如高分辨率 CT 诊断的肺间质病变，伴休息时气短（NHYA Ⅲ、Ⅳ）或肺功能异常（DLCO＜40% 或 FVC＜60%）	
肾脏病变（对于稳定长期存在与损伤有关的表现，以及与本病无关的肾脏受累，定级为"不活动"。如有肾活检结果，则首先按照肾活检结果定级）（权重 5）	不活动＝0	目前无活动性肾脏病变： － 蛋白尿＜0.5 g/d，无血尿，无白细胞尿，无酸中毒 或由于损伤所致的持续稳定的蛋白尿	
	低活动度＝1	轻微活动性肾脏病变： － 肾小管酸中毒不伴肾功能不全［肾小球滤过滤（GFR）≥60 ml/min］ － 肾小球病变：尿蛋白 0.5～1.0 g/d，无血尿或肾功能不全（GFR≥60 ml/min）	
	中活动度＝2	中度活动性肾脏病变，如 － 肾小管酸中毒伴肾功能不全（GFR＜60 ml/min） － 或肾小球病变：尿蛋白 1～1.5 g/d，无血尿或肾功能不全（GFR≥60 ml/min） － 或组织学证据：膜外性肾小球肾炎或严重的间质淋巴细胞浸润	
	高活动度＝3	重度活动性肾脏病变，如： － 肾小球病变：尿蛋白＞1.5 g/d，或血尿或肾功能不全（GFR＜60 ml/min） － 或组织学证明的增生性肾小球肾炎或冷球蛋白相关肾病	
肌肉病变（除外糖皮质激素相关性肌无力）（权重 6）	不活动＝0	目前无活动性肌肉病变	
	低活动度＝1	肌电图或肌活检证实的轻度活动性肌炎，肌力正常，肌酸激酶＞正常值而≤2 倍正常值	
	中活动度＝2	肌电图或肌活检证实的中度活动性肌炎，伴肌无力（肌力≥4 级），或肌酸激酶升高（肌酸激酶＞2 倍正常值而≤4 倍正常值）	
	高活动度＝3	肌电图或肌活检证实的高度活动性肌炎，伴肌无力（肌力≤3 级），或肌酸激酶升高（肌酸激酶＞4 倍正常值）	

（续表）

受累部位	疾病活动水平	定义	患者情况
外周神经病变（对于稳定长期存在的与损伤有关的表现，或与本病无关的外周神经受累，定级为"不活动"）（权重5）	不活动＝0	目前无活动性外周神经病变	
	低活动度＝1	轻度活动性外周神经病变，如神经传导检查（NCS）证实的单纯感觉轴索多神经病变，或三叉神经痛	
	中活动度＝2	NCS证实的中度活动性外周神经病变，如轴索感觉−运动神经病变伴运动功能4级以上，单纯感觉神经病变伴冷球蛋白血症型血管炎，神经节病变所致的轻/中度共济失调，炎症性脱髓鞘性多神经病（CIDP）伴轻度运动功能障碍（运动功能4级或轻度共济失调），或脑神经的外周病变（三叉神经痛除外）	
	高活动度＝3	NCS证实的高度活动性外周神经病变，如轴索感觉−运动神经病变伴运动功能≤3级，血管炎导致的外周神经病变（多发性单神经炎等），神经节病变导致的重度共济失调，炎症性脱髓鞘性多神经病（CIDP）伴重度功能障碍：运动功能≤3级或重度共济失调	
中枢神经病变（对于稳定长期存在的与损伤有关的表现，或与本病无关的中枢神经受累，定级为"不活动"）（权重5）	不活动＝0	目前无活动性中枢神经系统（CNS）病变	
	中活动度＝2	中度活动性CNS病变，如脑神经的中枢病变，视神经炎，或多发性硬化样综合征出现单纯感觉障碍或经证实的认知障碍	
	高活动度＝3	高度活动性CNS病变，如因脑血管炎出现的脑血管意外或短暂性脑缺血发作，癫痫发作，横贯性脊髓炎，淋巴细胞性脑膜炎，多发性硬化样综合征出现运动功能障碍	
血液系统病变（排除由维生素缺乏、铁缺乏或使用药物引起的血细胞减少）（权重2）	不活动＝0	无自身免疫性血细胞减少	
	低活动度＝1	自身免疫性血细胞减少，中性粒细胞减少症（1.0×10^9/L＜中性粒细胞＜1.5×10^9/L），和（或）贫血（10 g/dl＜血红蛋白＜12 g/dl），和（或）血小板减少症（100×10^9/L＜血小板＜150×10^9/L），或淋巴细胞减少症（0.5×10^9/L＜淋巴细胞＜1×10^9/L）	
	中活动度＝2	自身免疫性血细胞减少，中性粒细胞减少症（0.5×10^9/L≤中性粒细胞≤1.0×10^9/L），和（或）贫血（8 g/dl≤血红蛋白≤10 g/dl），和（或）血小板减少症（50×10^9/L≤血小板≤100×10^9/L），或淋巴细胞减少症（淋巴细胞≤0.5×10^9/L）	
	高活动度＝3	自身免疫性血细胞减少，中性粒细胞减少症（中性粒细胞＜0.5×10^9/L），和（或）贫血（血红蛋白＜8 g/dl），和（或）血小板减少症（血小板＜50×10^9/L）	
血清学变化（权重1）	不活动＝0	无以下任何血清学变化	
	低活动度＝1	血清中出现单克隆成分，和（或）低补体血症（C3、C4或CH50低），和（或）高球蛋白血症或16 g/L＜IgG＜20 g/L	
	中活动度＝2	冷球蛋白血症，和（或）高球蛋白血症或IgG＞20 g/L，和（或）近期出现的低球蛋白血症或IgG减少（＜5 g/L）	

注：最终评分＝各领域积分和；各领域积分＝活动水平 × 领域权重

表 5-6-4　**EULAR 干燥综合征患者自我报告指数（ESSPRI）**

干燥症状（0～10）										

疲乏（0～10）										

肢体痛（0～10）										

注：ESSPRI 最终评分为干燥症状、疲乏、肢体痛三个积分的平均值，范围为 0～10 分

（一）局部症状治疗

针对口眼干燥症，应嘱患者戒烟酒，保持口腔清洁，勤漱口，减少龋齿和口腔继发感染的可能。避免服用引起口眼干的抗胆碱能和抗组胺类药物。根据口干的程度制订相应的治疗方案。轻度腺体功能受损使用非药物刺激（味觉刺激如无糖的酸味糖，或机械刺激如无糖口香糖），中度腺体功能受损采用药物刺激，如毒蕈碱激动剂、环戊硫酮、N-乙酰半胱氨酸等，重度腺体功能受损使用人工唾液替代。同样，眼干的治疗也依据其严重程度而不同。应用含有透明质酸盐或羧甲基纤维素且不含防腐剂的人工泪眼，每天至少 2 次，润滑油膏通常只在睡前给药。难治性或严重眼干燥症可局部使用含有免疫抑制剂（如环孢素）的滴眼液及经处理后的自体血清。激素类滴眼液应由眼科医生指导短期内使用（不超过 2～4 周）。

（二）系统症状的治疗

半数以上 pSS 患者出现疲劳和疼痛症状。疲劳首选锻炼减轻症状，部分患者可考虑应用羟氯喹。对乙酰氨基酚可作为疼痛的一线药物，神经痛时可应用加巴喷丁、普瑞巴林等药物。

存在系统受累时，治疗前应系统评估脏器受累情况。对于某一脏器中度以上活动，或者整体 ESSDAI 评分大于 5 分的患者可以考虑应用全身治疗。活动性的重要脏器损伤可考虑糖皮质激素、免疫抑制剂或生物制剂。糖皮质激素应用的原则是在有效控制病情的前提下，尽量最短疗程、最小剂量应用。免疫抑制剂有助于激素减量从而减少激素的不良反应，目前免疫抑制剂治疗 pSS 的疗效尚缺乏高水平循证医学证据。对于严重的难治性患者，可以考虑 B 细胞靶向治疗，如利妥昔单抗。

环状红斑可短期局部使用糖皮质激素，也可应用羟氯喹。肌肉、关节痛者可用非甾体抗炎药、羟氯喹。关节炎可使用甲氨蝶呤、来氟米特及植物药（如雷公藤多苷、白芍总苷）等。对胸部高分辨 CT 确诊的肺间质病变患者，如无呼吸系统症状、肺病变范围＜10%、肺一氧化碳弥散量占预计值百分比＞65%，建议密切监测，每隔 6 个月左右评估一次。肾小管酸中毒引起的低钾需补钾并长期使用枸橼酸合剂纠正酸中毒。肾小管间质病变在有条件的情况下可进行肾穿刺，根据病变活动情况予以相应治疗。合并胆汁性胆管炎的患者推荐使用熊去氧胆酸治疗。对于广泛或严重的皮肤病变如血管炎样皮疹、中高疾病活动度肌炎、神经系统受累、肾小球肾炎、严重和进展较快的肺间质病变、严重血液系统损害如血小板严重降低、溶血性贫血等的患者，可给予全身糖皮质激素治疗，同时联合免疫抑制剂如甲氨蝶呤、硫唑嘌呤、环磷酰胺、吗替麦考酚酯等，以提高诱导缓解疗效并减少维持期复发。对于病情进展迅速、脏器损害严重者可考虑应用静脉免疫球蛋白、血浆置换、利妥昔单抗等。

【预后】

本病进展缓慢，预后较好，特别是无重要脏器受累的患者。预后不良因素包括中枢神经病变、进行性肺间质纤维化、肾功能不全或伴恶性淋巴瘤。

（徐　东　赵　岩）

第7章

血管炎

第 1 节　概　述

【定义】

血管炎（vasculitis）是以血管壁或血管周围炎症导致的血管破坏、脏器缺血为基本病理特征的一大类疾病。按病因分为原发性血管炎（primary vasculitis）和继发性血管炎（secondary vasculitis），前者是未寻找到明确病因的一组血管炎，后者则是因感染、肿瘤、药物、毒物、其他结缔组织病等因素诱发的血管炎。血管病变导致多系统、多脏器受累称之为系统性血管炎（systemic vasculitis）；局限于单器官或局限于某支血管，如皮肤动脉炎、原发性中枢神经系统血管炎等，则为单器官血管炎（single-organ vasculitis，SOV）。

【血管炎分类】

1994 年第一届国际 Chapel Hill（CHCC）会议上，将血管炎分为大血管炎、中血管炎和小血管炎；首次将显微镜下多血管炎从结节性多动脉炎中独立出来。2012 年修订了 1994 年的血管炎分类（表 5-7-1），在分类和定义中纳入疾病的特征、病因、发病机制及组织病理学等特征，并修改了部分疾病的命名。

表 5-7-1　2012 年修订的 Chapel Hill 会议关于系统性血管炎的命名及其定义

一、大血管炎（LVV） 主要累及大动脉（主动脉及其主要分支）的血管炎，可累及所有血管
 1. 大动脉炎（TA） 常为肉芽肿性动脉炎，主要累及主动脉及其主要分支，好发于年龄＜ 50 岁的患者
 2. 巨细胞动脉炎（GCA） 常为肉芽肿性动脉炎，主要累及主动脉及其主要分支，尤其是颈内动脉系统和椎-基底动脉系统，常累及颞动脉，好发于年龄＞ 50 岁的患者，常与风湿性多肌痛伴发

二、中血管炎（MVV） 主要累及中等动脉（器官动脉主干及其分支），所有大小的动脉均可累及，常并发炎性动脉瘤及动脉狭窄
 1. 结节性多动脉炎（PAN） 累及中、小动脉的坏死性动脉炎，但没有肾小球肾炎以及微动脉、毛细血管和小静脉的血管炎，与 ANCA 不相关
 2. 川崎病（KD） 与皮肤黏膜淋巴结综合征密切相关的动脉炎，主要累及中小动脉，尤其是冠状动脉，主动脉和大动脉也可累及，几乎只发生于婴幼儿

三、小血管炎（SVV） 主要累及小血管（小动脉、微动脉、毛细血管、小静脉）的血管炎，中等动脉、静脉也可受累
 （一）ANCA 相关性血管炎（AAV） 主要累及小血管（包括毛细血管、小静脉、微动脉和小动脉），无 /寡免疫复合物沉积的坏死性血管炎，与髓过氧化物酶-抗中性粒细胞胞质抗体（MPO-ANCA）及蛋白酶 3- 抗中性粒细胞胞质抗体（PR3-ANCA）密切相关。但并非所有的患者均为 ANCA 阳性
 1. 显微镜下多血管炎（MPA） 多累及小血管的坏死性血管炎（包括毛细血管、小静脉和小动脉），伴无 / 寡免疫复合物形成，也可累及小-中等动脉，坏死性肾小球肾炎及出血性肺泡炎常见，不出现肉芽肿性炎
 2. 肉芽肿性多血管炎（GPA，原来的韦格纳肉芽肿） 主要累及上、下呼吸道的坏死性肉芽肿性血管炎，累及中、小血管（包括毛细血管、小静脉、小动脉、动脉和静脉），坏死性肾小球肾炎常见

3. 嗜酸性肉芽肿性多血管炎（EGPA，原来的 Churg-Strauss 综合征）　主要累及呼吸道的伴嗜酸性粒细胞浸润的坏死性肉芽肿性血管炎，累及中、小血管，伴有哮喘和嗜酸性粒细胞增多。有肾小球肾炎时 ANCA 更易出现阳性

（二）免疫复合物性小血管炎（IC）　以免疫球蛋白或补体沉积于血管壁为特征的小血管炎（影响毛细血管、小静脉、小动脉和微动脉），肾小球肾炎受累常见

1. 抗肾小球基底膜病（anti-GBM disease）　主要累及肺、肾毛细血管，并有抗肾小球基底膜抗体在肾小球基底膜上沉积的血管炎。肺受累可引起出血性肺泡炎，肾受累可引起新月体性肾炎和血管袢坏死

2. 冷球蛋白血症性血管炎（CV）　以冷球蛋白在小血管中沉积及血清中出现冷球蛋白为特征的血管炎（影响毛细血管、小静脉和小动脉）。主要累及皮肤、肾和周围神经

3. IgA 性血管炎（过敏性紫癜，IgAV）　以 IgA 为主的免疫复合物沉积为特征的小血管炎（影响毛细血管、小静脉和小动脉）。主要累及皮肤、消化道、关节及肾脏，肾脏病变与 IgA 肾炎难以鉴别

4. 低补体血症型荨麻疹性血管炎（抗 C1q 性血管炎，HUV）　以荨麻疹及低补体血症为主要特征的小血管炎（影响毛细血管、小静脉和小动脉），血清中出现抗 C1q 抗体。常出现肾脏受累、关节炎、阻塞性肺疾病、眼炎

四、变异性血管炎（VVV）　可累及任意大小（大、中、小）和任意种类血管（动脉、静脉、毛细血管）的血管炎

1. 白塞病（BD）　动脉和静脉均可累及。以复发性口腔及生殖器溃疡，伴有皮肤、眼、关节、消化道、中枢神经系统受累的系统性炎症性疾病，可出现小血管炎、血栓性脉管炎、血栓症、动脉炎及动脉瘤等

2. 科根综合征（CS）　以眼、内耳受累为主要特征的血管炎，包括间质性角膜炎、葡萄膜炎、巩膜炎、感音神经性耳聋及前庭功能障碍，可出现动脉炎（影响大、中、小动脉）、主动脉炎、动脉瘤及心脏瓣膜受累

五、单器官血管炎（SOV）

单一器官或系统的血管炎（包括任何大小的动脉和静脉），且没有证据表明是系统性血管炎局限于该器官的表现，器官中病灶可以为单发或多发性。命名中应包括受累器官和血管的种类，某些患者病程初期可表现为 SOV，而后逐渐发展成系统性血管炎（如皮肤血管炎最后变为系统性的结节性多动脉炎）

六、系统性疾病相关血管炎

与某一系统性疾病相关或继发于某一系统性疾病的血管炎。命名中应包含该系统性疾病（如类风湿血管炎、狼疮血管炎等）

七、与可能的病因相关的血管炎

与某一可能的特殊病因相关的血管炎。命名中应明确指出可能的病因（如肼屈嗪相关显微镜下多血管炎，乙型肝炎病毒相关性血管炎及丙型肝炎病毒相关性血管炎等）

【临床症状与体征】

全身所有的器官都可以受累，血管炎的症状常缺乏特异性。

1. 症状　①全身表现，如发热、消瘦、乏力、纳差、肌痛、关节痛等，为非特异性。②血管炎症损害相关症状，与受累血管部位有关，如大动脉炎的颈痛，巨细胞动脉炎的颞部痛、头皮痛，ANCA 相关性血管炎的肢体触痛性紫癜或蛋白尿、肺泡出血，白塞病反复出现的口腔、生殖器黏膜溃疡等。③血管破坏血供减少或出血引起的症状，如头皮坏死、舌坏死，手足苍白、发凉，肢体跛行，进餐后的腹痛、血便，一过性脑缺血等。④脏器功能损害的表现：若病变严重，可出现重要脏器功能损害的表现，如心肌梗死、肢体偏瘫、肠梗阻、肠坏死、肢体坏疽、肾衰竭等。少数患者因动脉瘤破裂等出现出血性休克等。

2. 体征　血管炎可以累及多系统多脏器，全面的体格检查很重要。皮肤、神经系统检查和五官检查不能遗漏，如高出皮肤表面的紫癜、网状青斑，雷诺现象，口腔黏膜溃疡，眼球突出，眼球运动异常，视力下降，听力下降，鼻息肉、鞍鼻、颞浅动脉扩张、肿胀等；触诊有无肢体的无脉或双侧肢体脉搏不对称，表浅血管压痛；表浅血管狭窄、心脏瓣膜病变、肺动脉高压等可在相应的听诊区闻及杂音或异常心音；意识、精神状态、肢体运动及感觉、肌张力及肌力等检查，均不能遗漏。

【诊断】

1990 年美国风湿病学会（American College of Rheumatology，ACR）制定了大动脉炎、巨细胞动脉炎、结节性多动脉炎、Churg-Strauss 综合征（现称为嗜酸性肉芽肿性多血管炎）、韦格纳肉芽肿（现称为肉芽肿性多血管炎）、超敏性血管炎、过敏性紫癜（现称为 IgA 性血管炎）7 种血管炎的分类诊断标准，长期被广泛应用；2014 年白塞病国际研究小组制定白塞病国际标准（ICBD）评分系统，2018 年 ACR 更新大动脉炎、巨细胞动脉炎等分类标准等。

血管炎的临床表现经常缺乏特异性，与肿瘤、感染、其他风湿性疾病的表现相似；血管炎疾病间临床表现可以重叠；在实验室检查方面，ANCA 是诊断 ANCA 相关性血管炎的重要标志物，但也有部分患者 ANCA 呈阴性，其他血管炎无疾病诊断特异的生物学标志物。因而，在临床诊疗中应注意鉴别诊断。

在血管炎诊断中，强调以下几点：

（一）强调仔细地询问病史和全面地体检

血管炎诱因不一，起病多样化，呈多系统性表现，询问病史要详细，如嗜酸性肉芽肿性多血管炎在病程中有哮喘史或难治性哮喘、反复鼻窦炎、湿疹等病史，在 ANCA 相关性血管炎中的复视、巩膜炎、葡萄膜炎、鞍鼻等常见，有时被作为局部疾病处理而未引起重视。药物应用史很重要，如弥漫性毒性甲状腺肿（Grave 病）患者在应用丙基硫氧嘧啶治疗中出现的皮疹、肺部渗出病灶或肺间质病变、蛋白尿、血尿等，这需要考虑是丙基硫氧嘧啶相关性 ANCA 相关性血管炎。乙型肝炎病毒感染患者出现皮下结节、睾丸炎、肢体麻木等症状需要排查乙型肝炎病毒相关性结节性多动脉炎。因此，在临床上全面收集病史、综合分析和有重点检查与排查对诊断血管炎和正确地治疗十分重要。

（二）熟悉血管炎人口学特征和常见的临床表现

血管炎发病具有地区分布特征和人口学特征，如巨细胞动脉炎多见于北欧 50 岁以上人群，而大动脉炎则好发于 40 岁及以下亚洲人群；白塞病沿丝绸之路分布，川崎病多见于 2 岁以内幼儿。熟悉大中小血管炎临床表现谱，如大血管炎常见表现为头晕、头痛、记忆力下降、无脉 / 脉搏减弱等；中血管炎常见网状青斑、皮下结节、肌痛、腹痛、肢体麻木、肾血管性高血压等；小血管炎常见皮肤溃破、乏力、消瘦、鼻窦炎、感官性听力下降等，肺和肾经常受累。

（三）借助影像学和组织病理学检查协助血管炎诊断和鉴别诊断

（1）影像学的进展有助于大血管炎和中血管炎的诊断、病情严重性分级以及疾病活动性评估（见本章相关各节）。

（2）组织病理学诊断对于诊断和鉴别诊断十分重要　组织活检除常规光镜检查外，还需结合免疫组织化学、特殊染色（银染色、抗酸染色、刚果红染色等）、病原学组织块培养和（或）高通量测序（next-generation sequencing technology，NGS）等检查；需要关注炎症部位浸润的细胞（中性粒细胞及核尘、淋巴细胞、嗜酸性粒细胞等），有无肉芽肿病变，免疫组化结果。

【治疗】

血管炎诊断确立后，需评估病情严重性、疾病活动性［美国国立卫生研究院（NIH）评分、伯明翰血管炎活动性评分］、预后风险评估［5 因素评分（the five factor score，FFS）］、合并疾病评估、治疗风险评估，采取分层治疗策略。治疗过程分为诱导缓解期、维持期和缓解后复发治疗，诱导缓解期主要治疗药物是糖皮质激素和免疫调节药物，后者包括环磷酰胺、硫唑嘌呤、甲氨蝶呤、霉酚酸酯 / 霉酚酸、他克莫司、来氟米特等，对于治疗失败或对激素依赖或激素不耐受的患者可以选择生物靶向药物或合成类小分子化合物等治疗，包括抗肿瘤坏死因子拮抗剂、白介素 -6 受体拮抗剂、CD20 单抗、JAK 抑制剂等；维持期治疗推荐采用最小有效剂量激素和免疫调节剂治疗。在维持期内疾病复发常见，因此，应密切随访并于复发后再治疗，以维持疾病持续缓解。治疗药物的安全性同样需要引起重视，不同的治疗药物具有不同的不良反应，在治疗中需要监测。

【预后】

150 多年前，血管炎预后很差，死亡率很高，肉芽肿性多血管炎患者平均寿命 5 个月，此后，ANCA 相关性血管炎采用糖皮质激素和环磷酰胺治疗，使死亡率和终末期肾病发生率降低。

（姜林娣）

第 2 节　大动脉炎

【概述】

大动脉炎（Takayasu arteritis，TAK）是一种主要累及主动脉及其分支的原发性大血管性血管炎。病理上表现为多核巨细胞浸润、肉芽肿形成，全层性主动脉炎。大动脉炎多见于 40 岁以下的亚洲年轻女性，主要受累的血管是锁骨下动脉、颈动脉、头臂干、主动脉弓、升主动脉、腹主动脉、胸主动脉、肾动脉、椎动脉等，肺动脉、冠状动脉、肠系膜动脉及腹腔干动脉等也可受累。慢性持续性血管壁炎症和损害可导致管腔狭窄或闭塞，部分有动脉瘤形成，相应供血的脏器出现功能障碍，动脉瘤破裂出血危及生命。

1962 年，我国学者黄宛教授和刘力生教授以"缩窄性大动脉炎"为题首次在国际、国内发表了对该疾病的描述和命名。目前国内统称为"大动脉炎"。

【流行病学】

大动脉炎因发病分散，流行病学资料缺乏；在世界范围内的年发病率约为（0.3～3.4）/100万，其中亚洲（1.0～3.4）/100 万；全世界范围内的患病率为（0.64～108.3）/100 万，其中亚洲患病率（7.04～78.1）/100 万；32%～77% 起病年龄小于 40 岁，男女患病率之比约 1：（4～9）。17 岁及以下人群年发病率 23/100 万，占儿童原发性血管炎的 2%～10%。复旦大学附属中山医院团队调查了 2015—2017 年上海本地年龄≥16 岁的大动脉炎人群，三年医院患病率为 7.04/100 万，平均年龄 44.50 岁 ±16.11 岁，64% 为女性。

【病因】

目前病因还不清楚，遗传、感染、大血管解剖结构和流体力学的特殊性、区域免疫的活化、性别等因素促进了疾病的发生和发展。

1. 遗传　1964 年 Hirsch 等人首次报道了在一个家系中有 5 人患大动脉炎；在 20 世纪 70 年代，报道 HLA-B*52 为大动脉炎发病相关的位点，并在多个国家得到验证。GWAS 研究发现了非 HLA 区域的相关基因位点，如 FCGR2A/FCGR3A、IL12B、IL6、RPS9/LILRB3 和 21 号染色体附近 PSMG1 等。至今，大动脉炎的基因学发病机制仍不清晰。

2. 环境因素　是大动脉炎最重要的触发原因，既往认为结核分枝杆菌、梅毒螺旋体、肺炎链球菌感染与大动脉炎发病有关。其中，结核分枝杆菌与大动脉炎发病的流行病学资料和病理特点最为密切，大动脉炎患者中结核感染率为 30%～50%，大动脉炎发病地区和结核病高发地区一致，在组织病理上均可表现为肉芽肿病变、多核巨细胞、干酪样坏死；在大动脉炎病变血管局部可检测到结核分枝杆菌的基因序列，患者体内也存在特异性识别热休克蛋白 65（HSP65）的 T 细胞和抗体。但是，迄今在大动脉炎组织标本的检查中均并未发现结核分枝杆菌病原体。此外，大动脉炎患者的免疫力低下或存在缺陷，在应用糖皮质激素或联合免疫抑制剂治疗后发生真菌、病毒、细菌及分枝杆菌感染的机会增加。因此，感染致大动脉炎的机制还有待进一步研究。

3. 主动脉解剖结构的特殊性和免疫豁免被打破　主动脉中膜的外层分布着营养血管和淋巴管，与全身的循环系统相连通，容易接受到各种损害因素，并且主动脉承受着心脏泵血的冲击。因此，在组织损伤、低氧、感染、毒物及过敏等因素刺激下，血管壁外膜上驻留的树突状细胞、淋巴细胞等免疫细胞被活化并驱动免疫炎症反应，促进血管炎症的持续存在。被活化并驱动免疫炎症反应，促进血管炎症的持续存在。

4. 性别　大动脉炎更多见于女性，不同性别与个体在组织构成、能量代谢、免疫细胞功能与应激水平上有差异，但具体的机制还不清楚。

【发病机制】

大动脉炎的发病机制还不清楚。

外界环境因素可能通过表观调控与遗传因素相关联，如环境中的某些有害物质、微生物等可能触发自身免疫炎症，血管壁内的 T 细胞、巨噬细胞活化，进而导致炎性反应可能为主要病理机制。大动脉炎免疫病理机制分为四个阶段：①血管外膜区域免疫耐受失衡，定植在血管外膜的树突状细胞受到环境因素刺激而被诱导成熟并活化；②活化的树突状细胞分泌多种趋化因子，募集 CD4$^+$ T 细胞并诱导其增殖及向炎性 Th1、Th17 细胞分化，进而分泌炎性细胞因子 IFN- γ 、IL-6 及 IL-17；③血管内皮细胞及平滑肌细胞在炎性细胞因子的刺激下分泌趋化因子，进一步募集 Th1、CD8$^+$ T 细胞以及单核细胞，血管外膜的单核细胞进一步分化为巨噬细胞，并在 IFN- γ 的持续刺激下形成典型的多核巨细胞和肉芽肿病变；④在血管平滑肌细胞、成纤维细胞的促进下，免疫细胞介导血管壁的损伤与修复，形成新生内膜，导致动脉腔内渐进阻塞，或弹力纤维破坏、动脉瘤形成。

【病理】

大动脉炎主要累及主动脉及其分支，常从血管起始处发病，2 支及以上血管受累；病理特点为累及全层的肉芽肿性动脉炎。炎症活动期时可见炎症明显，管壁肿胀。血管中外层巨噬细胞、淋巴细胞聚集，新生血管明显并伴有管周炎症细胞聚集；随着炎症进展，出现多核巨细胞和肉芽肿性炎性病变，慢性进展期则炎性反应减弱，内中层弹力纤维破坏，成碎片、不连续状，代之以胶原纤维；少数患者因炎症破坏动脉壁中层，弹力纤维及平滑肌纤维变性、坏死，致动脉扩张、假性动脉瘤或夹层形成。大部分患者血管壁炎症和纤维化并存，程度不一（图 5-7-1）。

【临床分型】

国际上广泛应用的是 1996 年 Tokyo 会议提出的 Numano 标准进行影像学分型（图 5-7-2）。

【临床表现】

大动脉炎的临床表现大多隐匿，为非特异性表现。主要表现为系统性症状、血管炎症状以及血管狭窄或闭塞后脏器缺血症状。

（1）系统性症状：疾病活动期可出现乏力、发热、体重下降、盗汗、关节肌肉酸痛等全身不适症状。1/3 患者有较明显的全身表现，约 10% 以发热起病。13%～41% 有关节痛和肌痛，其中 19% 有外周关节炎，11.9% 有骶髂关节炎，3%～28% 有结节红斑，少数出现口腔溃疡、胸腔积液等。2.6% 伴有炎性肠病，个案病例报道合并血清阴性脊柱关节病。

（2）血管炎症状：约 10% 诉胸背痛、颈部痛和腹痛等，在体检时可触摸到表浅血管条索状肿大，有压痛。

（3）脏器缺血症状：相关的症状与受累血管的部位、数量、狭窄的程度、侧支循环是否

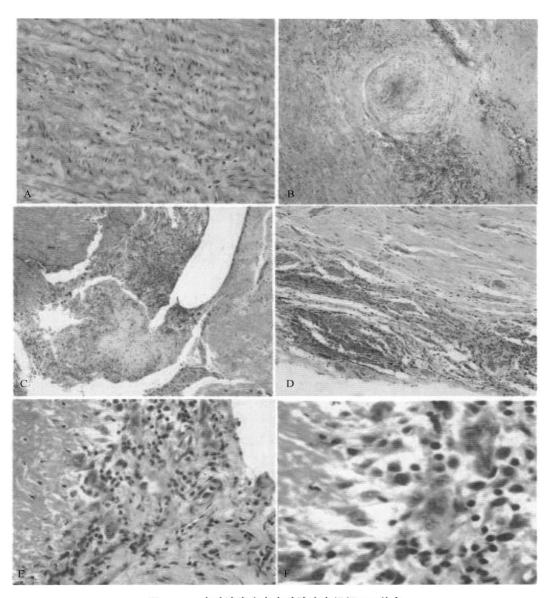

图 5-7-1　大动脉炎患者主动脉病变组织 HE 染色

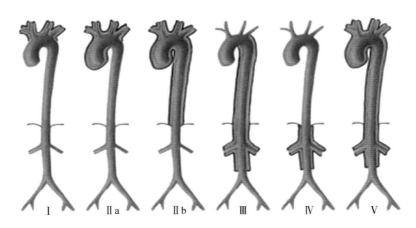

图 5-7-2　大动脉炎 Numano 影像学分型

完善建立相关。如颈动脉严重狭窄可出现头晕、黑矇、记忆力下降、一过性脑缺血、脑卒中、视力下降及听力下降等，锁骨下动脉或髂动脉受累可出现上肢运动障碍或下肢跛行、乏力、肢体麻木及发凉等，腹主动脉受累可出现腹痛、肠梗阻、肠坏死及高血压等。20.5%～76.2% 肾动脉受累，可致肾血管性高血压、肾功能减退。25% 冠状动脉受累，往往出现在冠状动脉开口之处，严重狭窄发生心绞痛或心肌梗死。5%～55% 主动脉根部扩张，可致主动脉瓣关闭不全、左心室扩大及心功能不全。肺动脉受累可以出现咯血、胸闷及呼吸困难等，其中 10% 发展为肺动脉高压。肠系膜上动脉受累可出现肠绞痛、便血等缺血性肠病表现，餐后易诱发。14% 眼动脉受累致眼底缺血表现，4%～8% 视力丧失。

【体格检查】

血压异常，包括高血压、低血压、血压测不出及双臂血压不对称；颈动脉、肱动脉、桡动脉及足背动脉等表浅动脉受累时，触诊搏动减弱或消失，或双侧不对称；血管触痛，以颈部触痛常见；表浅血管听诊，如在颈部、锁骨上下、肩胛间区及腹部等受累血管区域可闻及血管杂音。

【实验室与影像学检查】

（一）实验室检查

血清学标志物：在疾病诊断和疾病活动性评价方面均缺乏特异性的血清学标志物。疾病活动性指标有红细胞沉降率（erythrocyte sedimentation rate，ESR）、C 反应蛋白（C-reactive protein，CRP）或超敏 CRP（high sensitivity CRP，hs-CRP）、淀粉样蛋白 A（serum amyloid A，SAA）等急性时相反应物。有研究证实，40%ESR 正常的患者中组织病理学上仍存在疾病活动性，而 ESR 升高者亦可由非疾病活动性原因所致。因此，ESR 及 CRP 不能单独作为评估大动脉炎活动的指标，需要结合临床表现、影像学特点综合评估。

在活动期时，可以伴有轻度贫血、白细胞升高、血小板升高、免疫球蛋白升高及白蛋白降低等。

（二）影像学检查

是目前诊断和疾病活动性评价的主要手段，包括计算机断层血管造影（computed tomography angiography，CTA）、磁共振血管造影（magnetic resonance angiography，MRA）、数字减影血管造影（digital subtraction angiography，DSA）、18 氟标记的脱氧葡萄糖正电子发射型计算机断层成像（18F-FDG positron emission computed tomography，18F-FDG PET/CT）。

（1）DSA：是诊断大动脉炎的金标准。但由于其有创性，术后有出现穿刺部位出血、感染、血管栓塞以及造影剂肾病等风险，因此目前不作为首选诊断方法。

（2）血管超声：具有操作简单、安全等优点。"通心粉"征为大动脉炎特征性超声表现，其中颈动脉内中膜厚度（intima-media wall thickness，IMT）可作为疾病活动度的评价指标（图 5-7-3）。缺点是超声检查依赖于操作者水平，肥胖、腹部气体等客观条件易造成干扰。

（3）MRA：是常用的大动脉炎诊断和疾病活动度评估方法（图 5-7-4）；含钆造影剂在肾功能不全患者中存在引起肾源性系统性纤维化的危险性。

（4）CTA：可清晰地显示动脉的解剖结构和管壁病变、动脉支架等，还包括钙化、夹层、斑块和出血等表现，但 CTA 存在电离辐射、造影剂过敏及肾毒性的风险，对于有碘过敏史、血肌酐 > 265 μmol/L（3.0 mg/dl）或估算肾小球滤过率（estimated glomerular filtration rate，eGFR）< 30 ml/min 的患者不建议使用 CTA。

（5）PET/CT：可半定量地评估血管壁炎症。但价格昂贵，存在电离辐射。

【诊断与鉴别诊断】

1990 年美国风湿病学会（ACR）建立大动脉炎分类标准（表 5-7-2），符合 6 项中的其中

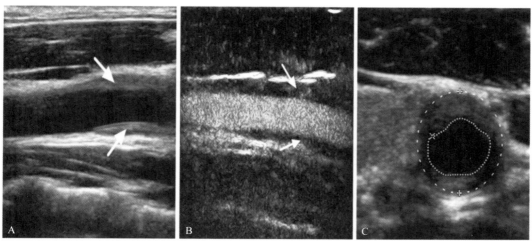

图 5-7-3　多普勒超声示颈动脉管壁增厚

A. 多普勒超声示颈动脉管壁增厚；**B**. 超声微气泡造影见低回声管壁伴微气泡填充，提示颈动脉管壁增厚伴炎症；**C**. 超声微气泡造影提示管壁炎症水肿，呈"通心粉"征

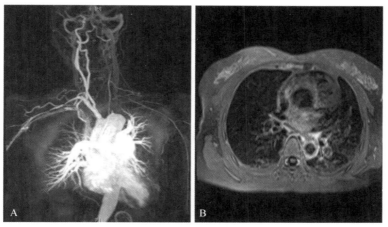

图 5-7-4　**MRA 图像**

A. MRA 图像见左锁骨下动脉和左颈总动脉开口处闭塞，头臂干和右颈内动脉远端瘤样扩张，右锁骨下动脉狭窄；**B**. MRA 黑血序列见增强后，胸主动脉均匀环形增厚，增强后管壁均匀强化

表 5-7-2　1990 年 ACR 大动脉炎分类标准

条目	定义
发病年龄 ≤ 40 岁	出现症状或体征时年龄 ≤ 40 岁
肢体间歇性跛行	活动时一个或多个肢体尤其是上肢出现逐渐加重的乏力和肌肉不适
肱动脉搏动减弱	一侧或双侧肱动脉搏动减弱
血压差 > 10 mmHg	双侧上肢收缩压差 > 10 mmHg
锁骨下动脉或主动脉杂音	一侧或双侧锁骨下动脉或腹主动脉闻及杂音
血管造影异常	主动脉一级分支或上下肢近端的大动脉狭窄或闭塞，病变常为局灶或节段性，且不是由动脉硬化、纤维肌发育不良或类似原因引起

3 项者可诊断本病；该标准敏感度高，特异度低。2018 年 ACR 更新大动脉炎分类标准（表 5-7-3），满足准入条件且得分 ≥ 5 分即可诊断。更新的标准建模组的敏感度为 91%，特异度为 93%，ROC 曲线下面积为 0.97（95%CI：0.95 ～ 0.98）。

　　需要鉴别的疾病：①遗传性或先天性疾病，如先天性主动脉缩窄、先天性纤维肌发育不良（fibrodysplasia）等；②累及大血管的免疫炎症性疾病，如巨细胞动脉炎（giant cell arteritis，

表 5-7-3　2018 年 ACR 更新大动脉炎分类标准

准入条件	①诊断年龄 ≤ 60 岁	
	②影像学存在血管炎证据	
分类标准	**临床表现**	
	①女性	1 分
	②血管炎引起的心绞痛或缺血性心脏疼痛	2 分
	③上肢和（或）下肢跛行	2 分
	血管体检	
	①动脉杂音	2 分
	②上肢动脉搏动减弱	2 分
	③颈动脉搏动减弱或触痛	2 分
	④双上肢收缩压差 ≥ 20 mmHg	1 分
	血管造影或血管超声	
	①受累血管数量	
	1 支	1 分
	2 支	2 分
	3 支及以上	3 分
	②血管炎症累及双侧	1 分
	③腹主动脉伴肾动脉或肠系膜动脉受累	3 分

满足准入条件且得分 ≥ 5 分即可诊断

GCA）、IgG4 相关性疾病（IgG4-related disease，IgG4-RD）、慢性主动脉周围炎、复发性多软骨炎、ANCA 相关性血管炎、白塞病及结节性多动脉炎等；③感染性大血管炎，如梅毒性主动脉炎、结核相关性主动脉炎及 EB 病毒感染相关性大血管炎等；④动脉粥样硬化、血栓闭塞性脉管炎等血管病。

【疾病评估】

诊断大动脉炎后，应进行全面评估，包括：疾病活动性评估（NIH 评分），血管病变评估［包括血管受累部位和数量、范围、严重程度（狭窄 / 扩张）、侧支循环是否建立等］，组织器官缺血后脏器功能的评估，疾病严重性评估（综合血管病变和脏器功能），合并症评估（如是否患有高血压、糖尿病、肝炎病毒感染及结核感染等），从而指导患者治疗方案的制订。

疾病活动性评估最常用的是 1994 年美国国立卫生研究院（National Institutes of Health，NIH）评分，包括：①系统症状：无其他诱因引起的发热，骨骼肌肉疼痛；② ESR 升高（> 20 mm/h）；③血管缺血或炎症的症状和体征：如跛行，无脉或脉搏减弱，血管杂音，血管病变导致的颈痛，上肢或下肢血压不对称；④血管影像学检查发现以前未受累的血管出现了新发病变；得分 ≥ 2 分为疾病活动。活动期患者应每 1 个月随访 1 次，缓解成功进入维持治疗期则每 3 个月随访 1 次。

血管病变评估是通过全身血管影像学检查确定，血管病变部位采用 1996 年 Numano 组制定的分类法；管腔狭窄程度分为四级，即 < 50% 为 1 级，≥ 50% ~ < 75% 为 2 级，≥ 75% ~ < 100% 为 3 级，100% 闭塞为 4 级。

组织器官缺血后脏器功能的评估是根据受累脏器采用相应的方法。

【治疗】

（一）治疗原则

①以风湿免疫科为主导的多学科（multiple discipline team，MDT）合作诊疗；②早期诊断，早期治疗，积极控制炎症，诱导病情缓解，定期进行疾病监测，保护脏器功能，防治合并症；

③加强疾病、饮食、运动及药物等宣教，积极预防感染，提倡慢病自我管理，提高患者生命质量；④根据合并症、靶器官损伤的严重性，制订个体化治疗方案。

（二）免疫抑制药物治疗

常用的药物，包括：①糖皮质激素（glucocorticoid，GC）：是大动脉炎抗炎治疗中的基本药物。②传统（化学）合成改善病情抗风湿药（conventional synthetic disease-modifying anti-rheumatic drugs，cDMARDs）：与 GC 联合诱导大动脉炎疾病缓解，有助于控制病情、协助 GC 减量并减少药物不良反应，常用药物包括环磷酰胺（CTX，0.75 ～ 1.0 g/m²、每 4 周静脉滴注 1 次）、吗替麦考酚酯（MMF，1.0 ～ 1.5 g 2 次 / 日口服）、甲氨蝶呤（MTX，7.5 ～ 15 mg 每周 1 次口服）、来氟米特（LEF，10 ～ 20 mg 1 次 / 日口服）、硫唑嘌呤［AZA，1 ～ 2 mg/（kg · d）口服］等。③生物类改善病情抗风湿药（biological disease-modifying anti-rheumatic drugs，bDMARDs）：包括托珠单抗（TCZ，8 mg/kg、每 4 周静脉滴注 1 次）、肿瘤坏死因子 α 抑制剂（tumor necrosis factor-α inhibitor，TNFi）等。

2. 根据病情，治疗分为诱导缓解期、维持治疗期以及预防复发。

（1）诱导缓解期：适用于疾病活动期患者。泼尼松和免疫抑制剂联合治疗，泼尼松起始剂量 0.5 ～ 1.0 mg/kg 1 次 / 日口服，维持 4 ～ 8 周，病情缓解后予以逐渐减量，至 5 ～ 10 mg 1 次 / 日口服时应维持 1 ～ 2 年以上，当病情不能控制或者病情危重时考虑短期大剂量应用，同时预防及监测 GC 的不良事件。

对于无严重合并症的患者，免疫抑制剂首选 cDMARDs；对于有严重合并症或者病情显著活动的患者，首选 CTX 治疗，需警惕继发感染、生殖毒性、胃肠道反应、肝肾毒性、骨髓抑制、出血性膀胱炎等；也可以选择 bDMARDs，应在排除感染、肿瘤等禁忌后考虑使用。

（2）维持治疗期：泼尼松 7.5 ～ 15 mg 1 次 / 日口服，原服用的 cDMARDs 逐渐减量至最小有效剂量维持，CTX 或 bDMARDs 可以换为其他 cDMARDs 维持治疗或 bDMARDs 减量应用，且保证病情稳定。

（3）预防复发：轻度复发，可将泼尼松加量或原有 cDMARDs 加量；严重复发，建议更换治疗方案，可以 bDMARDs 与 MTX 联合治疗。有文献报道，联合羟氯喹治疗可以减少大动脉炎复发。

（三）手术治疗

外科手术适应证主要是针对伴有血管严重狭窄（或闭塞）且造成严重并发症的大动脉炎患者。在大部分情况下，需充分的内科治疗控制疾病活动后手术，有助于减少术后并发症、改善长期预后。出现动脉瘤破裂等危及生命时应紧急手术；当合并多处血管严重病变时，需多学科讨论手术风险和获益、手术时机以及手术策略。手术治疗后仍然需要序贯内科治疗与评估。

（四）对症治疗

包括扩血管、降压及抗血小板（如阿司匹林）等治疗，主要用于改善脏器缺血，预防血管内栓塞事件。

【预后】

20% 的大动脉炎患者为自限性病程，其余患者表现为复发缓解或进展的病程，需要长期治疗。治疗复发率为 43%；38% 出现血管并发症，包括脑出血、脑血栓、心力衰竭、肾衰竭、心肌梗死、主动脉瓣关闭不全、失明等。5 年和 10 年生存率分别为 92.9% 和 87.2%，无事件生存率分别为 48.2% 和 36.4%。死亡原因主要为心功能不全、脑出血和肾衰竭。

数字资源
5-7-1：
大动脉炎
授课幻灯片

（姜林娣）

第 3 节　巨细胞动脉炎

巨细胞动脉炎（giant cell arteritis，GCA），亦称为颞动脉炎（temporal arteritis），是一种累及大、中型动脉的炎症性疾病。该疾病的特点是常常累及颈动脉分支，尤其是颈外动脉的颅外分支，以颞动脉最为常见。其典型的表现为颞部头痛、间歇性下颌运动障碍及视力障碍三联征。该病常见于老年人，以女性更为多见，与风湿性多肌痛（polymyalgia rheumatica，PMR）紧密相关。

【流行病学】

GCA 多见于 50 岁以上的人群，平均发病年龄 70 岁，男女比例为 1：（2 ~ 4），且随着年龄增长发病率逐渐递增。在不同人群中，GCA 的发病率相差较大，50 岁以上的人群发病率为（0.1 ~ 33）/10 万。民族、种族及地域也是重要的因素，斯堪的纳维亚人发病率最高，而日本人、北印度人和美国黑人发病率最低。

【病因】

巨细胞动脉炎目前病因尚未阐明，遗传因素与环境因素均参与该病的发生。

（一）遗传因素

流行病学及家系调查资料表明 GCA 患者的一级亲属中发病率较高，提示 GCA 的发病与遗传有关。近些年来，越来越多的研究证实 GCA 的发病与人白细胞抗原（HLA）II 类基因相关。基因连锁研究及全基因组关联研究已经证明巨细胞动脉炎与 *HLA-DRB1* 基因的等位基因位点有关，尤其是与 *HLA-DRB1*04* 基因突变有关。

（二）环境因素

GCA 的发病与地理分布相关表明环境是 GCA 发生的危险因素。在女性中，吸烟可使 GCA 的发病率增加 6 倍。各种病原体的感染包括水痘-疱疹病毒、细小病毒 B19 和 I 型副流感病毒等被报道可能与 GCA 的发病相关。

【病理与发病机制】

GCA 主要受累的血管为起源于主动脉弓的分支动脉，其中颞动脉最常受累，其次是椎动脉、眼动脉及后睫状动脉，偶有颈内动脉、颈外动脉或视网膜中央动脉受累。组织病理学上，表现为肉芽肿性动脉炎，可见到血管壁全层的炎症性单核细胞浸润，常可见到巨细胞形成。还有血管内膜的增生，以及内弹力层的断裂，甚至可见到病变血管内血栓形成。相应器官的病理生理改变是由于受累血管缺血所导致的。

目前研究数据支持巨细胞动脉炎是一种抗原驱动疾病，首先异常抗原活化作为抗原提呈细胞的血管外膜树突状细胞（dendritic cell，DC），随后其高表达共刺激分子和 MHC-II 类分子，将 CD4$^+$T 细胞大量招募至血管壁并启动后续 T 细胞免疫。CD4$^+$T 细胞通过滋养血管首先浸润动脉外膜，局部微环境中高浓度的促炎性细胞因子 IL-12 和 IL-18 使 CD4$^+$T 细胞向 Th1 分化，而后产生 IFN-γ 参与巨噬细胞活化、肉芽肿形成和血管损伤。其他促炎性细胞因子 IL-6、IL-1β 和 IL-23 则促使 CD4$^+$T 细胞向 Th17 细胞分化，其产生的 IL-17 与巨噬细胞、内皮细胞、成纤维细胞等多种组织细胞结合后释放 TNF-α、IL-6 等炎性因子参与炎症反应。多种炎症因子诱导内皮细胞产生大量前列环素、血小板活化因子等通过舒张血管，促进炎症介质的渗出和炎性细胞迁移至中膜。中膜中巨噬细胞产生的基质金属蛋白酶和脂质过氧化物酶导致弹力层破坏。活化的巨噬细胞和巨细胞产生血小板源性生长因子、血管内皮生长因子促使血管平滑肌细胞活化增殖并向内层迁移，进而导致内膜增生、管壁增厚甚至闭塞。

【临床表现】

GCA 的临床表现多种多样，起病可急可缓，早期症状往往不典型。全身症状、头痛、眼部表现、咀嚼功能障碍以及风湿性多肌痛是最常见的表现（表 5-7-4）。

表 5-7-4　巨细胞动脉炎的临床表现

症状	发生率（%）
头痛	76
体重下降	43
发热	42
乏力	39
任何眼部症状	37
食欲减退	35
咀嚼功能障碍	34
风湿性多肌痛	34
关节痛	30
单侧视力丧失	24
双侧视力丧失	15
眩晕	11
复视	9

1. 全身症状　GCA 的起病多缓慢，部分患者可突然发病，类似于流感样症状，包括发热、乏力、纳差、全身不适、关节肌肉疼痛及体重减轻等。

2. 器官特异性症状　依据受累血管的不同表现出复杂的临床症状和体征（图 5-7-5），病情可轻可重。

（1）头部：颞动脉及颅动脉受累可出现头部症状，以头痛最为常见，约半数患者为首发症状。典型的头痛表现为中到重度的烧灼样疼痛，大部分位于颞动脉区，也可位于头颅的任何部位。未治疗的患者，即使疾病仍在活动，部分头痛症状可能在数周内缓解。

（2）眼部：常表现为黑矇、视物不清、眼睑下垂、复视及视力丧失等，可为一过性症状，也可为永久性。视力丧失是该病最严重的并发症之一，可以是单侧或者双侧受累，如果视力丧失持续数小时，则一般不可逆转。其中后睫状动脉受累引起的前部缺血性视神经病（anterior ischemic optic neuropathy，AION）是失明最常见的原因。中央视网膜动脉阻塞、动脉炎所致的枕部皮质梗死也可引起失明，但不常见。

（3）间歇性运动障碍：多数表现为间歇性下颌运动障碍，即长时间咀嚼或谈话时患侧颞颌部明显疼痛、无力，休息后可缓解。一般在病程晚期出现，对于该病的诊断有特异性。少数患者表现为间歇性跛行或上肢运动障碍，与相应供应血管的缺血相关。

（4）神经系统：30% 的患者可有神经系统受累，表现不一。中枢神经系统受累可表现为脑卒中和短暂性脑缺血发作。周围神经受累表现为单神经病变或周围性多神经病变，但较其他系统性血管炎更少见。

（5）心血管系统：主动脉及其分支血管受累可表现为主动脉瘤、主动脉夹层，是 GCA 晚期的主要并发症。另外，GCA 十分罕见可累及冠状动脉并表现为心绞痛、急性心肌梗死、充血性心力衰竭等。

（6）呼吸系统：10% 的 GCA 患者有呼吸道症状，主要表现为咳嗽、咳痰、咽痛和声音嘶哑，与血管炎导致的组织缺血或受累组织对刺激过度敏感相关。

3. 合并风湿性多肌痛　超过 40% 的 GCA 患者伴有风湿性多肌痛。PMR 临床表现为颈部、

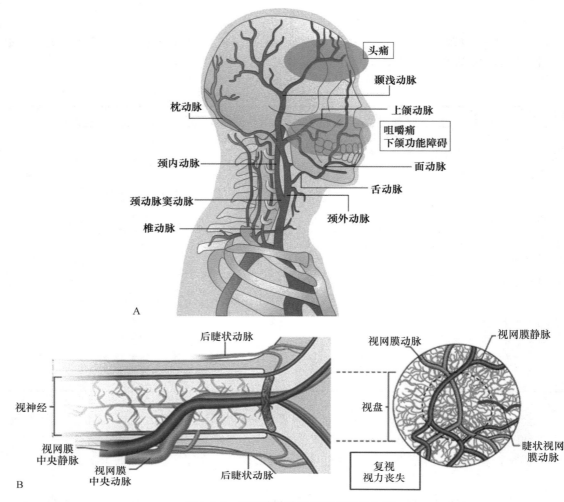

图 5-7-5　巨细胞动脉炎症状与受累血管

肩胛带、骨盆带肌肉的疼痛和晨僵，上肢抬举受限，下蹲受限，但肌力减弱不显著。

【体格检查】

1. 颞动脉　存在颞动脉受累的患者可出现颞动脉扩张、突起、串珠样改变，触诊可及颞动脉触痛，搏动消失。

2. 其他大动脉　伴有其他大动脉受累的患者查体可闻及受累血管如颈动脉、锁骨下动脉血管杂音，双上臂血压不对称，甚至出现触痛（音频见二维码数字资源 5-7-2）。

3. 眼睛　眼部受累的患者查体发现视力下降或视野缺损。

4. 头皮　头皮触痛，不局限于颞部。

5. 常规心肺腹查体　不可或缺，用于与其他疾病的鉴别诊断。

【实验室与其他相关检查】

（一）实验室检查

1. 常规检查　血常规可出现轻到中度正色素或低色素性贫血。

2. 凝血　纤维蛋白原可升高，凝血时间（PT）及活化部分凝血活酶时间（APTT）基本正常。

3. 生化　肝功能异常很常见，尤其是碱性磷酸酶水平升高；肌酸激酶多数正常；部分患者出现白蛋白下降，球蛋白水平升高。

数字资源
5-7-2

4. 炎症指标　红细胞沉降率（ESR）和 C 反应蛋白（CRP）常升高。

5. 自身抗体　抗核抗体（ANA）、类风湿因子（RF）及抗中性粒细胞胞质抗体（ANCA）多数为阴性。

6. 细胞因子　GCA 患者血清 IL-6 水平可升高，且与炎症活动程度相关。

（二）影像学检查

1. 颞动脉超声　对于疑似 GCA 的患者，2018 年欧洲抗风湿病联盟（European League Against Rheumatism，EULAR）关于大血管血管炎影像学应用的推荐意见中建议具备较高的专业知识和快速可用的成像技术的前提下，尽早进行影像学检查，以补充 GCA 的临床标准。而颞动脉超声是经济有效、简单易行且非侵入性的检查手段，是首选的影像学检查方法并可用于血管损伤的长期监测。颞动脉超声的典型表现为颞动脉管腔内低回声晕轮征（图 5-7-6），代表血管壁水肿。

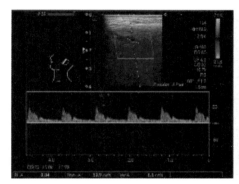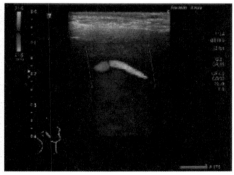

图 5-7-6　超声晕轮征

2. MRA　高分辨 MRI 能有效评估血管壁的炎症及腔内变化，典型表现见表 5-7-5，2018 年 EULAR 推荐意见中提出在无法完成超声或得出结论时，高分辨 MRI 检查颅内动脉炎症可作为 GCA 诊断的替代方法。

3. CTA　CTA 可用于主动脉及其分支血管的狭窄、闭塞、扩张及动脉瘤的评估，但不推荐用于颅内动脉炎症的评估。

4. PET/CT　PET/CT 根据动脉壁中放射性标记葡萄糖的摄取量来判断是否存在炎症，对于动脉管壁活动性炎症的评估优于超声、CTA 及 MRA，而且可以发现隐匿性的肿瘤及感染以用于 GCA 的鉴别诊断。但是其昂贵的价格且无法评估颅内动脉炎症限制其在 GCA 中的应用（图片见二维码数字资源 5-7-3）。

5. 动脉造影　累及大动脉时，行动脉造影可以看到锁骨下动脉、腋动脉或者动脉分支处血管节段性缩窄与正常管径或者动脉瘤样扩张相交替。最新的 EULAR 指南提示随着前述无创影

数字资源
5-7-3

表 5-7-5　**GCA 的影像学典型大血管受累表现**

大血管受累表现	显像方法
血管壁增厚（主动脉 ≥ 2 mm 或 3 mm）	CTA，MRA
增强强化	CTA，MRA
管壁钆显影	MRA
管壁水肿	MRA
管壁均匀高代谢	^{18}FDG-PET
血管狭窄 / 闭塞或血管扩张 / 动脉瘤	CTA、MRA、传统造影
低回声晕轮征	多普勒超声

像学检测手段的完善，除非考虑手术干预，目前不推荐动脉造影用于 GCA 的诊断。

6. 颞动脉活检（temporal artery biopsy，TAB） 临床上常常选择颞动脉的活检，由于血管受累呈节段性，动脉活检至少需要取 3 ~ 5 cm，并进行连续切片以提高检出的阳性率。颞动脉活检的病理改变为：受累的血管呈局灶性、节段性跳跃式分布，病理性质为肉芽肿增生性炎症，累及全层动脉，炎症组织中可见淋巴细胞、巨噬细胞、组织细胞及多形核巨细胞等浸润，病变的血管内膜增生、管壁增厚、管腔变窄或者闭塞，也可以有局部血栓形成。

7. 眼底镜检查 需由眼科专科医生评估，其眼底检查早期表现为视神经缺血造成的视神经盘水肿，视网膜静脉扩张，棉絮样斑片及火焰状出血点，后期可见视神经萎缩。

【诊断与鉴别诊断】

（一）诊断

50 岁以上老年人有新发的头痛、不明原因发热、视力丧失、复视、颌跛行以及风湿性多肌痛的症状需疑诊巨细胞动脉炎，目前颞动脉活检仍是诊断的金标准。GCA 通用的诊断依据为 1990 年美国风湿病学会（ACR）制定的分类标准，根据该标准符合下述 5 项中 ≥ 3 项可确诊（表 5-7-6）。该诊断的敏感度为 93.5%，特异度为 91.2%。

表 5-7-6　巨细胞动脉炎的分类标准（1990 年 ACR）

1. 发病年龄 ≥ 50 岁
2. 新出现的头痛：新出现的或新类型的局部头痛
3. 颞动脉异常：颞动脉有触痛或搏动减低，排除颈动脉硬化
4. ESR ≥ 50 mm/h（魏氏法）
5. 动脉活检异常：动脉活检显示以单个核细胞浸润为主的动脉炎或肉芽肿，常伴有多核巨细胞

近些年随着无创影像学技术的发展，特别是简单易行且经济有效的超声检查手段的发展，2020 年英国风湿病学会（British Society for Rheumatology，BSR）提出 GCA 新的诊断流程图（图 5-7-7）。根据患者的临床症状、体征及实验室检查结果评估 GCA 可能性，高度疑诊的患者如果超声提示典型晕轮征的表现应尽快启动 GCA 的治疗，另外需要强调的是即便超声提示

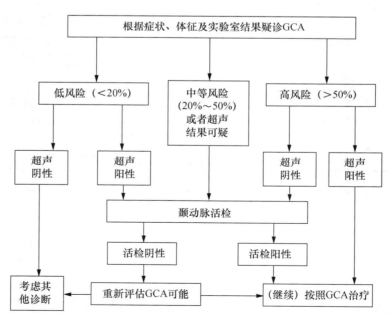

图 5-7-7　诊断流程图

典型表现，为进一步提高诊断的准确性，颞动脉活检仍可进行。若无法早期完善血管超声检查，怀疑 GCA 的患者仍推荐进行颞动脉活检以明确诊断。

（二）鉴别诊断

GCA 存在多系统受累，每种临床表现均须与相应的各系统疾病鉴别。

1. 表现为全身症状伴红细胞沉降率升高的患者　需与隐匿性感染（如结核、感染性心内膜炎、人类免疫缺陷病毒感染）、恶性肿瘤（特别是淋巴瘤和多发性骨髓瘤）、淀粉样变性、其他类型血管炎相鉴别。

2. 表现为头痛的患者　需与其他类型血管炎（如大动脉炎、肉芽肿性多血管炎、结节性多动脉炎、原发性中枢神经系统血管炎）、神经系统疾病、结缔组织病如系统性红斑狼疮等鉴别。其中，大动脉炎与 GCA 相似，可累及主动脉和头臂部的主要动脉分支，但大动脉炎多累及年轻女性。肉芽肿性多血管炎（GPA）可累及颞动脉，也可表现为咀嚼功能障碍。然而，GPA 常常累及上下呼吸道或肾，且与 ANCA 相关。结节性多动脉炎（PAN）也可累及颞动脉，但是活检主要表现为中小血管的节段性坏死性炎症，而无巨细胞的形成，另外 PAN 易累及四肢、胃肠道、肾动脉及神经滋养血管，引起相应部位缺血梗死。神经系统疾病如偏头痛、血管神经性头痛及动脉粥样硬化所致的脑卒中需与 GCA 进行鉴别，相比而言 GCA 患者有其他血管受累表现，炎症指标升高。

3. 表现为视力下降、视力丧失的患者　需与其他血管炎（如大动脉炎、白塞病）、血栓栓塞性疾病（如胆固醇栓塞、抗磷脂综合征）、动脉硬化及其他导致前部缺血性视神经病变的血管疾病鉴别。

【并发症】

1. 视力丧失　巨细胞动脉炎最严重的并发症之一是永久性视力丧失，对生活质量影响很大。对于出现视力下降的患者需要积极的激素及免疫抑制剂治疗。

2. 动脉瘤　10%～20% 的患者可出现主动脉瘤，以胸主动脉瘤最为常见，据报道胸主动脉瘤发生率是正常人的 17 倍。主动脉瘤的危险因素包括主动脉的炎症、吸烟、男性、高血压及先前存在的心血管疾病。2018 年 EULAR 推荐意见指出对于 GCA 患者需长期完善影像学检查监测血管结构损伤。

3. 主动脉夹层　相对少见，对于组织病理学上提示有活动性主动脉炎的患者更容易出现主动脉夹层及破裂。

4. 脑卒中　GCA 患者脑卒中的风险高于普通健康人群，与颅内血管受累及基础代谢性疾病相关。

【治疗】

当强烈怀疑 GCA 诊断时，应尽快开始糖皮质激素治疗。该疾病治疗的主要目标是缓解症状，防止视力丧失。

1. 糖皮质激素　所有患者糖皮质激素的初始剂量应为泼尼松 40～60 mg/d，或者给予剂量相当的其他激素。治疗近期失明的患者可以连续使用 3 天甲泼尼龙大剂量冲击治疗（0.5～1 g/d），但是绝大多数患者的视觉丧失仍为永久性的。该病对于糖皮质激素的反应十分敏感，1 周内症状可消失，维持使用 4 周后待患者的临床症状缓解且实验室炎症指标正常后逐渐减量。随后根据患者的症状、体征及炎症指标综合判断，每周或每 2 周减 1 次，每次最大减量幅度为总剂量的 10%。药物减量过程中，ESR 或 CRP 可能再次升高，这时泼尼松的减量应暂停，观察 1 周左右，如果没有 GCA 活动的症状或者体征，可以继续减少泼尼松的剂量（减药剂量更小，间隔更长）。待减量至 10 mg/d 后，若患者症状仍持续缓解，泼尼松减量需要更慢，每 1～2 个月减少 1/4 片泼尼松。尽管还没有研究确定糖皮质激素治疗的最佳持续时间，大部分系列研究认为患者应接受 12 ～ 18 个月激素的治疗。另外，由于患者需要接受至少＞ 3 个月糖皮质激素治疗，需早期采用预防骨质疏松症的方法（包括钙剂、维生素 D 及双膦酸盐类药物）。由于传统动脉粥样硬化增加患者视力丧失及脑卒中的风险，积极控制传统的危险因素亦十分重要。部分研究建议加用小剂量阿司匹林减少颅内缺血并发症风险，对于无使用禁忌的患者，可在糖皮质激素的基础上使用阿司匹林。

2. 免疫抑制剂　对于部分单用激素无法控制疾病或者激素减量过程中病情不稳定的 GCA 患者可酌情加用免疫抑制剂以更好地控制 GCA 的活动，保护重要脏器功能，减少复发。常用的免疫抑制剂用法及副作用见表 5-7-7。

表 5-7-7　常用的免疫抑制剂用法及副作用

免疫抑制剂	用法	副作用
环磷酰胺（CTX）	静脉注射 0.5 ～ 1.0 g/m^2 体表面积，每 4 周静滴 1 次 口服给药 1 ～ 2 mg/kg	胃肠道反应、脱发、骨髓抑制、诱发感染、肝损害、性腺抑制、致畸、出血性膀胱炎及远期致癌性
吗替麦考酚酯（MMF）	每日 1.5 ～ 2 g	胃肠道反应、骨髓抑制、感染、致畸
环孢素（CsA）	每日 3 ～ 5 mg/kg	胃肠道反应、多毛、肝肾功能不全、高血压、高尿酸血症、高钾血症
甲氨蝶呤（MTX）	≤ 0.3 mg/kg，每周 1 次	胃肠道反应、口腔黏膜糜烂、骨髓抑制、肝损害，偶见肺纤维化
硫唑嘌呤（AZA）	治疗剂量 100 ～ 150 mg/d 维持剂量 50 ～ 100 mg/d	胃肠道反应，骨髓抑制、肝损害
来氟米特（LEF）	20 mg/d	腹泻、肝损害、皮疹、脱发、白细胞减少、高血压、致畸
雷公藤	20 mg 每日 2 ～ 3 次	生殖系统异常、胃肠道反应、骨髓抑制、肝肾功能损伤

3. 生物制剂

（1）IL-6 抑制剂：托珠单抗（tocilizumab，TCZ）是 IL-6 受体拮抗剂的代表制剂，为抗 IL-6 受体的重组人源化单克隆抗体，抑制 IL-6 与其跨膜和可溶性受体的结合，阻断 IL-6 介导的信号转导，增加调节性 T 细胞的增殖和活化。目前多项随机对照研究证实托珠单抗对于维持 GCA 疾病缓解、防止复发及降低糖皮质激素使用累积剂量发挥作用。2017 年成为美国食品药品监督管理局（FDA）第一个批准用于 GCA 的生物制剂。2018 年 EULAR 更新版大血管血管炎管理建议中推荐对难治性或复发性或存在糖皮质激素相关性严重不良反应的 GCA 患者使用托珠单抗治疗。

（2）阿巴西普：阿巴西普（abatacept）系一种由 CTLA-4 细胞外部分与人的 IgG1 的 Fc 段组成的融合蛋白，通过与抗原提呈细胞上的 CD80/CD86 分子结合，抑制 T 细胞激活。仅一项研究证实阿巴西普能有效降低疾病复发风险，但目前尚未被批准用于 GCA 的治疗。

（3）其他生物制剂：目前肿瘤坏死因子抑制剂（TNF-α 抑制剂）治疗 GCA 的临床试验证实无效且增加感染风险，不推荐用于 GCA 的治疗。其他生物制剂包括 IL-12/23 拮抗剂、IL-1β 抑制剂有研究证实对于难治性巨细胞动脉炎有效，但仍需更大规模的临床试验证实其有效性及安全性。

【预后】

随着早期诊断的手段增多和治疗 GCA 水平的提高，GCA 的预后明显改善。GCA 患者总生存率与普通人群相似，男性与女性 GCA 患者生存率相似。存在主动脉并发症的患者死亡风险增加。GCA 患者最常见的死亡原因是心血管疾病（39%）、脑血管疾病（14%）、感染（13%）及肿瘤（12%）。

（翟佳羽　赵金霞）

第 4 节　结节性多动脉炎

【流行病学】

结节性多动脉炎（polyarteritis nodosa，PAN）是一种主要累及中、小动脉全层的寡免疫复合物沉积的坏死性血管炎，无微动脉、微静脉和毛细血管受累，与抗中性粒细胞胞质抗体（anti-neutrophil cytoplasmic antibody，ANCA）无关。该病随受累动脉的部位不同而临床表现多样，以皮肤、周围神经、肾及消化系统受累最常见。在欧洲国家，PAN 的发病率为 0～1.7/100 万，患病率约为 31～33/100 万，可发生于任何年龄，但平均年龄为 50 岁左右，男性多于女性。

【病因】

尚未阐明。许多资料表明病毒感染与 PAN 关系密切，30%～50% 的患者伴有乙型肝炎病毒（hepatitis B virus，HBV）感染，人类免疫缺陷病毒（human immunodeficiency virus，HIV）、丙型肝炎病毒（hepatitis C virus，HCV）等感染均可能与血管炎有关。病毒抗原与抗体形成免疫复合物在血管壁沉积，可引起坏死性动脉炎。随着 HBV 疫苗的广泛接种，PAN 中 HBV 感染者的比例从 36% 降低到 5% 以下。

近期一项对 6 个多成员家系外显子测序研究表明，腺苷脱氨酶 2 的常染色体隐性功能丧失性突变与 PAN 有关。药物如磺胺类、青霉素等以及注射血清后也可为本病的病因；肿瘤抗体能诱发免疫复合物导致血管炎；毛细胞白血病患者少数在病后伴发本病。

【发病机制】

原发性 PAN 中，免疫复合物的作用仍不清楚。有证据表明血管内皮功能紊乱，大量趋化因子和细胞因子释放，如白介素（IL-1）和肿瘤坏死因子（TNF）等，可加重内皮细胞损伤。炎症损伤多发于易形成湍流处，炎症导致血管内膜增生、血栓形成，从而使脏器缺血、梗死。

【病理】

由于该病临床表现多样，故进行活组织检查常为确诊的关键依据。如有肌肉、外周神经、肾、睾丸或直肠受累，可为诊断提供良好依据。病变主要侵犯中等动脉，病变为全层坏死性血管炎，好发于动脉分叉处，常呈节段性分布，间或可累及邻近静脉。如有小血管受累，应进一步评估，除外其他类型血管炎，如显微镜下多血管炎（microscopic polyarteritis，MPA）。

病理演变过程：初期血管内膜下水肿，纤维素渗出，内壁细胞脱落，中层可有纤维素样坏死，肌纤维肿胀、变性、坏死。全层可有中性粒细胞、单核细胞、淋巴细胞及嗜酸性细胞浸润，引起内弹力层断裂，可有小动脉瘤形成。随着炎症逐渐消退，肌层及内弹力层断裂处由纤维结缔组织替代，形成机化，血管壁增厚甚至闭塞。以上各种病理变化在同一患者常常同时存在。

【临床表现】

PAN 男女均可发病，以男性多见，由于多种组织脏器均可受累，临床表现复杂多样。发病早期以不典型的全身症状多见，也可以某一系统或脏器为主要表现，因此诊断困难。一般将本病分为皮肤型和系统型。

1. 皮肤型 皮损局限在皮肤，可表现为结节、网状青斑、紫癜和坏死性溃疡等。其中，以结节为特征并常见。结节一般为 0.5 ～ 1 cm 大小，坚实，单个或多个，沿表浅动脉排列；呈鲜红或近正常皮色，可自由推动或与其上皮肤粘连，有压痛；结节中心可发生坏死形成溃疡；也可表现为网状青斑、风团、水疱和紫癜等，好发于小腿和前臂、躯干、面、头皮和耳垂等部位，发生在两侧但不对称；皮损也可呈多形性，一般无全身症状，或可伴有低热、关节痛、肌痛等不适。部分患者可累及皮肤下的肌肉和神经血管，出现肢体局部肌肉疼痛和神经病变。

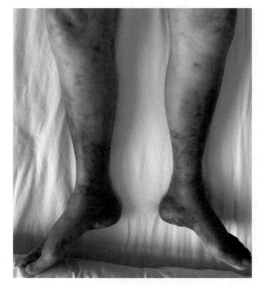

图 5-7-8 **PAN 下肢出现紫癜、瘀斑和皮肤梗死等表现**

2. 系统型 急性或隐匿起病，常有不规则发热、乏力、关节痛、肌痛和体重减轻等非特异症状，并发缺血或梗死造成的单器官或多器官表现。其中，以神经系统和皮肤最常受累。

（1）皮损表现：常见，与皮肤型所见相似，部分患者伴雷诺现象。

（2）神经系统：周围神经和中枢神经均可受累，多发性单神经炎最常见，表现为分布区感觉异常、运动障碍等。累及中枢神经时，可有头晕、头痛表现；脑动脉发生血栓或动脉瘤破裂时可引起偏瘫；脊髓受累较少见。

（3）消化系统：主要表现为局部缺血、梗死，随病变部位不同表现各异。腹痛最为常见，可以是肠系膜缺血性腹痛，或因肠、肝、脾、胰梗死出现急腹症。还可出现肠穿孔、阑尾炎和胆囊炎等。如小动脉瘤破裂可致消化道或腹腔出血，表现为剧烈腹痛、腹膜炎体征。

（4）肾脏病变：常见，表现为高血压、肾功能不全甚至肾衰竭。该病肾损害是由于肾小动脉的血管炎而不是肾小球肾炎，可出现肾小动脉的缺血、梗死或小动脉瘤等；肾内动脉瘤破裂或梗死时可出现剧烈肾绞痛和大量血尿，可伴有囊下出血或肾周出血。如果出现肾小球肾炎，要考虑是否为 ANCA 相关性小血管炎。

（5）心血管系统：也较常受累，除肾性高血压可影响心脏外，主要因冠状动脉炎导致心绞痛，严重者出现心肌梗死、心力衰竭和各种心律失常。心力衰竭亦为本病主要死亡原因之一。

（6）其他：生殖系统如睾丸缺血出现的睾丸痛是 PAN 的特征性表现，尸检报告睾丸和附睾 80% 受累，但仅 20% 左右有临床表现。肺血管很少受累，眼部症状约占 10%。

本病的病程视受累脏器、严重程度而异。重者发展迅速，甚至死亡；也有缓解和发作交替出现持续多年者。

【实验室与其他相关检查】

对于疑似血管炎患者，需详细询问病史并进行全面体格检查，可使用伯明翰血管炎活动性评分（Birmingham vasculitis activity score，BVAS）评估该病的严重程度。

（一）实验室检查

PAN 并无特异性的实验室检查，部分检查用于支持诊断。

（1）一般常规检查：白细胞总数及中性粒细胞计数常增高，因失血或肾功能不全可有不同程度贫血，ESR 多增快，CRP 升高。通常尿检无血尿或蛋白尿，肾小动脉瘤破裂可出现血尿，肾损害较重时出现血清肌酐增高，肌酐清除率下降。肝炎病毒活动或因肝动脉缺血可引起肝功能异常。

（2）病毒筛查：常规行乙型肝炎、丙型肝炎病毒和 HIV 检测。约有 30% 病例可测得 HBsAg 阳性，伴有活动性肝炎。

（3）免疫学检查：总补体及 C3 补体水平下降常反映病情处于活动期，类风湿因子、抗核抗体可以呈阳性或低滴度阳性，ANCA 为阴性。建议行冷球蛋白，血、尿免疫固定电泳以除外单克隆免疫球蛋白增多症。

（4）病理活检：对诊断具有重要意义。但本病病变呈节段性分布，选择适当器官、部位进行活检至关重要，可见中小动脉坏死性血管炎。

（5）影像学检查：如活检有困难或结果阴性时，可进行血管造影，对诊断本病有重要价值。典型的检查结果是：常见于肾和肠系膜动脉的多发小动脉瘤，血管扩张以及中等血管的局灶性闭塞。

PAN 的诊断是通过组织活检或与血管造影结合进行的。对于危及生命的并发症如急性肾衰竭，肾 / 肾周血肿，胃肠道出血或穿孔，肝梗死甚至心力衰竭，需要进行快速诊断。肾功能下降的患者是造影剂给药的相对禁忌证。通常，肾小球滤过率（GFR）高于 60 ml/min 被认为是安全的。GFR 为 30 ～ 60 ml/min 时应谨慎，减少造影剂剂量和术后静脉输液可能有助于减少造影剂对肾的毒性作用。

CT 和 MRI 的侵入性较小，可提供器官损伤、动脉壁增厚和动脉闭塞的证据，但在显示微小动脉瘤方面敏感性较差。

【诊断与鉴别诊断】

（一）诊断

皮肤型主要根据皮损表现，尤以沿表浅动脉分布的皮下结节为特征，必要时皮肤活组织检查可明确诊断，但皮肤病理无法区分系统型和皮肤型 PAN。必须定期跟踪仅有皮肤表现或其他 PAN 单器官表现的患者，以防疾病发展累及新的器官。

系统型因累及系统广泛，临床表现多伴，诊断尚无统一标准，1990 年美国风湿病学会（ACR）提出的标准（表 5-7-8）可供参考。表 5-7-8 所列 10 条中至少具备 3 条阳性者，可分类为 PAN。

该标准无法区分 PAN 和显微镜下多血管炎。1994 年 Chapel Hill 共识会议发布了血管炎定义，规定 ANCA 阴性对诊断 PAN 非常重要，且 PAN 累及中等动脉为主。此外，2007 年欧洲药品管理局（European Medicines Agency，EMA）发布了 PAN 和 ANCA 相关性小血管炎的决策树诊断推导法，PAN 被置于决策树的底部，这意味着患者只有在除外其他类型血管炎的情况下，才考虑诊断 PAN。

（二）鉴别诊断

1. 显微镜下多血管炎（MPA）　MPA 与 PAN 临床表现和病理表现多有相似之处。2012 年 Chapel Hill 会议定义 PAN 者 ANCA 为阴性，且 PAN 主要累及中等动脉，有助于二者的鉴别。在临床表现上 MPA 的紫癜发生率更高，更容易出现肾小球肾炎和弥漫性肺泡出血。

2. 嗜酸性肉芽肿性多血管炎　为 ANCA 相关性小血管炎的一种，临床上多有哮喘，累及上下呼吸道。主要侵犯小动脉、微小动脉和静脉；病理可见血管壁各种细胞浸润，尤以嗜酸性粒细胞为主，部分可见坏死性肉芽肿。

表 5-7-8　**1990 年 ACR 提出的 PAN 标准**

标准	定义
1. 体重下降	病初即有，无节食或其他因素
2. 网状青斑	四肢或躯干呈斑点及网状斑
3. 睾丸痛或触痛	并非由于感染、外伤或其他因素所致
4. 肌痛、无力或下肢触痛	弥漫性肌痛（不包括肩部、骨盆带肌）或肌无力，或小腿肌肉压痛
5. 单神经炎或多发性神经炎	出现单神经炎、多发性单神经炎或多神经炎
6. 舒张压≥ 90 mmHg	出现舒张压≥ 90 mmHg 的高血压
7. 尿素氮或肌酐升高	血尿素氮≥ 14.3 mmol/L，或肌酐≥ 133 μmol/L，非因脱水或梗阻所致
8. 乙型肝炎病毒	HBsAg 阳性或 HBsAb 阳性
9. 动脉造影异常	显示内脏动脉闭塞或动脉瘤，除外其他原因引起
10. 中小动脉活检	血管壁有中性粒细胞或中性粒细胞、单核细胞浸润

3. 过敏性血管炎　患者常有药物过敏史、疫苗接种史，主要累及皮肤，可合并心肌炎、间质性肾炎，主要侵犯细小动静脉。病理可见白细胞碎裂或淋巴细胞浸润，偶尔亦有肉芽肿形成。

4. 其他　结节性多动脉炎伴发热、体重减轻时应与感染性疾病鉴别。有心脏杂音时需与亚急性细菌性心内膜炎鉴别。

【治疗】

本病可由多种病因引起，避免滥用药物，防止药物过敏和感染，尤以控制乙型肝炎病毒感染具有重要意义。

1. HBV 相关性 PAN　联合使用糖皮质激素、抗病毒药物及血浆置换治疗，能使大多数 HBV 相关性 PAN 患者得到缓解。血浆置换不仅有利于血管炎的治疗，也可以促进乙型肝炎病毒的血清学转换。乙型肝炎病毒的血清学转换与患者的完全缓解且无复发相关。

2. 非 HBV 相关性 PAN　首选药物为糖皮质激素，病情较重者应及时加用免疫抑制剂，如环磷酰胺或硫唑嘌呤等。欧洲抗风湿病联盟（EULAR）推荐诱导缓解期可用泼尼松 1 mg/（kg·d）口服，4 周后逐渐减量，危重患者可采用甲泼尼龙 500 ～ 1000 mg/d，连续 3 天静脉冲击治疗。免疫抑制剂首选环磷酰胺，常用剂量为 15 mg/kg，每 2 周输注 1 次。多数患者 6 个月后临床缓解，进入维持治疗期。维持治疗期可将环磷酰胺改为硫唑嘌呤等免疫抑制剂口服。

【预后】

未经治疗的 PAN 的 5 年生存率为 13%。早期诊断和治疗可以改善预后。HBV 相关性 PAN 的存活率低于非 HBV 相关性 PAN 患者。法国血管炎研究组提出的"五因素评分"（FFS），可作为评估预后的简单工具。其中，与 PAN 死亡率增加相关的 4 个因素：①年龄＞ 65 岁，②心脏受累，③胃肠道受累，④肾功能不全［血浆肌酐＞ 1.7 mg/dl（150 μmol/L）］。每项 1 分，得分越高，预后越差。

数字资源
5-7-5：结节
性多动脉炎
教学幻灯片

（叶　华）

第 5 节　显微镜下多血管炎

显微镜下多血管炎（microscopic polyangiitis，MPA）是一种主要累及小血管的系统性坏死性血管炎，可侵犯肾、皮肤和肺等脏器的小动脉、微动脉、毛细血管和微小静脉，病变组织无免疫球蛋白沉积，最常表现为坏死性肾小球肾炎和肺毛细血管炎。

20 世纪 40 年代末 Davson 等首次提到，在结节性多动脉炎中，存在一种以节段性坏死性肾小球肾炎为特征的亚型，称之为显微镜下动脉周围炎（microscopic form of polyarteritis nodosa），但既往分类标准并未将其单独列出，大多仍归属于结节性多动脉炎。直到 1994 年的 Chapel Hill 会议（Chapel Hill Consensus Conference，CHCC）首次提及并建议使用 MPA 这一命名代替显微镜下动脉周围炎，并将其独立于结节性多动脉炎之外，成为一独立的系统性坏死性血管炎。

【流行病学】

MPA 任何年龄均可发病，最常见于 50 ～ 60 岁，国外发病率为（1 ～ 3）/10 万人，南欧与亚洲人发病率稍高，我国的发病率尚无统计数据。男性发病率高于女性，男女比例约为 2：1。

【病因】

MPA 发病原因尚不明确，可能与 HLA-DQ 多态性相关，另外有研究显示暴露于二氧化硅等环境因素下可能与发病相关。

【发病机制】

MPA 发病机制至今仍不清楚，目前普遍认为是在基因易感的基础上，感染、药物、环境等因素对血管造成的直接损害以及免疫异常介导的炎症反应的共同结果。60% 的 MPA 患者髓过氧化物酶-抗中性粒细胞胞质抗体（MPO-ANCA）阳性，30% 的患者蛋白酶 3- 抗中性粒细胞胞质抗体（PR3-ANCA）阳性，提示 ANCA 在 MPA 发病和疾病进展过程中可能起到了重要作用。

【临床表现】

MPA 起病缓急不一，可呈急性起病，表现为快速进展性肾小球肾炎或肺出血；也可隐匿起病数年，表现为间断紫癜、轻度肾功能损害、间歇性咯血等。典型症状一般包括皮肤、肺、肾累及的临床表现。

1.全身症状　可出现发热、乏力、厌食、体重减轻、关节肌肉疼痛等一般症状。

2.皮肤损害　一半以上患者可出现皮肤损害表现，最常为可触及的紫癜及充血性斑丘疹，此外可有网状青斑、皮肤溃疡、皮肤坏死、坏疽及指端缺血、坏死性结节、荨麻疹等，血管炎相关的荨麻疹常可持续 24 h 以上。

3.肾受累　为 MPA 最常见的临床表现，80% ～ 100% 的患者出现肾受累，表现为血尿、蛋白尿、各种管型及肾性高血压等，其中部分患者可出现肾功能不全，甚至出现肾功能进行性恶化最终导致肾衰竭。

4.肺部受累　25% ～ 55% 的患者存在肺部受累，典型表现为肺泡壁毛细血管炎导致的弥漫性肺泡出血。患者可出现呼吸困难，查体可闻及肺部啰音。由于弥漫性肺间质改变和炎症细胞的肺部浸润，约 1/3 的患者会出现咳嗽、咯血、贫血，大量的肺出血可导致呼吸困难，甚至死亡。患者可在弥漫性肺泡出血的基础上出现肺纤维化。

5.神经系统受累　神经系统受累较为常见，其中周围神经病变最为突出，可表现为多发性单神经炎和远端对称性多发性神经病。腓肠神经活检可提示坏死性血管炎，神经传导检查提示急性轴突病变。中枢神经系统受累常表现为癫痫发作，也可出现脑出血、脑梗死等。

6. 消化系统受累　消化道也可被累及，表现为消化道出血、胰腺炎以及肠道缺血引起的腹痛，严重者可出现消化道穿孔，这是由于胃肠道的小血管炎和血栓形成造成的缺血所致。

7. 心血管系统受累　患者还可出现胸痛和心力衰竭等症状，临床可见高血压、心包炎以及心肌梗死。

8. 其他　部分患者可出现耳鼻喉表现，如鼻窦炎，此时需要注意与肉芽肿性多血管炎相鉴别；眼部症状包括眼部红肿、疼痛、视力下降；另外，关节炎、关节痛和睾丸炎所致的睾丸痛等少见症状也可出现。

【实验室与其他相关检查】

1. 常规检查　红细胞沉降率（ESR）、C反应蛋白（CRP）等急性炎症指标可升高，部分患者出现白细胞、血小板升高及贫血。肾受累时可出现蛋白尿、血尿及各种管型，血清肌酐和尿素氮水平升高。

2. 自身免疫相关抗体　约90%的MPA患者ANCA阳性，是MPA的重要诊断依据，也是监测病情活动和预测复发的重要血清学指标，其滴度通常与血管炎的活动度有关。其中约60%为MPO-ANCA阳性，肺受累者常有此抗体，另有约40%的患者为PR3-ANCA阳性，仅10%的患者为ANCA阴性。部分患者可出现抗核抗体、抗心磷脂抗体、类风湿因子阳性。

3. 影像学改变　肺受累患者的胸部影像学检查早期可表现为无特征性肺部浸润影或小泡状浸润影，双侧不规则的结节片状阴影，肺空洞少见；随疾病进展，可出现继发于肺泡毛细血管炎和肺出血的弥漫性肺间质浸润影，中晚期可出现肺纤维化。

4. 活组织病理检查

（1）基本病理特征为小血管的节段性纤维素样坏死，无坏死性肉芽肿性炎，小血管壁上可见多核白细胞和单核细胞浸润，可有血栓形成。

（2）肾组织活检的病理特征为肾小球毛细血管丛节段性纤维素样坏死、血栓形成和新月体形成，坏死节段内及周围偶见大量嗜中性粒细胞浸润。免疫学检查无或仅有稀疏的免疫球蛋白沉积，极少有免疫复合物沉积，该特点具有重要的诊断及鉴别诊断意义。

（3）肺组织活检提示肺毛细血管炎、纤维化，无或极少免疫复合物沉积。

（4）肌肉和腓肠神经活检可见小到中等动脉的坏死性血管炎。

5. 其他　眼部受累患者行眼科检查可见视网膜出血、巩膜炎以及葡萄膜炎等。

【诊断与鉴别诊断】

（一）诊断

本病诊断尚无统一标准，如出现系统性损害并有肺部受累、肾受累及出现可触及的紫癜应考虑MPA的诊断，尤其是MPO-ANCA阳性者。肾、皮肤或其他组织活检有利于MPA的诊断。

具备以下情况有助于MPA的诊断：①中老年，男性；②具有前述的全身症状；③存在肾受累表现：蛋白尿、血尿和（或）急进性肾功能不全等；④伴有肺部受累或肺肾综合征的临床表现；⑤伴有胃肠道、心、眼、耳、关节等全身各器官受累表现；⑥ANCA阳性；⑦肾、肺等活组织检查具有相应的病理特征。

（二）鉴别诊断

1. 结节性多动脉炎（polyarteritis nodosa，PAN）　很少侵犯肺，无肺出血表现，常与乙型病毒性肝炎感染相关，且主要累及中型和（或）小型动脉，无毛细血管、小静脉及微动脉受累，是一种坏死性血管炎，极少有肉芽肿。肾损害表现为肾血管炎、肾梗死和微动脉瘤，无急进性肾炎；皮肤损害表现为痛性红斑和皮下结节，沿动脉成群出现。ANCA 阳性比例较低，血管造影见微血管瘤、血管狭窄，中小动脉壁活检可见局灶性、节段性全层坏死性炎症，管壁增厚，伴肉眼可见的结节等特点有助于鉴别诊断。

2. 嗜酸性肉芽肿性血管炎（eosinophilic granulomatosis with polyangiitis，EGPA）　为累及小、中型血管的系统性血管炎，可见血管外肉芽肿形成及高嗜酸性粒细胞血症，临床表现可见变应性鼻炎、鼻息肉及严重哮喘，并出现肺及肾受累的相应症状。可有 ANCA 阳性，以 MPO-ANCA 阳性为多。

3. 肉芽肿性多血管炎（granulomatosis with polyangiitis，GPA）　为坏死性肉芽肿性血管炎，病变多累及小动脉、静脉及毛细血管，临床表现为上、下呼吸道的坏死性肉芽肿，全身坏死性血管炎和（或）肾小球肾炎，严重者并发肺出血-肾炎综合征。自身抗体多数为 PR3-ANCA 阳性，活动期阳性率高达 88% ～ 96%。

4. 肺出血-肾炎综合征（goodpasture syndrome）　以肺出血和急进性肾炎为特征，抗肾小球基底膜抗体阳性，肾病理可见基底膜有明显免疫复合物沉积。

5. 狼疮性肾炎　具有典型系统性红斑狼疮表现，存在蛋白尿、血尿等肾受累表现，肾组织活检病理见大量免疫复合物沉积。

【治疗】

MPA 的治疗主要依据病变的范围、进展情况以及炎症程度来决定，治疗过程一般分为三个阶段：诱导缓解、维持缓解和预防复发。

（一）治疗药物及手段

1. 糖皮质激素　糖皮质激素具有强大的抗炎作用和免疫抑制作用，是治疗 MPA 的基础用药。使用剂量为泼尼松（龙）1 mg/（kg·d），晨起顿服或分次服用，一般服用 4 ～ 8 周后减量，病情缓解后使用维持剂量治疗，维持量存在个体差异。目前建议小剂量泼尼松（10 ～ 20 mg/d）维持 2 年或更长时间。对于重症患者和肾功能进行性恶化的患者，可采用甲泼尼龙冲击治疗，每次 0.5 ～ 1.0 g 静脉滴注，每日或隔日 1 次，3 次为一疗程，1 周后视病情需要可重复使用。诱导缓解期一般为 2 ～ 6 个月，激素治疗期间应注意防治不良反应。不宜单用激素治疗，因单用激素缓解率下降，复发率升高。

2. 环磷酰胺（cyclophosphamide，CTX）　CTX 为氮芥的衍生物，是主要作用于 S 期的细胞周期特异性烷化剂，可抑制 T、B 淋巴细胞增殖，在治疗早期首先抑制 B 淋巴细胞；抑制淋巴母细胞对抗原刺激的反应；降低血清免疫球蛋白水平，减少抗体产生和有丝分裂原介导的免疫球蛋白的产生，发挥细胞毒作用。其对体液免疫的抑制作用较强，用于有明显脏器受累的 MPA 诱导缓解期或复发期治疗，可口服，剂量一般 2 ～ 3 mg/（kg·d），持续 12 周。亦可采用静脉冲击疗法，剂量 0.5 ～ 1 g/m²，每月 1 次，连续 6 个月，严重者用药间隔可缩短为 2 ～ 3 周，以后可每 2 个月 1 次，至病情稳定 1 ～ 2 年（或更长时间）停药观察。

CTX 治疗的副作用主要包括：白细胞减少、诱发感染、性腺抑制（尤其是女性卵巢功能衰竭）、胃肠道反应、脱发、肝功能损害、出血性膀胱炎，少见远期致癌作用。用药期间需监测血常规和肝功能、肾功能。

3. 硫唑嘌呤（azathioprine，AZA）　进入人体内可分解为巯嘌呤，通过抑制免疫细胞增殖期的嘌呤合成而抑制淋巴细胞增殖，阻止抗原敏感淋巴细胞转化为免疫母细胞，产生免疫作用。由于 CTX 长期使用不良反应较多，使用 CTX 诱导缓解治疗一旦达到缓解（通常 4 ～ 6 个月）可以改用 AZA，1 ～ 2 mg/（kg·d），口服，维持缓解期至少需要 1 年。应注意 AZA 的骨髓抑制等不良反应。

4. 吗替麦考酚酯（mycophenolate mofetil，MMF） 为次黄嘌呤单核苷酸脱氢酶抑制剂，可抑制嘌呤从头合成途径，从而抑制淋巴细胞活化。用于没有脏器受累 MPA 的诱导缓解期或复发期治疗，1.0 ～ 1.5 g/d，口服，但注意继发感染、骨髓抑制和肝肾功能损害等不良反应。

5. 甲氨蝶呤（methotrexate，MTX） 为二氢叶酸还原酶抑制剂，可引起细胞内叶酸缺乏，使核蛋白合成减少，从而抑制细胞增殖和复制。用于没有脏器受累（尤其是无肾受累，因为 MTX 具有肾小管毒性）的诱导缓解期或复发期治疗，也用于维持缓解期治疗。使用方法：5 ～ 25 mg，每周 1 次，口服或静脉注射治疗有效。常见副作用包括腹泻、食欲缺乏、口炎、恶心、呕吐、白细胞减少、血小板减少、肝功能障碍、头痛、全身倦怠、脱发、肝及肺纤维化等，发现这些副作用时应停药。营养不良者及孕妇禁用。

6. 丙种球蛋白 采用大剂量静脉注射 0.4 g/（kg·d），3 ～ 5 日为一疗程，部分患者有效。因合并感染、体弱、病重等原因无法使用糖皮质激素和免疫抑制剂者可单用或与其他治疗合用。

7. 血浆置换 对于就诊时即已需透析的患者可能有益。由于目前资料尚不充分，应用血浆置换主要依据临床经验，需要谨慎权衡血浆置换可能带来的风险（如深静脉置管相关并发症、感染等）与其潜在获益之间的利弊。当出现严重肺泡出血或病变急性期存在严重肾脏病变时可考虑血浆置换。

8. 生物制剂 目前证据较多者为利妥昔单抗，是一种能清除表达 CD20 B 细胞的嵌合型单克隆抗体，通过影响 B 淋巴细胞 Ca^{2+} 的跨膜传导而调节 B 淋巴细胞增殖和分化，抑制 B 淋巴细胞的成熟和分化。可用于有明显脏器受累 MPA 的诱导缓解期或复发期治疗，效果与 CTX 类似；最新研究显示，在复发性患者人群中，利妥昔单抗的效果甚至优于 CTX。副作用主要是继发感染。使用前需注意排除结核和乙型肝炎等感染。

（二）暴发性 MPA 治疗

此时可出现肺、肾衰竭，常有肺泡大量出血和肾功能急骤恶化。可予甲泼尼龙和 CTX/ 利妥昔单抗联合冲击治疗，以及支持对症治疗的同时采用血浆置换疗法。每次置换血浆 2 ～ 4 L，每日 1 次，连续数日后依情况改为隔日或数日 1 次。该疗法对部分患者有效，不良反应有出血、感染等。血浆置换对肌酐、尿素氮等小分子毒素清除效果差，如患者血肌酐明显升高宜联合血液透析治疗。

（三）其他

对有肾损害的患者应严格将血压控制在正常范围内，推荐使用血管紧张素转化酶抑制剂或血管紧张素 Ⅱ 受体阻滞剂。已进入终末期肾衰竭者，需要依赖维持性透析或进行肾移植，肾移植后仍有少数患者会复发，复发后仍可用糖皮质激素联合免疫抑制剂治疗。

诊疗路径见图 5-7-9。

【预后与预防】

经过治疗的 MPA 患者，90% 可得到改善，75% 可完全缓解，但 30% 约在 1 ～ 2 年后出现疾病复发。复发的危险因素包括年轻患者、PR3-ANCA 阳性、诱导治疗后血清 ANCA 持续阳性、ANCA 滴度持续增高、曾有复发病史、过早停用免疫抑制治疗等。造成本病患者死亡的主要原因包括无法控制的原发病活动、肾衰竭、治疗过程中的继发性感染、药物副作用等。

数字资源
5-7-6：
显微镜下
多血管炎
教学幻灯片

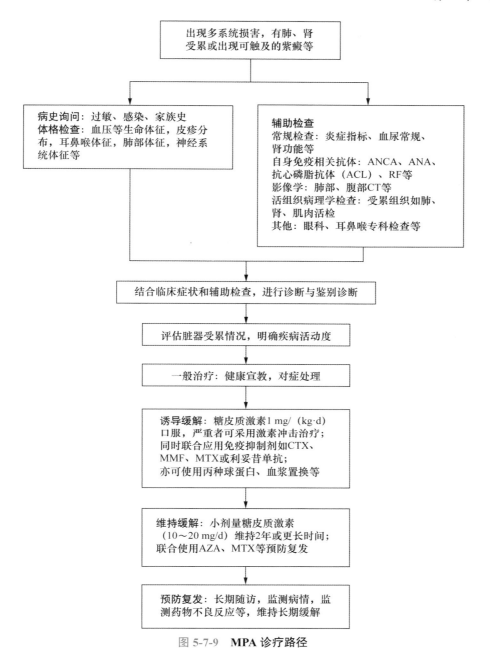

图 5-7-9　**MPA 诊疗路径**

（王苏丽　吕良敬）

第 6 节　嗜酸性肉芽肿性多血管炎

嗜酸性肉芽肿性多血管炎（eosinophilic granulomatosis with polyangiitis，EGPA）既往又称为 Churg-Strauss 综合征（Churg-Strauss syndrome，CSS）或变应性肉芽肿性血管炎。1951 年美国病理学家 Jacob Churg 和 Lotte Strauss 首先描述该病，并发现其 3 个典型病理特点：组织嗜酸性粒细胞浸润、血管外肉芽肿形成和坏死性血管炎。根据 2012 年 Chapel Hill 共识会议关于血管炎的分类与定义更新，EGPA 属于 ANCA 相关性血管炎（ANCA-associated vasculitis，AAV），是一种主要累及中小血管的坏死性血管炎，其特征是常累及呼吸道的伴嗜酸性粒细胞浸润的坏死性肉芽肿性炎症，常伴成年起病的哮喘、外周血和组织嗜酸性粒细胞增多。

【流行病学】

EGPA 属罕见病，是 AAV 中最少见的类型。国外报道 EGPA 患病率为（10.7 ～ 14）/100 万，年发病率为（0.5 ～ 6.8）/100 万，发病年龄 7 ～ 74 岁，多数 38 ～ 54 岁，无性别、种族和地域差异。我国尚缺乏流行病学数据。

【病因与发病机制】

目前 EGPA 的确切病因和发病机制尚不清楚，涉及遗传、环境和免疫等多个方面的因素。

（一）遗传因素

EGPA 的发病可能存在遗传易感性基础。2019 年全基因组关联研究（GWAS）确定了 4 个可能导致 EGPA 嗜酸性炎症的基因变异——*GATA3*、*TSLP*、*LPP* 和 *BACH2*，并提出髓过氧化物酶（myeloperoxidase，MPO）-ANCA 阳性的 EGPA 可能源于 *HLA-DQA1*、*HLA-DRB1* 相关的自身免疫血管炎，而 MPO-ANCA 阴性的 EGPA 可能源于黏膜 / 屏障功能障碍，与 *IRF1/IL5* 和 *GPA33* 基因的变异相关。

（二）环境因素

EGPA 的环境因素目前仍不清楚。既往曾报道使用白三烯受体拮抗剂（LTRA）治疗的全身性糖皮质激素依赖性哮喘患者中，EGPA 是一种罕见并发症，但后来的研究认为 LTRA 并不是 EGPA 的诱发因素。

（三）免疫因素

EGPA 是一种自身免疫性疾病，多种免疫细胞如 T 淋巴细胞、B 淋巴细胞、嗜酸性粒细胞以及上皮细胞、内皮细胞等参与了疾病的发生与发展。CD4$^+$T 细胞通过分泌细胞因子 IL-4、IL-5 和 IL-13 促进变态反应和嗜酸性粒细胞聚集。传统认为，EGPA 是 Th2 型细胞介导的疾病，但最近研究发现 Th1、Th17 和 Treg 型细胞也参与了发病过程。上皮细胞及内皮细胞产生的嗜酸性粒细胞趋化因子（Eotaxin）-3 和 CCL-17 诱导嗜酸性粒细胞浸润至组织，活化的嗜酸性粒细胞通过释放细胞毒性颗粒蛋白（如嗜酸性粒细胞阳离子蛋白、主要碱性蛋白）和脂类介质发挥促炎作用，引起组织损伤和炎症。此外，B 细胞清除剂抗 CD20 单抗——利妥昔单抗治疗难治性 EGPA 有效，说明 B 细胞在 EGPA 的发病中也起重要作用。

ANCA 引起的内皮细胞损伤在 EGPA 发病中起重要的作用。ANCA 可激活中性粒细胞，然后通过中性粒细胞脱颗粒和形成中性粒细胞胞外诱捕网（neutrophil extracellular traps，NET）攻击血管壁。临床上 ANCA 阳性的患者更容易出现肾受累、周围神经病、紫癜、肺出血及经活检证实的血管炎。

【病理】

EGPA 的主要病理特点包括坏死性小血管炎伴组织嗜酸性粒细胞浸润、血管周围或血管外的肉芽肿形成。血管炎表现为血管壁纤维素样坏死和内弹力板破裂，肉芽肿表现为中央坏死区域（由坏死的嗜酸性粒细胞组成），周围包绕栅栏状组织细胞及多核巨细胞。这些病理表现可单独出现或同时存在，且分布广泛。EGPA 疾病不同时期的病理特点也不同。疾病早期受累组织可有嗜酸性粒细胞浸润，但无明显的血管炎；血管炎期则可出现血管壁的非破坏性浸润，甚至比坏死性血管炎更常见；到疾病后期，血管病变愈合后出现类似于机化血栓的改变，此时血管壁弹性层已受到广泛的破坏，这一阶段可以无嗜酸性粒细胞浸润。

EGPA 可累及任何器官系统，不同受累器官及不同阶段的病理特点有所不同。与临床特征类似，ANCA 阳性的 EGPA 患者活检发现小血管炎较 ANCA 阴性者更显著。

1. 皮肤　皮肤紫癜病理活检可表现为多种形式，从嗜酸性血管炎到没有嗜酸性粒细胞浸润的白细胞碎裂性血管炎，在没有嗜酸性粒细胞浸润的情况下，从组织学上很难与其他小血管炎相鉴别。

2. 肺　　肺活检表现为嗜酸性粒细胞性巨细胞血管炎，尤其是在小动脉和小静脉，常有间质性和血管外肉芽肿，嗜酸性粒细胞聚集在血管壁、间质组织和肺泡结构中。可能存在弥漫性肺泡出血和毛细血管炎。

3. 心脏　　心脏受累主要表现为心肌和心内膜嗜酸性粒细胞浸润引起心肌炎和心内膜炎，可伴或不伴肉芽肿；也可出现嗜酸性粒细胞性冠状动脉炎。

4. 胃肠道　　胃肠道受累表现为糜烂伴嗜酸性粒细胞浸润，有时还表现为血管炎和嗜酸性肉芽肿。

5. 肾　　肾活检通常显示为寡免疫复合物型局灶性节段性坏死性肾小球肾炎，可伴新月体形成，罕见嗜酸性粒细胞浸润或仅见于间质，无肉芽肿。部分患者出现系膜增生性肾小球肾炎或局灶节段性肾小球硬化。

6. 周围神经　　周围神经病变的病理特征（如腓肠神经活检）是小动脉的坏死性血管炎。

【临床表现】

EGPA 临床表现复杂多样，典型的 EGPA 患者经历三个阶段——前驱期、嗜酸性粒细胞增多期和血管炎期。前驱期主要表现为呼吸道过敏性疾病，如过敏性鼻炎、鼻窦炎及支气管哮喘。之后一段时间（通常 8 ～ 10 年），患者可能出现外周血嗜酸性粒细胞增多和组织嗜酸性粒细胞浸润，如肺浸润、胃肠道受累及嗜酸性粒细胞性心肌炎等。后期出现血管炎相关的临床表现，如肾小球肾炎、皮肤紫癜和周围神经病变等。然而，大多数患者三期之间无明显界限，可同时出现，也可不出现嗜酸性粒细胞或血管炎相关的临床表现。

1. 全身症状　　EGPA 患者在出现血管炎多脏器受累前可出现发热、乏力、食欲下降、身体不适及体重下降等全身症状，这些症状可持续数月或数年。

2. 呼吸系统受累　　最常见。过敏性鼻炎是 EGPA 常见的初始症状，常伴有反复发作的鼻窦炎及鼻息肉。几乎所有的患者在病程中均可出现哮喘，表现为反复发作的喘息、气急、胸闷或咳嗽，发作时双肺可闻及弥漫性呼气相为主的哮鸣音。绝大多数哮喘先于血管炎发生，通常可在血管炎发生前 3 ～ 8 年出现。EGPA 哮喘的特点为成年发病，病情重，传统吸入药物治疗效果差，容易复发，大多数为难治性哮喘，约 3/4 患者在诊断 EGPA 前需口服糖皮质激素控制哮喘症状。

肺浸润性病变见于 40% ～ 60% 的 EGPA 患者，可发生于嗜酸性粒细胞增多期、血管炎期或两期均有。表现为一过性肺浸润，很少形成空洞，易变性是其特点，阴影可很快消失；严重者出现慢性嗜酸性粒细胞性肺炎，可表现为发热、咳嗽、呼吸困难，甚至发生呼吸衰竭。约 1/3 患者伴有胸腔积液、胸膜增厚，有时可出现肺门、纵隔淋巴结肿大等。弥漫性肺泡出血少见，表现为急性呼吸窘迫和血红蛋白突然下降，可危及生命，属血管炎表现。

3. 神经系统受累　　超过一半的 EGPA 患者出现周围神经系统受累，表现为单神经病变、多发性单神经炎或多发神经病变，脑神经受累少见。周围神经病变的起病形式多为肢体麻木、疼痛，疼痛症状较突出，以足底针刺样疼痛最为多见，其他较多见的症状是肌无力、腱反射减退或消失及皮肤温度低。多发性单神经炎的典型表现为垂腕和垂足。约 20% 的患者出现中枢神经系统受累，表现为脑部弥漫性病变、脑梗死、脑出血，是 EGPA 常见的死亡原因。

4. 皮肤损害　　常见，约 70% 的患者出现皮肤损害。常见 3 种皮疹：皮肤或皮下结节、明显的紫癜和红斑丘疹性皮疹。其中皮肤或皮下结节最常见，常位于四肢及头皮，可伴瘙痒、疼痛或溃烂，愈合后皮肤色素沉着。皮肤或皮下结节一般为炎性结节，对 EGPA 有高度特异性，此处活检往往可见 EGPA 典型的病理改变。较少见的皮肤损害包括手指缺血性溃疡、指端坏疽、雷诺现象等。

5. 心脏受累　约 30% ～ 45% 的 EGPA 患者出现心脏受累，较 MPA 和 GPA 常见，是 EGPA 较严重的表现之一，是 EGPA 的主要死因。可累及心脏的各个部分，但以心肌、心内膜嗜酸性粒细胞浸润导致的心肌病最常见，临床表现为轻至中度左心功能不全和心室内血栓。临床确诊的心肌病是 EGPA 患者死亡的独立预测因素，占死亡原因的首位。冠状动脉受累主要表现为心绞痛，严重者发生心肌梗死，甚至可表现为心肌梗死反复发作。这些患者的特点为年轻，冠心病危险因素少，合并身体其他部位典型的血管炎病变，冠状动脉造影未见明显的粥样硬化，而表现为冠状动脉弥漫性病变、冠状动脉扩张、多发动脉瘤或冠状动脉节段性狭窄、闭塞。部分患者可出现心律失常，表现为房室传导阻滞、束支传导阻滞、心房颤动，甚至可发生心室颤动引起猝死。少数患者可出现肺动脉高压。

6. 胃肠道受累　不常见，临床主要表现为嗜酸性粒细胞性胃肠炎引起的腹痛、腹泻及消化道出血，严重者可出现肠穿孔、胰腺炎，也是导致死亡的原因。当严重的肉芽肿形成时可出现结节性肿块，压迫胃肠道，引起肠梗阻。嗜酸性粒细胞还可侵犯浆膜，引起腹膜炎、腹水形成，腹水中可见大量嗜酸性粒细胞。

7. 肾受累　20% ～ 25% 出现肾受累，远不如 MPA 或 GPA 常见和严重，主要表现为单纯尿检异常（如镜下血尿、轻度蛋白尿），而肾功能正常。但也有不到 5% 的 EGPA 患者可出现急进型肾小球肾炎。肾受累是 EGPA 患者死亡的独立危险因素。另外，EGPA 也可累及下尿路如前列腺，活动期前列腺特异性抗原升高，成功治疗后恢复正常，亦可致尿路梗阻。

8. 其他表现　眼部受累在 EGPA 患者中较少见，可有结膜炎、巩膜外层炎、全葡萄膜炎及边缘性角膜溃疡，患者可有一过性视力丧失，可能为眼血管炎、中央动脉闭塞和缺血性视神经病变所致。耳受累较少见，可表现为中耳炎和感音神经性耳聋，主要表现为听力下降。可有不同程度的游走性关节痛，部分患者可有关节肿胀。一些患者在血管炎早期常出现肌炎，主要表现为小腿腓肠肌痉挛性疼痛。30% ～ 40% 患者可有嗜酸性淋巴结肿大。EGPA 患者静脉血栓形成的风险增加，多发生在疾病活动期，可能与嗜酸性粒细胞相关的血管内皮损伤有关。另外，考虑到 EGPA 患者 MPO-ANCA 阳性、在心肌心内膜炎过程中可能发生的心源性脑梗死和长期使用糖皮质激素治疗，尽管目前缺乏相关数据，也应认为 EGPA 患者存在动脉事件的高危因素。

【实验室与其他相关检查】

（一）实验室检查

EGPA 无特异性的实验室检查，临床对于疑似患者，通常会检查嗜酸性粒细胞计数、ANCA 和血 IgE 水平等。

1. 嗜酸性粒细胞　血常规可见嗜酸性粒细胞计数升高，常大于 $1.5 \times 10^9/L$，是该病突出的表现，与病情活动性相关，但无特异性。需注意的是，嗜酸性粒细胞对糖皮质激素治疗非常敏感，患者因某种原因使用激素治疗（如哮喘）后可掩盖血常规的嗜酸性粒细胞增多。胸腔积液、诱导痰、支气管肺泡灌洗液或腹腔积液检测也可见嗜酸性粒细胞升高，对疾病诊断有价值。

2. ANCA　30% ～ 40% 的 EGPA 患者 ANCA 阳性，主要是 p-ANCA（间接免疫荧光法）和 MPO-ANCA（酶联免疫吸附法）阳性，ANCA 阴性时不能排除 EGPA。

3. 其他　活动期 EGPA 患者可出现炎症指标（如 ESR、CRP）升高，IgE 水平升高，甚至 IgG4 水平升高。另外，对于高度疑似或已知 EGPA 的患者，需要行其他相关检查来评估疾病程度，包括尿常规、血肌酐等。

（二）辅助检查

临床上根据受累脏器的不同选择相应的辅助检查。

1. 肺影像学检查　胸部 X 线或 HRCT 表现多样，可见一过性斑片状或结节状肺浸润，或弥漫性肺间质病变，少数可见肺结节灶，不形成空洞。

2. 肺功能检查　包括肺通气功能、肺弥散功能、支气管激发试验及支气管舒张试验，EGPA 患者的肺功能检查结果与哮喘相似，表现为气流受限和气道高反应性，但气道高反应性检查阴性时不能排除 EGPA 的可能。当出现肺实质受累时，肺容量相关指标可能会降低，同时常伴有肺弥散功能下降。

3. 心血管检查　超声心动图可判断心脏是否受累及严重程度，最常见的表现为室壁运动异常，还可见瓣膜异常、心包积液、附壁血栓和肺动脉高压。心脏 MRI 增强检测可发现心内膜心肌浸润，但晚期肾功能不全者慎用。

4. 鼻窦 CT 检查　可发现鼻窦炎。

5. 神经电生理检查　运动神经及感觉神经均可受累，以动作电位波幅下降为主，甚至完全不能引出波形；神经传导速度仅有轻至中度下降，神经轴索变性呈多灶性分布，下肢以腓肠神经、上肢以尺神经受累最常见。

6. 活检病理检查　外科肺活检是诊断 EGPA 的"金标准"，HRCT 成像对于选择最佳活检部位至关重要。然而，经支气管肺活检通常对诊断没有帮助，因为 EGPA 的肺部病变呈斑片状，需要显示整个肺腺泡以全面评估疾病分布，而经支气管肺活检所得标本仅数毫米，且容易产生挤压假象。当出现皮肤病变或周围神经病变时，对其中某一处取活检的创伤性更小，通常优于肺活检。

【诊断与鉴别诊断】

（一）诊断

1990 年美国风湿病学会（American College of Rheumatology，ACR）提出了 EGPA 的分类标准（表 5-7-9），符合以下 6 条中 4 条或以上即可诊断。而 2012 年 Chapel Hill 共识会议的 EGPA 定义要求必须有病理学证实的血管炎存在才能诊断，临床上若没有条件开展活检或组织病理学表现不典型的病例应用该标准进行诊断将受到限制。由于以上分类标准是在 ANCA 检测广泛使用前制定的，目前 ACR/EULAR 正在制定新的分类标准，临床上可结合患者临床表现和非侵入性检查结果综合分析诊断。

表 5-7-9　1990 年 ACR 制定的 EGPA 分类标准

条目	定义
1. 哮喘	哮喘病史或呼气性哮鸣音
2. 外周血嗜酸性粒细胞增多	嗜酸性粒细胞比例 > 10%
3. 单发性或多发性单神经病变	系统性血管炎所致单神经炎，多发性单神经炎或多神经炎（即手套 / 袜套样分布）
4. 游走性或一过性肺浸润	系统性血管炎所致胸片上迁移性或暂时性肺浸润（不包括固定浸润影）
5. 鼻窦炎	急性或慢性鼻旁窦疼痛或压痛史，或影像学检查显示鼻窦不透光
6. 病理示血管炎伴血管外嗜酸性粒细胞浸润	病理学检查显示动脉、微动脉、静脉外周有嗜酸性粒细胞浸润

EGPA 根据 ANCA 结果分为两种不同的临床病理亚型。MPO-ANCA 阳性的 EGPA 患者主要表现为血管炎如肾小球肾炎、皮肤紫癜、肺泡出血和周围神经病变，临床特点更接近其他 AAV，病情容易复发。ANCA 阴性的 EGPA 患者主要表现为嗜酸性粒细胞浸润相关的临床表现，如肺浸润、胃肠道浸润、心脏受累，死亡率高。

（二）鉴别诊断

1. 与其他系统性血管炎相鉴别   GPA 和 MPA 一般无哮喘，外周血嗜酸性粒细胞不高，ANCA 靶抗原主要针对蛋白酶 -3（proteinase-3，PR3）。GPA 常有固定的肺结节，易形成空洞和鼻窦骨侵蚀破坏。MPA 患者往往年龄较 EGPA 患者大，并且多有明显的肾受累。

结节性多动脉炎（polyarteritis nodosa，PAN）患者呼吸道受累较少见（无哮喘，肺受累少见），肾受累较 EGPA 多见，但以肾血管损害为主，无肾小球肾炎，而 EGPA 出现肾受累较少见，如出现则以坏死性肾小球肾炎为特征（急性肾小球肾炎是微小血管炎的独特表现）。PAN的病理特点为非肉芽肿性血管炎，且外周血嗜酸性粒细胞不高（表 5-7-10，图 5-7-10）。

2. 与嗜酸性粒细胞浸润性疾病相鉴别

（1）寄生虫感染及药物引起的嗜酸性粒细胞增多：要排除寄生虫感染，尤其是有胃肠道症状的患者，包括蛔虫、粪类圆线虫等感染。阿司匹林加重性呼吸系统疾病（aspirin exacerbated respiratory disease，AERD）的临床表现与 EGPA 相似，是一组包括哮喘、慢性鼻-鼻窦炎伴鼻息肉病，对阿司匹林和其他抑制 COX-1 的非甾体抗炎药有反应（表现为支气管收缩、鼻充血和鼻溢液）的临床综合征，AERD 也可出现嗜酸性粒细胞增多，但通常没有肺及其他器官系统受累。

表 5-7-10   **EGPA 与其他系统性血管炎的鉴别诊断**

特征	EGPA	GPA	MPA	PAN	解释
肺浸润或结节	+++	+++	++	－	EGPA 常伴哮喘和外周血 Eos 增高
肺出血	+	++	++		
肾小球肾炎	++	++	+++	－	进行性肾衰竭在 EGPA 不常见
上呼吸道疾病	++	+++	+	+	耳鼻喉部位受累在 GPA 常见
皮肤紫癜	+++	+	+++	++	
周围神经系统受累	+++	++	+	++	常为 EGPA 的突出表现
中枢神经系统受累	++	+	+	+	

EGPA：嗜酸性肉芽肿性多血管炎；GPA：肉芽肿性多血管炎；MPA：显微镜下多血管炎；PAN：结节性多动脉炎；Eos：嗜酸性粒细胞

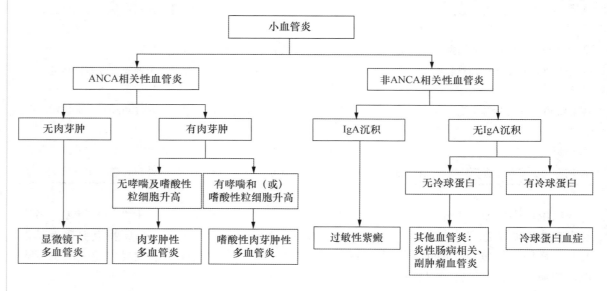

图 5-7-10   小血管炎的诊断流程

（2）变应性支气管肺曲霉菌病：常表现为哮喘、肺部放射影像学阴影和嗜酸性粒细胞增多，但不会累及肺、鼻和鼻窦以外的器官，血清烟曲霉菌特异性 IgE 或 IgG 升高。

（3）嗜酸性粒细胞性肺炎及嗜酸性粒细胞性胃肠炎：与 EGPA 的鉴别点是前两者不累及肺外 / 胃肠外器官。

（4）特发性高嗜酸性粒细胞综合征：与 EGPA 均为系统性疾病，两者累及的脏器相似，且都有外周血嗜酸性粒细胞增高以及嗜酸性粒细胞组织浸润，但特发性高嗜酸性粒细胞综合征常伴有弥漫性中枢神经系统损害、肝脾及全身淋巴结肿大、血栓栓塞及血小板减少；外周血嗜酸性粒细胞计数要比 EGPA 高；极少形成血管炎和肉芽肿；组织活检有嗜酸性粒细胞浸润，但无血管炎证据；无哮喘；血 ANCA 阴性；对激素反应差或难减量，通常要使用伊马替尼、羟基脲、长春新碱等化疗药物进行治疗。

【并发症】

EGPA 是系统性疾病，重要器官和系统受累可出现严重的并发症，包括心力衰竭、心肌梗死、脑出血、肾衰竭、消化道出血和哮喘持续状态等。

【治疗】

（一）治疗前评估

制订 EGPA 治疗方案前要先评估疾病严重程度。常用的血管炎活动评分标准包括伯明翰血管炎活动评分（Birmingham vasculitis activity score，BVAS）、血管炎损伤指数（vasculitis damage index，VDI）和 5 因素评分（five-factor score，FFS）。FFS 最早于 1996 年由法国血管炎研究组织提出，2011 年进行了修订，修订后的 FFS 包括：①胃肠道受累；②心脏受累；③肾功能不全（血肌酐 > 150 μmol/L）；④年龄 > 65 岁；⑤缺乏耳鼻喉部位受累的证据。以上 5 项每存在 1 项计 1 分。

（二）治疗

迄今，由于 EGPA 的罕见性和独特性而被排除在大多数 AAV 的随机对照试验之外，故 EGPA 治疗的可靠证据有限。治疗包括诱导缓解与维持缓解两个阶段。糖皮质激素通常用于 EGPA 的诱导缓解治疗。若对无器官受累或危及生命的临床表现、FFS ＝ 0 分的患者初始可单用糖皮质激素治疗，通常治疗 1 周内皮疹、哮喘、过敏性鼻炎和肺内浸润缓解，外周血嗜酸性粒细胞很快降至正常；若有器官受累、危及生命的临床表现，如严重的周围神经病变、弥漫性肺泡出血等，或 FFS ≥ 1 分，推荐激素联合免疫抑制剂，标准治疗方案为糖皮质激素＋环磷酰胺口服或静脉冲击治疗，口服糖皮质激素剂量为泼尼松 1 ～ 2 mg/（kg·d），严重者可予甲泼尼龙 0.5 ～ 1 g 冲击治疗 3 ～ 5 天。缓解定义为泼尼松 ≤ 7.5 mg/d 治疗下无病情活动相关的临床表现，但不包括哮喘和耳鼻喉相关症状。诱导缓解后，免疫抑制剂长期维持治疗常用于预防 EGPA 的复发（尤其在激素减量后），如甲氨蝶呤、硫唑嘌呤或吗替麦考酚酯，用法用量参考其他 AAV 的推荐。有急性肾小球肾炎或肺泡出血的患者，在上述标准缓解治疗的基础上加用血浆置换治疗；难治性或频繁复发的患者，可使用替代治疗方案，如静脉注射丙种球蛋白、α- 干扰素或生物制剂等。

目前治疗 EGPA 的生物制剂包括抗 CD20 单抗和抗 IL-5 单抗。利妥昔单抗（rituximab）是人鼠嵌合抗 CD20 单克隆抗体，可用于 EGPA 患者的诱导缓解，能减少糖皮质激素用量，用于维持治疗时能减少复发。美泊利单抗（mepolizumab）是人源性抗 IL-5 单克隆抗体，贝那利单抗（benralizumab）是抗 IL-5 受体单克隆抗体，两者均已被美国 FDA 批准用于治疗 EGPA。奥马珠单抗（omalizumab）是人源化抗 IgE 单克隆抗体，小样本研究提示能减少 EGPA 患者糖皮质激素用量，但缓解率低，其有效性有待大样本研究进一步明确。

数字资源
5-7-7：嗜酸
性肉芽肿性
多血管炎

【预后与预防】

EGPA 的预后较好，1 年生存率为 100%，5 年生存率为 97%，较其他血管炎死亡率低，最常见的死亡原因是心力衰竭和（或）心肌梗死。但超过 1/3 的患者会复发，主要是哮喘和耳鼻喉部位受累的表现，并且往往需激素治疗。

（戴　冽）

第 7 节　肉芽肿性多血管炎

肉芽肿性多血管炎（granulomatosis with polyangiitis，GPA），既往称为韦格纳肉芽肿（Wegener's granulomatosis，WG），是一种纤维素样、坏死性、肉芽肿性小血管炎。其特点是累及上、下呼吸道的肉芽肿性血管炎和合并存在的肾小球肾炎。临床常表现为鼻和副鼻窦炎、肺病变和进行性肾衰竭。

【流行病学】

国外资料报道 GPA 的发病率为（3 ~ 6）/10 万人，黑人发病较白人罕见，我国目前尚缺乏发病率的统计资料。GPA 发病男性略多于女性，可见于任何年龄，但青春期前发病较少见，40 ~ 50 岁是发病高峰。

【病因】

GPA 病因至今不明，目前认为疾病的发生是个体存在风险因素，由遗传背景和表观遗传调控与环境因素共同作用的结果。

主要组织相容性复合体（major histocompatibility complex，*MHC*）基因，尤其是人白细胞抗原（human leukocyte antigen，*HLA*）*-DPB1*0401*，可能是 GPA 的危险因素之一。另外有一些 MHC 基因，如 *HLA-B50* 和 *B55* 以及 *HLA-DR1*、*DR2*、*DR4*、*DR8*、*DR9* 和 *DQw7* 在 GPA 中表达增加；而 *HLA-DR3*、*DR6*、*DR13* 及 *DRB1*13* 等基因表达减少。有一些研究表明 GPA 有一定的家族聚集倾向，目前发现 *PTPN22*620W* 等位基因可能是包括 GPA 在内的自身免疫性疾病家族聚集的原因之一。研究还发现部分非 MHC 基因异常表达与 GPA 有一定关联，这些基因包括 *PTPN22* 基因、抗胰蛋白酶（α_1-AT）基因、*FcγR* 基因、*TAP* 基因和相关细胞因子基因等。此外，研究提示编码 PR3 的基因 *PRTN3* 及编码 α-1 抗胰蛋白酶（PR3 的天然调节因子）的基因 *SERPINA1* 的单核苷酸多态性（single nucleotide polymorphism，SNP）可能与疾病易感性相关。

在感染因素中，金黄色葡萄球菌感染与 GPA 的关联性较为密切。研究表明 GPA 患者鼻腔携带金黄色葡萄球菌者比例高于健康个体，并且与 GPA 疾病的复发相关。金黄色葡萄球菌的致病机制可能包括"隐藏"自身抗原的暴露、分子模拟、细菌或其降解产物参与免疫复合物（immune complex，IC）的形成，IC 介导血管损伤，细菌 DNA 中的 GpG 序列的免疫刺激作用以及超抗原直接促进自身抗体产生等。

既往有学者报道 GPA 的发生可能与接触含硅物质有关，一些学者认为暴露于含硅物质的环境可能导致急进性肾小球肾炎的发生。另外，一些药物如抗甲状腺药物、抗肿瘤药物、抗生素、可卡因和一些"生物类"药物，可能会诱导 ANCA 产生，但潜在发生机制仍不明确。

【发病机制】

目前的研究结果表明，PR3 型（蛋白酶 3）抗中性粒细胞胞质抗体（anti-neutrophil

cytoplasmic antibodies，ANCA）、T 细胞、B 细胞、中性粒细胞、血管内皮细胞（endothelial cell，EC）及抗内皮细胞抗体（anti-endothelial cell antibodies，AECA）等可能参与 GPA 疾病的发生。

1. ANCA　ANCA 是针对中性粒细胞和单核细胞胞质颗粒内特定蛋白组分的抗体，根据靶抗原的不同，分为胞浆型（c-ANCA）和核周型（p-ANCA）。c-ANCA 的主要靶抗原为蛋白酶 -3（proteinase-3，PR3）。抗 PR3 的抗体在 90% 以上活动的 GPA 患者中能够检测到。ANCA 在疾病发病机制中的作用尚不明确。当中性粒细胞或单核细胞受到肿瘤坏死因子（tumor necrosis factor，TNF）- α 或白介素（interleukin，IL）-1 诱导后，细胞内的 PR3 转移至细胞膜，与 ANCA 作用后中性粒细胞脱颗粒破裂，产生活性氧，导致组织损伤。体外研究表明，ANCA 激活的中性粒细胞能够黏附并杀伤内皮细胞。另外一些促炎细胞因子可激活内皮细胞，活化的内皮细胞也可表达 PR3，与 ANCA 作用后，通过抗体细胞毒作用溶解内皮细胞致血管壁炎症和破坏，但仍有一些临床和实验室研究并不支持 ANCA 本身的致病作用。

2. T 细胞　GPA 的肉芽肿病变和非肉芽肿病变中，证实 T 细胞存在且呈活化状态。在 GPA 患者循环中发现缺乏共刺激分子 CD28 的 CD4$^+$辅助 T 细胞增加，体外研究发现 CD4$^+$CD28$^-$T 细胞对 PR3 等自身抗原的刺激呈明显的增生反应。另外 GPA 患者外周血及泌尿系统活动性病灶中也发现 CD134$^+$T 细胞存在，表明该细胞向炎症部位的迁徙增加。此外，一些细胞因子如 IL-1、IL-2、IFN- α、TNF- α、IL-17 等在患者血清及病灶局部有增高。IL-1 可以活化 T 淋巴细胞并启动或放大血管内原位免疫反应。IL-1 和 TNF- α 是内皮细胞 - 白细胞黏附分子 1（ELAM-1）和血管细胞黏附分子 1（VCAMG-1）诱导物，促进白细胞向血管内皮细胞黏附。

3. B 细胞　在 GPA 肉芽肿病变和 ANCA 相关的肾炎中发现 B 细胞的存在。B 细胞不仅作为产生自身抗体的浆细胞的前体，而且还参与抗原的表达、细胞因子的产生和促炎 T 细胞的产生。B 细胞可能参与 GPA 等血管炎的发病的直接证据来源于使用抗 CD20 单抗治疗后的效果。文献报道 GPA 患者鼻和肺的肉芽肿中发现有 B 细胞聚集。与 T 细胞相比，B 细胞在 GPA 发病中的机制研究仍然较少。

4. 中性粒细胞　研究表明中性粒细胞可能是引起血管损伤的主要介质。中性粒细胞胞外诱捕网（neutrophil extracellular traps，NETs）是由中性粒细胞抗原（弹性蛋白，PR3，MPO 和钙卫蛋白）修饰的 DNA 链组成的，被认为是 ANCA 相关性血管炎发病的重要组成部分。有假说认为中性粒细胞产生和释放 NETs 的过程（NETosis）的调节失常（如产生增加和降解减少）和特殊 HLA 单倍体对 NETs 抗原的递呈，参与 ANCA 的产生过程。Akiyama 等研究发现，头颈部和系统受累的 GPA 患者比健康人发生 NETosis 的频率更高，从头颈部受累 GPA 患者中分离出的中性粒细胞形成 NETs 的速率高于系统受累的 GPA 患者和健康者，表明 NETs 可能是 GPA 疾病发生和发展过程中的重要参与者，且与 GPA 的临床亚型相关。

5. AECA　AECA 参与发病的机制可能通过免疫介导而导致血管炎，而非直接针对内皮细胞的毒性作用。AECA 还可上调黏附分子 E- 选择素、细胞间细胞黏附分子 -1、血管细胞黏附分子 -1 的表达，诱导细胞因子和趋化因子分泌，使白细胞聚集和黏附于血管内皮，引发局部炎症。

【病理】

来源于上呼吸道、支气管内膜的病理标本显示小血管类纤维蛋白变性、血管壁中性粒细胞浸润、局灶性坏死性血管炎；肾病理表现为局灶性、节段性、新月体性坏死性肾小球肾炎，免疫荧光无或很少免疫球蛋白及补体。

【临床表现】

典型的 GPA 有三联征：上呼吸道、肺和肾病变。GPA 可缓慢起病，也可为快速进展性发

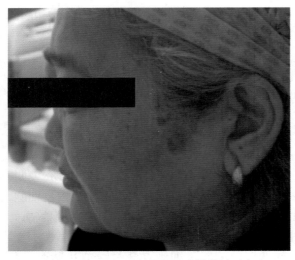

图 5-7-11　**GPA 鼻骨损害（鞍鼻畸形）**

病，可以是全身多器官、多系统受累，临床表现因受累血管和受累部位而表现不同。病初可有非特异性的临床表现，如发热、疲劳、纳差、体重减轻、关节痛等，其中发热最常见，有时由鼻窦细菌感染引起。大部分患者起病时可表现为常规治疗无效的感冒、鼻窦炎或过敏症状。部分患者亦可无任何系统受累表现。

1. 上呼吸道受累　大于 95% 的 GPA 患者可有上呼吸道受累，有相当一部分患者以上呼吸道病变为首发症状。鼻腔和鼻旁窦是头颈部最常受累的部位，可表现为鼻窦疼痛、渗液、脓血涕，伴或不伴鼻腔黏膜溃疡，严重者可能发生鼻中隔穿孔，鼻骨破坏，从而引起鞍鼻畸形（图 5-7-11）。由于咽鼓管阻塞，25% 患者会表现为严重的分泌性中耳炎，6% 的 GPA 患者会以听力丧失为疾病的首发表现。约 16% 的患者会出现由于疾病活动或瘢痕形成导致的声门下气管狭窄，出现声音嘶哑、呼吸喘鸣及运动耐量减低，严重者出现气道阻塞。

2. 下呼吸道受累　肺部受累是 GPA 的基本特征之一，约 50% 的患者在起病时即有肺部表现，85% ～ 90% 的患者可出现肺部受累的症状。咳嗽、呼吸困难、咯血以及胸膜炎是最常见的症状。大量肺泡性出血较少见，但一旦出现，即可发生呼吸困难和呼吸衰竭，危及生命。约 1/3 的患者肺部影像学检查有肺内阴影。55% 以上的患者出现支气管内膜受累以及瘢痕形成，肺功能检测表现为阻塞性通气功能障碍，另有 30% ～ 40% 的患者为限制性通气功能障碍以及弥散功能障碍。肺部受累的患者除常规病原学检测外，必要时可行支气管镜检查，以除外感染。40% 的 GPA 患者伴发肺部感染，是 GPA 的主要死亡原因。

3. 肾受累　约 80% 的 GPA 患者在病程中会发生肾受累，是主要的临床表现之一，如不治疗，会成为该病死亡主要的直接或间接原因，影响 GPA 临床结局。大约 20% 的患者起病时即有肾脏病变，可出现蛋白尿，红、白细胞及管型尿，随着疾病进展，一旦出现肾脏病变常进展迅速，严重者伴有高血压和肾病综合征，除非及时治疗，否则可发展为肾功能不全，最终导致肾衰竭。需要警惕的是部分患者在起病时无肾脏病变，但随病情进展可逐渐发展至肾小球肾炎。

4. 眼部受累　眼部受累也是 GPA 的常见表现，见于约 52% 的患者。GPA 可累及眼的任何结构，表现为泪囊炎、巩膜外层炎、巩膜炎、肉芽肿性巩膜葡萄膜炎、睫状血管炎和导致眼球突出的球后占位等。眼眶受累在 GPA 中少见，一旦出现即提示 GPA 可能，尤其是表现为眶后肉芽肿性假瘤或泪腺炎。眼球突出提示视力受损，可因视神经缺血导致失明，是预后不良的表现。

5. 皮肤病变　约 46% 的患者会出现皮肤黏膜损伤，表现为多形性红斑、斑疹、瘀点、瘀斑、丘疹、皮下结节、可触性紫癜、坏死性溃疡形成以及浅表皮肤糜烂等。皮肤紫癜最为常见，病理类型为白细胞破碎性血管炎，常与肾受累同时出现。

6. 神经系统受累　约 1/3 的患者会出现神经系统病变。临床表现以多发性单神经炎常见，其次为感觉运动神经病变，脑血管炎和（或）肉芽肿较为罕见，极少数患者累及垂体，出现垂体功能减退。肌电图以及神经传导检查有助于外周神经病变的诊断。

7. 其他　约 30% 的 GPA 患者发病时有关节病变，全部病程中可有约 70% 的患者有关节受累。多数为关节疼痛以及肌痛，无关节破坏和关节畸形。GPA 也可累及心脏而出现心包炎、心肌炎或传导异常，可无明显临床症状，严重时亦可出现心力衰竭；胃肠道受累时可出现腹痛、腹泻及出血，但应排除药物所致；尸检时可发现脾坏死、血管炎以及肉芽肿形成；泌尿生殖系统（不包括肾）会出现膀胱坏死性血管炎、坏死性尿道炎、睾丸炎，附睾炎也可发生，但较少见。

【 实验室与其他相关检查 】

1. 常规检查　血常规可表现为中性粒细胞、血小板升高，正细胞正色素性贫血；急性炎症指标 ESR、CRP 水平升高；RF 可阳性，血清免疫球蛋白增高。肾受累可出现镜下血尿（RBC ＞ 5 个 / 高倍镜）或红细胞管型。

2. 自身抗体　90% 以上病情活动的 GPA 患者血清中可出现 c-ANCA 阳性（免疫荧光法，IF），PR3 水平升高（酶联免疫吸附法定量测定），是诊断 GPA 较为特异性的抗体，可用于疾病的诊断和评价疾病活动性，亦有 20% 的患者可能是 ANCA 阴性。GPA 患者中 55% ～ 80% 有 AECA 阳性，该抗体亦与疾病活动性相关。

3. 影像学检查　GPA 的胸部 X 线可表现为双肺多发病变，以双下肺居多，少部分患者胸片未发现病变。胸片上结节影病灶占 40% ～ 70%，为最常见表现，可孤立出现，也可多发，50% 可以有空洞形成，病灶可迁延，也可自行消失，需与肿瘤和感染鉴别。上呼吸道 X 线可显示鼻旁窦黏膜增厚，甚至鼻或鼻旁窦骨质破坏。弥漫磨玻璃样透亮度下降，提示肺泡出血可能。其他病变还包括粟粒样、局灶性浸润，肺不张，肺间质病变，气管狭窄等。CT 所示病变与 X 线相同，可进一步明确 X 线所见的病变性质和对 X 线未发现的病变做有益的补充。主要表现为伴或不伴空洞的结节影，气道实变影（常见于双侧）或弥漫性肺出血。CT 还可见肺间质病变，对于气管狭窄的发现也优于 X 线。

4. 病理检查　呼吸系统及肾活检是诊断的重要依据。对于诊断困难病例，可行胸腔镜检查或开胸活检以明确。

【 诊断与鉴别诊断 】

（一）诊断（图 5-7-12）

GPA 早期诊断对于改善疾病预后、降低长期死亡率至关重要。GPA 的诊断平均需要 5 ～ 15

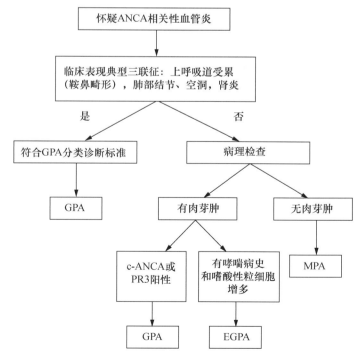

图 5-7-12　**GPA 诊断流程图**

ANCA：抗中性粒细胞胞质抗体，PR3：蛋白酶 -3，GPA：肉芽肿性多血管炎，MPA：显微镜下多血管炎，EGPA：嗜酸性肉芽肿性多血管炎

个月。其中 3 个月内可诊断的患者比例约 40%，有 10% 甚至 5 ～ 15 年才被诊断。无症状患者可通过血清学检查 ANCA 以及鼻窦和肺的影像学检查诊断。上呼吸道、支气管内膜及肾活检是诊断的重要依据。对于有①不明原因的发热伴有呼吸道症状；②慢性鼻炎及副鼻窦炎，经检查有黏膜糜烂或肉芽组织增生；③眼、口腔黏膜有溃疡、坏死或肉芽肿；④肺内有可变性结节状阴影或空洞；⑤皮肤有紫癜、结节、坏死性溃疡等表现的患者，应反复进行组织学检查。

临床上诊断常用 1990 年 ACR 分类标准（表 5-7-11）。符合 2 条或 2 条以上时可诊断为 GPA，诊断的敏感度和特异度分别为 88.2% 和 92%。但该标准临床上有时不能对 GPA 和显微镜下多血管炎（microscopic polyangiitis，MPA）、一些模拟血管炎等进行区分。2016 年 ACR/EULAR 提出新的 GPA 分类标准（表 5-7-12），评分≥ 5 分时可诊断为 GPA，其敏感度和特异度可达到 89.9% 和 94.1%，这一标准是在已有中小血管炎诊断的基础上应用的，以分类诊断出 GPA 患者。

（二）鉴别诊断

GPA 需要与其他类型的血管炎，如嗜酸性肉芽肿性多血管炎（eosinophilic granulomatosis with polyangiitis，EGPA）、显微镜下多血管炎（microscopic polyvasculitis，MPA）和结节性多动脉炎（polyarteritis nodosa，PAN）相鉴别（表 5-7-13）。

另外，GPA 鼻部受累需要与复发性多软骨炎引起的鼻损害相鉴别，复发性多软骨炎主要病变部位为软骨，可累及鼻、耳、气管软骨，引起鼻塌陷（鞍鼻）、听力障碍、气管狭窄。但该病一般不累及鼻窦，实验室检查 ANCA 阴性，病理检查可鉴别。

表 5-7-11　**1990 年美国风湿病学会（ACR）分类标准**

1990 年美国风湿病学会（ACR）分类标准	
1. 鼻或口腔炎症	痛性或无痛性口腔溃疡，脓性或血性鼻腔分泌物
2. 胸部 X 线检查异常	胸部 X 线检查示结节、固定浸润病灶或空洞
3. 尿沉渣异常	镜下血尿（红细胞＞ 5/ 高倍视野）或出现红细胞管型
4. 病理性肉芽肿性炎性改变	动脉壁或动脉周围，或血管（动脉或微动脉）外区域有中性粒细胞浸润形成肉芽肿性炎性改变

* 符合 2 条或 2 条以上即可诊断 GPA

表 5-7-12　**ACR/EULAR 2017 年 GPA 分类标准**

临床表现 / 辅助检查	得分
临床表现	
血性鼻腔分泌物、溃疡、结痂或鼻腔堵塞	3
鼻息肉	－ 4
听力丧失或减弱	1
软骨受累	2
红眼或眼痛	1
辅助检查	
c-ANCA 或抗 PR3 抗体阳性	5
嗜酸性粒细胞计数≥ 1（×10^9/L）	－ 3
肺部影像学表现为结节、团块或空洞	2
活检发现肉芽肿形成	3

备注：9 项评分相加，总分≥ 5 分定义为 GPA

表 5-7-13　几种血管炎的鉴别

项目	GPA	EGPA	MPA	PAN
侵犯血管	小血管（小动脉、小静脉及毛细血管）	小、中肌性动脉	小血管（小动脉、小静脉及毛细血管）	小、中肌性动脉
呼吸道受累	多见 上呼吸道主要表现为鼻窦炎、鞍鼻；下呼吸道主要表现为肺部多发结节性阴影，可有空洞	多见 主要为上呼吸道溃疡；下呼吸道主要为肺血管受累	肺受累多见 主要表现为肺毛细血管炎、肺出血	少见
肾受累	常见 可有肾小球肾炎	少见，较轻	多见 可出现急性进行性肾炎	多见 肾血管损害为主，肾血管性高血压较常见
神经系统受累	少见	多见 主要表现为外周神经炎	少见	多见 周围神经炎多见 中枢神经亦可受累
外周血	无改变	嗜酸性粒细胞增多	无改变	可有中性粒细胞增多
ANCA	cANCA 抗 PR3 抗体	急性期 pANCA 多见	pANCA 髓过氧化物酶（MPO）	少见
病理	小动脉、小静脉肉芽肿性血管炎	各种类型血管炎、血管外肉芽肿伴嗜酸性粒细胞浸润	小血管节段性纤维素样坏死，无肉芽肿性炎，可有血栓形成	中小动脉坏死性血管炎
血管造影	—	—	无异常	动脉瘤或血管闭塞
哮喘病史	无	有	无	无

【治疗】

GPA 治疗关键是早期，避免发生不可逆脏器损害。可分为 3 期，即诱导缓解期、维持缓解期以及控制复发期。

诱导缓解期可使用激素联合环磷酰胺或激素联合利妥昔单抗治疗，对于局限型病例可考虑使用激素联合甲氨蝶呤治疗，达到病情缓解即以减低复发风险及尽可能减少治疗药物造成的不良反应为治疗目标。维持缓解期可选择激素联合硫唑嘌呤或甲氨蝶呤治疗。疾病复发是 GPA 的另一特征，对于复发病例，可选择激素联合环磷酰胺或联合利妥昔单抗。文献报道，PR3-ANCA 阳性、有过疾病复发史、有肺和（或）耳鼻喉病变和（或）心血管受累是 GPA 病情复发的高风险因素。此外，治疗期间 ANCA 持续阳性者，疾病复发风险高。

对于难治性 GPA 患者，首先需要鉴别一些诱发因素，如恶性肿瘤或感染，并区分活动性血管炎和陈旧的组织损伤，以决定是否需更换或增加免疫抑制治疗。治疗药物可选择激素联合环磷酰胺、硫唑嘌呤、吗替麦考酚酯、环孢素 A 等免疫抑制剂，以及免疫球蛋白、复方磺胺甲噁唑，生物制剂如抗 CD20 单抗、TNF-α 抑制剂也可以根据病情选择使用。

1. 糖皮质激素　活动期用泼尼松 1.0 ～ 1.5 mg/（kg·d），4 ～ 6 周，病情缓解后逐渐减量并以小剂量维持。对有严重脏器受累病例，可采用冲击疗法：甲泼尼龙 1.0 g/d，连用 3 日，第 4 日改口服泼尼松 1.0 ～ 1.5 mg/（kg·d），根据病情逐渐减量。

2. 免疫抑制剂

（1）环磷酰胺：口服和静脉使用均可，一般给予环磷酰胺 1 ～ 2 mg/（kg·d），或环磷酰胺 200 mg，隔日 1 次，达到缓解后可用 1 mg/（kg·d）维持。严重病例可静脉给予环磷酰胺

$0.5 \sim 1.0 \ g/m^2$ 体表面积，每 $3 \sim 4$ 周 1 次。用药期间注意观察不良反应，如膀胱炎、骨髓抑制、继发感染等。

（2）硫唑嘌呤：可替代环磷酰胺用于维持缓解期治疗，预防疾病复发。一般用量为 $2 \sim 2.5 \ mg/（kg \cdot d）$，总量不超过 200 mg/d，用药期间应监测不良反应，如骨髓抑制、肝损害等。

（3）甲氨蝶呤：一般用量为 $10 \sim 25$ mg，每周一次，口服、肌肉注射或静脉注射疗效相同，如环磷酰胺不能控制可合并使用。

（4）环孢素 A：常用剂量为 $3 \sim 5 \ mg/（kg \cdot d）$。可抑制 IL-2 合成，抑制 T 细胞的激活。

（5）吗替麦考酚酯（霉酚酸酯）：初始用量 1.5 g/d，分 2 次口服，维持剂量 1.0 g/d，分 $2 \sim 3$ 次口服。目前霉酚酸酯用于 AAV 诱导缓解治疗的证据较少，但仍可考虑作为环磷酰胺、利妥昔单抗或甲氨蝶呤的替代药物。

（6）丙种球蛋白（IVIG）：一般与激素及其他免疫抑制剂合用，剂量为 300 ～ 400 mg/（kg \cdot d），连用 $5 \sim 7$ 日。静脉用丙种球蛋白与补体和细胞因子网络相互作用，提供抗独特型抗体作用于 T、B 细胞。大剂量丙种球蛋白还具有广谱抗病毒、细菌及中和循环性抗体的作用。

3. 生物制剂

（1）利妥昔单抗（rituximab）：利妥昔单抗为抗 CD20 IgG1 药物，文献报道利妥昔单抗能够诱导复发和难治性 GPA 的缓解或部分缓解。美国 FDA 已于 2011 年批准利妥昔单抗可替代环磷酰胺用于成人严重的 ANCA 阳性 GPA 的治疗，诱导缓解期方案为 $375 \ mg/m^2$，每周 1 次，连用 4 周，其主要不良反应为感染（多为上呼吸道感染）、注射部位反应和乙型肝炎病毒活动等。使用前，应筛查 HIV、HBV 等。

（2）TNF-α 抑制剂：TNF-α 抑制剂主要应用于难治性患者或常规治疗多次复发患者，部分患者可取得较好疗效，但循证证据较少。

（3）其他：另外，有一些新的生物制剂如抗 CD20 单抗 ofatumumab、选择性 T 细胞共刺激调节剂阿巴西普（abatacept）、抗 CD52 单抗 alemtuzumab、B 细胞活化因子抑制剂贝利木单抗（belimumab），在 GPA 治疗中的作用仍在研究探索中。

4. 其他治疗

（1）复方磺胺甲噁唑：在使用免疫抑制剂和激素治疗时，应注意预防卡氏肺囊虫感染所致的肺炎，合并卡氏肺囊虫肺炎可成为 GPA 的死亡原因之一。应用复方磺胺甲噁唑（新诺明）（2 ～ 6 片 / 日）进行抗感染治疗，能预防复发，延长生存时间。

（2）血浆置换：血浆置换可以联合激素及其他免疫抑制剂治疗，可用于快速进展的危及生命的血管炎。

（3）血液透析：急性期患者如出现肾衰竭则需要透析，55% ～ 90% 的患者能恢复肾功能。

（4）外科治疗：对于声门下狭窄、支气管狭窄等患者可以考虑外科治疗。

【预后与预防】

未经治疗的 GPA 病死率高达 90% 以上，患者平均生存期 5 个月，82% 的患者 1 年内死亡，90% 以上的患者 2 年内死亡。经糖皮质激素和免疫抑制剂治疗后，GPA 患者的 5 年总体死亡率可降低至 10% ～ 15%。早期诊断和及时治疗可明显改善预后。高龄、难以控制的感染、不可逆的肾损害、心血管系统合并症和肿瘤是 GPA 预后不良的主要因素。

（武丽君）

第 8 节　白塞病

白塞病（Behçet's disease，BD）是一种慢性系统性血管炎。以反复发作的口腔、生殖器溃疡，皮肤病变和眼病为主要特征，并可累及关节、胃肠道、血管和中枢神经等全身多系统。因其动脉和静脉系统均可受累，大、中、小血管均可受累，故被归类为变异性血管炎。《伤寒杂病论》中记载的"狐惑病"与 BD 对应，而 1937 年土耳其医生 Hulusi Behçet 首次报道本病后，才引起现代医学的关注，故命名为"Behçet's disease"。

【流行病学】

BD 多见于古丝绸之路沿途地区。土耳其人群患病率最高，为（80 ～ 370）/10 万，我国的发病率约为 14/10 万。BD 好发于 20 ～ 40 岁的年轻人。BD 高发地区的男女患病率相近。

【病因与发病机制】

BD 目前病因不明，认为是由多种因素造成的机体多系统炎性损伤。

1. 遗传因素　人白细胞抗原 B5/B51（human leukocyte antigen-B5/B51，*HLA-B5/B51*）是发现最早也是目前已知相关性最强的易感基因。Meta 分析显示，*HLA-B5/B51* 携带者发生 BD 的风险显著高于非携带者（总 OR5.8）。

2. 环境因素　细菌和病毒等微生物感染是触发 BD 的重要环境因素。研究发现对链球菌和 1 型单纯疱疹病毒抗原的高敏感性、与多种热休克蛋白的序列同源性以及潜在的交叉反应性可能是 BD 的一个致病因素。同时口腔、唾液和肠道菌群组成成分异常也是导致 BD 的发病因素之一。

3. 免疫细胞　中性粒细胞在 BD 中被激活，活化的中性粒细胞可浸润在血管周围，损伤血管内皮细胞，介导炎症反应并参与血栓形成。γδT 细胞和单核-巨噬细胞活化，释放炎性细胞因子的能力增强。初始 CD4$^+$T 细胞向 Th1 细胞、Th17 细胞和 Th22 细胞等促炎细胞方向分化，抑制调节性 T 细胞等抑炎细胞的分化，T 细胞稳态被破坏，引起体内复杂的细胞因子网络紊乱，导致组织损伤。

4. 内皮激活和高凝状态　内皮功能紊乱是 BD 的重要特征，受累血管的内皮激活可介导 BD 的血管炎症反应和血栓形成。一氧化氮（NO）是调节 BD 内皮激活的重要物质，在 BD 患者的血清、红细胞、滑液和房水中均增加。高凝状态在许多 BD 患者中普遍存在。BD 血栓形成目前更倾向于被认为是由炎症诱导的血管损害或内源性内皮功能紊乱刺激形成的。

5. 自身抗体　部分患者血清可检测到抗内皮细胞抗体，但临床一直缺乏特异性血清学指标。

【病理】

BD 患者受累组织的主要表现为血管炎。典型的病理改变为坏死性、白细胞破碎性、闭塞性血管周炎和静脉血栓。病变累及不同大小的毛细血管、静脉与动脉，在环滋养血管和血管周围区域可见中性粒细胞和淋巴细胞浸润，其中以中性粒细胞为主。当出现明显的白细胞破碎性血管炎时，可见血管内皮肿胀、红细胞外渗和血管壁的纤维素样坏死。

【临床表现】

皮肤黏膜损害是 BD 的典型表现，但重要器官受累（包括眼、胃肠道、大血管和中枢神经系统）者预后不佳。

（一）皮肤黏膜损害

口腔阿弗他溃疡常为最早及最常出现的临床表现，可见于舌缘、颊、唇、软腭、咽、扁桃

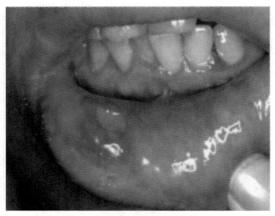

图 5-7-13　口腔溃疡

体等处，通常难以与普通口疮相鉴别，但前者常为多发且更为频繁地反复发作。典型溃疡呈边界清晰的圆形，基底呈黄白色，周围可伴有红斑，大小从几毫米到 2 cm 不等（图 5-7-13）。

生殖器溃疡，是 BD 的特征性病变。男性多见于阴囊（90%），也可发现于阴茎和环肛门周围；女性最常见于大阴唇（70%），也可出现在小阴唇、阴道、宫颈处。呈痛性，形态与口腔溃疡相似，但较口腔溃疡复发少（图 5-7-14）。

常见的皮肤损害分为三种：

（1）结节性红斑：局限于下肢且常遗留色素沉着，活检表现为间隔性脂膜炎（图 5-7-15）。

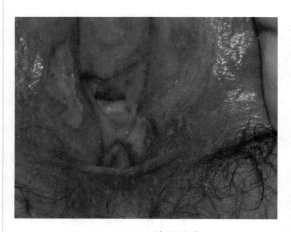

图 5-7-14　外阴溃疡

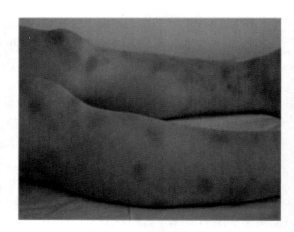

图 5-7-15　结节性红斑

（2）血栓性浅静脉炎：为迁徙性，易复发，静脉穿刺可诱发。

（3）痤疮样皮损：常和普通痤疮难以鉴别。这类皮损不仅出现在痤疮好发部位，也会出现在非痤疮好发部位如腿和手臂。

此外，BD 患者还可出现丘疹样皮损以及皮肤血管炎、Sweet 综合征样病变和坏疽性脓皮病样病变。

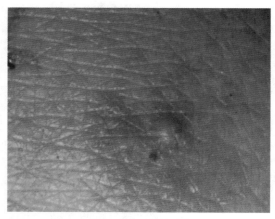

图 5-7-16　针刺反应

针刺反应：针刺反应是皮肤对创伤的一种高反应性。典型表现是用 20～21 号消毒针头针刺皮肤（针刺试验）24 h 或 48 h 后，在针眼处出现炎性红色丘疹或脓疱样改变。特异性较高且与疾病活动性相关（图 5-7-16）。

（二）关节炎

约一半患者会出现关节受累，典型表现是非对称性、间歇性、非侵蚀性外周单关节炎或寡关节炎，最常累及如膝、踝和腕关节等大、中关节。关节滑液常见炎症表现，多有黏蛋白凝块。滑液组织学检查表现为非特异性滑膜炎，缺乏诊断意义。

（三）眼部受累

主要表现为葡萄膜炎，常为双侧、复发性、全葡萄膜炎。男性和年轻患者眼部症状发生频率更高且症状更为严重。前葡萄膜炎可引起畏光、眼红，前房积脓相关的前葡萄膜炎见于 20% 的 BD 患者，孤立性前葡萄膜炎少见。后葡萄膜炎合并视网膜受累是 BD 的严重并发症，可导致失明，是 BD 严重残疾的主要原因之一。

（四）血管损害

1/4 ～ 1/3 的患者会发生血管损害，且以男性居多。静脉系统受累较动脉系统受累多见。静脉血栓的发病率较高，下肢深静脉血栓最常见，其次是肺血栓、腔静脉、颅内静脉窦血栓等，大多患者都是 2 处或以上部位血栓。BD 下肢深静脉血栓常为多发，损害程度重，双侧受累多见，治疗反应差，易复发。临床可引起间歇性跛行，还可导致疼痛、静脉曲张、水肿、皮肤色素沉着、胫踝部溃疡形成。腔静脉血栓（上、下腔静脉）引起慢性梗阻可导致显著的胸壁和腹壁静脉曲张（图 5-7-17）。肝静脉和下腔静脉同时或相继受累可引起布加综合征，临床表现为腹痛、腹腔积液、肝大和黄疸、阴囊水肿和下肢水肿，严重者可导致肝衰竭。

动脉系统受累表现为动脉狭窄、闭塞、扩张或产生动脉瘤。多数动脉瘤患者临床表现为受累动脉相应部位的搏动性包块、疼痛及巨大包块（图 5-7-18），30% 为多发，可合并静脉受累。肺动脉瘤是 BD 患者的主要死因，主要表现为反复咯血，胸片表现为非空洞性模糊影，可通过 CTA 确诊。

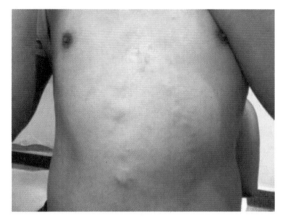

图 5-7-17　下腔静脉阻塞综合征

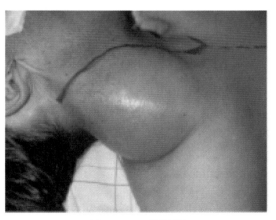

图 5-7-18　动脉瘤

（五）消化道受累

整个消化道均可累及，病情呈反复发作和缓解的交替过程。临床以腹痛最常见，可见出血、腹泻、腹部包块、腹胀、胸骨后痛，部分患者可出现消化道出血、肠梗阻、肠穿孔、肠瘘等严重并发症。应通过内镜和（或）影像学检查确定 BD 患者是否有胃肠道受累。肠 BD 内镜下主要表现为溃疡，以回盲部最多见，典型表现为单个或多个、圆形或类圆形、位置较深的大溃疡，溃疡边缘规则，基底部有渗出。不典型的表现为节段性或弥散性分布的口疮样或地图样溃疡（图 5-7-19）。

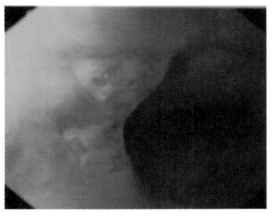

图 5-7-19　食管溃疡

（六）心脏受累

BD心脏受累临床表现多样，可以表现为心包炎、瓣膜病变、冠状动脉病变［动脉炎和（或）动脉瘤］、心内血栓、心肌炎、心内膜炎和心脏传导系统受累，多提示不良预后（图5-7-20）。其中瓣膜病变起病隐匿，可以在BD典型症状前出现，常导致漏诊或误诊，临床上不乏看到心脏病变多次换瓣膜手术后发生瓣周漏、瓣膜脱落等严重并发症，之后才确诊BD的病例。临床主要表现为急性或慢性中/重度主动脉瓣关闭不全，常合并升主动脉扩张或升主动脉瘤，少数可累及二尖瓣和三尖瓣，病理为主动脉瓣及瓣周组织广泛炎症。

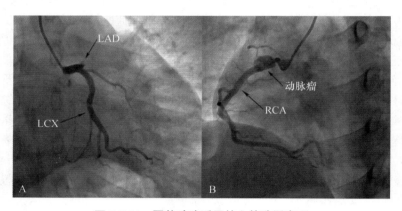

图 5-7-20　冠状动脉受累的血管造影表现
A. 左前降支（LAD）动脉闭塞，可见正常的左回旋支（LCX）动脉。**B**. 右冠状动脉（RCA）近段动脉瘤

（七）神经系统受累

神经系统受累可见于5% ～ 10%的患者，分为中枢神经系统和周围神经系统受累。周围神经系统受累较少见。中枢神经系统受累根据受累部位分为脑实质受累和非脑实质受累，其中80%为脑实质受累，常累及脑干，皮质脊髓束、大脑白质、小脑、脊髓和基底节等也可受累，最常见的临床表现为头痛、病变区功能障碍和行为改变。颅内静脉窦血栓（cerebral venous sinus thrombosis，CVST）是BD神经系统非实质受累的主要表现之一，多呈亚急性或慢性病程，主要临床特征为头痛、视乳头水肿、恶心呕吐和脑脊液压力升高，最常见于上矢状窦和横窦。脑实质和非脑实质同时受累的情况较少。脑脊液检查缺乏特异性，脑实质受累者脑脊液压力正常，细胞计数增多，以淋巴细胞和中性粒细胞升高为主；非脑实质受累者脑脊液压力升高明显，细胞学和蛋白检测通常正常。影像学检查方面，脑实质受累的磁共振成像特点为病灶常位于中线结构附近，以中脑-间脑接合部最常见，病变可向间脑、脑桥延伸。

（八）其他

BD患者可出现肺动脉高压，多继发于心脏瓣膜病变和肺血管病变。偶有肾小球肾炎的散发病例报道，病理从微小病变到增殖性肾小球肾炎和急进性新月体肾小球肾炎均可出现，可伴有肾淀粉样变性AA型，引起肾病综合征。10%的BD患者可出现附睾炎。膀胱受累者可引起排尿功能障碍。

【实验室检查】

本病尚无特异性化验指标。在15%的患者可见到慢性病性中度贫血和白细胞增多。ESR和CRP可轻度升高。但上述指标都不能很好地反映疾病活动性。自身抗体如类风湿因子、抗核抗体、抗心磷脂抗体和抗中性粒细胞胞质抗体常为阴性，偶有抗内皮细胞抗体阳性。

【诊断】

由于缺乏特异性实验室检查，因此 BD 的诊断基于临床表现。1989 年国际 BD 研究组制定的诊断标准（international study group of Behcet's disease，ISGBD）被广泛使用（表 5-7-14）。2014 年国际 BD 研究组专家提出了修订后的新标准（international criteria for Behcet's disease，ICBD）（表 5-7-15）。ICBD 标准较 ISGBD 标准显著提高了诊断 BD 的敏感性，同时保证了特异性。

表 5-7-14　1989 年国际 BD 研究组制定的诊断标准（ISGBD）

标准	临床表现
复发性口腔溃疡	由医师观察到或患者诉说有阿弗他溃疡或疱疹样溃疡，1 年内反复发作至少 3 次
加上以下 4 项中的 2 项即可诊断白塞病：	
复发性生殖器溃疡	阿弗他溃疡或瘢痕，由医师观察到或由患者诉说
眼部损害	前或后葡萄膜炎，或裂隙灯下见到玻璃体内有细胞，或由眼科医师观察到的视网膜血管炎
皮肤损害	结节性红斑、假性毛囊炎、丘疹性脓疱或由医师观察到的青春期后出现的痤疮样结节（患者未用过糖皮质激素）
针刺试验阳性	以无菌 20 号或更小针头，斜行刺入皮内，由医生在 24 ～ 48 h 内观察到局部有红肿或脓点

其他与本病密切相关并有利于诊断的症状：关节痛（关节炎）、皮下栓塞性静脉炎、深部静脉栓塞、动脉栓塞和（或）动脉瘤、中枢神经系统病变、消化道溃疡、附睾炎和家族史

表 5-7-15　2014 年国际 BD 研究组修订后新标准（ICBD）评分系统（得分 ≥ 4 分提示诊断白塞病）

症状 / 体征	得分
眼部病变	2
生殖器阿弗他溃疡	2
口腔阿弗他溃疡	2
皮肤损害	1
神经系统表现	1
血管表现	1
针刺试验（反应）阳性	1*

* 针刺试验是可选项，主要评分系统未包括其在内。但如果进行了针刺试验，且结果为阳性，则加上额外的 1 分

【鉴别诊断】

典型 BD 的诊断容易，但非典型的或不完全性 BD 需注意与其他疾病相鉴别。

1. 口腔溃疡　与其他疾病引起的口腔溃疡鉴别，包括感染性疾病（口腔结核、梅毒、深部真菌感染、口腔单纯疱疹、带状疱疹引发的口炎）、恶性溃疡（原发性口腔肿瘤、恶性淋巴瘤、白血病）、免疫 / 血管性溃疡（重型口疮、天疱疮）等。主要通过原发病的临床表现和辅助检查鉴别。

2. 瑞特综合征（Reiter syndrome，RS）　RS 以无菌性尿道炎、结膜炎和关节炎为基本特征，可有皮肤损害和外阴部溃疡。但 RS 的外阴部溃疡为漩涡状龟头炎，为表浅性溃疡，一般不痛，痊愈后不留瘢痕。皮肤损害为脓溢性皮肤角化病，常见于足底和手掌，是 RS 的特征性表现。RS 系统损害较轻，较少累及肠道和神经系统。

3. 克罗恩病　两者均可见于年轻患者，累及消化道的任何部位，病程常反复。但巩膜外层炎和虹膜炎更多见于克罗恩病，口腔溃疡、外阴溃疡、葡萄膜炎 / 视网膜血管炎、神经和血管受累在 BD 则更常见。肠道表现如狭窄、瘘管和脓肿在克罗恩病较 BD 更多见。肠镜检查有助于二者鉴别，克罗恩病常表现为不规则、纵溃疡，呈鹅卵石外观，为节段性或弥漫性，病理为非干酪上皮样肉芽肿。而肠 BD 内镜下常表现为圆形或椭圆形、穿凿样病变，溃疡数往往＜ 5 个，病理为非特异性嗜中性粒细胞或淋巴细胞性静脉炎，有或无血管炎。

【治疗】

BD 目前无有效根治方法，治疗目的是及时抑制炎症的加剧和复发，防止不可逆的器官损伤。需要多学科协作制订最佳治疗方案并根据患者的年龄、性别、疾病类型、器官严重程度和意愿进行个体化治疗。2018 年 EULAR 提出了十五条治疗建议（图 5-7-21），按系统总结如下。

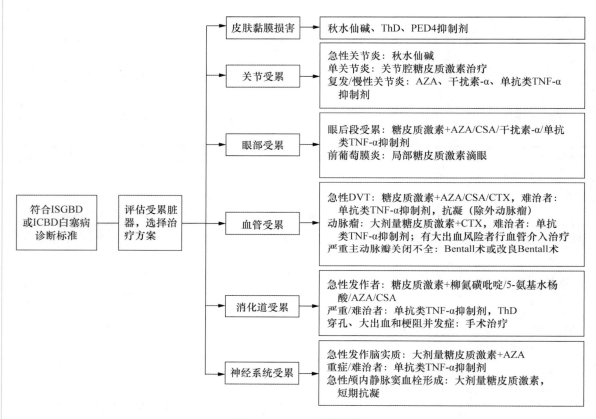

图 5-7-21　BD 诊治流程
AZA：硫唑嘌呤；CSA：环孢素；CTX：环磷酰胺；ThD：沙利度胺；PED4：磷酸二酯酶 4

（一）皮肤黏膜损害

秋水仙碱对结节性红斑或生殖器溃疡（尤其是女性）有效，对口腔溃疡的疗效尚存在争议。沙利度胺可用于严重口腔、生殖器溃疡及皮肤病变的治疗，但可导致胎儿畸形，故妊娠妇女禁用，生育期妇女停药 3 个月，才可以解除避孕措施，另外还可引起周围神经炎，主要为感觉改变，一旦出现应立即停药，部分可完全恢复或好转，少数患者停药数年仍不恢复。apremilast 是一种新型的口服磷酸二酯酶 4（PED4）抑制剂，可有效改善口腔和外阴溃疡，且不良反应少。除此之外，皮肤黏膜受累者还可以选择性使用硫唑嘌呤、干扰素 - α 和单抗类 TNF- α 抑制剂等。

（二）关节受累

急性关节炎首选秋水仙碱。急性单关节炎可于关节内给予糖皮质激素治疗；复发或慢性关节炎可选用硫唑嘌呤、干扰素 - α 或单抗类 TNF-α 抑制剂。

（三）眼部受累

眼部受累者应同眼科医师密切合作。累及眼后段者应给予糖皮质激素联合硫唑嘌呤、环孢素 A、干扰素 - α 或单抗类 TNF-α 抑制剂治疗。硫唑嘌呤可保护视力并减少葡萄膜炎复发，但应警惕骨髓抑制。环孢素 A 可降低眼炎发作频率和严重程度，改善视力，但可致多毛、齿龈增生，同时应注意高血压和肾毒性。干扰素 - α 和单抗类 TNF-α 抑制剂对难治性 BD 相关葡萄膜炎有效，可用于初发或反复发作的急性威胁视力的葡萄膜炎。孤立性前葡萄膜炎，可采用局部糖皮质激素和散瞳滴眼液，但有预后不良因素（青年、男性及早期发病）者应考虑全身免疫抑制剂治疗。

（四）血管受累

发生急性 DVT 者可采用糖皮质激素联合免疫抑制剂如硫唑嘌呤、环磷酰胺或环孢素 A。难治性静脉血栓患者若出血风险较低，且排除肺动脉瘤存在，可同时加入抗凝治疗。存在动脉瘤者应使用高剂量糖皮质激素和环磷酰胺治疗。难治性静脉血栓和肺动脉瘤者可使用单抗类 TNF-α 抑制剂。

在原发病治疗的基础上，对动脉瘤破裂或即将破裂及严重动脉闭塞的 BD 患者，可行外科手术和血管内介入治疗，血管内介入治疗侵袭性低，可减少围术期并发症的风险，优于开放性手术。对于严重主动脉瓣关闭不全患者，主动脉瓣置换术是常用的外科治疗手段，目前主要应用带主动脉瓣人工血管升主动脉替换术（Bentall 术）或改良的 Bentall 术（带瓣同种异体或人造血管），可减轻瓣膜对瓣环的直接牵拉，减少瓣环周漏的发生。手术尽可能选在病情稳定期，否则易出现移植物闭塞、吻合口假性血管瘤形成、吻合口/瓣周漏等术后并发症。在术前及术后均应使用激素、免疫抑制剂和（或）生物制剂以减少术后并发症。

（五）消化道受累

急性发作期者，应使用糖皮质激素联合免疫抑制剂，如柳氮磺吡啶、5- 氨基水杨酸（5-ASA）、硫唑嘌呤或环孢素 A。对于严重和（或）难治性患者可使用单抗类 TNF-α 抑制剂和（或）沙利度胺治疗。出现胃肠道穿孔、大出血和梗阻时应紧急手术治疗。

（六）神经系统受累

急性发作的实质受累者，应给予高剂量糖皮质激素（开始治疗后需缓慢减量）联合免疫抑制剂治疗（如硫唑嘌呤），应避免使用环孢素 A。病情严重或难治性脑实质受累患者，单抗类 TNF-α 抑制剂应作为一线药物。首次发作的颅内静脉窦血栓形成者应给予高剂量糖皮质激素（开始治疗后需减量）治疗，可短期使用抗凝药物，但需对颅外血管病变进行筛查。

【预后】

大多数 BD 患者为复发和缓解交替。男性和年轻起病的患者病程较严重，且有更高的死亡率。肺动脉瘤和周围动脉瘤破裂、神经系统和胃肠道受累是 BD 患者的主要死因。

（郑文洁）

系统性硬化症

系统性硬化症（systemic sclerosis，SSc）是一种多系统受累的自身免疫性疾病，呈慢性病程，临床表现多种多样，常可进展至残疾，甚至死亡。该病的主要特征是大量血管功能和结构的改变，以及纤维化所导致的进行性器官功能减退。

根据皮肤受累的类型、临床和实验室特点，将 SSc 患者主要分为弥漫性皮肤型和局限性皮肤型。弥漫性皮肤型 SSc（diffuse cutaneous systemic sclerosis，dcSSc）有广泛的皮肤硬化，皮肤硬化常从手指开始，由远端逐渐向近端肢体和躯干发展，常伴有早期的肺间质性病变和急性肾损害。局限性皮肤型 SSc（limited cutaneous systemic sclerosis，lcSSc），可以雷诺现象为首发症状，皮肤受累仅限于手指指尖（指端硬化）、肢体远端和面部，一般躯干皮肤并不受累。还有一些患者存在雷诺现象，并有 SSc 典型的血管和脏器受累表现，以及特征性的血清学表现，但并不伴显著的皮肤硬化，这部分患者被称为无皮肤硬化的 SSc。

【流行病学】

SSc 是一种分布于全球各地的散发性疾病，各种族均可发病。最新数据显示，SSc 在世界范围内的总体发病率为平均（8～56）/100 万人年，患病率为（38～341）/100 万人。如果纳入未达到严格分类标准的患者，实际患病率可能会高于预估患病率。该病女性多发，30～50岁为发病高峰期。

【病因与病理生理学】

目前 SSc 疾病发病病因尚不清楚，一般认为该病是在遗传背景的基础上，各种外界因素（包括感染、损伤等）的刺激作用下，导致免疫系统紊乱的一种自身免疫性疾病。其发病机制尚未完全阐明，但以下三种基本病理生理过程被认为是导致 SSc 各种临床表现的基础：①先天性和适应性免疫系统异常导致自身抗体产生和自身免疫反应；②微血管内皮细胞和小血管纤维增生性血管病变；③成纤维细胞异常活化导致过多的胶原蛋白和其他基质成分在皮肤、血管和内脏器官中聚积。这三种基本病理生理过程之间的相互作用非常复杂，大部分假说倾向于认为早期血管和免疫事件之间的相互作用导致了成纤维细胞的活化，而成纤维细胞被认为是该疾病纤维化重要的效应细胞。在皮肤和其他组织中可发现成纤维细胞数量显著增加，在体外培养时它们会形成一种特殊的 SSc 表型，即胶原蛋白产生过剩及组织培养寿命延长。其他可能导致纤维化的因素包括缺氧和局部细胞因子变化。早期的血管受累包括血管舒张因子和血管收缩因子之间的不平衡，内皮细胞活化及其导致的白细胞迁移，平滑肌细胞增殖和血管生成缺陷等。血管活化可通过白介素介导的机制诱导纤维化。

【病理】

SSc 的病理学特点与其病理生理学基础保持一致，主要表现为局部的炎症浸润、广泛的血管病变，以及皮肤和内脏器官的纤维化。炎症浸润一般呈血管周围分布，浸润细胞主要为活化的单个核细胞，如 T 淋巴细胞、单核/巨噬细胞、浆细胞和肥大细胞，偶尔还有 B 淋巴细胞等在真皮层浸润。血管病变包括内皮细胞损伤和内膜下增厚，进而导致管腔变窄，偶有血管闭塞和外膜周围纤维化。血管病变常发生于皮肤，也可见于肺、心脏和肾脏血管，主要影响动脉、小动脉和毛细血管。而纤维化最常发生于皮肤组织，主要表现为皮肤增厚伴随胶原纤维的过多沉积以及皮下脂肪和皮肤附属器（例如毛囊和皮脂腺）的纤维替代。

在疾病的早期，胶原纤维束肿胀和均一化，胶原纤维间和血管周围出现炎症浸润；疾病晚期，心脏、肺、肾和肠道等器官均可出现突出的非炎症性阻塞性血管病变，皮肤及内脏器官出现胶原纤维增生及硬化，正常组织结构进行性破坏，进而导致受累器官功能受损。

1. 皮肤受累　早期可见真皮层胶原纤维水肿与增生，弹性纤维断裂，血管壁水肿，有淋巴细胞、单核和（或）巨噬细胞、浆细胞浸润，而肥大细胞和嗜酸性粒细胞则较少见。随着病情进展，水肿逐渐消退，皮肤逐渐萎缩，表皮变薄，真皮层胶原纤维增多，内含致密的透明胶原束、纤连蛋白和其他结构性基质蛋白的聚积物。汗腺和小汗腺腺体萎缩，腺体周围脂肪组织丢失，导致皮下脂肪层消失。血管病变主要见于小动脉、微动脉和毛细血管。由于血管壁内皮细胞和成纤维细胞增生，以致管腔狭窄，血流淤滞，至晚期指（趾）血管数量明显减少。

2. 肺部受累　早期肺泡壁即出现炎症细胞斑块状浸润，包括淋巴细胞、浆细胞、巨噬细胞和嗜酸性粒细胞。随着疾病进展，肺纤维化和血管损害成为其主要病理表现。肺动脉内膜增厚（弹性蛋白染色可清晰显示）是肺动脉高压的病变基础，尸检中发现该病变常与多发性肺栓塞及心肌纤维化共存。

肺纤维化的特征为肺泡间质增厚，胶原和其他基质蛋白积聚。SSc 相关的肺间质病变中最常见的病理学类型是非特异性间质性肺炎（nonspecific interstitial pneumonia，NSIP），与常见于特发性肺间质纤维化患者的寻常性间质性肺炎（usual interstitial pneumonia，UIP）不同，这是一种以轻中度间质性炎症、Ⅱ型肺泡细胞增生和均匀分布的纤维化为特征的间质性肺疾病。肺泡隔的进行性增厚导致气道闭塞，肺血管减少。该病变进一步影响肺气体交换过程，导致肺动脉高压加重。广泛的肺纤维化可能导致原发性肺癌。

3. 胃肠道受累　从口腔到直肠的任一节段均可出现明显的病理改变，食管受累最为常见，食管下段常出现固有层、黏膜下层和棘层的纤维化及特征性血管病变，而上 1/3 食管的横纹肌很少受累。正常肠道结构发生改变可导致蠕动减弱、胃食管反流、肠动力障碍、假性肠梗阻以及细菌过度增长。慢性食管反流可并发食管炎症、溃疡及狭窄。在有严重胃食管反流的患者中，有 1/3 发生食管 Barrett 化生，表现为食管正常鳞状上皮化生为柱状上皮。

4. 肾受累　肾病理损害以血管损伤为主，主要累及小叶间动脉和弓形肾动脉，表现为弹力层增厚、内膜增生（洋葱皮样）和小动脉壁的纤维素样坏死。内膜增厚可导致管腔严重狭窄和完全闭塞，常伴微血管病性溶血。慢性肾缺血与肾小球萎缩相关。急性硬皮病肾危象和一种经典的血栓性微血管病变相关：弹性膜重叠，内膜显著增生，小的肾动脉管腔狭窄，常伴血栓形成和溶血。

5. 心脏受累　SSc 常常累及心脏，心肌及心包广泛受累，可见心肌纤维变性和间质纤维化。特征性小动脉受损表现为同心性内膜增生和管腔狭窄，伴收缩带坏死，反映为心肌的反复缺血再灌注损伤以及心肌纤维化。传导系统的纤维化常见，尤其是在窦房结，可引起房室传导障碍和心律失常。尽管 SSc 主要病变为缺血性改变，但该病患者的动脉粥样硬化性冠状动脉疾病患病率较普通人群并未显著增加。

6. 其他器官受累　早期 SSc 可出现滑膜炎。但是，随疾病进展，滑膜亦可出现纤维化。腱鞘和筋膜组织的纤维化可以在查体时触及摩擦感，有时可产生摩擦音。肌肉的炎症和后期的萎缩及纤维化常见。甲状腺和小的唾液腺也可出现纤维化，甲状腺中可见广泛的带状纤维组织，伴滤泡萎缩和消失，但无炎症表现。

【临床表现】

　　患者起病前可有乏力、食欲减退、体重下降、不规则发热等全身症状。该病几乎可累及身体的各个部位，因此临床表现复杂多样。但每个亚类可出现一些不同的特征性临床表现（表5-8-1）。

表 5-8-1　局限性皮肤型 SSc（lcSSc）和弥漫性皮肤型 SSc（dcSSc）的临床表现特点对比

特征	lcSSc	dcSSc
皮肤	受累范围局限；仅限于手指、肢体远端和面部，躯干皮肤一般不受累	硬化范围广泛；手指、面部、肢体和躯干均可累及
雷诺现象	较长时间病史；先于其他临床表现出现，且间隔时间较长，可长达数年	病史短；与皮肤改变等其他临床表现同时发生，或间隔时间较短
间质性肺疾病	通常较轻微	较常见，可出现严重病变
肺动脉高压	常见	常与间质性肺疾病相关
硬皮病肾危象	较少见	较常见
特征性抗体	抗着丝点抗体（ACA）	抗拓扑异构酶 I（Scl-70）抗体

　　1. 雷诺现象　雷诺现象是比较常见的早期症状，也是 SSc 最常见的临床表现之一，可见于大部分 SSc 患者。雷诺现象是指寒冷或者情绪应激诱发手指和脚趾的阵发性可逆性的血管收缩痉挛，导致发作性的肢端缺血，也可累及鼻尖和耳垂。典型的雷诺现象可表现为最初因动脉血管痉挛出现指（趾）短暂苍白，随后静脉淤血出现青紫，因复温等导致血管充血、手指再次发红。严重的雷诺现象甚至会导致患者指（趾）末端软组织缺失、缺血，形成溃疡或坏疽。因部分普通人群也可出现雷诺现象，故需鉴别原发性雷诺现象和继发于结缔组织病的雷诺现象。自身抗体联合甲襞毛细血管镜检可协助鉴别。原发性雷诺现象甲襞毛细血管镜检下毛细血管呈间距规则平行的血管环。继发于 SSc 或其他结缔组织病的患者甲襞毛细血管镜检可发现甲襞毛细血管扩张，间隔增宽，毛细血管区缺失，异常的毛细血管周围可见到小灶性出血。SSc 患者的雷诺现象可提前于其他症状出现数周到数年不等。一般来说，dcSSc 患者雷诺现象与其他临床表现出现的间隔时间较短（数周到数月不等）。而 lcSSc 患者的病程进展较缓慢，雷诺现象和其他临床表现（如胃食管反流、软组织钙化等）之间的间隔可长达数年。

　　2. 皮肤表现　SSc 患者的皮肤病变是本病标志性的临床特点，呈对称性。lcSSc 的皮肤硬化主要局限于肢体的远端，在皮肤表现之前常有雷诺现象。而 dcSSc 患者的皮肤硬化除累及肢体远端外，还累及患者的上臂、大腿和躯干皮肤。dcSSc 患者皮肤改变较为典型，早期表现为皮肤水肿，"水肿期"的特征性临床表现是软组织肿胀和严重的瘙痒，手指、手掌、肢体远端和面部等最常受累。当患者以手足皮肤肿胀作为唯一临床表现时，要高度怀疑此病。随后的数周到数月，炎症水肿期逐渐进展至"纤维化期"，皮肤逐渐变紧变硬，同时出现皮肤油脂分泌减少、出汗减少、皮肤皱褶消失等。患者的皮肤增厚一般呈对称性，受累皮肤坚硬、粗糙。患者手指背侧的横行褶皱可消失。患者面部可呈现特征性的"面具脸"改变，皮肤紧绷而有光泽，皱纹消失，由于眼睑、面颊及嘴部活动受限出现面无表情，嘴唇变薄，口周放射状皱纹，口裂缩小（小口畸形），鹰嘴样鼻。最后患者的皮肤萎缩，变得光滑但显得很薄，紧紧贴在皮下骨面上。皮肤与深部结构（如肌腱和关节等）粘连后，可出现关节活动受限，进而出现关节挛缩。例如腕、肘、肩、膝和踝关节等可因纤维化出现关节僵硬感，甚至活动受限。还可出现剧烈疼痛，不易愈合的皮肤溃疡，皮下组织钙化。患者指端由于缺血可出现指垫组织下陷、溃疡和瘢痕，末端指骨溶解、吸收等。抗着丝点抗体阳性的 lcSSc 患者易出现皮肤和软组织的钙质沉着，致使皮肤破溃，流出白色粉末样物质。而无皮肤硬化的 SSc 患者可无显著的皮肤硬化等改变。

3. 肺部表现　肺部病变是 SSc 患者死亡的首要原因，主要病变类型为间质性肺疾病（interstitial lung disease，ILD）和肺动脉高压（pulmonary arterial hypertension，PAH），也可表现为阻塞性细支气管炎、肺出血、胸膜反应和自发性气胸等。ILD 是 SSc 患者最常见的并发症之一，约 85% 的患者存在间质性肺疾病。但是仅有 16% ～ 43% 的患者出现临床表现。ILD 常见的临床表现为干咳和隐匿起病的劳力性呼吸困难。薄层高分辨率 CT 可显示双肺基底部纤维化改变。肺功能提示用力肺活量（forced vital capacity，FVC）降低。抗拓扑异构酶 I 抗体阳性是 ILD 的高风险因素之一。PAH 是 SSc 患者较常见的另一肺部病变，特别是 lcSSc 患者。一般 PAH 定义为平均肺动脉压 ≥ 25 mmHg，而肺毛细血管楔压 ≤ 15 mmHg。PAH 患者疾病早期常无显著的临床症状，后逐渐表现出劳力性呼吸困难和活动耐量显著下降，最后可出现劳力性晕厥和右心衰竭等症状。超声心动图肺动脉收缩压 > 40 mmHg 时提示 PAH。肺功能检查可能出现单纯一氧化碳弥散量（DLco）减低，或 DLco 下降水平与肺的限制性通气功能障碍不成正比。SSc 相关 PAH 预后差，未经治疗的并发肺动脉高压的 SSc 患者中位生存期为诊断后 1 年。因此所有 SSc 患者都应在初次就诊时行超声心动图检查以筛查 PAH。右心导管检查是诊断 PAH 的金标准，可用于排除心源性等其他原因造成的 PAH，并且可协助评估疾病的严重程度。超过 15% 的 lcSSc 患者可出现 PAH 的临床表现，但严重的肺纤维化并不常见。

4. 硬皮病肾危象　硬皮病肾危象常常发生在起病的前 4 年中，是 SSc 的主要死亡原因之一。硬皮病肾危象多见于 dcSSc 患者，抗 RNA 聚合酶 III 抗体阳性是其危险因素之一。硬皮病肾危象主要的临床表现为快速进展的肾功能不全和恶性高血压，尿常规可表现为显微镜下血尿、蛋白尿、管型尿，后可快速进展为少尿性肾衰竭。硬皮病肾危象患者也可表现出血小板减少及微血管病性溶血性贫血，因此需与血栓性血小板减少性紫癜相鉴别。硬皮病肾危象的前期临床表现为肌腱摩擦感、心包积液、新出现的原因不明的贫血和血小板减少。如果患者在初次就诊时即有少尿或者肌酐 > 3 mg/dl，提示疾病预后不良，此类患者可能需要永久透析，并且死亡率较高。建议具有高危因素及 dcSSc 的患者在疾病活动期每周监测一次血压，当收缩压升高超过 20 mmHg 时，警惕硬皮病肾危象的风险。

5. 胃肠道表现　至少 80% 的 SSc 患者可出现胃肠道病变，且胃肠道的各区域均可受累。病变累及上消化道可表现为反流性食管炎或胃轻瘫，患者可因食管括约肌松弛而出现烧心、反流，食管运动障碍出现吞咽困难等。当病变累及下消化道时，可出现因肠道细菌滋生引起的腹胀及慢性腹泻，肠动力不足引起的腹胀，严重时可出现假性肠梗阻。此类梗阻对静脉营养及营养支持反应较好，这是与机械性肠梗阻的鉴别点之一。累及结肠时可出现便秘，偶可出现溢出性腹泻。在疾病晚期，结肠可出现广口的憩室，偶尔可出现穿孔或出血。如果肛门括约肌受累发生纤维化，可出现大便失禁。

6. 心脏表现　心脏受累经常起病隐匿，往往会被患者忽视。但有症状的心脏病变即提示预后不良。患者的心脏受累可为原发病所致，也可以继发于间质性肺疾病、肺动脉高压等。心包、心肌或心内膜等均可受累，表现出急性心包炎、心包积液、房性和室性心动过速或传导阻滞等。心肌纤维化可导致无症状性的左心室收缩或者舒张功能障碍，逐渐发展成心力衰竭。常规心电图对于检测早期心脏病变的敏感性较低，组织多普勒超声心动图（tissue Doppler echocardiography，TDE）、心脏磁共振成像等可协助早期发现病变。血清 N 末端 BNP 前体可能是原发性心脏病变的血清标志物。许多 SSc 患者猝死可能是室性心律失常所致，因此建议患者常规行心电图筛查。应慎重对待存在心慌、心悸等不适的患者，并认真评估是否存在心律失常等。

7. 肌肉骨骼表现　患者的肌肉骨骼系统经常会受到累及，在疾病早期就可表现出关节痛和关节僵硬等不适，最终因受累关节广泛的纤维化逐渐进展为关节活动受限和关节挛缩等。最常受累的关节为手关节。挛缩的大关节在被动活动时可触及摩擦感和听到肌腱摩擦音，其特点是皮革样的爆裂音。在疾病晚期可出现以萎缩和纤维化为特点、肌酶不高的慢性非炎症性肌病。但需注意的是，有一部分 SSc 患者可合并肌炎、类风湿关节炎等其他结缔组织病。骨的重吸收最常见于指骨末端，可导致远端的骨质溶解吸收，形成"铅笔帽"样改变。如出现在下颌骨，可表现出咬合困难。

8. 其他临床表现　许多患者可因小唾液腺的纤维化表现出口干、眼干。甲状腺的纤维化导致甲状腺功能减退。中枢神经系统受累可出现感觉性三叉神经病变，表现为逐渐出现的疼痛和麻木等。勃起功能障碍可能是男性 SSc 患者的首发表现。总之，SSc 是一种可累及全身多系统的自身免疫性疾病。同时流行病学调查显示 SSc 患者患恶性肿瘤风险显著增加。

一些 lcSSc 患者可同时出现钙质沉着（calcinosis，C）、雷诺现象（Raynaud's phenomenon，R）、食管运动功能障碍（esophageal dysmotility，E）、指端硬化（sclerodactyly，S）和毛细血管扩张（telangiectasia，T），被称为 CREST 综合征。

【实验室与其他相关检查】

1. 一般检查　贫血在 SSc 患者中较为常见，微血管病性溶血性贫血是硬皮病肾危象相关的血栓性微血管病变的特征性表现。SSc 患者的红细胞沉降率一般在正常范围，若升高提示并发肌炎或者肿瘤等其他疾病的可能。

2. 自身抗体　几乎所有的 SSc 患者均有抗核抗体的阳性。抗拓扑异构酶Ⅰ（Scl-70）抗体、抗着丝点抗体（anticentromere antibody，ACA）和抗 RNA 聚合酶Ⅲ抗体是本病的标记性抗体。抗 Scl-70 抗体可见于 31% 的 dcSSc 患者，而在 lcSSc 中阳性率仅为 13%。ACA 主要见于 lcSSc 患者，与 PAH 有一定的相关性。抗 RNP、抗 PM-Scl、抗 SSA、抗 β2-GP1 等自身抗体亦可出现。

3. 影像学检查　肺部高分辨率 CT 有助于 SSc 患者间质性肺疾病的诊断，可表现为胸膜下网格状、线状模糊影和（或）磨玻璃样改变，病变主要集中于肺下叶。即使无临床症状的患者肺部 CT 也可出现以上改变。超声心动图有助于了解患者心脏受累的情况，例如评估心包积液、肺动脉高压等。但是对高度怀疑肺动脉高压的患者，建议行右心导管检查以协助明确诊断。怀疑有心肌病的患者，可考虑行心脏磁共振检查协助诊治。

4. 肺功能检查　肺功能检查可以敏感地检测出早期肺部表现，并有助于对间质性肺疾病和肺动脉高压进行病情评估。通常建议患者定期行肺功能检查，包括肺容量、通气功能和弥散功能等检查。

5. 甲襞毛细血管镜检　SSc 患者有特征性的甲襞毛细血管异常，表现为甲襞毛细血管扭曲，毛细血管间隔增宽且不规则，管腔扩张和血管区缺失等。

6. 皮肤活检　可见病变局部大量活化的单个核细胞在真皮层浸润；血管内皮细胞损伤和内膜下增厚，管腔变窄，偶有血管闭塞；皮肤增厚伴胶原纤维沉积和纤维替代。

【诊断与鉴别诊断】

（一）诊断

SSc 的诊断主要基于特征性的临床表现。对称分布的皮肤硬化、特征性的抗体存在，以及典型的内脏器官受累，均高度提示该疾病的存在。2013 年 ACR/EULAR 基于临床表现、实验室检查等制定了最新 SSc 分类标准（表 5-8-2，图 5-8-1）。

（二）鉴别诊断

该疾病的鉴别诊断尤为重要，需与其他可引起皮肤改变、脏器及血管受累的疾病相鉴别。尽管皮肤硬化是 SSc 的特征性临床表现，仍需与硬肿病、硬化性黏液水肿或者肾源性系统性纤维化等疾病相鉴别，必要时行皮肤活检协助诊断。而脏器与血管受累需与其他自身免疫性疾

表 5-8-2　　**2013 年 ACR/EULAR SSc 分类标准**

主要标准	附加标准	权重得分
手指皮肤增厚至掌指关节		9
手指皮肤硬化（取较高分）	手指肿胀	2
	手指指端硬化	4
指端损害（取较高分）	指端溃疡	2
	指尖凹陷性瘢痕	3
毛细血管扩张		2
甲襞毛细血管异常		2
肺部受累（最高 2 分）	肺动脉高压	2
	间质性肺疾病	2
雷诺现象		3
SSc 特异性抗体（最高 3 分）	抗着丝点抗体	3
	抗拓扑异构酶 I 抗体（抗 Scl-70 抗体）	
	抗 RNA 聚合酶 III 抗体	

总得分为各项最高分的综合。总得分 ≥ 9 分可归类诊断为 SSc。敏感性 91%，特异性 92%

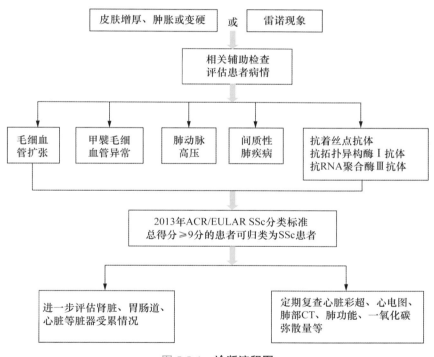

图 5-8-1　**诊断流程图**

病或可引起雷诺现象的疾病或血管炎等相鉴别。

　　1. 嗜酸性筋膜炎　主要见于成年人，是一种迅速进展皮下硬化的少见病。皮肤的特征性表现为皮肤如粗糙的鹅卵石样"橘皮征"。雷诺现象及内脏受累均少见，SSc 相关抗体阴性。可出现血嗜酸性粒细胞增高，激素治疗可迅速缓解。皮肤活检提示皮下筋膜层纤维化，可协助诊断。

　　2. 局灶性硬皮病　常发生于儿童。和 SSc 不同，局灶性硬皮病很少合并雷诺现象或显著的内脏受累，且甲襞微循环正常。特点为皮肤界限清楚的单个或多个斑片状皮损（硬斑病），或沿四肢发展的线状皮损（线状硬皮病）。线状硬皮病若跨越关节，会导致关节挛缩；若发生于儿童，可引起生长障碍。局灶性硬皮病也可出现抗核抗体等自身抗体，因此自身抗体检测对于两者的鉴别诊断意义不大。

3. 其他　还应与混合性结缔组织病、肾源性纤维化皮肤病等疾病进行鉴别。另外，需注意排除由某些化学物质（如氯乙烯、三氯乙烯、环氧聚合物树脂等）、药物（如博莱霉素等）以及其他疾病（如肢端肥大症、淀粉样变性、类癌综合征）所导致的类似硬皮病的皮肤改变。

【治疗】

目前尚没有明确治疗方案可以改变 SSc 的自然病程，现有的治疗药物仅缓解症状，减缓器官的损伤和疾病的进展。早诊断、早治疗，积极预防和干预危及生命的并发症可以阻止疾病的进展而获得良好的临床疗效。因患者受累的内脏器官、临床表现和疾病的进程差异性较大，因此应根据个体化原则对疾病进行评估并选择相应的治疗方案。

1. 激素和免疫抑制剂　一般认为糖皮质激素可能会改善僵硬感和疼痛，与免疫抑制剂联用可用于肺纤维化及肌炎的治疗，但并不能阻止皮肤硬化和内脏损害的进展，甚至还可能增加硬皮病肾危象的风险。因此必要时应使用最小有效剂量的激素，同时密切监测患者的血压。

免疫抑制剂，如硫唑嘌呤、环孢素、来氟米特、他克莫司、吗替麦考酚酯、环磷酰胺等的治疗效果仍不确定。基于免疫抑制剂应用于其他自身免疫性疾病的效果，环磷酰胺等在 SSc 中的应用仍在进一步的研究中。研究提示环磷酰胺可抑制 SSc 相关 ILD 的进展，同时患者的皮肤硬化也得到了明显改善。但在应用环磷酰胺时需评估其毒副作用，例如卵巢早衰、骨髓抑制、机会性感染以及继发肿瘤等。有研究提示利妥昔单抗可改善 SSc 患者的皮肤受累和 ILD进展。自体造血干细胞移植治疗作为一种新兴的治疗方法，也使一些患者的病情得到了缓解。但因其花费巨大，以及治疗相关的并发症和致死率，目前 SSc 的自体造血干细胞移植疗法仍处于研究阶段。

2. 雷诺现象的预防和治疗　患者日常生活中应注意肢体保暖，避免受凉、情绪紧张、激动等应激状态，戒烟，避免使用导致或加重血管痉挛的药物。二氢吡啶类钙通道阻滞剂，如硝苯地平、氨氯地平或者地尔硫䓬是治疗雷诺现象的主要药物，可以有效缓解症状；但应注意其副作用，如心悸、劳力性呼吸困难、胃食管反流加重等。血管紧张素 II 受体阻滞剂，如氯沙坦能有效改善雷诺现象的发作频率和严重程度，且耐受性好。如果这些治疗无效，可考虑使用 5-磷酸二酯酶抑制剂（如西地那非）、5- 羟色胺再摄取抑制剂（如氟西汀）、局部使用硝酸甘油、间断静脉输注前列环素类似物等治疗方法。伴缺血性溃疡的患者，内皮素受体拮抗剂波生坦可以有效降低新发溃疡的发生率。指端严重缺血的患者可考虑使用手指交感神经切断术等外科治疗方法。

3. 皮肤硬化的治疗　注意局部皮肤护理，避免过多洗澡而引起皮肤干燥，并使用含羊毛脂的保湿乳剂。迄今并未确定哪种药物可以有效改善皮肤硬化。过去曾经推荐使用 D- 青霉胺和甲氨蝶呤，但并无有效的证据。有研究提示环磷酰胺可能会改善患者的皮肤硬化，但因其严重的副作用，限制了其在无严重器官损伤患者中的应用。也有研究提示吗替麦考酚酯可改善患者的皮肤硬化。

4. PAH 的治疗　SSc 合并 PAH 的治疗药物包括内皮素受体拮抗剂（如波生坦等）、5- 磷酸二酯酶抑制剂（如西地那非等），或静脉输注前列环素类药物（如依前列醇等）。必要时可加用利尿剂和地高辛等。

5. 硬皮病肾危象的治疗　早诊断、早治疗对于硬皮病肾危象患者的预后是极其重要的。对于高危 SSc 患者应密切监测血压，避免使用肾毒性药物，仅在必要时使用低剂量激素。患者应在排除其他疾病后，尽快使用短效 ACEI 使血压迅速得到控制，最好能够控制于 125/75 mmHg以下。如血压控制不佳，可选择 ACEI 或血管紧张素 II 受体阻滞药联用钙通道阻滞药。部分硬皮病肾危象患者经过治疗肾功能可以逐渐恢复甚至脱离透析。2 年后仍未停止透析的患者可考虑行肾移植。

6. 胃肠道并发症的治疗　　胃食管反流的患者可以通过改变体位，少食多餐，避免饮酒及咖啡等方法来缓解症状，同时可加用胃黏膜保护剂、质子泵抑制剂来减轻反酸，促胃动力药促进胃肠蠕动和排空。因胃肠道功能减退导致细菌过度生长而引起的腹胀和腹泻，可选用短期的广谱抗生素协助治疗。

7. 肌肉骨骼并发症的治疗　　关节痛和僵硬感在疾病早期比较突出，可短期使用非甾体抗炎药或甲氨蝶呤，谨慎使用小剂量激素。

【 预后与预防 】

本病的自然病程差异很大。预后与皮肤累及范围以及脏器损害程度相关。总体而言，SSc 患者死亡风险较一般人群明显增高（标准化死亡比为 2.7 ～ 3.9），诊断后累计 5 年生存率为 75%，10 年生存率为 62.5%，平均预期寿命较年龄和性别匹配的一般人群减少 16 ～ 34 岁。其中 dcSSc 患者的 10 年生存率为 55%，lcSSc 患者的 10 年生存率为 75%。该病的主要死亡原因为间质性肺疾病、PAH、胃肠道病变和心脏损害。初次发病时实验室检查红细胞沉降率升高、贫血、蛋白尿、抗拓扑异构酶 I 抗体阳性均提示患者预后不佳。PAH 的严重程度与患者的死亡率密切相关，平均肺动脉压 ≥ 45 mmHg 的 SSc 患者 3 年生存率为 33%。对硬皮病肾危象患者使用 ACEI 类药物能明显提高患者的生存率。此外，对疾病的早诊断、早治疗，和对并发症有效的控制和治疗能显著提高患者的生存率。因此，教育患者正确地认识该疾病，定期筛查及评估病情，做到早期发现并治疗新的并发症，抑制疾病进展，可有效改善患者预后。

（董凌莉）

数字资源
5-8-1：系统性硬化症教学幻灯片

骨关节炎

骨关节炎（osteoarthritis，OA）是以关节软骨损害为主，并累及整个关节组织的最常见的慢性关节疾病。主要特点为软骨变性、软骨下骨重塑、关节间隙狭窄、骨赘形成及滑膜炎症等，多发生在 50 岁以上的中老年人群，女性多见。常见部位为手、膝、髋和脊柱，因受累部位不同，临床表现各异。OA 患病率高，且致残率高，是老年人致残的主要原因之一。

【流行病学与分类】

1. 流行病学特点　OA 的患病率随年龄增长而增加，40 岁以下的成年人不常见，60 岁以上的人群中患病率明显增高。OA 在 40 岁以上人群中的患病率为 10%～17%，60 岁以上为50%，而在 75 岁以上人群中的患病率则高达 80%，致残率为 53%。随着人口老龄化，到 2050年我国将有 1.3 亿人患 OA，4000 万人将因患 OA 而严重残疾。

2. 分类

（1）OA 可分为原发性 OA 和继发性 OA，原发性 OA 的发病原因尚不完全明确，继发性OA 继发于任何关节损伤或疾病，如半月板损伤、关节内或关节周围骨折、关节韧带损伤、先天畸形或脱位等。

（2）按受累关节分为全身性 OA、手 OA、膝 OA、髋 OA、脊柱 OA 等。

（3）按是否伴有关节症状可分为症状性和无症状性 OA：①症状性 OA：最近 1 个月大部分时间受累关节疼痛并有 OA 的 X 线改变证据。②无症状性 OA：仅有 X 线改变，又称放射学 OA。

【病因与发病机制】

（一）病因

OA 的病因和发病机制尚不完全清楚，但可能与年龄、遗传、肥胖、性激素减少、骨密度过高或过低、过度运动、机械损伤、吸烟以及合并其他疾病等危险因素有关。

1. 年龄和性别　随年龄增长，关节软骨变薄、缺损，关节的保护功能下降，如肌肉力量下降、韧带松弛等，增加了衰老关节的易损性。60 岁以上的老年女性是 OA 的高危人群，雌激素明显减少可能是其中一个原因。

2. 遗传因素　有研究表明 50% 手关节及髋关节 OA 可归因于遗传，30% 膝关节 OA 与遗传有关。某些易感基因和基因变异增加了罹患 OA 的风险，生长分化因子 5（*GDF5*）基因多态性对关节形态影响较大。

3. 肥胖　肥胖是公认的膝关节 OA 发生的重要危险因素，其对髋关节 OA 影响相对小。女性体重与 OA 患病风险呈线性关系，肥胖增加了负重关节的负荷，影响了关节的生物力学，并导致代谢性炎症；减肥能降低患 OA 的风险。肥胖与手关节 OA 也有一定关联，表明代谢性炎症可影响 OA 的发病。

4. 炎症细胞因子　细胞因子、基质金属蛋白酶（MMP）、补体活化等均可能参与和导致关节炎性改变，其中最重要的是白细胞介素 -1β（IL-1β），其能影响软骨细胞的转录过程，刺激蛋白酶的产生并抑制软骨基质的合成；肿瘤坏死因子 -α（TNF-α）和 IL-6 可能与 IL-1β

的作用类似；脂肪细胞因子（脂联素、瘦素等）可能促进了 OA 的发生。

5. 机械因素　如创伤、关节形态异常、长期从事反复使用某些关节的职业或剧烈的体力活动等导致特殊关节或部位生物力学异常。

（二）发病机制

OA 的发病机制复杂，是外界多种因素对易感个体作用的结果，生物机械学、生物化学、炎症基因突变及免疫学因素都参与了 OA 的发病过程。这些因素引发级联退行性反应，关节的保护机制受到破坏，最终导致 OA 患者出现关节软骨的特征性改变，并影响到所有关节结构。可以认为 OA 是一组由不同病因和多种因素重叠引发的疾病。

OA 疼痛机制：由于软骨没有神经，因此关节软骨损伤不会导致疼痛。OA 的疼痛可能来自关节内或周围受神经支配的结构，包括滑膜、韧带、关节囊、软骨下骨、半月板和肌肉等，而这些结构在 X 线上不能被观察到，因此放射学表现与 OA 疼痛程度不一定相关。OA 疼痛原因可能包括滑膜炎症、骨赘形成、软骨下骨髓损害（bone marrow lesions，BMLs）、半月板损伤和髌骨下脂肪垫炎症等。MRI 检测的滑膜炎及 BMLs 与关节疼痛的严重程度密切相关，提示这些损伤可能会刺激到疼痛神经纤维。

【病理】

关节结构损害可累及整个关节，包括软骨、软骨下骨、韧带、关节囊、滑膜、髌骨下脂肪垫和关节周围肌肉，最终发生关节软骨退变、缺损、纤维化及整个关节面的软骨损失。

（一）关节软骨

软骨变性是 OA 最基本的病理改变。初起为软骨表面发生纤维化及不规整改变，失去正常弹性，继而出现微小裂隙、缺损，软骨大片脱落可致软骨下骨板裸露。软骨损失导致关节间隙狭窄（joint space narrowing，JSN）。缺损部位可长入纤维组织形成纤维软骨及新生血管侵入，并逐渐向下延伸至软骨下骨。

（二）骨质改变

①软骨下骨早期骨质疏松，晚期增厚和硬化；软骨破坏后，关节面不平整，使软骨下骨代偿性变硬，导致关节间隙狭窄（joint space narrowing）；②关节边缘骨赘（osteophyte）形成：关节间隙狭窄和骨赘是 OA 重要的放射学标志。

（三）滑膜改变

①滑膜增生炎症：OA 滑膜炎一般由滑膜细胞吞噬落入滑液的软骨小碎片引起。滑膜充血、血管增生、炎细胞浸润和广泛的纤维化、滑膜绒毛增生等。滑膜炎症时，引起关节积液、肿胀并促进基质金属蛋白酶的释放，引起疼痛。②关节周围囊肿，如腘窝囊肿等。

【临床表现】

一般起病隐匿，进展缓慢。主要表现为关节及其周围疼痛、僵硬、功能障碍和关节骨性肥大。临床表现因所累及的关节而异。

（一）症状

1. 疼痛　受累关节疼痛及不适是本病的主要症状，疼痛多发生于活动时，如上下楼梯时膝关节或髋关节疼痛，行走时负重关节疼痛。疼痛在早期呈偶发性，随病情进展，疼痛呈持续性发展，甚至出现夜间痛。OA 是 45 岁以上人群患慢性膝关节疼痛最常见的原因。

2. 晨僵和僵硬　晨起时关节僵硬感，活动后缓解为晨僵，通常时间 < 30 min，多见手 OA。脊柱尤其是颈椎受累表现为肩颈及身体僵硬感。膝 OA 可出现关节胶化（articular gelling），指在

晨起或久坐后，初站立时感觉关节不稳定，需站立片刻并缓慢活动一会儿才能迈步。

3. 活动受限　随病情进展，可出现下蹲、上下楼困难，不能持重，行走时失平衡，关节挛曲，部分原因是关节肌肉力量下降。

（二）体征

1. 关节肿胀及畸形　因局部骨性肥大或滑膜炎引起，可伴有积液和滑膜肥厚，严重者可见关节畸形、半脱位等。

2. 压痛和被动痛　受累关节局部有压痛，伴滑膜渗出时更加明显。有时虽无压痛，但被动运动时可发生疼痛。

3. 骨擦音（bony crepitus）　关节活动时有骨响声或触诊可感到粗糙的摩擦感，以膝关节多见，可能为软骨缺失和关节面欠光整所致。

（三）好发部位

1. 手　手 OA 多见于中、老年女性，以关节疼痛、压痛、骨性隆起或畸形为特点。远端指间关节最常累及，也可见于近端指间关节和第一腕掌关节。特征性表现为指间关节骨样肿大结节，位于远端指间关节者称为 Heberden 结节（图 5-9-1），位于近端指间关节者称为 Bouchard 结节。第一腕掌关节因骨质增生可出现"方形手"。

2. 膝　膝 OA 早期以疼痛和僵硬为主，单侧或双侧交替，多发生于上下楼及从椅子上起立时。体格检查可见关节肿胀、压痛、骨擦音以及膝内翻畸形等。部分患者关节周围肌肉萎缩。

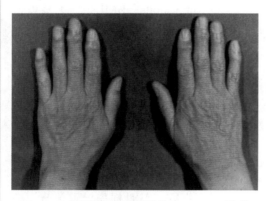

图 5-9-1　双手远端指间关节 Heberden 结节

3. 髋　髋关节 OA 多见于年长者，男性患病率较高。主要症状为隐匿发生的疼痛，可放射至臀外侧、腹股沟、大腿内侧，有时可集中于膝而忽略真正病变部位。体格检查可见不同程度的活动受限和跛行。

4. 足　足 OA 以第一跖趾关节最常见。症状可因穿过紧的鞋子而加重。跗骨关节也可累及。体征可见骨性肥大和踇外翻，受累关节压痛。

5. 颈椎 OA　颈项疼痛、僵硬主要由骨突关节引起。脊神经根及脊髓受压可出现上臂放射痛、无力和麻痹等，椎动脉受压可致眩晕、耳鸣等。

6. 腰椎 OA　多见于第 3 至第 5 腰椎。骨突关节受累可引起腰痛。椎间盘病可引起腰、臀疼痛并放射至下肢。

7. 其他部位　肩锁关节、颞下颌关节、肘关节也可受累。

（四）OA 的特殊类型

1. 全身性 OA　多见于中年以上女性，有明显家族聚集倾向。典型表现累及多个指间关节，有 Heberden 结节和 Bouchard 结节，还同时存在至少三个部位如膝、髋、脊柱的累及。此型 OA 之所以被列为特殊类型，乃因除上述临床表现外，还与 HLA-A1、HLA-B8 等遗传基因相关。

2. 侵蚀性炎症性 OA　主要累及指间关节，有疼痛和压痛，可发生冻胶样囊肿，有明显的炎症表现。放射学检查可见明显的骨侵蚀。此型需与类风湿关节炎鉴别。侵蚀性手 OA 主要影响远端指间关节（DIP）＞近端指间关节（PIP）＞掌指关节（MCP）及腕关节；而类风湿关节炎主要影响 PIP、腕关节和 MCP，很少累及 DIP。

3. 弥漫性特发性骨肥厚（diffuse idiopathic skeletal hyperostosis，DISH）　以脊椎边缘骨桥形成及外周关节骨赘形成为特征，多见于老年人，与 HLA-B27 不相关。

4. 快速进展性 OA　多见于髋关节，疼痛剧烈。一般认为 6 个月内关节间隙减少 2 mm 或以上者即可诊断，但需排除其他原因引起的关节炎。

【实验室与影像学检查】

1. 实验室指标　无特异性指标。红细胞沉降率、C 反应蛋白大多正常或轻度升高，类风湿因子和自身抗体阴性。关节液为清亮黄色，黏度正常，凝固试验阳性，白细胞计数低于 $2 \times 10^6/L$。

2. X 线　放射学检查对本病诊断十分重要，特征性 X 线表现为受累关节间隙狭窄（软骨损失的表现）、关节边缘骨赘形成（软骨下硬化和新骨形成的表现），是放射学 OA 的诊断依据。X 线对软骨损伤及其他早期病变不敏感。

3. 磁共振（MRI）成像　能显示早期软骨病变（变薄、缺损等）、骨赘、滑膜炎、BMLs、关节腔积液、半月板撕裂或脱垂、韧带损伤、髌骨下脂肪垫炎症等结构的异常，有利于早期诊断（图 5-9-2）。

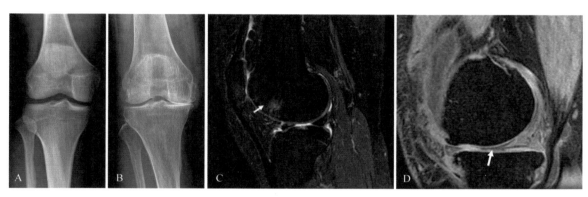

图 5-9-2　**膝骨关节炎影像学改变**
A. 正常膝关节 X 线；**B**. 关节间隙狭窄和骨赘形成；**C**. 软骨下骨髓损害；**D**. 关节软骨缺损

4. 高频超声　可显示关节的滑膜炎、渗出、软骨变薄及软骨下骨隆起、关节囊增生等，对 OA 的诊断及鉴别诊断具有一定的意义。

【诊断与鉴别诊断】

（一）诊断

OA 一般依据临床表现和 X 线检查，并排除其他炎症性关节疾病而诊断。

临床医师可根据患者关节活动时疼痛，关节僵硬感，活动后可缓解，晨僵 < 30 min 及受累关节压痛、骨性肥大等，做出临床诊断，放射学并非必需。

美国风湿病学会提出了关于手、膝和髋 OA 的分类标准，包括临床标准和临床加影像学标准，见表 5-9-1 至表 5-9-3。

（二）鉴别诊断

手和膝 OA 应与类风湿关节炎、银屑病关节炎鉴别；髋 OA 应与髋关节结核、股骨头无菌性坏死鉴别；脊柱 OA 应与脊柱关节病鉴别；弥漫性特发性骨肥厚应与强直性脊柱炎鉴别；以第一跖趾关节受累的足 OA 应与痛风鉴别。

表 5-9-1　手 OA 分类标准（1990 年）

临床标准：
　　具有手疼痛、酸痛和晨僵并具备以下 4 项中至少 3 项可诊断手 OA
　　（1）10 个指定关节中硬性组织肥大 ≥ 2 个
　　（2）远端指间关节硬性组织肥大 ≥ 2 个
　　（3）掌指关节肿胀少于 3 个
　　（4）10 个指定关节中关节畸形 ≥ 1 个
（10 个指定关节是指双侧第 2、3 指远端和近端指间关节及双侧第 1 腕掌关节）

表 5-9-2　膝 OA 分类标准（1986 年）

1. 临床标准：
　　具有膝痛并具备以下 6 项中至少 3 项可诊断膝 OA
　　（1）年龄 ≥ 50 岁；　　　　　　（2）晨僵 < 30 min；
　　（3）骨擦音；　　　　　　　　　（4）骨压痛；
　　（5）骨性肥大；　　　　　　　　（6）膝触之不热
2. 临床加放射学标准：
　　具有膝痛和骨赘并具备以下 3 项中至少 1 项可诊断膝 OA
　　（1）年龄 ≥ 40 岁；
　　（2）晨僵 < 30 min；
　　（3）骨擦音

表 5-9-3　髋 OA 分类标准（1991 年）

临床加放射学标准：
具有髋痛并具备以下 3 项中至少 2 项可诊断髋 OA
　　（1）红细胞沉降率 ≤ 20 mm/h；
　　（2）X 线示股骨头和（或）髋臼骨赘；
　　（3）X 线示髋关节间隙狭窄

【治疗】

治疗目的：缓解疼痛，阻止和延缓疾病进展，改善和保护关节功能，改善生活质量。治疗方案应个体化，根据不同情况指导患者进行非药物治疗、药物治疗及手术治疗（图 5-9-3）。

（一）非药物治疗

非药物治疗包括健康教育和自我认知，如正确的生活方式和饮食习惯，合理的运动及辅助治疗等，是 OA 治疗的基础。

1. 控制体重　超重或肥胖患者应减轻体重。体重减轻大于 5%，可有效改善临床症状和疾病进展。

2. 健康教育　宣教患者进行自我管理，了解本病是一种缓慢进展的慢性疾病，需要长期坚持，如改变不良的生活方式，避免不良姿势，避免久坐长时间看手机、电脑或电视；减少长久的站位、跪位和蹲位等不良姿势，以及爬楼梯；可采用手杖、拐杖、助行器、鞋垫等辅助工具，减少受累关节负重。克服负面认知行为。

3. 运动治疗　运动可以减轻 OA 的疼痛、改善躯体功能障碍及生活质量，是 OA 的一线治疗方法，尤其是膝 OA。运动方式包括有氧运动、肌力锻炼、关节活动度锻炼、神经肌肉训练等。

（1）有氧运动：为最有效的锻炼方式，需根据自身状况进行，一般采取低强度的有氧运动，如有氧步行（快走）、慢跑、游泳、骑车等，对改善疼痛和关节活动及功能具有明显疗效。不宜进行登山、爬楼等过度负重运动。避免过度活动。

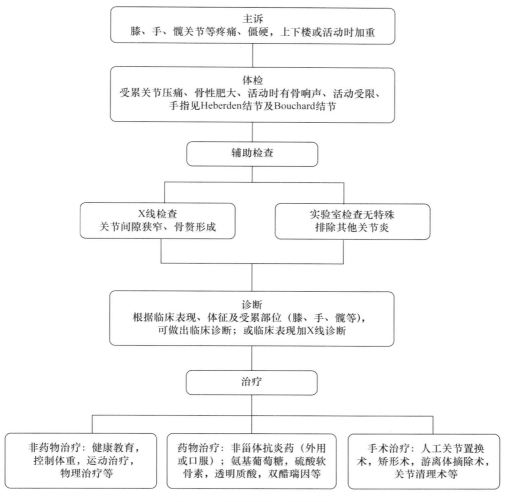

图 5-9-3 骨关节炎诊疗流程图

（2）肌肉锻炼：包括关节周围肌力锻炼、抗阻力练习、平衡能力训练等方式。肌肉无力程度与关节疼痛、功能受限程度及摔倒密切相关。OA 治疗的主要方式之一就是通过运动改善关节周围肌肉功能。

（3）运动的频率：运动疗法贵在坚持，建议患者每周定期肌肉锻炼 2 ～ 3 次，每天步行 6千步到 1 万步。避免久坐，每周 45 min 以上的躯体活动即可产生积极的影响。

4. 物理治疗及其他 推拿按摩、理疗、针灸、瑜伽、太极等具有一定的疗效。

（二）药物治疗

药物治疗包括控制症状药物、改善病情药物及软骨保护剂。

1. 控制症状药物

（1）外用药物治疗：局部外用非甾体抗炎药（NSAIDs）制剂和（或）辣椒碱乳剂，可减轻关节疼痛，不良反应较小。

（2）非甾体抗炎药（NSAIDs）：NSAIDs 既有止痛又有抗炎作用，包括非选择性 COX-2 抑制剂（双氯芬酸、美洛昔康、氯诺昔康、布洛芬、萘普生和洛索洛芬等）和选择性 COX-2 抑制剂（昔布类：塞来昔布、依托考昔、艾瑞昔布），是最常用的控制 OA 症状的药物。临床用药时需评估和监测消化系统、心血管、肾脏等风险，并采用最低有效剂量、短疗程或按需间断使用。胃肠道不良反应风险较高的患者，推荐选择口服选择性 COX-2 抑制剂和（或）与质子泵抑制剂联合使用。在应用选择性 COX-2 抑制剂时，应注意可能存在的心血管风险。相对其他 NSAIDs，萘普生对心血管事件影响最小。

（3）镇痛药物：如对乙酰氨基酚、曲马多等弱阿片类药物，用于 NSAIDs 治疗无效或有禁忌的患者，短期使用，注意肝毒性。

（4）关节腔内注射糖皮质激素：对于关节肿痛明显伴有明显滑膜炎及关节积液的患者，关节腔内注射糖皮质激素（如得宝松、曲安奈德等）能迅速缓解症状。同一关节注射间隔时间不应短于 4～6 个月，长期使用可导致关节软骨损失。应避免全身使用糖皮质激素。

（5）度洛西汀：为选择性 5- 羟色胺和去甲肾上腺素再摄取抑制剂，可用于伴有抑郁等全身症状的 OA 患者。

2. 改善病情药物及软骨保护剂　此类药物具有抗炎、止痛、降低基质金属蛋白酶、胶原酶等活性，保护关节软骨，延缓 OA 发展的作用。但目前尚未有公认的病情调节药物（disease-modifying OA drugs，DMOADs），常用药物如氨基葡萄糖、硫酸软骨素 A、双醋瑞因、透明质酸等可能有一定的作用，但存在争议。

（1）氨基葡萄糖（glucosamine）：硫酸氨基葡萄糖可以直接补充软骨基质，可能改善关节软骨的代谢、缓解 OA 疼痛症状及改善关节功能。可作为早、中期 OA 的治疗选择，对关节软骨严重磨损的终末期 OA 患者则疗效不佳。

（2）硫酸软骨素（chondroitin sulfate）：临床研究证实氨基葡萄糖与硫酸软骨素联用起协同作用。但也有研究认为氨基葡萄糖与硫酸软骨素的疗效与安慰剂相似，故在本病治疗中的地位尚需进一步认识。

（3）透明质酸（hyaluronic acid）：为关节内注射，对缓解症状和改善功能可能有一定的作用，主要用于膝关节；但不建议常规将关节腔注射透明质酸用于治疗症状性膝 OA。

（4）双醋瑞因：通过抑制 IL-1 和氧自由基的产生和释放，抑制基质金属蛋白酶的活性及稳定溶酶体膜而发挥抗炎及对关节软骨的保护作用。

（5）双膦酸盐：老年性 OA 患者，常伴有骨质疏松，同时软骨下骨质损失也可能加速软骨的破坏，因此在治疗老年性 OA 的同时进行抗骨质疏松治疗是有益的。

（6）维生素 D：维持血中维生素 D 水平充足可减少膝 OA 患者关节软骨损失，降低关节渗液，改善关节功能。

（三）手术治疗

对于严重关节畸形及功能障碍的 OA 可外科治疗。

1. 人工关节置换术　膝、髋 OA 患者关节置换术最为常见，可明显缓解患者症状、改善关节功能和提高生活质量。

2. 其他　矫形术、游离体摘除术、关节腔清理术等；如关节力线异常（内翻和外翻）导致疾病进展、疼痛及残疾，通过外科手术从而改善这种因膝关节错位而引起的疼痛。

【预后】

本病是老年人致残的主要原因，一般预后良好，但高龄者、多关节受累及有合并症者预后较差，相较于无 OA 人群有更高的死亡风险。

骨关节炎特征总结见二维码数字资源 5-9-2。

（徐建华　郑　双　丁长海）

数字资源
5-9-1：
骨关节炎
教学幻灯片

数字资源
5-9-2

抗磷脂综合征

抗磷脂综合征（antiphospholipid syndrome，APS）是抗磷脂抗体（antiphospholipid antibodies，aPL）介导的，以反复动脉或静脉血栓形成和（或）病理妊娠为临床特征的自身免疫性疾病。APS 的诊断必须同时具备临床表现（血栓形成或病理妊娠）和抗磷脂抗体持续阳性，包括通过固相血清学方法测定的抗心磷脂抗体、抗 β2- 糖蛋白 1（β2-glycoprotein 1，β2-GP1）抗体阳性和通过凝血实验测定的狼疮抗凝物（lupus anticoagulant，LA）阳性。APS 可单独存在，称之为原发性 APS，当继发于系统性红斑狼疮（systemic lupus erythematosus，SLE）或类风湿关节炎、干燥综合征等其他自身免疫性疾病时，称之为继发性 APS。

【流行病学】

目前流行病学调查数据显示，APS 的患病率为 50/10 万，年发病率为 5/10 万。本病女性高发，女性 / 男性患者的比例为 5：1。

约 10% 的健康人也可出现一过性低滴度抗心磷脂抗体，1% 的健康人会出现一过性狼疮抗凝物阳性。且随着年龄增长，aPL 阳性率有所增加。在 SLE 患者中，20%～30% 的患者会有持续的中高滴度 aPL 抗体谱阳性。

在 aPL 阳性而无症状（无既往血栓事件及病理妊娠）的患者中血栓年发生率为 0%～4%，当患者合并其他自身免疫性疾病如 SLE 时，血栓事件的发生率较高。已有的少量研究数据表明，在没有自身免疫性疾病的病理妊娠患者中 aPL 的阳性率为 6%，卒中患者中为 14%，小于 50 岁的卒中患者中为 17%，心肌梗死患者中为 11%，深静脉血栓形成患者中为 10%。20% 经历过三次以上连续流产的患者以及 14% 有过复发性静脉血栓栓塞性疾病患者有 aPL 阳性。但目前尚缺乏在大样本的具有 APS 相关临床表现但没有诊断为自身免疫性疾病的患者中检测 aPL 抗体谱的结果。

【病因】

APS 的病因尚未明确，目前研究认为，APS 是由遗传等内在因素和环境等外在因素共同作用下导致免疫系统紊乱，产生自身抗体，进而发挥致病作用。

1. 抗磷脂抗体的产生 aPL 是一组针对血浆中磷脂或磷脂结合蛋白的自身抗体，特异性最强的是抗 β2- 糖蛋白 1 抗体，此外，aPL 还包括靶向心磷脂、磷脂酰丝氨酸 / 凝血酶原复合物、膜联蛋白 V、蛋白 C、蛋白 S、高和低分子量激肽原、组织纤维蛋白溶酶原激活剂、凝血因子Ⅶ、凝血因子Ⅺ、凝血因子Ⅻ、补体成分 C4 和补体因子 H 等抗原的自身抗体。aPL 既是 APS 的诊断标志物，同时也是 APS 的致病因子。抗磷脂抗体的产生机制尚未明确，目前研究认为，感染是产生抗磷脂抗体的最重要的诱因。此外，分子模拟，自身抗原结构的改变等因素也在体内产生抗磷脂抗体过程中发挥了重要的作用。

2. 二次打击模型 某些患者体内持续存在抗磷脂抗体，但并未发生血栓事件，这表明抗磷脂抗体的存在是 APS 必不可少的步骤，而其他因素也起了一定作用。环境因素（例如感染），炎性因素（例如伴发的结缔组织病）或其他非免疫促凝血因素（例如含有雌激素的避孕药、手术和固定装置）可作为抗磷脂抗体存在前提下的"第二次打击"扰乱血液系统稳态，促进血栓形成。患者的遗传背景，如与编码炎症介质有关的基因突变，可能也是临床 APS 发病的关键因素。家族研究表明，APS 的遗传易感性，部分是由人白细胞抗原（HLA）系统造成的，最一致的关联是与 *HLA-DR4* 和 *HLA-DRw53* 的关联（REFS 27 ～ 29）。此外，狼疮抗凝物和抗心磷脂抗体的存在与这些 HLA 基因型也有相关性。HLA 系统以外的其他基因也可能与 APS 的发病相关，包括 *IRF5*（编码干扰素调节因子 5）和 *STAT4*（编码信号转导子和转录激活子）。

【发病机制】

（一）血栓形成

aPL 可以通过多种机制参与血栓形成。动物模型证据表明，向小鼠、大鼠或仓鼠注射抗磷脂抗体不会导致自发性血栓并发症。然而，与血栓形成的"二次打击"假设一致，在抗磷脂抗体存在下，对于实验鼠施以诱发事件（例如，轻微的血管损伤）可以促发较强烈的血栓反应。在动物模型中的这一观察结果符合抗磷脂抗体是人类血栓形成的危险因素的发现。

1. 激活内皮细胞、血小板和免疫细胞　抗 β2- 糖蛋白 1 抗体可以与细胞表面 β2- 糖蛋白 1 结合，进而通过 β2- 糖蛋白 1- 抗体复合物与 Toll 样受体 2（TLR2）、TLR4、膜联蛋白 A2 或低密度脂蛋白受体相关蛋白 8（LRP8，也称为载脂蛋白 E 受体）结合，激活它们的细胞内信号转导途径，导致内皮细胞、血小板、单核细胞、嗜中性粒细胞、成纤维细胞和滋养细胞活化以及细胞类型依赖性活化标志物的表达和释放，进而参与血栓形成。

2. 补体激活　抗磷脂抗体也干扰补体激活。动物模型证据表明，与对照小鼠相比，敲除补体因子 C3、C5 和 C6 后的小鼠在给予抗磷脂抗体后诱导血栓形成明显减少。显然，凝血系统的活化和补体激活均在抗磷脂抗体诱导血栓形成中起作用。但是，由于这些酶级联反应是固有连接的，因此凝血系统的活化和补体激活的先后顺序尚需进一步探究。

（二）病理妊娠

与抗磷脂抗体相关的复发性孕早期流产的发病机制与孕晚期发生的死胎发病机制不同。孕早期流产已被归因于 aPL 对滋养层细胞增殖的直接抑制作用。APS 的晚期产科表现，包括先兆子痫、宫内生长受限和死产，是胎盘功能障碍的结果，潜在病因是：绒毛外滋养细胞不能充分重塑螺旋动脉，导致产妇流向胎盘的血流减少和低氧性损伤；营养物质向胎儿输送不足；高速、高压血流会损坏胎盘。抗磷脂抗体可以通过减少绒毛外滋养层细胞的增殖和侵袭以及触发母体–胎儿界面的炎症而发挥作用，这共同导致胎盘受损。

滋养细胞的增殖和迁移　β2- 糖蛋白 1 在所有胎盘滋养层细胞亚群的细胞表面和母体的蜕膜上皮细胞中组成性表达。抗 β2- 糖蛋白 1 抗体可以通过 β2- 糖蛋白 1 结构域 5 和各种细胞表面受体中的磷脂结合位点与人滋养层细胞和内皮结合。在螺旋动脉转化模型中，抗磷脂抗体在体外研究中显示可以抑制滋养细胞的自发迁移，增加滋养细胞抗血管生成可溶性内皮糖蛋白分泌，并破坏滋养细胞–内皮细胞相互作用。这些作用是由 LRP8 介导的：当被抗 β2- 糖蛋白 1 抗体交联的 β2- 糖蛋白 1 激活时，LRP8 可通过降低 IL-6 水平和信号转导及转录激活子 3（STAT3）活性来抑制滋养细胞迁移。在体内也已证实 LRP8 在抗磷脂抗体介导的胎儿丢失和宫内生长受限中的作用。

【临床表现】

临床表现从无症状的 aPL 阳性（无血栓史或病理妊娠史）到恶性 APS（数天内发生广泛血栓），程度不一。此外，APS 患者可表现除血栓、流产外的非特异性表现。

（一）血管栓塞

APS 血管栓塞可以累及各器官、系统，表现为静脉或动脉血栓（表 5-10-1）。深静脉血栓

表 5-10-1　APS 血栓的临床表现

累及血管		临床表现
静脉		
肢体		深静脉血栓，血栓性静脉炎
脑		中枢静脉窦血栓
肝		
	大静脉	Budd-Chiari 综合征
	小静脉	肝大，肝酶升高
肾		肾静脉血栓
肾上腺		中央静脉血栓，出血，梗死
		艾迪生（Addison）病，肾上腺功能减退
肺		肺血栓栓塞，毛细血管炎，肺出血，肺动脉高压
大静脉		上 / 下腔静脉综合征
皮肤		网状青紫，皮下结节
眼		视网膜静脉血栓
动脉		
肢体		缺血，坏疽
脑		
	大血管	卒中，短暂性脑缺血发作；Sneddon 综合征
	小血管	急性缺血性脑病，多发性脑梗死性痴呆
心脏		
	大血管	心肌梗死，静脉旁路移植术后再梗死
	小血管	
	急性	循环衰竭，心脏停搏
	慢性	心肌肥厚，心律失常，心动过缓
肾脏		
	大血管	肾动脉血栓，肾梗死
	小血管	肾血栓性微血管病
大动脉		
	主动脉	
	主动脉弓	主动脉弓综合征
	腹主动脉	跛行
皮肤		肢端坏疽（图 5-10-1），慢性下肢溃疡，类血管炎样斑
眼		视网膜动脉和小动脉血栓

形成和缺血性卒中是 APS 患者最常见的临床表现。APS 患者发生的静脉血栓与其他原因导致的血栓无明显差异，但是较严重、发病年龄较轻、可发生在少见的解剖部位（如 Budd-Chiari 综合征、矢状窦和上肢末端血栓）。同样，APS 患者发生的动脉血栓除了反复发作、可发生在少见部位、发病年龄较轻外，与非 aPL 相关的血栓形成也无差异。恶性 APS 可与其他血栓性微血管病同时发生。

根据 APS 分类标准，必须通过客观验证的标准来确认血栓形成，例如影像学检查或组织病理学的明确发现。APS 血栓的组织病理学表现为在没有明显证据显示血管壁炎症的情况下出现血栓形成。

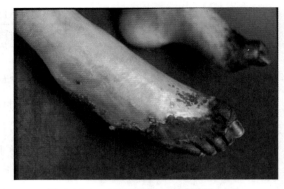

图 5-10-1　APS 患者双下肢肢端坏疽

（二）病理妊娠

典型的 APS 患者流产多发生在孕 10 周以后（死胎），也有早于 10 周发生者，这些早期流产需排除母体解剖学或激素异常，双亲染色体异常或其他基因缺陷导致的流产。APS 患者孕早期妊娠多正常，孕中、晚期可发生胎儿生长缓慢和羊水减少。患者可以发生严重的早发型子痫前期或 HELLP 综合征（溶血、肝酶升高、血小板减少）。APS 患者也可发生早于 34 周的早产。

（三）非特异性临床表现

数字资源
5-10-1

网状青斑（见二维码数字资源 5-10-1：网状青斑临床表现）和血小板减少是 APS 常见的非特异性表现。心脏瓣膜疾病（赘生物、增厚）也是 APS 较常见的临床表现，其病理机制尚未明确。反复肺动脉栓塞或小血管血栓可能是 APS 患者发生肺动脉高压的原因。极少数 aPL 阳性患者会发生弥漫性肺出血。一些患者可出现注意力不集中、记忆力下降、阵发性头晕等非定位性神经症状。头颅 MRI 常发现在脑室周围白质有小的多发的高密度灶，但与临床症状不一定相关。罕见情况下，高亲和力的抗凝血酶原抗体可能因耗尽凝血酶原而导致出血（狼疮抗凝物-低凝血酶原综合征）。

【实验室与其他相关检查】

（一）实验室检查

在当前的 APS 分类标准中，包括狼疮抗凝物、IgG/IgM 型抗心磷脂抗体和 IgG/IgM 型抗 β2- 糖蛋白 1 抗体三种抗体。对于疑诊 APS 的患者，必须对三种抗体（aPL 三抗体）进行测试以定义患者的完整抗体谱，因为患者可能仅存在一种抗体阳性。

1. 狼疮抗凝物　狼疮抗凝物是指不直接与单个凝血因子反应而是抑制磷脂依赖性凝血反应的凝血抑制剂。狼疮抗凝物检测是通过两种功能性凝血测定，检测其延长磷脂依赖性凝血时间的能力：稀释 Russel 蛇毒时间（dRVVT）和活化部分凝血活酶时间（APTT）。传统上，狼疮抗凝物试验通过三步程序检测，包括筛选、混合和确认步骤。如果在筛选步骤中凝血时间延长，则被定义为狼疮抗凝物筛选试验阳性，在混合步骤中（患者血浆与正常人乏血小板血浆混合）凝血时间延长不被纠正，而在确认步骤中通过添加磷脂得以缩短或纠正凝血时间延长，这证实血浆中存在的抗凝剂对磷脂具有特异性。

2. 抗心磷脂抗体　IgG 或 IgM 型抗心磷脂抗体是诊断性抗体，通过固相血清学方法进行检测。将心磷脂抗原吸附在固相载体表面，随后加入患者血清，使其中的抗心磷脂抗体结合到固定的抗原上。洗去液相中游离成分，并将酶标记的抗人 IgG/IgM 抗体加入微孔板孔中，使酶标抗人 IgG/IgM 抗体与已吸附到固相载体上的患者抗体相结合。滴加底物溶液显色，并通过检测颜色强度来反映自身抗体的水平。抗心磷脂抗体滴度大于 40 IgG 磷脂单位（GPL）/IgM 磷脂单位（MPL）被认为是中高滴度抗体。IgG 亚型的抗体与临床表现的关系更加密切。

3. 抗 β2- 糖蛋白 1 抗体　IgG 或 IgM 型抗 β2- 糖蛋白 1 抗体是诊断性抗体，通过固相血清学方法进行检测。将 β2- 糖蛋白 1 吸附在固相载体表面，检测患者血清中抗 β2- 糖蛋白 1 抗体的水平。

4. 非标准抗磷脂抗体 由于缺乏标准化和多中心大样本临床数据的验证，其他抗磷脂抗体尚未包括在分类标准中。在目前的多项研究中，抗磷脂酰丝氨酸 / 凝血酶原复合物抗体（anti-phosphatidylserine/prothrombin antibody，aPS/PT antibody）显示出较强的诊断价值，同时也是 APS 患者发生血栓及病理妊娠事件的风险因素。抗 β2- 糖蛋白 1 结构域 1 抗体（简称抗 D1 抗体）（anti-β2GP1 domainl antibody）是抗 β2- 糖蛋白 1 抗体的一个亚类，多项研究已经证实，抗 D1 抗体是晚期病理妊娠事件的风险因素。IgA 型抗心磷脂抗体和抗 β2- 糖蛋白 1 抗体的重要性仍然存在争议。IgA 检测可能在筛查中价值较低，但可作为辅助诊断指标用于检测强烈怀疑 APS 但标准抗磷脂抗体阴性的患者。此外，靶向膜联蛋白 V、波形蛋白、蛋白 C、蛋白 S、高和低分子量激肽原、组织纤维蛋白溶解酶原激活剂、凝血因子Ⅶ、凝血因子Ⅺ、凝血因子Ⅻ、补体成分 C4 和补体因子 H 等抗原的自身抗体均具有一定的诊断价值，尚需大样本临床数据的验证。

5. 低风险及高风险抗磷脂抗体谱的定义 最初在 2006 年悉尼 APS 分类标准中推荐了抗磷脂抗体谱的概念，并根据患者对单一或多种抗磷脂抗体的阳性程度进行分类，目前对于中-高滴度抗磷脂抗体（aPL）、低风险及高风险抗磷脂抗体谱有了更明确的定义（表 5-10-2）。抗磷脂抗体谱与 APS 患者出现相关的临床表现的风险相关。

表 5-10-2　**中-高滴度抗磷脂抗体（aPL）、低风险及高风险抗磷脂抗体谱的定义**

中-高滴度 aPL
标准的 ELISA 方法检测血清或血浆中 IgG 和（或）IgM 型抗心磷脂抗体的滴度大于 40 IgG 磷脂单位（GPL）或 40 IgM 磷脂单位（MPL），或者大于 99% 百分位数
标准的 ELISA 方法检测血清或血浆中 IgG 和（或）IgM 型抗 β2- 糖蛋白 1 抗体的滴度大于 99% 百分位数
高风险 aPL 谱
至少间隔 12 周的两次或两次以上结果提示： 狼疮抗凝物（LA）阳性［根据国际血栓和止血协会（ISTH）指南规范检测］； 两种或三种 aPL 阳性（狼疮抗凝、抗心磷脂抗体和抗 β2- 糖蛋白 1 抗体中任意两种或者三种）； 或持续存在的高滴度 aPL
低风险 aPL 谱
低-中等滴度的单一抗心磷脂抗体或抗 β2- 糖蛋白 1 抗体存在，尤其为一过性阳性时

（二）影像学检查

CT 或 MRI 可以显示与临床表现一致的血管闭塞和梗死病灶（图 5-10-2），但除了在年轻患者可出现多发的、无法解释的脑梗死外，其他结果对 APS 诊断无特异性。常见脑白质多发的高密度小病灶，但并不一定为脑梗死。由于闭塞血管往往太小，低于血管造影和磁共振血管造影的分辨范围，因此除非临床症状提示有中到大血管的病变，否则没有进行血管造影或 MRI 血管造影的指征。超声心动图或心脏 MRI 可发现部分患者存在严重的 Libman-Sacks 心内膜炎和心腔内血栓。

（三）病理学检查

皮肤、肾（图 5-10-3）和其他组织病理检查可见不同管径的动脉或静脉血栓性闭塞、急性或

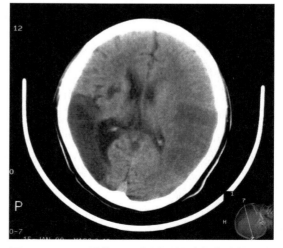

图 5-10-2　**CT 影像显示右侧颞枕叶低密度灶，为颞枕叶脑梗死**

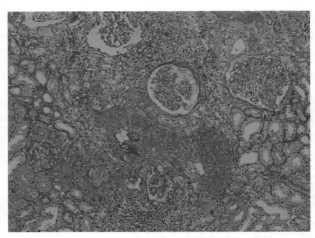

图 5-10-3　肾穿刺活检后行 PAS 染色（200 倍），可见肾小球球性硬化，入球小动脉及部分小叶间动脉内皮细胞肿胀，内膜增厚、纤维化，管腔明显狭窄或闭塞

慢性血管内皮损伤等一系列表现以及血管慢性闭塞再通。曾认为子宫胎盘功能不全是由于血栓栓塞或螺旋动脉血管病变（动脉粥样硬化、内膜增厚、纤维素样坏死和螺旋动脉生理改变缺失）所致。但 APS 小鼠模型研究发现炎症在其中发挥重要作用，近期的研究发现患者胎盘存在炎症，特别是巨噬细胞浸润，这些均提示炎症在胎盘损伤中起一定作用。坏死性血管炎提示合并狼疮或其他结缔组织病。

【诊断与鉴别诊断】

（一）诊断（图 5-10-4）

目前 APS 的诊断依据于 2006 年修订的 APS 悉尼分类标准（表 5-10-3）。诊断 APS 必须符合至少 1 项临床标准和 1 项实验室标准。APS 的诊断应避免临床表现和 aPL 阳性的间隔时间 < 12 周或 > 5 年。

恶性 APS

恶性 APS（catastrophic APS，CAPS）是 APS 的一种严重亚型（表 5-10-4），以短期内出现的多发血栓性微血管病、多发的血管栓塞和高滴度 aPL 为特征，其发病率不到所有 APS 病例的 1%。急性肾上腺功能衰竭可为首发表现。患者常有中度血小板减少和其他血栓性微血管病；与溶血尿毒症综合征和血栓性血小板减少性紫癜相比，红细胞破碎较少，纤维裂解产物也无明显升高。肾衰竭和肺出血可发生于部分患者。

（二）鉴别诊断

感染引起的抗心磷脂抗体阳性通常是一过性的，常为 IgM 型而不是 IgG 型。一过性 aPL 阳性或低滴度抗心磷脂抗体不能作为诊断依据。随着年龄增长，ELISA 方法检测 aPL 阳性率有所增加，且老年患者血管闭塞需要鉴别的疾病也比年轻人多，因此对于 60 岁以上的患者诊断 APS 一定要谨慎。持续高滴度抗磷脂抗体，伴有网状青斑、血小板减少，合并风湿性疾病，以及无其他原因引起的血管闭塞，均支持 APS 的诊断。

如流产发生在胎儿心脏开始搏动之后（妊娠 10 周后），且没有其他可以解释症状的合并症，并且妊娠前后多次抗体高滴度，胎盘检查有血管病变和梗死，则最可能为 APS 引起的流产。发生在 10 周以前的单次流产，抗心磷脂抗体低滴度阳性，需排除因胎儿染色体异常、感染、母体激素分泌或解剖学异常所致。

获得性血栓危险因素如高血压、糖尿病、肾病综合征、静脉功能不全和制动也是血栓栓塞性疾病的病因。血栓性血小板减少性紫癜、心源性或血管源性感染性或无菌性栓子、败血症、高同

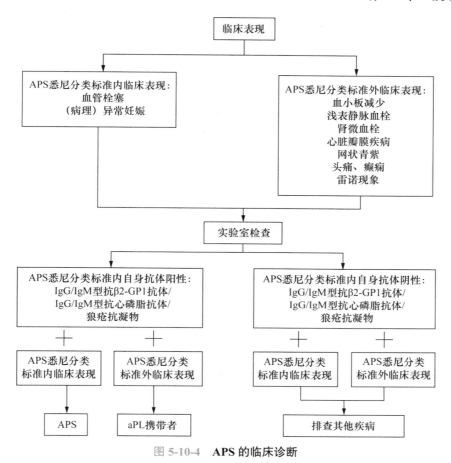

图 5-10-4　**APS 的临床诊断**

表 5-10-3　**2006 年修订的 APS 悉尼分类标准**

临床标准

血管栓塞[#]

任何组织或器官的动、静脉和小血管发生血栓 * ≥ 1 次[§]。血栓形成必须通过客观验证的标准（即适当的影像学证据或组织病理学的明确发现）进行确认。血栓的组织病理学表现为血管壁无明显炎症迹象的血栓形成。

异常妊娠

（a）≥ 1 次发生于妊娠 10 周或 10 周以上无法解释的形态学正常的胎儿死亡，或

（b）≥ 1 次发生于妊娠 34 周之前因严重的先兆子痫、子痫或者明确的胎盘功能不全[‡] 所致的形态学正常的新生儿早产，或

（c）≥ 3 次连续发生于妊娠 10 周之前的无法解释的自发性流产，必须排除母体解剖或激素异常以及双亲染色体异常

实验室标准

1. 血浆中出现狼疮抗凝物，至少 2 次阳性，每次间隔至少 12 周，根据国际血栓和止血协会（ISTH）的指南进行检测

2. 用标准 ELISA 在血清或血浆中检测到中 / 高滴度的 IgG/IgM 型抗心磷脂抗体（IgG 型 > 40 GPL，IgM 型 > 40 MPL，或滴度 > 99 百分位数），至少检测 2 次，间隔至少 12 周

3. 用标准 ELISA 在血清或血浆中检测到 IgG/IgM 型 β2- 糖蛋白 1 抗体（滴度 > 99 百分位数），至少检测 2 次，间隔至少 12 周

[#] 当共存遗传性或获得性血栓形成的因素时也能诊断 APS，但应根据以下条件将 APS 患者分为两个亚组：（a）存在，和（b）不存在其他血栓形成危险因素。危险因素包括：年龄（男性 > 55 岁，女性 > 65 岁）、存在已知的心血管危险因素（如高血压、糖尿病、低密度脂蛋白升高、高密度脂蛋白胆固醇降低、吸烟、早发心血管疾病家族史、体重指数 > 30 kg/m²、微量白蛋白尿、估计肾小球滤过率 < 60 ml/min）、遗传性血栓形成倾向、口服避孕药、肾病综合征、恶性肿瘤、失去活动能力和手术。因此，符合 APS 分类标准的患者应按照血栓形成的原因进行分层。

* 浅表静脉血栓不包括在临床标准中。

[§] 既往血栓史可以认为是一项临床标准，但血栓必须经过确切的诊断方法证实，并排除其他可能导致血栓的病因。

[‡] 普遍认可的胎盘功能不全包括：异常或不稳定的胎儿监护试验（如非应激试验阳性）提示胎儿低氧血症；异常的多普勒流量速度分析提示胎儿低氧血症（如脐动脉舒张末期无血流状态）；羊水过少（如羊水指数 ≤ 5 cm）；出生体重低于同胎龄儿平均体重的第 10%

表 5-10-4　2003 年恶性抗磷脂综合征分类标准

1. 累及 3 个或以上的器官、系统和（或）组织 [a]
2. 各临床表现同时或于 1 周内相继出现 [b]
3. 至少有 1 个器官或组织的小血管阻塞的组织病理依据
4. 抗磷脂抗体［LA 和（或）抗心磷脂抗体和（或）抗 β2-GP1 抗体］阳性的实验室依据 [c]

确诊 CAPS：符合 4 条；

CAPS 可能：①符合 4 条，除了累及组织、器官为 2 个以外；②符合 4 条，除了实验室检查抗磷脂抗体阳性 2 次间隔 < 6 周（患者短期内死亡）以外；③符合 1、2 和 4 条；④符合 1、3 和 4 条，2 条中的时间 > 1 周，但在 1 月内

[a] 临床血管阻塞的证据，影像学确认；肾受累定义为血肌酐水平增加 50% 以上，严重高血压（> 180/100 mmHg）和（或）蛋白尿（> 500 mg/24 h）；
[b] 组织病理学必须有血栓的证据，血管炎可共存；
[c] 若患者之前没有诊断为 APS，实验室检查抗磷脂抗体阳性必须满足 2 次检测至少间隔 6 周

型半胱氨酸血症、黏液瘤、Takayasu 动脉炎、结节性多动脉炎和严重的雷诺病等均可导致动脉闭塞。尚不明确 Sneddon 综合征（即卒中和网状青斑，伴或不伴 aPL 阳性）与 APS 之间的关系。

败血症、弥散性血管内凝血、血栓性血小板减少性紫癜、溶血尿毒症综合征、肝素诱导性血小板减少症以及由于黏液瘤、心房血栓或动脉粥样硬化斑块导致的弥散性血管栓塞可有与恶性 APS 类似的表现或与之同时发生。确诊和可疑恶性 APS 根据悉尼分类标准来定义。

【治疗】

（一）总体原则

（1）aPL 阳性个体的风险分层应包括确定是否存在高风险 aPL 谱，血栓和（或）产科 APS 的病史，伴有其他系统性自身免疫性疾病如 SLE，以及存在传统的心血管危险因素。

（2）针对 aPL 阳性的所有个体，特别是那些具有高风险 aPL 抗体谱的患者，总体治疗策略应包括筛查和严格控制心血管危险因素（戒烟；高血压、血脂异常、糖尿病的管理和规律的体育锻炼）；另外需筛查和管理静脉血栓形成的危险因素，尤其是高风险情况下，如手术、住院、长期制动和产褥期使用低分子量肝素（low molecular weight heparin，LMWH）。

（3）患者教育和治疗依从性的咨询：服用维生素 K 拮抗剂（vitamin K antagonist，VKA）治疗的患者需监测国际标准化比值（international normalized ratio，INR），在围术期使用 LMWH 作为口服抗凝剂的桥接治疗，口服避孕药的使用，妊娠期和产褥期的特殊管理，绝经后激素替代治疗以及生活方式建议（饮食、运动）对于 APS 的管理均非常重要。

（二）治疗方案的选择

1. aPL 阳性个体中的一级血栓预防　在无症状的 aPL 携带者中（不满足任何血栓或者产科 APS 的分类标准），若存在高风险 aPL 谱伴或不伴有传统风险因素，建议使用低剂量阿司匹林（LDA，75 ~ 100 mg/d）预防性治疗。

对于无血栓或产科并发症病史但伴发 SLE 的患者：若存在高风险 aPL 谱，建议使用 LDA 预防性治疗；若存在低风险 aPL 抗磷脂抗体谱，可以使用 LDA 预防性治疗。

对于仅有产科 APS 病史（伴或不伴有 SLE）但目前未在妊娠期的女性患者：经过充分的风险 / 获益评估后，建议使用 LDA 预防性治疗。

2. APS 患者中二级血栓预防

（1）在发生过一次静脉血栓事件明确诊断的 APS 患者中：使用 VKA 治疗，控制 INR 目标值在 2 ~ 3。利伐沙班不应用于 aPL 三抗体阳性有着血栓高复发风险的患者中。对于规范使用 VKA 而无法达到目标 INR 或者使用 VKA 有禁忌证的患者（如过敏，或者对 VKA 不耐受）可以考虑使用直接口服抗凝药物（DOAC）。在无明确诱因下出现第一次静脉血栓的患者

中，抗凝剂应该持续长期使用。在有明确诱因下发生第一次静脉血栓事件的患者，根据针对非 APS 患者发生此类情况的国际指南，应维持治疗一段时间。反复检测仍持续存在高风险 aPL 谱或者伴有其他复发风险因素的患者应考虑更长期的抗凝治疗。

（2）对于使用 VKA 治疗且 INR 控制在 2 ~ 3 却仍然出现复发性静脉血栓的 APS 患者：应对患者进行 VKA 治疗依从性的调查和教育，定期监测 INR。如果 INR 已控制在 2 ~ 3，可以调整 INR 为 3 ~ 4，加 LDA，或者改用 LMWH 治疗。

（3）对于第一次发生动脉血栓的 APS 患者：建议使用 VKA 治疗而不仅仅单用 LDA。在考虑到个体出血和复发血栓风险的前提下，建议使用 VKA 控制 INR 达到 2 ~ 3 或者 3 ~ 4。另外也可以考虑使用 VKA 控制 INR 达到 2 ~ 3 同时加用 LDA。利伐沙班不应被用于 aPL 三抗体阳性且发生过动脉血栓事件的患者中。基于目前的证据，考虑到复发血栓的高风险，并不建议针对发生动脉血栓事件的 APS 患者使用 DOAC。

（4）对于使用 VKA 充分治疗的基础上仍有复发性动脉血栓的患者：在评估其他潜在原因后，可以提高 INR 目标值处于 3 ~ 4，加用 LDA 或改用 LMWH 治疗。

3. 产科 APS 的管理　在有着高风险 aPL 谱，但是没有血栓或者产科并发症病史的女性（无论是否合并 SLE），在妊娠期可使用 LDA 治疗（75 ~ 100 mg/d）。

在只有产科事件（无血栓事件）的 APS 患者，无论是否合并 SLE：对于发生过 ≥ 3 次 < 10 周的自发反复流产或 ≥ 10 周死胎的患者，建议妊娠期间联合使用 LDA 和预防剂量的肝素。对于发生过由于子痫、严重先兆子痫或者可被识别的胎盘功能不全导致的 < 34 周早产的患者，在考虑个体风险的前提下，建议使用 LDA 或者 LDA 联合预防剂量的肝素治疗。临床"诊断标准外"的产科 APS 患者，比如出现两次 < 10 周的反复自发流产，或者由于重度先兆子痫或子痫在 ≥ 34 周时早产，可在评估患者风险谱的前提下单用 LDA 或者联合肝素治疗。在妊娠期使用预防剂量肝素治疗的产科 APS 患者，为降低母体血栓风险，建议产后 6 周持续使用预防剂量的肝素治疗。符合"诊断标准"的产科 APS 患者，尽管使用 LDA 和预防剂量肝素联合治疗的前提下仍伴有复发的妊娠并发症时，可增加肝素剂量至治疗剂量，或者加用羟氯喹，或者在妊娠期前 3 个月使用低剂量的泼尼松。在一些个案中可以考虑使用静脉注射丙种球蛋白治疗。对于有血栓病史的女性 APS 患者，在妊娠期建议使用 LDA 和治疗剂量的肝素联合治疗。

4. 恶性 APS 的治疗　对于 aPL 三抗体阳性的个体尽早使用抗感染治疗，对于血栓性 APS 患者尽量避免抗凝治疗中断或 INR 水平降低，可帮助预防 CAPS 的发生。

对于 CAPS 的一线治疗，建议联合使用糖皮质激素、肝素和血浆置换或静脉丙种球蛋白治疗而非单药或者其他的联合治疗。此外，应积极治疗任何诱发因素（如感染、坏疽或恶性肿瘤）。

对于复发性 CAPS 患者，建议使用清除 B 细胞药物（如利妥昔单抗），或补体抑制剂（如依库珠单抗）治疗。

【预后与预防】

伴有肺动脉高压、神经病变、心肌缺血、肾病、肢体坏疽的 APS 患者和 CAPS 患者预后较差。长期随访发现，存在大血管事件、未能早期诊断和治疗的原发性 APS 患者，疾病的严重程度及致残率均明显增加。

APS 孕妇所产胎儿的长期预后还不清楚。长病程 APS 患者，有些因发生严重心脏瓣膜疾病需要进行瓣膜置换，极少数因血栓性微血管病导致肾衰竭。速发血栓会导致肾移植或其他器官移植失败。伴有 aPL 阳性的 SLE 患者肾移植存活率差。

APS 患者如需接受手术治疗，发生严重围术期并发症的风险较高。因此在任何手术前均应制订明确的应对策略，采取药物和物理抗凝措施，尽量减少无抗凝的时间以及血管内操作和监测。

数字资源
5-10-2:
教学幻灯片

（刘婷婷　杨程德）

第11章

晶体性关节炎

用偏振光显微镜及其他晶体检查技术，如电子显微镜、能量弥散元素分析和 X 线衍射在关节滑液中检测不同的微晶体，包括单钠尿酸盐（monosodium urate，MSU）、焦磷酸钙（CPP）、磷灰石（apatite）和草酸钙（CaOx）等，由这些晶体导致的急性或慢性关节炎或关节周围炎统称晶体性关节炎。不同的晶体性关节炎临床症状有许多相似，而诊断及治疗方法不尽相同。本章重点介绍由 MSU 引起的痛风及焦磷酸钙沉积病。

第 1 节　痛　风

高尿酸血症（hyperuricaemia，HUA）是嘌呤代谢紊乱所致的代谢性疾病，无论男女，非同日 2 次血尿酸水平超过 420 μmol/L 称为高尿酸血症。痛风（gout）是由血尿酸水平升高，超过血液或组织的溶解度，在关节局部单钠尿酸盐（MSU）沉积引起的局部炎症反应和组织损伤的慢性炎症性疾病。痛风是最常见的炎性关节炎，发作早期表现为下肢自限性急性单关节炎，发作与缓解反复发生最终成为慢性多关节炎及关节毁损。MSU 沉积于皮下及不同部位形成痛风石，沉积于肾脏出现痛风性肾病、肾功能不全。原发性高尿酸血症 / 痛风常与高脂血症、高血压、糖尿病、动脉硬化、冠心病等疾病共患，是过早死亡的独立风险因素。继发性痛风常见于肾脏疾病、血液病、肿瘤、应用药物等。本节重点讨论原发性痛风。

【流行病学】

目前全球高尿酸血症的患病率为 3.6% ～ 33%，2000 年以来各地流行病学调查显示我国高尿酸血症的患病率为 10.3% ～ 25.3%，不同地区不同年代各不相同，Mata 分析总体患病率为 13.3%，呈逐年上升和年轻化趋势。全球痛风的患病率为 0.03% ～ 15.3%，我国患病率为 1% ～ 3%。沿海、高原游牧地区、青海和西藏更为多见。根据国家风湿病数据中心（Chinese Rheumatism Data Center，CRDC）网络注册及随访研究的阶段数据显示，截至 2016 年 2 月，全国 27 个省、市、自治区 100 家医院的 6814 例痛风患者有效病例发现，我国痛风患者平均年龄为 48.28 岁（男性 47.95 岁，女性 53.14 岁）。痛风多侵犯中老年男性和绝经后女性，男女比例为 15：1。性别差异会随着年龄的增长而减少。

【病因】

痛风发展的先决条件是高尿酸血症。尿酸是嘌呤代谢的终产物，主要由细胞核酸代谢和其他嘌呤类物质，以及食物中的嘌呤经酶的作用分解而来。体内总尿酸量的 80% 来源于内源性自身合成或核酸降解（约 600 mg/d），20% 来源于外源性摄入嘌呤饮食（大约 100 mg/d）。正常状态下体内尿酸池约为 1200 mg，每天产生约 700 mg，排出 800 ～ 1000 mg，70% 经肾脏排泄，30% 从肠道和胆道排泄。尿酸的产生和排泄基本保持动态平衡，凡影响血尿酸生成和（或）排泄的因素均可导致血尿酸增高。嘌呤合成与代谢途径见图 5-11-1。

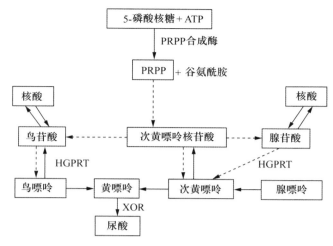

图 5-11-1　嘌呤合成和代谢途径

嘌呤降解为嘌呤单核苷酸：次黄嘌呤核苷酸、腺嘌呤核苷酸、鸟嘌呤核苷酸，经次黄嘌呤鸟嘌呤磷酸核糖转移酶（HGPRT）转化，分解为嘌呤碱基（鸟嘌呤和次黄嘌呤）。后两种化合物随后被代谢为黄嘌呤，最终在黄嘌呤脱氢酶基因编码的黄嘌呤氧化还原酶（xanthine oxidoreductase，XOR）的催化下不可逆地氧化成尿酸。PRPP：5- 磷酸核糖 -1- 焦磷酸；HGPRT：次黄嘌呤鸟嘌呤磷酸核糖转移酶；XOR：黄嘌呤氧化还原酶

　　高尿酸血症 / 痛风发病受遗传变异、环境暴露以及其他危险因素（如男性、绝经后女性、老年、种族如太平洋岛民和肥胖等）影响。饮食因素（如酒精、红肉、海鲜、果糖和蔗糖含量高的碳酸饮料）、使用药物（如利尿剂、环孢素 A、吡嗪酰胺、烟酸、低剂量阿司匹林以及肿瘤化疗药）等可增加血尿酸水平和痛风的风险。近年来研究发现每千克体重摄取 1 g 果糖可在摄取后 2 h 内使血尿酸浓度增加 1 ～ 2 mg/dl，可能是青少年高尿酸血症的原因之一。高尿酸血症的原因见表 5-11-1。

表 5-11-1　高尿酸血症的原因

过度生成	排泄不足
遗传性	**遗传性**
酶突变［HGPRT 缺乏症（纯合子或杂合子）、PRPP 合成酶过度活跃、G6PD 缺乏症、糖原储积病］	尿酸转运和排泄相关基因缺陷（如 *SLC2A9*、*SLC22A12* 和 *ABCG2* 基因多态性）
获得性	**获得性**
骨髓增生和淋巴增生性疾病	肾病及肾功能不全
银屑病	药物（低剂量水杨酸盐、噻嗪类及袢利尿剂）、环孢素、他克莫司、乙胺丁醇）
肥胖和高甘油三酯血症	代谢（乳酸、酮类、血管紧张素、加压素）
高嘌呤饮食	
贝类、内脏、红肉	
高果糖摄入	
乙醇（尤其是啤酒）	
药物：细胞毒性剂，烟酸	
过度运动及体重快速减低	

　　传统认为嘌呤代谢紊乱导致高尿酸血症，但肠道和肾脏中尿酸转运改变在高尿酸血症的发病机制中起着关键作用。85% ～ 90% 原发性或继发性高尿酸血症是由肾脏尿酸排泄减少所致，与尿酸排泄相关基因突变有关。不同种族高尿酸血症及痛风人群全基因组关联研究（genome-wide association studies，GWAS）已经确定了多个肾脏尿酸盐转运蛋白的基因多态性增加高尿酸血症和痛风的风险，其中关联性最强的是表达于肾脏近端小管上皮如 SLC2A9（也称为 GLUT9）和 SLC22A12（也称为 URAT1），其基因多态性影响尿酸重吸收过程，与高尿酸血症

密切相关。*SLC22A12/URAT1* 的重要性在于多种药物如小剂量水杨酸、吡嗪酰胺、乳酸影响其功能，也是促排尿酸药物如苯溴马隆、苯磺酸、缬沙坦的作用靶点。*ABCG2* 表达于肾脏近端小管上皮细胞，也表达于肠道上皮细胞，与尿酸排泄有关。*ABCG2 Q141K*（*rs2231142*）基因突变，引起蛋白错误折叠及功能缺陷，与野生型相比，尿酸转运率降低 53%。该突变在亚洲人群中最为常见，50% 汉族人群痛风与该基因突变有关联。此外，肠道 *ABCG2* 基因变异影响肠道的尿酸转运，肾外尿酸排泄减少，导致高尿酸血症。

10% ～ 15% 的高尿酸血症源于尿酸产生过多。除膳食摄入增多外，尿酸产生过多见于次黄嘌呤鸟嘌呤磷酸核糖转移酶缺陷（Lesch-Nyhan 综合征）、淋巴瘤、白血病或真性红细胞增多症等骨髓增殖性疾病患者，以及化疗或放疗引起快速细胞溶解过程中释放的核酸转化为尿酸导致高尿酸血症及痛风发作。

【发病机制】

大多数高尿酸血症患者没有痛风发作，37℃时 MSU 在生理盐水中的溶解度约为 7 mg/dl（416 μmol/L），低温环境可降低尿酸单钠盐的溶解度。当体内尿酸水平超过饱和浓度时，MSU 沉积于关节、骨骼和软组织。最常见的沉积位点是第一足趾关节、或组织损伤位置以及发生骨关节炎的部位。

MSU 晶体被中性粒细胞、单核细胞 / 巨噬细胞、滑膜细胞和内皮细胞吞噬，激活固有免疫系统引起急性炎症。固有免疫系统主要通过损伤相关分子模式（damage-associated molecular pattern，DAMPs）方式识别尿酸盐晶体，激活巨噬细胞、中性粒细胞等释放一系列炎性因子或炎症介质如 IL-1、IL-6、IL-8、TNFa、前列腺素 E2、环氧化酶 -2、白三烯 B4 等，引起炎症反应。其中 TLR2 和 TLR4 信号导致 NOD 样受体热蛋白结构域相关蛋白 3（NLRP3）炎性小体的激活和 IL-1β 的释放，在 MSU 晶体所致急性炎症启动中起核心作用。IL-1β 表达增加是痛风性关节炎启动的关键细胞因子。食物、酒精、禁食导致游离脂肪酸（FFAs）积累，或细菌感染导致脂多糖（LPS）释放均可触发 TLR2 和 TLR4 信号，从而引起细胞内 IL-1β 前体聚集，成为痛风急性发作的诱因。MSU 作为内源性危险信号分子激活 NLRP3 炎性小体，在 caspase-1 催化下，促进 IL-1β 的剪切和成熟，转化为具有生物活性的 IL-1β。IL-1β 信号活化进而产生和分泌其他促炎介质，如 IL-6 和 IL-8。多项临床试验证实 IL-1 拮抗剂在治疗和预防急性痛风中有效，支持 IL-1 介导急性痛风的致病作用。此外，在 IL-8 作用下中性粒细胞被招募到关节腔，释放中性粒细胞丝氨酸蛋白酶（蛋白酶 3、粒细胞弹性蛋白酶等）从而加剧痛风发作。炎症过程中大量中性粒细胞死亡，形成中性粒细胞胞外诱捕网（neutrophil extracellular traps，NETs）集聚，进而诱导抗炎因子 IL-1Ra、IL-10、IL-37、TGFβ 产生，导致 IL-1、IL-6、IL-8 等致炎因子失活，痛风发作缓解。由此形成痛风发作缓解特征性的临床表现。

MSU 的细针状晶体在软组织或关节中集聚，周围被单核细胞、上皮肉芽肿所围绕形成痛风石。痛风石最常见于富含蛋白聚糖的关节、骨、骨骺、软骨、滑膜、肌腱、腱鞘和其他关节周围组织，周围出现慢性炎症，激活核因子 -KB 受体活化因子配体（receptor activator of nuclear factor kappa B ligand，RANKL），促进破骨细胞活化，引起慢性痛风石性关节炎及痛风性侵蚀性关节炎。

MSU 激活肾素-血管紧张素系统、引起内皮细胞功能障碍及炎症反应，与高尿酸血症的心脑血管合并症的发生发展相关。

【临床表现】

2020 年痛风、高尿酸血症和晶体性疾病学术组织（Gout，Hyperuricaemia and Crystal-Associated Disease Network，G-CAN）对痛风分期的命名见表 5-11-2。痛风临床前期表现为无症状高尿酸血症，无症状 MSU 晶体沉积，及无症状高尿酸血症伴晶体沉积；痛风的临床期分为急性痛风发作、慢性痛风性关节炎或痛风石、慢性痛风石性痛风，以及侵蚀性痛风关节炎。

表 5-11-2　G-CAN 对痛风分期的命名和定义

	分期	定义
临床前期	1. 无症状高尿酸血症	无痛风的高尿酸血症
	2. 无症状 MSU 晶体沉积	在没有痛风的情况下有 MSU 晶体沉积。MSU 晶体沉积可以通过成像或显微镜分析来证明
	3. 无症状高尿酸血症，伴 MSU 晶体沉积	在没有痛风的情况下有高尿酸血症、MSU 晶体沉积的迹象。MSU 晶体沉积可以通过成像或显微镜分析来证明
临床期	4. 痛风	由 MSU 晶体沉积引起的疾病，当前或之前曾具有以下任一临床症状：痛风发作，慢性痛风性关节炎或皮下痛风石
	5. 慢性痛风石性痛风	痛风伴至少一处皮下痛风石
	6. 侵蚀性痛风	痛风伴至少一处痛风性骨侵蚀
疾病过程状态	7. 第一次痛风发作	痛风发作仅一次
	8. 痛风发作	痛风发作不止一次
其他建议		如果存在一种以上的疾病状态，则可以合并使用命名（例如，慢性痛风石性和侵蚀性痛风）。如果存在其他特征，则将这些标记为包含其他特征的疾病分期（例如，伴痛风性关节炎的慢性痛风石性痛风）

1. 无症状高尿酸血症　有血尿酸持续性或波动性升高，无任何临床表现，仅在体检时被发现；或血尿酸增高伴有尿酸盐沉积无关节炎发作时，称无症状高尿酸血症。无症状高尿酸血症发展至临床痛风，一般需历时数年至数十年，也可终身不出现症状。但随年龄增长，出现痛风的比率增加。通常高尿酸血症的程度及持续时间与痛风症状的出现密切相关。

2. 急性痛风发作　引发急性痛风发作的诱发因素包括暴饮暴食、饮酒、剧烈运动、关节损伤、穿鞋过紧、长途步行、寒冷、手术、感染、严重疾病如心肌梗死和卒中，以及使用利尿剂、降尿酸治疗早期等。这些因素都会导致血清尿酸水平波动，引发痛风急性发作。

急性痛风性关节炎典型临床表现是关节炎起病急骤，迅速发展，疼痛常在夜间发作，8 ～ 24 h 内加剧。最常见于第一跖趾关节（图 5-11-2），其次是踝关节、中足（跗关节）和膝关节。随后，影响到手、腕、肘、肩关节。单关节发作多见，或偶尔两个关节受累。发作关节剧烈疼痛、红肿、触痛或压痛，夜间痛醒，甚至不能盖床单。许多患者因痛风引起全身性炎症反应，表现为发热、畏寒和急性期反应蛋白升高，易与化脓性关节炎或蜂窝织炎相混淆。早期痛风发作呈自限性，未治疗也会在 5 ～ 14 天内自然缓解。肿胀消退后皮肤脱皮，留有色素。两次发作之间关节无症状，称为痛风间歇期，间隔期长短不一，可为几天、几个月或长达数年。少数患者数年仅发作 1 次，多数患者间歇期由长至短，1 年内发作或 1 年发作数次。

3. 慢性痛风　如果高尿酸血症治疗不当，多次急性单关节或少关节发作后，会向慢性期转变。部分痛风患者可表现为慢性非对称性滑膜炎，常与类风湿关节炎相混淆，通常发生在首次急性发作后 10 年或更长时间。该阶段与早期发作相比，每次发作间歇短或症状缓解不完全，持续出现关节疼痛和肿胀，骨损伤和关节畸形及功能丧失，称为慢性痛风性关节炎或侵蚀性关节炎。

痛风石是痛风的特征性病变，病史超过 20 年的痛风患者约 75% 检出痛风石。痛风石可出现在身体的任何地方，耳廓、手指、足趾、腕部和鹰嘴滑囊是痛风石常见位置（图 5-11-3）。

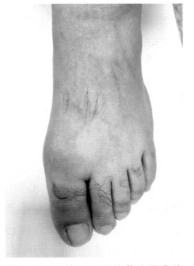

图 5-11-2　第一跖趾关节痛风发作

浅表部位痛风石表面皮肤破溃流出白垩色的尿酸盐结晶，溃疡常常难以愈合，但较少继发感染。痛风石也可沉积在髋关节、椎体及椎间盘，造成骨椎间盘侵蚀。痛风石在肾脏沉积造成肾结石、痛风性肾病和肾功能不全。部分痛风石在限制嘌呤饮食、应用降尿酸药物后逐渐缩小，甚至消失。

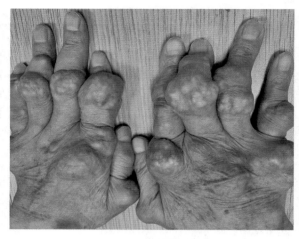

图 5-11-3　指关节痛风石

【实验室和其他相关检查】

（1）血清尿酸盐测定：以尿酸酶法应用最广。正常男性血尿酸为 210 ～ 416 μmol/L；女性为 150 ～ 357 μmol/L，绝经期后接近男性。血尿酸增高则患痛风概率增大，但部分患者在痛风急性发作时，血清尿酸水平可以正常或降低，是因为炎症细胞因子可以促进尿酸排泄，或者有效降尿酸治疗初期，血尿酸降低诱发痛风发作。然而痛风整个病程中血清尿酸水平升高势必会出现。

（2）关节囊滑液或痛风石 MSU 晶体检查：对疑似痛风的患者，均应行关节滑液的晶体鉴定或可疑痛风石的检测。在痛风发作关节发现 MSU 晶体是痛风诊断强有力的证据。MSU 晶体沉积在关节及关节周围被白细胞吞噬，用偏振光显微镜检查，滑液和白细胞内可见双折光细针状或棒状尿酸盐结晶（数字资源 5-11-1）。

（3）超声检查：超声检查受累关节及周围肌腱与软组织，能较敏感发现尿酸盐沉积征象。典型的痛风性关节炎的超声表现为关节表面"双轨征"（数字资源 5-11-2）、暴风雪征，痛风石及肌腱周围强回声（数字资源 5-11-3）。尤其是超声所见关节软骨表面线性高回声，与软骨下骨高回声形成的双轨征是痛风重要的诊断依据。

（4）双能 CT：对于血尿酸正常的痛风疑似患者考虑双能 CT 辅助诊断。双能 CT 能够特异性识别尿酸盐结晶（数字资源 5-11-4），但也应注意假阳性及假阴性，赵讯冉等研究显示，双能 CT 假阴性率为 16.7%。

（5）X 线检查：传统的 X 线是最为简易诊断慢性痛风骨质破坏的影像学方法。痛风性关节炎急性发作期 X 线平片可能仅显示关节周围软组织肿胀。反复发作及慢性迁延后慢性痛风性关节炎典型的 X 线表现为 MSU 沉积骨质产生凿孔样、虫蚀样破坏，缺损多呈圆形或弧形，局部有骨质疏松改变。病变周围骨质增生，骨疣形成，界限清晰，边缘锐利，有利于与其他关节病相鉴别。患有痛风石的患者 X 线中可见到软组织肿块。

（6）其他检查：急性发作期红细胞沉降率（血沉）增快、CRP 升高、白细胞（WBC）计数增高，此外检查肝功能、血清肌酐、血脂、血糖、双肾 B 超等，可帮助痛风及其共患疾病的诊断与鉴别诊断，也为制订痛风治疗方案时评估不良反应提供参考。

【诊断与鉴别诊断】

（一）诊断

目前痛风的诊断采用 2015 年美国风湿病学会（ACR）/ 欧洲抗风湿病联盟（EULAR）痛风分类标准，见表 5-11-3。准入标准为至少发作过 1 次外周关节肿胀、疼痛或压痛的痛风疑似患者。确诊标准为在发作关节液、滑囊或痛风石中找到 MSU 结晶者，可直接诊断痛风。对符合准入标准者，不符合确诊标准或没有条件进行偏振光显微镜检查 MSU 时，采用分类标准诊断。包含 3 个方面（临床表现，实验室检查，影像学检查），8 个条目，共计 23 分，当得分 ≥ 8 分，可诊断为痛风。该标准中仅临床标准的敏感性和特异性分别是 0.85，0.78；加实验室和

数字资源
5-11-5：
2018 EULAR
推荐痛风诊
断流程

影像学证据后，敏感性和特异性提高至 0.92 和 0.89，AUC$_{ROC}$ 0.89（数字资源 5-11-5）。

表 5-11-3　　**2015 年 ACR/EULAR 痛风分类标准**

临床表现		
症状发作累及的关节 / 滑囊		
踝关节或中足，单关节或寡关节， 　无第一跖趾关节受累		1
单关节或寡关节， 　累及第一跖趾关节		2
关节炎发作特征（包括以往发作）		
受累关节表面皮肤发红	符合 1 项	1
关节表面触痛和压痛	符合 2 项	2
受累关节活动受限或行走困难	符合 3 项	3
关节炎发作的时间特征（包括以往发作）		
符合下列 2 项或 2 项以上	1 次典型发作	1
达峰＜ 24 h	反复发作（2 次或 2 次以上）	2
症状缓解时间≤ 14 天		
发作期间症状完全缓解		
痛风石的临床证据		
皮下结节		4
伴有浆液、白垩色物质		
伴有表面血管覆盖		
位于关节、耳廓、鹰嘴滑囊、指腹、肌腱		
实验室证据		
血尿酸水平		
发作期、发作后 4 周、	＜ 4 mg/L（＜ 240 μmol/L）	－ 4
未降尿酸治疗前	4 mg/dl 至＜ 6 mg/dl（240 ～ 360 μmol/L）	2
反复检测	6 ～ 8 mg/dl（360 ～ 480 μmol/L）	3
	8 ～ 10 mg/dl（480 ～ 600 μmol/L）	4
滑液分析		
关节滑液	MSU 阴性	－ 4
影像学检查		
尿酸盐在关节表面或滑膜沉积的证据 B 超 "双轨征"，或双源 CT 显示尿酸盐结晶		4
X 线呈现痛风相关关节损伤证据：双手和（或） 足至少一处出现骨侵蚀		4

（二）鉴别诊断

急性痛风性关节炎应与化脓性关节炎、其他晶体性关节炎（如 CPPD）、脊柱关节炎外周关节炎相鉴别；在其慢性期，痛风需以与类风湿关节炎相鉴别。

（1）急性痛风性关节炎与化脓性关节炎鉴别：化脓性关节炎的关节滑囊液可培养出致病菌，血尿酸不高，关节滑囊液检查无尿酸盐结晶。

（2）急性痛风性关节炎与其他晶体性关节炎鉴别：急性 CPPD 关节炎的发作往往持续长达 1 个月或更长时间，多发生在膝盖和手腕等大关节。关节滑囊液检查可发现焦磷酸钙结晶或磷灰石，超声可见关节软骨内长条状强回声带（数字资源 5-11-6）。大多血尿酸正常，部分患者同时合并痛风有血尿酸水平升高。

（3）痛风性关节炎与脊柱关节炎外周关节炎鉴别：包括反应性关节炎、银屑病关节炎、强直性脊柱炎和炎性肠病关节炎等，常表现为单关节关节炎或下肢非对称性关节炎。银屑病关节炎常累及远端的指（趾）间关节、掌指关节、跖趾关节，呈非对称性关节炎，少数可累及脊柱和骶髂关节，约 20% 的患者可伴有血尿酸水平升高，有时难以与痛风相区别。银屑病皮疹有助于鉴别。

（4）慢性痛风性关节炎与类风湿关节炎鉴别：类风湿关节炎以青中年女性多见，好发于小关节，呈对称性多关节炎，受累关节呈梭形肿胀，伴有晨僵，引起关节畸形。类风湿因子、抗环瓜氨酸肽（CCP）抗体多为阳性。X 线摄片可见关节面不光整，或囊性变，关节间隙狭窄，晚期可有关节面融合，与痛风的骨质穿凿样缺损明显不同。关节液检查发现尿酸盐结晶或痛风石可以帮助鉴别。

【并发症】

长期 HUA 可引起和（或）加重其他多器官损伤，并发痛风肾病、肾结石、高血糖、血脂紊乱、高血压、冠心病、心功能不全及卒中。

1. 痛风性肾病　是 MSU 在肾髓质或乳头处沉积，沉积物在远曲小管和集合管导致急性和慢性间质炎症性改变、纤维化、肾小管萎缩、肾小球硬化和肾小动脉硬化，出现血尿、蛋白尿，最终引起肾功能障碍。

2. 尿路结石　40% 无症状高尿酸血症者发现尿路结石，大约 20% 痛风患者出现尿酸或草酸钙结石，并发尿路梗阻和感染，继发性肾小管间质病变。当血尿酸达 713.5（12 mg/dl），24 h 尿尿酸达 6.54 mmol（1100 mg）时，发生率高达 50%。开始无症状，随结石逐渐变大可出现血尿、肾绞痛。

3. 痛风与代谢综合征　高尿酸血症与肥胖、高血压、高血脂、2 型糖尿病、高同型半胱氨酸合并存在，统称为代谢综合征。高尿酸血症 / 痛风患者 50% ～ 70% 合并高血压和高血脂、心力衰竭、心肌梗死和脑梗死。

4. 痛风与心血管疾病　近 10 年高尿酸血症与心脏疾病的关联性受到广泛关注。根据美国 Framingham 5902 人群调查，痛风使心血管疾病相对风险增加（RR1.6 CI 1.1 ～ 2.2），另一项加拿大研究显示痛风使心血管死亡风险增加（RR1.38，95%CI 1.15 ～ 1.66）。

【治疗】

目前原发性痛风无根治药物，通过控制高尿酸血症可有效地减少发作，使病情逆转。本病的治疗目标为：①尽快终止急性发作；②降尿酸治疗并长期维持血清尿酸（SUA）在目标值以下，从而清除尿酸结晶；③预防急性关节炎复发；④预防和治疗尿酸盐在关节、肾脏等组织中沉积；⑤治疗高血压、高脂血症、糖尿病等共患疾病。

（一）非药物治疗

建议所有高尿酸血症和痛风患者保持健康生活方式。应遵循下述原则：①控制体重，规律运动；避免剧烈运动及寒冷；②限酒，减少高嘌呤食物的摄入，减少富含果糖饮料的摄入；③鼓励摄入奶制品，增加新鲜蔬菜的摄入，适当饮水（每日 2000 ml 以上）。

虽然饮食因素在高尿酸血症的成因中仅占 10%，痛风患者限制高嘌呤饮食摄入、戒酒可减少痛风发作。动物内脏、沙丁鱼、蚝、蛤、蟹等海鲜含高嘌呤；鱼虾、肉类、豌豆、菠菜含中等量嘌呤；水果、蔬菜、牛奶、鸡蛋则嘌呤含量低。给予高尿酸血症及痛风患者适当的饮食建议及生活指导十分必要，推荐 DASH（dietary approaches to stop hypertension）饮食，即摄入大量蔬菜、水果、坚果、豆类、低脂奶制品和全麦杂粮，限制摄入钠盐、含糖食物及饮料、红肉及加工肉类。防治高血压、高血脂、高血糖、心脑血管疾病。优先选用氯沙坦、非洛贝特、阿托伐他汀，兼有降尿酸作用的抗高血压药或降脂药。避免利尿剂、小剂量阿司匹林（必须使用者除外）。

（二）痛风发作的治疗

急性痛风或慢性痛风发作应尽早（一般在 24 h 之内）治疗，快速控制炎症和疼痛。推荐秋水仙碱、非甾体抗炎药或糖皮质激素（口服、关节内或肌肉注射）作为一线用药。以上治疗不能控制发作者，选择 IL-1 拮抗剂，治疗流程图见数字资源 5-11-7。

1. 秋水仙碱　发作早期口服秋水仙碱是痛风的首选治疗。选择小剂量秋水仙碱，首次剂量为 1 mg，在第一天的 1 h 后再服 0.5 mg，之后每日 0.5 ～ 1 mg，直至发作消失。不建议大剂量使用秋水仙碱，一旦出现腹泻应停药。值得注意的是秋水仙碱治疗剂量与中毒剂量接近，骨髓功能低下者忌用。老年患者、心功能不全、肝脏疾病、肾功能不全者慎用口服秋水仙碱。不与 P- 糖蛋白和（或）CYP3A4 强抑制剂，如环孢素 A 或克拉霉素联合用药。

2. 非甾体抗炎药（NSAIDs）　NSAIDs 广泛用于痛风急性发作。常用布洛芬、萘普生、双氯芬酸、美洛昔康、洛索洛芬等传统 NSAIDs，或塞来昔布、依托考昔等 COX2 抑制剂。评估患者胃肠道风险和心血管风险，选择一种 NSAID，2 种 NSAIDs 不能联合使用。有消化性溃疡风险者可选择 COX2 抑制剂，并可加用质子泵抑制剂（PPI）护胃治疗。一般治疗 5 ～ 7 天，症状缓解后 1 ～ 2 天便可停药，症状发作 24 h 内自行服药可以缩短疗程。有严重消化道疾病、炎性肠病或肾功能不全的患者 NSAIDs 不适用，有心血管事件风险的患者，须谨慎使用 COX2 抑制剂。

3. 糖皮质激素　对单关节或少关节发作的患者，关节腔内注射皮质类固醇激素（曲安奈德 20 ～ 40 mg）是一种非常有效的疗法。肾功能不全、对 NSAIDs 或秋水仙碱不耐受或治疗耐药、多关节发病者，短期口服糖皮质激素（首次泼尼松 30 ～ 50 mg/d，症状控制快速减量，尽可能 3 ～ 5 天停药）或肌注糖皮质激素（如复方倍他米松单次给药）。

4. 其他　对反复发作的难治性痛风，常规治疗疗效欠佳者，可选择 IL-1 抑制剂（阿那滞白素）或 TNF-α 抑制剂。

（三）间歇期及慢性期痛风的降尿酸治疗（ULT）

控制高尿酸血症才能预防痛风反复发作，溶解痛风结石。2020 年 ACR 痛风指南，建议痛风患者有以下情况之一初始降尿酸治疗：①皮下痛风石 ≥ 1 个；②有证据证明存在痛风引起的影像学改变；③痛风频繁发作（≥ 2 次 / 每年）；④既往有 1 次痛风发作，< 2 次 / 每年者弱推荐降尿酸治疗；⑤首次痛风发作者无需立刻启动 ULT，除非合并中重度 CKD3 级以上，或血尿酸 > 540 μmol/L（9.0 mg/dl），或有尿路结石者可以 ULT。目前对无症状高尿酸血症：即血尿酸 > 480 μmol/L（6.8 mg/dl），无痛风性关节炎发作，无皮下痛风石出现，不建议 ULT。建议所有接受 ULT 患者持续达标治疗：即长期维持血尿酸水平 < 360 μmol（6 mg/dl）；对于慢性痛风、痛风石的患者，血清尿酸降至 < 300 μmol/L（5.0 mg/dl）的目标。但不建议长期血尿酸降低至 < 180 μmol/L（3.0 mg/dl）。治疗初期每 2 ～ 4 周复查，达标后 6 个月复查血尿酸，并对患者进行长期管理，甚至终身达标治疗。降尿酸治疗的时机：既往多建议在痛风发作缓解后开始 ULT，2020 年 ACR 痛风指南推荐可以在痛风发作期、有效抗炎治疗基础上同时进行 ULT。ULT 过程中痛风发作，不建议停止降尿酸药。2016 年 EULAR 推荐痛风患者降尿酸治疗流程见二维码数字资源 5-11-8。

ULT 药物分为抑制尿酸生成药、促进尿酸排泄药和尿酸酶类。抑制尿酸生成药建议使用别嘌呤醇或非布司他；促进尿酸排泄药建议使用苯溴马隆。

1. 抑制尿酸生成药　黄嘌呤氧化酶抑制剂（XOIs）

别嘌呤醇（allopurinol）　是 ULT 的一线药物。初始剂量为 100 mg/d（慢性肾病 eGFR

< 60 ml 的患者可隔日使用 100 mg），逐渐增加剂量，每周增加 50 ～ 100 mg，同时每 2 至 4 周复查血尿酸，根据血尿酸水平调整用药剂量，滴定至血尿酸 < 6 mg/dl（360 μmol/L），常用剂量 300 mg/d，最大剂量不超过 600 mg/d。eGFR < 15 ml 的患者禁用。使用噻嗪类利尿剂的患者、青霉素和氨苄西林过敏的患者别嘌呤醇的毒性增加，尤其表达 HLA-B*5801 的亚裔患者中，可能出现威胁生命的别嘌呤醇过敏综合征（allopurinol hypersensitivity syndrome，AHS），包括史蒂文斯–约翰逊综合征、中毒性表皮坏死松解症，以及嗜酸细胞增多及全身综合征。肾功能不全者、使用高剂量别嘌呤醇者风险显著增加。建议亚裔及非洲裔人群服用别嘌呤醇前，有条件时进行 HLA-B5801 检测。

非布司他（febuxostat） 是非嘌呤类选择性 XOI。疗效和安全性优于别嘌呤醇，剂量从 20 ～ 40 mg 开始，监测血尿酸不能达标者，逐渐加量至 80 mg 每日一次，轻至中度肾功能不全者无需调整剂量，严重肾功能不全者慎用。该药的主要不良反应包括腹泻、恶心、呕吐等消化道反应，也有关于该药能增加心血管事件发生的报道，有心血管疾病史或新发心血管疾病者可选择其他 ULT 药物。

2. 促进尿酸排泄药 推荐促进尿酸排泄药为二线治疗，或与 XOI 联合用药。治疗初期建议饮水量不少于 1500 ～ 2000 ml/d。肾结石患者禁用。

丙磺舒 在美国丙磺舒是唯一可用的促进尿酸排泄药物。丙磺舒的初始剂量为 250 mg，每日 2 次，其后逐渐增加剂量滴定至血尿酸达标。最大剂量可达每日 3 g/d。丙磺舒对于肾功能不全［血肌酐（Cr）> 177 μmol/L，肾小球滤过率 < 50 ml/min］者无效。

苯溴马隆 是另一种促进尿酸排泄药，在慢性肾病患者中更为有效。25 ～ 100 mg，每日 1 次。在美国等国家，该药因严重肝损害撤市，我国及亚州人群严重肝损害发生率低，仍在临床广泛使用。

3. 尿酸酶类 是重组尿酸酶制剂，具有很强降尿酸作用。不作为 ULT 的一线药物。对使用 XOI、促尿酸排泄药和其他干预均未能达到血尿酸 < 360 μmol 目标，且有频繁痛风发作（每年 > 2 次）或多发性、进展性皮下痛风石的难治性痛风患者，建议使用尿酸酶类药物。培戈洛酶（Pegloticase，聚乙二醇化尿酸酶），或普瑞凯希（Pegsiticase，聚乙二醇化重组假丝酵母尿酸酶），通常每 2 周 8 mg，静脉给药，能使高达 50% 患者的血尿酸显著降低。

（四）ULT 同时预防性抗炎治疗

痛风患者在降尿酸治疗初期，血尿酸的降低会诱发痛风发作。在降尿酸治疗的头 3 ～ 6 个月建议使用秋水仙碱 0.5 ～ 1 mg/d 预防急性痛风关节炎复发。对秋水仙碱有禁忌的患者，根据个体情况选择 NSAIDs 或糖皮质激素。若 6 个月预防治疗依然有痛风发作，则酌情继续进行预防性抗炎治疗。

【预后、预防及患者管理】

痛风患者早诊断和规范治疗，能提高患者的生活质量，明显降低其病残率。痛风发作的预防主要是对血尿酸的控制，长程管理，长程达标。慢性痛风患者经过治疗，痛风石可以溶解，关节功能可以改善，肾功能障碍也可以改善。痛风作为可"治愈"的疾病，提高患者对疾病的认知，改善依从性非常重要。建议所有患者知晓疾病的危害，与医生共同制订并执行治疗方案，始终将血尿酸控制达到理想水平，监测靶器官损害及相关并发症。

合并高血压、糖尿病或肾病者，如未经治疗可进一步导致尿酸盐排泄障碍，这不仅会加速关节病理进程，同时也使肾功能进一步恶化而危及生命。积极治疗原发性高血压、糖尿病、肥胖症等并发症，减少高胰岛素血症的影响，可以预防高尿酸血症和痛风发作。高尿酸血症伴肾损害患者，降尿酸治疗可明显改善肾功能，延缓慢性肾功能不全的进展，改善患者预后。

第 2 节　焦磷酸钙沉积病

焦磷酸钙沉积病（calcium pyrophosphate dihydrate deposition diseases，CPPD）是由焦磷酸钙（calcium pyrophosphate，CPP）晶体引起的关节炎。

1961 年 Mc Carty 和他的同事首次在急性关节炎滑膜液和软骨钙化中鉴定了 CPP 晶体，将此称为焦磷酸钙，因其症状与痛风极为相似，被称为"假性痛风"（pseudogout）。CPPD 的临床表型复杂，2011 年欧洲抗风湿病联盟（EULAR）建议以往被称为"假性痛风"的急性关节炎命名为急性 CPP 晶体关节炎；与 CPP 晶体相关的其他类型的关节炎命名为慢性 CPP 晶体关节炎；仅在影像学常见的关节纤维软骨和透明软骨钙质沉着，无临床表现，称为软骨钙质沉着病（chondrocalcinosis，CC）；CPP 沉积表示 CPP 晶体的存在，而 CPPD 涵盖所有相关的临床表现。

CPPD 风险因素包括老化、骨关节炎（OA）、先前有关节创伤 / 损伤、代谢疾病和家族易感性。常见于老年人，80% 以上的患者 > 60 岁，65 ～ 75 岁人群的发生率为 10% ～ 15%，而 85 岁以上者发病率为 35% ～ 35%，90 岁以上则 50% 有软骨钙化的征象。男女比例约 1.4 : 1，性别差异不明显。在大多数病例是无症状的，70% 已存在其他因素导致的关节损伤。

【病因与发病机制】

CPPD 的病因和机制目前尚不明确。该病的发病与多种因素有关，包括遗传、代谢及各种外因如外伤、手术等，常继发于代谢性和内分泌性疾病，包括糖尿病、甲状旁腺功能亢进症等。

CPPD 关节炎患者软骨提取物中发现局部无机焦磷酸（PPi）增加。三磷酸核苷的代谢途径如图 5-11-4。

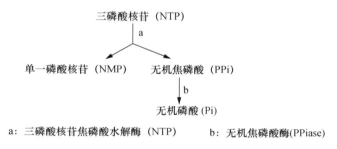

a：三磷酸核苷焦磷酸水解酶（NTP）　　　b：无机焦磷酸酶(PPiase)

图 5-11-4　三磷酸核苷的代谢途径

三磷酸核苷焦磷酸水解酶活性增强和（或）无机焦磷酸酶活性降低，可造成无机焦磷酸生成增多。焦磷酸盐（PPi）由细胞外 ATP 生成，与钙复合形成 CPP 晶体。CPP 晶体的形成发生在关节软骨细胞外周基质中，被称为关节软骨细胞外囊泡，促进 CPP 晶体形成。具有抑制和调节晶体成核的软骨氨基多糖的水平降低，谷氨酰胺转氨酶活性增高也可能促进了 CPP 晶体的沉积。

通过对不同种族、不同家族 50 岁以下 CPPD 患者基因组研究显示有两个基因位点与家族性 CPPD 相关。CPPD 基因缺陷可能是常染色体显性遗传模式，位置在 5p 染色体上表达膜焦磷酸盐通道基因（*ANKH* 基因）的区域。CPPD 关节炎亲属中已发现的 *ANKH* 基因突变可增加焦磷酸盐的合成和细胞外转运，细胞外焦磷酸盐导致 CPP 晶体的形成。8 号染色体上的 *CCAL1* 位点尚未完全确定。最近，在一个早发性骨关节炎合并软骨钙化症的家系中发现 *TNFRSF11B*（护骨素）基因的一个获得性功能突变，参与 CPPD 发病。

CPP 晶体在关节内，单核巨噬细胞和中性粒细胞吞噬这些晶体，释放趋化因子和炎性物质，像 MSU 晶体一样，活化炎性小体导致关节炎症。

少数 CPPD 关节病患者有代谢性异常或遗传性 CPPD。这些关联表明各种不同的代谢产物，通过直接改变软骨或者通过抑制无机焦磷酸酶，可增加 CPP 晶体沉积。这些情况包括甲状旁腺功能亢进症、血色素沉积病、低磷酸酯酶症、低镁血症和可能的黏液性水肿。

【临床表现】

CPPD 可以是无症状的、急性、亚急性或慢性关节炎或在慢性受累关节的基础上叠加急性滑膜炎。无症状 CPPD 没有明显的临床表现，可以是孤立的 CC 或 OA 伴有 CC，通常因其他原因在影像检查中被发现；急性 CPP 晶体关节炎表现为急性发作，自限性滑膜炎，称为假性痛风；或表现为慢性 CPP 晶体炎性关节炎；或 OA 伴有 CPPD：关节有 CPPD，在影像学或组织学也有 OA 的改变。

与痛风相似，急性 CPPD 表现为快速进展的关节疼痛、肿胀和压痛。6 ~ 24 h 达到高峰，伴局部红斑，提示晶体性关节炎的特征。常见于 65 岁以上患者。典型发作为单关节或寡关节发病，如果重叠其他关节炎，可以多关节或对称性发作，以膝关节、腕关节、踝关节多发，也可累及所有关节。

慢性 CPP 晶体炎性关节炎是慢性双侧对称，伴关节畸形的炎症性关节炎，临床和放射影像的证据表明，2/3 患者 CPP 沉积是多关节性的。膝关节是最常受累的关节，其他部位包括腕、掌指关节、肩、踝、肘，颞颌关节也可受累。老年患者常见椎间盘和韧带钙化，伴脊柱活动性受限，冠突综合征或椎管狭窄。OA 伴 CPPD 较单纯 OA 有更明显骨赘，也可能出现疼痛、僵硬、渗出和功能限制，甚至关节功能丧失。除关节外，少数非典型或关节周围 CPPD 可能表现为肌腱炎、腱鞘炎、滑囊炎、肿瘤 CPPD 或脊髓受累相关综合征。其他软骨钙沉积部位包括腓肠肌肌腱和髋臼唇。

50% 以上患者 CPPD 诱导的炎症有低热，偶尔体温可高达 40℃。全身炎性指标（ESR、CRP）升高，行滑液微生物培养可以排除感染可能，并排除类风湿关节炎及其他关节炎，可通过放射学检查或晶体检查获得诊断。

CPPD 关节炎急性发作可由创伤触发，血清钙浓度快速减低，可发生在严重疾患或手术后（特别是甲状旁腺切除术），导致急性发作。

【实验室与其他相关检查】

1. 关节滑液检查　抽取关节腔滑液，在偏光显微镜下，在组织碎片和纤维蛋白凝块中可见白细胞内外有呈杆状或菱状的焦磷酸钙结晶，呈弱阳性双折射光为确诊依据。双折射是晶体高度有序材料的一种特性，光的双折射导致特征颜色随着晶体相对于光源的移动而改变。通常用红色滤光片进行的补偿偏振光显微镜下，CPP 晶体在平行于偏振器的轴线时呈现蓝色，在垂直于偏振器的轴线时呈现黄色。有些病例中，CPP 晶体可与 MSU 和磷灰石相伴出现。CPP 晶体的鉴定可能很困难，因为这些晶体很小，并且通常表现出弱的双折射。滑液中细胞内和细胞外的 CPP 晶体具有同等的意义。

急性 CPPD 滑液中的白细胞计数范围可从每微升几千细胞到每微升 100 000 个细胞，平均约 24 000/μl，且主要为中性粒细胞，需微生物培养排除感染性关节炎。

2. X 线检查　软骨钙质沉着病（CC）是 CPPD 病最常见的影像学表现，为 CPPD 病的诊断提供了重要支持，有助于鉴别 CPPD 病与其他类型的关节炎。但缺乏 X 线证据也不能排除 CPPD，因为 CPP 晶体检测阳性者而 X 线检查阴性并不罕见。典型 X 线表现为受累关节间隙变窄和软骨呈密点状或线状钙化，或可见结晶沉积，以软骨下硬化、骨骺晶洞、骨赘为特征，一般无骨质破坏。CC 虽不仅出现在 CPPD，但很少见于 RA，可作为慢性 CPPD 与 RA 鉴别的重要依据。

有助于鉴别原发性骨关节炎和 CPPD 的其他影像学表现包括：钩状骨赘；脊柱骨骼受累，

如环状纤维性钙化；严重的椎间盘退变伴真空现象和软骨下糜烂，骶髂关节真空现象；桡腕或髌股为主区域的关节间隙狭窄；软骨下囊肿形成；严重的关节破坏，如软骨下塌陷、骨碎片和微骨折；肌腱或筋膜（如跟腱、足底筋膜、腓肠肌、股四头肌、肩袖或肘部或肩部的三头肌等）钙化。

3. 超声检查　CPPD 超声典型表现为透明软骨线状高回声带或纤维软骨内有斑点状高回声带，提示软骨钙质沉着（见二维码数字资源 5-11-6）。超声检查比传统 X 线检查具有更高的敏感性（86.7%）和特异性（96.4%），但用超声检查来鉴别痛风和 CPPD 仍具有挑战性。

4. 其他影像技术　计算机断层成像（CT）可以准确检测钙化，特别是中轴性 CPPD 时，CPP 晶体可沉积在寰椎横韧带和翼韧带，产生所谓的"冠齿突综合征"，包括所有齿状关节结构的钙化。CT 是诊断冠齿突综合征的"金标准"方法，可以识别横韧带单侧或双侧钙化、齿骨顶部的不规则钙化或齿骨骨侵蚀。磁共振成像（MRI）对组织钙化不敏感。CPP 晶体可沉积于黄韧带和后纵韧带，导致脊髓病、脊髓压迫和椎管狭窄。因此，MRI 可能在评估少见的CPPD 并发症中发挥作用。新的成像技术，包括先进的 MRI 技术、衍射增强同步辐射成像和双能 CT，有望提高诊断准确率。

5. 其他检查

（1）血液检查：急性期白细胞计数增高，红细胞沉降率加快。

（2）血尿酸：常有升高，此时若无典型痛风症状应考虑该病，并进行相关检查。

（3）血糖、甲状腺功能测定：伴发糖尿病或甲状腺功能异常时，血糖和（或）TSH、T3、T4 可升高。

【诊断与鉴别诊断】

（一）诊断

CPPD 确诊需要补偿偏振光显微镜或相差显微镜，在滑液中观察到弱正双折射的细胞内或细胞外棒状或菱形晶体可以确诊。在无法行关节积液或滑膜活检时，软骨钙化即被认为是CPPD。放射影像或超声显示在纤维软骨的关节半月板或关节透明软骨内点状和（或）线状放射沉积（软骨钙化），使诊断 CPPD 的可能性进一步增加。需注意除外在一些慢性肾衰竭的患者，其软骨钙化由草酸钙所致。

由 Ryan 和 McCarty 提出的一套 CPPD 的诊断标准见表 5-11-4。

（二）鉴别诊断

1. 痛风　多见于中老年男性，关节症状首先累及单侧第一跖趾关节，可形成痛风石和关节畸形。血尿酸盐升高，关节滑液可检出细胞内外双折光细针状或棒状尿酸盐结晶。X 线示病变骨质产生的凿孔样、虫蚀样破坏，缺损多呈圆形或弧形改变。

2. 类风湿关节炎　中年女性多见，好发于四肢远端小关节，指趾小关节常呈对称性棱形肿胀、畸形，伴明显晨僵，类风湿因子阳性，关节滑液无结晶形成，X 线可见关节间隙变窄，部分出现融合，骨质缺损少见。

3. 骨关节炎　CPPD 临床表现类似于缓慢进展性骨关节炎时应鉴别二者，原发性骨关节炎通常较少累及掌指、腕、肘、肩或踝关节，关节毁损可提供 CPPD 的重要线索。

4. 其他　CPPD 还应与其他关节疾病相鉴别，如强直性脊柱炎，后者男性多见，有家族史，炎性下腰背痛，*HLA-B27* 阳性，ESR、CRP 升高，骶髂关节间隙改变。

【治疗】

急性 CPP 晶体关节炎的治疗策略旨在减少炎症，常借用急性痛风性关节炎疗法。关节腔内糖皮质激素注射适合急性 CPP 晶体关节炎患者，是大关节炎发作的一线治疗。临床无明显肾功

表 5-11-4　**Ryan 和 McCarty 提出的 CPPD 诊断标准**

诊断标准

Ⅰ. 经组织活检、尸检或吸取滑膜液而获得的焦磷酸钙结晶的明确证明；例如 X 线衍射法或化学分析的特征"指纹"

Ⅱ.

　　A. 相差偏振光显微镜证实单斜或三斜晶体有弱阳性双折性

　　B. X 线片上显示典型钙化

Ⅲ

　　A. 急性关节炎，尤指累及膝或其他大关节，伴有或不伴有高尿酸血症

　　B. 慢性关节炎，尤指膝、髋、腕、肘、肩和掌指关节，尤其在伴有急性加重的情况下；慢性关节炎的以下特征有助于与骨关节炎鉴别

　　　　1. 原发性骨关节炎较少累及部位；例如腕、掌指关节、肘或肩关节

　　　　2. X 线表现；例如，桡腕关节或髌股关节间隙狭窄，尤其是孤立发生的（髌骨"包裹"股骨），在膝关节侧位片上股骨皮质侵蚀较髌骨更重

　　　　3. 软骨下囊肿形成

　　　　4. 严重的进行性退变，伴软骨下骨质塌陷（微骨折）、破碎，形成关节内放射性致密体

　　　　5. 骨赘形成

　　　　6. 肌腱筋膜钙化，尤指跟腱、肩部的三头肌和闭孔肌腱

　　　　7. 累及椎体和骶髂关节的中轴骨及软骨下囊肿，多水平的椎间盘钙化和真空现象，以及骶髂真空现象

类别

　　A. 肯定诊断：满足标准Ⅰ或ⅡA＋ⅡB

　　B. 可能诊断：满足标准ⅡA或ⅡB

　　C. 怀疑诊断：满足标准ⅢA或ⅢB提示临床医师注意潜在 CPPD 沉积的可能性

能或肝功能损害的患者可口服秋水仙碱，每日剂量为 0.6 ～ 1.2 mg，首次给药负荷剂量 1.2 mg。频繁发作的患者每天服用小剂量秋水仙碱有预防急性发作，减少发作频率。非甾体抗炎药（NSAIDs）常用于 CPPD 治疗，最好与胃肠道保护药一起使用。老年患者因 NSAIDs 及低剂量秋水仙碱的潜在毒性常限制其使用。对于严重多关节发病，有秋水仙碱和 NSAIDs 应用禁忌的老年患者，可选择短期全身糖皮质激素治疗。个案报告全身性 IL-1β 抑制剂阿那白滞素对急性 CPP 晶体关节炎患者有效。

慢性 CPP 晶体关节炎目前所有的治疗策略都是为了减少炎症发作。有些患者需要持续给予 NSAIDs、小剂量秋水仙碱。若前两种治疗有禁忌，小剂量糖皮质激素口服或肠外给药（肌注或静脉给药），或 ACTH 可作为替代选择。与痛风长期降尿酸治疗的情况不同，没有从滑膜或软骨中去除 CPP 沉积物的有效方法。

目前无 CPPD 的特殊治疗药。一些数据支持羟氯喹在 CPPD 患者中的应用，非对照研究示甲氨蝶呤有助于控制持续的滑膜炎。以上治疗无效、有禁忌或不耐受者，可选择甲氨蝶呤联合羟氯喹。

需要注意的是，CPPD 可能是甲状旁腺功能亢进、低磷血症、血色素沉着病或低镁血症的临床表现。针对这些情况，特别是年龄小于 60 岁且患有 CPPD 的患者，应进行筛查，对原发病进行治疗。

对于进行性残毁性大关节病的患者，可行膝和髋关节置换术。

【预后与预防】

CPPD 这种常见的关节炎在医学界并未被引起足够重视。认识不足导致诊断不足，更重要的是缺乏具体和有效的治疗手段。虽然目前尚无有效的控制疾病药物，但可以通过对滑膜液进行全面分析诊断 CPPD，并采取适当的抗炎治疗改善患者的预后。

（张缪佳）

第12章

复发性多软骨炎

复发性多软骨炎（relapsing polychondritis，RP）是一种主要累及软骨组织及富含蛋白聚糖的非软骨器官如耳、鼻、喉、气管、关节、眼、内耳、心血管、皮肤、神经、肾等的多系统疾病。

本病是一种罕见病，自第一例文献报道至今已近百年。RP可见于各年龄段人群（4～93岁），40～50岁为发病高峰，男女患病率相仿。各种族人群均可患病，文献中报道最多的为白种人。近年西方国家估算的发病率为0.71～4.5/100万人年。

本病的病因及发病机制不清，目前认为与免疫介导机制相关。该病呈复发与缓解交替性的病程，反复发作可造成受累器官的不可逆损害。本病误诊率高、致残率较高。气道受累是预后较差的因素之一。

该病可单独存在，也可与其他风湿免疫性疾病伴发。

【病因】

病因尚不清楚，可能与以下因素有关：

（一）理化因素

软骨的理化损伤如外伤、药物、化学试剂等曾被认为与本病相关。

（二）免疫因素

RP具有TNF-α介导疾病的诸多标志。例如，RP患者体内存在对Ⅱ型胶原敏感T细胞克隆，提示Th1表型的自身免疫反应引起一系列TNF-α驱使的前炎症因子"瀑布"；体外试验发现：TNF-α可以诱导软骨细胞的基质降解蛋白酶合成及释放（导致RP损伤）；TNF-α抑制剂用于对其他抗炎及免疫抑制治疗失败的患者有效。因此，细胞因子如TNF-α参与了本病的发病过程。

RP自身免疫反应的主要靶抗原目前尚属未知。RP患者血清内存在抗软骨成分自身抗体。这些抗体主要针对软骨、胶原（主要是Ⅱ型胶原，也针对Ⅸ、Ⅹ及Ⅺ型胶原）、基质蛋白-1（matrilin-1）及软骨寡基质蛋白（COMPs），以及针对耳蜗、前庭器（抗迷路抗体）、角膜上皮和肌间线蛋白的抗体。结合组织学研究证实的直接作用于软骨组分的体液和（或）细胞反应的存在，提示RP软骨组织成分为潜在抗原的可能。

目前，一些学者将RP归类于自身炎症反应。

（三）遗传因素

本病尚无家族流行病学资料。目前的遗传学研究尚未发现本病确定的基因变异。

【发病机制】

RP的发病机制不清。目前认为：RP的发病与自身免疫相关，后者又与不同激发因素（如创伤、毒物、感染）诱导的易感个体的（软骨）自身抗原表位暴露相关。后续的炎症反应导致酶及氧代谢介导的细胞因子释放、软骨周围结缔组织炎症、软骨破坏而出现临床症状。

【病理】

RP 受累组织的病理改变无特征性。尸检可见：气管支气管软化。气道黏膜炎性改变，软骨环消失。镜下可见：气道软骨及其周围急慢性炎症及破坏，包括淋巴细胞、浆细胞、中性粒细胞及嗜酸性粒细胞在内的多种炎症细胞浸润。残存软骨岛轮廓不清并被肉芽组织浸润，可见钙化，无血管炎及肉芽肿形成，软骨病变的邻近肺组织正常。免疫组化可见：早期损害（软骨周围炎期）似以软骨边缘的结缔组织（软骨膜）内不同程度的淋巴细胞、巨噬细胞、中性粒细胞和浆细胞成分的多形细胞浸润为特点，此时的软骨组织多正常。浸润的 T 淋巴细胞多为 CD4$^+$T细胞。软骨边缘炎症浸润部位的抗原提呈细胞表达 HLA-DR 标志提示其处于激活状态。在软骨膜与软骨交界区有不连续的 Ig 和 C3 沉积。随着疾病进展，炎症细胞侵犯软骨组织（软骨炎期），蛋白水解酶如基质金属蛋白酶（MMP）-3 和组织蛋白酶 K 及 L 高度表达、软骨细胞周围包绕溶酶体。软骨炎症后期（软骨破坏期）可见黏多糖降解，软骨组织被逐步降解并丧失其嗜碱性，弹性蛋白酶及胶原纤维结构被破坏并碎片化。最终，软骨细胞出现浓缩、凋亡；软骨基质被严重破坏并被纤维结缔组织替代；还可以见到胶凝状囊肿和钙化区。

【临床表现】

（一）软骨组织器官受累表现

1. 耳

（1）外耳：典型的耳廓软骨炎具有诊断提示性，表现为耳轮、对耳轮、耳屏或对耳屏的红肿疼痛，耳垂因不含软骨故不受累。症状常持续数日，部分患者可自发缓解。持续或反复发作的炎症可导致耳廓的不可逆性损害，引起"菜花耳"畸形。约 20% ～ 40% 的 RP 患者以此为首发症状，而在整个病程中的发生率高达 90%。耳廓背部及外耳道（口）亦可单独受累，严重者可导致外耳道口闭塞。

（2）中耳：表现为渗出性中耳炎、传导性耳聋及鼓室图型及鼓室压力改变，见于近半数患者。

（3）内耳：耳蜗受累表现为不同程度及形式的感音神经性听力损失。前庭受累的临床表现不明显。本病的内耳损害属于继发性自身免疫性内耳病，容易被忽略。

2. 鼻　鼻软骨炎常表现为鼻梁部位的肿胀，疼痛常不明显或无自觉症状，易被忽略。症状迁延可导致鞍鼻畸形，从首次出现症状到鞍鼻出现可经历数年。15% ～ 30% 的患者以此起病，65% 的患者在病程中出现，半数会出现鞍鼻畸形。

3. 喉　喉软骨可单独受累或作为气道受累的一部分。喉软骨受累的症状为不明原因的颈前痛、声音嘶哑、咳嗽及吸气性呼吸困难。急性发病者致气管切开的概率较高。

4. 气管　气管受累的主要症状为不明原因的咳嗽、气短及喘息，亦可无症状。气管软骨炎反复发作可导致气管软化。25% 的 RP 患者以气管受累起病，半数或更多患者在病程中会出现气管受累，而无症状者占半数以上。

5. 关节　受累关节表现为疼痛、肿胀，但无骨侵蚀。肋软骨炎常表现为胸锁关节、胸骨旁和（或）肋骨疼痛，对 RP 有高度提示意义。外周关节受累常表现为非对称性多关节炎，大关节及小关节均可受累，以四肢关节多见，中轴关节亦可受累。关节炎是第二常见的症状。

（二）非软骨组织受累表现

1. 眼　眼的各个部位均可受累，以巩膜炎最常见，其次为结膜炎及葡萄膜炎。各种形式的巩膜炎均可出现，慢性巩膜炎可导致巩膜软化，甚至引发巩膜穿孔。还可有边缘性角膜炎、视网膜病变、视神经炎、视网膜动脉及静脉阻塞、眼肌炎、眼睑水肿及眼球突出。18% 的 RP 患者以眼部受累为首发表现，65% 的患者在病程中出现眼部受累。

2. 心血管　早期可无症状。可累及心脏的各个部位。心瓣膜损害以主动脉瓣反流最常见，二尖瓣反流次之。主动脉受累可独立存在或伴发出现，可表现为主动脉炎、主动脉瘤及主动脉扩张。胸主动脉及腹主动脉均可受累。心血管系统受累发生率为 7.1% ～ 46%，多在 RP 的病程后期出现，距首发症状的中位时间约 6 年。存在主动脉瘤形成、主动脉和（或）二尖瓣反流或冠状动脉受累者需行外科手术。其他少见的 RP 心血管系统受累包括心包炎、心肌炎、房室传导阻滞等。

3. 皮肤　在各类皮肤黏膜受累中，以口腔溃疡最为常见，其次为结节红斑及紫癜。少见表现包括无菌性脓疱病、浅表性静脉炎、皮肤溃疡、丘疹、网状青斑、远端坏死及持久性隆起性红斑。病理学表现多为各种类型的血管炎、血管血栓形成及脂膜炎。发生率约为 35.4%，其中 12% 为首发症状。伴骨髓增生异常综合征（MDS）者皮肤受累率高达 90% 以上。RP 的皮肤表现不具特异性，但提示存在其他疾病。

4. 神经　周围及中枢神经系统均可受累，临床表现无特异性。以第 2、6、7、8 对脑神经受累最常见。其他症状还包括偏瘫、共济失调、脊髓炎及多神经炎。尽管中枢神经系统受累较为少见，但无菌性脑膜炎、脑膜脑炎、脑炎、缺血性卒中、癫痫（局灶及全身性）、认知障碍、幻觉、头痛及脑动脉瘤形成均有报道，发生率为 3% ～ 9%。

5. 肾　临床表现无特异性。最常见的病理类型为系膜细胞增殖。其他病理类型如 IgA 肾病、小管间质性肾炎及节段坏死性新月体肾炎亦有报道。RP 的肾受累率达 22%。肾受累的病因需除外与 RP 并存的其他自身免疫性疾病（如 SLE 及 GPA）所致。

【实验室检查】

该病缺乏特异的实验室检查。可有外周血白细胞增高、ESR 及 CRP 增高，可见多种自身抗体阳性等。血液化验的主要目的在于鉴别诊断及判断是否存在伴发疾病。

【影像学检查】

该病的影像学所见均为非特异性。①普通 X 线排查 RP 气管损害的敏感性低，不常用。②普通 CT 检查为排查 RP 气管受累的必备项目，有助于发现隐匿性气管受累。常见的气管受累表现为不同程度的气管壁钙化、增厚、狭窄及气体陷闭，并且与临床指标相一致。常见的喉部受累表现为增生性（环形、半月形、梭形）、结节性、破坏性及单喉软骨炎。③ PET/CT 可以较清晰显示 RP 患者的活动性气管炎症病变，提高诊断率。④气管 MRI 检查有助于区别气管的纤维化、炎症及水肿性改变，但其敏感性不及 PET。

不建议对喉部受累及严重气管受累的 RP 患者进行常规气管镜检查及软骨活检。

【功能学检查】

（1）常规纯音测听可以早期发现听力损失，并区分听力损失的程度及类型。
（2）常规前庭功能测定仅能检测水平半规管功能。

【病理学】

软骨活检病理不具有特异性，不是诊断的必备条件，在临床中也很少开展。

【诊断与鉴别诊断】

（一）诊断

目前应用较多的为 1986 年 Michet 标准。该标准的主体为：有证据证实的 3 个部位软骨炎（耳廓软骨炎、鼻软骨炎、气管软骨炎）为主要标准和 4 个临床表现（眼炎、听力损失、前庭功能异常、血清阴性关节炎）为次要标准。符合 2 个主要标准或符合 1 个主要标准及 2 个次要标准，即可做出诊断。

2018 年 Rose 将 Michet 标准改良为 4 个主要标准（耳廓软骨炎、鼻软骨炎、气管软骨炎、眼炎）和 5 个次要标准（听力损失、前庭功能异常、血清阴性关节炎、皮损、心血管受累）。诊断要求同 Michet 标准。

（二）伴发疾病

约 30% 的 RP 患者伴发其他免疫相关疾病，如系统性红斑狼疮、干燥综合征、系统性血管炎、抗磷脂综合征、类风湿关节炎、脊柱关节炎、炎性肠病、甲状腺炎等。该比例在匈牙利高达 56%。与所纳入的疾病有关。RP 还可以与感染及肿瘤性疾病并发。

（三）鉴别诊断

RP 的鉴别诊断比较复杂，尤其是伴有其他自身免疫性疾病时。需要进行鉴别的疾病见表 5-12-1。

表 5-12-1　需要与 RP 进行鉴别的疾病

RP 临床表现	需要鉴别的非 RP 疾病
耳郭软骨炎	感染、创伤、虫咬、囊性软骨软化、太阳暴晒或冷冻、先天性梅毒
听力下降	老年聋、药物聋、耳部疾病、分泌性中耳炎
前庭疾病	后循环综合征、前庭炎、良性周围性眩晕、梅尼埃病
鼻软骨炎	可卡因成瘾、SLE、麻风、先天性梅毒、韦格纳肉芽肿
喉软骨炎（声嘶）	肉芽肿性多血管炎、支气管哮喘、淋巴瘤、咽喉部溃疡、喉结核病
声门下狭窄	气管插管后、淀粉样变性、结节病
气道软骨炎	支气管哮喘、慢性阻塞性肺疾病、淀粉样变性、结核病、结节病、肉芽肿性多血管炎
肺受累	各种与结缔组织病相关的肺间质及肺实质病变
关节炎	类风湿关节炎、反应性关节炎及脊柱关节病
胸痛	肋间神经痛、带状疱疹、不典型骨折、胸膜炎、心绞痛
心、血管受累	大动脉炎、梅毒、风心病、白塞病心脏受累、结节性多动脉炎、抗磷脂综合征
皮肤及黏膜	感染性、过敏性、血管炎性、白塞病、类天疱疮、系统性血管炎
中枢神经系统及视神经炎	视神经脊髓炎、自身免疫性脑炎、后循环综合征、癫痫、脑病、SLE、pSS、抗磷脂综合征
巩膜炎	类风湿关节炎、反应性关节炎及脊柱关节病、结核病
眼球突出	IgG4-RD、淋巴瘤、甲状腺相关眼病、大动脉炎、结节性多动脉炎、白塞病、抗磷脂综合征
角膜炎	病毒性角膜炎、类风湿关节炎、干燥综合征、病毒性角膜炎
葡萄膜炎	各种血管炎、白塞病、抗磷脂综合征、眼部感染
血象改变	骨髓增生异常综合征（MDS）、淋巴瘤、白血病
肾受累	各种肾炎

【治疗】

1. 治疗目的　控制疾病发作（频率与严重性）及进展（稳定）和保护及恢复受累气管功能。

2. 治疗策略　分诱导缓解期和维持缓解期两部分。

（1）诱导缓解期：原则是尽快使病情得到缓解。积极治疗、达标治疗、个体化治疗的理念适用于 RP 的治疗。基本要求为：选用合适的药物（种类及剂量）、合适的患者（病情及依从性）、合适的时机（排除禁忌证）。治疗强度需要依据病情的严重性而调整。由于本病自发病程的不可预测性及缺乏可推荐的诱导缓解标准及治疗方案，目前多为依据病例研究基础上的经验性治疗，治疗用药亦多参照其他风湿免疫性疾病的原则和经验。

（2）缓解期及其维持：在恰当的病情评价、药物副作用监测的前提下进行药物及剂量的调整；维持缓解期主要包括疾病随诊（病情及药物副作用）及药物调整：原则是以"最小药物剂量、最佳疾病控制"达到长期（2 年以上）的维持病情缓解。

糖皮质激素：糖皮质激素为治疗 RP 的主要药物。与 RP 相关的各器官损害均可应用糖皮质激素。激素的剂量依病情而定。部分患者经激素治疗可获得完全缓解。病情反复或出现重要脏器受累以及危及生命的临床情况时，需给予大剂量激素或冲击治疗。病情稳定后激素可逐渐减量，但大部分患者可能需要长久地应用小剂量激素控制病情。

免疫抑制剂：免疫抑制剂有助于协同激素提高疗效及辅助激素减量。一般认为，对激素依赖或抵抗以及出现危及生命的临床情况时需联用免疫抑制剂。亦可与激素同时使用，且疾病缓解后应维持治疗 2 ~ 5 年。各种免疫抑制剂均有使用，如环磷酰胺、甲氨蝶呤、硫唑嘌呤、环孢素、来氟米特、吗替麦考酚酯等，但无优选倾向，亦无联合使用推荐。

生物制剂：目前缺乏有关生物制剂治疗 RP 的随机对照研究。各种上市的生物制剂种类均有应用，以英夫利昔单抗应用最多，其次是妥珠单抗及阿达木单抗，均用于常规激素及免疫抑制剂治疗无效者。文献报道的各相关研究的适应证、研究终点及随访时间均不相同，且多未做出明确定义，很难在不同研究结果之间进行比较，且治疗效果差别较大。

气管支架：对于药物治疗无效、严重影响患者生活质量的气道局限性狭窄患者，在疾病的稳定阶段可以进行气管支架置入治疗。

【预后】

RP 的病情演变无法预知。RP 的诊断延误普遍存在，自首发症状出现至疾病确诊的时间中位数为 1.9 ~ 3.2 年。软骨炎症的反复发作可使器官破坏逐渐加重，引发受累器官功能不全、残疾及死亡。气管受累和心血管病变是 RP 的不良预后因素。气管狭窄并发感染及心血管受累是 RP 死亡原因的前二位。

近年来，文献报道的 RP 患者生存率在上升：5 年生存率由 1978 年的 25% 升高到 1986 年的 74% 和 2018 年的 100%；10 年生存率由 1986 年的 55% 升高到 2016 年的 80% 和 2018 年的 90.9%。

附录见二维码数字资源 5-12-1。

（王振刚）

数字资源
5-12-1

数字资源
5-12-2：
复发性多软
骨炎教学幻
灯片

第13章 混合性结缔组织病

混合性结缔组织病（mixed connective tissue disease，MCTD）是一种同时或先后出现系统性红斑狼疮（SLE）、类风湿关节炎（RA）、皮肌炎/多发性肌炎（DM/PM）、硬皮病（Scl）等疾病特点，但又不符合其中任何一种疾病诊断的临床综合征，血清学以高滴度抗 U1- 核糖核酸蛋白（U1-RNP）抗体为特征。MCTD 的临床重叠症状很少同时发生，它们常常在数月或数年间陆续出现。MCTD 的发病率约为 2.7/10 万。通常散发，以成年女性为主，但也有一些家族聚集性发病的报道。

【病因】

目前，MCTD 的病因尚不明确，对本病是否是一种独立疾病，尚有争议。目前认为可能与遗传、环境、自身免疫紊乱相关。

（一）遗传易感性

MCTD 发病与 HLA-DR2、-DR4、-DRB8 密切相关。既往有多篇研究报道了 HLA-DR2、-DR4 与抗 U1-RNP 抗体的关联性。对 HLA-B 等位基因的评估中，有研究者发现 HLA-B8 与 MCTD 的发病呈正相关。HLADRB1*04：01 是 MCTD 的风险等位基因。

（二）环境因素

与 SLE 不同，日光照射不会加重 MCTD 患者的病情。同样，尽管某些患者在应用普鲁卡因胺时会出现短暂的抗 RNP 抗体阳性，但药物与 MCTD 的发病无关。目前认为，与 MCTD 发病相关的环境因素为氯乙烯和二氧化硅。

（三）自身免疫紊乱

在遗传和环境因素的影响下，患者对自身组织损伤、退化和变异的成分出现自身抗体，从而引起免疫病理过程。

【发病机制】

MTCD 的发病机制尚不明确。目前最主要的两个理论是凋亡修饰和分子模拟。

（一）凋亡修饰

在凋亡过程中，一些酶上调，在蛋白质裂解后发挥修饰作用，包括瓜氨酸化、磷酸化、脱磷酸化、转谷氨酰化，同时与辅酶结合，增加了分子的抗原性，这即是凋亡修饰作用。抗 U1-RNP 抗体的靶抗原由 U1 小核糖核蛋白颗粒（U1-snRNA）与 70 kD 蛋白等组成。在易感人群中，U1-snRNA 等分子集中于凋亡细胞表面水泡，被酶裂解后，通过凋亡修饰及表位扩展作用，产生抗 U1-RNP 抗体，导致典型 MCTD 的特征性临床表现。

（二）分子模拟

在环境因素的诱导下，易感个体的一种非自身蛋白被加工后，形成的肽段区域类似于一种自身抗原表位，即所谓的分子模拟。针对自身抗原某一组分的免疫应答发生后，蛋白质上的其他表位通过表位扩展作用也可能产生抗原性。免疫系统不断扩大所识别的自身抗原表位的范围，使更多自身抗原遭受免疫攻击，导致疾病迁延不愈，并不断加重。

【病理】

MCTD 关节组织学检查显示，在增生的滑膜表面可见纤维素样坏死组织、毛细血管数目增多和间质水肿，伴巨噬细胞、淋巴细胞、中性粒细胞和多核巨细胞浸润。MCTD 的肌肉累及与典型的炎性肌病在组织学上相似，既有 DM 中血管受累的表现，也有 PM 中细胞介导的病理改变。MCTD 肺和肾活检可见中小血管的内膜过度增生和中膜肥厚等特征性病理改变。

【临床表现】

（一）早期症状

在 MCTD 早期，大多数患者出现易疲劳、肌痛、关节痛和雷诺现象。少数 MCTD 患者急性起病，起病表现包括肌炎、急性关节炎、无菌性脑膜炎、指（趾）坏疽、高热、急性腹痛和三叉神经病等。

（二）发热

MCTD 最显著的临床表现或首发症状可能是无诱因发热，发热的原因往往是同时存在的肌炎、无菌性脑膜炎、浆膜炎、淋巴结病或并发的感染。

（三）关节受累

关节疼痛与僵硬几乎是所有的 MTCD 患者的早期症状之一。MCTD 的关节受累比典型的 SLE 更常见、更严重。约 60% 的患者最终可发展为明显的关节炎，常伴有 RA 常见的畸形，如尺侧偏斜、天鹅颈和纽扣花畸形等，也可发生破坏性关节炎，最终导致关节残毁。

（四）皮肤和黏膜改变

大多数 MCTD 患者在病程中出现皮肤黏膜改变，雷诺现象最常见，也是最早期的表现之一，常伴有手指肿胀或全手水肿。如果缺乏雷诺现象，患者的诊断应慎重。在一些患者中，可出现经典 SLE 患者的皮肤改变，特别是蝶形红斑和盘状红斑。黏膜病变常包括口干眼干、口及生殖器溃疡、青斑血管炎、皮下结节和鼻中隔穿孔。显微镜下 Scl 样甲襞毛细血管表现是 MCTD 的特征性表现。

（五）肌肉受累

肌痛是 MCTD 患者的常见症状。大多数患者无明显的肌无力。目前其原因尚未明确，可能是由于轻度的肌炎、身体功能下降或相关的纤维肌痛综合征引起的。

（六）心脏受累

MCTD 患者心脏全层均可受累。大约 20% 的患者心电图异常。心脏受累最常见的临床表现为心包炎，据报道发生率约为 10% ~ 30%，而心脏压塞罕见。一些患者心肌受累继发于肺动脉高压，早期常因无症状而不能及时诊断。早期发现肺动脉高压从而进行早期治疗非常重要。患者出现活动后呼吸困难时应考虑肺动脉高压的诊断。肺动脉高压的发生是由缓慢的肺动脉内膜增生及肺动脉中膜肥厚引起的，与抗内皮细胞抗体、抗心磷脂抗体和抗 U1-RNP 抗体相关。

（七）肺受累

大约 75% 的 MCTD 患者出现肺部受累，而且早期多无症状。对于部分早期出现干咳、胸痛以及呼吸困难的患者，应详细检查。间质性肺炎见于 30% ~ 50% 的患者，是 MCTD 患者最严重的肺部病变。如果不治疗，间质性肺炎可进行性发展，25%的患者在4年后发展为严重的肺纤维化。

（八）肾受累

大约25%的MCTD患者出现肾受累，通常表现为膜性肾小球肾炎，而增殖性肾小球肾炎在MCTD中少见。一些MCTD患者存在发生与Scl类似的肾血管性高血压危象的风险。

（九）消化道受累

消化道受累约见于60%～80%的患者。MCTD最常见的腹部表现为上消化道运动异常。有腹腔出血、胆道出血、十二指肠出血、巨结肠、胰腺炎、腹水、蛋白丢失性肠病、原发性胆汁性肝硬化（PBC）、门静脉高压、肠壁积气症和自身免疫性肝炎的个案报道。MCTD引起腹痛的可能原因包括肠蠕动减退、腹膜炎、肠系膜血管炎、结肠穿孔和胰腺炎。吸收不良综合征可继发于细菌过度繁殖的小肠扩张。以慢性活动性肝炎和布-加综合征（Budd-Chiari syndrome）为表现形式的肝受累也有报道。与Scl一样，在结肠的系膜游离缘可出现假性憩室。

（十）中枢神经系统受累

MCTD患者罕见严重的中枢神经系统受累，最常见的表现是三叉神经病变，罕见明显的精神病症状和惊厥。MCTD患者头痛相对常见，大多数患者可能是血管源性，有典型的偏头痛表现。还有一些横断性脊髓炎、马尾综合征、脑出血、视网膜血管炎、眼神经病变、进行性多灶性脑白质病、重症肌无力、多神经根病变、脱髓鞘疾病和周围神经病变的个例报道。

（十一）血液系统异常

血液系统异常是MCTD的常见表现。75%患者出现贫血，大多数符合慢性炎症性贫血。Coombs试验阳性见于约60%的患者，但明显的溶血性贫血不常见。约75%患者出现白细胞减少，主要累及淋巴细胞，且与疾病活动性有关。血小板减少、血栓性血小板减少性紫癜和纯红细胞再生障碍性贫血相对少见。

【实验室与影像学检查】

1. 一般检查 不同系统受累可出现相应血常规、尿常规、肝肾功能异常。约半数患者类风湿因子阳性。

2. 自身抗体 混合性结缔组织病定义的第一线索通常是出现高滴度斑点型ANA抗体，滴度常大于1:1000，有时超过1:10 000。若出现此情况，应立即检测抗U1-RNP、抗Sm、抗Ro和La抗体，同时也需注意有无抗dsDNA和组蛋白抗体。MCTD患者血清内主要存在抗U1-RNP抗体，偶有一过性抗dsDNA、抗Sm和抗Ro抗体阳性。

3. 甲襞毛细血管镜检查 大多数MCTD患者显示结果异常，有毛细血管扩张和缺失表现，73%患者有"丛状组织"，这一发现被认为有87%的预测价值。

4. 血管造影 中等大小血管的阻塞发生率高，血管造影有助于诊断。

5. 心电图 最常见的心电图改变是右心室肥大、右心房增大和室内传导阻滞。

6. 影像学检查 X线显示关节边缘的小的侵蚀，边界通常清晰；一些患者发生屈肌腱鞘炎、骨水肿及关节周围炎，类似血清阴性脊柱关节病。由于肺动脉高压是MCTD患者最常见的死亡原因，因此所有MCTD患者均应筛查肺动脉高压。二维超声多普勒血流检查是检测肺动脉高压最有效的筛查试验。平静状态下心导管检查肺动脉平均压大于25 mmHg可明确诊断。高分辨CT是确定是否存在间质性肺疾病的最敏感方法，最常见的表现是间隔增厚和磨玻璃样改变，以外周/下肺明显。

7. 99mTc-DTPA 闪烁法 为确定是否存在间质性肺疾病的有效筛查方法，同时可灵敏地检测免疫抑制剂治疗的有效性。

【诊断与鉴别诊断】

（一）诊断（图 5-13-1）

日本劳动卫生部系统性自身免疫性疾病研究委员会发布的 2019 年混合性结缔组织病诊断标准如表 5-13-1 所示，其敏感度为 90.6%，特异度为 98.4%。当患者符合下列情况即可诊断为混合性结缔组织病：①至少一种常见表现、一种免疫表现以及至少一种特异性器官累及；②至少有一种常见表现、一种免疫表现以及重叠表现中 A、B、C 项的两个或多个特征。

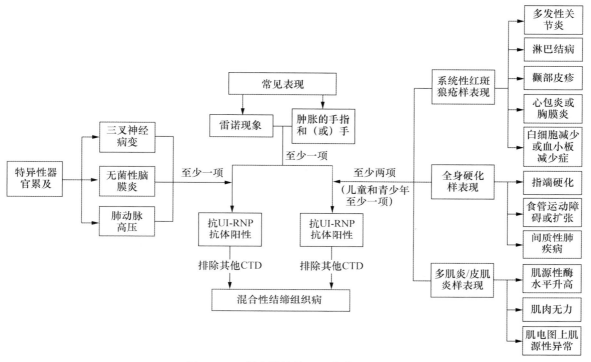

图 5-13-1　混合性结缔组织病诊断流程图

表 5-13-1　混合性结缔组织病诊断

诊断标准
Ⅰ 常见表现
1. 雷诺现象
2. 肿胀的手指和（或）手
Ⅱ 免疫表现
抗 U1- 核糖核酸蛋白抗体阳性
Ⅲ 特异性器官累及
1. 肺动脉高压
2. 无菌性脑膜炎
3. 三叉神经病变
Ⅳ 重叠表现
A. 系统性红斑狼疮样表现
1. 多发性关节炎
2. 淋巴结病
3. 颧部皮疹
4. 心包炎或胸膜炎
5. 白细胞减少症（≤4000/μl）或血小板减少症（≤100 000/μl）

（续表）

诊断标准

B. 全身硬化样表现

1. 指端硬化
2. 间质性肺疾病
3. 食管运动障碍或扩张
C. 多肌炎 / 皮肌炎样表现
1. 肌肉无力
2. 肌源性酶水平升高
3. 肌电图上肌源性异常

注：（1）免疫扩散法或酶联免疫吸附法（ELISA）可用于抗 U1- 核糖核酸蛋白抗体的检测。当双免疫扩散结果为阳性且与 ELISA 结果不一致时，为双免疫扩散结果取代 ELISA。

（2）当患者对下列疾病标记抗体中的一种呈阳性，而这种抗体与其他结缔组织病相对特异时，应谨慎诊断混合性结缔组织病。①抗双链 DNA 抗体或抗 Sm 抗体；②抗拓扑异构酶 I 抗体（抗 Scl-70 抗体）或抗 RNA 聚合酶 III 抗体；③抗氨酰基转移 RNA 合成酶抗体或抗黑色素瘤分化相关基因 5 抗体。

（3）在儿童和青少年中，混合性结缔组织病也可在患者符合下列所有条件时诊断：至少一种常见表现、免疫表现和重叠表现 A、B、C 项中至少有一项表现

（二）鉴别诊断（表 5-13-2）

由于存在非特异性症状和不同的器官受累表现，MCTD 需与多种结缔组织病鉴别。不同患者的鉴别诊断不同，如果对相关的鉴别诊断不清楚，应咨询风湿病专家。

表 5-13-2　混合性结缔组织病鉴别诊断

临床表现	SLE	RA	Scl	PM/DM	MCTD
胸膜炎或心包炎	++++	+	+	—	+++
侵蚀性关节病	±	++++	+	±	+
雷诺现象	++	—	++++	+	++++
炎性肌病	+	+	+	++++	+++
指端硬化	±	—	++++	—	++
非肢端皮肤增厚	—	—	+++	—	—
肺纤维化	+	—	+++	++	+
肺动脉高压	++	+	+	+	+++
蝶形红斑	++++	—	—	—	++
口腔溃疡	+++	—	—	—	++
癫痫或精神病	+++	—	—	—	—
三叉神经病	+	—	++	—	+++
周围神经病	++	++	±	—	++
横贯性脊髓病	+++	+	—	—	++
无菌性脑膜炎	+++	+	—	—	+
弥漫性增殖性肾小球肾炎	++++	—	—	—	+
膜性肾小球肾炎	+++	—	—	—	++
肾血管性高血压	+	—	++++	—	+++
炎症性血管炎	++	++	+	+	+
非炎症性血管病变	—	—	++++	—	+++
食管运动下降	+	±	++++	+	+++

【治疗】

混合性结缔组织病的治疗缺乏临床对照研究。因此，治疗建立在分析临床特征的基础上，以控制症状、延缓器官受累为主。通常治疗策略借鉴炎性关节炎、雷诺现象、炎性肌病、浆膜炎、间质性肺炎、肺动脉高压以及硬皮病引起的胃肠道症状的治疗方法。MCTD 的临床表现是多种多样的，且随时间变化而变化，因此应在每次患者就诊时评估治疗方案。

混合性结缔组织病特异性症状的治疗指南见表 5-13-3。

表 5-13-3　混合性结缔组织病特异性症状的治疗指南

症状	治疗
乏力、关节痛、肌痛	非甾体抗炎药、抗疟药、小剂量泼尼松（＜ 10 mg/d）
关节炎	NSAIDs、抗疟药、甲氨蝶呤、TNF 抑制剂 [a]
雷诺现象	保暖，避免手指创伤，避免使用 β 受体阻滞剂，戒烟；二氢吡啶类钙通道阻滞剂（如硝苯地平），α 受体阻滞剂（如哌唑嗪）；对于顽固性病例可应用内皮素受体拮抗剂（如波生坦）
急性肢端坏疽	局部化学性交感神经阻断术（受累部位利多卡因浸润）；抗凝；局部用硝酸甘油软膏；动脉内使用前列环素；使用内皮素受体拮抗剂
胸膜炎	NSAIDs 或短期泼尼松（约 20 mg/d）
心包炎	NSAIDs 或短期泼尼松（约 20 mg/d），心脏压塞需经皮或外科穿刺引流
无菌性脑膜炎	停用 NSAIDs[b]、短期大剂量泼尼松，约 60 mg/d
肌炎	急性发病、病情严重：泼尼松，60 ～ 100 mg/d 慢性期和轻症：泼尼松，10 ～ 30 mg/d[c] 难治性病例考虑甲氨蝶呤和 IVIG
膜性肾病	轻型：不需要治疗 进行性蛋白尿：试用血管紧张素转化酶抑制剂；试用小剂量阿司匹林加双嘧达莫 重型：试用泼尼松，15 ～ 60 mg/d，每月环磷酰胺冲击或每日使用苯丁酸氮芥
肾病综合征	单独应用激素很少有效；小剂量阿司匹林联合双嘧达莫预防血栓并发症；血管紧张素转化酶抑制剂减少蛋白质丢失；试用泼尼松（15 ～ 60 mg/d），加上每月环磷酰胺冲击或每日使用苯丁酸氮芥；可能需要透析或移植
硬皮病样肾危象	血管紧张素转化酶抑制剂
心肌炎	试用激素和环磷酰胺，避免使用地高辛 [d]
不完全性心脏传导阻滞	避免使用氯喹和羟基氯喹 [e]
无症状性肺动脉高压	试用激素和环磷酰胺，小剂量阿司匹林和血管紧张素转化酶抑制剂；考虑使用内皮素受体拮抗剂（口服波生坦）
有症状性肺动脉高压	静脉使用前列环素、血管紧张素转化酶抑制剂、抗凝、内皮素受体拮抗剂（口服波生坦）；试用西地那非；心肺移植
血管性头痛	试用普萘洛尔或隔日使用阿司匹林（350 mg），或二者联合使用；有症状者使用曲坦类药物（如舒马曲坦、依来曲坦）
自身免疫性贫血、血小板减少	大剂量激素（泼尼松 80 mg/d），根据临床情况逐渐减量。对于难治性病例可用达那唑、丙种球蛋白和免疫抑制剂
血栓性血小板减少性紫癜	立即输注新鲜冰冻血浆，给予血浆置换及输注去除血小板的红细胞；难治性病例可考虑脾切除

（续表）

症状	治疗
吞咽困难	轻度：无需治疗 伴有反流：质子泵抑制剂；考虑进行 Nissen 胃底折叠术 重度：钙通道阻滞剂，单用或与抗胆碱药联用
肠道运动障碍	胃肠蠕动促进剂（如甲氧氯普胺）和红霉素 小肠细菌过度生长：四环素、红霉素
骨质疏松	补充钙剂和维生素 D，雌激素替代治疗或雷洛昔芬；二膦酸盐；鼻喷降钙素； PTH 类似物，如 hPTH-（l-34）
胃灼热，消化不良	抬高床头，戒烟，减肥，避免食用咖啡因等；H$_2$ 受体拮抗剂，质子泵抑制剂； 试用甲氧氯普胺，难治性病例应考虑幽门螺杆菌感染
三叉神经病	对于麻木无特效治疗，可试用抗癫痫药（如加巴喷丁）或三环类抗抑郁药（如 去甲替林）止痛

IVIG：静脉用免疫球蛋白；TNF：肿瘤坏死因子；NSAIDs：非甾体抗炎药；PTH：甲状旁腺激素。[a] 与 MCTD 和 SLE 复发有关；[b] 舒林酸和布洛芬与过敏性无菌性脑膜炎有关；[c] 应警惕类固醇性肌病、骨无菌性坏死和骨质疏松；[d] 易患室性心律失常；[e] 易患完全性心脏传导阻滞

1. 针对肺动脉高压的治疗   肺动脉高压是 MCTD 主要的死亡原因，在常规治疗时应评估患者有无此并发症，因为早期介入是有效治疗的关键。肺动脉高压的治疗可降低死亡率和致残率。有效的治疗药物包括抗凝剂和血管扩张药物，如钙通道阻滞剂或前列环素类似物。长期静脉滴注依前列醇或前列环素可改善大多数患者的运动能力、血流动力学，提高生存率。吸入伊洛前列素也有相同的治疗效果。静脉输注环磷酰胺和糖皮质激素对部分患者有效。波生坦（bosentan）是一种口服的内皮素-1 受体拮抗剂，对改善呼吸困难、缓解病情进展有效。

2. 针对雷诺现象的治疗   针对雷诺现象的管理包括避免咖啡因、吸烟、低温和局部损伤。口服钙通道阻滞剂（CCB），如硝苯地平，可降低外周阻力。静脉注射前列腺素和局部使用硝化甘油已被证明是有效的。病例报告利妥昔单抗对雷诺现象有效。

3. 糖皮质激素   激素治疗对大多数间歇发作的症状有效，如无菌性脑膜炎、肌炎、胸膜炎、心包炎和心肌炎等。而另一方面，肾病综合征、雷诺现象、畸形性关节病、肢端硬化病和周围神经病通常对激素抵抗。

4. 免疫抑制剂   甲氨蝶呤、环孢素、硫唑嘌呤和霉酚酸酯常被用作二线药物。非甾体抗炎药和羟氯喹对关节炎和关节痛有效。对于难治性滑膜炎，可以使用糖皮质激素和甲氨蝶呤。对于需要长期服用糖皮质激素的患者应加用抗疟药或甲氨蝶呤，以减少激素的累积用量。

5. 自体外周血干细胞移植   已有存在难治性肌炎样症状和 MCTD 患者采用自体外周血干细胞移植成功的报道。

6. 静脉输注免疫球蛋白   与 SLE 相同，对激素治疗无效的血小板减少、顽固性肌炎和溶血性贫血患者应考虑静脉输注丙种球蛋白。激素抵抗性肌炎可能对静脉注射免疫球蛋白有反应。

7. 硬皮病样症状的治疗   许多硬皮病样症状可根据 Scl 指南治疗，如肾危象者使用 ACEI，雷诺现象者使用钙通道阻滞剂，胃肠反流疾病使用质子泵抑制剂。

8. 骨质疏松症的治疗与预防   随着治疗时间的延长，关于糖皮质激素总负荷量和治疗引起进行性骨质疏松的担忧与日俱增。应进行骨矿物质密度的常规检查，以便在症状出现前发现早期的骨质疏松症，并开始给予抗骨吸收药物治疗。除非有禁忌证，所有患者都必须辅助服用钙剂和维生素 D。

9. 手术治疗   严重关节畸形的患者可行软组织松解手术和选择性关节融合术。

10. 妊娠建议　MCTD 患者合并妊娠时的治疗建议：①必须告知患者妊娠存在一定的风险；②患者应在病情缓解稳定期怀孕，减少母亲和胎儿的风险；③患者妊娠期及分娩需处于风湿科医生、产科医生和新生儿医生的随访监护下；④如果妊娠期患者复发，由于疾病活动比药物对胎儿更有害，根据病情给予适当治疗。

11. 其他　除非有特殊的禁忌证，绝经后妇女都应该给予雌激素-孕酮替代疗法或雷洛昔芬（raloxifene）。与 SLE 相同，有报道肿瘤坏死因子拮抗剂依那西普（etanercept）可加重 MCTD 病情。对于心肌炎患者，使用洋地黄有相对禁忌证，因为有诱发室性心律失常的危险。抗疟药可导致完全性心脏传导阻滞，所以有束支传导阻滞的 MCTD 患者慎用，该类药物也可引起药物性肝炎。

【预后】

越来越多的证据证实 MCTD 的预后好于经典的弥漫性结缔组织病。抗 U1-RNP 抗体滴度较高的患者发生严重肾脏病变和威胁生命的神经系统疾病的概率较低；MCTD 与经典的 SLE 相比预后较好。如合并进行性肺动脉高压和心脏并发症可能会导致死亡。其他罕见的死亡原因包括心肌炎、肾血管性高血压和脑出血。MCTD 的发展难以预测，大多数患者病程相对良性，但主要器官的受累程度最终决定了疾病的死亡率和致残率。

（厉小梅　谭　震）

数字资源
5-13-1：
MCTD 教学
幻灯片

第五篇推荐阅读

内分泌与代谢疾病

总 论

第 1 节　内分泌系统的结构与功能特点

　　内分泌系统由内分泌腺和分布于各种组织中的激素分泌细胞（或细胞团）以及它们所分泌的激素组成，与神经系统和免疫系统协同作用，保持人体内环境的相对稳定，适应体外环境变化，完成人体生长、发育、生殖、代谢与衰老过程，既维护个体生存，又使种族延续。

【内分泌系统结构特点】

（一）内分泌腺和激素分泌细胞

　　1. 内分泌腺　是人体内无输出导管的腺体，主要包括：

　　（1）下丘脑：又称丘脑下部，位于大脑腹面、丘脑的下方，是调节内脏活动和内分泌活动的高级神经中枢。下丘脑从前向后分为视上部、结节部和乳头部三个区，向下延伸与垂体柄相连。下丘脑分泌促肾上腺皮质激素释放激素、促甲状腺素释放激素、促性腺激素释放激素、生长激素释放激素和生长激素释放抑制激素等调节垂体前叶功能，合成神经垂体激素，控制自主神经和自主神经功能。

　　（2）垂体：位于颅底蝶鞍垂体窝内，椭圆形，灰红色。垂体分为腺垂体（垂体前叶和中叶）和神经垂体（垂体后叶）。腺垂体可分泌生长激素、促甲状腺激素、促肾上腺皮质激素和促性腺激素，神经垂体分泌抗利尿激素和催产素。

　　（3）松果体：是位于间脑脑前丘和丘脑之间的红褐色豆状小体，主要由松果体细胞、神经胶质细胞和神经纤维等组成，主要分泌褪黑素和 5- 羟色胺。

　　（4）甲状腺：甲状腺是人体最大的内分泌腺，位于颈部甲状软骨下方，气管两旁，分左右两叶和中间峡部。甲状腺分泌甲状腺激素，调节基础代谢率，促进新陈代谢和生长发育，提高中枢神经系统兴奋性。

　　（5）甲状旁腺：人体有两对甲状旁腺，呈棕黄色大豆状，分别位于左右两叶甲状腺背侧。主要分泌甲状旁腺激素，调节机体内钙、磷的代谢。

　　（6）胰岛：是胰腺的内分泌腺，由大小不同的细胞团所组成。胰岛主要由 4 种细胞组成，α 细胞、β 细胞、δ 细胞和 PP 细胞，分别分泌胰高糖素、胰岛素、生长抑素和胰多肽，参与调节糖脂和蛋白质代谢。

　　（7）肾上腺：位于肾的上方，左肾上腺呈半月形，右肾上腺为三角形。肾上腺分周围皮质和内部髓质两部分。肾上腺皮质和髓质在胚胎发生、结构与功能上均不相同，肾上腺皮质分泌盐皮质激素、糖皮质激素和性激素，肾上腺髓质分泌肾上腺素和去甲肾上腺素。

　　（8）性腺：睾丸是男性性腺，能产生精子，分泌男性激素睾酮。卵巢是女性性腺，分泌卵泡素、孕酮、松弛素和雌激素。

　　2. 弥散性神经内分泌细胞系统（diffuse neuroendocrine system，DNES）　包括分布于脑、胃、肠、胰和肾上腺髓质的胺前体摄取和脱羧（amine precursor uptake and decarboxylation，

APUD）细胞和神经系统内的许多神经元，这些细胞合成和分泌多种肽类与胺类激素，把神经系统和内分泌系统统一构成一个整体，共同控制机体生理活动，维持机体内环境的稳定。

3. 组织内激素分泌细胞　非内分泌组织内具有合成分泌激素和（或）细胞因子功能的细胞，如心房肌细胞（分泌心房肽）、脂肪细胞（分泌瘦素、脂联素等）、血管内皮细胞（分泌内皮素）等。

（二）激素分泌细胞的结构特点

激素分泌细胞的结构特点与其所分泌的激素种类有关，每一种激素分泌细胞的形态结构和特点都不相同，主要可以分为两类：

1. 合成肽类激素的细胞　细胞排列成索状或团块状，有时形成滤泡或具有特殊分化的膜结构；胞质内含有分泌颗粒，颗粒内含肽类激素及其前体；内质网和高尔基体含量丰富。神经内分泌（neuroendocrine）细胞除上述特征外，还具有神经电活动、神经元突触和对神经递质有生理反应等特点。胃、肠和胰腺等组织内的 APUD 细胞胞质透明，单个或成团夹杂在主质细胞间隙中。

2. 合成类固醇类激素的细胞　细胞弥散性或成群分布；胞质内有较多含胆固醇脂质小滴；滑面内质网含量丰富，线粒体嵴呈管泡状，无分泌颗粒。

【内分泌系统功能特点】

（一）激素

内分泌激素是细胞分泌的具有生物活性物质，通过血液循环运送到远处组织，与相应受体结合发挥调节作用。分子结构明确的称为激素，分子结构尚不明确的称为因子（factor）。

1. 激素分类　目前已知的人体内激素和因子已有 200 多种，根据化学结构分为四类。

（1）肽类和蛋白质激素：由蛋白质构成，具有氨基酸残基组成的一级分子结构，如胰岛素、降钙素、甲状旁腺素、生长激素等。

（2）胺类激素：由氨基酸转化而成，主要是肾上腺分泌的肾上腺素、去甲肾上腺素和多巴胺，由酪氨酸转化而来。

（3）氨基酸类激素：由氨基酸衍生而来，主要是甲状腺激素，由酪氨酸经碘化、偶联合成。

（4）类固醇激素：其基本结构为环戊烷氢菲，主要有糖皮质激素、盐皮质激素、雄激素（睾酮与二氢睾酮）、雌激素（雌二醇）和孕激素（孕酮）。25-（OH）D_3 和 1,25-（OH）$_2D_3$ 也属于类固醇激素。

2. 激素合成与贮存　肽类激素的合成与蛋白质合成相同，由激素原基因编码，在分泌细胞的核糖体上通过翻译过程合成肽链，再经裂肽酶作用和化学修饰加工，形成具有生物活性的激素，以分泌颗粒形式贮存在细胞内。胺类激素和类固醇类激素合成各异，是在各自的分泌细胞内通过一系列特有的酶促反应合成。除甲状腺储存较大量甲状腺激素外，激素在体内的贮存量十分有限，合成后即分泌入血液中，在适宜的刺激下，通过加速合成供应生理需求。

3. 激素转运　激素需要通过转运蛋白从分泌细胞转运至靶细胞发挥效应，根据转运蛋白与激素结合的特异性，激素的转运分为非特异性转运和特异性转运。例如，血浆白蛋白和甲状腺素转运蛋白（transthyretin）可转运多种小分子激素物质，特异性不高。而甲状腺素结合球蛋白（TBG）、性激素结合球蛋白（SHBG）、胰岛素结合蛋白、生长激素结合蛋白等转运蛋白特异性高，仅转运特异性结合的激素。

4. 激素降解与转换　肽类激素的半衰期短，一般约为 3 ～ 7 min。类固醇类激素的半衰期与激素的类型和分子结构相关，一般为数小时，少数长达数周以上。激素的分子结构发生变化或者在体内代谢后，其半衰期可缩短或延长，例如 25-（OH）D_3 的半衰期约 2 ～ 3 周，经肾小管上皮细胞 1a- 羟化转变为 1,25-（OH）$_2$D$_3$ 后，其半衰期缩短为 6～8 h。

多数激素在肝、肾和外周组织降解为无活性的代谢产物，肝肾功能异常往往会影响激素的灭活。例如，严重肝功能不全时雌激素降解速度减慢，半衰期延长。肽类激素亦可在合成该激素的细胞内降解，调节激素代谢和生物活性。例如，甲状旁腺主细胞内 PTH 水解酶与 PTH 共存于同一分泌颗粒中，可能是一种自身保护机制，防止 PTH 过多分泌。T$_4$ 和睾酮可以在外周组织中分别转化为 T$_3$ 和二氢睾酮，增加各自生物活性。

（二）激素分泌

1. 激素分泌方式　激素的分泌除了传统的内分泌以外，还有旁分泌、自分泌等多种分泌方式。

内分泌（endocrine）：分泌的激素首先进入毛细血管，再经腺体静脉进入体循环（下丘脑激素进入垂体门脉系统，胰腺内分泌激素进入门静脉），随血液循环分布到组织器官中，与各自靶细胞的特异性受体相结合，发挥其生理调节作用。

旁分泌（paracrine）：分泌的激素不进入血液，在局部对邻近靶细胞发挥生物学作用。

自分泌（autocrine）：细胞产生的激素或因子作用于自身细胞产生生物学作用，是细胞自身调节的重要方式之一。

胞内分泌（intracrine）：激素在胞质合成，直接转运至胞核，调控靶基因的表达。

神经分泌（neurocrine）：神经内分泌细胞分泌的神经激素沿神经轴突运送至所支配（或贮存）的组织（如神经垂体），或经垂体门脉系统到达腺垂体，调节靶细胞的激素合成和分泌。

近邻分泌（juxtacrine）：膜结合型或基质结合型细胞因子直接与邻近细胞的相应受体结合，此种作用方式在胚胎发育和造血调控中具有重要意义。

腔分泌（solinocrine）：由胃肠道、支气管和泌尿生殖系统等具有管道结构的器官分泌的激素，进入腺腔或管道系统，作用于管道内膜细胞发挥作用。例如，胃肠激素（胃泌素、胰多肽）直接分泌入胃肠腔内发挥作用。

双重分泌（amphicrine）：某些细胞同时具有分泌激素和外分泌物质的双重功能。

2. 激素分泌节律性　激素分泌具有节律性特点，既受机体内环境的调节，又受外界信息的影响，是机体长期适应环境的结果。

（1）脉冲节律：许多激素具有脉冲分泌（pulsatile secretion）特点，即随着时间和环境的变化，分泌量在短时间内发生突变，然后又迅速恢复正常。在激素清除率相对恒定状态下，激素的血浓度主要受分泌脉冲频率和振幅的影响，一般激素的半衰期越短，脉冲变化越明显。例如孕激素、生长激素、胰岛素等都呈现脉冲式分泌的特点。

（2）昼夜节律：昼夜节律是由位于下丘脑前部的视交叉上核（suprachiasmatic nucleus，SCN）的"生物钟"驱动的。其中褪黑素在调节昼夜节律中起关键作用，而褪黑素分泌又是由光照和血清素能神经活动调节的。在病理情况下，激素分泌的昼夜节律可以发生改变，如库欣（Cushing）综合征患者的皮质醇昼夜节律消失往往先于血皮质醇浓度的升高，测定皮质醇及促肾上腺皮质激素（ACTH）的昼夜节律有助于库欣（Cushing）综合征的早期诊断。

下丘脑昼夜活动的节律性和激素脉冲性分泌引起垂体激素的血浓度波动。例如，血皮质醇的昼夜节律是垂体 ACTH 节律性分泌〔来源于促肾上腺皮质激素释放激素（CRH）分泌节律〕的反映。与下丘脑和垂体的其他激素相比，ACTH 和皮质醇的昼夜血浓度变化依赖于睡眠的程度较低，暂时改变睡眠习惯对浓度变化的影响较小，而催乳素（PRL）、生长激素（GH）和促甲状腺激素（TSH）的昼夜节律变化受睡眠的影响较明显。

尿液中的激素及其代谢产物、电解质或其他成分的昼夜变化是激素、进食、体力活动、肾脏调节等多种因素共同作用的结果。在相对恒定条件下，尿量、电解质、儿茶酚胺及其代谢产物均有昼夜节律变化，白昼排出较多，夜间排出减少，差值可达 1 倍以上。

（3）周期节律：激素分泌的周期性也是机体对周期性变化以及对环境长期适应的结果，使激素的分泌具有明显的时间节律，血中激素浓度也呈现周期性波动。激素分泌的周期节律可为数分钟（如神经递质）、数小时［如黄体生成素（LH）、睾酮、皮质醇、生长激素、泌乳素、TSH、醛固酮等］、数天［如卵泡刺激素（FSH）］、数周（月经周期调节性激素）和数月［妊娠激素、T_4、1,25-$(OH)_2D$ 等］不等。激素的周期性波动与其他刺激引起的波动无关，可能受中枢神经的"生物钟"控制。在人的一生中，同一激素的周期节律性也会变化。

（三）激素分泌调节

1. 经典内分泌正反馈和负反馈调节　下丘脑的内分泌功能受高级中枢神经系统和周围传入神经的影响，通过神经递质调控下丘脑分泌促激素释放/抑制激素，兴奋/抑制垂体促靶腺激素的合成和分泌，再分别促进周围靶腺激素的合成和分泌，形成下丘脑-垂体-靶腺轴的正性反馈调节，如 TRH-TSH-甲状腺激素轴，CRH-ACTH-肾上腺皮质激素轴，GnRH-FSH/LH-性腺激素轴。当周围靶腺激素分泌增高时，会反过来抑制相应的下丘脑-垂体激素分泌，形成靶腺激素对下丘脑和（或）垂体的负反馈调节作用，降低靶腺激素水平。而当靶腺激素水平减退时，对下丘脑-垂体的负反馈抑制作用减弱，下丘脑-垂体促激素的分泌增加，使靶腺激素回升至正常。下丘脑-垂体-靶腺之间存在的这种相互依赖、相互制约的正负反馈机制，能够使血循环中的激素水平维持在相对稳定的状态。

激素和代谢产物之间亦可形成正反馈和负反馈调节，如胰岛素与血糖、PTH 与血清离子钙等。代谢物与激素之间的调节十分敏感，如血糖升高或血清钙离子浓度下降时，可促进胰岛素或 PTH 的快速分泌，而血糖降低或血钙水平升高，可以抑制胰岛素和 PTH 分泌。

2. 旁分泌和自分泌调节　旁分泌和自分泌是局部激素调节和组织重建调节的主要方式。组织器官功能不同，局部调节系统和调节机制也不同。例如，胰岛内 α、β 和 δ 细胞之间的调节具有整合性和协调性，保证对血糖浓度快速而精细的调节。睾丸组织中，内分泌激素、旁分泌激素、细胞因子、生长因子和代谢产物等共同组成局部调节系统，维持正常的睾丸激素分泌和生殖功能。

3. 激素间的相互调节　激素间的相互作用除了正反馈和负反馈调节作用外，还表现为一种激素调节多种激素分泌和多种激素调节一种激素分泌。机体内任何一种激素的合成和分泌都受另一种或几种激素的调控，除受反馈轴内的激素调节外，也可受其他激素调节。例如，下丘脑的 TRH 除兴奋垂体分泌 TSH 外，还促进垂体 α 亚基、PRL 和 GH 的释放，临床上可用 TRH 兴奋试验了解这些激素的贮备功能。多种激素调节一种激素的分泌或完成一种生理活动也是内分泌调节的一种普遍现象。如发生低血糖时，肾上腺素、胰高糖素、糖皮质激素和生长激素会协同作用，升高血糖水平。在生物进化过程中，激素的调节越来越复杂。一般来说，反馈作用的因子越多，调节的精度也就越高，例如，血糖、血电解质和血浆渗透压的相对恒定都是由多种激素共同调节的结果。

4. 神经-内分泌-免疫的网络调节　神经系统主要通过下丘脑与内分泌系统建立起神经-内分泌调节。体内变化或外部环境刺激通过传入神经在神经中枢转换成化学信号，由神经元进行分析整合，通过兴奋性或抑制性神经递质调控下丘脑分泌释放激素或释放抑制激素，并经垂体门脉系统进入腺垂体，促进或抑制垂体激素的分泌，并进一步影响靶腺功能。另一方面，垂体激素也可通过血液循环、脑脊液或垂体门脉系统的逆向血流与扩散作用反馈作用于下丘脑甚至神经中枢。其他内分泌激素（如皮质醇、T_3、T_4、儿茶酚胺、雌二醇等）也对中枢神经系统有调节作用。

免疫系统的免疫应答、免疫调节和免疫监视等功能均与神经-内分泌有密切联系。一方面，神经-内分泌系统可以调控免疫功能，另一方面，免疫应答的信使物质和免疫效应物（抗体、细胞因子等）又影响神经-内分泌系统。许多激素本身具有免疫活性，例如，褪黑素可透过细胞膜与胞质的自由基结合，起到抗氧化作用，使细胞核、细胞活性蛋白及其他生物大分子免受自由基破坏。糖皮质激素可作用于免疫反应的多个环节，具有显著的免疫抑制作用。另外，激素对靶细胞的效应常需局部细胞因子介导，共同在细胞水平及基因水平形成复杂的调节网络。

神经、内分泌和免疫系统可以感受机体内环境和外环境的变化，并将这些变化信息转化为化学信号，在三大系统之间形成广泛的联系和调节网络，对化学信号进行系统加工、处理、储存和整合，维持正常的各系统生理功能和机体整体功能。

（四）激素分泌调节系统

1. 内分泌反馈轴调节系统　下丘脑-垂体-靶腺的内分泌反馈轴调节系统是经典的激素分泌调节系统。根据反馈环的构成特点可分为长反馈（如下丘脑-垂体-靶腺间）调节、短反馈（如下丘脑-垂体间）调节和超短反馈（如高级神经中枢-下丘脑间）调节等。正常时，血中某激素水平主要由激素的释放速率调定，受促激素或代谢产物的调控。

2. 下丘脑调节肽 -GH/IGF- 结合蛋白-酶调节系统　这一系统主要通过下丘脑合成分泌生长激素（GH）释放抑制激素（somatostatin，SS，GIH）和 GH 释放激素（GHRH）调节垂体 GH 分泌。GH 通过本身的直接作用和（或）IGF 的间接作用发挥生物学效益。IGF 是一类既有促细胞分化和增殖活性，又具有胰岛素样作用的多肽。GH 结合蛋白（GHBP）和 IGF 结合蛋白（IGFBP）在血浆中可以分别与 GH 和 IGF 特异性结合，又可被蛋白酶水解消化，从而调节游离 GH 和 IGF 浓度，调控生长和细胞分化增殖。

3. 肾素-血管紧张素-醛固酮调节系统　肾素-血管紧张素-醛固酮（RAA）轴是调节血压、血容量、水与电解质平衡的重要调节系统。肾脏、心脏、卵巢和睾丸等组织均可合成分泌血管紧张素 -2 和血管紧张素转化酶，对组织功能和重建有重要影响。

4. 能量代谢调节系统　脂肪细胞可合成和分泌瘦素（leptin）、抵抗素（resistin）、内脏脂肪素（visfatin）和脂联素（adiponectin）等 20 多种脂肪因子，和机体的营养状态及体重形成负反馈调节环，与参与体内能量代谢调节的胰岛素、胰高糖素、胰高糖素样多肽 -1、肾上腺素、胰淀粉样多肽（IAPP）、神经肽 Y 等激素共同组成体内能量代谢调节网络，分别作用于下丘脑的摄食中枢和脂肪细胞，参与调节能量的摄取与消耗、糖类与脂肪代谢。

5. PTH- 降钙素 -1,25-（OH）$_2$D$_3$ 调节系统　此系统主要调节骨代谢，维持血液和细胞外液钙、磷、镁等的相对恒定。骨代谢的调节主要涉及 PTH、1,25-（OH）$_2$D$_3$ 和降钙素三个内分泌激素以及骨、肾和肠三个主要器官。另外，还有其他许多激素、细胞因子和生长因子参与调节骨骼的发育、生长、成熟和正常代谢。

6. AVP-AVP 受体-水通道蛋白调节系统　下丘脑前部的神经元可以感知渗透压的轻微变化，渗透压轻微升高即可刺激精氨酸加压素（AVP，又称为抗利尿激素，ADH）分泌并产生渴感，促进饮水。失水或吮吸乳头可刺激中枢神经的组胺能和肾上腺素能神经元兴奋，促进 AVP 和催产素的分泌。AVP 与 AVP 受体结合而发挥生物作用。肾远曲小管和集合管的细胞外液渗透压升高时，兴奋 AVP 受体，活化水通道蛋白（aquaporin，AQP），水被重吸收。另一方面，口渴中枢会因渗透压升高而兴奋，并通过神经信号促进下丘脑合成 AVP。此外，神经垂体不仅是 AVP 的贮存库，还具有完整的 AVP 分泌调节机制。

7. 胃肠胰激素分泌细胞系统　消化道和消化腺的激素分泌细胞能合成和分泌肠血管活性肽（VIP）、胰高糖素样多肽 -1（GLP-1）、生长抑素、胆囊收缩素、胃泌素、葡萄糖依赖性促胰岛素释放肽（GIP）、胃动素等 20 多种激素。这些激素的分泌主要受中枢神经系统肽能神经元和自主神经的共同调控，具有调节胰腺内分泌激素分泌、消化液分泌、胃肠蠕动和组织重建等作用。

【激素作用机制】

激素需要与激素受体结合发挥生物学作用，激素受体包括细胞膜受体和细胞核受体，激素又可根据作用的受体不同分为作用膜受体激素和作用核受体激素两大类。

（一）与膜受体结合的激素作用机制

膜受体按照结构不同可分为 7 跨膜受体、4 跨膜受体和 1 跨膜受体，作用于靶细胞膜受体的激素为亲水性激素，主要为肽类激素、神经递质、生长激素和前列腺素等。这类激素不能自由通过脂性细胞膜，需要与细胞膜上的特异性受体结合，使其活化，进而激活效应器，产生中间化合物（被成为"第二信使"），调节靶细胞功能。激素与膜受体结合后信号转导有以下几种主要途径。

1. 环腺苷酸（cAMP）信号途径　这类受体为 7 次跨膜的 G 蛋白耦联受体（G-protein-coupled receptor，GPCR），肽类 N 端位于细胞外，C 端位于细胞内，细胞外有激素结合结构域。激素与 GPCR 结合，激活腺苷酸环化酶，使 ATP 转化为 cAMP，进一步激活蛋白激酶 A（PKA），使底物蛋白的丝氨酸 / 苏氨酸位点磷酸化，启动一系列级联反应，完成激素的生物学效应。cAMP 信号途径分为核外快速效应和核内效应，核内效应由 cAMP 反应元件结合蛋白（CREB）介导，促进基因转录。cAMP 信号途径可以在激素与受体的亲和力和解离速度、受体敏感性、G 蛋白 /cAMP/ 蛋白激酶活性和底物磷酸化等不同环节受多种因素调节。

2. 磷脂酰肌醇代谢物及钙离子信号途径　激素与 7 跨膜 GPCR 结合，使细胞膜上磷脂酶 C 激活，磷脂酰肌醇裂解为三磷酸肌醇（IP3）和二酯酰甘油（DAG），两者均为细胞内第二信使。IP3 使细胞内质网和线粒体释放 Ca^{2+} 离子，DAG 激活蛋白激酶 C（PKC）。PKC 和 PKA 一样，是一类重要的丝氨酸 / 苏氨酸蛋白激酶，活化的 PKC 可以激活多种酶促反应，发挥核外效应，还可以与靶基因的反应元件（TRE）结合，调节基因转录，发挥核外效应。PKC 与 Ca^{2+} 耦联，引发激素的一系列生物学作用。Ca^{2+} 离子可与钙依赖的钙调蛋白结合，使依赖钙调蛋白的多功能蛋白激酶（如腺苷酸环化酶、磷酸二酯酶）和特异性蛋白激酶（如肌蛋白轻链激酶、磷酸化激酶）活化，发挥多种生理功能。DAG-PKC 途径与 Ca^{2+} 离子信号途径之间存在相互作用，很大能够激活 DAG-PKC 的激素受体可以同时促进细胞内 Ca^{2+} 离子升高，而 Ca^{2+} 离子可以强化 PKC 的活性。此外，Ca^{2+} 离子引起的生物效应往往比较短暂，而 DAG-PKC 的活化可以在激素的持续作用下延长细胞反应。

3. 激酶型受体（receptor kinase，RK）信号途径　这类受体为 1 次跨膜受体，N 端位于细胞外，C 端位于细胞内，受体分子可在细胞膜双层脂质内移动，其外侧部可通过二硫键与另一受体的外侧部相接。受体细胞外区为激素特异性结合区，细胞内区为蛋白激酶区。酪氨酸激酶型受体有胰岛素、上皮生长因子、血小板衍化生长因子等的受体，受体活化后激活丝裂原活化蛋白激酶（MAPK）途径，作用于胞质内靶蛋白（主要为酯类），或者位移至胞核内，调节某些基因的转录。丝氨酸 / 苏氨酸激酶型受体包括抑制素、活化素、转化生长因子（TGF）等的受体，组成丝氨酸 / 苏氨酸激酶型受体家族，激活靶基因的转录。鸟苷酸环化酶型受体（如心房肽受体）与激素结合后激活鸟苷酸环化酶，使三磷酸鸟苷转化为环一磷酸鸟苷（cGMP）发挥第二信使作用，激活蛋白激酶 G（PKG），催化靶蛋白磷酸化，产生级联反应，实现激素生物学效应。

4. 激酶交联型受体（receptor-linked kinase，RLK）信号途径　此类受体分子本身不含激酶活性，但在细胞膜外侧有配体结合区，可以与特异性配体结合，使与其偶联的 janus 激酶（JAK）上的酪氨酸磷酸化而被激活，进而使偶联的膜受体胞质区蛋白质酪氨酸残基磷酸化，与胞质内的信号转导和转录激活因子（STAT）相互作用，传递激素信号，因此，这一途径又称为 JAK-STAT 信号途径。生长激素、泌乳素、瘦素和一些细胞因子（如粒细胞 / 巨噬细胞-集落刺激因子、白介素等）的受体属于此类。

5. 配体门控离子通道型受体（receptors of ligand-gated ion channels，RLGIC）信号途径　这种受体分为两个亚族。一个亚族为 4 次跨膜受体，在膜内形成由配体门控的离子通道，当配体与受体结合后，离子通道开放，Na^+、K^+、Ca^{2+} 和一些阴离子的交换被激活，使受体细胞内区肽段磷酸化，产生激素作用的信号物质（5-羟色胺、γ-氨基丁酸、色氨酸、ATP 和乙酰胆碱等）。另一个亚族为 6 次跨膜受体，受体由多个亚基组成，形成同多聚体或异多聚体，配体多为第二信使，配体结合部位于胞质内。

（二）与细胞内（胞核或胞质）受体结合的激素作用机制

类固醇类激素、1,25-（OH）$_2$D$_3$、甲状腺激素等受体位于细胞质或细胞核内，激素与细胞内受体结合后，作用于核转录因子，通过调节靶基因的转录实现生物作用。核受体包括有激素结合区、DNA 结合区、转录激活区和铰链区 4 个功能区。靶细胞以扩散、主动摄取或"转位（translocation）"等方式使类固醇类激素进入细胞内，与细胞内受体结合形成激素–受体复合物（分布于胞质和核内），使受体发生变构效应，变构的激素–受体复合物能够与 DNA 结合部位结合，导致相关的基因具有转录活化（或抑制）作用，调控 mRNA 转录和蛋白质合成，进而改变细胞的生长、分化和功能。这一过程是在共激活因子（CoA）和共抑制因子（CoR）的共同参与下完成的。CoA 是一组能与活化的核受体或转录因子结合的蛋白质复合物，通过组蛋白乙酰化和募集基本转录复合物，激活特异性基因表达，还可以与核受体外的转录因子相互作用，形成不同转录因子间的调控网络。CoR 能与特定核受体结合，通过募集组蛋白去乙酰化酶使组蛋白去乙酰化，从而抑制特异性基因的转录表达。激素–受体复合物与 DNA 作用后，激素与受体亲和性下降而离解，游离激素被灭活，而受体结构恢复可被再循环利用。

这类激素受体主要位于细胞核和细胞质，但同时可能也存在细胞膜结合位点，是此类激素发挥快速效应的分子基础。此外，这类激素有许多天然的或人工合成的激动剂和拮抗剂。激素激动剂可以通过延长激素半衰期，增加激素–受体亲和力等加强激素作用。激素拮抗剂则相反，可使激素作用减弱或消失。

随着分子生物学、细胞生物学、免疫学和遗传学的发展，内分泌学也进入到细胞分子生物学时代，内分泌学外延不断扩大，从经典的内分泌腺体到分散、弥漫在全身各系统组织中的内分泌细胞，传统的内分泌激素概念扩展为包括激素、细胞因子、生长因子、神经肽和神经递质等的微量化学物质或化学信使，激素分泌方式从由传统的内分泌发展为旁分泌、自分泌、胞内分泌和神经内分泌等多种分泌方式，内分泌系统的调控由经典的反馈调控逐渐完善形成基因、蛋白质、激素有效协调的神经–内分泌–免疫和神经–内分泌–代谢网络调控系统。内分泌学的不断发展和深入认识，为内分泌代谢相关疾病的诊治开辟广阔的前景。

（张俊清）

第 2 节　内分泌疾病的病因、分类、诊断和治疗原则

【病因】

内分泌疾病可按照病因分为激素过多、激素减少、激素抵抗三大类。

（一）激素过多

1. 内分泌腺肿瘤　如甲状旁腺腺瘤、嗜铬细胞瘤、醛固酮瘤等，可自主分泌激素，临床表现为相应内分泌腺的功能亢进。

2. 多发性内分泌腺瘤病　多个内分泌腺先后或同时出现肿瘤或增生，肿瘤多为良性，少数为恶性，也表现为功能亢进。

3. 伴瘤内分泌综合征　又称异位激素分泌综合征，多数为起源于神经内分泌细胞的肿瘤，可以异源性分泌过多的内分泌激素。

4. 自身免疫异常　如甲状腺刺激性抗体（TSAb）可兴奋甲状腺细胞表面的促甲状腺激素（TSH）受体，引起甲状腺功能亢进症（简称甲亢）。

5. 遗传学异常　基因突变或异常表达所致的激素分泌过多。

6. 外源性激素使用过量　如糖皮质激素过量所致的医源性库欣综合征、甲状腺激素摄入过多所致的甲状腺毒症等。

（二）激素减少

1. 内分泌腺体破坏　包括自身免疫损伤（如桥本甲状腺炎所致的甲状腺功能减退症，简称甲减）、肿瘤压迫（如鞍区或垂体肿瘤压迫引起的垂体功能减退症）、手术或放射损伤［如甲状腺全切除术后或 ^{131}碘（^{131}I）治疗后的甲减］、感染（如肾上腺结核所致的艾迪生病）、缺血坏死（如产后大出血引起的席汉综合征）等。

2. 激素合成缺陷　多为遗传性疾病，如甲状腺激素合成酶缺陷所致的先天性甲减。

（三）激素抵抗

激素受体或受体后信号分子的基因突变可导致靶组织对激素的敏感性降低，如甲状腺激素受体基因突变所致的甲状腺激素抵抗综合征。

【分类】

内分泌疾病通常根据腺体功能状态分为功能亢进、减退、正常，还可根据病变发生部位分为原发性（靶腺）、继发性（下丘脑-垂体，上级腺体）、异源性（肿瘤组织）。内分泌疾病分类及实例见表 6-1-1。

表 6-1-1　内分泌疾病的分类及实例

内分泌腺	激素过多	激素减少	激素抵抗
下丘脑和垂体后叶	抗利尿激素不适当分泌综合征	中枢性尿崩症	肾性尿崩症
垂体前叶	催乳素瘤 巨人症或肢端肥大症 库欣病	垂体前叶功能减退症	ACTH 不敏感综合征
肾上腺皮质	库欣综合征 原发性醛固酮增多症	艾迪生（Addison）病 先天性肾上腺皮质增生症	糖皮质激素抵抗综合征
肾上腺髓质	嗜铬细胞瘤		
卵巢	多囊卵巢综合征	卵巢功能减退症 特纳（Turner）综合征	
睾丸	间质细胞瘤	睾丸功能减退症 Klinefelter 综合征	雄激素抵抗综合征
甲状腺	格雷夫斯（Graves）病	桥本甲状腺炎	甲状腺激素抵抗综合征
甲状旁腺	甲状旁腺功能亢进症	甲状旁腺功能减退症	假性甲状旁腺功能减退症

ACTH，促肾上腺皮质激素

【诊断】

内分泌疾病的诊断通常包括功能诊断、定位诊断及病因诊断三个方面。为了更精准治疗疾病和评估预后，有时候还需进行分型和分期。

（一）临床表现

详细的病史采集和体格检查是诊断内分泌疾病的基础，也是对一个内分泌腺或一种内分泌功能做出判断的第一步。内分泌疾病相关的症状和体征多种多样，特征性的临床表现包括身材过高或矮小、肥胖或消瘦、多饮与多尿、高血压伴低钾血症、多毛或毛发脱落、皮肤色素沉着或变浅、紫纹、痤疮、月经紊乱、溢乳、男性乳腺发育、突眼、骨痛与自发性骨折等。

（二）功能诊断

1. 激素相关的生化异常　生化异常是反映激素水平变化的间接证据。血液中某些离子与特定激素之间有相互调节作用，故需同时检测。例如，甲状旁腺功能亢进症（简称甲旁亢）的高钙血症、原发性醛固酮增多症的低钾血症等。

2. 激素及其代谢产物的测定　血液中激素水平是评估内分泌腺功能状态的直接证据。同时测定反馈调节环路中的上位激素（如下丘脑-垂体激素）和靶腺激素对于内分泌疾病的定位诊断很有帮助。部分激素需要限定特殊的采血时间，如测定皮质醇节律。24 h 尿液的激素测定是评估内分泌腺功能的重要指标，如 24 h 尿游离皮质醇。尿液中的激素代谢产物也可反映体内相应激素的水平，如 24 h 尿香草基杏仁酸（VMA）可反映血液中儿茶酚胺水平的变化。

3. 激素分泌的功能试验　根据激素生理调节机制进行的动态试验是评估内分泌腺功能的重要手段，主要包括兴奋试验和抑制试验。兴奋试验旨在分析内分泌腺分泌激素的储备能力，抑制试验旨在评估内分泌腺合成和释放激素的自主性、判断功能亢进是原发于靶腺还是继发于上级腺体的激素过多。

（三）定位诊断

1. 影像学检查　X 线、CT、MRI、超声等检查可显示下丘脑、垂体、各种靶腺的形态学改变。PET-CT 有助于发现肿瘤的原发灶或转移灶等。

2. 放射性核素检查　内分泌腺细胞摄取和利用放射性核素标记的特定物质，可用于评估腺体功能、肿瘤定位，如 ^{131} 碘摄取率、生长抑素受体显像、间碘苄胍显像等。

3. 静脉插管分段采血测定激素梯度　当临床表现提示有某种激素分泌过多，但其他定位检查无法明确病变部位定位时，应考虑这类技术，如岩下窦采血、分侧肾上腺静脉采血等。

（四）病因诊断

1. 自身抗体检测　通过测定血液中存在的特定自身抗体，可确定疾病与自身免疫的相关性，这是病因学诊断的一部分，也有助于指导临床治疗方案。例如，检测 TSH 受体抗体（TRAb）可鉴别甲状腺毒症的病因。

2. 染色体检查　某些以性分化异常为特征的先天性或遗传性内分泌疾病由染色体异常所致，如 Turner 综合征的染色体核型为 45，XO、Klinefelter 综合征多了一条 X 染色体或嵌合染色体。

3. 分子生物学检查　可明确基因突变所致的内分泌疾病，也可用于明确内分泌肿瘤、代谢酶缺陷、激素抵抗综合征等疾病的分子病因学，如先天性肾上腺皮质增生症可有 *CYP21* 基因突变等。

4. 病理诊断　穿刺活检获取组织标本进行组织学或细胞学检查，可术前评估疾病的良恶性，如甲状腺细针穿刺细胞学检查有助于明确结节的良恶性。病理组织利用分子病理学方法和免疫组化染色有助于激素成分的鉴定和激素分泌细胞的分类。体细胞突变所致的单基因遗传性疾病的基因突变鉴定则完全依赖于病变组织细胞的基因分析。

【治疗原则】

（一）病因治疗

任何疾病均应针对病因进行治疗。许多内分泌肿瘤的发生与一些原癌基因的激活或肿瘤抑制基因的失活有关，可针对病因采用基因治疗。

（二）功能亢进疾病的治疗

1. 手术治疗 手术切除导致功能亢进的肿瘤或增生组织，可达到彻底治愈，如嗜铬细胞瘤、导致甲旁亢的甲状旁腺腺瘤、导致库欣病的垂体促肾上腺皮质激素（ACTH）瘤等。

2. 药物治疗 目的是抑制或阻滞激素的合成或分泌。例如，抗甲状腺药物抑制甲状腺激素的合成，可用于治疗甲亢；生长抑素类似物可治疗垂体 GH 瘤；螺内酯用于治疗醛固酮增多症。然而，药物治疗多数只能改善症状，无法达到根治作用。

3. 核素治疗 某些内分泌腺有浓聚某种化合物的功能，可采用核素标记的该化合物达到治疗目的，如放射性 ^{131} 碘治疗甲亢。

4. 放射治疗 利用深度 X 线、直线回旋加速器、γ 刀等，破坏内分泌肿瘤或增生组织，减少激素合成。有些良性肿瘤，如垂体生长激素（GH）瘤，在手术切除后也可用放射治疗来根除残存的肿瘤组织。

5. 介入治疗 采用动脉栓塞治疗肾上腺、甲状腺、甲状旁腺肿瘤，也有一定的疗效。

（三）功能减退疾病的治疗

1. 激素替代治疗 对于病因不能根除的内分泌疾病导致的功能低下可采用激素替代治疗，原则是"缺什么，补什么；缺多少，补多少"，应尽量模拟生理节律给药。对于无法长期坚持注射肽类激素治疗的垂体前叶功能减退症患者，通常给予靶腺激素替代治疗。

2. 药物治疗 利用化学药物刺激某种激素分泌或增强某种激素的作用。

3. 内分泌腺组织或细胞移植 一些内分泌腺功能减退症可用同种器官、组织或细胞移植，以期达到重建相应内分泌腺功能的目的，如甲状旁腺移植到前臂肌肉组织治疗甲状旁腺功能减退症。

（洪天配）

第 3 节　代谢性疾病的病因、分型、诊断和治疗原则

代谢（metabolism）一词源于希腊语 metabolé，其意为"转化"。在人体中，营养物质通过化学反应相互转化，称之为代谢。这种转化受到包括内分泌激素在内的代谢网络控制系统的调控，使人体内环境能保持相对恒定，有利于人类的生存和繁衍。在遗传、环境、生活方式等因素的共同作用下，代谢网络系统失衡，内环境出现紊乱，进而出现一系列的临床表现并导致不良的临床结局，则称为代谢性疾病。

一、代谢性疾病的病因

1. 遗传因素 遗传因素在代谢疾病的发病中有一定作用。如遗传变异可以导致糖尿病、肥胖和骨代谢障碍。遗传变异还可以在环境因素的影响下增加代谢性疾病发生的风险。

2. 生活方式与环境因素 除遗传因素外，一系列社会和环境的改变导致人们生活方式和行为的改变，如高热量的饮食、工业化食品的摄入、交通工具的使用、体力活动的减少、久坐的工作与生活习惯、老年化、环境污染等，使得近 50 年来代谢性疾病的患病率显著增长。同时，代谢疾病也在逐渐年轻化。1975 年，世界男性和女性未成年人的肥胖率分别是 0.7% 和 0.9%，这一数字在 2016 年增长至 5.6% 和 7.8%。不健康的生活方式使人们更早地暴露于代谢性疾病

的威胁之下。

3. 肠道菌群　肠道菌群的失衡与肥胖、2 型糖尿病、非酒精性脂肪肝、代谢相关的心血管疾病等代谢性疾病的发生密切相关。目前的研究认为，失衡的肠道菌群通过破坏肠黏膜屏障，使内毒素通过肠黏膜屏障进入血液循环，进而引起胰岛素抵抗并影响相关内分泌激素的分泌，但其具体机制还有待后续研究。此外，作为人体内含细胞数最大的"器官"——肠道菌群在人类出生后和人体其他部分的相互作用在维持人体代谢稳态中可能发挥了重要的作用。肠道菌群和人体其他部分相互作用的失衡也许是包括代谢性疾病在内的其他疾病发生和发展的重要原因。

二、代谢性疾病诊断标准的确立

代谢性疾病的诊断标准多是依据发生了代谢紊乱的物质或其标志物与不良临床结局或并发症的相关性而制定。与不良临床结局或并发症显著相关的代谢异常物质或其标志物的水平往往被定义为诊断代谢性疾病的切点。

1. 糖尿病的诊断标准　血浆葡萄糖水平的测定值是诊断糖尿病的主要指标。目前糖尿病诊断的切点是空腹静脉血葡萄糖测定值 $\geqslant$ 7.0 mmol/L 和（或）75 g 口服糖耐量试验 2 h 后静脉葡萄糖测定值 $\geqslant$ 11.1 mmol/L。这是因为当血糖水平高于这些切点时，糖尿病视网膜病变的患病风险开始显著升高。同样的，糖化血红蛋白在总血红蛋白中所占比例（HbA1c）在 6.0% 至 7.0% 之间时糖尿病视网膜病变的发病率开始明显上升，因此 HbA1C $\geqslant$ 6.5% 也被作为糖尿病的诊断切点。另外，现行的糖尿病诊断标准之一，即随机血糖超过 11.1 mmol/L 是根据临床观察发现当患者出现典型的与高血糖相关的临床症状和表现时，随机血糖往往高于 11.1 mmol/L。如果两者（随机血糖高和临床表现）同时存在，则患者患糖尿病的可能性非常大。

2. 体重过低、超重及肥胖的诊断标准　流行病学研究显示，体重指数（body mass index，BMI）与死亡风险之间呈现"J"型曲线，即相较于 BMI 在正常的人群，BMI 过低或过高的人群死亡风险上升。在中国人群中开展的临床研究数据显示，BMI 低于 18.5 kg/m² 和高于 28 kg/m² 时人群死亡率增高。因此，在 2011 年我国的共识中，与死亡风险相关的中国人体重过低、超重和肥胖的切点被定为：BMI（kg/m²）< 18.5 为体重过低，18.5 ~ 23.9 为正常，24.0 ~ 27.9 为超重，$\geqslant$ 28 为肥胖。选择 24 kg/m² 作为正常体重与超重的切点，是因为使用这一数值作为切点预测高血压、糖尿病、高脂血症等相关疾病的敏感性与特异性较好。然而，单一以 BMI 作为肥胖诊断标准近年来备受质疑。2013 年美国颁布的肥胖诊断与管理的框架将 BMI 联合肥胖并发症的情况作为肥胖诊断及分级的主要依据。

3. 高尿酸血症　高尿酸血症的诊断主要依靠血尿酸的测量值。Meta 分析显示，血尿酸水平 $\leqslant$ 360 μmol/L 时痛风发生率极低，在此基础上，血尿酸每上升 60 μmol/L，糖尿病、心脏病、痛风的发生率将显著增高，且血尿酸水平高于 7.0 mg/dl（约 416 μmol/L）与胰岛素抵抗、冠心病及代谢综合征强相关。然而目前国际上对于高尿酸血症的诊断切点未达成共识。依据 2019 年我国高尿酸血症与痛风诊疗指南，非同日 2 次血尿酸水平超过 420 μmol/L 则可诊断为高尿酸血症。

4. 原发性骨质疏松　世界卫生组织将双能 X 线吸收检测法（dual energy X-ray absorptiometry，DXA）确定为评估骨密度水平的金标准，腰椎、髋部和腕关节通常包括在扫描范围内。目前，骨质疏松症的诊断主要基于 DXA 骨密度测量结果和（或）脆性骨折。对于绝经后女性、50 岁及以上男性，建议参照 WHO 推荐的诊断标准，基于 DXA 测量结果：骨密度值低于同性别、同种族健康成人的骨峰值 1 个标准差及以内属正常；降低 1 至 2.5 个标准差为骨量低下（或低骨量）；降低等于和超过 2.5 个标准差为骨质疏松；骨密度降低程度符合骨质疏松诊断标准，同时伴有一处或多处脆性骨折为严重骨质疏松。

流行病学调查显示代谢性疾病的患病率在大多数国家和地区呈现上升趋势，但代谢性疾病的诊断率仍较低，导致大量已经患有代谢性疾病的患者得不到及时的诊治，加大了他们发生并发症的风险。这种现象发生的主要原因是代谢性疾病的诊断标准不是依据临床症状和体征而制定，大多数处在代谢性疾病自然病程早期的患者没有临床症状和体征，因而这些患者主动就医的机会少，存在着诊断率低和治疗率低的问题。以糖尿病为例，我国糖尿病的患病率已达到 12.8%，但诊断率仅为 43.3%。因此，在未来的医疗卫生工作中，应注意识别代谢性疾病的高风险人群并在该人群中加强代谢性疾病的筛查和诊断，以便及时予以预防和诊治。

三、代谢性疾病的分型

代谢性疾病的病因复杂，呈高度异质性。对代谢性疾病进行分型的主要目的是指导临床治疗方案的选择、治疗效果的预判、促进深入的病因学和精准治疗研究。在临床上，往往是将临床表现、病理生理学特征、自然病程和病因相似的患者归集到一个亚型。随着医学研究的深入，代谢性疾病的分型也在随着人们对疾病认识的深入而变化。

1. 糖尿病的分型　当前临床上常用的糖尿病分型系统将糖尿病分为以下 4 个类型：1 型糖尿病、2 型糖尿病、其他特殊类型的糖尿病、妊娠期糖尿病。制定糖尿病分型的主要依据为与病因相关的糖尿病的病理生理特征（如胰岛 β 细胞功能、胰岛素抵抗水平），生命周期中的特殊时期（如妊娠阶段），致病原因（如导致高血糖的遗传缺陷、免疫紊乱、药物、其他内分泌疾病、病原体等）。

2. 体重过低、超重及肥胖的分型　2013 年美国颁布的肥胖诊断与管理框架根据 BMI 及患者肥胖并发症的情况，将肥胖分为正常体重（BMI < 25 kg/m²）、超重（BMI < 25 ～ 29.9 kg/m²，无肥胖并发症）、肥胖 0 级（BMI ≥ 30 kg/m²，无肥胖并发症）、肥胖 1 级（BMI ≥ 25 kg/m²，存在至少 1 种轻 - 中度肥胖并发症）、肥胖 2 级 BMI ≥ 25 kg/m²，存在至少 1 种重度肥胖并发症）5 个等级。不同等级肥胖的患者将依据其相关并发症的严重程度采取不同预防和（或）干预措施。

3. 高尿酸血症的分型　根据肾脏尿酸排泄分数和 24 h 尿尿酸排泄量综合判断，可将高尿酸血症分为尿酸排泄不良型、尿酸生成过多型和混合型。

4. 原发性骨质疏松的分型　骨质疏松症（OP）分为原发性和继发性两大类，原发性骨质疏松症包括绝经后骨质疏松症（postmenopausal osteoporosis，PMOP，Ⅰ型）、老年性骨质疏松症（senile osteoporosis，SOP，Ⅱ型）和特发性骨质疏松症。PMOP 一般发生在女性绝经后 5 ～ 10 年内；SOP 一般指 70 岁以后发生的骨质疏松；特发性骨质疏松症主要发生在青少年，病因尚未明。

四、代谢性疾病的治疗

代谢性疾病的治疗原则是纠正代谢紊乱，减少代谢紊乱所导致的并发症发生的风险，提高代谢性疾病患者的生活质量和延长他们的寿命。

1. 自我管理　虽然绝大多数患有代谢性疾病的患者需要终身治疗。但其中绝大多数患者都不需要长期住院治疗。代谢性疾病的患者往往需要在医院完成疾病的诊断、分型、治疗方案的制定和定期随访，其他的时间主要是在家中和社区对疾病实行自我管理，落实治疗方案。因此，代谢性疾病患者对疾病的自我管理（如糖尿病患者自己在家中测量血糖和注射胰岛素）尤为重要。良好的自我疾病管理可以不仅改善疾病的控制水平和临床结局，也可以减少患者医疗花费，提高整体生活质量。

2. 生活方式干预　不健康的生活方式是导致代谢性疾病的重要病因，对不健康生活方式干预是预防和控制代谢性疾病的重要手段。生活方式干预可分为医学营养治疗和运动治疗两部分。有效的医学营养治疗有利于减轻体重，改善代谢紊乱，并减少治疗药物的用量。而规律运动可以减轻体重，改善患者血压、血糖的控制，增加身体敏捷性，增加骨密度和一般的身体状况。

3. 药物治疗　代谢性疾病药物治疗的主要作用是改善代谢紊乱如改善高血糖、高尿酸、体重从而改善与这些代谢紊乱相关的临床结局。当前，尚没有可以终止代谢性疾病的发展和治愈代谢性疾病的药物。

（1）治疗糖尿病的药物：国内临床常用的降糖药物有：双胍类、磺脲类、葡萄糖苷酶抑制剂类、噻唑烷二酮类、非磺脲类促泌剂、二肽基肽酶 -4 抑制剂（DPP-4 抑制剂）、胰高血糖素样肽 -1 受体激动剂（GLP-1 RA）、钠-葡萄糖协同转运子抑制剂（SGLT2i）及胰岛素。治疗肥胖的药物：药物治疗可以帮助肥胖患者的体重得到改善。

（2）目前可以用于慢性肥胖管理的药物：胰高血糖素样肽 -1 受体激动剂（GLP-1 RA）、胰腺脂肪酶抑制剂、5-HT$_{2c}$ 血清素受体激动剂，以及具有拟交感作用的抗惊厥药、鸦片受体拮抗剂、多巴胺及去甲肾上腺素再摄取抑制剂。

（3）治疗高尿酸血症的药物：降尿酸药物包括尿酸合成抑制剂、尿酸排泄促进剂和尿酸酶等。

（4）治疗骨质疏松的药物：促进骨健康的基本补充剂为维生素 D 及钙剂。抗骨质疏松的药物则分为骨吸收抑制剂、骨形成促进剂和其他机制类药物三大类。

4. 替代治疗

（1）激素替代治疗：通过体外补充相关激素可以改善激素缺乏相关的临床表现并改善临床结局。进行激素替代治疗要充分考虑人体内、外环境的情况，并尽可能模拟生理节律。如 1 型糖尿病患者胰岛素绝对缺乏，需要外源性的胰岛素替代治疗才能维持生命和控制高血糖；2 型糖尿病患者在接受口服降糖药或胰高血糖素样肽 -1 受体激动剂（GLP-1 RA）治疗的情况下如存在胰岛素分泌相对缺乏而导致血糖控制不满意时，可以通过补充胰岛素使血糖得到更好的控制。

（2）器官、组织或细胞的移植技术：通过将外源的器官、组织或细胞移植到患者的体内替代或弥补患者与代谢控制相关的器官、组织或细胞功能的缺失或不足，可以改善或纠正代谢紊乱。如胰腺和胰岛移植可以治疗 1 型糖尿病。近年来，研究者尝试利用人诱导多能干细胞生成无免疫原性并具有相应内分泌功能的组织及器官以治疗包括糖尿病在内的内分泌代谢疾病，但这一技术尚在发展中。

5. 物理治疗　通过手术或器械改变胃肠道的物理形态或解剖结构也可以被用来治疗代谢性疾病。如采用胃内球囊、胃束带术和减重手术可以明显改善体重、血脂和血糖并使部分糖尿病患者的血糖得到明显的改善，甚至使糖尿病缓解和远期并发症发生风险下降。

（纪立农）

第 4 节　进展与展望

近年来，随着生物学、生物学研究技术和信息技术的快速发展，生物医学科学研究在与内分泌和代谢性疾病相关的基础研究、病因学研究、病理生理学研究、疾病诊断、疾病分型和精准治疗方面取得了一系列重要的进展。

在生理学方面，非传统意义内分泌腺体的组织器官在内分泌和代谢稳态调控中的作用进一步得到阐释。如研究发现棕色脂肪组织不但是哺乳动物非颤抖性产热的主要来源，还能分泌肽类物质、细胞因子、脂质分子及 miRNA 来调节其他器官组织的功能。这些脂肪因子参与了糖脂代谢、骨骼肌生长发育等重要的生理过程，与肝脏脂肪变性、胰岛素抵抗、心血管疾病等密切相关。与棕色脂肪组织不同，白色脂肪组织通过合成甘油三酯贮存能量，与之相关的糖脂代谢途径会通过影响机体的系统性炎症反应及胰岛素敏感性来重塑人体的心血管代谢表型。同样，肌肉组织产生的肌细胞因子会通过自分泌、旁分泌、内分泌的方式发挥调节代谢的作用。成骨细胞分泌的骨钙素既能促进胰岛素分泌，还能调节男性睾酮的合成与释放。不仅仅是组织器官，小到由巨噬细胞分泌的外泌体也能产生 miRNA 来调节胰岛素敏感性。这些发现极大地拓展了我们对内分泌代谢稳态网络和调控机制的认知尺度。近年来，对与生物节律、压力应激与情绪调节相关的神经内分泌的研究也从单纯机制研究逐步朝向临床转化的方向发展。

　　在病因学方面，基因组学的发展和新一代测序技术的广泛应用不但为许多内分泌疾病的病因学研究提供了新的视角，也为疾病的精准治疗打开了新的大门。鉴定与疾病发生风险相关的基因突变及单核苷酸多态性使得许多小儿代谢性疾病（早发肥胖、巨人症、低磷酸酶血症等）的遗传病因逐渐得到明确，同时也揭示了 G 蛋白偶联受体基因突变与垂体、甲状腺等腺体疾病之间的关系。对 2 型糖尿病相关基因分析成为了糖尿病精准分型的重要基础，也为开发新型的糖尿病治疗药物奠定了基础。内分泌肿瘤如嗜铬细胞瘤、肾上腺皮质癌的分子遗传学特性也为靶向药物的开发提供了方向。近几十年来，肥胖的患病率逐渐升高，已成为威胁全球的重大公共卫生问题。肥胖的流行与久坐、高热量饮食等不良生活方式密切相关，这也反映了环境因素对内分泌疾病的影响。除了遗传与环境，越来越多的证据证明肠道菌群的菌种组成比例及其代谢产物与超重或肥胖、胰岛素抵抗、2 型糖尿病等代谢疾病有着密切关系。免疫因素也参与了许多内分泌疾病的发病。不仅是 1 型糖尿病，研究发现免疫调节紊乱也是 2 型糖尿病发生发展过程中的重要环节，甚至有观点认为 2 型糖尿病是一种炎性疾病。

　　在内分泌相关疾病诊断和分型方面，借助于 68GA- 生长抑素类似物 PET-CT，我们对分化良好的 I 级和 II 级神经内分泌肿瘤有了更高的诊断效力。尽管免疫疗法对低分化的神经内分泌肿瘤的治疗效果不尽如人意，基于分子亚型及免疫相关基因的分类方法或许对预后判断仍有参考价值。生长抑素受体配体治疗肢端肥大症是靶向治疗策略在内分泌肿瘤治疗领域的重要探索，而甲状腺癌的危险分层将决定患者是否能从长疗程的甲状腺素治疗中获益。

　　在糖尿病的治疗和预防方面，生活方式干预的重要性仍然是再重视也不为过。强化的生活方式干预不但可以预防糖尿病，还能够诱导 2 型糖尿病的缓解。胰高血糖素样肽 -1 受体激动剂和钠-葡萄糖共转运体 2 抑制剂因其显著的心血管和肾脏保护效应在降糖药物中崭露头角，带领糖尿病管理进入"心血管-肾脏-代谢"三位一体的新时代。基于对自身免疫性疾病发病机制的进一步深入了解，研究人员开发出针对免疫调节关键节点的免疫调节剂，在 1 型糖尿病高危人群和初诊的 1 型糖尿病患者中开展了有望预防和延缓 1 型糖尿病疾病进展的临床试验，并获得了令人鼓舞的治疗效果。

　　随着医学科学的发展，内分泌疾病的诊疗将迎来精准医疗的时代。内分泌和代谢性疾病的预防和诊治将更加注重患病人群的个体化特征并在精细分型的基础上开展更精准的个体化治疗和预防。

　　与此同时，内分泌疾病的疾病谱也在悄然变化，为疾病的诊疗提出了新的需要解决的问题。随着医疗服务资源可及性的增加和健康体检的普及，无症状和体征的甲状腺肿瘤、甲状腺旁腺肿瘤、肾上腺意外瘤、垂体意外瘤、亚临床甲状腺功能异常的检出率逐渐升高，对这些"早期"内分泌腺相关的疾病如何处理（干预或随访观察）仍是有待研究的重要临床决策问题。亚临床甲状腺功能异常也更加频繁地见于门诊及住院患者中，但开始临床干预的指征目前亦无定论。

（纪立农）

第2章

垂体疾病

第 1 节　垂体肿瘤

垂体肿瘤（pituitary tumor）是一组来自腺垂体（垂体前叶）、神经垂体（垂体后叶）或胚胎期颅咽管囊残余鳞状上皮细胞所发生的肿瘤，约占颅内肿瘤的 15%，其中以垂体腺瘤（pituitary adenoma，简称垂体瘤）最为常见。

自然人群垂体瘤的患病率在不同地区差异极大，最高可达 1/1000，患病率随年龄增长而增加。垂体瘤的尸检检出率很高，为 14% ~ 25%。因其他疾病行头颅影像检查时发现的肿瘤称为垂体意外瘤（pituitary incidentaloma），临床上并不罕见，有研究结果显示，垂体影像学检查可在约 20% 的"正常"个体中检出 3 mm 或以上的偶发垂体病变。腺垂体的每一种分泌细胞或其原始干细胞均可发生肿瘤性病变，单一激素分泌增多最常见，但也可有多种激素同时增多。垂体瘤多为良性，罕见恶性；无家族史的散发病例多见，而有家族史的某些遗传综合征，如多发性内分泌腺瘤病（multiple endocrine neoplasia，MEN）1 型的病例少见。根据肿瘤的大小可分为微腺瘤（< 10 mm）和大腺瘤（≥ 10 mm）两种，40 mm 以上的垂体瘤也称为巨大垂体瘤。

垂体位于蝶鞍内，分为腺垂体和神经垂体。蝶鞍毗邻血管结构和神经结构，前上方为视交叉，上方通过垂体柄与下丘脑相连，两侧为海绵窦，内含颈内动脉和动眼神经、滑车神经、三叉神经眼神经支、展神经，鞍底为蝶窦顶。蝶鞍空间狭小，垂体肿瘤过大将压迫蝶鞍周围结构，产生肿瘤占位效应。垂体前叶产生 6 种激素，即催乳素（prolactin，PRL）、生长激素（growth hormone，GH）、促肾上腺皮质激素（adrenocorticotropic hormone，ACTH）、黄体生成素（luteinizing hormone，LH）、卵泡刺激素（follicle stimulating hormone，FSH）、促甲状腺激素（thyroid stimulating hormone，TSH）。若某种激素分泌细胞发生肿瘤，将引起该种激素分泌过多，出现相应临床症候群。

【垂体肿瘤的分类】

根据 2017 年世界卫生组织出版的《内分泌器官肿瘤分类》第 4 版，垂体瘤的分类基于细胞谱系，命名为"某激素细胞腺瘤"，见表 6-2-1，其中的"裸细胞（null cell）"是指免疫组织化学无特异性细胞类型证据、垂体特异性转录因子也阴性的细胞，这类细胞的侵袭性较强。除垂体瘤外，垂体肿瘤还包括颅咽管瘤、生殖细胞瘤、垂体后叶肿瘤、神经元瘤、副神经元瘤等。

根据垂体瘤是否具有分泌激素的功能，亦可分为功能性垂体瘤和无功能性垂体瘤，该分类方法在临床上较常用。

垂体瘤几乎都是良性肿瘤，真正发生远处转移的垂体癌罕见。然而，垂体瘤在临床上具有很大的异质性，有的呈侵袭性生长，有的无法手术或无法彻底去除，有的对药物治疗发生抵抗。因此，垂体瘤即使没有转移也可引起显著的临床症状。基于垂体瘤生物学行为的多样性，近年来又提出一个新的术语，即垂体神经内分泌肿瘤用于描述垂体瘤。

表 6-2-1　垂体瘤的分类及临床表现

垂体腺瘤	激素产物	临床表现
催乳素细胞腺瘤	PRL	性腺功能减退、溢乳
生长激素细胞腺瘤	GH 或 GH ＋ PRL	肢端肥大症或巨人症
促肾上腺皮质激素细胞腺瘤	ACTH	库欣（Cushing）病
促甲状腺激素细胞腺瘤	TSH-β 亚单位、α 亚单位	甲状腺毒症
促性腺激素细胞腺瘤	FSH-β 亚单位、LH-β 亚单位、α 亚单位（各种组合）	无症状或占位效应
裸细胞腺瘤	无	无症状或占位效应
多激素 / 双激素腺瘤	GH、PRL、TSH/2 种或多种激素组合	占位效应、激素过多

【发病机制】

垂体瘤的发病机制尚未完全阐明。垂体瘤几乎都是单克隆起源，说明垂体自身异常在肿瘤发病中起重要作用。临床上大多数垂体瘤是散发的，无家族史。有家族史的垂体瘤主要由某个特异基因的突变所致，属于种系突变，见于 5% ～ 7% 的垂体腺瘤患者。在散发垂体肿瘤中，体细胞突变的比例相对更高，例如在多达 40% 的生长激素细胞腺瘤中发现了 GNAS 基因（编码 Gs 蛋白的 α 亚基）突变，而常见癌肿中所发现的癌基因或抑癌基因突变可能并不起重要作用。另外，下丘脑功能紊乱使垂体细胞受到过度刺激可能也与垂体肿瘤的形成有关。通常认为，基因突变是垂体肿瘤形成的最根本始发因素，下丘脑功能紊乱发挥协同作用。

【临床表现】

（一）内分泌激素分泌异常

包括激素分泌过多和分泌过少。有功能的垂体瘤分泌一种或多种激素，引起相应激素过多症候群。例如，催乳素增多可引起闭经、溢乳等症状，生长激素过多可引起肢端肥大症或巨人症，ACTH 增多可引起 Cushing 病等。激素分泌过少则多因肿瘤占位压迫或损伤垂体，引起一种或多种垂体激素分泌的减少，导致腺垂体功能减退，其中继发性性腺功能减退出现最早，也最常见，其次为继发性甲状腺功能减退，肾上腺皮质功能减退出现得较晚，也较少见。大腺瘤者神经垂体也常常受压，但很少引起尿崩症。垂体柄受压可影响垂体门脉循环，随门脉血流进入垂体的催乳素抑制因子（多巴胺）减少，因此，大腺瘤常见催乳素水平升高。

（二）肿瘤占位效应

头痛常见，因肿瘤向上生长牵拉鞍膈与周围硬脑膜所致。肿瘤穿破鞍膈后，疼痛可减轻或消失。如肿瘤侵入下丘脑、第三脑室，引起颅内压增高，头痛可加剧。破坏下丘脑也可导致尿崩症和下丘脑功能紊乱。肿瘤向鞍上扩展，压迫视交叉等可引起不同类型的视野缺损，最常见的视野缺损类型为双颞侧偏盲。肿瘤向蝶鞍两侧扩展压迫海绵窦时可引起海绵窦综合征（第Ⅲ、Ⅳ、Ⅴ及Ⅵ对脑神经损害），引起眼睑下垂、复视、麻木、感觉异常等症状。肿瘤侵入蝶窦者可造成脑脊液鼻漏和鼻出血，肿瘤生长迅速者可因瘤内出血导致垂体卒中，出现严重头痛、视力急剧下降、颅内压升高甚至昏迷。

（三）垂体卒中

为垂体瘤突发瘤内出血、梗死、坏死，致瘤体膨大，引起的神经和内分泌症候群，发生率为 5% ～ 10%。轻者可仅有垂体功能减退表现，严重者还可同时出现脑膜刺激征和前述的鞍周结构受压症状。垂体卒中也可发生于产后大出血或血管病变患者。CT 或 MRI 可显示肿瘤内或蝶鞍的出血征象，伴有垂体柄偏移和垂体组织受压。严重的垂体卒中属于内分泌急症，对无视力丧失、无意识减退的患者，可给予大剂量糖皮质激素保守治疗；有明显的或进行性视力丧失或意识障碍的患者，则需给予糖皮质激素并紧急手术减压。

（四）伴有垂体瘤的遗传性综合征

几种家族性综合征可伴有垂体瘤，多发性内分泌腺瘤病 1 型（MEN1）为一种常染色体显性遗传综合征，主要以甲状旁腺、胰腺和垂体腺瘤的遗传易感性为特征，约半数受累患者发生催乳素瘤。Carney 综合征以多斑点的皮肤色素沉着、黏液瘤及包括睾丸、肾上腺和垂体腺瘤在内的内分泌肿瘤为特征。McCune-Albright 综合征由多发性骨纤维性发育不良、皮肤色素斑以及许多内分泌疾病组成，其中包括垂体 GH 瘤、肾上腺腺瘤和假性性早熟。

【诊断】

垂体瘤的诊断需结合临床表现、影像学检查和实验室检查进行综合判断。某种激素增多或减少的相关症状常是最早发现的线索，各种垂体激素或糖蛋白激素 α 亚单位的实验室检测可提供重要参考，以明确是否存在激素分泌功能。当诊断尚有疑问时，可进行动态试验协助诊断。神经系统检查、眼底检查、视野检查可对诊断提供重要依据。CT 和 MRI 是诊断垂体肿瘤的重要手段，MRI 为首选，可发现直径 3 mm 的微腺瘤，亦能更好地显示肿瘤与周围组织的解剖关系。对于垂体意外瘤，需进行垂体前叶激素测定以评估是否存在垂体激素分泌过多，必要时测定靶腺激素。病理诊断为最终诊断。

【治疗】

垂体瘤的治疗目标为：①抑制激素过多分泌；②抑制肿瘤组织生长或摘除肿瘤；③恢复和保存垂体功能；④纠正视力和脑神经方面的缺陷；⑤防止肿瘤复发。

1. 手术治疗　除催乳素瘤外，其他垂体瘤的首选治疗为手术治疗。经蝶窦术式是最常用术式，对肿瘤进行选择性摘除，适合于鞍内微腺瘤和向鞍上膨胀性生长及向海绵窦内发展的大腺瘤。并发症可有脑脊液鼻漏、视力丧失、脑膜炎或脓肿、眼球麻痹及腺垂体功能减退症，但发生率均较低。向鞍上侵袭性生长的巨大腺瘤要考虑开颅手术。

2. 药物治疗　垂体瘤的药物治疗呈高度特异性，并取决于肿瘤的类型。多巴胺受体激动剂对催乳素瘤具有肯定疗效，常用药物是溴隐亭。对于肢端肥大症和 TSH 分泌瘤，可用生长抑素类似物，偶尔亦可用多巴胺受体激动剂。ACTH 分泌瘤和无功能性肿瘤，一般对药物治疗无反应。伴垂体功能减退者需行靶腺激素替代治疗。

3. 放射治疗　可抑制肿瘤生长、缩小肿瘤体积。起效相对较慢，通常作为向鞍上扩展的大腺瘤术后辅助治疗，与药物治疗联合，不单独使用。可选择常规外照射，也可选择直线加速器 X- 刀或 γ- 刀进行垂体定向放射治疗。并发症包括恶心、乏力、脱发、味觉和嗅觉丧失以及垂体功能减退。放疗后 10 年内约 50% 的患者发生 GH、ACTH、TSH 和（或）促性腺激素分泌障碍，通常由于下丘脑损伤所致，需终身随访。

4. 垂体意外瘤的处理　有激素分泌功能的肿瘤需手术或药物治疗，无功能瘤如有占位效应则考虑手术治疗，如无占位效应则可密切随访，定期行 MRI、视野和垂体储备功能的检查，肿瘤增大或视野受损则手术治疗。

（高洪伟）

第 2 节　催乳素瘤

催乳素瘤（prolactinoma）和高催乳素血症（hyperprolactinemia）是常见的下丘脑-垂体疾病。根据 2017 年世界卫生组织出版的《内分泌器官肿瘤分类》第 4 版，催乳素瘤命名变更为"催乳素细胞腺瘤"，但本节仍按照临床习惯，使用"催乳素瘤"这一称谓。催乳素瘤是病理性高催乳素血症最常见的病因。在垂体功能性肿瘤中，催乳素瘤最为常见，占垂体腺瘤的 40% ～ 50%，其中女性多于男性。

【催乳素的生理分泌与调节】

催乳素（prolactin，PRL）由垂体前叶的催乳素细胞分泌。PRL 的分泌在一天当中呈现明显节律，一般在清晨觉醒前达到高峰，醒后 1 h 内迅速下降，在上午 9 ～ 11 时进入低谷。PRL 的合成与分泌主要受下丘脑多巴胺能途径的调剂，下丘脑弓状核和室旁核所分泌的多巴胺为主要的 PRL 分泌抑制因子，多巴胺对 PRL 细胞起到张力性抑制作用，即多巴胺作用于 PRL 细胞表面的多巴胺 D_2 受体，抑制 PRL 的合成与分泌，任何减少多巴胺对 PRL 细胞上多巴胺 D_2 受体作用的生理性及病理性过程都会导致血清 PRL 水平升高。另外，生理性的哺乳、应激与熟睡也可激发 PRL 分泌的增加，妊娠期高雌激素水平也可导致生理性的高催乳素血症。

【病因与发病机制】

催乳素瘤的发病机制较为复杂，目前仍未完全明确。多种原因均可以导致催乳素瘤的发生。雌激素过多、多巴胺合成与生物学作用障碍均可能导致催乳素瘤的发生。同时，遗传因素在催乳素瘤的发生中也起到了至关重要的作用。已有研究表明，PRL 基因表达异常、原癌基因及相关肿瘤基因的表达异常均可能与催乳素瘤的发生存在一定关系。

【病理】

催乳素瘤多为良性，恶性罕见。病理类型可分为颗粒稀疏型催乳素细胞腺瘤（嫌色细胞性腺瘤）和颗粒致密型催乳素细胞腺瘤（嗜酸细胞性腺瘤），其中以颗粒稀疏型更为常见。

【临床表现】

催乳素瘤的临床表现在男女患者中有所差异，但主要均表现为与肿瘤高功能分泌 PRL 相关的临床症候群以及与肿瘤增大产生的鞍区占位效应相关的临床症候群两个方面。

（一）与肿瘤高功能分泌 PRL 相关的临床症候群

1. 溢乳　催乳素瘤或高 PRL 血症患者，尤其是女性患者经常具有溢乳的临床表现，男性患者亦可出现。溢乳可为触摸性触发或非触摸性触发，单侧或双侧，间断性或持续性。值得注意的是，溢乳并非催乳素瘤或高 PRL 血症的特异性表现，在肢端肥大症患者或者乳腺疾病患者中也可以发生溢乳，因此需要予以鉴别。

2. 闭经、不孕及性腺功能减退　催乳素瘤所致的高 PRL 血症可以引起女性闭经（或者月经紊乱）和不孕（或生殖功能障碍）。其机制主要是高 PRL 血症可以导致下丘-垂体-性腺轴功能受抑制，使促性腺激素释放激素（gonadotropin-releasing hormone，GnRH）分泌减少，卵巢和睾丸功能均会受到抑制，因此在男性患者可表现为性腺功能减退，如勃起功能障碍、性欲减退等。

3. 其他　催乳素瘤所致的长期慢性高 PRL 血症可因雌激素水平降低（女性患者）或睾酮水平降低（男性患者）导致骨量减少或骨质疏松，患者可出现进行性骨痛或脆性骨折等临床表现。

（二）与肿瘤增大产生的鞍区占位效应相关的临床症候群

按照肿瘤大小可将催乳素瘤分为大腺瘤（直径 ≥ 10 mm）和微腺瘤（直径 < 10 mm）。通

常大腺瘤可产生鞍区占位效应相关的临床症候群，具体可参见本章第 1 节垂体肿瘤，主要包括头痛、视力减退、视野缺损等。当肿瘤较大引起颅内压增高时可伴有恶心、呕吐。视力减退及视野缺损主要是由于肿瘤向鞍上生长压迫视交叉所致，最典型的视野缺损为双颞侧偏盲。另外，当肿瘤向蝶鞍两侧生长侵袭海绵窦时，可压迫第Ⅲ、Ⅳ、Ⅴ、Ⅵ对脑神经产生相应症状，如眼睑下垂、眼球运动障碍、复视等。

少数患者还可能出现肿瘤出血，从而导致垂体卒中，表现为突发剧烈头痛、呕吐、视力急剧下降、脑膜刺激征、意识障碍等。

【实验室与影像学检查】

（一）血清 PRL 水平测定

对具有催乳素瘤或高 PRL 血症临床表现的患者应行血清 PRL 水平测定，考虑到 PRL 在一天当中的节律性分泌，建议在安静休息状态下于清晨 9 ～ 11 时取血测定为宜。血清基础 PRL 浓度一般 < 20 μg/L。血清 PRL 水平与肿瘤大小呈明显正相关，当 PRL 水平 > 200 μg/L 时几乎可以确定催乳素瘤的诊断，PRL 水平 > 500 μg/L 几乎可以确定为垂体催乳素大腺瘤。但需注意某些药物等因素也可以使得 PRL 水平升高至 200 μg/L 以上，因此需要予以鉴别。

（二）PRL 动态试验

当 PRL 水平仅轻至中度升高，需要鉴别是催乳素瘤所导致还是其他原因所导致的 PRL 水平升高时，还可以使用 PRL 动态试验协助鉴别。临床上使用的 PRL 动态试验包括促甲状腺激素释放激素（TRH）兴奋试验、甲氧氯普胺兴奋试验、L- 多巴抑制试验以及溴隐亭抑制试验。催乳素瘤患者表现为兴奋试验中 PRL 分泌峰值延迟，且峰值 / 基础值降低；催乳素瘤患者接受抑制试验时则表现为 PRL 不被抑制或抑制率降低。但近年来的研究表明，上述 PRL 动态试验在诊断高 PRL 血症时起作用并不优于单次取血测定血清 PRL 水平。

（三）垂体及相应靶腺激素测定

临床怀疑催乳素瘤者还应测定其他垂体激素及靶腺激素，包括 LH、FSH、TSH、GH、ACTH、性腺激素、甲状腺激素、肾上腺皮质激素、胰岛素样生长因子 1 等。同时还应通过监测出入量、测定尿比重、血尿渗透压、电解质等了解神经垂体功能。测定垂体及相应靶腺激素不仅可以了解肿瘤对正常垂体组织是否存在压迫以及是否影响其功能，同时还有助于高 RPL 血症的鉴别诊断。

（四）影像学检查

1. 垂体及鞍区的 MRI 或 CT　垂体及鞍区 MRI 增强扫描是影像学诊断催乳素瘤的首选检查方法。催乳素瘤在 MRI T1 加权像常表现为垂体内类圆形低密度影，T2 加权像的密度则更高一些。如果发现垂体柄移位或腺体不对称也提示腺瘤的存在。同时通过 MRI 还可以了解肿瘤对周围组织的侵犯情况，如视交叉有无受压、海绵窦有无受侵等。当有 MRI 禁忌证时可行 CT 检查予以替代。

2. 视力及动态视野检查　催乳素瘤患者应常规行眼科检查，包括视力和动态视野检查，从而了解有无因肿瘤压迫导致的视力减退或视野缺损。

【诊断与鉴别诊断】

（一）诊断

首先应通过详细的病史询问、体格检查以及必要的辅助检查为催乳素瘤的诊断提供诊断依据。高 PRL 血症的诊断一般并不困难，如果患者具有闭经、溢乳、不孕等典型症状，体检发现溢乳、视野缺损等典型体征，结合血清 PRL 水平明显升高，垂体及鞍区 MRI 显示肿瘤生长，则较容易明确催乳素瘤的诊断。但随着患者健康意识的提高，检查方法的不断改良，多数患者并不具有上述典型特点，因此鉴别诊断尤为重要。催乳素瘤的诊断思路见图 6-2-1。

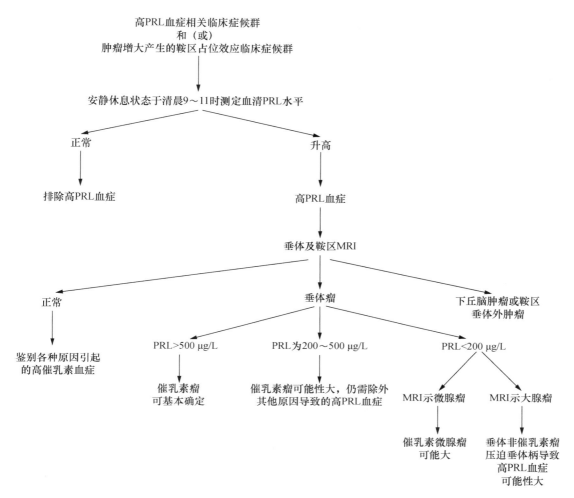

图 6-2-1 催乳素瘤的诊断流程及思路

（二）鉴别诊断

催乳素瘤的鉴别诊断主要是对高 PRL 血症的病因进行鉴别。导致高 PRL 血症的病因主要可分为生理性、病理性、药物性、特发性四大类（表 6-2-2）。

1. 生理性 PRL 分泌受到许多生理因素的影响，如运动、应激、性生活等均可能导致 PRL 水平升高，但一般升高幅度不会太显著。PRL 水平轻度升高时应注意询问采血前有无可能影响 PRL 水平的生理性因素存在。

2. 病理性 导致高 PRL 血症的病理性因素主要包括下丘脑-垂体柄损伤、垂体疾病及系统性疾病。其中催乳素瘤是病理性因素导致的高 PRL 血症最常见的原因。

3. 药物性 任何拮抗或干扰下丘脑 PRL 释放抑制因子的药物均可导致 PRL 水平升高。常见的可能引起 PRL 水平升高的药物包括多巴胺受体拮抗剂、含雌激素的口服避孕药、某些降压药物、H_2 受体阻滞剂、阿片类药物、抗抑郁药等。药物引起的高 PRL 血症 PRL 水平多不超过 100 μg/L，且多无明显的临床症状。详细询问病史，并停用相应药物一段时间后复查 PRL 水平有助于鉴别是否为药物性因素导致的高 PRL 血症。

表 6-2-2 高 PRL 血症的病因

生理性
  性生活
  运动
  哺乳
  妊娠
  睡眠
  应激
病理性
  下丘脑-垂体柄损伤
    肉芽肿性疾病
    浸润性疾病
    放射性损伤
    Rathke 囊肿
    创伤：垂体柄损伤、蝶鞍手术
    肿瘤：颅咽管瘤、生殖细胞瘤、脑脊膜瘤、下丘脑转移瘤、垂体鞍区
         肿瘤增大压迫
  垂体病变
    肢端肥大症
    先天性
    淋巴细胞性垂体炎
    大腺瘤（压迫）
    巨催乳素血症
    多种激素细胞腺瘤
    催乳素瘤
    手术
    创伤
  系统性疾病
    胸部：神经性胸壁创伤、手术、带状疱疹
    慢性肾功能不全
    肝硬化
    颅脑放射性治疗
    癫痫
    多囊卵巢综合征
    假性妊娠
药物性
  麻醉药
  抗惊厥药
  抗抑郁药
  抗组胺药（H_2 受体阻滞剂）
  降压药
  胆碱能激动剂
  多巴胺受体拮抗剂
  多巴胺合成抑制剂
  雌激素：口服避孕药
  安定类药物/抗精神病药
  神经肽类
  阿片类药物
特发性

4. 特发性　特发性高 PRL 血症为病因不明的高 PRL 血症，该诊断为排除性诊断，必须先排除生理性、病理性、药物性因素后方能诊断。少数患者也可能尚处在疾病早期，未来会进展为催乳素瘤，因此需对特发性高 PRL 血症患者进行定期随访。

【治疗】

催乳素瘤的治疗方法主要包括药物治疗、手术治疗及放射治疗三种方法。虽然手术治疗是大多数垂体肿瘤的主要治疗手段，但对于催乳素瘤，以多巴胺受体激动剂为主的药物治疗现已取代手术治疗成为首选治疗方式。

（一）药物治疗

多巴胺受体激动剂不仅可以降低血清 PRL 水平，同时可以缩小肿瘤体积，恢复患者的性腺功能。治疗催乳素瘤最常用的多巴胺受体激动剂包括溴隐亭和卡麦角林。在使 PRL 水平恢复正常和使肿瘤体积缩小方面，卡麦角林的效果优于溴隐亭，这可能与卡麦角林对多巴胺受体结合位点的亲和力更高有关。

溴隐亭的常见不良反应是恶心、呕吐、头痛、头晕，从小剂量起始逐渐加量可减少上述不良反应的发生。溴隐亭较为严重的不良反应为直立性低血压，故一定要从小剂量起始治疗，并在初始用药期间避免做导致血压下降的活动，如突然起立等。

（二）手术治疗

对多巴胺受体激动剂抵抗（药物治疗效果差）的催乳素瘤患者、不能耐受多巴胺受体激动剂副作用的患者、肿瘤巨大已严重压迫视神经或脑神经、肿瘤内出血出现垂体卒中、肿瘤考虑为恶性、侵袭性垂体腺瘤伴有脑脊液鼻漏或药物治疗后出现脑脊液鼻漏的垂体瘤患者，在充分知情、权衡利弊的情况下，可考虑手术治疗。手术方式多为经蝶窦入路手术切除肿瘤。

（三）放射治疗

由于多巴胺受体激动剂药物治疗对催乳素瘤有良好疗效，且手术切除肿瘤或减压能够快速缓解占位性效应和临床症状，因此多数情况下，放射治疗仅作为药物无效、不耐受，手术后残留、复发，或一些侵袭性、恶性催乳素瘤患者的选择。

【预后】

多巴胺受体激动剂治疗催乳素瘤后大多数患者的症状与临床生化指标都会得到显著改善，肿瘤体积亦可能明显缩小，但因临床观察到患者短期用药后即停药可能出现肿瘤再次生长、疾病复发的可能，因此建议应使用多巴胺受体激动剂维持较长时间的治疗。推荐停药时机为小剂量多巴胺受体激动剂维持 PRL 水平正常、MRI 检查肿瘤消失，疗程至少达 2 年以后方可考虑停药，且停药后依然建议进行密切随访。

（罗樱樱）

第 3 节　巨人症和肢端肥大症

巨人症（gigantism）和肢端肥大症（acromegaly）是少见的慢性、进展性疾病，以生长激素（growth hormone，GH）过度分泌以及循环中胰岛素样生长因子 1（insulin-like growth factor，IGF-1）浓度增高为主要特征，可导致肢端和面部特征性改变、心力衰竭、呼吸衰竭和糖尿病等并发症。如发生在青春期结束前或长骨骨骺闭合前，表现为巨人症；发生在骨骺闭合后，表现为肢端肥大症。

【病因与发病机制】

生理状态下，GH 是腺垂体合成量最多的一种激素，GH 分泌细胞的数量约占腺垂体细胞总数的 50%。GH 的释放由下丘脑及外周因素控制。下丘脑分泌的促生长激素释放激素（growth hormone releasing hormone，GHRH）是含有 44 个氨基酸的肽类激素，可以刺激 GH 的合成与释放。生长抑素在下丘脑的内侧视前区合成，可以抑制 GH 释放。GHRH 呈不连续分泌，诱发了 GH 呈脉冲式释放，而生长抑素决定了基础 GH 的释放。IGF-1 是 GH 的外周靶激素，可以反馈抑制 GH；雌激素可以刺激 GH 释放，长期过量的糖皮质激素可以抑制 GH 释放。GH 分泌细胞表面的 GHRH 受体可以调节 GH 的合成和释放。GHRH 受体是 G 蛋白偶联的受体，通过细胞内环磷酸腺苷信号通路来刺激 GH 细胞的增殖和 GH 的合成。GH 的释放是脉冲性的，高峰出现在夜间睡眠期间。GH 释放率随着年龄增加而明显减少，中年人的 GH 水平只有青少年的 15%。GH 释放主要受营养因素的影响。应用超敏感的 GH 检测方法，可以检测到 0.002 ng/ml 的水平。糖负荷可使女性的 GH 水平被抑制于 0.7 ng/ml 以下，男性则低于 0.07 ng/ml。

GH 促进蛋白质合成和氮潴留，拮抗胰岛素作用，可引起糖耐量受损。在激素和包括 IGF-1 在内的生长因子的复杂作用下，可以出现线性骨生长。GH 促进骨骺前软骨细胞的分化。这些前体细胞生成局部的 IGF-1，其增殖也受生长因子的调节。

GH 的很多生理效应通过 IGF-1 间接调节，循环中的 IGF-1 主要由肝合成。在外周组织，IGF-1 既有依赖于也有独立于 GH 的旁分泌作用。因此，GH 过多可以增加循环 IGF-1 水平，也可以刺激多个组织局部的 IGF-1 合成。

巨人症和肢端肥大症的主要病因是 GH 过度分泌，98% 来源于垂体，最常见于分泌 GH 的垂体良性肿瘤，包括生长激素细胞腺瘤、混合细胞腺瘤（生长激素细胞和催乳素细胞），以及催乳素生长激素细胞腺瘤；少见于多发性内分泌腺瘤病 1 型和 McCune-Albright 综合征；垂体外分泌生长激素的肿瘤罕见。

GHRH 过度分泌为罕见病因，见于下丘脑肿瘤、胸部或腹部类癌，其中仅有少量患者出现肢端肥大症的临床表现。

体细胞鸟嘌呤核苷酸刺激蛋白 α 亚单位（$G_s\alpha$）基因激活突变见于大约 40% 的分泌生长激素的腺瘤，$G_s\alpha$ 蛋白的激活增加环磷酸腺苷（cAMP）的水平，在生长激素过度分泌和细胞增生中发挥作用。

染色体 Xq26.3 微重复与巨人症有关，称为 X- 连锁肢端肥大性巨人症。Xq26.3 区域包含 G 蛋白偶联受体 101 基因，负责编码 G 蛋白偶联受体，垂体病变中 G 蛋白偶联受体过表达和活性增强。

【临床表现】

GH 过度分泌的临床表现包括刺激机体组织生长、对代谢的影响以及垂体肿瘤的占位效应。

肢端肥大症起病隐匿，进展缓慢，常经过 10 年或 10 年以上的时间才被诊断。在 GH 的作用下，成人肢端和软组织过度生长，出现特殊面容（图 6-2-2），表现为前额隆起，面部粗糙有皱褶，唇和鼻增大，凸颌，牙齿间距扩大，咬合不正；手和足的尺寸增大（图 6-2-3），帽子、衣服和鞋的尺码增加；软组织过度生长，皮肤增厚，软组织肿胀，出现皮赘、结肠息肉；舌、心脏、甲状腺、肝、脾增大；神经和腕部组织肿胀引起腕管综合征，关节肿胀和软骨增生使患者活动受限，脊柱后凸畸形；咽喉软组织增生引起声音低沉；多汗、乏力。在疾病早期面容特征不明显，回顾患者的既往照片有助于识别面容的变化。

巨人症表现为儿童急剧的身高生长，当身高超过同年龄、同性别儿童身高均值的 3 个标准差时，应注意是否患巨人症。患者手和足尺寸较大、前额隆起、凸颌、多汗。

心血管疾病是肢端肥大症患者的主要死因，患者可以出现高血压、左心室肥厚、左心室舒

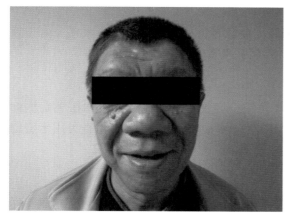

图 6-2-2　肢端肥大症患者面部表现：前额隆起，面部粗糙有皱褶，唇和鼻增大，凸颌，面部皮肤可见皮赘

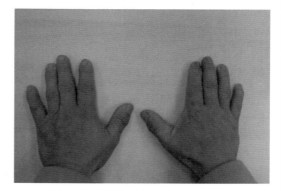

图 6-2-3　肢端肥大症患者手部表现

张功能障碍、冠状动脉性心脏病、心肌病和心律失常。

舌体增大、咽喉软组织增生阻塞气道和中枢性呼吸抑制，引起患者白天困倦、上呼吸道阻塞伴睡眠呼吸暂停、打鼾。

肢端肥大症患者常伴有糖代谢异常，与生长激素拮抗胰岛素的作用有关。肢端肥大症也可与糖尿病合并存在。

GH 和 IGF-1 对哺乳动物细胞有直接或间接促有丝分裂作用，肢端肥大症患者好发良性结肠息肉，常见结肠黏膜皱襞肥厚和结肠肥厚，肢端肥大症患者的结肠息肉和结肠恶性肿瘤发生风险增加。

垂体生长激素大腺瘤压迫周围组织产生占位效应。患者可表现为头痛、视力受损、颞侧偏盲。正常垂体组织受压可发生腺垂体功能减退症和高催乳素血症，女性患者常有闭经、溢乳。

一些遗传综合征可出现巨人症或肢端肥大症。多发性内分泌腺瘤病 1 型是常染色体显性遗传病，由位于染色体 11q13 的抑癌基因 menin 失活突变引起，患者表现为甲状旁腺功能亢进症，胰腺神经内分泌肿瘤，约 40% 患者发生垂体瘤，分泌催乳素、GH。McCune-Albright 综合征由 $G_s\alpha$ 基因激活突变增加 cAMP 水平引起，表现为多发性骨纤维发育不良、皮肤色素斑以及内分泌疾病，包括肢端肥大症、肾上腺腺瘤等。Carney 综合征的特征是点状色素沉着、黏液瘤、内分泌肿瘤，20% 的患者出现肢端肥大症，部分患者的蛋白激酶 A 的 $R1\alpha$ 调节亚基发生突变。家族性肢端肥大症是一种少见疾病，家族成员表现为肢端肥大症或巨人症。在一些具有家族性垂体肿瘤（特别是肢端肥大症）遗传易感性的家族，可以检出 AIP 基因突变，该基因编码芳基烃受体相互作用蛋白。

【实验室检查】

1. GH 测定　GH 具有昼夜节律和脉冲式分泌特征，运动、应激可以增高 GH 水平。肢端肥大症患者血 GH 基础值比正常人升高数倍至数十倍，但由于 GH 分泌的脉冲性，单次随机的血 GH 水平测定不能用于诊断或排除肢端肥大症。

2. IGF-1　肢端肥大症患者年龄对应的血清 IGF-1 水平明显升高，IGF-1 反映了检查前 1 日的生长激素全天分泌情况。当临床怀疑肢端肥大症时，IGF-1 是有用的实验室筛查指标，几乎所有的肢端肥大症患者的血清 IGF-1 浓度升高。

3. 口服葡萄糖抑制试验　是临床确诊肢端肥大症和巨人症特异性最高的试验。患者口服 75 g 葡萄糖，分别于口服葡萄糖前 30 min，服葡萄糖后 30 min、60 min、90 min 和 120 min 采血测 GH 浓度。口服葡萄糖负荷后 1 ～ 2 h 内超敏法测定 GH 不能被抑制到 < 0.4 ng/ml，或标准测定方法 GH 不能被抑制到 < 1 ng/ml，伴有 IGF-1 水平增高，可诊断肢端肥大症。约 20%

的患者在口服葡萄糖后表现为反常性 GH 增高。

4. 催乳素水平 催乳素增高见于 25% 的肢端肥大症患者，故应检测催乳素水平。由于垂体瘤常导致垂体功能低下，需进行各种垂体激素及其靶腺激素的测定。

【诊断与鉴别诊断】

当怀疑患者有肢端肥大症或巨人症时，典型体征结合实验室检查包括 75 g 口服葡萄糖抑制试验和 IGF-1 测定，通常可以明确诊断。垂体 MRI 检查可定位垂体瘤，CT 检查可用于定位垂体外肿瘤。

【治疗】

治疗目的是去除肿瘤或抑制其生长、减轻肢端肥大症的症状及代谢改变、改善合并症、降低死亡率及尽可能保存垂体功能。

治疗方法包括手术治疗、药物治疗和放射治疗。方案取决于病情和客观条件。

1. 手术治疗 手术切除生长激素细胞腺瘤是大多数患者的首选治疗，应由经验丰富的外科医生进行经蝶窦切除手术。微腺瘤的缓解率约为 70%，大腺瘤的缓解率 < 50%。瘤体切除后，软组织肿胀立即得到改善。GH 水平在 1 h 内恢复正常，而 IGF-1 水平在 3 ~ 4 天内恢复正常。在约 10% 的患者中，肢端肥大症可能在术后数年复发；15% 的患者可发生垂体功能减退。

2. 药物治疗 生长抑素类似物是治疗肢端肥大症的最有效的药物。奥曲肽是人工合成的含 8 个氨基酸的生长抑素类似物，抑制生长激素的效力比天然的生长抑素强 40 倍。皮下注射给药，初始剂量为 50 μg，每日 3 次起，可逐渐加量，最大剂量 1500 μg/d。低于 10% 的患者对奥曲肽无反应。大约 60% 的患者经奥曲肽治疗后，GH 水平受到抑制且 IGF-1 降至正常。治疗数天至数周内，头痛和软组织肿胀迅速减轻。约 40% 的患者发生一定程度的垂体瘤体积缩小，但停止治疗后这一效应可被逆转。长效的奥曲肽，肌内注射 30 mg 后，对生长激素的抑制作用长达 6 周；约 50% 的患者给予长期的每月一次注射后，GH 及 IGF-1 可以得到持续抑制，垂体瘤体积也可以缩小。兰瑞肽是生长抑素八肽类似物的缓释制剂，给予 60 mg 皮下注射可以抑制 GH 和 IGF-1 分泌。约 2/3 患者经该药长期治疗（4 ~ 6 周）后，可以控制生长激素的过度分泌。大多数患者对生长抑素类似物有良好的耐受性，不良反应有恶心、腹部不适、脂肪吸收异常、腹泻及胃肠胀气，但通常在 2 周内缓解。将生长抑素作为辅助治疗的情况包括：术前使大的侵袭性肿瘤缩小、迅速缓解虚弱的症状、减少 GH 过多分泌、因合并疾病身体虚弱不能手术、拒绝手术的患者或手术不能取得生化控制。

生长激素受体拮抗剂培维索孟通过阻断外周 GH 与受体的结合而拮抗内源性 GH 的作用，使血清 IGF-1 水平受到抑制。培维索孟每日皮下注射（10 ~ 20 mg），可使约 70% 患者的 IGF-1 正常化。但是该药不针对垂体腺瘤本身，生长激素仍然处于高水平，适合无法手术及对其他药物反应不佳的患者。副作用包括可逆性的肝酶升高、脂营养不良和注射位点疼痛，应该定期行 MRI 检查以监测肿瘤体积的变化。

多巴胺受体激动剂溴隐亭和卡麦角林可用于肢端肥大症，尤其是伴有催乳素共分泌患者的治疗，但通常需要大剂量的溴隐亭（≥ 20 mg/d）或卡麦角林（0.5 mg/d）方可适度抑制 GH 分泌。

3. 放射治疗 外照射治疗或高能量立体定向技术可作为肢端肥大症的辅助治疗。放射治疗的优点是患者没有对长期治疗的依从性问题。随着时间的推移，瘤体缩小，生长激素水平下降。然而，50% 的患者需要至少 8 年方可使生长激素水平降至 < 5 μg/L；18 年后约有 90% 的患者可达到这种亚最佳水平的生长激素下降。在达到最大的放射治疗益处之前，患者可能需要过渡性药物治疗数年。在治疗 10 年之内，大多数患者也可能出现下丘脑-垂体损伤，导致促性腺激素、ACTH 和（或）TSH 的缺乏。

总之，对于分泌生长激素的腺瘤来说，手术是首选的主要治疗。大腺瘤切除后 GH 分泌仍过多的发生率高，对于这类较大的肿瘤，通常需要辅助性药物治疗或以药物治疗为主，不能接受药物治疗或对药物治疗无反应的患者可行放射治疗。

【预后】

巨人症患者生长至高峰后开始逐渐衰退，出现精神不振，四肢无力，肌肉松弛，性欲减退，外生殖器萎缩，代谢率减低等临床表现。一般早年夭折，平均寿命约 20 岁，因抵抗力差多死于继发感染。

肢端肥大症患者总死亡率增加约 3 倍，主要因心脑血管疾病、恶性肿瘤、呼吸系统疾病以及靶腺功能衰竭所致。除非 GH 水平得到控制，否则生存期将平均缩短 10 年。

（周翔海）

第 4 节　垂体意外瘤

垂体意外瘤（pituitary incidentaloma）是指先前未被发现的垂体病变，在与垂体疾病无关的其他原因下进行影像学检查时被发现。例如，因神经系统症状或头部创伤进行头颅 CT 或 MRI 检查，而不是针对垂体功能低下或垂体激素分泌过多产生的临床症状进行检查发现的垂体病变。垂体意外瘤在不同研究中的定义有所不同，一些研究仅包括了影像学符合垂体腺瘤特征的垂体病变，而某些研究包括了垂体所有的病变。本节中垂体意外瘤包含意外发现的垂体所有的病变。微意外瘤（microincidentalomas）的直径＜ 10 mm，大意外瘤（macroincidentalomas）的直径≥ 10 mm。

【流行病学与自然病程】

MRI 检测垂体微意外瘤的发生率为 10%～ 38%，大意外瘤的发生率为 0.16%～ 0.3%。垂体意外瘤患者中出现垂体功能异常的概率尚缺乏足够的研究数据，对垂体腺瘤手术组织进行免疫组化分析显示 50% 呈垂体激素阴性。

意外发现的垂体微腺瘤很少发展为大腺瘤。对无功能的垂体意外瘤患者随访发现，初始直径≥ 10 mm 者瘤体增大的可能性高于初始直径＜ 10 mm 者；意外发现的垂体微腺瘤的患者，随访中 10% 的患者出现瘤体增大，6% 的患者瘤体缩小；意外发现的垂体大腺瘤的患者，随访中 20% 的患者出现瘤体增大，11% 的患者瘤体缩小。

【病因】

垂体意外瘤最常见的病因是垂体腺瘤，其次是 Rathke 囊肿或颅咽管瘤。偶然发现的垂体病变还包括增生、出血等。

【临床表现】

患者可以没有任何临床表现，或经过仔细病史询问、体格检查及实验室检查，发现具有垂体激素分泌过多或垂体功能减退的相应临床表现。

垂体激素分泌过多的意外瘤多为分泌催乳素、生长激素或 ACTH 的垂体腺瘤。具体临床表现见相关各章节。

大意外瘤可出现垂体功能减退，由腺瘤压迫正常垂体组织引起，可出现促性腺激素、生长激素、ACTH 和促甲状腺激素分泌减少。临床表现为乏力、纳差、绝经前女性月经周期紊乱、男性性欲降低及阴茎勃起功能障碍。局部压迫症状表现为头痛、视野缺损、视力下降等。与微腺瘤患者相比，大腺瘤患者更可能出现激素异常和视野缺失。

【实验室与影像学检查】

应对垂体意外瘤患者进行激素分泌过多或激素分泌不足的评估。大意外瘤还应进行视野检查。

（一）垂体和靶腺激素检查

1. 催乳素   催乳素瘤或垂体柄受压时，血清催乳素水平可以出现增高。促性腺激素 LH 和 FSH 水平可能正常或降低，女性雌二醇、孕酮水平及男性睾酮水平可能降低。进食、睡眠、应激可能刺激催乳素分泌，因此当催乳素水平仅轻微增高时，应避免上述因素重复测定。

2. IGF-1 和生长激素   生长激素细胞腺瘤患者 IGF-1 水平增高，需进一步通过口服葡萄糖抑制试验确定是否存在生长激素分泌过多。

3. 皮质醇和 ACTH   Cushing 病患者可以出现小剂量或隔夜地塞米松抑制试验阳性、皮质醇节律消失、24 h 尿游离皮质醇以及午夜唾液皮质醇升高。存在继发性肾上腺皮质功能减退者可能出现 8AM（早 8 时）皮质醇水平降低伴不适当的低 ACTH 水平，皮质醇对胰岛素诱发的低血糖反应受损。

4. 性腺激素和促性腺激素 FSH、LH   促性腺激素细胞腺瘤罕见促性腺激素水平升高。垂体功能减退患者可发现低性腺激素水平不伴有促性腺激素水平升高，提示促性腺功能低下。

5. 甲状腺激素和 TSH   孤立性 TSH 细胞腺瘤和 TSH 缺乏少见。TSH 细胞腺瘤表现为游离甲状腺素（free thyroxine，FT_4）和游离三碘甲状腺原氨酸（free triiodothyronine，FT_3）水平增高，TSH 正常或轻度增高，继发性甲状腺功能减退时 TSH 水平可以降低、正常，甚至轻微增高，FT_4 降低。

（二）视力和视野评估

意外瘤压迫视交叉的患者，视野检查可能观察到双颞侧偏盲或单眼视野缺失，海绵窦受侵袭会产生眼睑下垂、复视、麻木、感觉异常等。

（三）垂体影像学检查

钆增强的垂体 MRI 检查可以清楚地显示垂体、下丘脑、垂体柄、海绵窦、蝶窦和视交叉。

【诊断与鉴别诊断】

意外发现的垂体腺瘤需进行垂体激素分泌功能的诊断，包括激素分泌过多和激素分泌减少。由于激素分泌过多可能进展缓慢，所以没有相应临床表现的患者亦需要进行垂体激素分泌功能的评估。

1. 催乳素瘤或垂体柄受压   催乳素水平超过 200 μg/L 提示催乳素瘤，催乳素轻度增高可能是催乳素瘤，也可能是垂体柄受压引起。

2. 肢端肥大症   生长激素和 IGF-1 用于筛查肢端肥大症，如 IGF-1 增高，需要进行口服葡萄糖抑制试验评估生长激素能否被抑制。

3. 皮质醇增多症   隔夜地塞米松抑制试验、24 h 尿游离皮质醇以及午夜唾液皮质醇用于筛查皮质醇增多症。

4. 促性腺激素细胞腺瘤   由于多分化不良，产生激素的效率低，所以病理上采用免疫组化方法显示的促性腺激素细胞腺瘤的垂体意外瘤，很少出现临床症状。

5. 多发性内分泌腺瘤病   如果个人或家族史提示患者可能存在多发性内分泌腺瘤病，应对疑似的综合征进行筛查和随访。

6. 垂体功能减退   大意外瘤可引起垂体功能减退，因此建议在大意外瘤和较大的微意外瘤（直径 ≥ 6 mm）进行垂体功能减退的筛查，包括 8AM 皮质醇、FT_4 和 TSH、性激素和促性腺激素。绝经后女性如果促性腺激素水平低，提示垂体功能减退。如果基线激素水平提示垂体功能减退，应进行垂体-肾上腺轴激发试验。

垂体意外瘤的最常见病因为垂体腺瘤，需和其他意外发现的垂体和鞍区病变，如 Rathke 囊肿和颅咽管瘤进行鉴别。垂体 MRI 的影像学特征可以帮助进行鉴别。

【治疗】

垂体意外瘤的手术指征包括：出现视野缺损或其他神经系统症状，垂体卒中伴视力障碍，除了催乳素瘤以外的其他具有激素分泌过多的垂体腺瘤。催乳素瘤首选多巴胺受体激动剂治疗。

无手术指征的垂体意外瘤患者需进行随访。大意外瘤 6 个月后复查垂体和鞍区 MRI，微意外瘤 1 年后复查垂体和鞍区 MRI。意外瘤大小无变化者，大意外瘤每年复查 MRI，微意外瘤每 1～2 年复查 MRI，随访 3 年后可逐渐减低复查频率。大意外瘤随访 6 个月后需再次评估是否存在垂体功能异常。

（周翔海）

第 5 节　腺垂体功能减退症和垂体危象

腺垂体（垂体前叶）功能减退症是指各种先天或后天病因损伤下丘脑、垂体，导致一种或多种腺垂体激素分泌不足所致的临床综合征。腺垂体的功能受下丘脑各种激素（因子）直接影响，腺垂体功能减退症可原发于垂体病变，或继发于下丘脑、垂体门脉系统病变。垂体本身病变引起的腺垂体功能减退症称为原发性腺垂体功能减退症，由下丘脑或其他中枢神经系统病变或垂体门脉系统功能障碍引起者称为继发性腺垂体功能减退症。依据腺垂体激素分泌缺陷的种类，腺垂体功能减退症可分为全腺垂体功能减退症（全部腺垂体激素缺乏）、部分腺垂体功能减退症（多种腺垂体激素缺乏）和单一（孤立）腺垂体激素缺乏症。腺垂体功能减退症临床表现复杂多变，容易误诊。目前尚无我国腺垂体功能减退症的具体患病率的数据，本节主要论述成人腺垂体功能减退症。

【病因与发病机制】

腺垂体功能减退症的病因有先天性垂体结构和功能异常及获得性垂体或下丘脑、垂体柄病变。目前确定的可导致垂体功能减退的先天性因素有多个基因，均可影响下丘脑垂体发育，导致单一激素缺乏、垂体发育不全或全垂体功能减退。后天性因素包括垂体瘤和鞍旁肿瘤、垂体缺血性坏死、浸润性病变、感染、颅脑损伤、鞍区手术和放射治疗、垂体卒中、垂体自身免疫性损害及各种原因引起的下丘脑病变等，导致完全性或部分性垂体功能减退。

（一）先天遗传性

基因遗传缺陷可引起先天性腺垂体功能减退：①下丘脑激素受体基因缺陷，如 GHRH 受体、促肾上腺激素释放激素（corticotropin releasing hormone，CRH）受体、促甲状腺激素释放激素（thyrotropin releasing hormone，TRH）和 GnRH 受体基因导致单一激素缺乏。②影响垂体发育的关键转录因子等突变导致腺垂体发育异常，表现为垂体先天发育缺陷、胼胝体及前联合发生异常、漏斗部缺失；转录因子突变可见于特发性垂体单一或多激素缺乏症患者，如 *PROP1* 基因突变使 Pit-1 不能活化，垂体 GH、PRL、TSH 分泌细胞不能产生相应激素；*HESX1* 基因突变除了有多种垂体激素分泌缺陷外，尚有鞍膈和视神经束发育不全；*KAL1* 基因突变导致嗅觉功能异常合并 GnRH 神经元发育异常，表现为 GnRH 分泌缺陷，临床表现为 Kallmann 综合征。③激素编码基因突变，导致激素结构异常，引起前阿片皮质醇（POMC）加工缺陷、FSH/LH/TSH B 亚单位基因突变而导致无生物活性的相应激素等。④表观遗传修饰异常，Prader-Willi 综合征是一种由父源染色体 15q11 ～ q13 区域基因功能缺陷引起的全身多系统异常的印记基因遗传病，表现为垂体功能减退，身材矮小，性腺发育迟缓，智力低下等。

（二）后天获得性

垂体肿瘤、创伤、炎症、缺血坏死、感染及浸润性疾病都可直接破坏腺垂体导致原发性垂体功能减退：①垂体肿瘤，包括原发性（鞍内与鞍旁肿瘤）和转移性肿瘤。②蝶鞍区手术、放疗和创伤可直接损伤垂体。③垂体缺血性坏死：如产后、糖尿病、颞动脉炎、垂体卒中和动脉粥样硬化相关疾病导致垂体缺血坏死。妊娠期腺垂体增生肥大，血供丰富，对缺血性损害敏感。围生期由于病理产科因素出现大出血、休克、血栓形成，使垂体缺血坏死和纤维化而致腺垂体功能减退，称为希恩（Sheehan）综合征。④垂体感染、炎症：如脑炎、脑膜炎、流行性出血热、梅毒或疟疾等。⑤垂体浸润性病变：血色病、组织细胞增生症等。⑥自身免疫性垂体炎：由免疫介导的垂体前叶弥漫性淋巴细胞、浆细胞浸润，主要发生于女性，通常在妊娠或分娩后首次发病。可有家族史或合并其他自身免疫性疾病。自身免疫性垂体炎可表现为单一腺垂体激素缺乏或部分或全部腺垂体激素缺乏，常伴有类似垂体瘤对垂体周围组织的压迫症状，易误诊为垂体瘤。⑦其他原因：空泡蝶鞍、海绵窦处颈动脉瘤等。原发性空泡蝶鞍是由于先天性鞍膈薄弱导致蛛网膜疝入蝶鞍中，高达 50% 的原发性空泡蝶鞍者存在良性的颅内压增高。继发性空泡蝶鞍常继发于垂体腺瘤梗死、手术或放射治疗对鞍膈的损伤等。空泡蝶鞍使垂体组织受压、垂体柄移位，若 90% 以上的垂体组织被压缩或萎缩，则导致垂体功能减退。

垂体柄、下丘脑病变及中枢神经系统疾病可导致继发性垂体功能减退。肿瘤、炎症、浸润性疾病（如淋巴瘤、白血病、组织细胞增生症）、肉芽肿等损伤中枢神经系统和下丘脑可导致继发性垂体功能减退。手术、创伤、肿瘤、炎症等破坏垂体柄导致下丘脑激素无法到达垂体也可导致继发性垂体功能减退。

【临床表现】

腺垂体功能减退症起病隐匿，症状多变。主要表现为靶腺（性腺、甲状腺、肾上腺）功能减退；也可为亚临床型（无临床症状，仅能通过测定激素水平或功能试验而诊断）；还可以急性起病且病情危重。临床表现取决于发病年龄、垂体激素缺乏的程度、种类和速度及相关靶腺的萎缩程度。约 50% 以上原垂体组织破坏后才有相应临床症状。由垂体腺瘤或放疗导致的垂体功能减退，激素分泌减退的出现一般呈特征性顺序，一般 GH 和 FSH、LH 分泌不足最早出现，其次为 TSH、ACTH 分泌不足。单纯 PRL 缺乏极其罕见，提示垂体被完全破坏或为遗传综合征。

1. LH 和 FSH 缺乏　LH 和 FSH 缺乏可致性腺功能减退，为腺垂体功能减退症最常见的表现。成年女性患者可表现为闭经，乳房萎缩，性欲减退或消失，阴道分泌物减少，性交疼痛，不孕，阴毛和腋毛脱落，子宫和阴道萎缩等。成年男性患者表现为性欲减退，阳痿，胡须、阴毛和腋毛稀少，睾丸萎缩，肌肉减少，脂肪增加。男女均易发生骨质疏松。青春期前起病的患儿则表现为性征不发育或发育不良。

2. GH 不足　GH 分泌减少在腺垂体功能减退症中最易出现，儿童期表现为生长停滞，成人期表现为肌肉质量减少和力量减弱、耐力下降、中心性肥胖、注意力和记忆力受损、血脂异常、早发动脉粥样硬化和骨质疏松。因症状无特异性而常常被忽视。

3. TSH 缺乏　TSH 缺乏导致的中枢性甲状腺功能减退症，其表现与原发性甲状腺功能减退症相似，但通常无甲状腺肿。

4. ACTH 缺乏　ACTH 缺乏可继发肾上腺皮质功能减退，其表现与原发性慢性肾上腺皮质功能减退症相似，不同的是本病由于缺乏 ACTH，故有皮肤色素减退、面色苍白、乳晕色素浅淡，而原发性肾上腺皮质功能减退症则乳晕和皮肤皱褶处色素加深。

5. 垂体瘤相关症状　可有头痛、视力障碍，有时可出现颅内压增高的症状、体征。病变累及下丘脑者可出现神经性厌食、体温调节障碍等下丘脑综合征相关临床表现。

6. 垂体功能减退性危象（简称垂体危象）　在全垂体功能减退症基础上，各种应激如感染、败血症、腹泻、呕吐、失水、饥饿、寒冷、急性心肌梗死、脑血管意外、手术、外伤、麻醉，及使用镇静药、安眠药、降糖药等均可诱发垂体危象。临床呈现：①高热型（＞40℃）；②低温型（＜30℃）；③低血糖型；④低血压、循环虚脱型；⑤水中毒型；⑥混合型。各种类型可伴有相应的症状，突出表现为消化系统、循环系统和神经精神方面的症状，诸如高热、循环衰竭、休克、恶心、呕吐、头痛、神志不清、谵妄、抽搐、昏迷等严重垂危状态。

【实验室与影像学检查】

腺垂体功能情况可通过其所支配的靶腺功能状态来反映。

1. 性腺激素　女性有血雌二醇水平降低，没有排卵及基础体温改变，阴道涂片未见雌激素作用的周期性改变；男性见血睾酮水平降低或处于正常低值，精液检查精子数量减少，形态改变，活动度差，精液量少。

2. 肾上腺皮质激素　24 h 尿 17- 羟皮质类固醇及尿游离皮质醇排量减少，血浆皮质醇浓度降低，但节律正常。葡萄糖耐量试验示血糖低平曲线。

3. 甲状腺激素　血清总 T_4、游离 T_4 均降低，而总 T_3、游离 T_3 可正常或降低，TSH 水平通常不高。

4. 腺垂体分泌激素　如 FSH、LH、TSH、ACTH、GH、PRL 均减少，但因垂体激素呈脉冲式分泌，故建议间隔 15 ～ 20 min 连续抽取等量抗凝血液 3 次，等量混匀后送检。

应当指出，必须同时测定垂体促激素和靶腺激素水平，以更好地判断靶腺功能减退为原发性还是继发性。亚临床垂体功能减退的个体，可采用兴奋试验评价内分泌腺体的储备功能：如GnRH、TRH、CRH、GHRH 等上游激素激发垂体内分泌细胞的分泌反应。腺垂体联合兴奋试验（TRH、GnRH、胰岛素低血糖试验）结果若低于正常，有判断意义。胰岛素低血糖激发试验忌用于老年人、冠心病、有惊厥和黏液性水肿的患者。

垂体、下丘脑的病变可用 CT、MRI 影像检查，MRI 检查为首选。阅片时要注意垂体外周的情况，了解病变部位、大小、性质及其对邻近组织的侵犯程度。对于非鞍区病变可通过胸部X 线、胸腹部 CT 和 MRI 来检查。肝、骨髓和淋巴结等活检，可用于判断原发病因。

【诊断】

腺垂体功能减退症常起病缓慢，亚临床状态常常被患者和医生所忽视，因此凡有引起腺垂体功能减退症的原发疾病者，如下丘脑 / 垂体肿瘤、颅面部发育异常、颅脑炎症性病变、脑部肉芽肿病、颅脑创伤和手术、空泡蝶鞍综合征和既往有妊娠相关的出血或血压改变等患者，都应进行腺垂体功能减退症的筛查。

腺垂体功能减退症的诊断主要依据病史、临床表现、血激素水平测定和腺垂体功能试验进行全面分析，必要时需排除其他影响因素和疾病后才能明确诊断。如靶腺激素水平降低而垂体促激素水平正常或降低可以确诊为腺垂体功能减退症，对轻症患者可行腺垂体功能激发试验协助诊断。临床有症状或有生化检查结果异常或视野缺损的患者则需进行影像学检查。

【鉴别诊断】

应与下列疾病相鉴别：①多内分泌腺功能减退症，通常为自身免疫相关；②神经性厌食，有精神症状和恶病质，闭经，但无阴毛、腋毛脱落，可伴有神经性贪食交替出现；③失母爱综合征，与心理、社会因素有关，生长障碍与营养不良、情绪紊乱有关，改变环境、得到关怀和改善营养后可显著恢复生长，有认为其垂体功能改变为暂时性，与中枢神经递质作用异常有关。

【治疗】

腺垂体功能减退症的治疗包括病因治疗和激素替代治疗。激素替代治疗要求生理替代，改善症状，注意避免过量。

（一）病因治疗

腺垂体功能减退症可由多种病因引起，应针对病因治疗。肿瘤患者可选择手术、放疗和化疗；对于鞍区占位性病变，首先必须解除压迫及破坏作用，减轻和缓解颅内高压症状。对于出血、休克而引起缺血性垂体坏死，关键在于预防，加强产妇围生期监护，及时纠正产妇病理状态。患者宜进高热量、高蛋白、高维生素膳食，注意维持水、电解质平衡，尽量避免感染、过度劳累和应激刺激。

（二）激素替代治疗

1. GH 缺乏的治疗   补充 GH 可以改善患者肌肉无力、血脂异常、抵抗力减弱、低血糖、骨量减少等，提高患者的生活质量。GH 缺乏被认为与腺垂体功能减退症患者心血管死亡的风险增加有关。但因 GH 长期替代治疗可能增加肿瘤发生和肿瘤复发的疑虑尚未完全消除，且价格昂贵，因此其在成人腺垂体功能减退症患者中的应用应平衡风险与获益，尤其对于有恶性肿瘤病史、活动性或严重糖尿病视网膜病变的患者应限制使用。儿童期 GH 缺乏接受治疗的患者成年后，如仍然存在 GH 缺乏，应继续治疗，接受治疗的患者应监测 IGF-1 的水平，避免过量。

2. 促性腺激素缺乏的治疗   无生育需求者，性激素替代是合适的治疗方法。女性激素替代治疗可以使患者恢复性欲，保持正常体力，改善骨质疏松，提高生活质量，但建议在绝经后停止性激素补充。男性患者可用睾酮替代治疗。补充睾酮可以减少男性腹部和内脏脂肪，增加肌肉重量和力量，改善骨质疏松和生活质量。因此即便是替代后不能恢复正常性功能，仍建议继续性激素替代治疗。如有生育需求，可采用促性腺激素替代治疗或促性腺激素释放激素脉冲治疗。

3. TSH 缺乏的治疗   与原发性甲状腺功能减退一样，采用甲状腺激素替代治疗。需注意，对于促甲状腺激素缺乏的甲状腺功能减退患者，血清 TSH 测定无助于甲状腺激素替代治疗的监测。怀疑同时有 ACTH 缺乏的患者，应首先明确诊断；对同时有 ACTH 和 TSH 缺乏的患者，应首先治疗 ACTH 缺乏，因为甲状腺激素替代治疗会加剧 ACTH 缺乏的临床表现。

4. ACTH 缺乏的治疗   患者确诊存在继发性肾上腺皮质功能减退症后，必须尽快补充肾上腺皮质激素。糖皮质激素的替代剂量需要依据临床情况而定，一般为氢化可的松最大剂量不超过 30 mg/d（上午 20 mg、中午 5 mg、晚上 5 mg）或泼尼松不超过 7.5 mg/d（清晨 5 mg 及午后 2.5 mg）。在皮质激素替代治疗过程中，要定期随访评估激素分泌功能，调整激素替代的剂量；并且要定期观测患者的体重指数、血压、血糖、血脂、精神状态、食欲等。

（三）垂体危象处理

一旦怀疑有垂体危象，需立即进行治疗，并在治疗前留血待测相关激素。危象时的处理：①纠正低血糖：立即以 50% 葡萄糖溶液 40 ~ 80 ml 静脉注射，继以 5% 葡萄糖氯化钠溶液持续静脉滴注，纠正低血糖同时纠正失水。②大剂量肾上腺皮质激素应用：补液中加入氢化可的松，200 ~ 300 mg/d，分 3 ~ 4 次应用。③纠正水和电解质紊乱：给予 5% 葡萄糖氯化钠溶液静脉输注，血钠严重降低的患者，需要给予高浓度的氯化钠溶液；记录患者出入量，避免输液过量。④纠正休克：腺垂体功能减退症危象时低血压、休克很常见，血容量不足、低血糖等是重要原因。经过以上治疗，多数患者血压逐渐回升，休克纠正而不需要用升压药。在一些严重患者，经上述治疗后血压恢复不满意，仍需要使用升压药和综合抗休克治疗。⑤其他：去除诱因，感染是最常见、最重要的诱因，需要根据患者的情况选择抗生素抗感染治疗；低体温者需用热水袋、电热毯等将患者体温回升至 35℃ 以上，并在使用肾上腺皮质激素后开始用小剂量甲状腺激素治疗；高热者需要物理和化学降温；慎用镇静药。

腺垂体功能减退症患者激素替代治疗需要定期随访监测，以了解替代剂量是否合适。逐渐调整剂量至合适剂量后，应每隔 6 ~ 12 个月复诊。肿瘤所致的腺垂体功能减退症患者，应定期进行眼科检查和 MRI 随访。创伤引起的垂体功能减退症患者应在创伤后 3 ~ 6 个月复查。此外，由于创伤所致的垂体功能减退在 3 ~ 6 个月有可能恢复，也可能出现新的腺垂体激素缺乏，因此应在创伤 1 年后重新评估腺垂体功能。

（王海宁）

第 6 节　生长激素缺乏性侏儒症

生长激素缺乏症（growth hormone deficiency，GHD），包括儿童生长激素缺乏症和成人生长激素缺乏症。前者又称生长激素缺乏性侏儒症、垂体性侏儒症（pituitary dwarfism），是指在青春期前起病，因生长激素释放激素（GHRH）- 生长激素（GH）- 胰岛素样生长因子 -1（IGF-1）轴功能障碍而导致生长缓慢和身材矮小，是儿童矮身材的重要原因之一。该病在各地区的患病率差异较大，约为 1/10 000 ~ 1/4000，男女之比为（3 ~ 4）：1。

【病因与发病机制】

生长激素缺乏性侏儒症的病因复杂，任何先天或后天因素导致的 GH 分泌和作用障碍都可以影响生长发育。按照病因分为原发性、继发性和暂时性三类，其中原发性又包括遗传性和特发性；按照病变部位可分为下丘脑性、垂体性和外周性；按照受累激素多少可分为单一性 GH 缺乏和包括 GH 在内的多发性垂体激素缺乏症。

（一）遗传性生长激素缺乏性侏儒症

多数为常染色体隐性遗传，少数为常染色体显性或伴性遗传，可表现为单一性 GH 缺乏、多发性垂体激素缺乏及 GH 作用障碍。

（1）GH-1 基因纯合子突变或缺失可造成 GH 分泌合成障碍，患儿体内 GH 完全缺乏或极低，刺激后无反应，给予外源性 GH 因产生 GH 抗体而导致治疗无效。

（2）影响垂体发育的某些转录因子，如腺垂体特异性转录因子（pit）-1 及其祖蛋白（prop）-1 异常可导致多种腺垂体激素的联合缺乏，其基因突变表现为 GH 完全缺乏。

（3）GH 抵抗可见于以下几种情况：① GH 不敏感综合征：由于靶细胞或受体对 GH 不敏感而引起的一种矮小症，以 Laron 综合征最常见。患者有 GH 缺乏的临床表现，但血中 GH 不低且有活性，IGF-1 降低，外源性 GH 无作用；② GH 结合蛋白或 GH 抗体致循环中 GH 作用被抑制；③ GH 结构异常；④ IGF 合成缺陷或 IGF 抵抗。

（二）特发性生长激素缺乏性侏儒症

该类型在本病中最为常见，因诊断之时病因不明而被称为特发性。不少患者存在围生期异常，包括早产、难产、胎位不正（臀位和足先露多见）、严重窒息等。根据 GHRH 治疗效果观察推测特发性患者中多数是由于下丘脑 GHRH 合成和分泌缺陷所致。影像学检查提示有些患者存在下丘脑-垂体结构上的异常，如垂体前叶发育不良、垂体柄中断等。

（三）继发性生长激素缺乏性侏儒症

该类型可继发于下丘脑-垂体区域的多种疾病，包括①肿瘤：常见为颅咽管瘤、神经纤维瘤、生殖细胞瘤、垂体大腺瘤等肿瘤压迫下丘脑-垂体而发生；②损伤：包括头部外伤、手术、累及鞍区的放射性治疗等；③感染：颅内的感染性病变，如脑炎、脑膜炎等，病原体可为细菌、病毒、结核、梅毒、寄生虫等；④全身性和浸润性疾病：也可累及下丘脑-垂体区域，如白血病、含铁血黄素沉积症、肉芽肿病变等。

（四）暂时性生长激素缺乏性侏儒症

体质性生长发育延迟可以造成一过性矮小。营养不良时，血 IGF-1 水平及其作用降低也可以造成患者生长发育缓慢。不容忽视的还有精神和心理创伤所致的 GHD，这类患者由于外界环境因素导致精神、心理受到创伤，造成应激，影响大脑皮质向下丘脑的神经冲动传递，抑制 GHRH 分泌，而改变环境因素，解除应激后可恢复。

【临床表现】

（一）身材矮小

生长速度缓慢所致的身材矮小是本病最重要的临床特征。多数患儿出生时身高正常，出生后数月出现躯体生长迟缓，最早在出生后即可出现生长迟缓，也有 10 岁以后起病者。生长迟缓多因在 2 ～ 3 岁后与同龄儿身高差别显著而被发现。身材矮小为相对性的，其身高比同地区、同年龄、同性别的儿童明显降低。生长速度虽然缓慢但并未停止，生长速度一般在 3 岁以下低于每年 7 cm，3 岁至青春期每年不超过 4 ～ 5 cm，青春期每年不超过 5.5 ～ 6.0 cm。8 ～ 10 岁时身高可较同龄正常儿童平均身高低三个标准差（SD）以上，成年时身高一般不超过 125 ～ 130 cm。

患儿体态相对匀称协调，保持儿童外貌和矮小体型，营养状态一般良好，可呈轻度向心性肥胖，皮下脂肪丰满，皮褶厚度在正常范围内。至成年后，皮肤弹性减退而多皱，但面容仍不成熟，呈"老小孩"面容。

（二）第二性征发育延迟或不发育

患者通常至青春期，第二性征仍未发育，男性表现为外生殖器和睾丸均小，与幼儿相似，无阴毛、腋毛；女性表现为原发性闭经、乳腺发育差、子宫和附件小等。单一性 GH 缺乏者可出现性器官发育与第二性征，但往往延迟。如果伴有促性腺激素和促甲状腺激素缺乏，则可能一直保持性幼稚状态。

（三）智力发育正常

患者智力水平一般正常，学习成绩与同年龄者无明显差异。但年长后常因身材矮小而出现心理障碍，可表现为抑郁或者自卑心理。

（四）骨龄落后

长骨骨骺闭合较晚，骨龄延迟 2 年以上，部分患者牙齿成熟较迟。X 线可见长骨短小，骨龄幼稚，骨化中心发育迟缓，骨骺久不闭合。

（五）其他

Laron 综合征患者可表现为特征性外貌，如身材矮小、肥胖、前额突出、大眼、鞍鼻、头发稀少等。垂体柄中断综合征患者常伴中线发育缺陷，如膈缺如、视神经发育不良、脑膨隆、唇裂等。继发性生长激素缺乏性侏儒症患者可有原发病表现，例如鞍区肿瘤所致者可有局部受压和颅内压增高的表现，出现头痛、视力减退、视野缺损等症状。

患儿成年后可表现为瘦体重减少，脂肪量增加，肌肉力量降低，骨密度下降。易出现脂代谢异常、心功能障碍、早发动脉粥样硬化、胰岛素抵抗等。

【实验室与影像学检查】

（一）实验室检查

1. 常规检查　包括血常规、血糖、电解质、肝肾功能，以评价全身基本情况，必要时应行染色体核型分析、口服葡萄糖耐量试验。

2. 垂体前叶功能测定　基础 GH 和 IGF-1 测定，并完善垂体-各靶腺轴激素测定，如性激素、甲状腺激素、促肾上腺皮质激素、皮质醇等，必要时行垂体前叶功能的兴奋试验，评估储备功能。由于 GH 呈脉冲式分泌，峰值和谷值相差较大，故不能仅依靠基础 GH 值，而是最终需要 GH 激发试验诊断本病。

3. GH 激发试验　GH 激发试验的主要目的是评价 GH 分泌潜能，常用 GH 激发试验见表 6-2-3，各种激发试验有各自不同的诊断切点，通常选择 2 ~ 3 项试验。

表 6-2-3　常用 GH 激发试验

试验用药	方法	采血时间	判断标准
胰岛素	普通胰岛素 0.075 ~ 0.1 U/kg，静脉注射	0 min、30 min、60 min、90 min	刺激后 GH > 10 μg/L 为正常反应，< 5 μg/L 为反应低下
精氨酸	精氨酸 0.5 g/kg（最多不超过 30 g）30 min 内静脉输注	0 min、30 min、60 min、90 min、120 min	同上
左旋多巴	服用左旋多巴制剂 500 mg（体重 15 ~ 30 kg 者服用 250 mg，体重低于 15 kg 者服用 125 mg）	同上	正常人 60 ~ 120 min 时 GH ≥ 7 μg/L，本病患者无反应
GHRH	1 μg/kg 静脉注射	0 min、15 min、30 min、45 min、60 min、90 min、120 min	GH > 5 μg/L 者为下丘脑性 GHD，< 5 μg/L 者为垂体性 GHD

4. IGF-1 和胰岛素样生长因子结合蛋白 3（IGFBP-3）测定　血清 IGF-1 和 IGFBP-3 水平相对稳定，可反映 GH 分泌状态，是 GH 缺乏诊断和鉴别诊断的重要参考指标。但 IGF-1 和 IGFBP-3 受到年龄和肥胖等因素的影响，且单独测定没有诊断价值。

（二）影像学检查

中枢神经系统的 MRI 和 CT 检查，特别是下丘脑和垂体区域的结构变化，有助于病因的判断。骨龄的测定和判断一般检测非优势手掌和手腕。

（三）其他检测

如怀疑遗传性、先天性 GHD 或者代谢酶缺陷所致，还需要进行染色体检查、GH 相关基因检查等。

【诊断与鉴别诊断】

（一）诊断

目前尚缺乏国际统一的诊断标准，国内通常采用的诊断要点如下：①身高落后于同年龄、同性别正常健康儿童身高的第 3 百分位数或 2 个 SD；②年生长速率 < 7 cm（3 岁以下），< 5 cm（3 岁至青春期），< 6 cm（青春期）；③匀称性矮小，面容幼稚；④智力发育正常；⑤骨龄落后于实际年龄；⑥两项 GH 激发试验 GH 峰值 < 10 μg/L；⑦血清 IGF-1 水平低于正常值。

　　诊断需要排除其他造成生长迟缓的因素，如肝肾功能异常、染色体异常、其他内分泌系统疾病等。而临床特征、基因分析等有助于病因诊断。

　　（二）鉴别诊断　　主要是儿童矮身材的病因鉴别。

　　1. 特发性身材矮小　　包括家族性身材矮小、体质性青春期发育延迟，是一种异质性不明原因的矮小状态，约占全部身材矮小儿童的 60% ～ 80%。患者身高小于同年龄、同性别人群平均身高 2 个 SD 以上，且未发现明确疾病。生长速率正常或偏慢，GH 测定或 GH 激发试验正常。其中，体质性青春期发育延迟的患者一旦开始发育，骨骼即迅速生长，第二性征开始发育，最终可达正常身高和性成熟。所以需要除外各种器质性疾病后才能诊断，诊断后也需要严密随访。

　　2. 全身性疾病所致的身材矮小　　儿童期严重心、肝、肾、胃肠等脏器的慢性疾病以及各种慢性感染，如结核、寄生虫病等，均可引起生长发育迟缓而导致身材矮小。

　　3. 呆小病（克汀病）　　由胎儿或新生儿甲状腺功能减退症所致，表现为明显生长发育障碍伴智力低下，可伴有甲状腺功能减退的其他临床表现，如颜面部水肿、畏寒、腹胀、便秘等，评估甲状腺功能可以明确诊断。

　　4. 先天性卵巢发育不全综合征（Turner 综合征）　　患者为女性表型、身材矮小、性器官发育不全，常有原发性闭经，伴有颈蹼、肘外翻等特征性先天性畸形，致病原因是缺失一个 X 性染色体，典型染色体核型为 45,XO，属于先天性性分化异常。血清 GH 水平不低。

　　5. 小于胎龄儿　　又称宫内生长发育迟缓或小样儿，指出生体重和（或）身长低于同胎龄正常参考值第 10 百分位，或出生体重低于同胎龄正常参考值 2 个 SD 以上或第 3 百分位。通常 GH 激发试验正常。

【治疗】

　　治疗目的是使患儿尽量达到正常身高，减少心理障碍。继发性者则应针对原发疾病进行治疗。

　　1. 人生长激素（human growth hormone，hGH）治疗　　对于 GHD，最理想的治疗手段是使用 GH 替代治疗，早期应用可使生长发育恢复正常。治疗采用个体化治疗，小剂量开始，剂量为每周 0.5 ～ 0.7 U/kg，分 6 ～ 7 次，或 0.075 ～ 0.2 U/（kg·d）于睡前 30 ～ 60 min 皮下注射，可连续应用。初用时，身高增长速度可达每年 8 ～ 15 cm，以后疗效渐减。注射 hGH 的局部和全身不良反应较少，潜在风险包括糖代谢异常、甲状腺功能减退以及促有丝分裂作用，但致癌性并不确定。

　　2. GHRH 治疗　　适用于 GH 分泌障碍较轻的下丘脑性 GHD，此类患者垂体具有 GH 分泌功能。但剂量、给药途径（包括鼻吸用药）、给药频率等尚未确定。

　　3. IGF-1 治疗　　适用于 GH 不敏感综合征的患者，每日皮下注射 2 次，每次 40 ～ 80 μg，生长速度每年可增加 4 cm 以上。IGF-1 有类胰岛素作用，可引发低血糖反应。

　　4. 神经递质治疗　　临床上用于 GHD 治疗的神经递质有多巴胺和可乐定，主要作用是促进 GHRH 的释放，适用于垂体具有 GH 分泌功能的下丘脑性 GHD。

　　5. 同化激素　　睾酮有促进蛋白质合成作用，GHD 患者使用初期可显著增加身高，但因其促进骨骺闭合作用而致生长过早停止，最终身材仍矮小。人工合成的同化激素，如氧雄龙具有较强的促进蛋白质合成作用而雄激素作用较弱，骨龄增加不显著。

　　6. 其他下丘脑垂体激素　　部分 GHD 患者可伴有多种垂体激素缺乏，单纯应用 GH 治疗可能反应不理想。因此甲状腺功能减退者应补充甲状腺素，肾上腺皮质功能减退者应长期补充可的松，性腺功能减退者青春期后必要时可给予小剂量促性腺激素或性激素以诱导青春期发育。

（田　勃）

下丘脑疾病

第1节　尿崩症

尿崩症（diabetes insipidus，DI）是一种以产生大量异常的稀释性尿液为特点的临床综合征。通常 24 h 尿量大于 50 ml/kg，而尿渗透压小于 300 mOsm/L。根据病因不同可分为 4 种类型：①中枢性尿崩症（central diabetes insipidus，CDI）；②肾性尿崩症（nephrogenic diabetes insipidus，NDI）；③妊娠期尿崩症（gestational diabetes insipidus，GDI）；④原发性多饮（primary polydipsia，PP）。尿崩症与精氨酸加压素（arginine vasopressin，AVP）又称抗利尿激素（antidiuretic hormone，ADH）的数量或作用不足有关。在临床中尿崩症的多尿要与溶质性利尿相鉴别。本节着重于中枢性尿崩症。

【病因与发病机制】

尿崩症的病因不同，发病机制也各不相同。病因见表 6-3-1。

CDI 是由于下丘脑-神经垂体产生的 AVP 不足或缺乏所致，主要分为获得性、先天畸形或遗传性。临床中有近一半患者为特发性，这类患者发病较晚，无家族聚集倾向，无明确的基因突变，但是随着病程的延长可能会发现获得性疾病的证据。在遗传性 CDI 中，已证实的遗传方式包括常染色体显性遗传；常染色体隐性遗传，其中一种是 *WFS1* 基因突变所致，临床表现为 Wolfram 综合征（又称 DIDMOAD，包括 DI、糖尿病、视神经萎缩、神经性耳聋）；X- 连锁隐性遗传（Xq28）等。

NDI 是由于肾对 AVP 部分或完全抵抗引起的，主要分为遗传性和获得性，另外有些患者

表 6-3-1　尿崩症的病因

中枢性尿崩症	肾性尿崩症	妊娠期尿崩症	原发性多饮
获得性	获得性		精神性
下丘脑-垂体手术	药物性		渴感异常
头部外伤	代谢性		
肿瘤（原发性、转移性、血液性）	尿路梗阻解除后		
肉芽肿性	血管性		
感染性	肉芽肿性		
炎症性	肿瘤性		
血管性	浸润性		
特发性	遗传性		
先天畸形	特发性		
遗传性			

由于发病时原因不明被列为特发性。已证实的遗传方式包括 X 连锁隐性遗传和常染色体隐性遗传等。临床中获得性比遗传性常见，尤其是在成人中出现的 NDI，获得性多为药物、电解质异常或肾梗阻性疾病解除后所致，其中最常见的药物是锂制剂。

GDI 是由于妊娠期间胎盘产生的 AVP 降解酶导致 AVP 代谢增加所致，在孕中晚期出现，产后数周恢复正常。

PP 可分为精神性烦渴和致渴性尿崩症，是由于患者过度摄水，抑制了正常 AVP 的分泌，引起了继发性的 AVP 分泌缺乏。注意后者可由疾病、损伤或药物引起，其中部分合并其他的下丘脑-垂体功能异常。

【病理生理】

AVP 是机体最重要的水代谢调节激素，其分泌主要受血浆渗透压的调节。渗透压感受器对于血钠及其阴离子的微小改变非常敏感，AVP 释放的平均阈值大约是血浆渗透压 280 mOsm/L 或血钠 135 mmol/L；当出现急性大量血容量减少或血压下降时渗透压调节系统的阈值会下降，从而引起血浆 AVP 水平升高，这个机制在患者出现严重血流动力学障碍时有重要意义；另外恶心、急性低血糖、糖皮质激素缺乏、吸烟等情况可能激发 AVP 分泌。AVP 通过增加肾远曲小管和集合管对于水溶质的通透性，重吸收由近端肾单位进入的大量稀释性滤过液，这个效应的程度与血浆 AVP 浓度和溶质排泄率直接成比例相关，但是这个效应可被溶质性利尿所减弱。当 AVP 缺乏时，重吸收的缺陷导致排出极大量稀释尿液［可达 0.2 ml/(kg·min)，比重 1.000，渗透压 50 mOsm/L］，这种情况被称为水利尿。

AVP 分泌或作用下降 75% 以上可导致 DI。无论是血浆 AVP 水平降低所致的 CDI，还是肾 AVP 敏感性下降导致的 NDI，在早期，多尿脱水导致的轻度渗透压增高会刺激 AVP 神经元，增加 AVP 释放，在一定程度上恢复正常的尿量和渗透压。当疾病进行性发展，机体不能代偿，血渗透压进一步升高，刺激渴感，饮水量进一步增加，一方面避免了脱水的发展，另一方面也抑制了 AVP 的进一步代偿分泌，最终使尿崩症症状日益明显。所以没有渴感缺失或其他原因限制饮水的患者不会出现高钠血症和明显脱水。

【临床表现】

（一）多尿

DI 的最显著临床表现包括多尿、烦渴和多饮。患者通常主诉夜尿增多，也往往是成人患者就诊的主要原因，儿童患者可因为夜间遗尿就诊。

获得性 CDI 尤其是特发性 CDI 的患者一般起病较急，经常可提供明确起病时间。患者白天和夜间的尿量均增加，但仍保持正常的昼夜变化，夜间尿量为白天尿量的一半左右。疾病早期，CDI 和 NDI 患者喜饮凉水，每日尿量基本稳定，日间变化很少。患者的尿量和饮水量同步增加，仍维持水代谢基本平衡，所以临床中没有脱水体征。病程长且没有规范治疗的患者可出现轻度脱水表现，包括皮肤干燥、汗液和唾液减少、食欲减退、便秘等，因为长期多尿夜间睡眠差、生活质量差等原因出现乏力、焦虑、失眠、情绪低落等。长期多尿还可以导致膀胱容积增大，甚至输尿管、肾盂扩张，此时患者日排尿次数会较前有所减少。

PP 患者是由于认知或渴感异常导致液体摄入过多，血浆渗透压和血钠降低，AVP 分泌减少。临床上患者可有精神类疾病史或相关临床表现，日间饮水量、尿量变化较大，无脱水表现。但是长期多尿可以导致肾小管浓缩功能下降，有时与部分性 NDI 难以区分。

（二）特殊临床类型

1. 遗传性尿崩症　目前发现的遗传性 CDI 中以常染色体显性遗传类型最为常见，是位于 20 号染色体上的精氨酸加压素原前体（Prepro-AVP-NP Ⅱ）基因突变所致。患者出生时正常，通常 1 ~ 6 岁出现典型尿崩症表现，也有患者到成人后才起病。幼年起病者症状持续时间越长，病情越严重，而成年起病者一般病情较轻。

遗传性 NDI 出生时即发病，若不能及时发现并采取有效措施，极易出现反复脱水、高钠血症和高渗状态，甚至惊厥，长期持续容易导致神经系统损害，影响生长发育，严重者危及生命。

2. CDI 伴渴感异常　此类患者常见于下丘脑病变或手术后，由于下丘脑分泌 AVP 的神经元和渴感中枢同时受损，导致血浆渗透压等变化不能刺激 AVP 分泌和渴感，患者一方面因为 AVP 缺乏而排出大量低渗尿，另一方面因为渴感缺乏不能及时摄水以补充体内丢失的水分。此时若不能每日强制性固定饮水，容易出现明显脱水和高钠血症。

3. 颅脑外伤及颅脑术后 DI　范围较小的颅脑手术可出现暂时性 DI，术后 1 ~ 4 日内发生，持续 2 ~ 6 日，病因是创伤所致 AVP 的释放暂时受到抑制。损伤范围较大时导致持久性 DI，可出现典型的"三期型尿崩症"，即临床演变分为三期：①急性多尿期：手术后发生，持续 1 至数日，是由于损伤导致 AVP 释放功能丧失，临床表现为多尿。②中间期：历时数日或更久，是由于 AVP 释放能力恢复，甚至出现不适当的过度分泌，临床表现为尿量较前减少，可恢复正常或更少。③持久性多尿期：出现时间不定，是由于之前储备的 AVP 全部释放，同时损伤的神经核团或垂体柄不可恢复，临床表现为典型的多尿、烦渴。

4. CDI 合并腺垂体功能减退　当下丘脑-垂体疾病或手术累及腺垂体和神经垂体，就会出现全垂体功能减退，这种情况在手术后出现 CDI 的患者中更需要重视。糖皮质激素和 AVP 在水的排泄方面有拮抗作用，当补充糖皮质激素纠正腺垂体功能后，多尿症状会加重，治疗药物的剂量需要增加。同理，当患者 CDI 临床症状突然减轻时，需要考虑合并腺垂体功能减退的可能性。

【 **实验室与影像学检查** 】

1. 尿量和尿比重　生理状态下每日尿量变化不大，尿崩症患者 24 h 尿量大于 50 ml/kg，甚至可多达 20 L。尿比重多在 1.005 以下，部分性尿崩症患者比重偶可达 1.010。

2. 血渗透压和血钠浓度　CDI 和 NDI 患者在保证饮水的状态下，血渗透压和血钠浓度正常或偏高，而 PP 患者两者都正常或偏低。

3. 尿渗透压　非禁水状态下，尿渗透压低于 300 mOsm/L，严重者可低于 60 ~ 70 mOsm/L。

4. 血浆 AVP 和血清和肽素水平　血浆 AVP 测定可以直接反映体内抗利尿激素水平，对于明确诊断以及病因分型有特殊意义。当低渗性多尿伴有基础血浆 AVP 水平升高时就可以诊断 NDI。和肽素（copeptin）与 AVP 同源，是精氨酸加压素原（pro-AVP）C 端的部分肽段，含 39 个氨基酸残基，在体内与 AVP 按照 1∶1 释放，因此血清和肽素的变化意义与 AVP 相同，CDI 患者基础和刺激后的和肽素水平均低。

5. 禁水-加压试验　比较禁水前后和应用 AVP 前后的尿渗透压变化。

（1）方法：禁水 6 ~ 16 h 不等（一般禁水 8 h，视病情轻重而定）。试验前测体重、血压、血浆渗透压、血钠及尿比重、尿渗透压，以后每小时留尿测尿量、尿比重及尿渗透压。待尿渗透压达到平台，连续两次尿渗透压之差 < 30 mOsm/L，且继续禁饮尿渗透压不再增加时，测定血浆渗透压和血清钠，而后立即皮下注射加压素 5 U，再留取尿液测定 1 ~ 2 次尿量和尿渗透压。

（2）结果判定：正常人禁水后体重、血压及血浆渗透压变化不大，尿渗透压 > 800 mOsm/L，注射加压素后，尿渗透压升高不超过 9%。精神性烦渴者与正常人相似。完全性 CDI 患者，血浆渗透压峰值 > 300 mOsm/L，尿渗透压低于血渗透压，注射加压素后尿渗透压升高超过 50%；部分性 CDI 患者，血浆渗透压峰值 ≤ 300 mOsm/L，尿渗透压可稍超过血浆渗透压，注射后尿渗透压升高 9% ~ 50%。NDI 患者在注射加压素后无反应。

（3）注意事项：本试验应在严密观察下进行，若患者在禁水后体重下降超过 3% ~ 5%，或出现血压明显下降、烦躁等，应立即停止试验，并及时补充水分。若禁水过程中血清钠水平超过检测上限即可判断为完全性 DI，停止禁水试验。

6. 高渗盐水试验　正常人静脉滴注高渗盐水后，血浆渗透压升高，AVP 大量释放，尿量明显减少，尿比重增加，以此评估神经垂体功能。以 0.1 ml/（min·kg）速度静脉滴注 3% 氯化钠 2 h，期间每 30 min 测定血浆渗透压和 AVP 水平，CDI 患者血浆渗透压升高，AVP 无反应或反应低下。本试验高血压和心脏病患者禁用。

7. 垂体 MRI　在大多数健康成人和儿童中，垂体后叶在 MRI 正中矢状位 T1 加权像表现为高信号，CDI 患者高信号消失或异常小。但是高信号是否消失与疾病程度无明显相关性，特异性差，部分正常人、空泡蝶鞍以及 NDI 患者高信号也可能消失。

8. 基因检测　对于任何怀疑遗传性 DI 的患者均应进行基因检测，以明确诊断分型。

【诊断与鉴别诊断】

当患者出现明显多尿、烦渴、多饮时，明确存在异常大量（24 h 尿量大于 50 ml/kg）稀释性（尿渗透压 < 300 mOsm/L）尿液时即可诊断尿崩症。通过禁水-加压试验可以进行病因学（CDI、NDI 或 PP）以及病情程度（完全性或部分性）的鉴别，具体见图 6-3-1。

多尿首先应该与尿频鉴别，后者 24 h 尿量正常。

尿崩症的多尿应该与溶质性利尿，如糖尿病、高钙血症等加以鉴别。溶质性利尿患者的尿比重和尿渗透压均升高，血清检测也可以有相应提示（如血糖异常、血钙异常等），容易鉴别。

尿崩症病因学的鉴别诊断非常重要，但是临床中有时候禁水-加压试验难以区分部分性CDI、NDI 和病程较长的 PP。另外，特发性 CDI 患者经过多年随访经常会发现全身或局部病变，所以临床中对于这些患者需要长期随访。

【治疗】

（一）替代治疗

AVP 类制剂对于无并发症的 CDI 应该能够完全消除症状和体征，但需要教育患者真正口渴时饮水，避免治疗中出现水中毒，对于渴感异常患者需要注意预防低钠血症的发生。

1. DDAVP（1- 脱氨,8- 右旋精氨酸加压素）　是一种人工合成的 AVP 类似物，相较于天然AVP，增强了抗利尿作用，加压副作用很微弱。给药途径包括静脉注射、皮下注射、鼻腔吸入或口服片剂。其中口服片剂 0.1 mg 每日 2 ～ 3 次，最大剂量可达每日 1.2 mg。

2. 鞣酸加压素油剂　又名长效尿崩停，深部肌内注射，0.1 ml 开始，根据每日尿量逐步增加剂量，注射一次作用可维持 3 ～ 5 天。

（二）其他抗利尿药物

此类口服药物可试用于部分性尿崩症。不宜用于孕妇和儿童患者。

1. 氯磺丙脲　该药可刺激垂体释放 AVP，并加强 AVP 的水重吸收作用，可增加肾小管cAMP 的生成，但对 NDI 无效。每日剂量不超过 0.2 g，早晨一次口服。可引起严重低血糖，也可引起水中毒，儿童和孕妇禁用。

2. 氢氯噻嗪　每次 25 mg，每日 2 ～ 3 次，其作用机制可能是由于尿中排钠增加，体内缺钠，肾近曲小管水重吸收增加，到达远曲小管的原尿减少，因而尿量减少。长期服用可引起缺钾、高尿酸血症等，应适当补充钾盐。

3. 卡马西平　可刺激 AVP 释放，使尿量减少，但作用不及氯磺丙脲。每次 0.2 g，每日2 ～ 3 次，副作用有粒细胞减少症、肝损害、疲乏、眩晕等。

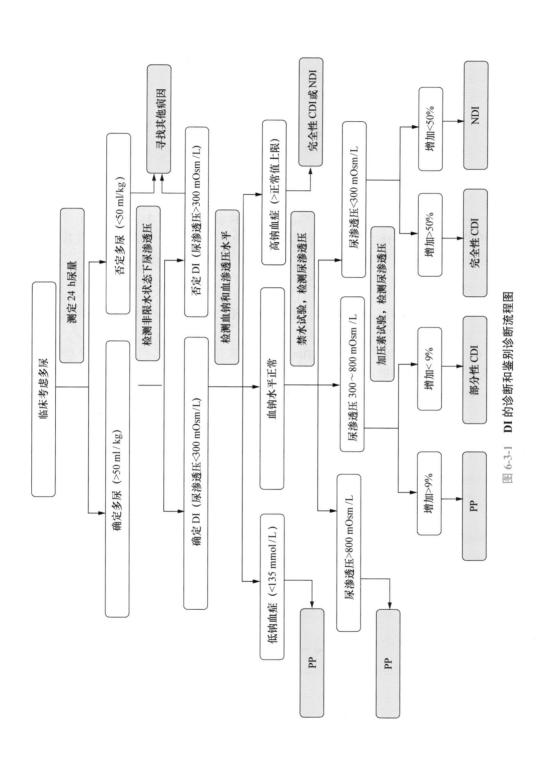

图 6-3-1　**DI 的诊断和鉴别诊断流程图**

（三）原发病治疗

积极寻找病因，尽量针对原发病治疗。

【预后】

尿崩症的预后与病因密切相关。在足够水分供应和规律抗利尿治疗下，患者往往无高渗脱水等症状和体征，可以基本维持正常生活。初诊为特发性 DI 的患者需要每年进行系统评估，积极寻找全身或局部病因，避免延误病情。

第 2 节　抗利尿激素分泌失调综合征

抗利尿激素分泌失调综合征（syndrome of inappropriate antidiuretic hormone secretion，SIADH）又称为不适当抗利尿综合征（syndrome of inappropriate antidiuresis，SIAD），是一种以低渗性低钠血症和尿液稀释功能障碍为特征性表现的水钠平衡异常，主要是由于在无明确兴奋 AVP 分泌的情况下 AVP 分泌过多，其病因涉及多种疾病和情况。SIADH 是住院患者低钠血症的常见原因。

【病因与发病机制】

临床中引起 SIADH 的病因多种多样，可分为肿瘤、神经系统疾病、胸肺部疾病、药物以及其他原因五大类，见表 6-3-2。

SIADH 从 AVP 来源上分，可以分为由于肺癌或其他肿瘤引起的异位 AVP 产生，其原因是恶性肿瘤异常表达 AVP-NP II 基因；多种药物或疾病引起的正常 AVP 的释放，经常存在于急性感染或卒中的患者中，也与许多其他的神经源性疾病和损伤相关，但这些疾病破坏渗透压

表 6-3-2　**SIADH 的常见原因**

肿瘤
肺部和纵隔：小细胞肺癌、胸腺瘤、间皮瘤
其他部位恶性肿瘤：胃肠道、胰腺、泌尿生殖系统肿瘤，淋巴瘤，肉瘤

神经系统疾病
感染：脑炎、脑膜炎、脑脓肿、获得性免疫缺陷综合征（AIDS）
血管性：脑血管闭塞、出血、海绵窦血栓形成
神经病性：吉兰-巴雷综合征、多发性硬化、脊髓侧索硬化症、周围神经病、急性间歇性卟啉症
肿物和外伤：头颅外伤、脊髓损伤、脑积水
先天畸形：胼胝体发育不全、唇裂或腭裂、其他中线结构缺陷

胸肺部疾病
感染：肺炎（细菌性、病毒性、真菌性）、肺脓肿、肺结核
其他：急性呼吸衰竭、慢性阻塞性肺疾病、气胸、正压通气

药物
刺激 AVP 释放或增强其作用的药物：选择性 5-羟色胺再摄取抑制剂、三环类抗抑郁药、卡马西平、酚噻嗪类、尼古丁
AVP 类似物：去氨加压素、大剂量催产素

其他
遗传性：V2 受体基因激活突变
特发性

调节的机制尚不清楚；以及外源性给予 AVP 类似物。其中恶性肿瘤，尤其是小细胞肺癌是引起患者特别是老年患者 SIADH 的最常见原因，必须加以重视。

【病理生理】

当摄水量超过不显性失水和尿量，同时 AVP 渗透压抑制受损时才会导致水潴留和稀释性低钠血症。SIADH 的基本病理生理过程是 AVP 不适当的分泌过多和肾游离水排泄障碍。AVP不适当的分泌过多是由于 AVP 分泌的渗透压调节功能发生了异常变化，其水平相对于血浆渗透压水平呈现出不对应的明显升高。过多的 AVP 使肾集合管水的重吸收增加，水潴留，总体液量增加。体液量增加一方面降低了血钠水平，另一方面增加肾小球滤过压，使心房钠尿肽增加，肾素活性被抑制，最终尿钠排泄增加，二者共同结果是体内总钠量减少，从而抑制了细胞外容量的进一步扩张，最终表现为体液容量基本正常、低渗、低钠、尿钠相对升高。同时急性低钠血症因为扩大细胞内容量，增加了脑水肿和颅内压，可能产生急性水中毒的临床表现。

AVP 分泌的渗透压调节异常分为四种类型：a 型表现为 AVP 水平明显升高并且大幅度波动，与血渗透压的变化没有关系，提示渗透压调节的完全丧失，可能与间歇性的异位分泌及快速变化的非渗透性刺激有关；b 型表现为 AVP 水平固定于一个轻微升高的水平，当渗透压低于阈值时仍持续分泌，但是当渗透压达到正常范围后 AVP 的升高是适当的，提示抑制性的渗透压感受器受损；c 型表现为 AVP 在渗透压达到正常范围前，即与其密切相关地升高，提示渗透压释放阈值向下重新设定；d 型渗透压对 AVP 的调节是正常的，但是尿液不能最大程度地稀释，提示肾对 AVP 的敏感性增高。其中 b 型最常见，因为 AVP 仍然对血浆渗透压有充分反应，当液体超量摄入使血浆渗透压下降到新的调定阈值时，AVP 仍能够被最大程度抑制而使尿液充分稀释，此类患者的 SIADH 可自发缓解。而 d 型最少（约占总体的 10%），目前考虑可能为 V2 受体的激活突变，又被称为肾性 SIADH。

【临床表现】

SIADH 主要呈现的是正常容量性低钠血症的表现，症状的严重性与血钠降低的速度和血钠的水平相关，血钠下降速度越快、浓度越低症状就越严重。

按低钠血症的严重程度，患者血钠大于 130 mmol/L 时，一般无临床症状。当血钠在125 ～ 130 mmol/L 时，出现消化道和肌肉症状，包括厌食、恶心、呕吐和腹痛，以及肌无力、肌痉挛等。血钠降至 115 ～ 125 mmol/L 时，表现为躁动、意识模糊、幻觉和不自主行为等。当血钠在 115 mmol/L 以下时，患者可出现痉挛、昏迷，如不及时处理，可导致死亡。

按照进展速度分为：急性低钠血症，存在时间 < 48 h；慢性低钠血症，存在时间 ≥ 48 h；若临床不能确定存在时间，在除外引起急性低钠血症危险因素（包括手术后期、原发性多饮、运动、肠镜前准备、应用甲基苯丙胺、催产素、噻嗪类利尿剂、去氨加压素、抗利尿激素及静脉应用环磷酰胺等）后，一般考虑慢性低钠血症。如果血钠浓度快速下降，易在血钠水平较高时出现症状。如果是慢性低钠血症，即使是严重的低钠血症，也可表现为相对的无症状或症状轻微。

【实验室与影像学检查】

（一）当临床怀疑 SIADH 时，必须尽快完成的项目

1. 血浆渗透压和尿渗透压
2. 血清钠和尿钠

（二）为 SIADH 鉴别诊断提供依据的项目

1. 血尿酸

2. 血清肾功能

3. 血甲状腺功能

4. 血皮质醇和促肾上腺皮质激素（ACTH）

（三）为明确 SIADH 病因提供依据的项目

1. 影像学评估 尤其是充分的肺部影像学评估，以及中枢神经系统的评估。

2. 肿瘤标志物

3. 其他感染、自身免疫学指标

【诊断与鉴别诊断】

（一）诊断

SIADH 的诊断标准并不统一，目前比较通用的诊断标准是：①细胞外液有效渗透压降低（血渗透压 < 275 mOsm/L）；②不恰当的尿液浓缩（尿渗透压 > 100 mOsm/L）；③临床判断正常容量性，无低容量（如直立性低血压、心动过速、皮肤和黏膜脱水）或高容量（皮下水肿、腹水）证据；④正常水钠摄入时尿钠排出增多（> 20 ~ 30 mmol/L）；⑤临床中未发现其他导致正常容量性低渗的疾病证据，如严重甲状腺功能减退症、低皮质醇血症（糖皮质激素缺乏）；⑥肾功能正常，未应用利尿剂（尤其是噻嗪类利尿剂）。另外，一些指标有助于 SIADH 的诊断：①血尿酸 < 240 μmol/L，血尿酸水平降低与容量扩张和 AVP 作用在肾 V1 受体促进尿酸排泄有关；②输入 0.9% 生理盐水不能纠正低钠血症；③限制液体入量可改善低钠血症；④血 AVP 水平不适当升高。

（二）鉴别诊断

SIADH 是正常容量性低渗性低钠血症，所以需要分别就非低渗性低钠血症和非正常容量性低钠血症进行鉴别。诊断和鉴别诊断流程见图 6-3-2。

1. 低渗性低钠血症需要与假性低钠血症和稀释性低钠血症进行鉴别

假性低钠血症是由于血浆中的非水分增多导致血钠在检测中假性降低，如严重的高甘油三酯血症、多发性骨髓瘤等导致血浆蛋白大量增加，此时体内钠的实际水平和血浆渗透压都是正常的。

稀释性低钠血症是由于血浆中渗透活性物质增加所致，如明显升高的葡萄糖、静脉滴注的甘露醇，这些物质使细胞外液渗透压升高，细胞内水分转移到细胞外，血钠因稀释而降低，但是细胞外液的渗透压不低。

2. 根据细胞外液的容量情况，SIADH 需要与低容量性低钠血症和高容量性低钠血症鉴别

（1）低容量性低钠血症：由于钠的丢失所致，利尿剂是导致尿钠排泄增多的常见原因，临床可因为容量降低存在直立性低血压、心动过速等。Addison 病由于盐皮质激素缺乏，有水和尿钠排泄增多。失盐性肾病常由间质性肾炎、多囊性肾病等引起。脑耗盐综合征（cerebral salt wasting syndrome，CSWS）是由于颅内出血、外伤或手术等引起尿钠排泄过多，导致低容量性低钠血症。其发病机制不完全清楚，与交感神经反应和利钠因子的参与有关。CSWS 是低容量性，但有时轻度低容量与正常容量在临床上较难区分，监测中心静脉压和体重变化对 SIADH 与 CSWS 的鉴别有一定帮助。

（2）高容量性低钠血症：由于水的清除减少导致体内水的潴留和稀释性低钠血症所致，临床可表现出水肿、腹腔积液等。水的清除减少与原发疾病（如肝硬化、心力衰竭或肾病综合征）引起的有效动脉血容量减少有关，有效动脉血容量减少引起继发性醛固酮分泌增多和 AVP 分泌，醛固酮分泌增多可使尿钠排泄减少。根据原发疾病、高容量性和尿钠排泄减少有助于与 SIADH 的鉴别。

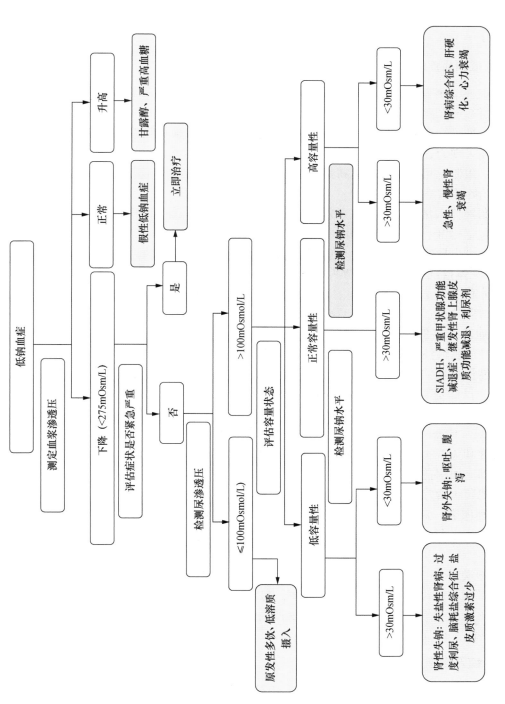

图 6-3-2 低钠血症病因诊断流程图

（3）正常容量性低钠血症：其中最需要与 SIADH 鉴别的是由 ACTH 缺乏引起的肾上腺皮质功能减退症以及甲状腺功能减退症。皮质醇缺乏影响肾游离水的有效清除。此外，皮质醇缺乏使抑制 AVP 分泌的作用减弱。甲状腺激素缺乏通过影响肾游离水的清除，减少肾小球滤过率以及间接增加 AVP 分泌（非渗透性刺激）导致低钠血症。两者引起的低钠血症非常类似于 SIADH，所以需要根据病史、体检结果结合甲状腺功能和肾上腺皮质功能加以鉴别。

【治疗】

（一）低钠血症的治疗

SIADH 的治疗取决于低钠血症的严重程度、症状持续时间和中枢神经系统的症状。治疗期间需要每 2 h 监测一次血清钠水平，避免因为血钠水平升得过高过快导致中枢脑桥脱髓鞘病变，这是一种可能致死的神经性综合征，多在起始治疗后中枢神经系统症状有所改善的情况下出现，早期表现为昏睡和情感变化，进一步发展可致发音困难、四肢轻瘫、共济失调等。治疗手段包括：限制总摄水量、输注高张盐水、给予 V2 受体拮抗剂和其他药物治疗，以及尽可能地寻找并治疗原发病。

1. 限制液体入量　除重症患者外，限制液体入量是绝大部分 SIADH 患者的一线治疗，液体入量（包括输液、饮水和食物中的水）一般控制在每日 800～1200 ml，要小于水的不显性丢失和尿液排出量的总和。但是即使实现，通常只能每日减少体液和增加血清钠 1%～2%。

2. V2 受体拮抗剂　此类药物从病理生理机制上直接阻断导致 SIADH 发病的 V2 受体，抑制肾小管水的重吸收，而不影响溶质的排泄，因而具有显著的治疗优势。目前国内上市的是托伐普坦口服片，适应证是治疗明显的高容量性和正常容量性低钠血症（血钠＜125 mmol/L，或低钠血症不明显但有症状且限液治疗效果不佳）。国外混合型 V2/V1a 拮抗药（考尼伐坦）已被批准经静脉输注用于短期、住院患者 SIADH 的治疗。

3. 急性严重低钠血症　特别是伴有明显中枢神经系统症状的患者，可给予静脉输注 3% 氯化钠溶液，目标是使血钠每小时上升速度维持在 1～2 mmol/L，一旦中枢神经系统症状得到控制，或血钠已达到较安全的 125 mmol/L 以上水平，补液速度减慢，第一个 24 h 内血钠上升不要超过 8～10 mmol/L。也可以使用考尼伐坦静脉注射。

4. 慢性和（或）症状轻微的 SIADH　治疗目的是纠正低钠血症，若限水不能达成，可以在限水基础上加用托伐普坦。

5. 其他药物治疗

（1）利尿剂：对于急性或起病时间不详伴有中枢神经系统症状的患者，可考虑使用袢利尿剂，如呋塞米每次 20～40 mg，该类药物有助于水的排泄，但也可引起尿钠的丢失，注意及时补盐。

（2）地美环素：对实施限水和补盐等治疗措施后 SIADH 仍难以控制者，可试用地美环素。该药可减小尿渗透压，增加血钠水平，起效需 2～5 天，部分患者无效，每日剂量范围 600～1200 mg，分 3 次口服，该药可致氮质血症和肾损害，停药后多数可恢复，治疗期间注意监测肾功能。

（二）病因治疗

治疗基础疾病，如切除恶性肿瘤，或停用有关药物可以完全消除 SIADH。

（肖文华）

第4章

甲状腺疾病

第1节　甲状腺肿

【概述】

甲状腺肿是指甲状腺体积增大。可呈弥漫性或结节性，此时甲状腺激素分泌可能正常、降低或升高。在不缺碘的健康成人中，正常甲状腺大小约为（4～4.8）cm×（1～1.8）cm×（0.8～1.6）cm，声像图示平均体积为 7～10 ml，重量为 10～20 g。

女性甲状腺肿的发病率高于男性，是其 7～9 倍，可能是由于女性的潜在自身免疫性疾病发生率高于男性，以及妊娠相关的碘需求增加。甲状腺肿的患病率因检查方法的差异而不同，采用超声检查法比物理检查法发现甲状腺肿的患病率显著升高，在丹麦的轻度和中度缺碘地区由超声诊断确定的甲状腺肿的患病率分别为 15% 和 22.6%。

【病因与发病机制】

单纯性甲状腺肿的基本病理生理过程是由于某种原因导致甲状腺合成、分泌甲状腺激素减少或利用障碍，机体通过代偿增加促甲状腺激素（TSH）分泌，刺激甲状腺滤泡上皮细胞增生，形成新的滤泡，从而增加甲状腺激素的合成，使甲状腺功能维持在正常水平，随着滤泡数目增加，甲状腺体积增大，出现甲状腺肿。甲状腺肿可见于多种病因（表 6-4-1）。按甲状腺肿的状态及甲状腺功能状态可分为三大类。

（一）弥漫性非毒性甲状腺肿

也称单纯性甲状腺肿，指甲状腺功能正常的非肿瘤性、非炎性的弥漫性甲状腺肿，最常由碘缺乏所致，也是全世界范围内甲状腺肿最常见的病因，在内陆山区或特殊地区，由食物、饮水中难以摄取足够量的碘，可导致甲状腺激素合成原料不足而激发 TSH 代偿性分泌，促进甲状腺代偿性增生而发病，当甲状腺肿在人群中累及超过 5% 时，定义为地方性甲状腺肿。

在一些碘相对缺乏的情况下，如青春发育期、妊娠期、哺乳期或寒冷、创伤等应激因素时，因人体需求甲状腺激素相对增多，亦可加重或诱发甲状腺肿；含硫氰酸盐的食物如木薯根、十字花科类蔬菜（卷心菜、花椰菜等）可抑制甲状腺摄取碘，一些含碘的药物以及抑制甲状腺激素合成的药物亦可直接引起或加重甲状腺肿；甲状腺激素合成中某些遗传缺陷（可发生在激素合成的每一个步骤中）也可引起弥漫性非毒性甲状腺肿。

（二）非毒性多结节性甲状腺肿

表现为多结节性甲状腺肿或甲状腺结节性肿大，随着年龄的增长发病率升高，缺碘及富碘地区均有发生，多基因遗传因素、自身免疫和环境因素均可能参与发病。结节可大小不等，组织学表现各异，多数结节为多克隆起源，提示是对局部产生的生长因子和细胞因子的一种增生性反应；亦有单克隆病变，反映基因突变使细胞有选择性生长优势。

表 6-4-1   甲状腺肿的常见病因

碘缺乏性甲状腺肿
多结节性甲状腺肿
自身免疫性甲状腺炎 / 甲状腺炎
  桥本甲状腺炎
  无痛性甲状腺炎
  亚急性甲状腺炎
  产后甲状腺炎
  感染性甲状腺炎
药物 / 食物
  药物（碘、胺碘酮、锂剂、对氨基水杨酸、过氯酸钾、保泰松、磺胺类、硫脲类、钴盐、高氯酸盐等）
  食物（卷心菜、核桃、木薯等）
毒性甲状腺肿
  格雷夫斯（Graves）病
  甲状腺自主性高功能腺瘤
  毒性多结节性甲状腺肿
甲状腺腺瘤
甲状腺癌
浸润性疾病
  Riedel 甲状腺炎
  淀粉样变性
  组织细胞增生症
  结节病
甲状腺舌管囊肿
先天缺陷
  甲状腺激素抵抗综合征
  甲状腺激素合成过程中某些缺陷（如碘化物转运，甲状腺球蛋白的合成、有机化和耦联等）

（三）毒性多结节性甲状腺肿

与非毒性多结节性甲状腺肿发病机制相似，主要差别为毒性多结节性甲状腺肿表现为功能自主性，甲状腺滤泡细胞中的 G 蛋白或 TSH 受体发生激活突变，因此一些结节最终会具有自主功能。

【临床表现】

甲状腺肿的临床表现取决于甲状腺肿的生长速度和是否伴随甲状腺功能异常。临床表现对协助判别甲状腺肿的病因以及后续治疗有一定的提示意义。

1. 无症状   多数甲状腺肿在数十年里的生长非常缓慢。因此大部分患者都没有症状，多于体检时或由患者自己或家人发现颈部增粗。

2. 梗阻及疼痛   甲状腺肿大明显时或胸骨后甲状腺肿可压迫气管、食管、喉返神经等引起咳嗽、憋气、呼吸困难、吞咽困难、声音嘶哑，甚至霍纳（Horner）综合征、上腔静脉阻塞综合征及 Pemberton 征（手臂举过头时，引起头晕、面部充血和颈外静脉闭塞）阳性。多发结节可因结节内或囊内出血导致甲状腺体积骤增（通常伴有疼痛），疼痛多在短期内缓解。

3. 甲状腺功能异常   甲状腺功能多数正常，但也可因甲状腺肿病因的不同而出现甲状腺功能异常。由桥本甲状腺炎导致的甲状腺肿可出现如乏力、怕冷、便秘等甲状腺功能减退症表现；Graves 病、毒性多结节性甲状腺肿及甲状腺自主性高功能腺瘤可出现如心悸、手抖、消瘦等甲状腺功能亢进症表现。

【实验室与影像学检查】

（一）实验室检查

1. 甲状腺功能测定　应测定所有甲状腺肿患者的甲状腺功能指标 TSH、三碘甲状腺原氨酸（triiodothyronine，T_3）、甲状腺素（thyroxine，T_4），甲状腺肿患者可以表现为甲状腺功能正常、临床或亚临床甲状腺功能亢进、临床或亚临床甲状腺功能减退。缺碘时出现 TSH 升高的情况并不多见，可见 T_4 降低，T_3 及 TSH 正常，反映 T_4 向 T_3 转化增强。

2. 甲状腺自身抗体测定　甲状腺球蛋白抗体（thyroid globulin antibody，TgAb）和甲状腺过氧化物酶抗体（thyroid peroxidase antibody，TPOAb）大多正常，若检测阳性提示桥本甲状腺炎所致甲状腺肿的可能。促甲状腺激素受体抗体（thyroid stimulating hormone receptor antibody，TRAb）和甲状腺刺激性免疫球蛋白（thyroid stimulating immunology，TSI）阳性常提示 Graves 病为甲状腺肿的病因。

3. 尿碘测定　尿碘水平降低（< 50 μg/dl）支持碘缺乏的诊断。

4. 甲状腺穿刺　诊断困难时可通过此有创操作获取甲状腺及有可疑声像特征的甲状腺结节的细胞学及组织学病理以明确诊断。

（二）影像学检查

1. 甲状腺 ^{131}I 摄碘率　碘缺乏和激素合成障碍的多数患者表现为摄碘率升高，但无高峰前移。

2. 甲状腺核素显像　甲状腺肿的放射性核素分布可呈均匀或不均匀表现，缺乏特异性，可协助识别功能性结节。

3. 超声检查　超声检查可评价甲状腺肿的大小，是否有结节，多发或单发甲状腺结节，以及协助评价甲状腺结节是否有可疑声像特征。

4. X 线　评价有无气管受压、移位。

5. CT 及 MRI　可了解甲状腺肿的解剖学特征，气管狭窄程度，检查胸骨后甲状腺肿时优于超声检查。

【诊断与鉴别诊断】

甲状腺肿通常是在体格检查中得到诊断的。医生可触及单个或多个散在结节。因其他原因实施颈部影像学检查时也有可能偶然发现甲状腺肿。检出甲状腺肿后应评价甲状腺肿大的程度，有无结节，甲状腺结节有无可疑声像特征，识别有无压迫及梗阻症状，测定甲状腺功能，以明确甲状腺肿类型并探寻病因（图 6-4-1），前述因素将决定甲状腺肿的后续处理。

1. 桥本甲状腺炎　早期可仅表现为甲状腺轻中度肿大，质地坚韧，无疼痛。甲状腺功能随病程可表现为正常、亚临床及临床甲状腺功能减退，亦可因甲状腺细胞发生免疫破坏而出现一过性甲状腺毒症。TgAb、TPOAb 阳性，甲状腺穿刺细胞学检查有助于鉴别。

2. 亚急性甲状腺炎　多有前驱上呼吸道感染病史，其后出现甲状腺肿，质地坚硬，触痛明显，患者常主诉颈部疼痛，吞咽时明显，部分可伴随甲状腺毒症的临床表现。发病初期甲状腺功能表现为甲状腺毒症，红细胞沉降率明显增快，病程中甲状腺功能可呈动态演变，多为自限性过程。

3. Graves 病　可在弥漫性非毒性甲状腺肿的基础上发生，在甲状腺毒症非活动阶段，两者不易鉴别。Graves 病可伴有甲状腺血管杂音及震颤，TRAb、TSI 阳性，部分患者伴突眼、胫前黏液性水肿等特征性表现。

4. 甲状腺癌　除甲状腺结节外可无其他症状，常需与结节性甲状腺肿鉴别，超声的特殊声像特征（如低回声、边界不清、边缘不规则、微小钙化、纵横比 > 1 等）有一定提示意义，甲状腺穿刺可明确诊断。

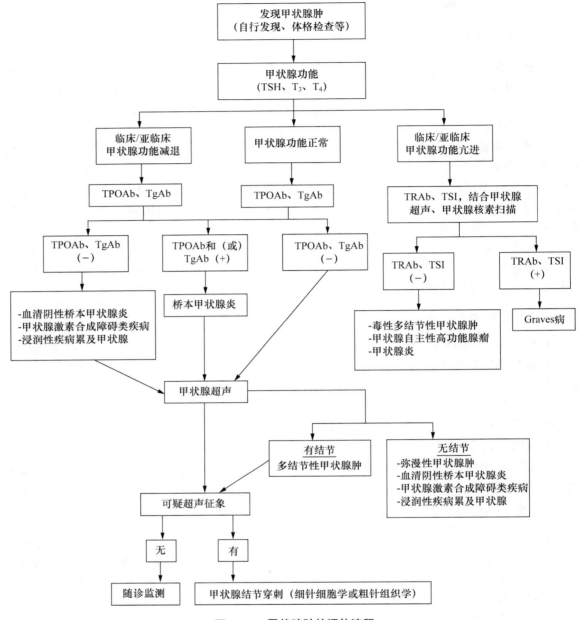

图 6-4-1 甲状腺肿的评估流程

5. 非甲状腺肿的颈部肿物 可为炎性疾病、肿瘤性疾病等，触诊时若为肿大的甲状腺则可随吞咽移动，结合影像学可协助诊断。

【治疗】

治疗方案取决于病因及临床表现。纠正病因为主，根据临床表现选择针对性治疗。轻度单纯性甲状腺肿无需特殊治疗，定期随诊监测甲状腺超声及功能状态的变化。

1. 补充碘剂 缺碘时补充碘剂可改善甲状腺肿，轻度弥漫性地方性甲状腺肿，口服碘化钾 10 ~ 30 mg/d，或复方碘溶液 3 ~ 5 滴 / 日。

2. 甲状腺激素 适用于中度以上非毒性甲状腺肿，补充甲状腺素以抑制 TSH 分泌，治疗从小剂量开始，逐渐加量，期间需严密监测甲状腺功能，避免出现药物性甲状腺功能亢进症（甲亢）/ 亚临床甲亢。

3. 放射性碘治疗　　放射性碘可缓解甲状腺肿，选择性地清除甲状腺中自主性区域，安全有效，临床根据甲状腺肿大程度、摄碘率来选择 ^{131}I 的剂量，不能耐受手术者可考虑应用。

4. 手术　　适用于甲状腺肿大明显有压迫症状，药物治疗无缓解以及怀疑癌变者。

（张　杨）

第 2 节　甲状腺功能亢进症

甲状腺毒症（thyrotoxicosis）是指血循环中甲状腺激素过多，引起以神经、循环、消化等系统兴奋性增高和代谢亢进为主要表现的一组临床综合征。甲状腺毒症的病因主要分为甲状腺激素合成增多和非甲状腺激素合成增多两大类（表 6-4-2）。其中由于甲状腺腺体本身功能亢进，合成和分泌甲状腺激素增加所导致的甲状腺毒症称为甲状腺功能亢进症（hyperthyroidism，简称甲亢）。

【甲状腺毒症的病因分类】

表 6-4-2　甲状腺毒症的病因分类

甲状腺激素合成增多	非甲状腺激素合成增多
甲状腺功能亢进	非甲状腺功能亢进
弥漫性毒性甲状腺肿（Graves 病）	亚急性甲状腺炎
毒性多结节性甲状腺肿	桥本甲状腺炎
甲状腺自主高功能腺瘤	产后甲状腺炎
碘致甲亢	无痛性甲状腺炎
自身免疫性新生儿甲亢	急性甲状腺炎
家族性非自身免疫性甲亢	人为甲状腺毒症
散发性非自身免疫性甲亢	
功能性甲状腺癌转移	
垂体 TSH 腺瘤	
人绒毛膜促性腺激素相关性甲亢	
妊娠滋养细胞肿瘤：葡萄胎、绒毛膜癌	
卵巢甲状腺肿	

【甲亢分类】

甲亢按照发病部位和病因可分为原发性甲亢和中枢性甲亢。原发性甲亢属于甲状腺腺体本身病变，包括 Graves 病、毒性多结节性甲状腺肿、甲状腺自主高功能腺瘤、碘甲亢。中枢性甲亢又称为垂体性甲亢，是由于垂体促甲状腺激素（TSH）腺瘤分泌过多 TSH 所致甲亢。本节主要介绍 Graves 病。

Graves 病

Graves 病（Graves' disease，GD）又称弥漫性毒性甲状腺肿、Von Basedow 病，是器官特异性自身免疫病。临床表现为甲状腺毒症，以甲状腺弥漫性肿大、眼病、浸润性皮肤病、肢端病为特征，可单独出现，也可两种或多种表现同时存在。

2020 年发表的一项对于我国 31 个省市的流行病学调查显示，甲亢的患病率为 1.22%，其中临床甲亢 0.78%，亚临床甲亢 0.44%，GD 的患病率为 0.53%。GD 是甲亢最常见的病因，占所有甲亢病因中的85%。各年龄组均可患病，20～40岁为发病高峰。女性发病率是男性的7～10倍。

【病因与发病机制】

本病是一种器官特异性的自身免疫性疾病，是自身免疫性甲状腺疾病（autoimmune thyroid disease，AITD）的组成部分。AITD还包括慢性淋巴细胞性甲状腺炎、产后甲状腺炎等。GD患者罹患恶性贫血、系统性红斑狼疮、Addison病等其他自身免疫性疾病的风险增加。目前较为公认的GD发病机制为遗传、免疫和环境因素导致机体对甲状腺抗原免疫耐受的缺失，进而引发持续性免疫反应。

（一）遗传因素

家族聚集现象及双胎研究均提示遗传因素参与了GD的发病机制。目前研究较多的基因包括 *HLA*、*CD40* 基因、细胞毒性T淋巴细胞抗原4（cytotoxic T lymphocyte antigen 4，*CTLA-4*）基因、蛋白酪氨酸磷酸酶非受体型22（protein tyrosine phosphatase non-receptor type 22，*PTPN22*）、甲状腺球蛋白（thyroglobulin，Tg）基因等。

（二）自身免疫

本病是针对甲状腺自身抗原（主要是TSH受体）的T、B细胞介导的免疫过程。GD患者血清中最重要的抗体是TSH受体抗体（TSH receptor antibody，TRAb）。TRAb具有异质性，分为TSH受体刺激性抗体（TSHR-stimulating antibody，TSAb）、TSH受体阻断性抗体（TSHR-blocking antibody，TBAb）及中性抗体。TSAb又称甲状腺刺激性免疫球蛋白（TSI），可持续刺激甲状腺合成和分泌甲状腺激素，进而抑制垂体分泌TSH，因此是GD的致病性抗体。80%～100%未治疗GD患者血清中TSAb阳性，该抗体可作为GD诊断、判断预后和抗甲状腺药物停药的指标。GD患者血清中可有刺激性和阻断性两种抗体并存，其甲状腺功能状态取决于何种抗体占优。

除TRAb外，50%～90%的GD患者血清中也存在其他甲状腺自身抗体，如甲状腺球蛋白抗体（TgAb）、甲状腺过氧化物酶抗体（TPOAb）、针对钠碘转运体（sodium iodide symporter，NIS）的抗体（NISAb）等。此外，近来报道细胞免疫也参与了GD的免疫反应。

Graves眼病（Graves' ophthalmopathy，GO）的病因与眶后组织的自身免疫炎症反应有关，吸烟等也参与发病。抗原提呈细胞将TSH-R的肽段通过MHC Ⅱ类分子呈递给辅助T（helper T，Th）细胞，激活自身反应B细胞，分泌IL-2、INF-γ等细胞因子。上述细胞因子促进B细胞分化为浆细胞，进而分泌TRAb，TRAb与眼眶成纤维细胞上的TSH-R结合，在Th细胞分泌的INF-γ和TNF-α等细胞因子的作用下，促使炎性细胞浸润球后组织，成纤维细胞增殖，亲水性的糖胺聚糖聚集于眶后、肌肉及皮下等组织，造成受累组织水肿及功能损伤，最终导致萎缩及纤维化形成。

（三）环境因素

在甲状腺自身免疫存在的情况下，环境因素可以加重自身免疫反应的程度，加快疾病进程。

1. 感染　致病微生物可通过诱导自身抗原的表达和修饰、分子模拟、多克隆激活T淋巴细胞、诱导MHC抗原分子在甲状腺上皮细胞异常表达等多种机制，诱发、维持和促进自身免疫反应，但是目前尚未确定明确的病原。有研究提示结肠炎Yersinia菌对TSH-R亲和力较高，机体感染后，可产生TRAb进而致病。

2. 应激　在应激、创伤、严重精神刺激等情况下，促肾上腺皮质激素释放激素（CRH）-促肾上腺皮质激素（ACTH）-皮质醇系统对免疫细胞产生强烈作用，使机体处于急性免疫抑制状态，之后可能发生反弹性免疫反应过度，在遗传易感性个体中可促进AITD的发生。

3. 性别　女性多发，可能由于女性雌激素更多或雄激素更少。也有研究认为 X 染色体是女性易感性增强的原因，而非性激素，因为这种易感性在绝经后女性中依然存在。

4. 吸烟　吸烟是 GD 及 GO 的危险因素，其机制尚不明确。

5. 甲状腺损伤　放射性碘治疗甲状腺自主高功能腺瘤的过程中或甲状腺炎导致甲状腺滤泡细胞被破坏后，甲状腺抗原大量释放，可刺激易感个体产生 TSAb，诱发 GD。

6. 其他因素　碘摄入量与甲状腺疾病的关系呈 U 型曲线，即碘缺乏与碘过量均可使甲状腺疾病的发生率升高，在碘充足地区 GD 发生率远远高于碘缺乏区。可能与碘诱导 HLA-Ⅱ类抗原表达、增加 Tg 的抗原性等有关。在易感个体中，含碘药物（如胺碘酮和造影剂）可促发或加重 GD。碘和胺碘酮也可能直接损伤甲状腺细胞，释放甲状腺抗原至免疫系统。

【病理】

GD 患者的甲状腺腺体表面光滑，弥漫性增生，也可呈分叶状或结节性增生。质地多柔软，或如橡皮样。光镜下可见：①滤泡细胞明显增生，呈立方形或高柱状，可形成乳头状突起伸向滤泡腔。②滤泡腔内胶质减少，沿滤泡顶部边缘形成吸收空泡。③滤泡间不同程度淋巴细胞、浆细胞浸润，偶尔形成生发中心。细胞学检查可见大量胞质丰富、疏松的成堆或散在的滤泡细胞，胞核大，着色浅。PAS 染色可见大量阳性颗粒存在于胞质中。

GO 眶后内容物增多致眼球突出，眶后组织大量黏多糖和糖胺聚糖沉积、透明质酸增多，在活动性 GO 中可见局灶或弥漫的单核细胞浸润至眼外肌、泪腺及脂肪组织。眼外肌水肿增粗，后期见纤维组织增生和纤维化。

【病理生理】

甲状腺素即四碘甲状腺原氨酸（T_4）全部由甲状腺分泌，而三碘甲状腺原氨酸（T_3）仅有 20% 直接来自甲状腺，其余约 80% 在外周组织中由 T_4 经脱碘代谢转化而来。T_3 是甲状腺激素在组织实现生物作用的活性形式。甲状腺激素的主要作用是促进物质和能量代谢，促进生长和发育。因此当甲状腺激素过多时，可能出现各个器官和组织受累的表现。

【临床表现】

GD 临床过程可有明显异质性，治疗数年不缓解、自发性缓解或周期性发作的患者均不少见。临床表现主要由循环中甲状腺激素过多引起，其症状和体征的严重程度与病史长短、激素升高的程度和起病年龄等因素相关。本病女性多见。男性发病年龄可偏大，程度偏重，更易发生眼病及周期性麻痹。

（一）甲状腺毒症的症状　见表 6-4-3。

表 6-4-3　甲状腺毒症的症状

系统表现	具体内容
高代谢症候群	怕热、多汗、低热；皮肤温暖、潮湿；体重减轻，甚至恶液质
精神神经系统	神经质、焦虑、失眠；重则偏执、轻躁狂症、精神分裂症；或淡漠、抑郁
呼吸系统	呼吸困难
心血管系统	心悸，可出现阵发性室上性心动过速、阵发性或持续性心房颤动；偶尔缓慢性心律失常 心脏病变严重称为甲亢性心脏病（详见"特殊类型的甲亢"）
消化系统	多食易饥、大便频数，重者脂肪泻；肝功能异常，偶有肝大、黄疸；少数食欲减退、厌食、恶心、呕吐
肾脏	多尿、烦渴
生殖系统	妇女月经稀发、量少，闭经少见；生育能力下降，易流产；男性阳痿，乳腺发育

（续表）

系统表现	具体内容
造血系统	可有贫血或合并恶性贫血；白细胞总数及粒细胞计数可降低，淋巴细胞比例增加；血小板寿命可缩短，易合并血小板减少性紫癜
肌肉／骨骼系统	甲状腺毒症性肌病：近端肌群（肩胛带及骨盆带肌群等）无力，可伴肌肉萎缩，表现为梳头困难、蹲起困难 重症肌无力：主要累及眼部肌群，有眼睑下垂、眼球运动障碍和复视，晨轻暮重；甲亢并不直接引起重症肌无力，二者均为自身免疫性疾病，可先后或同时出现 甲状腺毒症性周期性麻痹（详见"特殊类型的甲亢"） 骨质疏松，重则病理性骨折，久病、老年患者多见

（二）甲状腺毒症的体征　见表 6-4-4。

表 6-4-4　甲状腺毒症的体征

部位／表现	具体内容
一般状况	基础代谢率增加，可出现低热，体重减轻（尽管食欲增加），甲亢面容
皮肤	温暖、潮湿、多汗；头发细、脱发；色素沉着；可出现浸润性皮肤病（详见"GD 特征性表现"）
头部及眼耳鼻	眼裂增大、眼睑挛缩、眼球突出、伸舌细颤
颈部	甲状腺肿大（详见"GD 特征性表现"）
胸部及心脏	男子乳腺发育、呼吸急促、心动过速（安静心率常≥100 次／分）、心脏杂音、心律不齐，脉压增宽，周围血管征可阳性
腹部	肠鸣音活跃
四肢	水肿、杵状指、甲剥离、伸手细颤（常常双侧）
神经系统	腱反射活跃
肌肉骨骼系统	身高变矮、近端肌群无力、低钾性周期性麻痹

（三）GD 特征性表现

1. 甲状腺肿大　呈弥漫性肿大，多数对称，质地软，久病较硬或呈橡皮感，肿大程度与甲亢严重程度无关，无压痛。甲状腺上下极可触及震颤，闻及血管杂音，杂音可为动脉性、连续性或静脉性。

2. 眼部表现　约半数 GD 患者有眼病表现，眼病的严重程度与甲亢程度无关。少数病人无甲状腺毒症表现或在眼病之后发生，称为甲状腺功能正常型 GO。严重者出现畏光、流泪、角膜溃疡、结膜水肿、泪阜水肿、视野缺损、视盘水肿。可合并眼肌麻痹、斜视、复视，甚至眼球固定、视神经受压及全眼球炎，可失明（二维码数字资源 6-4-1）。因此诊断 GO 后需要判断其严重性（表 6-4-5，表 6-4-6）和活动度。

3. 浸润性皮肤病　局限性黏液性水肿，以胫骨前多见，常称之为胫前黏液性水肿（pretibial myxedema），为 GD 特异性的皮肤损害，约 5% 的 GD 患者伴发本症。其偶尔发生在面部、手背、肘部或手术瘢痕处；非可凹性，局部皮肤变硬、增厚，高出皮面，表面凹凸不平，似橘皮样，逐渐融合成片，开始发红，以后颜色转暗，重则似象皮腿（二维码数字资源 6-4-2）。

4. 肢端病　少数患者可见到指端软组织肿胀，外形似杵状指和肥大性骨关节病变，但血循环不增加。X 线检查示病变区有广泛性、对称性骨膜下新骨形成，似肥皂泡样粗糙突起，有时

数字资源
6-4-1：GO

数字资源
6-4-2：浸润
性皮肤病

表 6-4-5　按照 NOSPECS 分级评估 GO 严重性

分级	定义	英文缩写
0	无症状或体征	**N** no signs or symptoms
1	只有体征而无症状	**O** only signs
2	软组织受累（肿胀 / 充血）	**S** soft-tissue involvement
3	眼球突出＞正常上限 3 mm，有或无症状	**P** proptosis
4	眼外肌受累（常伴有复视等症状）	**E** extraocular muscle involvement
5	角膜受累	**C** corneal involvement
6	视力变化（视神经受损）	**S** sight loss

表 6-4-6　按照欧洲甲状腺相关眼眶病专家组（EUGOGO）评估 GO 严重性

程度	眼睑挛缩	软组织受累	突眼度	复视	角膜外露	视神经状态
轻度	＜ 2 mm	轻度受累	＜ 3 mm	一过性或不存在	无	正常
中度	≥ 2 mm	中度受累	≥ 3 mm	非持续性	轻度	正常
重度	≥ 2 mm	重度受累	≥ 3 mm	持续性	轻度	正常
威胁视力	—	—	—	—	重度	受压

突眼度正常值上限：亚洲人女性 / 男性＝ 16/17 mm（泰国人）或 18.6 mm（中国人）

局部皮肤增粗增厚，称为甲亢肢端病（二维码数字资源 6-4-3）。

数字资源
6-4-3：
甲亢肢端病

（四）特殊类型的甲亢

1. 甲状腺功能亢进性心脏病（甲亢性心脏病）　老年、毒性多结节性甲状腺肿患者多见。无其他原因可解释的心脏增大（全心、左心或右心增大）、充血性心力衰竭、严重心律失常（快速性房性心律失常，偶有心脏传导阻滞），心绞痛或心肌梗死，在甲亢控制后心脏病情好转。

2. 淡漠型甲亢（apathetic hyperthyroidsim）　老年多见，隐匿起病。高代谢、眼病及甲状腺肿大可均不明显。可表现为嗜睡、反应迟钝、心动过缓、厌食、腹泻、恶液质，或以慢性肌病、甲亢性心脏病表现为主。易发生甲状腺危象。

3. 甲状腺毒症性周期性麻痹（thyrotoxic periodic paralysis，TPP）　东方及南美洲青年男性多见。其发病诱因、临床经过与一般低钾性周期性麻痹很相似。与甲亢程度可不平行，或为甲亢首发症状。常夜间发作，对称性肢体软瘫，重则呼吸肌麻痹甚至窒息。劳累、饮酒、高碳水化合物摄入或使用糖皮质激素、胰岛素、排钾利尿剂等可诱发或加重。严重低血钾导致心室颤动可危及生命。轻者持续数小时至数十小时，休息或自发缓解，严重者需补钾控制发作。随甲亢治疗，发作停止，甲亢复发则麻痹再现。

4. 甲状腺危象（thyroid crisis）　甲亢未控制或未经治疗，在各种不利诱因下导致病情急剧加重，危及生命，称为甲状腺危象。死亡率约为 20%。诱因包括：感染、合并严重全身疾病、精神重创、手术准备不充分、中断治疗、妊娠、产科意外等。临床表现为：①体温≥ 39℃，大量出汗。②心率≥ 140/ 分，可伴心房颤动或扑动。③消化道症状：厌食、恶心、呕吐、腹痛、失水、休克。④精神症状：焦虑、烦躁不安，偶有精神病样发作；或嗜睡、淡漠、谵妄、木僵、昏迷。⑤易合并充血性心力衰竭、肺水肿、黄疸、严重感染、败血症等。采用 Burch-Wartofsky 甲状腺危象诊断评分系统有利于早期识别该病（表 6-4-7）。

表 6-4-7   **Burch-Wartofsky 甲状腺危象的诊断评分**

标准	分数	标准	分数	标准	分数
体温调节异常		心血管系统		消化系统紊乱	
体温（℃）		心动过速（次 / 分）		症状	
37.2 ～ 37.7	5	100 ～ 109	5	无	0
37.8 ～ 38.3	10	110 ～ 119	10	中度（腹泻 / 腹痛 / 恶心 / 呕吐）	10
38.3 ～ 38.8	15	120 ～ 129	15	重度（黄疸）	20
38.9 ～ 39.4	20	130 ～ 139	20	中枢神经系统紊乱	
39.4 ～ 39.9	25	≥ 140	25	症状	
≥ 40	30	心房颤动		无	0
诱因状态		无	0	轻度（烦躁不安）	10
无	10	有	10	中度（谵妄 / 精神错乱 / 昏睡）	20
有	0	充血性心力衰竭		重度（癫痫 / 昏迷）	30
		无	0		
		轻度	5		
		中度	10		
		重度	20		

注：分数 ≥ 45 分提示甲状腺危象，分数 25 ～ 44 分提示危象前期，分数 < 25 分不支持甲状腺危象

【实验室和影像学检查】

（一）血清 TSH 和甲状腺激素

TSH 是国际上公认的诊断甲状腺毒症的首选指标，也是判断原发于甲状腺腺体本身功能异常的最敏感指标。一般甲亢患者 TSH < 0.1 mU/L，但垂体性甲亢 TSH 不降低，甚至有轻度升高。

正常情况下，循环中约 99.98% 的 T_4 与特异的血浆蛋白相结合，包括甲状腺素结合球蛋白（thyroxine binding globulin，TBG）、甲状腺素结合前白蛋白以及白蛋白。循环中 T_4 仅有 0.02% 为游离状态（FT_4）。循环中 99.7% 的 T_3 为结合型，约 0.3% 为游离状态（FT_3）。结合型甲状腺激素是激素的贮存和运输形式；游离型甲状腺激素则是甲状腺激素的活性部分，不受血清 TBG 浓度变化的影响，直接反映甲状腺的功能状态。结合型与游离型之和为总 T_4（TT_4）、总 T_3（TT_3）。凡是能引起血清 TBG 水平变化的因素均可影响 TT_4、TT_3 的测定结果（表 6-4-8）。理论上讲，血清 FT_4 和 FT_3 的测定不受 TBG 浓度变化的影响，但因血中 FT_4、FT_3 含量甚微，测定结果的稳定性不如 TT_4、TT_3，所以 TT_4、TT_3 仍然是判断甲状腺功能的主要指标。

表 6-4-8   **影响 TBG 水平的因素**

TBG 升高	TBG 下降
妊娠	使用雄激素
新生儿	使用大量的糖皮质激素
口服避孕药和其他来源的雌激素	库欣（Cushing）综合征
三苯氧胺	肾病综合征
病毒性肝炎	药物性，如苯妥英钠
胆汁性肝硬化	遗传性低 TBG 血症
遗传性高 TBG 血症	

甲亢早期可先有 T_3 增高，且部分患者仅有 T_3 增高（T_3 型甲亢），故 T_3 较 T_4 更为敏感和重要。少数患者（如老年人淡漠型甲亢）也可仅有 T_4 增高（T_4 型甲亢）。血 T_3、T_4 正常，TSH 降低，为亚临床甲亢（subclinical hyperthyroidism）。

（二）甲状腺自身抗体测定

临床常用的是 TRAb、TPOAb 和 TgAb。

TSAb 的检测尚未在临床广泛应用。而未治疗的 GD 患者血清中的 TRAb 主要为 TSAb，因此 TRAb 应用更广泛：①初发 GD 患者 TRAb 60%～90% 阳性，甲状腺功能正常的 GO 患者 TRAb 可以阳性。② TRAb 对预测抗甲状腺药物治疗后的甲亢复发有一定意义。③对于有 GD 或 GD 病史的妊娠妇女，TRAb 有助于预测胎儿或新生儿甲亢发生的风险。

TPOAb 和 TgAb 的阳性率在 GD 患者中也显著升高，持续高滴度的 TgAb 和 TPOAb 常提示 GD 合并桥本甲状腺炎。

（三）TRH 兴奋试验

目前已用敏感的 TSH 取代了 TRH 兴奋试验来诊断不典型的甲亢。甲亢时 T_3、T_4 增高，反馈抑制 TSH，故 TSH 不受 TRH 兴奋。静脉注射 TRH 后 TSH 有升高反应可排除甲亢，如 TSH 不升高，则见于甲亢、甲状腺功能正常的 GO、垂体疾病伴 TSH 分泌不足等。

（四）甲状腺摄 ^{131}I 功能试验

正常值为 3 h 5%～25%，24 h 20%～45%，24 h 出现高峰。甲亢患者总摄碘量增加，且高峰前移（二维码数字资源 6-4-4）。目前甲状腺摄 ^{131}I 功能试验已不作为诊断甲亢的常用指标。但是该试验对甲状腺毒症的病因仍有鉴别意义。如摄 ^{131}I 率降低可能为甲状腺炎或外源性甲状腺激素引起的甲状腺毒症（二维码数字资源 6-4-5）。采用放射性碘治疗甲亢时，为计算放射性碘的剂量，需要做本试验。

数字资源
6-4-4：
甲亢摄 ^{131}I 率

（五）甲状腺核素显像

主要用于对可触及的甲状腺结节的病因判定，对毒性多结节性甲状腺肿和甲状腺自主高功能腺瘤的诊断意义较大（二维码数字资源 6-4-6）。孕妇及哺乳期妇女禁做本检查。

数字资源
6-4-5：
摄 ^{131}I 率降低

（六）影像学检查

超声可观察甲状腺大小、形态、结节以及甲状腺血流情况。眼眶 CT、MRI 等有助于鉴别眼眶或眼球后病变病因。

（七）甲状腺针吸细胞学（fine needle aspiration cytopathology，FNAC）检查

对鉴别甲状腺毒症的病因是甲亢还是甲状腺炎有一定意义。

数字资源
6-4-6：甲状腺核素显像

（八）其他

谷丙转氨酶（ALT）、碱性磷酸酶（ALP）可增高；胆红素可轻度升高；血脂降低。餐后高血糖，甲亢可促发或加重糖尿病。白细胞计数处于正常低限，淋巴细胞比例相对增高，血小板计数处于正常低限。

【诊断与鉴别诊断】

（一）GD 的诊断标准

①甲亢诊断成立。②甲状腺弥漫性肿大，少数病例可以无甲状腺肿大。③眼睑退缩和其他提示 GO 眼征。④浸润性皮肤病如胫前黏液性水肿或指端粗厚。⑤ TRAb 或 TSAb 阳性。在以

上标准中，①、②项为诊断必备条件，③～⑤项为诊断辅助条件，必备条件加辅助条件其一即可诊断为 GD。

（二）GD 的诊断思路

①依据甲状腺激素水平确定有无甲状腺毒症；②确定是否是甲亢；③确定甲亢的病因，如 GD 等。血中 TT_3（FT_3）和（或）TT_4（FT_4）增高，符合甲状腺毒症。TSH 降低，支持原发于甲状腺的疾病引起。有 GD 特征性表现如弥漫性甲状腺肿、GO、浸润性皮肤病或甲亢肢端病之一者和（或）TRAb（TSAb）阳性可考虑 GD 的诊断（图 6-4-2）。

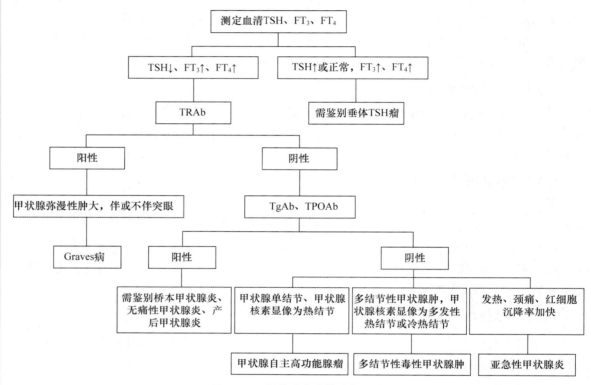

图 6-4-2　甲状腺毒症的诊断思路

（三）GD 的鉴别诊断

鉴别包括与其他类型的甲亢、破坏性甲状腺毒症和其他疾病的鉴别（表 6-4-9）。

1. GD 与其他类型甲亢鉴别（表 6-4-9）

2. GD 与其他疾病鉴别

（1）无痛性甲状腺炎：甲状腺轻度肿大，可有高代谢的各种临床表现，但甲状腺无杂音，无突眼，甲状腺 ^{131}I 摄取率降低与 T_3、T_4 增高相分离为其特征。

（2）亚急性甲状腺炎：有前驱上呼吸道感染史，发热、颈痛，表现为转移性痛和放射性痛，甲状腺质地硬，压痛，红细胞沉降率明显增快，TPOAb、TgAb、TRAb 阴性或低滴度阳性，同样出现甲状腺 ^{131}I 摄取率降低与 T_3、T_4 增高的分离现象。

（3）嗜铬细胞瘤：可有心悸、多汗、消瘦等高代谢症状及体征，但以异常增高的血压及其伴随症状更为突出，甲状腺无肿大，甲状腺功能正常，儿茶酚胺及其代谢产物增高，肾上腺影像学检查可明确诊断。

（4）神经官能症：可有心悸、出汗、怕热、失眠、粗大肌肉震颤等表现，但无突眼，甲状腺功能正常。

表 6-4-9　**GD 与其他类型甲亢的鉴别**

疾病	临床特征	实验室检查特点	其他检查特点
Graves 病	多见于育龄期女性；甲状腺弥漫性肿大、质地软或韧，可闻及血管杂音；GO；胫前黏液性水肿	TRAb 多为高滴度阳性，TPOAb、TgAb 阳性	甲状腺 ^{131}I 摄取率升高、高峰前移
毒性多结节性甲状腺肿	多见于中老年患者，甲亢症状一般较轻；甲状腺结节性肿大，严重者可延伸至胸骨后	血清 T_3 和 FT_3 升高较 T_4、FT_4 升高明显，TRAb 阴性	甲状腺 ^{131}I 摄取率升高或正常；甲状腺核素显像：多发热结节或冷、热结节
甲状腺自主高功能腺瘤	甲亢症状一般较轻；甲状腺单一结节，直径一般 > 2.5 cm	特点同毒性多结节性甲状腺肿	甲状腺 ^{131}I 摄取率升高或正常；甲状腺核素显像：腺瘤部位热结节，其余部位显影淡或不显影
碘甲亢	有大剂量碘摄入或服用胺碘酮的病史	TRAb 阴性，尿碘显著增高	甲状腺 ^{131}I 摄取率正常或降低
垂体 TSH 瘤	甲亢临床表现及垂体瘤临床表现	TRAb 阴性	垂体 MRI 提示垂体瘤
桥本甲状腺炎合并 GD	约 20% 的桥本甲状腺炎合并 GD，临床表现基本同 GD，甲状腺弥漫性肿大、质地韧；部分患者可见 GO、胫前黏液性水肿	TPOAb、TgAb、TRAb 高滴度阳性	甲状腺 ^{131}I 摄取率升高、高峰前移，甲状腺超声可有网格状特征性改变

（5）其他：老年甲亢注意与老年性心脏病、结核病、恶性肿瘤、抑郁症等鉴别。对一般药物难以控制的快速心房颤动均应想到本病。单侧突眼者应与眶内肿瘤鉴别。

【治疗】

目前针对甲亢的治疗主要采用以下三种方式：①抗甲状腺药物；②放射性碘治疗；③手术。

（一）一般治疗

低碘饮食、戒烟。蛋白质、热量及维生素应充足，适当使用镇静催眠剂。

（二）药物治疗

1. 抗甲状腺药物（antithyroid drugs，ATD）　效果肯定。不产生永久性甲减。为初始治疗首选，治疗 GD 的缓解率 30% ～ 70% 不等，其复发率高，疗程长。ATD 分硫脲及咪唑两类。硫脲类的代表药物为丙基硫氧嘧啶（propylthiouracil，PTU）。咪唑类为甲巯咪唑（methimazole，MMI；他巴唑，Tapazole）。除甲状腺危象、妊娠早期或对 MMI 过敏又不愿意接受放射性碘和手术治疗者首选 PTU 治疗外，其他情况下 MMI 应为首选药物。年轻患者、甲状腺明显肿大、GO 或在诊断时血清 TRAb 水平很高时，达到永久缓解的可能性低。复发最常发生于停药的第 1 年。

（1）作用机制：①抑制甲状腺过氧化物酶，抑制酪氨酸碘化及碘化酪氨酸偶联，阻断甲状腺激素合成；②抑制免疫球蛋白及细胞因子的生成、氧自由基的释放，可使致病抗体滴度下降及转阴；③ PTU 可抑制 5′ 脱碘酶，使 T_4 转变为 T_3 减少。

（2）剂量与疗程：MMI 10 ～ 30 mg/d 或 PTU 100 ～ 300 mg/d，分三次口服，至症状消失，血中甲状腺激素水平接近正常后逐渐减量。大约每 2 ～ 4 周减药一次，每次 MMI 减量 5 ～ 10 mg/d（PTU 50 ～ 100 mg/d），减至最低有效剂量时维持治疗，MMI 约为 5 ～ 10 mg/d，PTU 约为 50 ～ 100 mg/d，总疗程一般为 1 ～ 1.5 年。

（3）副作用：详见表 6-4-10。ATD 的副作用一般发生在治疗的前几周至前几个月内。轻微副作用通常不需停药。

表 6-4-10　抗甲状腺药物的副作用

较轻的副作用	较重的副作用
常见（1%～5%）	少见
皮疹	粒细胞缺乏症
荨麻疹	血管炎，狼疮样综合征
关节痛	罕见
发热	再生障碍性贫血
一过性的白细胞减少症	血小板减少症
轻度肝损害	免疫过敏性肝炎
少见	胆汁淤积
胃肠道反应	低凝血酶原
味觉和嗅觉异常	低血糖（MMI）
关节炎	剥脱性皮炎
脱发	胰腺炎（MMI）

1）药疹：轻者可用抗组胺药物控制，不必停药，如皮疹加重，立即停药，以免发生剥脱性皮炎。

2）粒细胞缺乏症（外周血中性粒细胞绝对计数 $< 0.5 \times 10^9$/L）：是一种严重但罕见的副作用，发生于 0.1%～0.5% 的患者，往往突然发生且为致命性。多数病例发生在最初治疗的 90 天内或再次用药的 1～2 个月内，但也可发生在服药的任何时间。MMI 和 PTU 发生率相当。停药指征：WBC $< 3.0 \times 10^9$/L，粒细胞 $< 1.5 \times 10^9$/L。出现咽痛、发热、口腔溃疡等应立即检测白细胞。

3）中毒性肝病：发生率为 0.1%～0.2%。多在用药后 3 周发生，表现为变态反应性肝炎，转氨酶显著上升，死亡率高达 25%～30%。另外甲亢本身也可造成转氨酶增高。所以在应用 ATD 前需检查基础肝功能，以区别是否是药物的副作用。MMI 可导致胆汁淤积性肝病。

4）抗中性粒细胞胞质抗体（antineutrophil cytoplasmic antibodies，ANCA）相关血管炎：已报道病例中约 90% 与服用 PTU 有关，MMI 也有个案报道。这些患者的血清中大多数存在抗髓过氧化物酶抗体（anti-myeloperoxidase antineutrophil cytoplasmic antibodies，MPO-ANCA），并可能出现类似原发性 ANCA 相关血管炎的临床表现，如发热、关节痛、肾功能异常、皮肤溃疡、咯血等。

2. 左甲状腺素钠（L-T$_4$）　在治疗过程中出现甲状腺功能减退或甲状腺明显增大时可酌情加用左甲状腺素钠（L-T$_4$）25～50 μg/d。

3. 复方碘溶液　仅用于术前准备及甲状腺危象。其作用：①暂时性抑制甲状腺激素合成与释放。②大剂量时抑制 T$_4$ 向 T$_3$ 转化。③减少甲状腺局部血流。上述作用仅维持 2～3 周，久之作用脱逸，反因增加甲状腺内激素贮存而影响 ATD 疗效。

4. β 受体阻断剂　小剂量改善交感神经兴奋症状。大剂量（如普萘洛尔 160 mg/d 以上）阻断 T$_4$ 向 T$_3$ 转化。用于 ATD 的辅助治疗、甲状腺危象、甲状腺毒性周期性麻痹、放射性碘治疗前后及术前准备等。

（二）放射性碘治疗

放射性 ^{131}I 释放 β 射线，选择性破坏甲状腺组织，使功能性甲状腺组织减少，甲状腺内抗体生成减少。现已明确：①此法安全简便，费用低，效益高，总有效率达 95%，复发率小于 1%。②未增加患者甲状腺癌和白血病等癌症的发病率。③不影响患者的生育能力，不会造成遗传缺陷。

1. 适应证　^{131}I 治疗尤其适用于下述情形：对 ATD 过敏或出现其他不良反应；ATD 疗效差或多次复发；有手术禁忌证或手术风险高；有颈部手术或外照射史；病程较长；老年患者（特

别是有心血管疾病高危因素者）；合并肝功能损伤；合并白细胞或血小板减少；合并心脏病等。

2. 禁忌证　禁用于妊娠、哺乳期。

3. 特点　起效慢，6 周至 3 个月甲状腺功能正常，如需第 2 次治疗应在 3 ～ 6 个月之后。

4. 并发症

（1）甲减：分为暂时性和永久性甲减。永久性甲减的发生率随年龄和时间递增。甲减是 ^{131}I 治疗甲亢难以避免的结果。

（2）放射性甲状腺炎：可发生于治疗后 7 ～ 10 天，极少数诱发甲状腺危象。鉴于 ^{131}I 治疗后短期内甲状腺毒症可能加重，对老年及重症（有甲亢并发症，症状十分明显或 FT_4 水平为正常上限 2 ～ 3 倍）的 GD 患者，可考虑在 ^{131}I 治疗前应用 ATD 预治疗。治疗药物首选 MMI。

（3）GO：^{131}I 治疗后 GO 发生率为 7.3%，与治疗后 TRAb 水平升高可能有关，围治疗期应用糖皮质激素有一定预防作用。

（三）手术

切除抗体生成场所，减少功能性甲状腺组织。GD 患者的手术方式首选全甲状腺切除或全甲状腺近全切除术。

1. 手术治疗甲亢的适应证

（1）伴有压迫症状、胸骨后甲状腺肿、中度以上的原发甲亢者。

（2）经内科规范治疗效果不佳者。

（3）对 ATD 产生严重不良反应者。

（4）不宜行 ^{131}I 治疗或 ^{131}I 治疗效果不佳者。

（5）合并甲状腺恶性肿瘤或原发性甲状旁腺功能亢进症者。

（6）伴中重度 GO 者。

（7）希望行手术治疗缩短疗程，迅速改善甲亢症状者。

2. GD 的手术禁忌证

（1）全身情况差，如伴有严重心、肝、肾等器质性病变，或合并恶性疾病终末期等消耗性疾病，不能耐受手术者。

（2）妊娠早、晚期。

3. 术前准备　药物控制至心率＜ 90 次 / 分，甲状腺功能正常后，分次口服复方碘溶液：每次 5 滴，每日 3 次，7 ～ 10 天后手术。

4. 手术并发症　甲状腺危象、甲状旁腺功能减退、术后出血、喉返神经损伤等。

（四）特殊类型甲亢的治疗

1. 甲亢合并周期性麻痹的治疗　依据发作时症状轻重采用口服或静脉补钾，症状缓解后可继续维持钾的补充，以避免再发；避免诱因。选择适当时机进行手术或放射性碘治疗，辅以 β 受体阻滞剂。

2. 甲状腺危象的防治　积极治疗甲亢，避免及预防应激情况发生。做好充分术前准备。出现应激，需尽早有效予以控制，密切监测甲状腺功能，强化治疗。甲状腺危象的诊断主要依靠临床表现综合判断。临床高度疑似本症及有危象前兆者应按甲状腺危象处理。

（1）抑制甲状腺激素合成：首选 PTU，因为该药可以阻断外周组织 T_4 向具有生物活性的 T_3 转换。首剂 600 mg 口服或经胃管注入，此后 200 ～ 300 mg，每 4 ～ 6 h，以后每日 450 ～ 600 mg，分次给予，应用其他 ATD 时剂量相当。症状缓解后减至常规剂量。

（2）阻止已合成的甲状腺激素释放入血：服用 PTU 后 1 ～ 2 h 给予复方碘溶液：5 滴，每 6 h 一次；疗程一般 3 ～ 7 日。不耐受碘剂者可短期使用碳酸锂 0.5 ～ 1.5 g/d，分次口服。

（3）糖皮质激素：有助于提高应激能力，大剂量糖皮质激素抑制 T_4 向 T_3 转化及抑制甲状腺激素释放入血。氢化可的松 100 mg 静脉滴注，每 6 ~ 8 h 一次。或地塞米松 2 mg，每 6 h 一次。

（4）阻断儿茶酚胺作用：如无禁忌，选用 β 受体阻滞剂，口服普萘洛尔 40 ~ 80 mg，每 6 ~ 8 h 一次。有心力衰竭者禁用。

（5）支持对症治疗：提供足够热量及维生素，维持水电解质平衡，吸氧，物理降温［忌用阿司匹林（乙酰水杨酸），因其可与 TBG 结合释放游离甲状腺激素］，必要时给予镇静剂或人工冬眠，抗感染，纠正休克，监测心肾功能。

（6）清除循环甲状腺激素：上述方法无效时，可紧急经血液透析或血浆置换使血中甲状腺激素浓度迅速降低。

3. GO 的治疗　见表 6-4-11。

（1）轻度 GO 呈自限性，以一般治疗和控制甲状腺功能为主。

（2）中度和重度突眼的治疗方法取决于疾病的活动度。临床活动性评分（clinical activity score，CAS）是判断 GO 活动性的简便方法。以下 7 项表现各为 1 分，CAS ≥ 3 分提示 GO 处于活动期，评分越高，活动度越高。①自发性球后疼痛；②眼球运动时疼痛；③眼睑红斑；④眼睑水肿；⑤结膜充血；⑥结膜水肿；⑦泪阜肿胀。GO 活动期的甲亢治疗首选 ATD。

表 6-4-11　GO 的治疗

轻度
　保持正常甲状腺功能，避免发生甲状腺功能减退
　低盐饮食，戒烟，避光，高枕卧位
　人工泪液，夜间眼膏
　可予硒制剂改善生活质量评分和总体眼部结局
中重度
　活动性眼病
　　糖皮质激素
　　其他免疫抑制剂，如霉酚酸酯等
　　生物制剂（CD20 单抗、替妥木单抗等）
　　球后放射治疗
　　其他：如睑缘缝合术（结膜膨出，角膜暴露严重者），上述措施无效时可使用
　非活动性眼病
　　眼外肌手术纠正复视
　　眶减压术

【预后】

GD 总体预后良好，^{131}I 和手术治疗的缓解率高于 ATD，且复发率低于 ATD，但是永久性甲减的发生率高于 ATD。偶见未及时治疗的甲亢导致心脏受累或甲状腺危象，致患者死亡。

（高　莹）

第 3 节　甲状腺功能减退症

甲状腺功能减退症（hypothyroidism，简称甲减），是由各种原因引起血清甲状腺激素缺乏或作用抵抗而引起的全身代谢减低综合征，是内分泌疾病中比较常见的疾病，女性多见，可发生于各年龄段，随年龄增加，其患病率上升。近年，国外报道临床甲减的患病率约

0.3% ～ 1.0%；亚临床甲减的患病率约 5.0% ～ 10.0%。2017 年对我国 31 个省市成年人群的流行病学调查报告显示，成年人甲减的患病率为 1.02%，亚临床甲减患病率为 12.93%。

【病因与分类】

甲减的病因相对复杂（表 6-4-12），发病机制随病因不同而异。

表 6-4-12　甲减的病因及分类

病因
原发性甲减
自身免疫性：慢性淋巴细胞性甲状腺炎，Riedel 甲状腺炎
医源性：放射性碘治疗，手术，颈部肿瘤的放疗
药物相关：抗甲状腺药物，过量碘摄入如含碘造影剂和胺碘酮、锂制剂、对氨基水杨酸类、酪氨酸激酶 　　抑制剂类、α - 干扰素和其他细胞毒药物
碘缺乏或碘过多：地方性呆小病，地方性碘缺乏或过多
先天性甲状腺缺如或发育不良：先天发育异常，激素合成缺陷，*TSH-R* 基因突变
浸润性病变：淀粉样变性、结节病、血色病、胱氨酸病等
一过性甲减：亚急性甲状腺炎，产后甲状腺炎，无痛性甲状腺炎
甲亢接受碘治疗或手术后的一段时间内
继发性甲减
垂体性甲减：肿瘤、浸润性疾病，希恩（Sheehan）综合征，TSH 受体缺陷
下丘脑性甲减：特发性、损伤性、肿瘤或浸润性疾病
消耗性甲减（因 **D3** 代偿性活性增加而致 T_4 灭活过多）
血管瘤，血管内皮瘤病
体外循环手术后
甲状腺激素抵抗综合征（RTH）
全身型 RTH
外周选择型 RTH

（一）根据病变发生部位的分类

1. 原发性甲减（primary hypothyroidism）　由于甲状腺自身病变所引起的甲减，占全部甲减的 95% 以上。由自身免疫性甲状腺炎、抗甲状腺药物过量、甲状腺手术或甲亢放射性碘治疗引起的甲减较为常见。

2. 继发性甲减（secondary hypothyroidism）　又称为中枢性甲减，是由下丘脑或垂体病变引起的促甲状腺激素释放激素（TRH）或促甲状腺激素（TSH）产生或分泌减少所导致的甲减，如鞍上肿瘤、垂体肿瘤、希恩（Sheehan）综合征、垂体手术或放射治疗后等。

3. 消耗性甲减　因为Ⅲ型脱碘酶（D3）代偿性活性增加而致 T_4 灭活或丢失过多引起的甲减。

4. 甲状腺激素不敏感综合征　由于甲状腺激素的受体缺乏、T_3 或 T_4 受体结合障碍以及受体后缺陷等原因，甲状腺激素在外周组织实现生物效应障碍，又称甲状腺激素抵抗综合征（resistance to thyroid hormones，RTH）。

（二）根据甲状腺功能减低程度的分类

根据甲状腺功能减低的程度，可分为临床甲减和亚临床甲减。

（三）根据发病年龄的分类

甲减按发病年龄可分为呆小病、幼年甲减和成年甲减。

甲减起始于胎儿期或新生儿期者，称呆小病或克汀病。地方性呆小病曾多见于地方性甲状腺肿流行地区，因母体长期缺碘，胎儿碘的来源不足，导致甲状腺发育不全和激素合成不足。我国自从实行食盐加碘政策后，这一原因所致呆小病明显减少。散发性呆小病，见于各个地区，其病因尚不明确。可能的原因有：胎儿甲状腺发育不全或缺如，甲状腺摄碘或激素合成障碍，母体中存在自身免疫性抗体或使用抗甲状腺药物阻碍了胎儿甲状腺发育或激素合成。未经治疗的呆小病可造成生长发育迟滞，神经及智力受损，透明质酸、黏蛋白及黏多糖在各组织内浸润，合并多种代谢异常。在我国，TSH 筛查已被列为新生儿出生后足跟血常规检测项目，这对早期发现甲状腺功能异常和干预是非常重要的。

幼年甲减与成年甲减的病因相似。在全球范围内，碘缺乏仍是甲减的主要原因。在碘充足地区，最常见的是甲状腺本身病变致甲状腺激素缺乏，如桥本甲状腺炎、地方性甲状腺肿、甲状腺转移瘤、结节病、放射性碘治疗后、颈部放射线外照射后、甲状腺大部切除术后或抗甲状腺药物过量所致。其次是由于下丘脑或垂体病变致 TSH 分泌不足而继发的甲减。极为少见的是甲状腺激素抵抗综合征，由于周围组织中甲状腺激素受体数目减少或受体对甲状腺激素的敏感性减退，导致周围组织对甲状腺激素实现生物效应不足。

【临床表现】

1. 一般表现　甲减患者常自述畏寒少汗、困顿乏力、发枯脱落、大便秘结、懒言少语、表情淡漠、反应迟钝、面色苍白、眼睑水肿、体重增加、鼻翼增大、唇厚舌大、声音嘶哑、睡眠打鼾、听力下降、皮肤干燥缺乏弹性、指甲脆而增厚等。

2. 心血管系统　甲减患者常感心悸、气短，由于心肌黏液性水肿导致心肌收缩力受损、心动过缓、心排血量下降。外周阻力增加，水钠潴留，表现为舒张压上升、脉压减小。心电图显示低电压、T 波低平和（或）倒置。心脏扩大，有时可伴有心包积液、胸腔积液等多浆膜腔积液，又称为甲减性心脏病，甲状腺激素替代治疗后心脏病变好转或消失。血脂异常，呈高胆固醇血症和高甘油三酯血症。少数患者血压升高。

3. 神经与运动系统　甲减程度重且病程较长者，可出现记忆力、注意力、理解力和计算力减弱，语速缓慢、吐字不清，反应迟钝，头晕、嗜睡或失眠，全身肌肉酸痛，尤以晨起及冬季为重，有时伴感觉异常，麻木、刺痛或灼痛，运动失调、腱反射弛缓期延长，脑电图多表现为 a 波活动减低，曲线平坦。严重者发生黏液性水肿昏迷，尤多见于老年人。

4. 消化系统　患者食欲减退，胃酸分泌减少，肠蠕动减弱，常有腹胀、便秘，严重者出现麻痹性肠梗阻或黏液水肿性巨结肠。

5. 血液系统　不少患者合并贫血，一般为正细胞型，也有巨红细胞型。甲状腺激素缺乏可致血红蛋白合成障碍，也可能与肠道吸收铁元素或叶酸减少有关。

6. 内分泌系统　患者性欲减退。男性患者出现阳痿；女性患者月经不调，受孕困难，易发生流产。长期未获治疗的严重患者可发生垂体增生，催乳素水平升高，发生溢乳。

7. 黏液性水肿昏迷　长期未获治疗的严重甲减又称为黏液性水肿（myxedema），多在寒冷的冬季发病，且多发生于老年患者。起病隐匿，病情进展缓慢，病程可长达十余年之久。在一些诱因的刺激下，黏液性水肿会发展至昏迷，危及生命。常见诱因为全身性疾病加重、麻醉或手术、中断甲状腺激素治疗、服用某些镇静类药物和经受寒冷等。典型表现为：低体温，呼吸及心率减慢，血压减低，四肢肌肉松弛，生理反射减弱，嗜睡甚至昏迷，休克甚至死亡。黏液性水肿患者在发病前多不知道自己患有甲减，因此，既往有甲状腺肿大、甲状腺手术史、放射性碘治疗史、甲状腺激素治疗史和颈部放射治疗史是重要的诊断线索。

8. 甲状腺体征　因缺碘所致甲减患者，甲状腺常呈弥漫性或结节性肿大，质地不均。因自身免疫性甲状腺炎所致者，病程早期甲状腺呈不同程度肿大，质地偏韧，后期甲状腺萎缩难以触及。

【实验室与影像学检查】

1. 甲状腺相关化验和检查 血清 TSH 升高是诊断原发性甲减的必备指标，亚临床甲减仅有 TSH 升高，T_4 和 T_3 在正常范围，临床甲减 TT_4、FT_4 降低，甲减严重者同时出现 TT_3 和 FT_3 下降。血清 TPOAb 和 TgAb 阳性提示甲减是由自身免疫性甲状腺炎所致；甲状腺 ^{131}I 摄取率通常减低；甲状腺穿刺细胞学检查有助于明确甲状腺炎。TSH 增高是原发性甲减最敏感的指标。继发性甲减患者血清 TSH 下降或正常或轻度升高，TRH 或 TSH 兴奋试验可协助鉴别病变来源于下丘脑或垂体。

2. 其他化验和检查 血常规提示正细胞正色素性贫血。血清甘油三酯、总胆固醇、LDL-C 增高，HDL-C 降低，部分患者血清肌酸激酶（CK）及乳酸脱氢酶（LDH）升高。口服葡萄糖耐量试验曲线低平。X 线和超声检查可见心脏扩大、心包积液和胸腔积液。影像学检查或相关功能试验有助于发现下丘脑和垂体病变。

【诊断与鉴别诊断】

（一）诊断

甲减的诊断除上述症状和体征外，还需参考 TSH、T_4 和 T_3 化验值。临床甲减根据临床表现及上述实验室检查做出诊断并不困难；亚临床甲减临床表现不典型，化验仅见血清 TSH 升高，T_4 和 T_3 在正常范围。此外，TSH 对于鉴别原发性或继发性甲减也很重要。垂体性甲减患者的 TSH、T_4 和 T_3 同时下降。下丘脑性甲减的诊断有赖于 TRH 兴奋试验，TRH 兴奋后 TSH 升高但高峰延迟。如 TRH 兴奋后 TSH 升高但 T_4 和 T_3 无相应升高，应怀疑甲状腺激素抵抗综合征，必要时行基因突变分析。TPOAb 和（或）TgAb 阳性可考虑自身免疫性甲状腺炎，甲状腺穿刺细胞学检查有助于明确诊断。甲减的筛查流程见图 6-4-3。

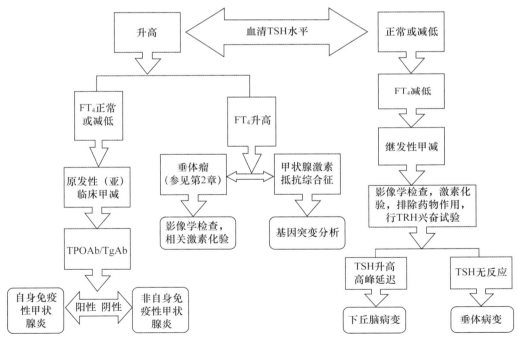

图 6-4-3 甲减的筛查流程

（二）鉴别诊断

1. 贫血 甲减患者一般为轻、中度正细胞型贫血，可被误诊为恶性贫血、缺铁性贫血或再生障碍性贫血，化验血清 T_4、T_3、TSH 可以鉴别。

2. 水肿　甲减患者常述肿胀感，颜面或全身水肿，易被误诊为慢性肾炎，但甲减患者尿常规通常无明显异常，肾功能正常，且多无高血压。

3. 心包积液　甲减性心脏病患者给予甲状腺激素替代治疗后，心包积液可好转或消失，这可与其他原因所致的心包积液相鉴别。

4. 低 T_3 综合征　又称为甲状腺功能正常的病态综合征（euthyroid sick syndrome，ESS），是指甲状腺以外原因引起的伴有血清 T_3 下降的综合征。机体处于严重的器质性疾病、创伤和心理疾病状态时，内分泌系统对疾病做出适应性反应，5′脱碘酶的活性被抑制，外周组织中 T_4 向 T_3 的转换减少，T_4 转换为反 T_3（rT_3）增加，进而引起甲状腺激素水平的变化。甲状腺功能化验显示血清 TT_3、FT_3 减低，rT_3 增高，T_4、TSH 水平在大致正常范围。T_3 下降的程度与疾病严重程度相关，危重患者也可出现 T_4、TSH 水平的下降。

【治疗】

（一）替代疗法

甲减的甲状腺替代疗法的治疗原则强调早期发现、适量起始、长期维持及治疗目标个体化。

1. 药物选择　用于替代治疗的药物有左旋甲状腺素（L-T_4）及从动物甲状腺提取的干甲状腺片。由于 T_4 的半衰期约为 7 天，可每天服用一次，药效稳定，依从性好，不良反应小，因此优选 L-T_4 作为甲减的长期替代治疗。干甲状腺片药物含量不稳定，且其 T_3 和 T_4 比例不符合生理，其中 T_3 成分药效撤退较快，易发生医源性甲亢，不推荐作为甲减的长期治疗。左旋 T_3（L-T_3）如碘塞罗宁，作用快，持续时间短，适用于黏液性水肿昏迷的抢救。甲状腺癌术后需停药行核素检查或治疗的患者，口服 L-T_3 较为方便。

2. 服用方法　L-T_4 的服药方法首选早饭前 0.5 ～ 1 h 一次性口服，其次是睡前服药。如果剂量大，有不良反应，可以分多次服用。L-T_4 与其他药物的服用间隔应在 4 h 以上，因为有些药物会影响 L-T_4 的吸收和代谢。

3. 服用剂量　用药量取决于患者的病因、病情、年龄、体重及合并疾病，注重个体化差异。开始用量宜小，特别是重症、伴心血管疾病及老年患者，逐渐增加剂量。成年甲减患者 L-T_4 替代剂量在 50 ～ 200 μg/d，约计 1.6 ～ 1.8 μg/（kg·d）；老年患者需要量相对较低，约为 1.0 μg/（kg·d）；儿童期需要量较大，约为 2.0 μg/（kg·d）；妊娠期替代剂量较孕前增加 30% ～ 50%；甲状腺癌术后行 TSH 抑制治疗，L-T_4 替代剂量增大，约为 2.2 μg/（kg·d）。

4. 治疗目标

（1）原发性临床甲减的治疗目标为：甲减的症状和体征消失，血清 TSH、TT_4、FT_4 水平维持在参考范围内。治疗初期，每 4 ～ 6 周复查一次甲状腺功能，根据临床表现的改善和化验结果调整 L-T_4 用量，直至达到治疗目标，之后每 6 ～ 12 个月复查甲状腺功能指标。除 L-T_4 的剂量调整外，还应注意是否存在影响药物吸收的因素，如乳糜泻、肠道手术、雌激素或选择性雌激素受体调节剂，与餐同服，使用影响 T_4 吸收和代谢的药物，如考来烯胺（消胆胺）、铁制剂、钙制剂、质子泵抑制剂、利福平、胺碘酮、卡马西平、苯妥英钠和酪氨酸激酶抑制剂。此外，良好的治疗依从性也是维持甲状腺功能稳定的重要保障。

（2）继发于下丘脑和垂体的甲减：以血清 FT_4、TT_4 达到参考范围为治疗目标。

（3）甲状腺激素抵抗综合征：为遗传性疾病，目前尚无根治方法，多数患者可通过升高的 TSH 和甲状腺激素来代偿基因突变所导致的受体缺陷，达到新的动态平衡，因此，无甲状腺功能异常临床表现者，一般不需要治疗；有甲减表现者可试用较大剂量的 L-T_3。

（4）低 T_3 综合征：不建议甲状腺激素替代治疗。

（5）亚临床甲减：近年的流行病学调查显示，亚临床甲减的患病率明显增加，且与多种代谢紊乱及心血管风险相关，是发展为临床甲减的高危人群。目前指南建议，将亚临床甲减分为两类，即轻度亚临床甲减（TSH < 10 mU/L）和重度亚临床甲减（TSH ≥ 10 mU/L）。重度

亚临床甲减患者，主张给予 L-T$_4$ 替代治疗，治疗目标和方法与临床甲减一致。轻度亚临床甲减患者，如伴甲减症状、血脂异常或动脉粥样硬化性疾病、TPOAb 和 TgAb 阳性也可予 L-T$_4$治疗。

（二）黏液性水肿昏迷的治疗

黏液性水肿昏迷是甲减的危重急症，应积极救治。开始时先静脉注射 L-T$_4$ 200 ～ 400 μg作为负荷剂量，继之每天 1.6 μg/kg，如果没有 L-T$_4$ 注射剂，可将 L-T$_4$ 片剂磨碎后胃管鼻饲，至患者的临床表现改善后改为口服给药。有条件时还需静脉注射 L-T$_3$，可先予 5 ～ 20 μg 负荷剂量，维持剂量为每 8 h 2.5 ～ 10 μg，但要避免出现高 T$_3$ 血症。年幼或老年患者以及有心血管疾病或心律失常病史者则宜采用较低的剂量。同时，补充糖皮质激素，保温、供氧，保持呼吸道通畅，根据需要补液、补糖，去除或治疗诱因。经以上治疗，24 h 左右病情可好转，1 周后逐渐恢复；若不能逆转，病死率高。

（张秀英）

第 4 节　亚急性甲状腺炎

亚急性甲状腺炎又称亚急性肉芽肿性甲状腺炎，典型表现为颈部疼痛或不适、甲状腺弥漫性肿大伴压痛、甲状腺功能呈现亢进-正常-减退-恢复正常的变化过程。流行病学显示亚急性甲状腺炎发病率为 12.1/10 万，常见于中青年人，女性高于男性，发病率随年龄增长呈下降趋势。

【病因及发病机制】

亚急性甲状腺炎是由病毒感染或病毒感染后的炎症过程引起的。多数患者在发病前 2 ～ 8 周有上呼吸道感染史，可能与柯萨奇病毒、腮腺炎病毒、麻疹病毒、腺病毒和其他病毒感染有关。

目前认为，亚急性甲状腺炎可能是由于病毒感染提供了与甲状腺滤泡细胞具有部分结构相似性的抗原（来源于病毒本身或病毒诱导的宿主组织损伤），与巨噬细胞上的 HLA-B35 分子特异性结合，激活细胞毒性 T 淋巴细胞，导致甲状腺滤泡损伤。与自身免疫性甲状腺疾病不同，这种免疫反应没有自身延续性，因此具有自限性特点。

亚急性甲状腺炎损伤甲状腺滤泡后，储存于滤泡内的甲状腺球蛋白发生水解，大量甲状腺激素不受调节地释放进入血液循环，导致临床和生化甲状腺毒症。由于甲状腺滤泡细胞受损，同时升高的甲状腺激素反馈抑制促甲状腺激素（thyroid-stimulating hormone，TSH）分泌，停止新的甲状腺激素合成。因此，当贮存的甲状腺球蛋白被耗尽，甲状腺功能也会由亢进状态转为功能减退。随着炎症的消退，甲状腺滤泡细胞再生并开始重新合成和分泌甲状腺激素，当甲状腺能够合成和分泌足够的甲状腺激素时，甲状腺功能也随之恢复正常。几乎所有患者最终甲状腺功能都会完全恢复正常。

【病理】

亚急性甲状腺炎一般甲状腺中度肿大，甲状腺穿刺活检显示中性粒细胞、淋巴细胞、组织细胞及巨细胞广泛浸润，甲状腺滤泡破裂和塌陷，甲状腺滤泡细胞坏死。后期可见甲状腺出现部分纤维化，但最终甲状腺组织学表现会恢复正常。甲状腺细针活检同样显示炎症细胞以及滤泡细胞聚集和大量胶质。

【临床表现】

颈部疼痛是亚急性甲状腺炎的主要症状，是 96% 患者的主诉症状，可以突然发生或逐渐出现，症状出现之前常有上呼吸道感染病史。疼痛可以局限在甲状腺区域，也可以放射至耳部、上颈部、颌部、喉部及胸部，咳嗽、吞咽或头颈部活动时疼痛可加重。大部分患者起病时疼痛累及双侧甲状腺，也可仅限于单侧，或始于一侧并在数日甚至数周后扩散或转移至对侧。

发热也是亚急性甲状腺炎的常见症状，多为午后低热，持续数小时后可自行降至正常，部分患者可以出现持续性高热，体温达 39℃以上。其他常见症状还有乏力、不适、厌食和肌痛等。约一半以上的患者会出现甲状腺毒症的表现。

多数患者甲状腺呈轻中度弥漫性肿大或不对称性肿大，几乎都伴有压痛。部分患者可突然出现甲状腺明显肿大，疼痛严重至不能触碰。甲状腺肿大和压痛可以累及双侧，也可仅限于单侧，或始于一侧数日至数周后转移至对侧。部分患者有甲状腺功能亢进的体征。

颈部疼痛和压痛是亚急性甲状腺炎最特异性的表现，缺乏这些特异性表现，通常不能诊断此病。

亚急性甲状腺炎患者甲状腺毒症表现多是暂时性的，即使不接受治疗，一般可在 2～8 周后自行缓解。随后可能出现短暂且无症状的甲状腺功能减退期，持续 2～8 周或更长时间，但大多数患者甲状腺功能可在短期内完全恢复正常。

尽管亚急性甲状腺炎被认为是一种自限性疾病，通常持续时间较短且病情较轻，但少数患者可伴有甲状腺功能亢进的严重并发症，如室性心动过速和甲状腺危象，15% 的患者最终可能发展为永久性甲状腺功能减退。

【实验室及影像学检查】

（一）实验室检查

1. 甲状腺激素和 TSH　尽管只有一半的患者存在甲状腺毒症的临床表现，但几乎所有患者在疾病早期表现为血清游离 T4 和游离 T3 浓度升高，且血清 TSH 浓度降低。血清游离 T4 和游离 T3 浓度通常仅轻度升高，血清总 T3 通常不会出现不相称的增加。一般持续 2～8 周后进入显性或亚临床甲状腺功能减退期，TSH 水平升高，血清游离 T4 和游离 T3 可降低、处于正常低限或正常，一般持续时间短暂且多无临床症状。

2. 红细胞沉降率（ESR）　多数通常大于 50 mm/h，甚至可能超过 100 mm/h。C 反应蛋白（C-reactive protein，CRP）也可能升高。

其他特征性实验室检查结果还包括血清甲状腺球蛋白水平升高、轻度贫血及白细胞增多。在最初的甲状腺功能亢进期，肝功能检查结果也常有异常，但通常在 1～2 个月内随着疾病好转而恢复正常。血清抗甲状腺过氧化物酶抗体或抗甲状腺球蛋白抗体通常检测不到或者滴度很低，部分患者在甲状腺功能减退期出现血清抗甲状腺抗体浓度升高，可能与炎症导致甲状腺抗原释放有关。

（二）影像学检查

亚急性甲状腺炎患者即使合并甲状腺毒症，放射性碘或锝影像学检查一般显示碘或锝摄取率降低（通常＜ 1%～3%），或放射性核素摄取模糊不均。超声检查提示甲状腺体积正常或肿大，存在弥漫性或局部性低回声，彩色多普勒超声显示甲状腺血流量较低，可与 Graves 病甲状腺功能亢进患者血流量升高相鉴别。病情恢复后，甲状腺超声表现也多恢复正常。

【诊断与鉴别诊断】

（一）诊断

亚急性甲状腺炎的诊断主要依据临床表现。大部分患者通过颈部疼痛、甲状腺压痛和弥漫性甲状腺肿的临床表现即可以确诊。患者不一定存在甲状腺功能异常的症状和体征。

所有临床怀疑亚急性甲状腺炎的患者均应检测血清 TSH、游离 T4 和游离 T3 水平。通常还需要测定 ESR 或 CRP 水平，并进行放射性碘或锝影像学检查。ESR 和（或）CRP 水平升高以及甲状腺毒症伴有放射性碘摄取率降低有助于确定诊断。对有甲状腺疼痛伴轻度甲状腺功能升高的患者，可监测甲状腺功能，若数周内甲状腺功能恢复正常且疼痛缓解，亦可确诊为亚急性甲状腺炎。

对于临床表现不典型的患者（如甲状腺压痛不明显），甲状腺超声检查有助于评估甲状腺形态特征，多普勒超声甲状腺血流量可鉴别亚急性甲状腺炎伴甲状腺毒症和 Graves 病。超声引导下细针穿刺活检可以鉴别亚急性甲状腺炎与感染、出血、甲状腺癌或淋巴瘤。需要注意的是，所有亚急性甲状腺炎病例都应除外甲状腺脓肿。

（二）鉴别诊断

1. 急性感染性甲状腺炎和甲状腺结节内出血　急性感染及出血均可引起甲状腺疼痛、肿大和压痛，但甲状腺异常多在单侧。若患者白细胞增多，应怀疑存在急性感染性甲状腺炎，需要进一步通过甲状腺超声和细针穿刺活检确诊。急性感染性甲状腺炎患者超声检查通常可见囊性或囊实性包块，提示存在脓肿可能。细针穿刺活检可见中性粒细胞，穿刺液应进行细菌、真菌和寄生虫染色及培养。

2. 伴放射性碘摄取降低的其他甲状腺功能亢进性疾病　当甲状腺放射性碘摄取率降低但缺乏典型亚急性甲状腺炎临床表现和实验室特征时，亚急性甲状腺炎的诊断比较困难，随机尿碘测定有助于鉴别亚急性甲状腺炎与其他甲状腺摄碘率减低的甲状腺功能亢进症。亚急性甲状腺炎患者的尿碘常低于 500 μg/L，外源性碘暴露过量引起放射性碘摄取率降低的患者，随机尿碘通常会＞ 1000 μg/L。

3. 自身免疫性甲状腺疾病　慢性自身免疫性甲状腺炎（桥本甲状腺炎）或 Graves 病患者偶尔会出现颈部疼痛及压痛，但一般疼痛比较轻，甲状腺功能异常程度会更严重。Graves 病患者甲状腺碘摄取率增高。极少数桥本甲状腺炎患者表现有慢性颈部不适或疼痛，但此类患者甲状腺抗体升高，细针穿刺活检提示桥本甲状腺炎，且皮质类固醇治疗效果不好。无痛性甲状腺炎和产后甲状腺炎可引起类似的甲状腺功能变化，且伴有甲状腺碘摄取率降低，但无颈部疼痛和甲状腺压痛。

4. 甲状腺癌或淋巴瘤　甲状腺癌或原发性甲状腺淋巴瘤患者可出现甲状腺不适或疼痛，甲状腺超声有助于除外这些恶性疾病。

【治疗】

亚急性甲状腺炎的治疗目标是缓解甲状腺疼痛和压痛，减轻甲状腺毒症的症状。多数患者需要使用非甾体抗炎药（NSAID）或泼尼松。应每 2 ～ 8 周监测甲状腺功能，以明确甲状腺功能状态以及是否恢复正常。

（一）疼痛和全身症状的治疗

症状轻微或就诊前症状已经明显改善的患者不需治疗。

若患者存在轻中度颈部不适和全身症状，可以进行随访观察，也可以给予乙酰水杨酸或 NSAID 治疗，2 ～ 3 天后如果症状无改善，应停用相应治疗，启用泼尼松抗炎治疗。

若患者颈部疼痛较严重或有明显的全身症状，可用泼尼松（20 ～ 40 mg/d）作为初始治疗。泼尼松治疗 1 ～ 2 日，患者症状应有明显改善，如果症状没有缓解，应怀疑诊断是否正确。泼尼松治疗使症状得到缓解后，应该每 5 ～ 7 天减量 5 ～ 10 mg，找到能使疼痛完全缓解的最低剂量。如果疼痛复发，则增加至前一剂量，并维持该剂量 2 周，然后再次尝试逐渐减量。泼尼松治疗疗程通常为 4 ～ 8 周，部分患者需要更长疗程。尽管泼尼松治疗可缓解症状，但不能阻止甲状腺功能障碍的发生。

使用 NSAID 或泼尼松治疗时，应熟悉药物的相对禁忌证、药物相互作用及不良反应，并告知患者使用注意事项。

（二）甲状腺功能异常的处理

甲状腺功能亢进通常不需要治疗，因为多数患者症状轻微且持续时间短，呈自限性。有明显心悸、焦虑或震颤等症状的患者，可使用 β 受体阻滞剂对症治疗。

甲状腺功能减退通常也不需要治疗。如果患者甲状腺功能减退较重（TSH > 10 mU/L）或伴有明显症状，应给予 50 ～ 100 μg 左旋甲状腺素（L-T4）治疗，将 TSH 控制在正常范围内，6 ～ 8 周后可停用 L-T4，并在停药 4 ～ 6 周重新评估患者的甲状腺功能，以确定是否存在永久性甲状腺功能减退。

【预后】

梅奥诊所的一项 160 例亚急性甲状腺炎患者的随访研究发现，15% 的患者最终发展为需 L-T 治疗的永久性甲状腺功能减退，1.6% ～ 4% 的患者多年后会出现复发。

（张俊清）

第 5 节　无痛性甲状腺炎

无痛性甲状腺炎是以一过性甲状腺功能亢进为特征的甲状腺自身免疫炎症性疾病，包括无症状性甲状腺炎、亚急性淋巴细胞性甲状腺炎和伴甲状腺功能亢进自发缓解的淋巴细胞性甲状腺炎。无痛性甲状腺炎占甲状腺功能亢进病例的 0.5% ～ 5%。

【病因和发病机制】

无痛性甲状腺炎是一种甲状腺自身免疫性疾病，具有一定遗传易感性，与特异性人类白细胞抗原 HLA-DR3 相关，常有甲状腺自身免疫性疾病家族史。部分患者可逐渐表现为慢性自身免疫性甲状腺炎。

无痛性甲状腺炎的发病因素包括碘摄入过多以及损伤或感染引起的细胞因子释放。停用糖皮质激素治疗后、库欣综合征患者肾上腺切除术后、霍奇金淋巴瘤颈部外照射后以及接受干扰素 - α、IL-2、锂剂、酪氨酸激酶抑制剂、细胞毒性 T 淋巴细胞抗原 4（CTLA-4）和免疫检查点抑制剂治疗的患者，可出现无痛性甲状腺炎的临床表现。无痛性甲状腺炎也与淋巴细胞性垂体炎、系统性红斑狼疮和免疫性血小板减少症等其他自身免疫性疾病相关。

各种原因导致的无痛性甲状腺炎均会破坏甲状腺滤泡，使滤泡内 Tg 发生蛋白水解，大量甲状腺激素不受调控地释放入血液循环，引起甲状腺毒症的表现。当储存的 Tg 耗竭，且促甲状腺激素（TSH）分泌受到高浓度甲状腺激素的抑制，新的甲状腺激素合成停止。随着甲状腺炎症消退，甲状腺滤泡细胞逐渐恢复正常合成和分泌甲状腺激素功能，甲状腺激素也随之恢复正常。甲状腺功能完全恢复之前，可能出现短期的甲状腺功能减退和 TSH 分泌增多。少数患者如果甲状腺损伤严重，可造成永久性甲状腺功能减退。

【病理】

无痛性甲状腺炎细针穿刺活检可见淋巴细胞和巨噬细胞、正常甲状腺上皮细胞、受损的甲状腺滤泡和大量胶质。恢复期甲状腺滤泡正常，但仍可见淋巴细胞浸润和轻度纤维化。

【临床表现】

无痛性甲状腺炎的特征性表现为甲状腺功能的动态变化，即先出现甲状腺功能亢进，随后出现甲状腺功能减退，然后甲状腺功能恢复正常。患者通常在起病 1～2 周内出现甲状腺功能亢进的症状或体征，通常较轻微，持续 2～8 周后症状消退。甲状腺可有轻度弥漫性增大，质地坚韧，但无疼痛或压痛。

甲状腺功能亢进期后甲状腺功能可能恢复正常，或出现一过性甲状腺功能减退，持续 2～8 周后恢复。甲状腺功能减退的临床表现一般比较轻微，甚至无症状，但也有一些患者因为甲状腺功能减退的症状就诊，追问病史才发现甲状腺功能亢进期的特征性症状。

有些患者可以没有任何症状或体征，仅在常规甲状腺功能和 TSH 检测时发现异常，偶然发现无痛性甲状腺炎。

【实验室及影像学检查】

甲状腺功能检查结果因病程不同而异，血清 TSH 的变化通常滞后于血清游离 T4 和游离 T3 的变化。甲状腺功能亢进期，患者血清游离 T4 中度升高，T3 轻度升高或正常，血清 TSH 水平降低，部分患者仅表现为血清 TSH 降低的亚临床甲亢。甲状腺功能减退期，由于先前 TSH 分泌受抑制，可能先有血清 T4 水平降低，数日至数周后才出现血清 TSH 浓度升高。同样，有些患者仅表现为血清 TSH 水平升高的亚临床甲状腺功能减退。

约一半的患者血清抗甲状腺过氧化物酶抗体浓度短暂升高，随后下降，但可持续至甲状腺功能恢复正常后。部分患者可检测到抗 TSH 受体抗体和甲状腺球蛋白抗体。血清甲状腺球蛋白（Tg）浓度通常升高，可持续到甲状腺功能恢复正常后。白细胞计数通常正常，红细胞沉降率和（或）C 反应蛋白正常或轻度升高。

即使在甲状腺功能亢进期，甲状腺放射性碘摄取率和放射性锝扫描均显示甲状腺摄取能力低下，这些检查有助于区分无痛性甲状腺炎与轻度 Graves 甲状腺功能亢进症。

【诊断与鉴别诊断】

（一）诊断

无痛性甲状腺炎的诊断主要依据临床表现和实验室检查结果，必要时可以进行甲状腺放射性碘摄取率检查。

对于任何非产后女性或男性，出现甲状腺功能异常的症状且持续时间不到 2 个月，伴或不伴甲状腺轻度弥漫性肿大，应考虑无痛性甲状腺炎诊断，特别是停用糖皮质激素、接受干扰素 -α、IL-2、酪氨酸激酶抑制剂、CTLA-4 和免疫检查点抑制剂等药物治疗患者。无症状患者如果常规检查发现血清 TSH 低，也应考虑无痛性甲状腺炎可能。轻度甲状腺功能亢进表现且血清游离 T4 升高程度相对高于血清 T3 升高的患者，可监测甲状腺功能，如果数周内甲状腺功能恢复正常，可疑诊断无痛性甲状腺炎。在甲状腺功能亢进期，甲状腺放射性碘摄取率低下或核素扫描示踪剂蓄积极低的患者，应数周后再次评估甲状腺功能，如果呈现好转趋势，支持无痛性甲状腺炎诊断。

（二）鉴别诊断

甲状腺功能亢进期，无痛性甲状腺炎须与其他原因引起的甲状腺功能亢进和弥漫性甲状腺肿相区分。

1. Graves 病　表现为持续的甲状腺功能亢进，甲状腺激素水平升高常更明显，血清甲状腺刺激性免疫球蛋白（TSH- 受体抗体）升高，甲状腺放射性碘摄取率升高，超声多普勒检查显示甲状腺内血流增加。无痛性甲状腺炎持续时间较短，甲状腺仅轻度增大，TSH- 受体抗体一般不高，甲状腺毒症期甲状腺放射性碘摄取率低下且甲状腺多普勒血流正常或减少。

2. 分泌 TSH 的垂体瘤　表现为甲状腺激素水平升高同时伴有 TSH 水平不适当地正常或升高，垂体肿瘤较大患者可有头痛、双颞侧偏盲等表现。而无痛性甲状腺炎的甲状腺功能亢进期则表现为 TSH 较低。

3. 外源性甲状腺功能亢进 多为医源性因素或人为因素造成使用甲状腺激素或其活性类似物过量，一般甲状腺不大，甲状腺放射性碘摄取率和血清 Tg 浓度较低。而无痛性甲状腺炎患者血清 Tg 水平升高。仔细询问有无甲状腺激素摄入相关病史有助于鉴别本病。

在甲状腺功能减退期，无痛性甲状腺炎需与桥本甲状腺炎鉴别。如果患者在出现甲状腺功能减退前有甲状腺功能亢进症状自发缓解病史，未接受甲状腺激素补充治疗但甲状腺功能在数周内恢复正常，则可考虑无痛性甲状腺炎诊断。

【治疗】

多数无痛性甲状腺炎患者临床症状轻微，甲状腺功能异常持续时间短暂且呈自限性，一般无需治疗。

甲状腺功能亢进期症状明显或心房颤动风险较高的患者，如无禁忌证，可使用 β 受体阻滞剂治疗。每 2～4 周监测 1 次甲状腺功能，甲状腺功能恢复正常或发现甲状腺功能减退应及时停药。抗甲状腺药物或放射性碘对甲状腺炎患者的甲状腺毒症无效。严重甲状腺功能紊乱的患者，必要时可使用糖皮质激素治疗。

少数患者甲状腺功能减退期症状明显或者 TSH 超过 10 mU/L，需要使用左旋甲状腺素（L-T4）治疗。L-T4 常用剂量为 50～100 μg/d，一般 3～6 个月后可以停药。治疗期间需要定期监测甲状腺功能和 TSH 水平，如果 FT4 和 TSH 恢复正常，可将 L-T4 剂量减半，4～6 周后复查游离 T4 和 TSH，检查结果保持正常，则可停用 L-T4 治疗，并在 4～6 周后再次复查，确保甲状腺功能恢复正常。如果减量过程中 TSH 升高超过正常值，则恢复先前的 L-T4 治疗剂量，直到治疗期间甲状腺功能检测结果保持正常。

此外，应告知患者有甲状腺炎复发和发生慢性自身免疫性甲状腺炎的风险，建议患者定期随访。

【预后】

多数无痛性甲状腺炎患者可以恢复甲状腺功能正常，但 10% 的患者可能出现无痛性甲状腺炎复发。20%～30% 的患者会出现慢性自身免疫性甲状腺炎伴永久性甲状腺功能减退。

（张俊清）

第 6 节 慢性淋巴细胞性甲状腺炎

慢性淋巴细胞性甲状腺炎（chronic lymphocytic thyroiditis，CLT），由日本 Hashimoto 医师于 1912 年首次报道，又称为桥本甲状腺炎（Hashimoto's thyroditis，HT），是最常见的自身免疫性甲状腺疾病。HT 患病率为 10%～15%，女性明显高于男性，好发年龄为 30～60 岁，也是造成甲状腺功能减退症（简称甲减）的最常见原因。

【病因与发病机制】

HT 的发生受遗传与环境等多种因素的相互作用。本病有一定的家族聚集性，其发生可能与 *IL2RA*、*HLA*、*PTPN22*、*FCRL3*、*TSH-R*、*CTLA4*、*FOXE1*、*GDCG4p14*、*RNASET2*、*BACH2* 等基因相关。免疫学因素致甲状腺受损的机制尚未完全阐明。一般认为，器官特异的抑制性 T 淋巴细胞的数量或质量异常，造成甲状腺广泛性淋巴细胞浸润。细胞毒性 T 细胞和 Th1 型细胞因子也参与了炎症损伤的过程。本病特征是存在高滴度的 TPOAb 和 TgAb，部分患者存在 TSH 受体阻断性抗体（TBAb），促进甲状腺萎缩和功能减退。病变早期甲状腺多呈弥漫性对称性肿大，随病程进展，甲状腺体积缩小，质地变韧。

【临床表现】

HT 起病隐匿，进展缓慢，临床表现复杂多样。早期症状不典型，仅 TPOAb/TgAb 阳性；进展过程中出现甲状腺弥漫性肿大，部分患者表现为颈部压迫感或疼痛感，伴轻度吞咽困难及呼吸困难，多数患者因怀疑甲状腺肿、甲亢或甲减首诊。

HT 患者可出现一过性甲亢，也叫桥本甲状腺毒症（Hashitoxicosis），可能与炎症破坏甲状腺滤泡上皮，使储存的甲状腺激素进入血循环有关，甲状腺毒症的症状可于短期内消失。此外，本病常与 Graves 病共存，血清中同时存在 TSH 受体刺激抗体（TSAb）和 TPOAb/TgAb，组织学上兼有 HT 和 Graves 病两种表现，临床上可表现为甲亢和甲减交替出现。但由于甲状腺组织不断被破坏，最终倾向于甲减。少数患者可伴甲状腺眼病，也可同时患有其他自身免疫性疾病。

【实验室与影像学检查】

1. 甲状腺功能　多数 HT 患者的甲状腺功能正常。在疾病进程中，出现甲状腺毒症者不到 5%，约 20% 发生（亚）临床甲减。

2. 甲状腺自身抗体测定　血清 TPOAb/TgAb 滴度持续明显升高是 HT 患者的特征之一。另外，有 10%～20% 的 HT 患者血清 TBAb 呈阳性。

3. 甲状腺超声　HT 患者甲状腺超声示弥漫性肿大，峡部增厚，弥漫性低回声内出现短线状强回声并呈分隔状或网格状改变。

4. 甲状腺核素检查　甲状腺碘摄取率早期可以正常，甚至升高，随病情进展碘摄取率持续下降。核素显像分布不均，呈不规则稀疏与浓聚区。

5. 病理学检查　甲状腺穿刺细胞学检查有确诊价值。镜检示病变甲状腺组织中淋巴细胞和浆细胞呈弥散性浸润，受损甲状腺滤泡孤立萎缩，其内胶质稀疏，残余滤泡上皮细胞增大，胞质呈嗜酸性染色。

【诊断与鉴别诊断】

HT 的诊断仍存在争议，主要是根据甲状腺弥漫性肿大，质地韧，血清抗体如 TgAb 和 TPOAb 呈阳性，超声表现为回声不均质改变。部分患者呈（亚）临床甲减。甲状腺穿刺细胞学检查可明确诊断。

不典型 HT 患者主要应与 Graves 病和亚急性甲状腺炎进行鉴别。

1. Graves 病　HT 早期由于甲状腺组织被破坏可出现甲状腺毒症，但甲状腺碘摄取率检查时减低；Graves 病碘摄取率增高。

2. 亚急性甲状腺炎　少数 HT 患者甲状腺短期内肿大并出现结节，甚至伴有局部疼痛，血清 TgAb 和 TPOAb 高滴度有助于鉴别。亚急性甲状腺炎患者常有发热或上呼吸道感染史，甲状腺自身抗体滴度一般不高，持续数周可自行缓解。

【治疗】

目前尚无针对 HT 病因的治疗措施，通常根据甲状腺功能状态、肿大程度及有无症状决定是否治疗。①甲状腺功能正常者，无临床症状，随诊观察。②亚临床甲减者，若 TSH < 10 mU/L，随诊观察；若 TSH ≥ 10 mU/L，可使用 L-T$_4$ 替代治疗。③临床甲减者需用 L-T$_4$ 替代治疗。④合并甲状腺毒症时，原则上不使用抗甲状腺药物，可予 β 受体阻滞剂对症处理。⑤合并 Graves 病时，应行抗甲状腺药物治疗，与单纯 Graves 病相比，用药剂量偏小。除非有明显甲状腺肿大、合并可疑癌结节或局部压迫症状，一般不建议手术或放射性碘治疗，因为容易发生永久性甲减。

（张秀英）

第 7 节　产后甲状腺炎

产后甲状腺炎（postpartum thyroiditis，PPT）是自身免疫性甲状腺炎的一种，指的是女性在分娩或流产后 1 年以内出现的一过性或者永久性甲状腺功能异常综合征。在女性人群中患病率大约为 7%，存在地区差异。典型的临床表现包括三期：甲状腺毒症期、甲减期和恢复期。多表现为产后无痛性甲状腺肿大，甲状腺功能异常以及甲状腺过氧化物酶抗体（TPOAb）阳性。

【病因与发病机制】

PPT 是自身免疫性甲状腺炎的一种，其发病和产前 TPOAb 阳性相关。妊娠是 PPT 主要的诱发因素。妊娠母体存在免疫耐受，分娩后免疫抑制机制解除，引发一系列免疫反应，使潜在的自身免疫性甲状腺炎转变为临床形式。TPOAb 阳性的女性中有 40% ～ 60% 产后会出现 PPT，因此，产前 TPOAb 阳性是预测 PPT 的一个重要指标。

【临床表现】

PPT 最常发生于产后 1 年以内。如果产妇同时合并 1 型糖尿病，出现 PPT 的可能性是普通产妇的 4 倍。PPT 表现为无痛性甲状腺肿大，典型的临床表现类似于亚急性甲状腺炎，包括三期：甲状腺毒症期（通常持续 1 ～ 2 个月），出现于产后 1 ～ 6 个月，最常见于产后 3 个月。主要是高代谢症候群，如心悸、乏力、怕热、体重下降、易激等。有 30% 的患者高代谢症状不明显。甲减期（通常持续 4 ～ 6 个月），出现于产后 3 ～ 8 个月，最常见于产后 6 个月。甲减期可无明显临床表现，有临床症状的患者比例为 25% ～ 35%。主要是代谢降低症候群，如乏力、注意力不集中、食欲减退、水肿、体重增加、便秘等，还有患者可能会出现抑郁。随后是恢复期。不过，和典型的亚急性甲状腺炎不同，PPT 通常只有某一期表现比较明显。

【实验室与影像学检查】

1. 甲状腺功能　根据患者处于 PPT 的不同病程分期，甲状腺功能测定结果不同。甲状腺毒症期表现为三碘甲状腺原氨酸（T_3）、甲状腺素（T_4）升高，促甲状腺激素（TSH）降低，甲减期 T_3、T_4 逐渐降低，甚至低于正常值，TSH 逐渐升高。随后是恢复期，T_3、T_4 和 TSH 逐渐回归正常范围。

2. 甲状腺超声　表现类似于亚急性甲状腺炎。甲状腺轻到中度弥漫性肿大，低回声。持续的低回声提示甲状腺自身免疫破坏持续存在。

3. 核医学检查　PPT 初期 ^{99m}Tc 锝显像锝摄取率降低或者放射性碘摄取率降低。恢复期 ^{99m}Tc 锝显像锝摄取率和放射性碘摄取率逐渐恢复正常（需注意如果患者哺乳，此检查禁忌）。

4. 甲状腺自身抗体　TPOAb 常阳性，且滴度和病情严重程度相关。抗甲状腺球蛋白抗体（TgAb）也可出现阳性。

5. 其他检查　红细胞沉降率多正常。病理可见甲状腺弥漫或局灶淋巴细胞浸润。

【诊断与鉴别诊断】

妊娠前或妊娠期 TPOAb 升高，有自身免疫性甲状腺疾病家族史的患者是 PPT 的高危人群。如果在产后 1 年内出现无痛性甲状腺肿大，伴有甲状腺毒症或甲状腺功能减退的临床症状，经过实验室检查除外亚急性甲状腺炎以及产后弥漫甲状腺肿伴 Graves 病，可诊断为 PPT。需要和如下疾病鉴别。

1. 亚急性甲状腺炎　亚急性甲状腺炎和 PPT 都可以出现类似的甲状腺毒症期、甲减期和恢复期，临床上应注意鉴别。PPT 表现为甲状腺无痛性肿大，而亚急性甲状腺炎多伴有甲状腺部位疼痛和发热。另外，PPT 发病有特定时段——产后 1 年以内。和亚急性甲状腺炎不同，

PPT 患者 TPOAb 多为阳性。

2. Graves 病　在甲状腺毒症期就诊的 PPT 患者应鉴别 Graves 病。从发病时间而言，PPT 发病高峰为产后 3 ～ 6 个月，而如果患者在产后 6 个月之后出现甲状腺毒症，更应注意鉴别 Graves 病。二者高代谢症状可有重叠，但是 PPT 不伴有突眼、下肢水肿。化验检查中，理论上 Graves 病 ^{99m}Tc 锝显像锝摄取率升高或者放射性碘摄取率升高，而 PPT 降低，但需要注意，产后如果哺乳，该检查为禁忌。所以需要通过其他检查去区分这两种情况。例如自身抗体测定（Graves 病出现 TRAb 阳性，而 PPT 多为 TPOAb 阳性），以及超声表现（Graves 病多表现为甲状腺血流丰富）。

【治疗】

1. 治疗原则　休息，对症治疗为主。

2. 甲状腺毒症期的治疗　一般不主张使用糖皮质激素。严重的甲状腺毒症症状可短期服用普萘洛尔 20 ～ 40 mg/d，每日 3 ～ 4 次（需注意普萘洛尔可少量从乳汁中分泌，所以哺乳期女性应慎用）。

3. 甲状腺功能减退期的治疗　可能需要甲状腺激素替代治疗。大多数患者能够在 6 ～ 9 个月后停止替代治疗。

【预后】

大多数患者甲状腺功能可恢复正常。但即便甲状腺功能恢复正常，因为该病潜在的慢性自身免疫性甲状腺炎的背景，超声的影像学异常多会持续存在。也正因如此，大约 20% ～ 64% 的患者会发展为永久性甲减，建议每年复查甲状腺功能。

（任　倩）

第 8 节　甲状腺结节和甲状腺癌

甲状腺结节（thyroid nodules）是指甲状腺细胞在局部异常生长所引起的一个或多个组织结构异常的团块，女性和老年人多见。甲状腺结节是内分泌系统的多发病和常见病，一般人群中通过触诊的检出率为 3% ～ 75%，借助高分辨率超声的检出率为 20% ～ 76%，大部分结节直径 < 1 cm。甲状腺结节可以是单发或多发，可以有功能或无功能。甲状腺癌是内分泌系统中最常见的恶性肿瘤，甲状腺结节中甲状腺癌占 5% ～ 15%。因此，发现甲状腺结节后需要评估结节的良恶性和甲状腺功能。

【病因】

甲状腺结节分为良性和恶性两大类。多数甲状腺结节病因不明。

甲状腺癌的发病机制包括以下因素：

1. 辐射　射线照射增加良性和恶性甲状腺结节的发生。外照射可诱发染色体断裂，导致基因重排和肿瘤抑制基因的丧失。核泄漏辐射也增加了甲状腺癌的发生风险。但 ^{131}I 治疗的辐射几乎不增加甲状腺癌的发生风险。

2. 促甲状腺激素（TSH）和生长因子　许多分化型甲状腺癌（differentiated thyroid carcinoma，DTC）表达 TSH 受体（TSH receptor，TSH-R）。甲状腺结节患者中较高的血清 TSH 水平（即使在正常高限）也与发生 DTC 的风险增加有关。这为 DTC 患者术后接受左旋甲状腺素（L-T$_4$）抑制 TSH 的治疗方法提供了理论依据。

3. 肿瘤基因和肿瘤抑制基因　甲状腺癌的起源为单克隆，肿瘤基因和肿瘤抑制基因的突变可导致细胞增殖增快，细胞凋亡受损，侵袭、血管新生和转移能力增强。RET-RAS-BRAF信号通路的激活可见于70%的甲状腺乳头状癌（thyroid papillary carcinoma，PTC）患者，*BRAFV600E* 突变是PTC中最常见的突变，因此检测分子标志物可能有助于甲状腺癌的诊断、判断预后和选择治疗。

【病理】

甲状腺结节生长超过血液供养，则发生囊性变。甲状腺腺瘤是由甲状腺滤泡细胞构成的孤立性有包膜的结节，滤泡细胞排列结构不同于周围组织。Hürthle 细胞腺瘤由含有嗜酸性染色特性的滤泡细胞构成。滤泡性肿瘤侵袭包膜和血管浸润是恶性特征，但只在组织学检查时才能做出判断。

【分类】

甲状腺结节的分类如表 6-4-13 所示。

表 6-4-13　甲状腺结节分类

良性	恶性
多结节性（散发性）甲状腺肿	乳头状癌
桥本甲状腺炎	滤泡状癌
囊肿（胶质性、单纯性或出血性）	微浸润或广泛浸润
滤泡腺瘤	Hürthle 细胞（嗜酸性细胞）型
大滤泡腺瘤	具有乳头状核特征的非侵袭性滤泡性甲状腺肿瘤
微滤泡或细胞腺瘤	髓样癌
Hürthle 细胞（嗜酸细胞）腺瘤	未分化癌
大或微滤泡型	原发性甲状腺淋巴瘤
	转移癌（乳腺、肾细胞，其他）

超过 90% 的甲状腺癌为 DTC。DTC 起源于甲状腺滤泡上皮细胞，主要包括 PTC 和甲状腺滤泡状癌（follicular thyroid carcinoma，FTC），少数为 Hürthle 细胞（嗜酸性细胞）肿瘤。

1. PTC　是甲状腺癌中最常见的一种（70% ~ 90%）。甲状腺微小乳头状癌（papillary thyroid microcarcinoma，PTMC）指肿瘤直径小于 1 cm，其发生率在尸检报告中达 6% ~ 13%。

2. 滤泡状癌　通过细针穿刺活检技术很难诊断，因为滤泡新生物良恶性鉴别主要是依靠其浸润血管、神经和周围组织来诊断的。

3. 甲状腺髓样癌（medullary thyroid cancer，MTC）　是源于甲状腺滤泡旁细胞（C 细胞）的神经内分泌肿瘤。MTC 占甲状腺癌的 1% ~ 2%，该肿瘤的典型特征是产生降钙素（calcitonin，Ct）。多数 MTC 为散发，但约有 25% 为家族性疾病，是多发性内分泌腺瘤病 2 型（multiple endocrine neoplasia type 2，MEN2）综合征的表现。

4. 未分化甲状腺癌（anaplastic thyroid carcinoma，ATC）　是一种分化差并具有侵袭性的癌症，其预后差，多数患者在诊断后 6 个月内死亡。

5. 甲状腺淋巴瘤　常常在桥本甲状腺炎的基础上发展而来。

【临床表现】

大多数甲状腺结节患者没有临床症状。合并甲状腺功能异常时，可出现相应的临床表现。部分患者由于结节压迫周围组织，出现声音嘶哑、呼吸困难、吞咽困难等症状。查体时需要触诊甲状腺及颈部淋巴结。

通过详细病史采集和体格检查可以获得甲状腺癌的危险因素（表 6-4-14）。

表 6-4-14　甲状腺癌的危险因素

1	童年期头颈部放射线照射史或放射性尘埃接触史
2	全身放射治疗史
3	有 DTC、MTC 或 MEN2、家族性多发息肉病、某些甲状腺癌综合征的既往史或家族史
4	男性
5	结节生长迅速
6	伴持续性声音嘶哑、发音困难，并可排除声带病变（炎症、息肉等）
7	伴吞咽困难或呼吸困难
8	结节性状不规则、与周围组织粘连固定
9	伴颈部淋巴结病理性肿大

【实验室与影像学检查】

（一）血液学检查

1. 甲状腺功能　所有甲状腺结节患者均应检测血清 TSH 水平。血清 TSH 是预测恶性甲状腺结节的独立危险因素。研究显示，TSH 水平低于正常的甲状腺结节患者，其结节为恶性的比例低于 TSH 水平正常或升高者。

2. 甲状腺球蛋白（thyroglobulin，Tg）　是甲状腺产生的特异性蛋白，由甲状腺滤泡上皮细胞分泌。多种甲状腺疾病均可引起血清 Tg 水平升高，包括 DTC、甲状腺肿、甲状腺组织炎症或损伤、甲状腺功能亢进症等，因此血清 Tg 不能鉴别甲状腺结节的良恶性。但血清 Tg 对 DTC 患者甲状腺全切术后的转移和复发有很好的提示意义。

3. 降钙素（Ct）　由甲状腺滤泡旁细胞（C 细胞）分泌。血清 Ct > 100 pg/ml 提示 MTC。血清 Ct 升高但不足 100 pg/ml 时，诊断 MTC 的特异性较低。

（二）影像学检查

1. 高分辨率超声检查　是评估甲状腺结节的首选方法。对触诊怀疑，或是在影像学检查中提示的甲状腺结节，均应行甲状腺超声检查。甲状腺超声可证实甲状腺结节是否真正存在，确定甲状腺结节的大小、数量、位置、质地（实性或囊性）、形状、边界、包膜、钙化、血供和与周围组织的关系等，同时评估颈部区域有无淋巴结和淋巴结的大小、形态和结构特点。癌症征象包括：结节边缘不规则、实性低回声、微钙化、血供丰富紊乱等（二维码数字资源 6-4-7）。

数字资源
6-4-7：
甲状腺结节
的超声检查

2. 甲状腺核素显像　受显像仪分辨率所限，甲状腺核素显像适用于评估直径 > 1 cm 的甲状腺结节。在单个（或多个）结节伴有血清 TSH 降低时，甲状腺 ^{131}I 或 ^{99m}Tc 核素显像可判断结节是否有自主摄取功能（"热结节"）（二维码数字资源 6-4-8）。"热结节"绝大部分为良性，一般不需细针穿刺抽吸活检（fine needle aspiration biopsy，FNAB）。妊娠期间及哺乳期禁用放射性核素扫描。

数字资源
6-4-8：
甲状腺结节
的核素显像

3. CT 和 MRI　在评估甲状腺结节良恶性方面，CT 和 MRI 并不优于超声。甲状腺结节术前可行颈部 CT 或 MRI 检查，显示结节与周围组织的关系。

（三）FNAB

是术前评估甲状腺结节良恶性敏感度和特异度最好的方法（二维码数字资源 6-4-9）。超声引导下的 FNAB 可以提高取材成功率和诊断准确率。术前 FNAB 检查有助于减少不必要的甲状腺结节手术，并帮助确定恰当的手术方案。FNAB 为细胞学检查，因此不能区分甲状腺滤泡状癌和滤泡细胞腺瘤。FNAB 结果的判断，通常采用 Bethesda 分级（表 6-4-15）。经 FNAB 仍

数字资源
6-4-9：
甲状腺结节
的 FNAB

不能确定良恶性的甲状腺结节，对穿刺标本进行某些甲状腺癌的分子标志物检测，如 *BRAF* 突变、*RAS* 突变、*RET/PTC* 重排等，能够提高确诊率。

表 6-4-15　甲状腺细胞病理学 Bethesda 报告系统恶性风险程度（Bethesda 分级）和推荐的临床处理

Bethesda 分级	诊断类别	恶性风险
I	标本无法诊断或不满意	5%～10%
II	良性	0～3%
III	意义不明确的非典型性病变或意义不明确的滤泡性病变	10%～30%
IV	滤泡性肿瘤或可疑滤泡性肿瘤	25%～40%
V	可疑恶性肿瘤	50%～75%
VI	恶性肿瘤	97%～99%

【诊断与鉴别诊断】

触诊发现或影像学检查偶然发现甲状腺结节时均应进行评估，内容包括：病史与体格检查；测定血清 TSH；超声检查以确定有无结节，评估超声特征，以及评估有无其他结节和淋巴结肿大。甲状腺结节评估的要点是良恶性鉴别。鉴别要点如图 6-4-4 所示。

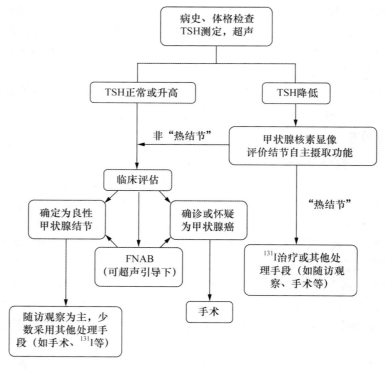

图 6-4-4　甲状腺结节的良恶性鉴别

【治疗】

（一）良性甲状腺结节的治疗

多数良性甲状腺结节仅需定期随访，无需特殊治疗。必要时可做甲状腺超声检查和重复甲状腺 FNAB。如有压迫症状可选择手术治疗。有功能的热结节，可选择放射性碘（radioiodine，

RAI）即 ^{131}I 治疗、手术或药物治疗。目前已不推荐常规应用 L-T$_4$ 抑制治疗以缩小甲状腺结节。

1. 手术　下述情况下，可考虑手术治疗甲状腺结节：

（1）出现与结节明显相关的局部压迫症状。

（2）合并甲状腺功能亢进症、内科治疗无效。

（3）肿物位于胸骨后或纵隔内。

（4）结节进行性生长，临床考虑有恶变倾向或合并甲状腺癌高危因素。

因外观或思想顾虑过重影响正常生活而强烈要求手术者，可作为手术的相对适应证。

2. ^{131}I 治疗　主要用于治疗具有自主摄取功能并伴有甲亢的良性甲状腺结节。

（二）DTC 治疗

DTC 的治疗方法主要包括：手术治疗、术后 ^{131}I 治疗和 TSH 抑制治疗。其中，手术治疗最为重要，直接影响本病的后续治疗和随访，并与预后密切相关。DTC 治疗需要采用基于个体化评估的综合治疗。

1. 手术　能够清除原发病灶，有助于准确判断癌症的组织类型和分期。DTC 的甲状腺切除术式主要包括全 / 近全甲状腺切除术和甲状腺腺叶＋峡部切除术。确定 DTC 手术的切除范围需要考虑：肿瘤大小；有无侵犯周围组织；有无淋巴结和远处转移；单灶或多灶；童年期有无放射线接触史；有无甲状腺癌或甲状腺癌综合征家族史；性别、病理亚型等其他危险因素。DTC 手术的并发症包括：出血、切口感染、呼吸道梗阻、甲状旁腺损伤（一过性或永久性低钙血症）、喉返神经损伤、喉上神经损伤和麻醉相关的并发症等。

研究显示，部分 PTMC 处于亚临床状态，很少发展成为具有临床意义的甲状腺癌，有些患者甚至终生无症状，即使有些病例出现临床症状或颈部淋巴结转移，但对生存率影响不大，因而有研究者提出对于无转移、无症状的 PTMC 患者可考虑延迟手术，主动监测。但上述患者仍需随访监测。

2. ^{131}I 治疗　^{131}I 治疗是 DTC 术后治疗的重要手段之一。术后对残余甲状腺进行放射性清扫可以清除残留的正常甲状腺，以便长期随访中应用 Tg 监测和放射性碘扫描显像评估肿瘤复发和转移。其治疗包含 ^{131}I 清除 DTC 术后残留的甲状腺组织，简称"清甲"；以及采用 ^{131}I 清除手术不能切除的 DTC 转移灶，简称"清灶"。需要根据患者情况选择性应用。

3. DTC 术后 TSH 抑制治疗　TSH 抑制治疗是指手术后应用甲状腺激素将 TSH 抑制在正常低限或低限以下、甚至检测不到的程度，一方面补充 DTC 患者所缺乏的甲状腺激素；另一方面抑制 DTC 的细胞生长。TSH 抑制治疗用药首选 L-T$_4$。长期使用超生理剂量的甲状腺激素，会造成医源性亚临床甲亢，影响心脏和骨骼系统。特别是 TSH 需长期维持在很低水平（＜ 0.1 mU/L）时，可能加重心脏负荷和心肌缺血（老年者尤甚），引发或加重心律失常（特别是心房颤动）等。减少甲状腺素剂量后上述诸多受损情况可以逆转。TSH 长期抑制可增加绝经后妇女骨质疏松症的发生率，并可能导致其骨折风险增加。因此目前术后 TSH 抑制治疗的个体化目标建议基于双风险评估，即 DTC 复发风险（危险度）和 TSH 抑制治疗的不良反应风险（表 6-4-16 至表 6-4-18）。

4. 化学治疗　DTC 对化学治疗药物不敏感。化学治疗仅作为姑息治疗或其他手段无效后的尝试治疗。

5. 外照射治疗　不建议在 DTC 治疗中常规使用，可用于治疗特异性的转移病灶，尤其是在发生骨痛或威胁神经的损害时。

6. 靶向治疗　随着对甲状腺癌分子机制研究的不断深入，越来越多的靶向药物开始应用于临床。酪氨酸激酶抑制剂是目前在甲状腺癌中研究最多的靶向治疗药物。

DTC 的临床处理流程见图 6-4-5。

表 6-4-16　DTC 的复发危险度分层

复发危险度组别	符合条件
低危组：符合全部条件者	无局部或远处转移 所有肉眼可见的肿瘤均被彻底清除 肿瘤没有侵犯周围组织 肿瘤不是侵袭型的组织学亚型，并且没有血管侵犯 若清甲后行全身 ^{131}I 显像，甲状腺床以外没有发现碘摄取
中危组：符合任一条件者	初次手术后病理检查可在镜下发现肿瘤有甲状腺周围软组织侵犯 有颈淋巴结转移或清甲后全身 ^{131}I 显像发现有异常放射性摄取 肿瘤为侵袭型的组织学类型，或有血管侵犯
高危组：符合任一条件者	肉眼下可见肿瘤侵犯周围组织或器官 肿瘤未能完整切除，术中有残留 伴有远处转移 全甲状腺切除后，血清 Tg 水平仍较高 有甲状腺癌家族史

表 6-4-17　DTC 患者 TSH 抑制治疗的不良反应风险分层

风险分层	适应人群
低危：符合所有情况	中青年 无症状者 无心血管疾病 无心律失常 无肾上腺素能受体激动的症状或体征 无心血管疾病危险因素 无合并疾病 绝经前妇女 骨密度正常 无骨质疏松症的危险因素
中危：符合任一情况	中年 高血压 有肾上腺素能受体激动的症状或体征 吸烟 存在心血管疾病危险因素或糖尿病 围绝经期妇女 骨量减少 存在骨质疏松症的危险因素
高危：符合任一情况	临床心脏病 老年 绝经后妇女 伴发其他严重疾病

表 6-4-18　双风险评估的 DTC 患者术后 TSH 抑制治疗目标（mIU/L）

TSH 抑制治疗的 不良反应风险	DTC 的复发危险度			
	初治期（术后 1 年）		随访期	
	高中危	低危	高中危	低危
高中危	< 0.1	0.5 ～ 1.0	0.1 ～ 0.5	1.0 ～ 2.0（5 ～ 10 年）
低危	< 0.1	0.1 ～ 0.5	< 0.1	0.5 ～ 2.0（5 ～ 10 年）

注：5 ～ 10 年后如无病生存，可仅进行甲状腺激素替代治疗；表格中的 0.5 mIU/L，因各实验室的 TSH 正常参考范围下限不同而异

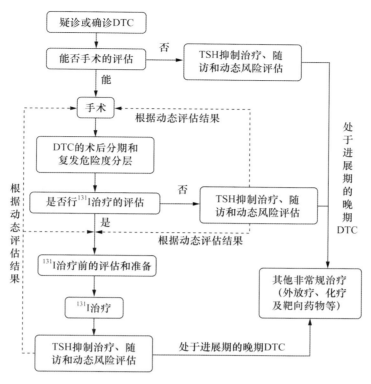

图 6-4-5　**DTC 的处理流程**

【预后】

（一）良性结节

多数良性甲状腺结节仅需定期随访，无需特殊治疗。随访间隔为 6～12 个月；暂未接受治疗的可疑恶性或恶性结节，可以缩短随访间隔后定期监测甲状腺功能，保持 TSH 水平在正常范围。

（二）DTC

大部分 DTC 进展缓慢，近似良性病程，10 年生存率很高。但某些组织学亚型（PTC 的高细胞型、柱状细胞型、弥漫硬化型、实体亚型和 FTC 的广泛浸润型等）的 DTC 容易发生甲状腺外侵犯、血管侵袭和远处转移，复发率高，预后相对较差。

约 30% 的 DTC 患者会出现复发或转移，其中 2/3 发生于手术后的 10 年内，有术后复发并有远处转移者预后较差。对已清除全部甲状腺（手术和 ^{131}I 清甲后）的 DTC 患者而言，血清中检测到 Tg 往往提示 DTC 病灶残留或复发。

未分化癌、一些髓样癌和甲状腺淋巴瘤的死亡率也较高，但发生率低于分化型甲状腺癌。

（高　莹）

肾上腺疾病

第 1 节　库欣综合征

库欣综合征（Cushing's syndrome，Cushing 综合征），又称作皮质醇增多症（hypercortisolism），由于此病在 1912 年由 Harvey Cushing 首先报道，因此以他的名字命名。Cushing 综合征是一组由各种病因引起下丘脑-垂体-肾上腺轴调控失常，肾上腺皮质长期分泌过量糖皮质激素所导致的临床症候群的总称，这也被称为内源性 Cushing 综合征。而长期应用外源性肾上腺糖皮质激素或饮用大量酒精饮料引起的类似 Cushing 综合征的临床表现，称为医源性或假性 Cushing 综合征。近年来将仅有实验室检查异常而无明显临床表现的类型称为亚临床 Cushing 综合征。

Cushing 综合征的年发病率估测为（0.2 ～ 5）/100 万人年，在不同人群中的患病率约为（39 ～ 79）/100 万人。中位患病 / 诊断年龄约在 40 岁左右，其中男女比例约为 1 ∶ 3。

【病因与发病机制】

Cushing 综合征包括内源性 Cushing 综合征和外源性 Cushing 综合征。内源性 Cushing 综合征的病因则可以进一步分为促肾上腺皮质激素（ACTH）依赖性和非 ACTH 依赖性两大类。Cushing 综合征的病因分类见表 6-5-1。

（一）内源性 Cushing 综合征

1. ACTH 依赖性 Cushing 综合征　是指垂体或垂体以外的某些肿瘤组织分泌过量 ACTH，使双侧肾上腺皮质增生并分泌过量皮质醇，皮质醇的分泌过多是继发于 ACTH 的过量分泌。

表 6-5-1　**Cushing 综合征的病因分类**

病因分类
一、内源性 Cushing 综合征
　（一）ACTH 依赖性 Cushing 综合征
　　　垂体性 Cushing 综合征（Cushing 病）
　　　异位 ACTH 综合征
　　　异位促肾上腺皮质激素释放激素（CRH）综合征
　（二）非 ACTH 依赖性 Cushing 综合征
　　　肾上腺皮质肿瘤
　　　　肾上腺皮质腺瘤
　　　　肾上腺皮质腺癌
　　　非 ACTH 依赖性大结节性肾上腺增生（ACTH independent macronodular adrenal hyperplasia，AIMAH）
　　　原发性色素结节性肾上腺病（primary pigmented nodular adrenal disease，PPNAD）
二、外源性 Cushing 综合征
　（一）医源性 Cushing 综合征
　（二）假性 Cushing 综合征（pseudo-Cushing's syndrome）
　　　长期大量饮酒、抑郁症、肥胖症等

ACTH 依赖性 Cushing 综合征主要包括垂体性 Cushing 综合征、异位 ACTH 综合征以及异位 CRH 综合征。

（1）垂体性 Cushing 综合征：又称为 Cushing 病，在 Cushing 综合征中最为常见，约占 Cushing 综合征的 60% ～ 70%。Cushing 病是由于垂体分泌过量 ACTH 引起双侧肾上腺皮质弥漫性和（或）结节性增生，皮质醇分泌显著增加，绝大多数 Cushing 病是由于垂体 ACTH 腺瘤所导致的。

（2）异位 ACTH 综合征：垂体以外的肿瘤组织分泌过量有生物活性的 ACTH，使肾上腺皮质增生并分泌过量皮质醇，此类皮质醇增多症被称为异位 ACTH 综合征。早些年的研究显示，引起异位 ACTH 综合征的最常见原因是肺癌，而在近些年的研究中，类癌的比例逐渐增加。

（3）异位 CRH 综合征：异位 CRH 综合征是由于肿瘤异位分泌 CRH，刺激垂体 ACTH 细胞增生，使 ACTH 分泌增加，进而导致肾上腺皮质增生并分泌过量皮质醇。

2. 非 ACTH 依赖性 Cushing 综合征

（1）肾上腺皮质肿瘤：自主分泌皮质醇的肾上腺皮质肿瘤包括良性的肾上腺腺瘤以及恶性的肾上腺腺癌。无论是肾上腺皮质腺瘤还是肾上腺皮质腺癌，其皮质醇分泌均为自主性，因而会抑制下丘脑 CRH 和垂体 ACTH 细胞；同时，肿瘤以外的肾上腺组织，也会呈现萎缩状态。

肾上腺皮质腺瘤细胞种类相对单一，主要分泌皮质醇。而肾上腺腺癌组织则除了自主分泌大量皮质醇外，还会分泌一定数量的其他激素，如脱氢表雄酮或雄烯二酮等。

（2）非 ACTH 依赖性大结节性肾上腺增生（AIMAH）：AIMAH 是 Cushing 综合征中相对少见的类型，表现为双侧肾上腺腺瘤样增生，多个结节融合在一起，呈分叶状，结节间的肾上腺组织亦呈现增生状态。AIMAH 的结节较大，因而肾上腺一般也明显增大。

（3）原发性色素结节性肾上腺病（PPNAD）：PPNAD 是一种罕见的 Cushing 综合征类型，以双侧肾上腺皮质多发性自主分泌的色素沉着的小结节及结节间皮质组织萎缩为特征。PPNAD 发病年龄相对较轻，多见于青少年。PPNAD 患者中 50% 左右病例为散发性，其余为家族性。家族性通常与 Carney 综合征（Carney complex）相关联。Carney 综合征是一个多种疾病的复合体，包括皮肤病变（色素斑、蓝痣、皮肤黏液瘤）、PPNAD、双侧乳腺纤维腺瘤、睾丸肿瘤、垂体瘤及内分泌腺功能亢进等。

（二）外源性 Cushing 综合征

长期应用外源性糖皮质激素可引起类似 Cushing 综合征的临床表现，称为医源性 Cushing 综合征。长期大量饮酒、抑郁症、肥胖症等也可引起下丘脑-垂体-肾上腺轴功能紊乱，导致假性 Cushing 综合征。

【临床表现】

Cushing 综合征临床表现多样，常见的典型症状和体征见表 6-5-2。当临床表现典型时，Cushing 综合征易被诊断，但对轻症患者的诊断则有一定难度。少数症状和体征具有鉴别诊断意义，如新发皮肤紫纹、多血质、近端肌无力、非创伤性皮肤瘀斑和与年龄不相符的骨质疏松等；Cushing 综合征在儿童中则表现为生长发育停滞。需要注意的是，其他由皮质醇增多所导致的包括肥胖、抑郁、糖尿病、高血压或月经不规律等临床表现也常见于普通人群中，因此，Cushing 综合征与非 Cushing 综合征患者的临床表现会有部分重叠。

典型的 Cushing 综合征的临床表现主要是由于皮质醇长期分泌过多引起蛋白质、脂肪、糖、电解质代谢的严重紊乱及干扰了多种其他激素的分泌。图 6-5-1 显示了部分 Cushing 综合征常见的典型体征。

（一）向心性肥胖

躯干（胸、腹）肥胖而四肢相对瘦小是本病的特征。满月脸伴有多血质面容、水牛背、锁

表 6-5-2　Cushing 综合征的症状和体征

症状或体征	出现频率（%）
向心性肥胖	79～97
多血质	50～94
糖耐量受损	39～90
乏力及近端肌病	29～90
高血压	74～87
心理异常	31～86
皮肤瘀斑	23～84
女性多毛	64～81
月经稀发或闭经	55～80
阳痿	55～80
痤疮、皮肤多油	26～80
紫纹	51～71
水肿	28～60
背痛、病理性骨折	40～50
多饮、多尿	25～44
肾结石	15～19
色素沉着	4～16
头痛	0～47
突眼或结膜水肿	0～33
皮肤真菌感染	0～30
腹痛	0～21

骨上窝脂肪垫、悬垂腹等是 Cushing 综合征特征性的临床表现（图 6-5-1A～C）。向心性肥胖的原因尚不清楚，可能是由于皮质醇分泌过多对脂肪代谢的影响是促进脂肪分解，因而在对皮质醇敏感的四肢，脂肪分解占优势，皮下脂肪减少，患者因肌肉萎缩，使四肢呈现明显细小。同时，高皮质醇血症时胰岛素分泌会有所增加，胰岛素具有促进脂肪合成的作用，因而在对胰岛素敏感的面部和躯干部，脂肪合成占优势，从而形成满月脸、水牛背、悬垂腹等特征性表现。

（二）糖代谢紊乱

大量皮质醇促进肝糖原异生作用增强，并拮抗胰岛素的作用，使细胞对葡萄糖的利用减少，导致血糖升高，可出现糖耐量减低，甚至出现糖尿病。

（三）负氮平衡引起的临床表现

Cushing 综合征患者蛋白质分解加速，合成减少，因而机体长期处于负氮平衡状态，长期负氮平衡可引起肌肉萎缩无力，因胶原蛋白减少出现皮肤菲薄、宽大紫纹（图 6-5-1D），皮肤毛细血管脆性增加而易有瘀斑（图 6-5-1E），骨基质减少、骨钙丢失而出现严重骨质疏松等。

（四）高血压和低钾血症

皮质醇具有潴钠排钾的作用。Cushing 综合征患者可出现高血压和低钾血症，主要是由于高水平皮质醇的作用所致。患者出现高血压及低钾血症的其他相关机制还包括肾素–血管紧张素系统被激活，对血管活性物质加压反应增强，伴有脱氧皮质酮和皮质酮等弱盐皮质激素的分泌增加，以及皮质醇的潴钠排钾作用使体内总钠量增加、血容量扩大、尿钾排泄增加等，同时由于血钾降低，钾离子从细胞内转移到细胞外，氢离子则从细胞外进入细胞内，导致碱血症。长期高血压可并发左心室肥大、心力衰竭及脑血管意外。

（五）性功能减退

女性患者因肾上腺雄激素产生过多及皮质醇对垂体促性腺激素的抑制作用，表现为月经失调或停经，还可表现为多毛、痤疮（图 6-5-1F），可有男性化表现，如出现，要警惕肾上腺皮质腺癌。男性表现为性欲减退、勃起功能障碍。

（六）精神、神经系统

Cushing 综合征患者可有情绪不稳定、兴奋、烦躁、失眠等症状，少数患者可出现类似躁狂抑郁或精神分裂症样的表现。

（七）对感染抵抗力减弱

长期皮质醇分泌增多使免疫功能减弱，易发生感染，肺部感染多见；化脓性细菌感染不容易局限，可发展为蜂窝织炎、菌血症，甚至败血症。因炎症反应不显著，易于漏诊而造成严重后果。皮肤常出现真菌感染，如甲癣及体癣等。

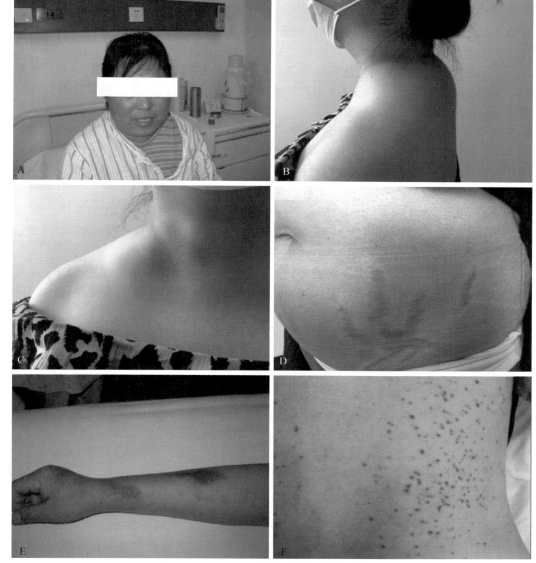

图 6-5-1 Cushing 综合征常见的典型体征

A. 满月脸及多血质；**B.** 水牛背；**C.** 锁骨上窝脂肪垫；**D.** 皮肤宽大紫纹；**E.** 皮肤瘀斑；**F.** 背部痤疮

（八）生长发育障碍

过量的皮质醇可抑制生长激素的分泌及其作用，抑制性腺发育，因此会阻碍正常的生长发育。青少年儿童时期发病的 Cushing 综合征患者可表现为生长发育迟滞、青春期延迟等。

（九）其他

ACTH 依赖性 Cushing 综合征患者还可表现为皮肤色素沉着。另外，由于皮质醇刺激骨髓造血，Cushing 综合征患者可出现红细胞计数和血红蛋白含量升高；糖皮质激素还可以破坏淋巴细胞和嗜酸性粒细胞，并使中性粒细胞释放增加，故血中中性粒细胞增多而淋巴细胞和嗜酸性粒细胞减少。

【实验室与影像学检查】

（一）常规检查

包括血、尿、便常规，生化分析，血尿电解质分析，血气分析，血糖水平，糖化血红蛋白等。

（二）Cushing 综合征的定性诊断

1. 血皮质醇昼夜节律检测　检查清晨 8 点、下午 4 点以及午夜 0 点的血清皮质醇水平，正常人皮质醇呈脉冲式分泌，清晨 8 点最高，午夜 0 点最低，若皮质醇昼夜节律消失，则提示 Cushing 综合征的可能性，但需注意若患者午夜 0 点取血前入睡困难或取血不顺利，也可导致皮质醇水平高于正常。Cushing 综合征患者皮质醇多高于正常，且昼夜分泌节律消失，后者比单次测定更有意义。

2. 午夜唾液皮质醇　留取午夜唾液测定皮质醇水平。因唾液中只存在游离状态的皮质醇，可以避免皮质醇结合球蛋白浓度的干扰，同时其与血中游离皮质醇浓度平行，且不受唾液流率的影响，故午夜唾液皮质醇水平测定具有较高的灵敏度和特异度。午夜唾液皮质醇低谷消失是 Cushing 综合征患者较稳定的生化改变。

3. 24 h 尿游离皮质醇（24-hour urine free cortisol，24 h UFC）　留取 24 h 的全部尿液进行皮质醇水平监测。因 Cushing 综合征患者 24 h UFC 变异较大，故应至少检测两次。Cushing 综合征患者 24 h UFC 多升高。

4. 1 mg 隔夜或经典小剂量地塞米松抑制试验　在正常人中应用超生理剂量的糖皮质激素可以抑制 ACTH 和皮质醇的分泌，而 Cushing 综合征患者由于其皮质醇分泌呈自主性，因此往往不能被低剂量的地塞米松所抑制。

（1）1 mg 隔夜地塞米松抑制试验（1 mg overnight dexamethasone suppression test，1 mg DST）：需进行 2 天，第 1 天清晨 8 点取血测皮质醇水平作为对照，次日凌晨 0 点口服地塞米松 1 mg，次日清晨 8 点再次取血测定皮质醇水平。口服地塞米松后血皮质醇水平被抑制到 1.8 μg/dl 以下为正常。

（2）经典小剂量地塞米松抑制试验（low dose dexamethasone suppression test，LDDST）：口服地塞米松 0.5 mg，每 6 h 1 次，连续 2 天，服药前和服药第 2 天分别留 24 h 尿测定 24 hUFC，也可于服药前后测定清晨 8 点血清皮质醇进行比较。正常人口服地塞米松第 2 天，24 h UFC ＜ 27 nmol/24 h（10 μg/24 h），血清皮质醇 ＜ 1.8 μg/dl（50 nmol/L）。

（三）Cushing 综合征的病因诊断

1. 血 ACTH 水平测定　正常情况下 ACTH 的分泌呈明显的昼夜节律，清晨最高，午夜 0 点最低，ACTH 水平测定对 Cushing 综合征的病因诊断具有重要价值，可用于区分 ACTH 依赖性和非 ACTH 依赖性 Cushing 综合征。肾上腺皮质腺瘤或腺癌患者，因肾上腺肿瘤自主分泌大量皮质醇，严重抑制了垂体 ACTH 的分泌，血浆 ACTH 水平降低或测不出；而 ACTH 依赖性的 Cushing 病和异位 ACTH 综合征患者，其血浆 ACTH 水平均有不同程度的升高。因此，血浆 ACTH 测定对鉴别 ACTH 依赖性和非 ACTH 依赖性 Cushing 综合征具有重要意义。

2. 大剂量地塞米松抑制试验（high dose dexamethasone suppression test，HDDST）　HDDST 的经典做法与 LDDST 类似，但地塞米松剂量不同，为口服地塞米松 2 mg，每 6 h 1 次，服药 2 天，即 8 mg/d×2 天；现也有应用单次口服 8 mg 地塞米松的隔夜 HDDST 的做法。24 h UFC 或血皮质醇被抑制到对照日的 50% 以下为可以被抑制。该检查主要用于鉴别 Cushing 病和异位 ACTH 综合征，如用药后 24 h UFC 或血皮质醇水平被抑制超过对照日的 50% 则提示为 Cushing 病，反之提示为异位 ACTH 综合征。

由于 Cushing 病患者糖皮质激素对 ACTH 的负反馈作用仍然存在，因此大剂量肾上腺糖皮质激素能抑制绝大多数 Cushing 病的垂体腺瘤所分泌的 ACTH；而异位 ACTH 综合征则对此负反馈抑制不敏感。肾上腺性 Cushing 综合征的皮质醇分泌为自主性，且 ACTH 水平已被明显抑制，故在这些患者中大剂量地塞米松不能够抑制升高的皮质醇水平。

3. 促肾上腺皮质激素释放激素（CRH）兴奋试验　正常人在 CRH 刺激下，ACTH 和皮质醇可有一定程度的升高，Cushing 病患者升高幅度更为明显，而异位 ACTH 综合征患者大多对

CRH 无反应，因此 CRH 兴奋试验主要用于 Cushing 病与异位 ACTH 综合征的鉴别。肾上腺性 Cushing 综合征患者通常对 CRH 无反应，其 ACTH 和皮质醇水平均不升高。

4. 双侧岩下窦插管取血（bilateral inferior petrosal sinus sampling，BIPSS）　ACTH 依赖性 Cushing 综合征患者如临床、生化、影像学检查结果不一致或难以鉴别 Cushing 病或异位 ACTH 综合征时，建议行 BIPSS 以鉴别 ACTH 来源。岩下窦与外周血浆 ACTH 比值在基线状态 ≥ 2 和 CRH 刺激后 ≥ 3 则提示 Cushing 病，反之则为异位 ACTH 综合征。

5. 影像学检查

（1）垂体及鞍区影像学检查：对所有 ACTH 依赖性 Cushing 综合征患者应进行垂体及鞍区 MRI，以发现垂体部位的病灶。

（2）肾上腺影像学检查：肾上腺影像学包括超声、CT、MRI 检查，对诊断非 ACTH 依赖性 Cushing 综合征有很重要的意义。推荐首选双侧肾上腺 CT 薄层增强扫描，肾上腺 CT 薄层扫描或 MRI 可发现绝大部分肾上腺肿瘤。单侧肾上腺腺瘤或腺癌因自主分泌大量皮质醇，反馈抑制垂体分泌 ACTH，故 CT 或 MRI 显示肾上腺肿瘤同侧和对侧肾上腺细小、甚至萎缩；ACTH 依赖性 Cushing 综合征患者双侧肾上腺呈现不同程度的弥漫性或结节性增粗增大；AIMAH 患者可见较大结节，多为双侧，可多个融合，同时肾上腺也明显增大；PPNAD 患者典型的肾上腺 CT 表现为串珠样结节改变。

（3）生长抑素受体显像：异位 ACTH 综合征肿瘤常表达丰富的生长抑素受体，因此生长抑素受体显像可用于异位 ACTH 综合征的肿瘤定位。

【诊断与鉴别诊断】

Cushing 综合征的诊断一般分两步进行，第一步是功能诊断，即确定是否为 Cushing 综合征；下一步为病因诊断，即明确 Cushing 综合征的病因，并进行病灶定位。

对疑诊 Cushing 综合征的患者，首先应仔细询问近期有无使用肾上腺糖皮质激素病史，包括口服、直肠用、吸入、外用或注射，尤其是含有糖皮质激素的外用软膏、中药甘草和关节腔内或神经髓鞘内注射剂等，以除外医源性 Cushing 综合征的可能。

通过一般检查以及 Cushing 综合征定性诊断的相关检查能够首先确定患者是否具有皮质醇高分泌状态，之后应进一步通过 Cushing 综合征病因诊断的相关检查及影像学检查分析病因，并明确病灶位置。Cushing 综合征的鉴别诊断主要是对其病因进行鉴别，因为这对于后续治疗方案的选择至关重要。表 6-5-3 对几种常见 Cushing 综合征病因的特点进行了比较。

表 6-5-3　Cushing 综合征常见病因的特点比较

	垂体 Cushing 病	肾上腺皮质腺瘤	肾上腺皮质腺癌	异位 ACTH 综合征
皮质醇节律	消失	消失	消失	消失
午夜皮质醇水平	升高	升高	显著升高	显著升高
24 h UFC	升高	升高	显著升高	显著升高
LDDST	不被抑制	不被抑制	不被抑制	不被抑制
ACTH	升高	降低	降低	升高
HDDST	能被抑制	不被抑制	不被抑制	不被抑制
CRH 兴奋试验	反应明显	无反应	无反应	无反应
垂体 MRI	可见垂体瘤	无垂体瘤表现	无垂体瘤表现	无垂体瘤表现
肾上腺 CT	双侧增大	显示肿瘤	显示肿瘤	双侧增大

【治疗】

Cushing 综合征的治疗目标是解除导致高皮质醇血症的病因，纠正高皮质醇血症，使患者症状和体征得到改善，激素水平及生化指标恢复正常或接近正常，下丘脑-垂体-肾上腺轴功能恢复正常，长期控制防止复发。Cushing 综合征的病因不同，治疗方法亦有所不同。

（一）Cushing 病的治疗

1. 手术治疗

经鼻经蝶窦垂体瘤切除术或部分垂体切除术是 Cushing 病首选的治疗方法。如因某些原因不能行垂体手术，对病情严重者，可做肾上腺切除术；双侧肾上腺切除术是快速控制高皮质醇血症的有效方法，采用腹腔镜微创肾上腺切除术可减少患者的手术创伤，但手术会造成永久性肾上腺皮质功能减退而终身需用肾上腺糖皮质激素及盐皮质激素替代治疗。

2. 非手术治疗

（1）放射治疗：垂体放疗是 Cushing 病重要的辅助治疗手段，分次体外照射治疗或立体定向放射治疗后 3～5 年内可使约半数以上的患者的高皮质醇血症得到控制，但放疗后病灶可能在短期控制后复发，另外也可能发生垂体功能减低，故需长期随访。

（2）药物治疗：药物治疗对于 Cushing 综合征，包括 Cushing 病是一种有效的辅助治疗措施，对于手术失败或无法手术、恶性肿瘤晚期的患者，药物治疗能够缓解病情，同时药物治疗也可用于术前准备。治疗药物主要分为两类，一类作用于肾上腺皮质，以抑制皮质醇合成为主；另一类作用于下丘脑垂体，抑制 ACTH 分泌。

（二）异位 ACTH 综合征的治疗

异位 ACTH 综合征随肿瘤病因、种类不同，其治疗取决于肿瘤的类型、定位和分类。如肿瘤定位明确，首选手术治疗；如肿瘤已转移或难以定位、症状严重或首次手术失败则可行双侧肾上腺切除术或以药物阻断皮质醇合成，并同时对症治疗及纠正低钾血症等生化紊乱。

（三）肾上腺性 Cushing 综合征的治疗

1. 肾上腺皮质腺瘤的治疗　首选手术切除肿瘤，术后因下丘脑-垂体轴的长期抑制，患者会出现明显的肾上腺皮质功能减退的症状，因此术后需用肾上腺糖皮质激素短期替代治疗，但应注意逐渐减量，利于垂体-下丘脑-肾上腺轴功能的恢复。

2. 肾上腺皮质腺癌的治疗　肾上腺皮质腺癌的治疗包括手术、药物治疗和局部放疗，应根据肿瘤分期进行不同治疗方案的选择。

3. AIMAH 的治疗　目前推荐先切除一侧肾上腺，并获得病理确诊后，在随诊过程中决定是否择期切除另一侧肾上腺；如果病变组织表面存在异常肾上腺受体，则可用药物治疗代替肾上腺切除术。

4. PPNAD 的治疗　手术切除双侧肾上腺是 PPNAD 治疗的主要选择，次全切除或单侧肾上腺切除可使显性 Cushing 症状明显缓解，但最终仍需要肾上腺全切。酮康唑可明显抑制 PPNAD 患者皮质醇的分泌。

【围术期的处理】

Cushing 综合征患者一旦切除垂体或肾上腺病变，皮质醇分泌量锐减，有发生急性肾上腺皮质功能不全的危险，故手术前后必须予以处理。

肾上腺性 Cushing 综合征患者于手术中和手术后应静脉滴注氢化可的松，之后根据病情逐渐减少剂量至口服生理维持量。服药期间应观察患者临床症状、血压、血糖、电解质、24 h UFC、血皮质醇水平等以调节药物剂量。

ACTH 依赖性 Cushing 综合征患者术后 1 周内应尽快进行血皮质醇或 24 h UFC 的检测来评价病情是否缓解；如患者出现明显的肾上腺皮质功能减退的症状，则应使用肾上腺糖皮质激素替代治疗，病情好转后逐渐减量至停药。

【预后】

Cushing 综合征很少能够自发缓解。如果患者不能得到恰当的治疗，高皮质醇血症引起的症候群将持续存在。若患者未能及时得到治疗，即使后续经过治疗使得高皮质醇血症得以解除，有些临床表现也将不能逆转，这将大大影响患者的生活质量，缩短患者的预期寿命，因此应当对 Cushing 综合征的患者进行及时的诊断与治疗，早发现、早诊断、早治疗是改善患者预后的有效措施。

（罗樱樱）

第 2 节　原发性醛固酮增多症

原发性醛固酮增多症（primary aldosteronism，简称原醛症）是一类肾上腺皮质醛固酮自主（过度）分泌引起的继发性高血压。醛固酮分泌增多反馈抑制肾素分泌。典型患者表现为高血压伴低钾血症，高醛固酮血症和低肾素血症。1954 年 Conn 首先报道一例由分泌醛固酮的肾上腺皮质腺瘤所致的高血压患者经手术切除获得治愈，故又称之为 Conn 综合征。

【流行病学】

原醛症是最常见的继发性高血压之一。在高血压人群中的患病率为 5% ～ 10%。国内报道在新诊断高血压中该病的患病率为 4% ～ 7%。原醛症患病率与高血压严重程度成正比。国外报道在 1、2、3 级高血压患者中原醛症患病率分别为 1.99%、8.02% 和 13.2%，在难治性高血压患者中可达 17% ～ 23%。原醛症的发病年龄高峰 30 ～ 50 岁，女性较男性多见。

【病因与发病机制】

（一）醛固酮瘤（aldosterone-producing adenoma，APA）

约占 35%。一般为单侧腺瘤，直径约 1 cm，瘤体呈金黄色（富含脂质）。

在大约 90% 的醛固酮瘤患者中，醛固酮分泌过多是由于体细胞突变所致，其中以钾离子通道基因（*KCNJ5*）突变最常见。*KCNJ5* 突变可导致肾上腺细胞钠离子内流增加，细胞去极化引起电压门控钙通道开放，胞内钙离子浓度升高增加醛固酮合成酶表达，促使醛固酮瘤发生。在不同研究中，*KCNJ5* 在醛固酮瘤中突变率为 10% ～ 68% 不等。其他体细胞基因突变包括：*CACNA1D*（电压门控钙离子通道）、*ATP1A1*（编码 Na^+/K^+ ATP 酶的 α 亚基）、*ATP2B3*（编码钙离子 ATP 酶）和 *CTNNB1*（β - 连环蛋白）等。

（二）特发性醛固酮增多症（idiopathic hyperaldosteronism，IHA，简称特醛症）

约占 60%。系双侧肾上腺皮质增生致醛固酮分泌过多，双侧肾上腺可表现为局限性或弥漫性增生，甚至呈"瘤样"结节。目前仍未明确 IHA 患者球状带分泌醛固酮增加的病理生理学基础。

（三）单侧肾上腺皮质增生

少见（约 2%）。

（四）家族性醛固酮增多症（familial hyperaldosteronism，FH）

少见，均为生殖细胞基因突变导致，分Ⅰ～Ⅳ型。

FH-Ⅰ型为糖皮质激素可抑制性醛固酮增多症（glucocorticoid-remediable aldosteronism，GRA），为常染色体显性遗传性疾病。多于青少年期起病，其血浆醛固酮浓度与 ACTH 的昼夜节律平行，用生理剂量的糖皮质激素治疗可使醛固酮分泌减少，血压、血钾恢复正常。生理状态下醛固酮合成酶基因在肾上腺球状带表达，受血管紧张素Ⅱ调控，而11β-羟化酶在束状带表达，受ACTH调控。GRA患者的11β-羟化酶基因5′端调控序列和醛固酮合成酶基因的编码序列融合形成一嵌合基因，此基因产物既具有醛固酮合成酶活性，又受ACTH调控。可用分子生物学技术检测此嵌合基因。

FH-Ⅱ患者具有肾上腺腺瘤或增生所致的原醛症家族史，为常染色体显性遗传。FH-Ⅱ的诊断依赖于在一个家系中出现至少两位以上原醛症患者。目前研究证实 CLCN2 突变与FH-Ⅱ相关。

FH-Ⅲ型由 KCNJ5 突变所致。具有原醛症的典型临床和生化特点。常表现为儿童时期严重高血压，伴有高醛固酮血症、低肾素血症、低钾血症和显著靶器官损害。

FH-Ⅳ型由 CACNA1H 突变（位于16p13号染色体上）导致。CACNA1H 基因编码L型电压门控钙通道的α亚单位。

表 6-5-4　原发性醛固酮增多症常见病因及相对患病率

病因	患病率
醛固酮瘤	约35%
特发性醛固酮增多症（特醛症）	约60%
单侧肾上腺皮质增生	约2%
家族性醛固酮增多症（FH）	
Ⅰ型（GRA）	< 1%
Ⅱ型（CLCN2 基因突变）	< 6%
Ⅲ型（KCNJ5 基因突变）	< 1%
Ⅳ型（CACNA1H 基因突变）	< 1%
其他：醛固酮腺癌	罕见

（五）其他

如醛固酮腺癌，罕见。

【分类】

原醛症除可根据病因进行分型外（表6-5-4），还可根据病变部位进行分类并指导治疗。

原醛症根据病变部位可分为肾上腺单侧病变、双侧病变两类。单侧病变者包括醛固酮瘤、单侧肾上腺皮质增生、醛固酮腺癌等；双侧病变者包括特发性醛固酮增多症、家族性醛固酮增多症等。单侧病变者以醛固酮瘤最多见；双侧病变者以特发性醛固酮增多症最多见。

【病理生理】

过量醛固酮作用于肾远曲小管和集合管引起潴钠、排钾、细胞外液扩张，血容量增多。同时，血管壁内及血循环钠离子浓度增加，血管对去甲肾上腺素的反应加强等原因共同引起高血压。细胞外液扩张，心房利钠肽分泌增多，肾近曲小管重吸收钠减少，从而使钠代谢达到近于平衡的状态。大量失钾引起一系列神经、肌肉、心脏及肾脏的功能障碍。细胞内钾离子丢失后，钠、氢离子增加，细胞内pH值下降，细胞外液氢离子减少，pH值上升呈碱血症。碱中毒时细胞外液游离钙减少，加上醛固酮促进尿镁排出，故可出现肢端麻木和手足搐搦。醛固酮还可直接作用于心血管系统，对心脏结构和功能产生不良影响。

【临床表现】

典型临床表现为高血压伴低钾血症。但文献报道仅有7%～38%患者出现低钾血症。

1. 高血压　为最早且最常见的临床表现，随着病情进展，血压渐高，对常用降压药的效果不及原发性高血压，部分患者可呈难治性高血压。血压升高主要是由于醛固酮增加了血容量。病程长者可出现高血压的心、脑、肾损害，但与原发性高血压患者相比，原醛症患者心脑血管疾病和死亡风险更高。

2. 低钾血症　由于高水平的醛固酮作用于肾远曲小管和集合管导致尿排钾过多，患者可表现为自发性持续性低钾血症或呈间歇性低钾血症或在某种诱因下（如应用利尿剂）出现低钾血症。但大部分患者血钾正常。

低钾血症时临床上可出现肌无力、软瘫、周期性麻痹、心律失常、心电图出现 u 波或 ST-T 改变等。长期低钾血症可致肾小管空泡变性，尿浓缩功能差，患者可有多尿伴口渴，尿比重偏低，尤其夜尿增多。

3. 肾损害　醛固酮可使肾小球滤过率（glomerular filtration rate，GFR）和肾灌注压升高，该作用与体循环高血压无关。此外，常见尿白蛋白排泄增加。

4. 其他　由于醛固酮增多，使肾远曲小管和集合管对 Na^+ 的重吸收增强，而对 K^+ 及 H^+ 的排泄增加，除可导致高尿钾、低血钾外，还可产生细胞外液碱中毒。另外，约半数患者可发生口服葡萄糖耐量受损，甚至发生糖尿病。儿童患者有生长发育障碍，与长期低钾血症等代谢紊乱有关。

【实验室检查】

1. 血生化检查　典型患者血钾可低于 3.5 mmol/L。低钾血症往往呈持续性，也可为间歇性。血钠一般在正常高限或略高于正常。血 pH 值和 CO_2 结合力处于正常高限或略高于正常。

2. 尿液检查　高尿钾（肾性失钾）：即在低钾血症条件下（低于 3.5 mmol/L），尿钾仍在 25 mmol/24 h 以上，提示肾性排钾过多。尿 pH 为中性或偏碱性；尿比重较为固定而减低，往往在 1.010～1.018，少数患者呈低渗尿。

3. 醛固酮测定　原醛症患者血浆醛固酮浓度（plasma aldosterone concentration，PAC）、尿醛固酮常增高。但需注意，血浆醛固酮浓度及尿醛固酮排出量受体位及血钾水平、钠摄入量等因素的影响。

4. 肾素测定　既往通过测定血浆肾素活性（plasma renin activity，PRA）来间接反映血浆肾素的多少。近年来，采用化学发光法可直接测定血浆肾素浓度（plasma renin concentration，PRC）。原醛症患者的血浆肾素活性或肾素浓度可降低或在正常范围。

【诊断】

高血压伴低钾血症的患者应高度怀疑为原醛症。由于大部分原醛症无低钾血症，因此不能凭无低钾血症来除外本病。诊断流程分三步：筛查、确诊和病因诊断（图 6-5-2）。

对于高血压患者，若有以下任一情况：持续性血压 > 150/100 mmHg、难治性高血压伴低钾血症、伴肾上腺意外瘤、有早发（小于 40 岁）高血压家族史或早发脑血管意外家族史、原

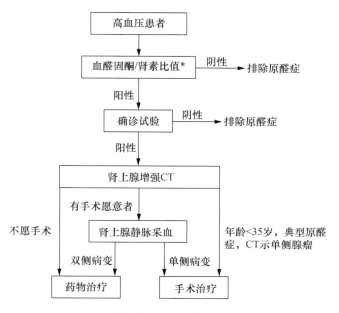

图 6-5-2　原发性醛固酮增多症的诊疗流程
（* 无需进行确诊试验：低钾血症，血醛固酮 > 20 ng/dl，肾素低于检测下限）

醛症的一级亲属、合并阻塞性呼吸睡眠暂停的患者等，均需进行原醛症筛查。

（一）筛查

血醛固酮高而肾素低为原醛症的典型生化特点。临床上采用血醛固酮/肾素比值（ARR）筛查原醛症。一般用晨起立位 2 h ARR 作为指标：PAC（ng/dl）/PRA［ng/（ml·h）］比值大于 30，或 PAC（ng/dl）/PRC（mU/L）比值大于 2.0 为筛查阳性，提示原醛症可能。由于缺乏统一的诊断流程和检测方法，目前 ARR 的切点值变化范围非常大。PAC 常用单位为 ng/dl（1 ng/dl = 27.7 pmol/L，1 ng/dl = 10 pg/ml），PRA 常用单位为 ng/（ml·h）［1 ng/（ml·h）= 12.8 pmol/（L·min）］，而 PRC 常用单位为 mU/L。

血浆立位 ARR 测定前注意事项：①纠正低钾血症；②正常钠饮食；③减少药物影响：螺内酯（安体舒通）等利尿剂及甘草制剂需停药 4 周以上，血管紧张素转化酶抑制剂、血管紧张素 II 受体阻滞剂、二氢吡啶类钙通道阻滞剂、β 受体阻滞剂需停药 2 周以上。期间，难以控制的高血压患者，宜换用 α 受体阻滞剂、非二氢吡啶类钙通道阻滞剂等对 ARR 影响小的药物。

（二）确诊试验

筛查阳性的患者，一般需进行至少一种确诊试验来明确诊断。但对 PAC > 20 ng/dl、血肾素水平低于检测下限（PRC < 2.5 mU/L）、伴低钾血症的高血压患者无需确诊试验即可诊断为原醛症。目前主要有以下四种确诊试验。

1. 静脉盐水负荷试验　坐位静脉滴注 0.9% NaCl 溶液，4 h 内共 2000 ml，在输注前及输注后测血浆肾素、醛固酮。正常人滴注盐水后，血浆醛固酮水平明显下降。盐水负荷后血浆醛固酮大于 10 ng/dl 可确立原醛症诊断；小于 5 ng/dl 排除原醛症；如介于 5 ～ 10 ng/dl，必须根据患者临床表现、实验室检查及影像学表现综合评价。静脉盐水负荷试验的敏感度和特异度较高，但由于血容量急剧增加，会诱发高血压危象及心力衰竭，对于恶性高血压、心功能不全、严重低钾血症患者不宜进行此项试验。

2. 卡托普利抑制试验　取坐位，口服 50 mg 卡托普利，服药前及服用后 2 h 测定血浆肾素、醛固酮。试验后血浆醛固酮大于 11 ng/dl 可确立原醛症诊断。卡托普利试验是一项操作简单、安全性较高的确诊试验，便于门诊完成。

3. 氟氢可的松抑制试验　口服 0.1 mg 氟氢可的松，每 6 h 1 次，共 4 天，同时应用 KCl 缓释片（每 6 h 1 次，尽量使血钾接近 4.0 mmol/L，每日查血钾），应用缓释 NaCl（30 mmol，约 1.8 g NaCl，每日 3 次与餐同服）以及保持足够的食盐摄取，以保证尿钠排泄率至少为 3 mmol/kg（留第 3 天 24 h 尿查钠）。第 4 日早 7 点取血查皮质醇，上午 10 点坐位取血查醛固酮、肾素和皮质醇等。服药后第 4 日立位血浆醛固酮 > 6 ng/dl 可确诊原醛症，同时上午 10 点的皮质醇水平应低于早 7 点，以除外应激使 ACTH 过高的影响。

4. 口服钠负荷试验　在高血压、低钾血症得到控制后，患者每日补充钠盐摄入 200 mmol（相当于 6 g 氯化钠），同时补钾治疗使血钾维持在正常范围。高钠饮食的第 3 天，收集 24 h 尿测醛固酮、钠和肌酐水平。24 h 尿钠排泄量应超过 200 mmol，以证实有足量的钠盐摄入。尿醛固酮排泄超过 12 μg/24 h 则提示原醛症。

注意：所有确诊试验均存在一定程度的假阳性或假阴性。对于部分诊断困难的患者可给予螺内酯诊断性治疗，若能纠正电解质代谢紊乱并缓解高血压，则临床诊断可成立。

（三）病因诊断

诊断确立后，须进一步明确病因，主要鉴别是单侧病变（如醛固酮瘤）还是双侧病变（如特醛症）。醛固酮瘤一般较特醛症病情更重，低钾血症、碱中毒更为明显，血、尿醛固酮更高。

1. 影像学检查

（1）肾上腺 B 型超声检查：可显示直径大于 1 cm 的醛固酮瘤，小腺瘤或特发性增生则难以识别。

（2）肾上腺 CT 或 MRI：可协助鉴别肾上腺腺瘤与增生，并可确定腺瘤的部位，且 CT 优于 MRI，有更高的空间分辨率。肿瘤体积特大，直径达 4 cm 或更大者，提示癌变。但较小的肿瘤，常不被 CT 发现。此外，特醛症在 CT 扫描时表现为正常或双侧弥漫性增生，也可为局限性"瘤样"结节。因此，CT 并不是区分醛固酮瘤和双侧增生的精确方法。

2. 肾上腺静脉采血　肾上腺静脉采血（adrenal vein sample，AVS）对区分原醛症是单侧还是双侧病变具有较高的敏感度和特异度，明显优于肾上腺 CT，为原醛症分型诊断的"金标准"。测定双侧肾上腺静脉中的血醛固酮 / 皮质醇比值，确定单侧或双侧肾上腺醛固酮分泌过多，前者一般为醛固酮瘤，宜选择手术治疗，后者一般为特醛症，宜选择药物治疗。对于年轻（＜ 35 岁）患者合并自发性低钾血症、醛固酮大量分泌且 CT 扫描符合单侧腺瘤，可无需进行 AVS 检查，直接接受单侧肾上腺切除手术。

AVS 的结果判断：较高一侧的皮质醇校正的醛固酮与较低一侧之比＞ 4.0，确定为单侧优势分泌，提示单侧病变；比值＜ 3.0 提示双侧醛固酮高分泌，考虑双侧病变；比值在 3.0 ～ 4.0 之间，是一个重叠区域，上述两种情况均可能。

3. ¹¹C- 美托咪酯-正电子发射计算机断层成像　¹¹C- 美托咪酯是一个有效的 11β 羟化酶及醛固酮合成酶抑制剂，是一种良好的正电子发射断层成像（PET）示踪剂。一项研究显示用 ¹¹C- 美托咪酯诊断醛固酮瘤的特异度为 87%，敏感度为 76%。醛固酮瘤特异性的正电子发射断层成像放射示踪法，由于其无创、方便等优点，在未来可能成为原醛症分型评估的辅助方法。

4. 基因检测　建议年龄在 20 岁以下的原醛症患者，或有原醛症或早发脑卒中家族史的患者，应做基因检测以确诊或排除 GRA 等家族性醛固酮增多症。

【鉴别诊断】

对于有高血压伴低钾血症的患者，鉴别诊断十分重要，误诊将导致错误的治疗方案。需加以鉴别的疾病有以下几类。

（一）继发性醛固酮增多症

肾素活性过高所致继发性醛固酮增多症可伴高血压、低钾血症，应与原醛症鉴别。肾素过多症又可分为原发性或继发性。原发性者由肾素瘤所引起，继发性者因肾缺血等所致。

1. 分泌肾素的肿瘤　多见于青年人，高血压、低钾血症皆甚为严重，血浆肾素及醛固酮浓度增高。肿瘤包括肾小球旁细胞肿瘤、Wilms 瘤及卵巢肿瘤。

2. 肾缺血所致继发性醛固酮增多　包括：①恶性型高血压，血浆肾素及醛固酮浓度增高，部分患者可呈低钾血症，高血压进展快，常有氮质血症或尿毒症。②肾血管性高血压，由一侧或双侧肾动脉狭窄引起，血浆肾素及醛固酮浓度可增高，所致高血压进展快，典型患者在上腹中部或肋脊角区可闻及血管杂音。肾动脉造影或 CTA 可确诊。③肾实质性高血压，包括急、慢性肾小球肾炎等多种肾脏疾病引起的高血压，血浆肾素及醛固酮浓度可增高，但常有肾实质性疾病的病史及临床表现。④一侧肾萎缩，也可引起严重高血压及低钾血症。

3. 其他　Bartter 综合征或 Gitleman 综合征，表现低钾血症、高尿钾、代谢性碱中毒、高醛固酮血症。患者血肾素不低或增高，血压正常，一般容易鉴别。但若该病患者同时合并原发性高血压，表现为高血压伴低钾血症，容易误诊。

（二）去氧皮质酮过多

患者因合成肾上腺皮质激素酶系缺陷（如 17α - 羟化酶缺陷或 11β - 羟化酶缺陷），导致产生大量具有盐皮质激素活性的去氧皮质酮（desoxycorticosterone，DOC）。临床表现为高血压、低钾血症，但肾素-血管紧张素系统受抑制，血醛固酮、肾素降低，此外，常常有性发育异常。

1. 17α - 羟化酶缺陷　性激素（雄激素及雌激素）的合成受阻，女性（核型为 46,XX 者）

发生性幼稚症，男性（核型为 46,XY 者）表现假两性畸形。糖皮质激素合成受阻，血、尿皮质醇低，血 17- 羟孕酮低，血 ACTH 升高。盐皮质激素合成途径亢进，伴孕酮、DOC、皮质酮升高，引起潴钠、排钾、高血压、高血容量，反馈抑制肾素–血管紧张素活性，导致醛固酮合成减少。

2. 11β- 羟化酶缺陷 血、尿皮质醇低，ACTH 高。雄激素过多，男性呈不完全性性早熟，伴生殖器增大；女性出现不同程度男性化，呈假两性畸形。11β- 羟化酶阻滞部位前的类固醇DOC 产生增多，造成高血压、低钾血症。

（三）皮质醇过多或作用增强

1. Cushing 综合征 为各种病因造成肾上腺分泌过多糖皮质激素（主要是皮质醇）所致。典型表现为向心性肥胖、满月脸、多血质、皮肤紫纹等。患者有高血压、低钾血症，但血醛固酮、肾素一般正常。

2. 表象性盐皮质激素过多综合征（apparent mineralocorticoid excess，AME） 其病因为先天性 11β- 羟类固醇脱氢酶（11β-HSD）缺陷。糖皮质激素受体（GR）与盐皮质激素受体（MR）的结构相近，皮质醇可与 MR 结合，并使之激活，但在正常时，于肾小管上皮细胞处11β-HSD 使皮质醇转变为皮质素而失去活性。而 AME 患者的 11β-HSD 有缺陷，皮质醇得以作用于 MR，引起盐皮质激素过多的临床表现。临床表现为出生低体重、严重高血压、低血钾性碱中毒。多见于儿童和青年人，尿皮质醇 / 皮质素比值增高。

（四）Liddle 综合征

为常染色体显性遗传疾病，由于肾小管上皮细胞钠通道（ENaC）突变，使该通道处于异常激活状态，导致钠重吸收过多及体液容量扩张，呈高血压、低钾血症，但肾素–血管紧张素系统受抑制，血浆醛固酮低，用螺内酯无效。阻止肾小管上皮细胞重吸收钠并排泄钾的药物，如阿米洛利、氨苯蝶啶可纠正低钾血症，降低血压。

【治疗】

总体原则：肾上腺单侧病变（如醛固酮瘤）采用手术治疗；双侧病变（特醛症）、不愿或不能行手术治疗的单侧病变，采用盐皮质激素受体拮抗剂治疗。GRA 采用地塞米松治疗。

难以确定病变类型者，可先用药物治疗，继续观察，定期进行影像学检查，有时原来未能发现的小腺瘤，在随访过程中可显现出来。

（一）手术治疗

以腹腔镜单侧肾上腺切除术为首选。不推荐仅切除醛固酮瘤，因部分腺瘤为多发，单纯腺瘤摘除可能于术后复发。术前宜用螺内酯纠正低钾血症、控制高血压。对于血压控制不理想者，可联合其他降压药物。术后前几周，由于对侧肾上腺被抑制尚未解除，应维持充分水钠摄入并监测血醛固酮、皮质醇、电解质、肾功能等。若有明显低醛固酮血症表现（如高钾血症），需及时补充氟氢可的松。

（二）药物治疗

对于不能手术的醛固酮瘤以及特醛症患者，推荐螺内酯作为一线用药，依普利酮为二线用药。螺内酯的起始治疗剂量为 10～20 mg/d。若病情需要，可逐渐增加至最大剂量 100 mg/d。开始服药后可逐渐停止补钾，每周需监测血钾，根据血钾水平调整螺内酯剂量。必要时加用其他降血压药物。长期应用螺内酯可能出现男性乳腺发育、阳痿，女性月经不调等不良反应，可换用依普利酮。依普利酮是一种选择性醛固酮受体拮抗剂，不拮抗雄激素和孕激素受体，不导致严重的内分泌紊乱。起始治疗剂量为每次 25 mg，由于其半衰期短，每日可给药 2 次。

注意两种盐皮质激素受体拮抗剂均要求在肾功能不全 CKD3 期患者中慎用，CKD4 期及 4

期以上患者中禁用。

（三）GRA 治疗

GRA 患者可用长效或中效糖皮质激素治疗。通常成人地塞米松起始剂量为 0.125 ～ 0.25 mg/d，泼尼松起始剂量为 2.5 ～ 5 mg/d，两种药物均在睡前服用，用药后 3 ～ 4 周症状缓解。一般血钾上升较快而高血压较难纠正，可加用其他降压药治疗，如钙通道阻滞剂等。儿童期的糖皮质激素剂量应根据年龄和体重调整，地塞米松的剂量约为 0.05 ～ 0.1 mg/（kg·d），也可用氢化可的松 12 ～ 15 mg/m^2，分 3 次服用，后者对儿童生长发育的影响较小。

（杨淑敏　李启富）

第 3 节　嗜铬细胞瘤和副神经节瘤

嗜铬细胞瘤和副神经节瘤（pheochromocytoma and paraganglioma，PPGL）是起源于肾上腺髓质和肾上腺外副神经节的神经内分泌肿瘤。其中，起源于肾上腺髓质的肿瘤称为嗜铬细胞瘤（pheochromocytoma，PCC），占 80% ～ 85%；起源于肾上腺外副神经节的肿瘤称为副神经节瘤（paraganglioma，PGL），占 15% ～ 20%。嗜铬细胞瘤和大部分副神经节瘤可以合成和分泌大量儿茶酚胺（catecholamine，CA），包括肾上腺素（epinephrine，E）、去甲肾上腺素（norepinephrine，NE）及多巴胺（dopamine，DA），引起继发性高血压。嗜铬细胞瘤和副神经节瘤在高血压人群中的患病率为 0.2% ～ 0.6%，典型表现为持续性或阵发性的血压升高，并造成心、脑、肾等重要靶器官的损害。嗜铬细胞瘤和副神经节瘤可发生于任何年龄，以 20 ～ 50 岁多见，男女患病率无明显差异。

随着儿茶酚胺及其代谢产物检测手段、分子遗传学、功能影像学等的快速发展，对嗜铬细胞瘤和副神经节瘤的认识逐步深入，其诊断、分类、治疗等的理念也发生着深刻的变化。2004 年，世界卫生组织（WHO）发布的肿瘤分类中，根据发生部位明确规定了嗜铬细胞瘤（起源于肾上腺髓质）和副神经节瘤（起源于肾上腺外副神经节）的定义。WHO（2014 年）内分泌器官肿瘤分类根据是否发生远处转移将嗜铬细胞瘤分为恶性嗜铬细胞瘤和良性嗜铬细胞瘤，将副神经节瘤定义为交界性 / 生物学行为不确定性肿瘤。WHO（2017 年）《内分泌器官肿瘤分类》（第 4 版）中将嗜铬细胞瘤定义为恶性肿瘤，并分为转移性嗜铬细胞瘤和非转移性嗜铬细胞瘤，不再保留良性嗜铬细胞瘤这一分类；同时，副神经节瘤也被全部归类为恶性肿瘤。

【病因与发病机制】

嗜铬细胞瘤和副神经节瘤可分为散发性和遗传性两大类型。研究表明，至少 30% 的嗜铬细胞瘤和副神经节瘤是家族遗传性肿瘤。散发性患者中也有 20% ～ 30% 存在着相关基因的突变。近年来的分子遗传学研究显示，近 30 种基因与嗜铬细胞瘤和副神经节瘤的发病相关。这些基因的改变包括胚系突变、体细胞突变及融合基因中的任一种或多种，是嗜铬细胞瘤和副神经节瘤发病的始动因素或者与其伴随的临床综合征相关。常见的胚系突变为编码与家族性嗜铬细胞瘤和副神经节瘤相关的琥珀酸脱氢酶（succinate dehydrogenase，SDH）亚单位 B 和 D 的 *SDHB* 和 *SDHD* 突变、与多发性内分泌腺瘤病（MEN）2 型相关的原癌基因 *RET* 突变、可引起 von Hippel Lindau（VHL）综合征的 *VHL* 突变、与神经纤维瘤病 1（neurofibromatosis type 1）相关的 *NF1* 基因突变。体细胞突变至少有 5 种以上主要基因，激活不同信号通路或编码相关蛋白。融合基因是指两个或多个基因的编码区首尾相连构成的嵌合基因而使其受同一套调控序列的控制，引起下游一系列信号通路的改变。上述基因在不同层面促进肿瘤细胞的增殖，从而参与了嗜铬细胞瘤和副神经节瘤的发生和发展。

【病理】

嗜铬细胞瘤和副神经节瘤在成人中大多为单侧性，双侧肾上腺的嗜铬细胞瘤和副神经节瘤发生率无明显差异。双侧肾上腺嗜铬细胞瘤和副神经节瘤多为遗传型或儿童患者。副神经节瘤主要位于腹部，与腹腔肠系膜上神经节和肠系膜下神经节相伴随，多在腹主动脉旁、肾门、膀胱及直肠后，腹外者罕见于纵隔、心脏及颈部。嗜铬细胞瘤和副神经节瘤血供丰富，大小不等，小者直径可在 1～2 cm，大者 20～25 cm，大多数肿瘤直径为 3～5 cm，重量小于 100 g；形状多为圆形或椭圆形；肿瘤较大时瘤体内常有坏死、出血及囊性变。在嗜铬细胞瘤和副神经节瘤病理形态学中，肿瘤由神经内分泌细胞和支持细胞构成，典型的结构特征是毛细血管分割的细胞球，由大的、多角形的嗜铬细胞组成，细胞排列成巢状或索状，胞质丰富，电子显微镜下可见富含肾上腺素和去甲肾上腺素的细胞分泌颗粒，支持细胞分布在瘤巢周围。肿瘤细胞嗜铬粒蛋白 A（CgA）、突触素（Syn）、分化抗原（CD）56 等神经内分泌标志物均阳性，支持细胞中 S-100 蛋白阳性。

【临床表现】

嗜铬细胞瘤和副神经节瘤的临床表现主要与儿茶酚胺分泌有关，当其阵发性或持续性分泌释放大量儿茶酚胺，作用在不同组织的 α 和（或）β 肾上腺素能受体时，可产生不同效应，故其临床表现以心血管系统症状为主，兼有其他系统的表现；同时，因肿瘤大小、分泌方式、儿茶酚胺各组分分泌量的不同，嗜铬细胞瘤的临床表现多种多样。

（一）心血管系统症状

1. 高血压　嗜铬细胞瘤和副神经节瘤最常见的临床表现是高血压（90%～100%），可表现为阵发性、持续性或在持续性高血压的基础上阵发性加重。高血压的表现形式取决于肿瘤分泌儿茶酚胺的方式和速度。50%～60% 的患者为持续性高血压，其中半数可呈现阵发性加重；40%～50% 为阵发性高血压，阵发性高血压为嗜铬细胞瘤和副神经节瘤的特征性表现，发作时血压突然升高，收缩压可高达 200～300 mmHg，舒张压可高达 130～180 mmHg。阵发性高血压持续时间为数分钟、数小时至数天不等，发作次数少者数月一次，多则一日数次，随病情发展，发作渐频、时间延长，部分患者可发展为持续性高血压伴阵发性加重。也有部分患者阵发性高血压发作时间很短，给临床诊断带来困难，24 h 动态血压监测仪的临床应用有助于记录短暂发作的高血压。高血压发作时的伴随症状包括剧烈头痛、心悸、大汗、心动过速、心前区疼痛、面色苍白、四肢发凉、恶心、呕吐、焦虑及恐惧感等，并可出现眼底视网膜出血、渗出、视乳头水肿以致失明，特别严重者可并发急性左心衰竭或脑血管意外。

在高血压伴随症状中，发作性头痛、心悸、大汗的表现被称为典型的"三联征"，其发生率分别为 59%～71%、50%～65%、50%～65%。如患者同时有高血压、直立（体位）性低血压并伴有上述"三联征"则诊断嗜铬细胞瘤和副神经节瘤的特异度为 95%。

高血压及其伴随症状发作终止后，可出现皮肤潮红、全身发热、流涎、瞳孔缩小、尿量增多等迷走神经兴奋的症状。

阵发性高血压的诱发因素包括情绪激动、体位变化、扪压肿瘤、排大小便、创伤及麻醉诱导等。嗜铬细胞瘤和副神经节瘤患者多表现为难治性高血压，一般降压药治疗无明显效果。

2. 低血压、休克　少数嗜铬细胞瘤和副神经节瘤患者血压升高不明显，甚至出现低血压，严重者可出现休克。大多数持续性高血压的患者，也可出现明显的直立性低血压，还可有高血压与低血压交替出现。其机制与多种血压调控因素紊乱有关。长期的儿茶酚胺水平升高使血管强烈收缩，加之微血管壁缺血、缺氧导致通透性增高，血浆外渗，使有效血容量降低；同时肾上腺素能受体下调、自主神经功能受损，导致外周血管收缩功能障碍；肿瘤坏死出血导致儿茶酚胺释放锐减可发生明显低血压。此外，大量儿茶酚胺可引起心肌炎和心肌坏死，诱发严重的心律失常、心力衰竭及心肌梗死，导致心排血量锐减，诱发心源性休克。

（二）其他临床表现

1. 代谢紊乱症状　大量儿茶酚胺可引起糖代谢紊乱，促进肝糖原、肌糖原分解及糖异生，抑制胰岛素分泌和减弱胰岛素的降糖作用，使患者高血压发作同时伴有血糖升高，出现糖耐量减低或糖尿病。大量儿茶酚胺可促进脂肪分解，使血液中游离脂肪酸浓度升高。大量儿茶酚胺还可使基础代谢率上升，高血压发作时可有发热、多汗、体重减轻等症状和体征，甚至出现类似甲状腺功能亢进症的表现。

2. 消化系统症状　高血压发作时患者可有恶心、呕吐等胃肠道症状。长期高浓度儿茶酚胺可使胃肠道蠕动减弱，引起便秘、腹胀，甚至结肠扩张，还可因发生胃肠道壁内血管增殖性或闭塞性动脉内膜炎而出现肠梗死、溃疡出血、穿孔、腹膜炎等，进而引起急腹症。儿茶酚胺可使胆囊收缩减弱，引起胆汁潴留和胆石症。如肿瘤位于盆腔或直肠附近，用力排便等动作使腹压增高可诱发高血压发作。

3. 泌尿系统症状　长期高血压可引起肾血管受损、蛋白尿及肾功能不全。来源于膀胱壁内交感神经系统的副神经节瘤可在尿液充盈时、排尿或排尿后受到刺激而释放大量儿茶酚胺引起高血压发作，有时可出现排尿性晕厥。

4. 神经系统症状　部分患者在高血压发作时有精神紧张、头痛、烦躁、焦虑，甚至有恐惧或濒死感、晕厥、抽搐、症状性癫痫发作等精神神经症状。因血压突然升高而出现的剧烈头痛往往难以忍受；心悸、胸闷等心血管系统症状可同时使患者出现恐惧和濒死感。

5. 腹部肿块　嗜铬细胞瘤和副神经节瘤体积一般较大，部分可在腹部检查时触及，如肿瘤有出血或坏死时可在相应部位出现疼痛症状。高血压患者腹部触诊发现肿块，尤其是按压腹部或其他增加腹压的动作可引起血压明显升高时，应高度怀疑嗜铬细胞瘤和副神经节瘤可能。对于怀疑嗜铬细胞瘤的患者进行腹部触诊时应轻柔，以防扪压肿瘤引起高血压发作。

6. 伴随的临床综合征　嗜铬细胞瘤和副神经节瘤可伴有其他特定类型的内分泌肿瘤，如MEN2A 型中除嗜铬细胞瘤和副神经节瘤外，可同时或先后出现甲状腺髓样癌、甲状旁腺功能亢进症，MEN2B 型除嗜铬细胞瘤和副神经节瘤及甲状腺髓样癌外，神经瘤是其特征性的表现。

【实验室与影像学检查】

（一）生化检查

在嗜铬细胞瘤和副神经节瘤的定性诊断中，测定血浆或尿中儿茶酚胺及其代谢产物的浓度具有重要意义。

1. 儿茶酚胺测定　血儿茶酚胺水平升高有助于嗜铬细胞瘤和副神经节瘤的诊断，但血浆儿茶酚胺受多种生理、病理及药物因素的影响，所测定的标本只能代表单个时间点的水平，假阳性率较高。大多数嗜铬细胞瘤和副神经节瘤患者的血浆 NE > 1500 pg/ml（9 nmol/L），E > 300 pg/ml（1.6 nmol/L）。尿儿茶酚胺比血儿茶酚胺可更准确地反映体内儿茶酚胺的合成情况。2% ～ 5% 的儿茶酚胺以原形形式从尿中排出，其中 80% 为去甲肾上腺素，20% 为肾上腺素。大多数嗜铬细胞瘤和副神经节瘤患者在发作或不发作时尿中儿茶酚胺均明显升高，测定尿儿茶酚胺有助于本病的诊断。目前，国内外关于儿茶酚胺的测定还没有实现检测标准化，检测结果在不同实验室还存在很大差异，故应该先建立各个实验室的检测正常参考区间。由于部分嗜铬细胞瘤和副神经节瘤只分泌少量儿茶酚胺，或间歇性分泌儿茶酚胺，因此并非全部嗜铬细胞瘤和副神经节瘤患者均有血、尿儿茶酚胺水平升高。对于少数阵发性高血压的患者，需要收集发作时一段时间内的尿（如 2 ～ 4 h）测定儿茶酚胺。

2. 尿 3- 甲氧基 4- 羟基苦杏仁酸（VMA）测定　VMA 是肾上腺素和去甲肾上腺素的最终代谢产物，本病患者多 > 7 mg/24 h（35 μmol/24 h）。如瘤体较大，大部分儿茶酚胺在瘤体内被代谢，故主要释放儿茶酚胺的代谢产物如 VMA 入血；如瘤体较小，则主要释放儿茶酚胺入血，尿 VMA 相对正常。

3. 甲氧基肾上腺素（MN）和甲氧基去甲肾上腺素（NMN）测定　MN 和 NMN 是肾上腺素和去甲肾上腺素的中间代谢产物，其释放不呈间歇性。血浆或尿液中 MN 和 NMN 的检测对诊断嗜铬细胞瘤和副神经节瘤的敏感度优于儿茶酚胺，为筛查首选生化指标。若血浆 MN 浓度达到 0.4 nmol/L 时诊断本病的灵敏度和特异度分别为 51% 和 90%，NMN 浓度达到 0.8 nmol/L 时诊断的灵敏度和特异度分别为 95% 和 90%。

4. 其他　如 CgA（一种酸性可溶性单体蛋白质），伴随去甲肾上腺素在交感神经末梢颗粒中合成、储存和释放。

需要强调的是，在各种激素测定中，没有一种单一的测定手段可以 100% 地肯定诊断嗜铬细胞瘤和副神经节瘤，同时或多次测定基础状态下及高血压发作时的血尿儿茶酚胺及其代谢产物浓度可大大提高诊断的准确率。

（二）药理试验

由于儿茶酚胺及其代谢产物测定方法的进步和总体诊断技术的进步，胰高血糖素、磷酸组胺及酪胺等激发试验和酚妥拉明、可乐定阻滞试验目前已不推荐使用。

（三）影像学检查

当临床表现和生化检测高度提示嗜铬细胞瘤和副神经节瘤时，应进一步行影像学检查以明确肿瘤的定位。当患者有相关遗传性疾病史时，即使生化检测不十分支持诊断，仍应进行影像学检查。

1. 超声　超声是无创性、简便易行、费用低的影像学检查方法，可用于儿童或孕妇嗜铬细胞瘤和副神经节瘤的诊断，可发现直径较大的肿瘤，但其敏感度和特异度均很低，可作为嗜铬细胞的初筛定位手段。

2. CT 或 MRI　除了儿童、孕妇或造影剂过敏者外，CT 可作为首选的定位诊断方法。嗜铬细胞瘤和副神经节瘤瘤体在 CT 上显示为密度不均匀的圆形或类圆形软组织影，肿瘤内常有坏死、出血或钙化，瘤体可被造影剂增强。转移性嗜铬细胞瘤和副神经节瘤瘤体较大、密度不均、外形不规则、可有周围组织浸润或远处非嗜铬组织转移。CT 对于诊断肾上腺嗜铬细胞瘤和副神经节瘤的敏感度为 85% ～ 94%，排除嗜铬细胞瘤和副神经节瘤诊断的特异度为 29% ～ 50%；而利用对比增强 CT 或延迟对比增强 CT，其敏感度和特异度可分别达到 85% ～ 98% 和 70%。MRI 对诊断肾上腺嗜铬细胞瘤和副神经节瘤的敏感度为 90%，排除嗜铬细胞瘤和副神经节瘤诊断的特异度为 50% 左右，在明确肿瘤与周围血管的关系方面更有优势。

3. ^{131}I 间碘苄胍（MIBG）扫描　MIBG 是一种肾上腺素能神经阻滞剂，可被嗜铬细胞组织特异摄取，是目前用于发现副神经节瘤的最好定位检查手段。放射性 ^{131}I 标记的 MIBG 可同时对肿瘤进行定性和定位诊断，^{131}I MIBG 显像的敏感度为 77% ～ 90%，特异度为 95% ～ 100%。MIBG 显像还可区分嗜铬细胞瘤和副神经节瘤与其他性质的占位性病灶，明确多发病灶和转移病灶的位置。

4. 正电子发射断层成像（PET）　PET 检查是新兴的检查方法，包括 18F 脱氧葡萄糖 PET 和 18F 多巴 PET，但费用昂贵，不作为首选的定位诊断方法，但可用于上述检查方法不能明确诊断的患者。18F 成像图像质量高，能准确定位，灵敏度和特异度均很高。对于肾上腺或肾上腺外较小的肿瘤，特别是 MIBG 显像假阴性的患者，18F 多巴 PET 效果更好。

5. 生长抑素受体显像　生长抑素（奥曲肽）显像对 MIBG 显像阴性的嗜铬细胞瘤和副神经节瘤有协助和补充诊断的作用。

【诊断与鉴别诊断】

（一）诊断

如能得到正确诊断和治疗，嗜铬细胞瘤和副神经节瘤可被治愈，但多数嗜铬细胞瘤和副神经节瘤因临床表现复杂等原因并未在疾病早期被怀疑，所以诊断的关键是及早考虑到本病的可能性。嗜铬细胞瘤和副神经节瘤临床表现复杂的同时又具有特殊性，如高血压同时伴有直立（体位）性低血压和头痛、心悸、大汗"三联征"时其诊断敏感度为 95%。因此根据患者阵发性或持续性高血压的临床表现及伴随症状需考虑本病的可能性，如有血或尿儿茶酚胺及其代谢产物升高，则诊断基本明确，最后采用 CT、MRI、MIBG 显像等影像学检查进行定位诊断（图 6-5-3）。

（二）鉴别诊断

嗜铬细胞瘤和副神经节瘤主要应与以下疾病进行鉴别诊断：原发性高血压、各种原因的继发性高血压、甲状腺功能亢进症、更年期综合征、冠心病、自主神经功能障碍、肾上腺髓质增生等。

原发性高血压可伴有交感神经兴奋的表现，必要时可行儿茶酚胺及其代谢产物的检测和影像学检查等鉴别。各种原因的继发性高血压需测定其较为特异的实验室检查予以鉴别。

甲状腺功能亢进症患者可有高血压和高代谢的表现，通过儿茶酚胺及其代谢产物和甲状腺激素水平的测定不难进行鉴别。

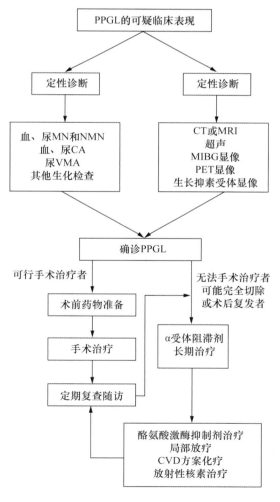

图 6-5-3　嗜铬细胞瘤和副神经节瘤的诊疗流程

CVD 方案：环磷酰胺、长春新碱加达卡巴嗪的化疗方案

更年期综合征、冠心病、自主神经功能障碍等都可以出现部分与嗜铬细胞瘤和副神经节瘤相似的症状，应仔细询问病史和进行体格检查等以鉴别。

肾上腺髓质增生的临床表现与嗜铬细胞瘤和副神经节瘤相似，主要症状为高血压。但较多见在持续性高血压的基础上，突然出现阵发性加剧，可伴有剧烈头痛、心悸、皮肤苍白、出汗、恶心、呕吐、胸闷、焦虑、紧张等，发作时间长短不一，精神刺激、劳累等多作为诱因引起上述症状发作，故从临床症状上，肾上腺髓质增生与嗜铬细胞瘤和副神经节瘤难以区分。肾上腺髓质增生患者与嗜铬细胞瘤和副神经节瘤一样，在高血压发作时测定其血、尿儿茶酚胺或其代谢产物水平均明显升高，到目前为止尚无肾上腺髓质增生的特异度检查诊断方法。肾上腺髓质增生可以是结节性或弥漫性的。

对于发病年龄较小的患者，肾上腺外肿瘤和多发性肿瘤，亲属死于无法解释的心血管事件，或伴有其他相关疾病，如甲状腺髓样癌和甲状旁腺功能亢进症等，则提示有遗传性嗜铬细胞瘤和副神经节瘤的可能性，应进行相关基因的检测。

【治疗】

目前尚无药物可以长期良好控制嗜铬细胞瘤和副神经节瘤引起的高血压，因此手术切除肿瘤治疗为首选，充分的术前药物治疗准备和多学科密切配合才能取得满意的手术效果。转移性嗜铬细胞瘤发生转移的部位包括侵犯局部组织、骨、肝、肺、网膜和淋巴结，如有可能应切除转移性病变，以减少肿瘤负荷。

（一）手术前内科治疗

术前 2 周应常规给予药物治疗，控制血压和临床症状，以避免麻醉、术中挤压及切除肿瘤时的血压波动以至诱发高血压危象和休克。术前内科治疗常用的药物包括：

1. α 受体阻滞剂

（1）酚苄明：是非选择性 α 受体阻滞剂，对 $α_1$ 受体的阻断作用强于对 $α_2$ 受体的作用，其半衰期为 12 h，作用时间长，控制血压较为平稳，故常用于术前准备。初始剂量一般为 10 mg，每日 2 次，视血压情况逐渐加量，多数患者每日服 40 ～ 80 mg 才能使血压得到控制，少数患者可服用到每日 200 mg。一般在术前至少 2 周开始服用，使阵发性高血压的发作频率明显减少，发作程度明显减轻，或无高血压发作；持续性高血压患者血压控制到正常或接近正常。酚苄明的副作用主要包括鼻黏膜充血、心动过速、直立性低血压等，因此服药过程中应监测卧立位血压和心率的变化，注意防止起立时摔倒等。

（2）酚妥拉明：也是一种非选择性 α 受体阻滞剂，对 $α_1$ 和 $α_2$ 两种受体的阻断作用相当，作用迅速，但半衰期短，需反复多次静脉应用，常用于高血压危象或在术中控制血压，而不适用于长期治疗。

（3）选择性 $α_1$ 受体阻滞剂：包括哌唑嗪、特拉唑嗪、多沙唑嗪等，均为选择性突触后 $α_1$ 受体阻滞剂，不影响 $α_2$ 受体。起始使用小剂量以避免直立性低血压，如多沙唑嗪控释片，自每日 4 mg 起使用，根据血压情况，可逐渐加量至每日 16 mg。

2. β 受体阻滞剂 在应用 α 受体阻滞剂后有心动过速的患者，可加用 β 受体阻滞剂，如普萘洛尔、阿替洛尔和美托洛尔等。并非所有患者都需要加用 β 受体阻滞剂，但在使用 β 受体阻滞剂前，必须先使用 α 受体阻滞剂，否则可导致严重肺水肿、心力衰竭或诱发高血压危象而加重病情。

3. 其他 应用上述药物后血压仍控制不佳，可加用钙通道阻滞剂和血管紧张素转化酶抑制剂。硝普钠可直接作用于血管平滑肌，是一种有力的血管扩张剂，主要用于嗜铬细胞瘤和副神经节瘤高血压危象或术中血压持续升高者。α 甲基对位酪氨酸为酪氨酸羟化酶的竞争性抑制剂，可阻断儿茶酚胺的合成，但仅在其他药物无效或即将进行的治疗会明显破坏肿瘤的患者中使用。

（二）手术中处理

术中如出现高血压发作可静脉滴注酚妥拉明或硝普钠，如出现心率显著增加或心律失常，可静脉注射小剂量普萘洛尔、艾司洛尔、其他抗心律失常药物如利多卡因等。当肿瘤切除后，血中儿茶酚胺浓度急剧下降，血管床扩张，血容量锐减，常导致低血压发生，应停用 α 受体阻滞剂，补充全血或血浆。

（三）手术后治疗

患者在术后 2 周应复查生化指标，以明确是否存在残余的肿瘤。术后儿茶酚胺正常的患者并不能排除残留微小病灶的可能，因此患者长期规律的随访是必要的。如术后高血压持续存在，应考虑合并原发性高血压或长期高血压致血管或肾受损。

对于不能完全切除或术后复发并有局部浸润或远处转移者，需长期服用 α 受体阻滞剂等药物尽可能控制血压，可加用 α 甲基对位酪氨酸阻断儿茶酚胺的合成。酪氨酸激酶抑制剂（如舒尼替尼）可能对转移性嗜铬细胞瘤的治疗有作用，但不能治愈。对于有骨转移病灶者，可采取局部放疗等手段治疗；环磷酰胺、长春新碱加达卡巴嗪的化疗方案（CVD 方案）能缓解 50% 患者的症状，但缓解通常不超过 2 年；放射性核素（^{131}I MIBG）治疗可取得一定疗效。

如果是双侧肾上腺切除术，则需要终身使用糖皮质激素和盐皮质激素替代治疗。

【预后】

手术切除肿瘤后，嗜铬细胞瘤和副神经节瘤引起的高血压大部分可缓解，术后 1～2 周儿茶酚胺可恢复正常水平，约 75% 的患者血压在 1 个月左右恢复正常，25% 血压仍持续升高的患者其水平也较术前降低，且再使用一般降压药物可获得满意疗效。所有患者术后均应定期复查，特别是儿童、青少年及有家族史患者，除检查有无复发外还应排除有无多发性内分泌腺瘤病的可能。转移性嗜铬细胞瘤的预后不良。

（杨　进）

第 4 节　先天性肾上腺皮质增生症

先天性肾上腺皮质增生症（congenital adrenal hyperplasia，CAH）是一种常染色体隐性遗传疾病，源于肾上腺皮质合成类固醇激素酶的基因突变，导致胆固醇合成糖皮质激素、盐皮质激素或性激素受阻。新生儿皮质醇缺乏可导致心功能差、血管对儿茶酚胺反应差；盐皮质激素的严重缺乏会增加新生儿的死亡率。性激素的过量或不足，影响婴儿、儿童或成人的生殖器发育或第二性征。在美国和许多发达国家推荐进行新生儿 CAH 普遍筛查。我国目前对于 CAH 高度关注，已经列入罕见病目录，于 2016 年推出了 CAH 新生儿筛查共识。

【流行病学】

见于所有种族，最常见的是 21-羟化酶缺陷症（21-hydroxylase deficiency，21-OHD），占 CAH 的 90%。21-OHD 经典型发病率为 1/（1.5～2）万，大约 70% 受累婴儿为失盐型，30% 为单纯男性化型。非经典型在一般人群中的发病率约为 1/1000，但最常发生在特定的种族群体，如德系犹太人和西班牙裔。而 11-β 羟化酶缺陷症在伊朗人、犹太人或摩洛哥后裔中更常见。而 3β-类固醇脱氢酶缺陷症（3β-hydroxysteroid dehydrogenase deficiency，3β-HSD）、17α-羟化酶缺陷症和类固醇急性调节蛋白（steroid acute regulatory protein，StAR）缺乏症罕见。

本节主要介绍 21-羟化酶缺陷症。

【病因】

本病为常染色体隐性遗传，在两个携带致病的基因同时存在时（即纯合子）发病，仅有一个致病基因存在时（即杂合子）不发病。一个家庭成员中一般只出现同一类型缺陷。CAH 最常见的是位于 6p21.3 编码 21-羟化酶的 *CYP21A2* 基因缺陷，特定等位基因变异造成酶活性低下或完全丧失活性。因此，临床表现和严重程度取决于基因突变的位置和酶活性丧失程度。

【发病机制】

类固醇激素在肾上腺皮质合成，内源性或饮食来源的胆固醇是激素合成的前体，产生三种重要的类固醇激素：①糖皮质激素——皮质醇：调节新陈代谢和免疫反应；②盐皮质激素——醛固酮：调节电解质、血压和血容量；③性激素——肾上腺雄激素：调节女性的第二性征。类固醇激素的合成途径由多种酶介导，主要包括内质网 P450 酶系 21-羟化酶、11β-羟化酶和17α-羟化酶。21-羟化酶将 17 羟孕酮（17-hydoxy progesterone，17-OHP）转变为 11-脱氧皮质醇（皮质醇前体）和将孕酮转变为 11-脱氧皮质酮（醛固酮前体），酶活性降低减少皮质醇和醛固酮的合成。皮质醇合成的减少，负反馈刺激垂体分泌过量促肾上腺皮质激素（ACTH），刺激肾上腺皮质增生和皮质醇前体物质堆积继而转向产生雄激素，增加了雄烯二酮和脱氢表雄酮（dehydroepiandrosterone，DHEA），男性可以继续转化为睾丸激素。而雄激素过多导致女性46,XX 婴儿出生时外生殖器不同程度的男性化。

【病理】

肾上腺皮质增生，肾上腺髓质和皮质结构紊乱。脂类沉积主要为胆固醇酯，由于其不能进入线粒体合成类固醇激素，存在失盐时肾素显著升高和肾小球旁器增大。

【临床表现】

经典型 21-OHD 通常在婴儿期诊断，可能表现为单纯男性化或失盐型，在出生时或出生后不久就很明显，生殖器官模糊、早期男性化或失盐。而非经典型可能无症状或在出生后轻度男性化，可在青春期前后出现男性化迹象或女性月经稀少。男性患者出生时外生殖器一般正常而经常不被诊断，因此，在早期筛查阶段常常见到单纯男性化型女性患者明显多于男性患者。

（一）经典型 21-OHD

1. 失盐型（皮质醇和醛固酮合成缺陷）　最严重型，约占 70%，通常与无酶活性的大基因缺失或内含子突变有关。

典型的生化和临床表现出现在产前和产后。新生儿期女婴与男婴相比，外生殖器不同程度男性化。男婴有正常的生殖器，在 1～3 周时会出现呕吐、脱水和喂养不良等非特异性症状。因此，男婴的诊断可能会延迟或漏诊。

由于醛固酮调节钠稳态，未经治疗的患者排尿钠过多，导致低血容量和高肾素血症。同时排钾障碍，易发生高钾血症，特别是在婴儿期。皮质醇缺乏可导致心功能差、血管对儿茶酚胺反应差、肾小球滤过率降低和抗利尿激素分泌增加。治疗不充分造成低钠、脱水和休克。

由于肾上腺髓质的正常发育和合成儿茶酚胺所需酶的表达需要高水平的糖皮质激素，失盐型患者也可能同时存在儿茶酚胺缺乏，进一步加重休克。

2. 单纯男性化型　约 30% 的经典型 21-OHD 为单纯男性化而无失盐症状。最常见的原因是氨基酸点突变，有酶活性的降低，但能够合成醛固酮，皮质醇水平明显不足。男婴出生时阴茎即较正常稍大，但往往不引人注意，半岁以后逐渐出现性早熟症状，至 4～5 岁时更为明显。主要表现为阴茎迅速增大，阴囊及前列腺增大，但睾丸相对并不增大，与年龄相称，亦无精子形成，称为早熟巨阴症。患儿很早即出现阴毛，皮肤生痤疮，有喉结，声音变低沉，肌肉发达，体格发育过快，身长超过同年龄小儿，骨骺生长亦远远超过同年龄小儿。若未能及时诊断及正确治疗，则骨骺融合过早，至成人时体格反而较矮小。智力发育一般正常。如果没有进行新生儿筛查，受累男孩在儿童时期出现雄激素过量表现。诊断越晚，激素调节和身材矮小的治疗难度就越大。

女婴出生时可有阴蒂肥大，以后逐渐增大似男孩阴茎，但比同龄男孩的阴茎更粗大，大阴唇似男孩阴囊但无睾丸。胚胎时期由于过量雄激素的影响，可阻止女性生殖器官的正常发育，胎儿于第 12 周时，女性外生殖器形成，尿道与阴道口分开。如 21- 羟化酶缺陷为部分性，患者男性化程度较轻，则仅表现为阴蒂肥大，如 21- 羟化酶的缺陷较严重，则雄激素对胚胎期性器官发育影响较早且严重，尿道与阴道不分开，均开口于尿生殖器窦中，甚至可前伸达阴蒂的基底部，外观很像男孩尿道下裂；内生殖器完全属于女性，故又称假两性畸形。其他男性化症状及体格发育与上述男孩患者的表现相仿。

此外，因为 ACTH 和促黑素细胞激素增多，患者常表现为皮肤黏膜色素增深，一般说来，缺陷越严重，色素增深程度越重。在新生儿只表现乳晕发黑，外生殖器较黑，如不予以治疗，则色素加深可迅速发展。

（二）非经典型 21-OHD

非经典型或迟发型更常见，在普通白人中发病率为 0.1% ～ 0.2%，在德系犹太人中发病率为 1% ～ 2%。女性可能是经典突变和等位基因变异的杂合子，或两个等位基因变异的杂合子，为正常酶活性的 20% ～ 60%。

女性临床表现可以在任何年龄出现，但通常不早于 6 个月。杂合子女性可能有轻微的生化异常，但没有临床重要的激素紊乱。非经典型患者皮质醇和醛固酮水平正常，但性激素前体轻度或中度过量产生。新生儿筛查可以发现非典型病例，但由于 17-OHP 基线水平相对较低，大多数都被遗漏。多毛症是最常见的单一症状，其次是月经稀少和痤疮。因此，非经典型 21-OHD 和多囊卵巢综合征可能以类似的方式出现。

【实验室与影像学检查】

1. 新生儿筛查　经典型 21-OHD 患者 17-OHP 水平很高（可以大于 10 ng/ml），通常大于 2 ng/ml。常伴随高钾血症、低钠血症、低醛固酮和高血浆肾素活性（PRA），特别是醛固酮与 PRA 的比值降低，是盐皮质激素合成减少的标志。

2. ACTH 兴奋试验　评估肾上腺功能，并区分不同潜在的酶缺陷。2010 年美国内分泌学会临床实践指南指出，当基础 17-OHP > 2 ng/ml 推荐进行 ACTH 兴奋试验。给予合成 ACTH (1-24) 0.25 mg，给药前和给药 60 min 后，测定肾上腺激素谱，包括 17-OHP、皮质醇、去氧皮质酮、11- 去氧皮质醇、17- 羟基孕烯醇酮、DHEA 和雄烯二酮。若 17-OHP 大于＞ 10 ng/ml，则可确诊。

3. 针对生殖器模糊的婴儿的检查　做染色体核型检测以确定染色体性别，盆腔超声检查子宫、卵巢或相关的脏器。

4. 激素水平检测　包括雄激素（睾酮、雄烯二酮、DHEA）在内的性激素水平测定，ACTH 和皮质醇测定。

5. 肾上腺影像学检查　MRI 和 CT 有助于了解患者肾上腺情况。对于有急性肾上腺衰竭迹象的患者，做肾上腺 CT 以排除肾上腺出血。

6. 骨龄测定　性早熟患者应测定骨龄。

7. 基因检测　对于所有疑诊和确诊患者，应行相关基因检测。

【诊断与鉴别诊断】

（一）诊断

最初的筛选试验是通过测定血清 17-OHP。因假阳性率高，如果阳性，则应重复 17-OHP

检测，并测血清电解质。

通常根据体重和胎龄特定参考范围启动新生儿筛查程序，因为 17-OHP 的高水平可见于疾病、应激或没有先天性肾上腺增生的早产儿。失盐型患者可能比非失盐型患者 17-OHP 水平更高。在轻型患者中，17-OHP 最初可能不会升高，但在 ACTH 兴奋试验中升高。新生儿在出生时应接受 CAH 筛查。

对于性发育异常、青春期提前和早期身高增长过快而终身高较矮、月经紊乱伴高雄激素表现的患者需要考虑本病。基因型诊断分析对于确诊十分重要。

先天性肾上腺增生还包括① 11β- 羟化酶缺陷症：3% ～ 5% 的 CAH 由 11β- 羟化酶缺乏引起。特征性的类固醇表现是 11- 脱氧皮质酮和尿 17- 羟基皮质类固醇升高。由于羟基皮质类固醇的类盐皮质激素活性，患者表现出盐潴留和低钾性高血压，血浆肾素活性低，可以发生男性化。② 3β- 羟类固醇脱氢酶缺陷症：很少见，雄激素前体合成雄激素受阻，男女性都会出现外生殖器性别不清。③胆固醇–碳链酶缺陷症和 17-α 羟化酶缺陷症：少见，其中胆固醇–碳链酶缺乏主要表现为男性患者女性化；17-α 羟化酶缺乏主要表现为女性性幼稚，男性患者女性化。④皮质类固醇 18- 甲基氧化酶Ⅱ型缺陷症：表现为典型的醛固酮缺乏，长期高血钾和低血浆醛固酮。

（二）鉴别诊断

（1）多囊卵巢综合征：可有雄激素增多表现，与非经典型有时难以鉴别，但通过地塞米松抑制试验测定 17-OHP 和基因检测可以区分。

（2）女性患儿应注意与真两性畸形相鉴别，后者系在一人体内具有两性的生殖腺（卵巢及睾丸的组织），但发育不全，因而其雌激素、雄激素及尿 17 酮类固醇排出量皆较正常为低。

（3）女孩尿道、阴道同开口于尿生殖窦的患者，特别是开口位于阴蒂基底部时，须注意与男孩尿道下裂及隐睾相鉴别。可做碘油造影观察有无子宫，并可做染色体检查，CAH 患者的性染色质为阳性，性染色体为女性。

（4）失盐型患者于出生后早期出现呕吐、脱水等症状时，应注意与幽门狭窄及肠梗阻等胃肠道疾病相鉴别，尤其是男性患儿，如经补液而低血钠、高血钾不易纠正者应予注意。

【治疗】

（一）新生儿肾上腺危象

静脉滴注等渗氯化钠溶液，纠正低血容量。如果患者出现低血糖，则给予葡萄糖。给予应激剂量（100 mg/m²）氢化可的松至关重要，应尽早给予。严重的患者可能需要血管升压药物，以及更高的血糖浓度。危及生命的高钾血症需要使用降钾树脂、静脉注射钙、胰岛素和碳酸氢盐等治疗。

所有考虑 CAH 的婴儿都应开始给予治疗剂量糖皮质激素和盐皮质激素，以防止潜在危及生命的肾上腺危象表现。

（二）长期管理

治疗目标是替代缺乏的激素，减少过量的雄激素分泌。适当的治疗可防止肾上腺危象和女性患者男性化，使生长发育、青春期发育、性功能和生育能力正常。

1. 糖皮质激素和盐皮质激素

（1）经典型 21-OHD 患者需要长期糖皮质激素治疗，以抑制 CRH 和 ACTH 的过度分泌，降低异常升高的肾上腺来源雄激素。首选氢化可的松，它的半衰期短，具有最小的生长抑制作用，每日 10 ～ 20 mg/m²，分 2 ～ 3 次。监测 ACTH、17-OHP、DHEA 和雄烯二酮评估疗效。17-OHP 的目标范围为 5 ～ 10 ng/ml，虽然仍高于正常水平，但有助于避免过度治疗的副作用。

儿童还应每年进行一次骨龄检查，密切监测线性生长情况。年龄较大的儿童和青少年，如果发育完全，可以使用泼尼松（每日 5 ～ 7.5 mg，分 2 次）或每日一次地塞米松（0.25 ～ 0.5 mg）。

（2）出生时失盐型 21-OHD 的婴儿需要盐皮质激素替代。氟氢可的松（通常每日 0.1 ～ 0.2 mg，部分需要高达每日 0.4 mg）。每日补充氯化钠 1 ～ 2 g，注意母乳或大多数婴儿配方奶粉的钠含量低，不足以弥补钠的损失。PRA 水平可用于治疗监测。低血压、高钾血症和 PRA 升高提示需要增加剂量，而高血压、心动过速和 PRA 受抑是过度治疗的表现。氟氢可的松剂量过大也可能阻碍生长。

2. 手术

（1）生殖器模糊的婴儿需行校正手术评估，手术的风险和获益应该与女性患者的父母充分讨论。明显男性化的女性通常在 1 岁前接受手术。如果有严重的阴蒂肿大，则行阴蒂缩小术，部分切除并保留神经血管束。阴道成形术和泌尿生殖窦的矫正通常在阴蒂手术时进行。青春期的整形术常常是必要的。

（2）双侧肾上腺切除治疗 CAH 仍有争议。可能仅在药物治疗失败时考虑，特别是少数失盐型和不孕症的成年女性。

【预后】

儿童早期身高通常是明显增高的，但成年后终身高是矮的。近期数据表明，出生时 CAH 患者比父母身高为基础的估算目标矮约 10 cm。过度提前的骨龄和雄激素过量导致的中枢性性早熟是早期骨骺融合的主要因素。此外，糖皮质激素治疗可抑制生长，降低终身高。据报道，用生长激素和促黄体生成素释放激素类似物（延缓青春期）治疗可以使平均身高增加 7.3 cm。

大多数 CAH 患儿表现出正常的神经心理发育。大多数 CAH 女孩认为自己是女性，并表现出异性恋偏好。男性和女性患者都有生育能力，但生育率降低。大多数患者骨密度正常。由于疾病本身或糖皮质激素治疗，代谢异常如肥胖、胰岛素抵抗、血脂异常和多囊卵巢综合征的患病率很高。CAH 患者管理应由多学科专业人员参与，基因疗法显示了可能治愈 CAH 的潜力。

（袁戈恒）

第 5 节　肾上腺皮质功能减退症和肾上腺危象

肾上腺皮质功能减退症可分为原发性和继发性，肾上腺皮质的病变导致皮质醇分泌不足为原发性肾上腺皮质功能减退症（primary adrenal insufficiency，PAI），1855 年 Thomas Addison 首次描述了 PAI 的常见症状，包括虚弱、乏力、食欲减退、低血压和色素沉着等，故此病亦命名为艾迪生病（Addison's disease）。垂体 ACTH 分泌不足或下丘脑分泌 CRH 不足可导致继发性肾上腺皮质功能减退症。二者的区别在于 ACTH 水平和盐皮质激素水平，PAI 患者 ACTH 水平增高，同时常合并盐皮质激素水平的下降，继发性肾上腺皮质功能减退症 ACTH 水平下降，肾素–血管紧张素–醛固酮系统水平正常。本节主要讨论 PAI。

PAI 患者罕见，国外报道其患病率为 1/7000 ～ 1/5000。此病特点为治疗相对容易，但临床症状以非特异表现为主，容易误诊，如延误诊断和治疗可导致肾上腺危象发生，抢救不及时可危及患者生命。

【病因】

常见原因为自身免疫性疾病、感染等，少见原因为恶性肿瘤转移、肾上腺出血、浸润性疾病（淀粉样变性、血色病等）等，儿童常见原因为 CAH 和肾上腺脑白质营养不良（表 6-5-5）。

表 6-5-5　**PAI 主要病因**

病因	疾病及特点
自身免疫性：孤立性	
APS-Ⅰ型	PAI、皮肤念珠菌感染和原发性甲状旁腺功能减退症
APS-Ⅱ型	PAI、慢性淋巴细胞性甲状腺炎，伴或不伴 1 型糖尿病
肾上腺感染	结核、真菌、巨细胞病毒等
肾上腺转移瘤	常见恶性肿瘤：肺、乳腺、直肠肿瘤黑色素瘤，淋巴瘤
肾上腺出血	抗磷脂综合征、抗凝治疗和弥散性血管内凝血
肾上腺浸润性疾病	血色病、原发性淀粉样变性
肾上腺手术切除	Cushing 综合征手术后，双侧肾上腺手术切除术后
CAH	21- 羟化酶缺陷症、11 β - 羟化酶缺陷症
药物引起	米托坦、酮康唑、甲吡酮、依托咪酯、氨鲁米特、外源性糖皮质激素
其他	肾上腺脑白质营养不良、ACTH 不敏感综合征、先天性肾上腺发育不全

　　自身免疫性疾病是原发性肾上腺皮质功能减退症的最常见原因，约占 PAI 的 70%。病理检查肾上腺皮质萎缩，呈广泛的透明样变，常伴有大量淋巴细胞、浆细胞和单核细胞浸润，髓质大多正常，75% 的患者可检测到肾上腺自身抗体，常见的抗体为 21- 羟化酶抗体。研究表明孤立性自身免疫性肾上腺炎只占 30% ～ 40%，大部分 PAI 患者还合并其他自身免疫性疾病，常见的有自身免疫性甲状腺疾病、1 型糖尿病、自身免疫性胃炎及卵巢功能早衰等，也可以是自身免疫性多内分泌腺病综合征（autoimmune polyendocrine syndrome，APS）的一部分，APS 可分为Ⅰ型和Ⅱ型。Ⅰ型包括 PAI、皮肤念珠菌感染和原发性甲状旁腺功能减退症；多由自身免疫调节基因 *AIRE* 突变引起，呈常染色体隐性遗传。Ⅱ型包括 PAI、慢性淋巴细胞性甲状腺炎，伴或不伴 1 型糖尿病，多基因遗传更为普遍。

　　感染主要为结核感染，真菌感染也有报道，在获得性免疫缺陷综合征（acquired immunodeficiency syndrome，AIDS）患者中可因各种机会性感染如巨细胞病毒、分枝杆菌或隐球菌感染导致肾上腺皮质功能减退。20 世纪 60 年代以前结核感染是 PAI 的主要原因，占病因的 80% 以上，近年来随着结核感染的控制而逐步减少，但在结核病高发的国家和地区仍是 PAI 的主要原因，患者体内多有结核灶，常见的是肺结核，其余还有肾、肠、骨和淋巴结核，多无明显临床症状，肾上腺（包括肾上腺皮质和髓质）逐步被破坏，早期 CT 或 MRI 检查肾上腺可增大，随之发生干酪化和纤维化，最终萎缩，X 线检查半数肾上腺区可有钙化点阴影。

　　由于肾上腺有充足的血液供应，是恶性肿瘤转移的好发部位，其中以支气管肺癌及乳腺癌向肾上腺转移的发生率最高。尸检表明在已扩散的肺癌和乳腺癌中 40% ～ 60% 有肾上腺的转移，黑色素瘤中 30%、胃癌和直肠癌中 14% ～ 29% 有肾上腺转移，淋巴瘤也常侵犯肾上腺。但肾上腺转移癌导致的肾上腺功能减退的发生临床上并不多见，肾上腺功能的破坏是逐步发生的，且容易被肿瘤的症状所掩盖。

　　肾上腺出血也可导致 PAI，常见导致肾上腺出血原因为抗磷脂综合征、抗凝药物和弥散性血管内凝血。

　　PAI 还有可能是基因异常导致。儿童 PAI 患者 80% 是由 CAH，包括 21- 羟化酶缺陷症和 11 β - 羟化酶缺陷症等引起。肾上腺脑白质营养不良也可以表现为 PAI，为 X- 性连锁遗传，多见于男性，临床上还多伴随神经系统症状如智力、运动功能倒退，癫痫发作等。

【发病机制】

　　肾上腺皮质的破坏可导致肾上腺皮质功能减退，通常这种破坏涉及肾上腺皮质的三个条带，包括分泌盐皮质激素的球状带、分泌糖皮质激素的束状带和分泌性激素的网状带。约 90% 的肾上腺皮质被破坏后才会出现临床症状和体征的改变，故此病初期临床症状不明显，常在应激下才出现肾上腺激素分泌不足的症状，以糖皮质激素分泌不足症状为主，随着病程而逐步加重。

糖皮质激素分泌不足可导致糖异生减弱，出现低血糖，还可引起胃蛋白酶及胃酸分泌减少，出现食欲缺乏、恶心、呕吐等消化道症状，应激能力下降易患感冒和其他感染。盐皮质激素分泌不足使尿钠排出增加，钾排出减少，造成血钠、血氯浓度下降，血钾升高，患者明显脱水、循环血容量下降，导致低血压的发生。皮质醇的下降，导致对垂体分泌 ACTH 的反馈抑制作用减弱，ACTH 水平增加，ACTH 与促黑素细胞激素（melanocyte-stimulating hormone，MSH）结构有相同之处，可引起皮肤和黏膜下黑色素沉着。色素沉着是原发性和继发性肾上腺皮质功能减退症的重要鉴别点。

【临床表现】

隐匿起病，症状轻重不一，取决于肾上腺功能被破坏的程度和速度，应激情况下加重，可导致肾上腺危象的发生。PAI 临床表现主要为糖皮质激素缺乏、盐皮质激素缺乏、性激素缺乏的症状和 ACTH 水平升高导致的皮肤变黑或色素沉着。常见的临床症状和体征为乏力、体重减轻、消化道症状、头晕、色素沉着及低血压等（表 6-5-6）。

表 6-5-6　PAI 及肾上腺危象常见临床症状和体征

	临床症状	体征
PAI	疲乏无力 体重下降 直立性头晕、体位性摔倒 食欲减退 腹部不适	色素沉着 低血压，直立性低血压 阴毛、腋毛脱落
肾上腺危象	严重虚弱 腹痛、恶心、呕吐，类似于急腹症 晕厥、昏迷	低血压 腹部压痛、反跳痛 意识模糊、谵妄

1. 乏力　乏力常常是全身性的，而不是局限于某些肌肉，运动或站立后加剧，休息后缓解。

2. 体重减轻　几乎可见于 100% 患者。

3. 消化道症状　包括食欲减少、恶心、呕吐、便秘、腹痛、腹泻等，或腹泻便秘交替，胃镜和肠镜检查正常，但胃排空时间可延迟，严重的呕吐或腹痛即可诱发肾上腺危象，也是肾上腺危象发生的前兆之一。

4. 头晕　可表现为站立性眩晕，严重时可出现晕厥。

5. 低血压　多数时候有低血压，尤其是直立性低血压较常见。

6. 低血糖表现　多出现在空腹或饥饿状态下，患者由于耐受可无明显的交感神经兴奋状态。

7. 色素沉着　大部分人有色素沉着，色素沉着出现最早，且具有特征性，好发部位为暴露部位如脸部、颈部、手背、踝部、肘部，此外，瘢痕处、掌纹、黏膜（口腔、阴道、外阴）、舌尖、乳晕与指甲等亦是常见部位。

8. 腋毛与阴毛脱落　肾上腺皮质网状带分泌性激素，女性中雄激素主要在肾上腺产生，受损后女性可有腋毛与阴毛脱落，而男性并不明显。

9. 肾上腺危象　肾上腺皮质功能减退未得到及时治疗者或在应急情况下可出现肾上腺危象。肾上腺危象可表现为低血压、脱水、恶心、呕吐、腹痛，严重时呈急腹症，或表现为严重低血糖、神经系统症状等。低血压初期可以表现为直立性低血压，严重时可以导致低血容量性休克，出现心动过速、四肢厥冷、发绀和虚脱。消化功能障碍如厌食、恶心、呕吐和腹泻，腹痛经常发生，甚至被误诊为急腹症，其机制不清，尽管可有肌紧张和深压痛，但常常缺乏特异性定位体征。患者极度虚弱无力、委靡淡漠和嗜睡，也可表现为烦躁不安和谵妄惊厥，甚至昏迷。一旦出现上述情况如抢救不及时可导致患者死亡。

【实验室与影像学检查】

1. 生化检查　可有低血钠，高血钾。新诊断 PAI 90% 存在低钠血症，50% 存在高钾血症，是由于醛固酮缺乏导致。糖皮质激素缺乏导致低血糖，空腹血糖大多偏低。口服葡萄糖耐量试验呈低平曲线，儿童更容易出现低血糖，甚至低血糖惊厥发作。

2. 激素检查　显示血皮质醇、24 h 尿游离皮质醇均低于正常水平或在正常低限，ACTH 水平增高。清晨 8 点皮质醇低于 5 μg/dl（140 nmol/L）结合 ACTH 大于 2 倍参考值可以诊断为 PAI。血浆肾素水平升高，醛固酮水平下降提示盐皮质激素缺乏。

3. ACTH 兴奋试验　临床确诊 PAI 困难者可采用 ACTH 兴奋试验，是诊断 PAI 的主要试验。ACTH 兴奋试验有 8 h 静滴法和快速法。8 h 静滴法采用 ACTH 25 U 溶于生理盐水 500 ml，均匀 8 h 静脉注入，正常人注射 ACTH 后血皮质醇升高达基础值 2 ～ 5 倍，24 h 尿游离皮质醇增高 1 ～ 3 倍。PAI 患者反应低下，尿游离皮质醇小于 200 μg/24 h。继发性肾上腺皮质功能减退者在 ACTH 刺激 3 日后，24 h 尿 17 羟类固醇逐日升高达对照值 3 倍以上，呈延迟反应，此点可用来鉴别原发性和继发性肾上腺皮质功能减退症。现多采用快速 ACTH$_{(1-24)}$ 兴奋试验，不需空腹，大于 2 岁儿童及成年人静注 ACTH$_{(1-24)}$ 250 μg（小于 2 岁儿童 125 μg，婴儿 15 μg/kg），注药前、注药后 30 min 和 60 min 取血测皮质醇，肾上腺皮质功能减退者基础值低于正常或正常低限，刺激后皮质醇高峰小于 18 μg/dl（500 nmol/L）。

4. PAI 病因诊断　测定抗肾上腺皮质抗体有助于判断病因，自身免疫性肾上腺炎患者早期抗肾上腺皮质抗体常常阳性，但长期患病后水平可以降低。21- 羟化酶抗体是自身免疫性肾上腺炎的最常见靶点。诊断自身免疫性 PAI 高度敏感和特异，研究表明 21- 羟化酶抗体在 85% 的特发性 PAI 患者中检测呈阳性。如果抗体为阴性，应行肾上腺 CT 检查肾上腺是否存在结核、出血等影像学征象，儿童患者应行基因检测除外基因缺陷导致的 PAI。另外，对自身免疫性 PAI 患者应注意筛查有无其他自身免疫性内分泌疾病或者是否为自身免疫性多内分泌腺病综合征（APS）。

【诊断与鉴别诊断】

（一）诊断

PAI 分为三步，第一步是确诊是否存在肾上腺皮质功能减退症；第二步是明确肾上腺皮质功能减退症是原发性的还是继发于垂体、下丘脑病变；第三步是明确肾上腺皮质功能减退症的病因。

临床上表现为不明原因乏力、恶心、呕吐、腹痛、低血压、色素沉着、低钠血症、高钾血症、低血糖等应考虑是否存在 PAI。本病患者特征性表现为皮肤与黏膜的色素沉着，实验室检查皮质醇水平低，ACTH 水平高提示为 PAI，ACTH 兴奋试验最具诊断价值。21- 羟化酶自身抗体是诊断自身免疫性肾上腺炎特征性指标。

（二）鉴别诊断

应与其他引起皮肤色素沉着的疾病相鉴别。

（1）血色病：含铁血色素沉着于皮肤，常伴肝大、糖尿病等。

（2）黑变病：为理化因素造成的色素代谢障碍性疾病，好发于面部及颈部。

（3）黏膜黑斑-肠息肉症：先天性常染色体显性遗传性疾病，患者回肠、空肠有多发性腺瘤样息肉。

（4）慢性肝病、慢性肾病。

上述疾病可导致皮肤变黑或黑色素沉着，但实验室检查皮质醇均在正常范围内。

【治疗】

PAI 的主要治疗方法为糖皮质激素和盐皮质激素替代。应对患者进行教育，此病为终身疾病，需终身服药治疗，如轻易停药或减药可导致肾上腺危象的发生，如有呕吐或腹泻导致激素吸收不良，应立即就诊给予静脉注射糖皮质激素。在应激状态下应增加药量，糖皮质激素剂量于轻度应激时应加倍，重度应激时增加 5 ～ 10 倍。建议出行携带疾病卡，一旦发生紧急状态提醒医护人员给予糖皮质激素，避免肾上腺危象的发生。

1. 糖皮质激素的替代　所有 PAI 患者均需给予糖皮质激素替代，补充生理剂量的糖皮质激素。氢化可的松 15 ～ 25 mg/d，醋酸可的松 20 ～ 35 mg/d，泼尼松 5 ～ 7.5 mg/d，甲泼尼松 4 ～ 5 mg/d，不建议使用地塞米松。通常每日清晨服一日量的 2/3，下午服一日量的 1/3，以模拟正常的糖皮质激素的生理节律，下午服用的时间要早，因正常情况下午 6 点以后至夜间皮质醇的分泌很少。首选氢化可的松和醋酸可的松，因氢化可的松有一定的储钠作用，故为首选治疗，醋酸可的松本身无活性，需要在肝转化为氢化可的松发挥作用，故肝脏疾病患者慎用。

判断糖皮质激素替代剂量是否合适主要依赖患者的临床症状是否得到改善，包括体重、血压、食欲等，应给予能使患者感觉良好的最低维持剂量，替代治疗后血和尿的皮质醇水平和 ACTH 水平仅作参考。

2. 盐皮质激素的替代　盐摄入要充分，每日 10 ～ 15 g，由于氢化可的松有一定的储钠作用，当饮食中有充足盐摄入时可以不补充盐皮质激素。如在盐摄入充足情况下补充糖皮质激素后仍有低血压、低血钠时应补充盐皮质激素。

盐皮质激素可采用 9α- 氟氢可的松 0.05 ～ 0.20 mg，清晨一次服用。为避免出现盐皮质激素的副作用，应从小剂量开始，逐步调整，应根据有无嗜盐、直立性低血压和血电解质水平来确定合适剂量。

3. 补充脱氢表雄酮　对于部分妇女经过充分的糖皮质激素和盐皮质激素替代后存在性欲低下或者抑郁症状，或者仍然明显乏力时，可试验性补充脱氢表雄酮治疗。

4. 肾上腺危象的治疗　一旦疑诊为肾上腺危象应立即予以治疗，通常可以在治疗前留取血样送检皮质醇和 ACTH 水平，但不要因为等待皮质醇和 ACTH 结果而耽误治疗，应即刻予氢化可的松静点，首剂 100 mg（儿童 50 mg/m²）30 s 内静脉推注，随后 100 mg 静脉点滴，持续静点或者每 6 h 一次，第一日 200 ～ 300 mg（儿童 50 ～ 100 mg/m²），待病情好转，氢化可的松剂量可减半，后逐步减量，3 ～ 4 日后可改为口服用药。在补充糖皮质激素的同时应注意纠正脱水和电解质紊乱，补液量应根据脱水程度、患者年龄及心脏情况而定，一般第一个 24 h 补液 2000 ～ 3000 ml。并要针对诱因进行治疗和支持治疗。

应对 PAI 患者进行教育，预防肾上腺危象的发生，终身进行糖皮质激素替代治疗，一旦发生应激情况，如发热、急性心脑血管疾病和手术时糖皮质激素应当加量。外科手术时应首剂氢化可的松 100 mg 静脉注射，然后给予持续静点或者每 6 h 给予一次。

PAI 患者在治疗稳定后也应定期于内分泌门诊就诊，儿童应当每 3 ～ 4 个月就诊一次，成年人可以每年就诊一次，根据临床症状调整糖皮质激素用量。

（杨建梅）

生殖系统内分泌疾病

第 1 节　男性生殖系统内分泌疾病

男性生殖系统异常包括性发育异常和青春期发育异常。性发育异常（disorders of sex development，DSD）表现为染色体、性腺和生殖器（解剖上）的性别不一致，包括外生殖器模糊、生殖器和性腺及染色体异常与发育异常，除少数病例外，其后果是性腺功能异常和生育力下降或不育。

青春期是个体性腺功能和下丘脑-垂体-性腺轴系统发育到完全成熟并获得生育能力的一段过渡时期，如果这个时期出现了发育异常，即为青春期发育异常，以其时间的迟早可分为性早熟（precocious puberty）和青春发育延迟（delayed puberty）。临床上，性早熟以女性多见，青春发育延迟则以男性多见。

性发育异常

DSD 是一类先天性疾病，包括性染色体核型、性腺表型以及性腺解剖结构的发育异常。2006 年欧洲儿科内分泌协会（European Society for Pediatric Endocrinology，ESPE）和美国劳森威尔金斯儿科内分泌协会（Lawson Wilkins Pediatric Endocrine Society，LWPES）达成共识，将此类疾病统一定义为 DSD，这一定义包括一系列生殖器异常，从性别难辨到小阴茎畸形、隐睾症和先天性畸形综合征（例如泄殖腔外翻）。该共识同时建议按照染色体核型对 DSD 进行分类，包括性染色体 DSD、46,XY DSD 和 46,XX DSD，其中男性常见的 DSD 见表 6-6-1。

表 6-6-1　**男性常见 DSD 举例**

性染色体 DSD	47,XXY（Klinefelter 综合征和变异型） 45,X/46,XY 嵌合型（混合型性腺发育不全） 46,XX/46,XY（嵌合体）
46,XY DSD	性腺（睾丸）发育异常：①完全或部分性睾丸发育不全；②卵睾型 DSD；③睾丸退化 雄激素合成或作用障碍：①雄激素合成障碍（如 LH 受体变异、先天性肾上腺皮质增生症、5α-还原酶 2 缺陷症等）；②雄激素作用缺陷（如雄激素不敏感综合征、药物和环境因素） 其他：苗勒管永存综合征，尿道下裂，睾丸退化综合征，隐睾和先天性性腺功能减退症等

一、性染色体核型异常

性染色体数目和结构的变化所致 DSD，染色体异常类型包括 45,X/46,XY、46,XX/46,XY 和 47,XXY 及其变异型。45,X/46,XY 可导致广泛的生殖表型，外生殖器表现可包括女性、男性或双侧外生殖器不对称等。大多数 46,XX/46,XY 患者都表现为外生殖器性别难辨或明显的尿道下裂。47,XXY 通常不发生生殖器性征模糊，但与性腺功能异常有关。本节重点介绍先天性曲细精管发育不全。

先天性曲细精管发育不全：又称 Klinefelter 综合征（Klinefelter's syndrome，KS），简称克氏征，于 1942 年 Harry F. Klinefelter 等在美国波士顿首先报道，是男性原发性性腺功能减退症的最常见原因，约 90% 的患者染色体核型为 47,XXY，其余为变异型。据报道，男性新生儿中 KS 患病率为 1.5‰。由于额外含有 1 条或多条 X 染色体，KS 的典型表现为高促性腺激素性性腺功能减退，雄激素缺乏和不育。

【病因与发病机制】

本综合征的典型核型（47,XXY）患者是由于父母的生殖细胞在减数分裂相形成精子和卵子的过程中，性染色体发生不分离现象所致。这种染色体异常约 50% 由于精母细胞第一次减数分裂时性染色体不分离引起，其余 50% 则发生在卵母细胞第一次或第二次减数分裂或者受精后合子卵裂的过程中。导致染色体不分离的主要致病原因与父母高龄妊娠、某些化学物质诱变（如乙醇等）相关。

【临床表现】

婴儿可表现为小阴茎、尿道下裂、隐睾或发育迟缓。与同龄儿童相比，患儿通常表现为小睾丸、小阴茎，还可能出现身材相对偏高、宽眼距、高腭弓、男性乳房发育、肘关节发育不良、指 / 趾畸形、肌张力减退、语言发展迟缓或学习阅读障碍等表现。上述表现常因不典型而被忽略，在青春期前被诊断的 KS 患儿比例不足 10%。患者青春期大多延迟。进入青春期后，由于生殖细胞逐渐丧失和生精小管广泛玻璃样变和纤维化，睾丸变得小而质韧。成人患者最突出的临床特征是男性表型、小睾丸（睾丸容积 < 4 ml 或长径 < 2.5 cm）和无精症。经典型 KS 患者无精症发生率超过 95%，不育率高达 99%。其他临床表现包括不同程度的雄激素缺乏症、青春期后类无睾体型和男性乳房发育（50% ～ 80% 的患者）。由于雄激素缺乏，患者无胡须，阴毛和腋毛稀疏，肌肉不发达，皮下脂肪增多。与青春期前起病的雄激素缺乏患者典型的类无睾体型（下部量 > 上部量，指尖距 > 身高）不同，KS 患者下部量大于上部量，但指尖距小于身高。约 70% 的患者出现学习和发育障碍。性格和人格障碍以及行为问题亦常见，与同龄人相比智商评分下降 10 ～ 15 分，但未达到智力障碍范围。与经典染色体核型患者相比，染色体呈嵌合型患者临床表现较轻。具有多于两条 X 染色体的患者临床表现更为严重，智力障碍和躯体异常（如尿道下裂、隐睾症和尺桡骨融合）发生率更高。此外，KS 患者骨质疏松症、糖尿病、心血管疾病、自身免疫性疾病、乳腺癌、性腺外生殖细胞瘤和淋巴瘤的风险增加。KS 患者预期寿命较正常男性短 5 ～ 6 年，这与合并多种疾病导致死亡率升高相关。

【实验室检查】

血清总睾酮（T）水平通常较低，但 40% ～ 50% 的患者睾酮水平正常或处于正常低值。性激素结合球蛋白（sex hormone binding globulin，SHBG）水平升高，这可能是游离睾酮水平降低而总睾酮水平正常的部分原因。雌二醇（E_2）水平正常或升高，T/E_2 比值降低。黄体生成素（luteinizing hormone，LH）和卵泡刺激素（follicle-stimulating hormone，FSH）水平在青春期前正常，青春期后明显升高。精液检查显示精液中无精子或少量畸形精子。睾丸活检典型改变为生精小管玻璃样变和无精子症。染色体核型特征最常见为 47,XXY，其次为变异型，以 46,XY/47,XXY 多见。

【诊断与鉴别诊断】

患者常因不育就诊，随后检查发现睾丸小而硬，男性乳房发育，身材呈类无睾体型，第二性征男性化不全，上述表现提示 KS 可能。进一步行血清性激素检测，最终需外周血淋巴细胞染色体核型分析确诊。本病应与其他男性原发性性腺功能减退症相鉴别，如 46,XX 男性综合征、先天性无睾症等，染色体核型分析有特异性诊断意义。

【治疗】

KS 治疗的目的在于纠正雄激素缺乏的相关症状和体征。儿童期应给予患者教育和生活方式的指导，必要时提供心理咨询。青春期开始给予雄激素替代治疗以利于患者第二性征、峰值骨量和骨密度（bone mineral density，BMD）、肌肉质量和力量，以及精力、主动性、情绪、行为各方面的完全发育。成年患者雄激素替代治疗还能够改善性欲和性生活质量。现已有多种药代动力学不同的睾酮制剂，包括口服剂型、注射剂型、经皮睾酮贴、睾酮凝胶等。口服十一酸酯睾酮 40 ～ 80 mg，随餐口服，每日 2 次或每日 3 次。十一酸睾酮注射液 250 ～ 500 mg，肌内注射，每月 1 次。目前的建议是把睾酮水平恢复到正常范围中值。无精症和不育不能通过药物治疗逆转，通过胞质内单精子显微注射技术（intracytoplasmic sperm injection，ICSI）可以帮助部分患者生育。有男性乳房发育的患者可行乳腺切除术。

【预后】

如果在产前检查中诊断出胎儿患有 KS，应提供遗传咨询。KS 患者中多种疾病（如恶性肿瘤、神经系统疾病、循环系统疾病、内分泌疾病等）的患病率和总死亡率显著高于普通人群，早期诊断、治疗和适当的教育、心理支持能全面改善预后。

二、性腺（睾丸）发育异常

这类异常主要包括完全或部分性睾丸发育不全（多由基因异常导致，如 *SRY*、*SOX9*、*SF1*、*WT1*、*DHH* 等基因突变或缺失）、卵睾型 DSD 和睾丸退化等。

完全性睾丸发育不全，也称为 Swyer 综合征，是由于抗苗勒管激素（anti-mullerian hormone，AMH）产生不足引起中肾管退化导致雄激素完全缺乏和苗勒管结构持续存在。患者外生殖器为女性型，表现为条索状性腺、逾青春期无第二性征发育和原发性闭经，染色体核型为 46,XY。相对而言，部分睾丸发育不全的患者 AMH 和睾酮缺乏程度不一，因此存在多种表型，如阴蒂肥大、模棱两可或不典型外生殖器和孤立性尿道下裂。目前有 20% ～ 40% 的46,XY 睾丸发育不全个体可以进行遗传诊断。

三、雄激素合成障碍

雄激素生物合成途径中任何部位的缺陷都可以导致雄激素合成障碍，包括 LH 受体变异、CAH、5α - 还原酶 2 缺陷症等。

1. 先天性肾上腺皮质增生症（congenital adrenal hypertensia，CAH） 是一组常染色体隐性遗传性疾病，其中 3β - 羟类固醇脱氢酶缺陷症、17α - 羟化酶 /17,20 裂解酶缺陷症、类固醇急性调节蛋白缺乏症、17β - 羟类固醇脱氢酶缺陷症等代谢酶缺陷（乏）症均可引起男性雄激素合成障碍（见本篇第 5 章）。

2. 5α - 还原酶 2（SRD5A2）缺陷症

【病因与发病机制】

SRD5A 有 2 种同工酶，即 SRD5A1 和 SRD5A2，生理功能是将睾酮转换成双氢睾酮（dihydrotestosterone，DHT），后者效力是睾酮的 2.5 ～ 3.0 倍。SRD5A2 主要在前列腺、外生殖器组织和肝中表达。SRD5A2 缺陷症为常染色体隐性遗传，是由于 *SRD5A2* 基因突变导致酶活性完全丧失或严重下降，患者体内睾酮不能转换为 DHT。而男性外生殖器和前列腺的发育依赖于 DHT 的调节。DHT 缺乏导致外生殖器分化障碍，前列腺发育不良，出现两性畸形。

【临床表现与实验室检查】

患者出生时外生殖器性别难辨（阴蒂样阴茎、阴囊型或会阴型尿道下裂、盲袋阴道、前列腺发育不良），但精囊、附睾和输精管存在，无子宫和输卵管。性腺为睾丸，隐睾症常见。患者通常被作为女性抚养长大。随着青春期启动，睾酮升高至成年男性水平，男性化表现明显：声音低沉，肌肉质量增加，阴茎增长增粗，阴囊增大，皮肤色素沉着，睾丸增大可降至阴囊皱褶处，出现性冲动和阴茎勃起，性别角色可能从女性转换为男性。与 17β - 羟类固醇脱氢酶 3（17β -HSD3）缺陷症和雄激素不敏感综合征相比，该病患者很少出现乳房发育。

实验室检查显示血清 DHT 水平下降，睾酮水平正常或轻度升高，而促性腺激素水平正常至中度升高。基础或人绒毛膜促性腺激素（human chorionic gonadotropin，hCG）刺激后睾酮 /DHT 比值升高。最可靠的生化测试是在患者出生 3 个月后通过气相色谱和质谱分析尿类固醇激素谱，以证实尿中 5α - 类固醇 /5β - 类固醇代谢物比例降低。基因检测有助于明确诊断。

【诊断与鉴别诊断】

由于涉及患者的社会性别认定，因此该病早期诊断极为重要。所有出生时外生殖器性别难辨，或青春期出现男性化的患者都应考虑本病可能。本病诊断要点为：①染色体核型为 46，XY；②出生时外生殖器性别难辨，性腺为睾丸，无子宫和卵巢，青春期出现男性化表现；③实验室检查 hCG 刺激后睾酮 /DHT 比值升高，尿类固醇激素谱分析证实尿中 5α - 类固醇 /5β - 类固醇代谢物比例降低；④基因检测可明确突变位点和突变类型。诊断上需注意与不完全性雄激素不敏感综合征相鉴别。

【治疗】

该病的自然病程显示，患者在青春期后随着男性化和第二性征出现倾向转变为男性角色，因此性别认定一般为男性，局部应用 DHT 能增加阴茎长度和促进尿道下裂的修复，但临床不易获得。尿道下裂应在出生后 6 ～ 18 个月时进行外科手术修复。

四、雄激素作用缺陷

在雄激素作用靶组织中，循环中的睾酮和 DHT 通过质膜扩散与细胞内的雄激素受体（androgen receptor，AR）结合，进而产生一系列生物学效应。AR 的失活突变可能会导致受体功能的异常，从而导致雄激素作用缺陷。

雄激素不敏感综合征（androgen insensitivity syndrome，AIS），包括完全性雄激素不敏感综合征（CAIS）和不完全性雄激素不敏感综合征（PAIS），是由于具有 46,XY 核型的男性个体对雄激素的生物学作用完全或部分抵抗导致的疾病。

【病因与发病机制】

AR 基因位于 X 染色体（Xq 11 ～ 12）的长臂上，其突变引起 AR 功能丧失和激素抵抗，从而导致 AIS。AIS 属于 X 染色体隐性遗传疾病，AR 功能丧失的 46,XY 男性患者，虽然睾丸功能和雄激素水平正常，但表现为女性化和不育。

【临床表现与实验室检查】

CAIS 的典型表现是青春期原发性闭经或婴儿腹股沟肿大。患儿出生时外生殖器呈女性外观，阴道盲端，伴腹股沟疝或包含睾丸的肿大阴唇。由于睾丸支持细胞分泌 AMH，副中肾管退化，患者不存在子宫、子宫颈和阴道近端。阴毛、腋毛稀疏或缺如，青春期可有乳房发育和线性生长加速，但无月经来潮。实验室检查提示 LH、睾酮水平升高。FSH 水平正常或轻度升高。雌二醇水平升高超过男性正常范围。

PAIS 由于雄激素存在部分生物学反应导致患者临床表现和男性化程度有较大差异。临床表现从性别难辨伴有阴道盲端，到孤立性尿道下裂，隐睾，部分患者睾丸可降至阴囊。依雄激素抵抗程度不同，患者阴毛、腋毛和胡须分布可从正常到缺如，男性乳房发育在青春期常见。实验室检查激素表现与 CAIS 相似，尽管雌激素水平升高，但 PAIS 患者女性化程度较 CAIS 轻。

【诊断与鉴别诊断】

AIS 诊断要点如下：①染色体核型为 46,XY；②性腺为睾丸，可位于睾丸下降过程沿途的任何部位；③外生殖器呈女性外观或性别难辨，伴阴道盲端；④青春期有乳房发育，原发性闭经；⑤激素谱显示 LH、睾酮水平升高明显；⑥基因分析发现 *AR* 基因突变可确诊。

AIS 诊断注意要与完全性睾丸发育不全、17β-羟类固醇脱氢酶缺陷症和 5α-还原酶 2 缺陷症等相鉴别。

【治疗】

AIS 的治疗涉及生理功能、性别认定和心理咨询等方面，例如性腺切除术和后期的激素替代治疗，建立功能性阴道和提供遗传咨询等。具体治疗方案依据诊断年龄和疾病表型（CAIS 或 PAIS）而有所不同。对于 CAIS，社会性别认定应为女性，尽早行性腺切除术，以降低睾丸恶变风险。后期可通过补充雌激素来诱导青春期，成年后可持续给予雌激素替代治疗。由于 PAIS 通常表现为新生儿性别难辨，因此尽早明确诊断对性别认定和治疗方案的拟定尤为重要。大多数 PAIS 患者的社会性别为男性，可在出生后 2～3 年进行手术修复尿道下裂并将睾丸置入阴囊。青春期可能需要补充雄激素，如出现乳房发育则需行乳房成形术。

五、影响男性（46,XY）性发育的其他疾病

这一大类疾病包括苗勒管永存综合征（persistent Müllerian duct syndrome，PMDS）、尿道下裂、睾丸退化综合征、隐睾和先天性性腺功能减退症等。

PMDS 患者染色体核型为 46,XY，睾丸发育良好，正常男性外生殖器，但同时存在苗勒管衍生物（子宫、输卵管）。常见的临床表现为男孩表现为双侧隐睾，子宫、输卵管和睾丸均位于骨盆中。通常在进行腹股沟疝修补、睾丸手术或腹部手术时发现子宫和输卵管的存在，进而诊断 PMDS。

睾丸退化综合征（testicular regression syndrome）又称为睾丸消失综合征、先天性无睾症等，目前病因尚未明确，患者染色体核型为 46,XY，生殖器呈男性外观，但性腺组织消失（无睾症）。因睾丸退化的时间不同，患者临床表现有所不同。实验室检查促性腺激素（尤其是 FSH）升高明显，AMH 不能检出，高度提示睾丸缺如可能。

青春期发育异常

一、性早熟

男性性早熟是指男孩 9 岁前出现第二性征发育，按发病机制分为中枢性性早熟（central precocious puberty，CPP）和外周性性早熟（peripheral precocious puberty，PPP）。本节重点关注 CPP，又称为促性腺激素释放激素依赖性性早熟（GnRH dependent precocious puberty，GDPP），与下丘脑-垂体-性腺轴（hypothalamic-pituitary-gonadal axis，HPGA）功能提早激活相关。男女患病比例为 1∶5。

【病因与发病机制】

在男性 CPP 中，大约 60% 为中枢神经系统（central nervous system，CNS）病变所致，如视神经胶质瘤、下丘脑错构瘤、脑炎、颅内脓肿、头部外伤、先天发育异常等。因此对于 CPP 患者，必须探寻是否存在 CNS 病变，尤其在男孩中，因为性早熟有可能是 CNS 肿瘤的唯一临床表现。

【临床表现】

CPP 患儿是由于 HPGA 功能提前启动所致，其性发育顺序与正常青春发育顺序基本一致。男孩 9 岁前首先出现睾丸增大（睾丸长径 > 2.5 cm 或容积 ≥ 4 ml 标志青春期启动），继而阴茎增长增粗，阴毛、腋毛生长及出现喉结、变声、长出胡须，最后出现遗精。在性发育过程中，由于性腺类固醇激素分泌增加会出现身高增长加速，但骨骼生长亦加速，由于骨骺过早闭合，可导致成年矮身材。由于 CNS 病变导致的 CPP 患者，还可伴有癫痫、头痛、视力 / 视野改变、恶心呕吐等神经系统症状。

【实验室检查】

在 CPP 诊断过程中，LH 较 FSH 更具有临床意义。由于 LH、FSH 呈脉冲式分泌，因此基础 LH 值早期诊断价值有限。

1. GnRH 激发试验　是诊断 CPP 的金标准，也是鉴别 CPP 和外周性性早熟的主要依据。其原理是 GnRH 促进垂体分泌 LH 和 FSH，从而观察垂体促性腺激素细胞的储备功能，以评估 HPGA 功能是否启动。一般采用静脉注射 GnRH（戈那瑞林），单次剂量为 2.5 μg/kg，最大剂量 100 μg。于注射前和注射后 60 min 采血测 LH 和 FSH 水平。免疫荧光法，LH 峰值 > 9.6 U/L；或免疫化学发光法，LH 峰值 ≥ 5 U/L，均提示 HPGA 启动。FSH 的基础值和峰值对诊断无明显临床意义，但 LH 峰值 /FSH 峰值 ≥ 0.6 亦支持青春期启动［同时应满足 LH（免疫化学发光法）峰值 ≥ 5 U/L］。LH 峰值 /FSH 峰值检测还有助于鉴别快进展型和非进展型 CPP，前者比值通常较高。CPP 男性患儿的血清睾酮水平通常升高，但不作为 CPP 的诊断指标。

2. 骨龄（bone age，BA）测定　显示骨龄提前，即 BA 大于实际年龄 1 岁以上。

3. 睾丸超声检查　睾丸容积 ≥ 4 ml（睾丸容积 = 长 × 宽 × 前后径 × 0.71）或睾丸长径 > 2.5 cm，提示青春发育启动。

4. 中枢神经系统的影像学检查　头颅 MRI 和 CT 是发现 CNS 器质性病变的重要临床手段。对于所有诊断 CPP 的男孩均推荐行头颅影像学检查。

【诊断与鉴别诊断】

CPP 诊断需符合以下标准：①第二性征提前出现：男孩 9 岁前出现第二性征发育，以睾丸增大为首发表现。②线性生长加速：年生长速率高于正常儿童。③骨龄超前：骨龄超过实际年龄 1 岁或以上。④性腺增大：男孩睾丸容积 ≥ 4 ml。⑤ HPGA 功能启动，血清促性腺激素及性激素达到青春期水平。确诊 CPP 后，应注意查找可能的器质性病因（如中枢神经系统异常），神经系统异常占男孩 CPP 病因的 60%。如排除器质性病因可能，则诊断为特发性中枢性性早熟（idiopathic central precocious puberty，ICPP）。

CPP 需注意与外周性性早熟（PPP）、由外周性性早熟转化而来的 CPP 和原发性甲状腺功能减退症（甲减）相鉴别。外周性性早熟是由于其他原因引起体内性甾体激素水平升高，病因包括性腺或肾上腺分泌的性激素、暴露于外源性性激素以及罕见的分泌 hCG 或 LH 的肿瘤等。患者没有规律的性征发育，由于 HPGA 未启动，垂体促性腺激素分泌不增加，故性腺不发育。生化特征是体内性激素水平升高，而 GnRH 刺激后 LH 和 FSH 无明显升高。导致 PPP 的病因，如 CAH、McCune-Albright 综合征等长期治疗不理想有转化成 CPP 可能，因此治疗过程中应密切关注患者性发育情况。甲减时，下丘脑分泌 TRH 不仅促进垂体 TSH 释放，也促进 PRL 的释放，同时由于 TSH 和 PRL、LH、FSH 具有同源性，故患儿临床出现性早熟的表现，但不伴有线性生长加速和骨龄提前。

【治疗】

对于继发性 CPP，应同时强调病因治疗。如 CNS 肿瘤引起的 CPP，应考虑行手术治疗或放疗。对于 ICPP，治疗目的是延缓性发育进程，改善 CPP 患儿成年终身高，同时避免因性早熟而发生的心理行为异常。目前国内外普遍采用缓释型 GnRH 类似物（gonadotropin releasing hormone analogue，GnRHa），如曲普瑞林、醋酸亮丙瑞林等，其药效是天然 GnRH 十肽的 15 ~ 200 倍。GnRHa 能有效抑制垂体-性腺轴，使性激素合成和分泌减少至青春期前水平，延缓性发育进程，推迟骨骺闭合，改善 CPP 患者成年终身高。GnRHa 通常剂量为 3.75 mg，肌内注射，每 4 周注射 1 次。治疗过程中应每 3 ~ 6 个月监测身高、体重、性发育情况、激素水平等；每半年监测 1 次骨龄。以改善成年终身高为治疗目的，治疗一般持续 2 年以上，男孩骨龄 13 岁时可以停止治疗。

【预后】

GnRHa 治疗期间的生长速率与骨龄成反比。因此，起病后立即开始治疗，且骨龄提前程度较轻的患儿，治疗效果最佳。

二、青春发育延迟

当男孩超过 14 岁仍无第二性征发育，则称为青春发育延迟。该年龄为正常青春期启动男性平均年龄的 2 SD 上限。健康男孩在 14 岁之后开始自发进入青春期，应考虑体质性青春发育延迟（constitutional delay in growth and puberty，CDGP）可能。CDGP 是青春期性发育延迟最常见的原因。目前病因仍未明了，但与遗传因素密切相关，多达 77% 的患者有相关家族史。男性患者较女性常见。CDGP 患者虽然发育较晚，且性发育完成所需时间较长，但最终可以达到完全的性成熟，并获得生育功能。生长速率在青春期启动前相对缓慢，但在青春期开始后会出现追赶生长现象，从而使得其成年终身高通常处于正常范围。

（林　璐　窦京涛）

第 2 节　女性生殖系统内分泌疾病

女性生殖内分泌疾病是妇科的常见病，通常由下丘脑-垂体-卵巢轴功能异常，及靶器官子宫和靶细胞效应异常所致，部分还涉及遗传因素、生殖器官发育异常等。具有发病率高，对女性生殖功能产生明显影响的特点。

一、多囊卵巢综合征

多囊卵巢综合征（polycystic ovarian syndrome，PCOS）于 1935 年由 Stein 和 Leventhal 首先报道，是育龄期女性最常见的内分泌紊乱性疾病，主要表现为闭经或月经稀发、雄激素过多症和卵巢的多囊样改变，常伴有不孕、肥胖、胰岛素抵抗和血脂异常等代谢综合征。

【病因】

PCOS 的病因尚不清楚。一般认为与下丘脑-垂体-卵巢轴功能失常、肾上腺功能紊乱、遗传、代谢等因素有关。

【临床表现】

1. 月经失调　月经不规律、稀发或者闭经。

2. 不孕　持续的无排卵导致 PCOS 患者不孕。异常的激素环境可影响卵子的质量、子宫内膜的容受性以及胚胎的早期发育，即使妊娠也容易发生流产。

3. 多毛或痤疮　为高雄激素症的主要临床表现，上唇、下腹部、大腿内侧、乳晕、脐部周围可见粗毛可诊断为多毛。相对于青春期痤疮，PCOS 患者痤疮系炎症性皮损，主要累及面颊下部、颈部、前胸和上背部。

4. 肥胖　PCOS 患者中 40% ～ 60% 体重指数（body mass index，BMI）≥ 25 kg/m²，脂肪分布为"男性型肥胖"。

5. 黑棘皮症　局部皮肤或大或小的天鹅绒样、片状、角化过度、呈灰棕色的病变，常分布在颈后、腋下、外阴、腹股沟等皮肤褶皱处，与胰岛素抵抗及高胰岛素血症有关。

6. 远期并发症　子宫内膜癌发病率增高，糖尿病及心血管疾病风险增加。

【实验室与影像学检查】

1. 基础体温　多表现为单相。

2. B 型超声检查　可见双侧卵巢体积增大，一侧或双侧卵巢同一切面内直径 2 ～ 9 mm 的卵泡数 ≥ 12 个，和（或）卵巢体积 ≥ 10 cm³。

3. 实验室检查　半数患者 LH/FSH 比值升高。血雄激素水平升高，尤其是睾酮，但通常不超过正常上限 2 倍。雌二醇（E_2）相当于早、中卵泡期水平，雌酮（E_1）明显增多。50% ～ 60% PCOS 患者存在胰岛素抵抗（insulin resistance，IR），高胰岛素血症。部分患者存在糖耐量受损。10% ～ 15% 患者血 PRL 轻中度升高。

【诊断与鉴别诊断】

中华医学会妇产科分会推荐采用 2003 年欧洲人类生殖和胚胎与美国生殖医学学会（ESHRE/ASRM）的鹿特丹专家会议推荐的标准，2011 年中国 PCOS 的诊断标准中月经稀发、闭经或不规则子宫出血是诊断的必备条件，另外再符合下列 2 项中的 1 项。逐一排除其他可能引起高雄激素和排卵异常的疾病。

1. 稀发排卵或无排卵　临床表现为闭经、月经稀发，以及基础体温呈现单相。有时月经规律者却并非有排卵性月经。

2. 高雄激素的临床和（或）生化表现　临床表现有痤疮、多毛、黑棘皮症。高雄激素血症者血清总睾酮、游离睾酮指数或者游离睾酮高于检测单位实验室参考正常值。

3. 卵巢多囊性改变　青春期 PCOS 的诊断必须同时符合以下 3 个指标：①初潮后月经稀发持续至少 2 年或闭经；②高雄激素表现；③超声下卵巢呈多囊卵巢样形态（PCOM）表现或体积增大（＞ 10 ml）；同时应排除其他疾病。

【治疗】

对症治疗为主，需长期健康管理。

1. 生活方式干预　饮食控制，运动和行为干预达到控制体重的目的。

2. 调整月经周期

（1）周期性孕激素治疗：青春期、围绝经期 PCOS 患者的首选，亦可用于育龄期有妊娠计划者。具体方案参照绝经激素治疗。

（2）雌孕激素联合口服避孕药（combination oral contraceptive，COC）：具有调整月经周期、预防子宫内膜增生；降低雄激素、治疗多毛及避孕的作用。需注意 COC 的禁忌证。

（3）雌/孕激素序贯治疗：少数 PCOS 患者雌激素水平较低、子宫内膜薄（＜ 5 mm），胰岛素抵抗严重，单一孕激素治疗后子宫内膜无撤药出血反应。具体方案参照绝经激素治疗。

3. 高雄激素的治疗

（1）短效口服避孕药：为青春期和育龄期 PCOS 患者高雄激素血症及多毛症、痤疮的首选治疗；对于有高雄激素临床和生化表现的初潮前女孩，若青春期发育已进入晚期，亦可选用 COC 治疗。治疗痤疮，一般用药 3～6个月可见效；如为治疗多毛症，至少需要 6个月后才显效。

（2）局部治疗或物理治疗：中重度痤疮或多毛症可于皮肤科就诊。

（3）螺内酯：适用于 COC 治疗效果不佳、有 COC 禁忌或不能耐受 COC 者。每日剂量 50～200 mg，推荐剂量为 100 mg/d，至少 6个月见效。生育期患者在服药期间建议采取避孕措施。

4. 代谢调整　二甲双胍适应证为 PCOS 伴胰岛素抵抗，PCOS 不孕，克罗米芬抵抗患者促性腺激素促排卵前的预治疗。

5. 促进生育。

二、闭经

闭经（amenorrhea）是指女性月经从未来潮或异常停止，分为生理性和病理性闭经。青春期前、妊娠期、哺乳期以及绝经期后的月经不来潮均属生理性闭经。病理性闭经又分为原发性和继发性两大类。**原发性闭经**：指年龄超过 16 岁，第二性征已发育，但无月经来潮者，或年龄超过 14 岁，第二性征尚未发育，且无月经来潮者，约占 5%。**继发性闭经**：指以往曾建立正常月经，但此后因某种病理性原因而月经停止 6个月，或按自身原来月经周期计算停经 3个周期以上者（专指月经稀发患者），约占 95%。

【病因】

正常月经的建立与维持有赖于下丘脑-垂体-卵巢轴的神经内分泌调节，靶器官子宫内膜对性激素的周期性反应和下生殖道的通畅，任何一个环节发生障碍均可导致闭经。

1. 子宫性闭经

（1）先天性下生殖道发育异常：无孔处女膜、阴道下 1/3 闭锁均可引起经血流通障碍而发生闭经。

（2）苗勒管发育不全综合征：约 20% 的青春期原发性闭经伴有子宫阴道发育不全。染色体核型正常，可能是基因突变所致。

（3）创伤性宫腔粘连（Asherman 综合征）：多发生于流产吸宫术后子宫内膜被破坏，少数发生于产后刮宫术或剖宫产术后。

（4）子宫内膜感染：流产及产后子宫内膜严重感染或子宫内膜结核。

（5）完全性雄激素不敏感综合征（先天性无子宫）：性染色体为 XY，性腺为睾丸，具有男性血清睾酮水平。外阴靶器官雄激素受体功能丧失，外阴被动发育成女性，有浅短的阴道，但无子宫及输卵管。

2. 卵巢性闭经

（1）卵巢先天发育不全或功能缺陷：如 Turner 综合征，46,XX 单纯性腺发育不全、46,XY 单纯性腺发育不全（Swyer 综合征）等。

其中，Turner 综合征患者染色体核型为 45,XO 或 45,XO/46,XX 或 45,XO/47,XXX。表现为原发性闭经，卵巢不发育，身材矮小，第二性征发育不良，常有蹼颈、盾胸、后发际低等，可伴有主动脉缩窄及肾、骨骼畸形，自身免疫性甲状腺炎，听力下降和高血压等。

（2）卵巢早衰：40 岁前绝经为卵巢早衰，特发性最常见。其他有自身免疫性疾病，性染色体异常如 45,XO/46,XX 或 47,XXX，及医源性如卵巢手术、放化疗导致卵巢功能受损。

（3）卵巢肿瘤：产生雄激素的卵巢肿瘤如睾丸母细胞瘤、卵巢门细胞瘤等，由于产生过量的雄激素抑制下丘脑-垂体-卵巢轴的功能而闭经。

3. 垂体性闭经

（1）希恩综合征（Sheehan syndrome）：产时及产后大出血休克造成垂体急性缺血或坏死，腺垂体最为敏感，丧失正常功能后可引起一系列腺垂体功能减退的症状。

（2）垂体肿瘤：如催乳素瘤、生长激素腺瘤、促甲状腺激素腺瘤、促肾上腺皮质激素腺瘤，以及无功能的垂体腺瘤。如常见的催乳素瘤可引起闭经溢乳综合征。

（3）空泡蝶鞍综合征（empty sella syndrome）：因鞍膈先天发育不全、发生肿瘤或手术破坏，造成蝶鞍内出现空隙，脑脊液趁势流向蝶鞍的垂体窝。垂体受压缩小，而蝶鞍扩大，重压之下，下丘脑与垂体间的门脉循环受阻，出现闭经和高催乳素血症，有时发生泌乳。

4. 下丘脑性闭经（最常见）

（1）紧张应激：精神创伤、环境变化等因素均可使机体处于紧张的应激状态，扰乱中枢神经与下丘脑之间的联系，从而影响下丘脑-垂体-卵巢轴而闭经。

（2）体重下降和神经性厌食：中枢神经对体重急剧下降特别敏感，不论是单纯性体重下降，还是神经性厌食，均可诱发闭经。神经性厌食通常是由内在情感产生剧烈的矛盾，或是为保持体型而强迫节食，而引起的下丘脑功能失调。GnRH 浓度降至青春期前水平，促性腺激素和雌激素水平低下而发生闭经。

（3）运动性闭经：剧烈的运动或是高强度的训练，如长跑、跳芭蕾和现代舞蹈等可导致闭经。

（4）特发性低促性腺激素性性腺功能减退症（IHH）和 Kallmann 综合征：先天性下丘脑 GnRH 分泌缺乏或不足引起的闭经，伴有嗅觉丧失或嗅觉减退者称为 Kallmann 综合征。

（5）药物性闭经：长期应用某些药物如吩噻嗪衍生物（奋乃静、氯丙嗪）、利血平以及甾体类避孕药，偶尔也可出现闭经和异常乳汁分泌。其机制是通过下丘脑抑制催乳素抑制因子或多巴胺的释放，使催乳素（PRL）水平升高而导致。

5. 其他内分泌疾病引起的闭经　先天性肾上腺皮质增生症（如 21- 羟化酶缺陷症）：外阴有不同程度男性化表现和女性核型，为常染色体隐性遗传病。

【诊断】

原发性闭经和继发性闭经的诊断流程如图 6-6-1 和图 6-6-2 所示。

【治疗】

1. 全身体质性治疗和心理学治疗　若闭经由于潜在的疾病或营养缺乏引起，应积极治疗全身性疾病，提高机体体质，供给足够的营养，保持标准体重。若闭经受应激或精神因素影响，则应进行耐心的心理治疗，消除精神紧张和焦虑。

2. 手术治疗　先天性畸形如处女膜闭锁、阴道横隔或阴道闭锁均可手术切开或进行成形术，使经血畅流。创伤性宫腔粘连，根据粘连部位、程度和对生育的要求等决定是否处理，一般需用宫腔镜诊断和分离粘连，术后给予大剂量雌激素治疗。含 Y 染色体的高促性腺激素性闭经，其睾丸具恶性潜能，应尽快行性腺切除术。其他中枢神经系统肿瘤多采用手术和（或）放疗。

3. 卵巢性及中枢性闭经导致的低雌激素的治疗　对青春期性幼稚患者，治疗目的是促进身高、刺激乳房与生殖器发育，防止骨质疏松。过早应用雌激素可能促使骨骺过早愈合，影响身高。在身高尚未达到预期高度时，治疗起始应从小剂量开始，17β- 雌二醇或戊酸雌二醇 0.5 mg/d 或结合雌激素 0.3 mg/d。在身高达到预期高度后，雌孕激素联合治疗方案参照绝经激素治疗。

4. 其他对症治疗　催乳素瘤常采用药物治疗，具体治疗方法见高催乳素血症章节。甲状腺功能减退症引起的闭经用优甲乐治疗甲减，先天性肾上腺皮质增生症所致的闭经，一般用泼尼

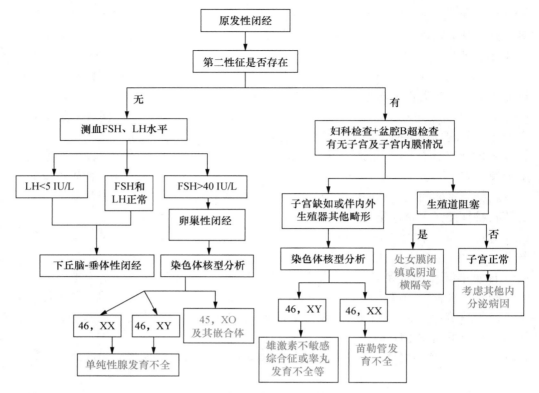

图 6-6-1　原发性闭经的诊断流程

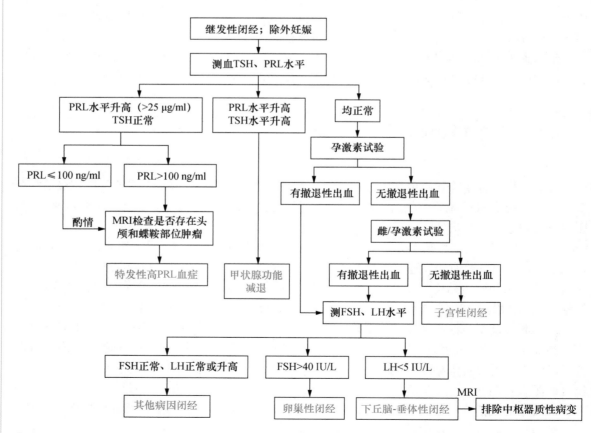

图 6-6-2　继发性闭经的诊断流程

松或地塞米松。

三、绝经期管理及绝经激素治疗

绝经（menopause）：指妇女一生中的最后 1 次月经，绝经是指月经永久性停止，属回顾性临床诊断，一般需要在最后 1 次月经的 12 个月之后方能确认。人工绝经：指手术切除双侧卵巢（同时切或不切子宫）或用其他停止卵巢功能的方法（化疗、放疗）。切除子宫、保留一侧或双侧卵巢者，不能列入人工绝经。

【临床表现】

1. 月经变化　月经周期不规则、无排卵性子宫出血及月经突然停止。

2. 自主神经系统功能障碍　潮热、出汗、眩晕、头痛、手指麻木、感觉异常、失眠等。

3. 精神症状和情绪变化　情绪不稳定、易怒、抑郁、记忆力减退、工作能力下降，甚至企图自杀。

4. 泌尿生殖道改变　尿失禁、尿频，反复泌尿系感染，萎缩性阴道炎（干燥、灼热、瘙痒），外阴干燥症，性交困难等。

5. 心血管系统的改变　易发生高血压，血压波动，心前区不适、心悸、气促。动脉粥样硬化及冠心病的发病率明显增加。

6. 皮肤变化　表皮变薄、干燥、黑色素增加形成老年斑。易发生绝经期皮炎，皮肤瘙痒症等疾患。

7. 骨质疏松　绝经后女性骨矿含量丢失速度明显加快，尤其在绝经后 3 ～ 7 年内，容易因骨质疏松引发骨折。

【诊断】

40 岁以上女性、末次月经后 12 个月仍未出现月经，排除妊娠后则可临床诊断为绝经。

【治疗】

（一）绝经激素治疗

性激素补充治疗（hormone replacement therapy，HRT）是缓解绝经相关症状的最有效措施。对于正常年龄绝经的女性，近年来更多采用绝经激素治疗（menopausal hormone therapy，MHT）这一名词。

1. MHT 的适应证　①绝经相关症状：月经紊乱，潮热，多汗，睡眠障碍，疲倦，情绪障碍如易激动、烦躁、焦虑、紧张或情绪低落等。②泌尿生殖道萎缩相关的问题：阴道干涩、疼痛、排尿困难、性交痛、反复发作的阴道炎、反复泌尿系感染、夜尿多、尿频和尿急。③低骨量及骨质疏松：包括有骨质疏松的危险因素及绝经后骨质疏松。

2. MHT 的禁忌证　已知或怀疑妊娠；原因不明的阴道出血；已知或可疑患有乳腺癌；已知或可疑患有性激素依赖性恶性肿瘤；患有活动性静脉或动脉血栓栓塞性疾病（最近 6 个月内）；严重肝肾功能障碍；血卟啉症，耳硬化症；已知患有脑膜瘤（禁用孕激素）。

3. 慎用情况　子宫肌瘤，子宫内膜异位症，子宫内膜增生症，血栓形成倾向，胆囊疾病，系统性红斑狼疮，乳腺良性疾病及乳腺癌家族史，癫痫，偏头痛，哮喘。

4. MHT 用药方案选择　用药方式主要有口服、经皮及经阴道局部用药。经皮低剂量雌激素可降低静脉血栓风险。

（1）单用孕激素：用于绝经过渡期，调整卵巢功能衰退过程中出现的月经问题，周期性使用。地屈孕酮 10 ～ 20 mg/d；或微粒化黄体酮 200 ～ 300 mg/d；或醋酸甲羟孕酮 4 ～ 6 mg/d，于月经或撤退性出血的第 14 日起，口服 10 ～ 14 日。

（2）单用雌激素：适用于已切除子宫的妇女，连续应用。戊酸雌二醇 0.5 ～ 2 mg/d；或 17β- 雌二醇 1 ～ 2 mg/d；或结合雌激素 0.3 ～ 0.625 mg/d；半水合雌二醇贴（1/2 ～ 1）帖 /7 日，或雌二醇凝胶 0.5 ～ 1 计量尺 / 日，涂抹于手臂、大腿、臀部等皮肤（避开乳房和会阴）。

（3）连续联合用药：适用于有完整子宫绝经 1 年以上的妇女。每日均联合应用雌、孕激素并连续使用；也可采用复方制剂如雌二醇 / 屈螺酮片 1 片 / 日，连续给药；替勃龙 1.25 ～ 2.5 mg，连续应用。

（4）雌孕激素序贯补充用药：模拟生理周期，在用雌激素的基础上，每月加用孕激素 10 ～ 14 日。

周期性：即每周期停用雌孕激素 5 ～ 7 日，如戊酸雌二醇片 / 雌二醇环丙孕酮片，1 片 / 日，共 21 日；或连续用口服或经皮雌激素 21 ～ 25 日，后 10 ～ 14 日加用孕激素，然后停药 3 ～ 7 日，再开始下一周期。

连续性：雌二醇 / 雌二醇地屈孕酮片（1/10 或 2/10）1 片 / 日，共 28 日；也可连续用口服或经皮雌激素 28 日，后 10 ～ 14 日加用孕激素。

（5）阴道局部雌激素：治疗泌尿生殖道萎缩症状推荐经阴道使用如雌三醇乳膏、普罗雌烯阴道胶囊或霜、结合雌激素软膏，1 次 / 日，连续使用 2 周，症状缓解后改为 2 次 / 周。短期（3 ～ 6 个月）局部应用雌激素阴道制剂，无需加用孕激素，但缺乏超过 1 年使用的安全性数据，长期使用者应监测子宫内膜。

5. MHT 的长期获益

（1）骨质疏松：对于绝经前后启动 MHT 的女性，可获得骨质疏松性骨折一级预防的好处。

（2）心血管疾病和阿尔茨海默病：对于年龄 < 60 岁、绝经 10 年内且无心血管疾病的绝经期女性启用 MHT 不增加冠心病和卒中的风险，且能够降低冠心病死亡率和全因死亡率（"时间假说"）；早开始 MHT 对降低阿尔茨海默病和痴呆风险有益。

（3）其他：MHT 可以改善与绝经相关的轻中度抑郁症状；减少软骨的降解和关节替代手术；预防女性肌少症的发生。

6. MHT 的风险

（1）乳腺癌：MHT 引起的乳腺癌风险很小，口服和经皮雌激素给药途径之间的乳腺癌风险没有差异。乳腺癌风险增加主要与雌激素治疗中添加的合成孕激素有关，并与孕激素应用的持续时间有关，与合成孕激素相比，微粒化黄体酮或地屈孕酮导致乳腺癌的风险可能更低。

（2）内膜癌：有子宫的女性，MHT 方案中加用足量及足疗程的孕激素以保护子宫内膜并不增加内膜癌的风险，连续联合方案对防止子宫内膜增生和子宫内膜癌最有效，MHT 序贯方案中孕激素的使用时间不应短于 10 ～ 14 日。

（3）其他肿瘤：MHT 不增加宫颈癌的风险；MHT 和卵巢癌的风险仍不明确。雌孕激素治疗 ≤ 5 年，对所有类型肺癌有保护性作用；MHT 可以降低结直肠癌发生风险。

（二）非性激素治疗

（1）选择性 5- 羟色胺再摄取抑制剂、选择性 5- 羟色胺和去甲肾上腺素双重再摄取抑制剂、可乐定、加巴喷丁等药物，对缓解绝经相关症状有一定效果，尚不能作为 MHT 替代方案。

（2）植物类药物：主要包括黑升麻异丙醇萃取物、升麻乙醇萃取物。对缓解绝经相关症状有一定疗效。

（3）植物雌激素：主要指大豆异黄酮，尚存在争议。

（4）中医药：在缓解绝经期症状方面安全、有效。按摩理疗、药膳、针灸及耳穴贴压等也可起到辅助治疗的作用。

（杨　欣）

多发性内分泌腺瘤病

多发性内分泌腺瘤病（multiple endocrine neoplasia，MEN）比较罕见。本章将分两节分别概述 MEN1 及 MEN 2 的病因遗传学特点、临床表现、诊断、治疗及其预后。

第 1 节　多发性内分泌腺瘤病 1 型

多发性内分泌腺瘤病 1 型（multiple endocrine neoplasia type 1，MEN 1）是罕见的常染色体显性遗传病，患病率约为 2/100 000。

MEN1 中最常见的内分泌肿瘤为多发性甲状旁腺肿瘤，较常伴发垂体瘤、胰岛细胞肿瘤、胃泌素瘤（zollinger-ellison syndrome，ZES，又称卓-艾综合征）等，胸腺或支气管类癌、肠嗜铬细胞样胃部肿瘤、肾上腺皮质腺瘤和脂肪瘤的发生率也高于一般人群；还可见其他相关肿瘤，包括血管纤维瘤、血管平滑肌脂肪瘤和脊髓室管膜瘤等。

【病因】

经典型 MEN1 的遗传模式是常染色体显性遗传，与位于 11 号染色体上（11q13）的"MEN1 基因"突变相关；有一些与 MEN1 相关的临床综合征，但在遗传学上与经典的 MEN1 不同；也有个别家系，基因突变报道发现细胞周期蛋白依赖性激酶（cyclin-dependent kinase，CDK）抑制因子 1B 基因（*CDKN1B*）突变，又称 MEN4，约占 1% ～ 2%（见二维码数字资源 6-7-1）。

数字资源
6-7-1

【发病机制】

目前认为，MEN1 发病机制为在 MEN1 种系突变杂合子个体，体细胞中正常拷贝的蛋白发生大片段缺失而失活，即"二次打击"效应。大多数致病性 MEN1 基因突变会破坏 menin 蛋白功能，menin 失活导致细胞对肿瘤失去抑制功能。至今对 menin 蛋白功能变化与肿瘤发生间的分子信号途径仍不清楚。此外，其他一些基因的体细胞变异对肿瘤的发生也很重要。

【临床表现】

MEN1 最常发生甲状旁腺肿瘤（在 50 岁以前几乎 100% 发生），其次为垂体前叶腺瘤和肠-胰腺内分泌细胞肿瘤。发生在十二指肠的胃泌素瘤、类癌、肾上腺皮质腺瘤和脂肪瘤亦比一般人群更常见（表 6-7-1）。

（一）甲状旁腺肿瘤

引起甲状旁腺功能亢进症的多发性甲状旁腺肿瘤最常见，几乎所有患者在 40 ～ 50 岁前发生。大多数情况下，多发性甲状旁腺肿瘤为 MEN1 的最初表现。在原发性甲状旁腺功能亢进症患者中，估计 MEN1 的发病率为 1% ～ 18%。

表 6-7-1　**MEN1 表现及其外显率**

肿瘤	外显率（%）
内分泌特征	
甲状旁腺腺瘤	90
肠-胰腺肿瘤	30～70
胃泌素瘤	30～50
胰岛素瘤	10
胰腺多肽分泌肿瘤（包括有功能和无功能的）	20～55
其他：胰高血糖素瘤、血管活性肠肽瘤及生长抑素瘤等	2
类癌	
无功能胸腺类癌	2
无功能支气管类癌	2
无功能肠嗜铬细胞样胃部肿瘤	10
垂体前叶腺瘤	30～40
催乳素瘤	20
生长激素瘤	2
生长激素-催乳素瘤	2
促肾上腺皮质激素腺瘤	2
无功能瘤	2
促甲状腺激素瘤	罕见
其他	
无功能肾上腺皮质肿瘤	40
嗜铬细胞瘤	＜1
非内分泌特征	
脂肪瘤	30
面部血管纤维瘤	85
胶原瘤	70
室管膜瘤	1

　　与散发型相比，家族性 MEN1 原发性甲状旁腺功能亢进症具有以下特点：①男女患病比例呈 1∶1，而散发型中女性居多；②好发年龄在 10～39 岁，比散发型早大约 20 年；③典型特征：多腺体受累，可累及所有腺体，且不同腺体的肿瘤大小可能有显著差异，而散发型约 80%～85% 表现为单个腺瘤；④预后：成功手术后复发率仍很高，有报道显示术后 12 年复发率达 50% 以上。高复发率可用于鉴别 MEN1 和散发病例。

　　（二）垂体腺瘤

　　经 CT 或 MRI 发现垂体腺瘤的比例为 15%～20%，病理学确诊比例＞60%。垂体腺瘤的细胞类型与散发性垂体腺瘤患者相似，最常见催乳素瘤。多发性垂体腺瘤极少见。

　　表现形式多变。在一个家系中，可以一种腺瘤为优势表现，如催乳素瘤；在家系不同分支中优势腺瘤的分布也可不均等。

　　与散发型垂体腺瘤相比，MEN1 具有以下发病特点：①大腺瘤更常见；②腺瘤体积更大且更具侵袭性；③治疗后激素分泌恢复正常的比例较低。

（三）胰岛细胞／胃肠道腺瘤

通常合成多种激素，但约 1/3 有明显相关临床表现，肿瘤恶变是危及生命的主要因素。

最常见多发性消化性溃疡（ZES）表现，约 60% 患者存在 ZES 或无症状血清胃泌素水平增高；在 ZES 患者中 20% ～ 60% 存在 MEN1。其次为胰岛细胞瘤的相关表现，罕见血管活性肠肽瘤和胰高糖素瘤。另外，经影像学证实的无功能肿瘤占 30% ～ 80%，与有功能的肿瘤相似，也可能是恶性的并能引起肝转移。

1. ZES　在伴 ZES 的 MEN1 中，以 ZES 为初始临床表现者约 40%，约 45% ZES 症状早于甲状旁腺功能亢进症的诊断。

与散发型 ZES 相似，常见的病变部位为十二指肠。MEN1 患者中 ZES 具有以下特点：①呈多灶性，通常非常小，容易被忽略；②发生在胰腺中的肿瘤通常并不分泌胃泌素；③常见有局部淋巴结转移，但致死风险较低。

临床上表现为消化性溃疡或腹泻等症状，共存甲状旁腺功能亢进症引起的高钙血症可显著加重 ZES 症状。

2. 胰岛素瘤　与散发型胰岛素瘤相比，MEN1 中胰岛素瘤具有以下特点：①瘤体通常较小，可能为多发，可能伴有其他胰岛细胞肿瘤；②发病年龄更早，通常在 10 ～ 39 岁发生。

3. 无功能胰腺瘤　胰十二指肠部位最常见的肿瘤。有报道，已在 12 ～ 14 岁的无症状 MEN1 儿童中发现。目前尚没有最佳检测方法。超声内镜（endoscopic ultrasound，EUS）可能优于 CT 扫描，推荐 MRI 与 EUS 联合使用。

（四）类癌

胸腺类癌发生比例增加，为 MEN1 患者前纵隔肿物的最常见原因，通常无功能但常具侵袭性，男性好发。在女性，常见支气管类癌。

（五）皮肤肿瘤

皮肤肿瘤常见。MEN1 中皮肤肿瘤的发生特点：①血管纤维瘤和胶原瘤更常见；②多为多发性。血管纤维瘤联合胶原瘤可以提高 MEN1 诊断的特异性和敏感性。

（六）其他肿瘤

发生率也有增加，如肾上腺肿瘤（尤其是无功能性肾上腺皮质腺瘤）等。

【实验室及影像学检查】

（一）一般检查

见各肿瘤的相关章节。

（二）基因检测

在某些情况下，基因检测对 MEN1 患者是有帮助的，应根据具体情况决定 MEN1 基因突变检测。但尚不明确基因检测在 MEN1 诊断中的作用，不像 *RET* 基因检测在 MEN2 家系中具有确定的应用价值（二维码数字资源 6-7-2）。

数字资源
6-7-2

【诊断与鉴别诊断】

疾病诊断要综合临床表现、家族史，以及基因遗传学检测结果。可分为下列情况：

（一）明确诊断

分两种：出现 3 种主要 MEN1 肿瘤类型（甲状旁腺肿瘤、肠-胰腺内分泌细胞肿瘤和垂体腺瘤）中 2 种；或有 1 种 MEN1 主要肿瘤，而其家族中有确诊的 MEN1 患者。

数字资源
6-7-3

（二）怀疑诊断

不符合上述情况，临床诊断不明确的个体，或者无症状家族成员。需要继续筛查 MEN1 相关肿瘤并联合特定的 MEN1 种系突变做出诊断。*MEN1* 基因突变未检出也不能排除 MEN1 诊断，也可能由尚未确认的 *MEN1* 基因突变所致（见二维码数字资源 6-7-3）。

【治疗】

MEN1 典型特征为易感甲状旁腺肿瘤、垂体前叶腺瘤和胰岛细胞肿瘤。肿瘤通常呈良性，但一些类癌、胰岛细胞肿瘤和胃肠道肿瘤恶变是患者死亡的重要原因。

（一）甲状旁腺肿瘤

最常见为多发性甲状旁腺肿瘤。典型 MEN1 患者手术后复发的风险较高。

1. 手术

数字资源
6-7-4

（1）指征：①原发性甲状旁腺功能亢进症表现：有症状的高钙血症、肾结石和骨密度降低或骨折等骨病表现；②药物治疗难以控制的严重的消化性溃疡病或胃泌素瘤引起的 ZES。对于无症状或症状轻微者，可手术治疗或监测（见二维码数字资源 6-7-4）。

（2）手术方式：推荐进行甲状旁腺次全切除术（见二维码数字资源 6-7-5）。

2. 内科治疗　钙敏感受体激动剂（如西那卡塞）激活甲状旁腺细胞钙敏感受体，从而抑制 PTH 分泌。适应人群：复发的不适合或拒绝再次手术的有症状者。

（二）垂体腺瘤

数字资源
6-7-5

治疗方式应与散发性垂体腺瘤患者相同。

（三）胰岛细胞瘤 / 胃肠道腺瘤

恶性胰岛细胞瘤和胃肠道腺瘤是危及患者生命的主要原因。

1. ZES

（1）药物治疗：质子泵抑制剂是活动性 ZES 的主要治疗，以控制消化性溃疡的临床表现和并发症。奥美拉唑或兰索拉唑一日 1 次或一日 2 次给药能有效抑制胃酸分泌，并能长期缓解这类患者的胃酸消化性症状。

（2）手术：早期手术治疗包括切除可触及的肿瘤或部分胰腺切除，通常不能纠正胃泌素高分泌；十二指肠-胰腺手术是否有预防肿瘤转移的作用仍有争议。MEN1 患者常有较小的多发性十二指肠肿瘤，且多伴有淋巴结转移，手术难度较大。目前，暂无确切证据表明手术可降低患者的死亡率或临床重要脏器转移的风险。

2. 胰岛素瘤　需手术治疗，常采用局部切除胰头部所有肿瘤联合远端胰腺次全切除术，与散发性胰岛素瘤的单纯局部切除方法不同。

3. 无功能胰腺瘤　在无转移的前提下，其治疗尚存在争议。通常有经验的医生在肿瘤 ≥ 2 cm 时进行手术切除，肿瘤 < 1 cm 时发生显著生长和转移的风险似乎极低，可不手术，要进行持续监测。

【预后】

数字资源
6-7-6

目前尚不确定 MEN1 患者的远期预后，总体生存率降低。男性患者要定期筛查类癌、戒烟，必要时进行预防性胸腺切除（见二维码数字资源 6-7-6）。

第 2 节　多发性内分泌腺瘤病 2 型

多发性内分泌腺瘤病 2 型（multiple endocrine neoplasia type 2，MEN2）是一种常染色体显性遗传病，在一般人群中患病率约 1/30 000。可分为 2 个不同的综合征：2A 型（MEN2A）和 2B 型（MEN2B），MEN2A 有 4 种亚型（表 6-7-2）。

MEN2 虽罕见，但及时识别对治疗及家族成员的疾病风险评估非常重要。当患者有上述相关肿瘤中的一种或多种时，首先应怀疑本病，目前基因检测已可用于无症状 MEN2 患者。

表 6-7-2　MEN2 分类

MEN2A
经典型 MEN2A（甲状腺髓样癌、嗜铬细胞瘤及原发性甲状旁腺功能亢进症）
MEN2A 伴苔藓样皮肤淀粉样变性
MEN2A 伴赫什朋病
家族性甲状腺髓样癌（无嗜铬细胞瘤及甲状旁腺增生）
MEN2B
甲状腺髓样癌
嗜铬细胞瘤
其他
黏膜神经瘤
小肠神经节细胞瘤
马方样体型

【病因】

MEN2 为常染色体显性遗传，突变基因 *RET* 原癌基因位于 10 号染色体，外显率高。表达 *RET* 基因的所有器官均可发生多中心性肿瘤。MEN2A 的 4 种变异型在特定 *RET* 基因突变上虽有差异但大部分重叠；而 MEN2B 不同，由特定的 *RET* 基因突变引起。

（一）MEN2A

1. 经典型 MEN2A　存在特定的 *RET* 突变。决定甲状腺髓样癌（MTC）的临床表现和预后（见二维码数字资源 6-7-7）。

2. MEN2A 伴苔藓样皮肤淀粉样变性（cutaneous lichen amyloidosis，CLA）　CLA 又称扁平苔藓样淀粉样变性（lichen planus amyloidosis，LPA）。主要见 *RET* 基因 634 密码子突变，也有报道密码子 804 突变。

3. MEN2A 伴赫什朋病（Hirschsprung disease，HD）　HD 是一种肠道运动障碍性疾病。至少已发现 8 种相关的基因突变，至少 50%HD 家族发现 *RET* 基因突变，主要与密码子 609、611、618 和 620 突变有关。

4. 家族性甲状腺髓样癌（familial medullary thyroid cancer，FMTC）　FMTC 可能携带与经典型 MEN2A 相同的 *RET* 基因突变，*RET* 基因突变携带者中 FMTC 发生率高于 MEN2A 和 MEN2B 的发生率，目前原因尚不清楚。

（二）MEN2B

与特定的 *RET* 突变相关，95% 以上由特有的 918 密码子的单一突变所致，还发现 883、804 和 806 密码子突变，或 804 和 904 密码子的双重突变。

【发病机制】

RET 原癌基因在甲状腺 C 细胞、肾上腺髓质、神经元和其他组织中广泛表达，编码 RET

数字资源
6-7-7

蛋白。*RET*原癌基因突变有种系和体细胞突变，导致 RET 蛋白的结构和功能发生改变（见二维码数字资源 6-7-8）。

【临床表现】

MEN2A 的特征是 MTC、嗜铬细胞瘤及原发性甲状旁腺增生。MEN2B 的特征是 MTC 和嗜铬细胞瘤，但无甲状旁腺功能亢进症。MEN2B 还伴在 MEN2A 中不存在的其他临床表现，如黏膜神经瘤。

一个家族中，临床病程及表现主要取决于存在的特定 *RET* 基因种系突变，基因筛查成为检测 MEN2 的最佳方法。

（一）MEN2A

MEN2A 的 4 种亚型中经典型 MEN2A 最常见，表现 MTC、嗜铬细胞瘤以及原发性甲状旁腺亢进症，发生频率分别为 90% 以上、10%～50%，以及 10%～20%。除 MTC 外，其他临床表现在家族内和家族间存在较大差异。

1. MTC　MTC 中约 75% 为散发病例，25% 呈家族遗传性。在 MEN2 中具有以下特点：①几乎所有患者均有显著临床表现；②发病年龄较轻，高峰年龄在 20～30 岁（散发型在 50～60 岁），通常也比 MEN2B 发病早；③临床表现和预后取决于特定的 *RET* 基因突变，呈多中心性；④可有较不常见的特异临床表现，如异位产生促肾上腺皮质激素（ACTH）；⑤其他临床表现与散发型 MTC 相似。

FMTC 是 MEN2A 的一种特殊亚型，本变异型最少见。MTC 家族或单个 MTC 个体中存在 *RET* 基因种系突变，无嗜铬细胞瘤或原发性甲状旁腺功能亢进症。临床上与经典型 MEN2A 很难区分。

2. 嗜铬细胞瘤　约 50% 可发生嗜铬细胞瘤，发生率取决于特定的 *RET* 基因突变。临床症状与散发型嗜铬细胞瘤相似。

与散发型相比，MEN2A 中嗜铬细胞瘤临床上具有以下特点：①发生年龄更早：与 *RET* 突变类型有关，平均为 25～32 岁，可早至 8～12 岁；②罕见为首发表现：很少先于 MTC 发生，通常比 MTC 或 C 细胞增生晚 10 年左右；③通常经筛查发现；④双侧肾上腺受累多见，肾上腺外受累少见；⑤恶性比例低。

3. 原发性甲状旁腺功能亢进症　与散发型原发性甲状旁腺功能亢进症相比，MEN2A 中甲状旁腺功能亢进症的发病特点为：①几乎 100% 为多个甲状旁腺腺体受累；②发生率 10%～25%；③常症状轻微或无症状；④远期预后相似，较 MEN1 预后好，术后复发率低。

4. 其他相关疾病

（1）CLA：一种罕见皮肤病，可散发或呈家族遗传性。MEN2A 中 CLA 诊断可能要早于 MTC 发生，MEN2A 伴 CLA 中嗜铬细胞瘤和甲状旁腺增生的发生率与经典型 MEN2A 相近。皮肤病变位于肩胛间区或四肢伸肌表面，伴瘙痒，表现为鳞状丘疹及色素性皮损。

（2）HD：约 50% 家族性和 15%～35% 散发性。MEN2 中 HD 的患病率为 7.5%。可能为 MEN2A 的首发表现，MEN2A 伴 HD 中 MTC、嗜铬细胞瘤和甲状旁腺增生的频率与经典型 MEN2A 相近，HD 的临床特征是慢性梗阻和巨结肠，存在 *RET* 基因突变。

（二）MEN2B

占总 MEN2 的 8%～15%，又称 MEN3。具有发生 MTC 和嗜铬细胞瘤的遗传易感性。临床上无甲状旁腺增生表现，常存在黏膜神经瘤和小肠神经节细胞瘤及马方样体型。结肠功能紊乱很常见，包括慢性便秘和巨结肠。

1. MTC　为最常见的组分，外显率约 100%。相较于 MEN2A，其发生年龄更小并且侵袭性更强，手术经常无法治愈。

2. 嗜铬细胞瘤　发生率约 50%，较散发病例发生早，很少先于 MTC 发生，也很少为首发症状。

3. 其他表现　常发生唇和舌的黏膜神经瘤；以及小肠神经节细胞瘤，包括慢性便秘和巨结肠在内的结肠功能紊乱；还可出现发育异常：如马方样体型（无晶状体异位或主动脉异常）及角膜神经髓鞘化。

【 实验室与影像学检查 】

（一）一般检查

1. MTC 相关检查

（1）实验室检查：①基础降钙素水平测定：目前无明确的区分正常、C 细胞增生和 MTC 的临界切值；②刺激试验：包括五肽胃泌素和钙离子刺激试验，前者为首选，但五肽胃泌素实验药物难以获得。钙离子刺激后降钙素水平＞ 32.6 pg/ml（女性）或 192 pg/ml（男性）时，区别正常个体和 C 细胞增生 /MTC 的准确性最高（见二维码数字资源 6-7-9）。

（2）影像学检查：甲状腺及颈部超声检查。

2. 相关肿瘤筛查　一旦怀疑 MEN2，应进行相关肿瘤筛查。存在嗜铬细胞瘤而无 MTC 的患者，要评估是否存在 MTC。

（1）嗜铬细胞瘤：血尿儿茶酚胺及相关代谢产物如甲氨基酪胺（3-MT）、甲氧基肾上腺素（MN）及去甲氧基肾上腺素（NMN），嗜铬粒蛋白，相关影像学检查。

（2）甲状旁腺功能亢进症：测定血清钙和 PTH 水平，甲状旁腺超声等。

数字资源
6-7-9

（二）基因检测

RET 全编码区测序，确定特定的 *RET* 基因突变，用于诊断，并有助于家系筛查。建议对临床确诊的所有患者进行基因检测。少数家族可能并不能发现 *RET* 基因突变（见二维码数字资源 6-7-10）。

【 诊断与鉴别诊断 】

对于存在 MTC 或嗜铬细胞瘤的所有患者，应进行 MEN2 的筛查评估，尤其是在发生年龄较轻（＜ 35 岁），肿瘤为多中心性，或家族中有 1 名以上成员受累时。根据典型的临床表现、家族史和基因检测结果综合做出诊断。

数字资源
6-7-10

（一）MEN2

明确诊断见于下列三种情形：

1. 对于存在 1 个或 2 个典型临床表现的先证者　确诊需发现 *RET* 基因种系突变，或一级亲属中有他人存在 MEN2 的临床表现。

2. 对于无常染色体显性家族性遗传模式或 *RET* 基因突变的患者

（1）临床诊断 MEN2A：需至少具有 MTC、嗜铬细胞瘤、原发性甲状旁腺功能亢进症中的 2 项。

（2）临床诊断 MEN2B：需具有 MEN2B 的大部分典型临床表现包括 MTC、嗜铬细胞瘤、黏膜神经瘤、马方样体型、小肠神经节细胞瘤及角膜神经髓鞘化。

3. 具有 MEN2 典型临床表现并与 1 个或多个一级亲属存在相似临床表现的患者　诊断无需进行 *RET* 基因突变分析。

（二）FMTC 型 MEN2A

本亚型特点是无嗜铬细胞瘤或原发性甲状旁腺功能亢进症的 MTC 家族或单个 MTC 个体中存在 *RET* 基因种系突变。确诊 FMTC 亚型需满足如下严格标准：①家族中有 10 个以上基因突变携带者；②家族中多个携带者或患者大于 50 岁；③病史充分（尤其对于年龄较大的家族成员）。

【治疗】

（一）MTC

1. 手术治疗　美国甲状腺学会（American Thyroid Association，ATA）推荐对遗传性 MTC 患者实施甲状腺全切除术。常规行预防性颈部中央区淋巴结清扫。术前要排查嗜铬细胞瘤，术后管理无需甲状腺激素的抑制治疗（见二维码数字资源 6-7-11）。

2. 药物　适用于不能接受手术和放疗的进行性转移患者。抑制 RET 信号通路的新型靶向药物很有前景。

3. 预防性手术　对于无明显临床表现的 *RET* 基因突变携带者，在 MTC 尚未发生或尚局限于甲状腺时，建议实施预防性甲状腺切除术。

ATA 临床实践指南提出，测定基础或激发后血清降钙素水平可能有助于确定甲状腺切除术的时机。ATA 指南将 *RET* 基因突变分为中危、高危与极高危组，给出建议的甲状腺切除术时机见表 6-7-3。

表 6-7-3　***RET* 基因突变携带者 MTC 临床监测和甲状腺切除时机**

RET 基因		起始每年 MTC 筛查 *	预防性甲状腺切除 #
风险	突变密码子	推荐年龄（岁）	推荐时机
极高危	918		1 岁以内
高危	634，883	3	≤ 5 岁
中危	533，609，611，618，620，630，666，768，790，804，891，912	5	儿童期或青年期

* 包括体检、颈部超声及血清降钙素水平测定；# 手术前必须筛查嗜铬细胞瘤

（二）嗜铬细胞瘤

双侧嗜铬细胞瘤患者需要接受双侧肾上腺切除术。对于单侧嗜铬细胞瘤患者，除非对侧肾上腺形态正常行单侧切除，大多数专家建议行双侧肾上腺切除术。

（三）甲状旁腺功能亢进症

1. 手术　确诊患者的手术指征与散发性病例相似；无症状患者可以推迟手术，每年 1 次血钙和肌酐水平测定以及每 1 ～ 2 年 1 次骨密度测量。甲状旁腺切除术前应寻找嗜铬细胞瘤，先切除嗜铬细胞瘤。

2. 药物治疗　无相关的临床研究证据。拟钙剂或维生素 D 类似物可以抑制 PTH 释放或在 PTH 受体水平起到拮抗作用。

（四）其他相关疾病

CLA 和 HD 的治疗同散发病例。

【预后】

预后主要取决于 *RET* 基因突变类型。MTC 是主要致死原因，MTC 10 年生存率为 61% ～ 76%。首诊年龄大、原发瘤范围广、淋巴结受累和远处转移是不良结局的重要预测因素。对于基因筛查发现 *RET* 基因突变的儿童，及早实施甲状腺切除术可以预防或治愈 MTC（见二维码数字资源 6-7-12）。

患者的家族成员除需筛查特定 *RET* 基因突变，还要筛查 MEN2 相关肿瘤，每年评估 1 次。

（马晓伟）

第8章

自身免疫性多内分泌腺病综合征

自身免疫性多内分泌腺病综合征（autoimmune polyglandular syndrome，APS）是一种以多个内分泌腺或非内分泌腺同时或先后出现功能障碍为特征的自身免疫性疾病。根据病因和临床特征，APS 可分为 I 型（APS- I）和 II 型（APS- II）。

APS- I 又称为自身免疫性多内分泌腺病–念珠菌病–外胚层营养不良（autoimmune polyendocrinopathy-candidiasis-ectodermal dystrophy，APECED）。慢性皮肤黏膜念珠菌病（chronic mucocutaneous candidiasis，CMC）、甲状旁腺功能减退症和原发性肾上腺皮质功能减退症是该病的三个主要组成部分。APS- II 又称为 Schmidt 综合征，其主要受累的内分泌腺体为肾上腺和甲状腺，常见的疾病组成为原发性肾上腺皮质功能减退症、自身免疫性甲状腺疾病和 1 型糖尿病。有些学者建议将 APS- II 进一步细分为更多亚型，但从发病机制上其均属于自身免疫性疾病，且细化分型并没有明确病因学方面的证据，因此使用 APS- II 似乎更为恰当。

【发病机制】

APS- I 是一种罕见的常染色体隐性遗传病，由位于 21 号染色体上的自身免疫调节基因（autoimmune regulator gene，*AIRE*）的单基因突变所致。*AIRE* 基因突变使自身耐受性所必需的 AIRE 蛋白表达缺陷，导致胸腺内组织特异性自身抗原的表达降低，因而自身反应性 T 细胞未能被克隆清除，诱发了自身免疫性疾病。

APS- II 是一种多基因疾病，具有常染色体显性遗传和不完全外显的特点，遗传和环境因素共同参与了发病机制。已报道的遗传因素包括人白细胞抗原（human leukocyte antigen，HLA）、主要组织相容性复合体、蛋白酪氨酸磷酸酶非受体型 22（protein tyrosine phosphatase non-receptor type 22，PTPN22）、细胞毒性 T 淋巴细胞抗原 4（cytotoxic T lymphocyte antigen 4，CTLA-4）等。环境因素包括病毒或细菌感染，以及社会心理因素等。可以引发 HLA-DR3 相关自身免疫的环境因素包括碘和导致乳糜泻的小麦蛋白麦醇溶蛋白。病毒感染可能在诱发糖尿病相关自身免疫反应方面起重要作用。APS- II 较 APS- I 更为常见，呈现家族聚集性的特点。

【临床表现】

APS 的临床特点见表 6-8-1。

（一）APS- I

慢性皮肤黏膜念珠菌病几乎总是存在于 APS- I，往往是首发表现，一般发生在 5 岁之前，且不伴有全身性疾病的表现，主要局限在口腔黏膜、指甲、食管。其可导致萎缩性疾病，并出现黏膜白斑，构成未来罹患肿瘤的风险。之后一般出现甲状旁腺功能减退症，继之是肾上腺皮质功能减退症。甲状旁腺功能减退症通常在超过 85% 的患病人群中出现，多出现于 10 岁之前，高峰年龄为 4 ~ 5 岁。自身免疫性肾上腺皮质功能减退症在近 80% 的人群中出现，多发生在 15 岁之前。APS- I 还可能合并其他内分泌功能紊乱，女性更常出现性腺功能不全。其他发生频率较低的内分泌疾病包括 1 型糖尿病、自身免疫性甲状腺疾病，以及非内分泌疾病，

表 6-8-1　APS 的临床特点

	APS-Ⅰ	APS-Ⅱ
流行情况	罕见	相对多见
发病率	< 1/100 000	（1.4 ～ 2）/10 000
男女比例	1∶2.4	1∶3
发病年龄	通常发病于儿童或青少年时期	在 20 ～ 60 岁人群中发病率较高，以 30 ～ 40 岁为高峰阶段，罕见儿童发病
遗传机制	单基因	多基因
自身免疫性内分泌腺病	甲状旁腺功能减退症（80% ～ 85%） 艾迪生（Addison）病（60% ～ 70%） 1 型糖尿病（< 20%） 性腺功能减退症（12%） 甲状腺疾病（10%）	甲状腺疾病（70% ～ 75%） 1 型糖尿病（50% ～ 60%） Addison 病（40%） 甲状旁腺功能减退症（3%） 垂体功能减退（0 ～ 2%）
念珠菌病	皮肤黏膜念珠菌病（70% ～ 80%）	无念珠菌病

如荨麻疹、肠道功能障碍、牙釉质发育不全、角膜结膜炎、恶性贫血、斑秃和白癜风等，上述表现可单独出现或合并存在。

（二）APS-Ⅱ

APS-Ⅱ中自身免疫性甲状腺疾病包括两种常见的疾病，慢性淋巴细胞性甲状腺炎和 Graves 病。甲状腺过氧化物酶抗体和（或）甲状腺球蛋白抗体升高提示慢性淋巴细胞性甲状腺炎。刺激性促甲状腺激素受体抗体是 Graves 病的致病机制。慢性肾上腺皮质功能减退症的患者主要表现为疲劳、肌肉无力、体重减轻、抵抗力差、呕吐、腹痛和色素沉着。在特殊情况下可出现肾上腺皮质危象，表现为低血压、低钠血症。急性肾上腺皮质功能减退症可能由严重的感染、急性应激，双侧肾上腺梗死或出血引起。在患有原发性肾上腺皮质功能减退症的 APS-Ⅱ患者中，其他自身免疫性疾病更为常见。许多 APS-Ⅱ患者会合并其他自身免疫性疾病，包括乳糜泻、斑秃、白癜风、卵巢早衰和恶性贫血。

【实验室检查】

1. 内分泌腺体功能评价　主要包括肾上腺皮质功能、甲状腺功能、胰岛功能等评估。

2. 自身免疫评价　针对不同的内分泌腺体检测相应的自身抗体。1 型糖尿病患者可检测胰岛素自身抗体（insulin autoantibodies，IAA）、胰岛细胞抗体（islet cell autoantibodies，ICA）、谷氨酸脱羧酶抗体（GAD-Ab）、锌转运子 8 抗体（ZnT8A）等，其中以 GAD-Ab 的敏感性最高。21- 羟化酶抗体是自身免疫性原发性肾上腺皮质功能减退症较为特异的抗体，在原发性肾上腺皮质功能减退症患者起病前一段时间即可检测，有较高的预测价值，但国内应用少。伴有恶性贫血者可检测到胃壁细胞抗体。

3. HLA 检测　可作为辅助诊断，但不能作为诊断 APS-Ⅱ的实验室依据。

【诊断】

APS-Ⅰ的临床诊断通常基于以下 3 个标准中的至少 2 个：慢性皮肤黏膜念珠菌病、甲状旁腺功能减退症和肾上腺皮质功能减退。此外，患者也可能并发其他自身免疫性疾病。由于每位患者与 APS-Ⅰ有关的临床表现及出现顺序存在显著变异性，因此 APS-Ⅰ的早期诊断比较困难。

APS-Ⅱ的确诊依据如下：①临床上有自身免疫性甲状腺疾病、自身免疫性肾上腺皮质功能减退症和低促性腺激素性性腺功能减退症而又能排除腺垂体功能减退的其他原因，临床上可初步诊断；②有 1 种内分泌腺疾病或 2 种以上非内分泌腺疾病，相应的抗体为阳性者；③对可疑患者要通过长期随访来确诊。

【治疗】

（一）激素替代治疗

1. 肾上腺皮质功能减退症的替代治疗　一经确诊，多数需要终身替代治疗。每天服用 2 ～ 3 次氢化可的松（15 ～ 25 mg/d），定期监测电解质、ACTH 等指标，以临床和生化参数确定最低氢化可的松剂量，以最大程度减少包括骨质疏松、心血管和代谢改变在内的长期并发症。警惕肾上腺危象，如果发生呕吐、腹泻或急性低血压，则必须改用静脉输入氢化可的松。建议患者增加口服盐的摄入量。对于 21- 羟化酶抗体阳性、目前为亚临床肾上腺皮质功能减退症的患者，平时可暂不使用糖皮质激素，在应激情况下需要予氢化可的松或醋酸可的松治疗。如果患者同时合并甲状腺功能减退症，应先补充肾上腺皮质激素，然后再补充甲状腺激素。

2. 甲状腺激素的替代治疗　首选左旋甲状腺素钠，小剂量开始，逐渐加量，根据甲状腺功能的检测结果调整剂量。

3. 降糖治疗　一旦确诊 1 型糖尿病，应立即开始胰岛素治疗，配合饮食、运动，监测血糖，尽量避免低血糖和血糖波动。定期筛查糖尿病慢性并发症。

4. 甲状旁腺功能减退症　建议口服钙和维生素 D 补充剂，并监测血钙和尿钙。

5. 其他激素的替代治疗　根据其他内分泌腺体功能减退的情况以及患者个体情况，给予相应的激素替代治疗，如人工月经周期、雄激素替代治疗等。

（二）APS- Ⅱ Graves 病的治疗

应根据患者具体情况选择口服抗甲状腺药物、同位素治疗或手术治疗。

（三）其他非内分泌腺体的自身免疫性疾病

例如角膜炎、肺炎、肝炎或肠炎，可能需要免疫抑制治疗。霉酚酸酯已成功应用于 APS- Ⅰ型的治疗。生物治疗如抗 CD52 单克隆抗体、抗 CD20 单克隆抗体等可能有一定的应用前景。

（四）抗感染治疗

APS- Ⅰ患者的 CMC 需要严格标准的抗真菌药物治疗。两性霉素 B 对 CMC 安全有效，可作为一线治疗。近年来，酮康唑、氟康唑、伊曲康唑和特比萘芬也被成功地应用于耐药菌株。

【随访与预后】

所有 APS- Ⅰ患者可能患有其他自身免疫性疾病的风险，因此需终身治疗和随访。ASP- Ⅱ第一和第二组分疾病的发生之间通常需要数年至数十年。因此，应每 2 ～ 3 年对单腺体自身免疫性疾病患者进行 ASP- Ⅱ血清学筛查，如果出现阳性结果，则后续进行功能筛查。此外，由于 APS- Ⅱ呈现家族聚集性的特点，一旦确诊 1 例 APS- Ⅱ的患者，对其亲属进行相关病史的询问、查体以及抗体的筛查十分必要。

（高　莹）

低血糖症

低血糖症（hypoglycemia）是一组由多种病因引起的以血中葡萄糖浓度过低为特点的综合征。临床表现为交感神经兴奋和（或）中枢神经系统症状，出现症状时血中葡萄糖浓度过低、补充葡萄糖后上述症状缓解（Whipple 三联征）。

【病理生理】

血中葡萄糖浓度过低（低血糖）对机体的影响以神经系统为主，尤其是大脑和交感神经系统。葡萄糖是在生理条件下大脑的单一代谢能源。由于大脑不能合成葡萄糖，也不能有效利用其他生理循环浓度的替代能源物质。因此，脑细胞所需要的能量，几乎完全直接来自血糖。血糖降低时，大脑虽然能利用酮体，但酮体的形成需要一定时间，并不能抵抗急性低血糖时能量缺乏对大脑造成的损害。

对正常人的研究结果表明，胰高血糖素、肾上腺素、生长激素和皮质醇等升糖激素在血糖处于 3.6 ～ 3.9 mmol/L 时即被激活升高；血糖在 2.8 ～ 3.0 mmol/L 时激发交感神经系统释放肾上腺素、去甲肾上腺素和一些肽类物质，从而产生多汗、饥饿感、感觉异常、震颤、心悸、焦虑、心率加快、收缩压增高等症状。

低血糖时机体的反应、临床症状的严重程度与病因、患者年龄、血糖下降的速度和程度、低血糖持续时间等因素有关。长期慢性低血糖者对低血糖有一定的适应能力，可在血糖低于 2.8 mmol/L 时无明显临床表现，在血糖进一步降低时则出现症状；而血糖快速下降时，患者在血糖较高水平即可出现明显的临床表现，且常有明显的交感神经兴奋症状；糖尿病患者血糖从高水平快速下降时，即使血糖高于 3.9 mmol/L，也可出现明显的交感兴奋症状，称为"低血糖反应"。

【发病机制与病因分类】

（一）糖尿病个体

糖尿病患者的低血糖，血糖水平定义为 ≤ 70 mg/dl（3.9 mmol/L）。

2017 年，国际低血糖研究工作组（ADA 和欧洲糖尿病研究协会的联合工作组）提出，血糖水平 < 54 mg/dl（3 mmol/L），提示严重的、有临床意义的生化低血糖。

低血糖严重程度的分类：

（1）重度低血糖（severe hypoglycemia）：需要他人协助给予碳水化合物、胰高血糖素或实施其他复苏行动。

（2）有证据的症状性低血糖（documented symptomatic hypoglycemia）：具有低血糖的典型症状，且测定血糖水平 ≤ 70 mg/dl（3.9 mmol/L）。

（3）无症状性低血糖（asymptomatic hypoglycemia）：不伴低血糖典型症状但测得血糖水平 ≤ 70 mg/dl（3.9 mmol/L）。

（4）可能的症状性低血糖（probable symptomatic hypoglycemia）：具有低血糖典型症状但没有血糖检测值。

（5）假性低血糖（pseudohypoglycemia）：糖尿病患者报告低血糖的典型症状，但测定的血糖水平＞70 mg/dl（3.9 mmol/L）。这一类反映的是血糖长期控制不佳的糖尿病患者，随着葡萄糖水平降至生理范围可出现低血糖症状。

（二）非糖尿病个体

药物性（酒精、奎宁、水杨酸、普萘洛尔等）；肝源性（严重肝损害：重症肝炎、晚期肝硬化、肝癌、胆管性肝炎等）；胰岛源性（胰岛素瘤、胰岛 β 细胞增生）；胰外肿瘤（纤维肉瘤、平滑肌肉瘤、骨骼肌肉瘤、脂肪肉瘤、胃癌、结肠癌、肺癌、乳腺癌等）；内分泌相关（垂体前叶功能减退、肾上腺皮质功能减退、多腺体功能减退）；过度消耗及摄入不足（长期饥饿、剧烈运动、透析过程中低血糖、哺乳、慢性腹泻、吸收不良等）；自身免疫性低血糖；餐后反应性低血糖（胃大部切除术后、胃肠运动功能异常综合征、2 型糖尿病早期或糖耐量受损阶段）。

【临床表现】

低血糖症的临床表现分为自主神经系统兴奋症状和中枢神经系统症状。自主神经系统兴奋症状包括出汗、饥饿感、乏力、心率加快、震颤、收缩压增高等。中枢神经系统症状包括精神行为异常、抽搐、意识改变，轻者表现为嗜睡、意识模糊，严重者可出现昏迷。如果低血糖严重并且持续，可导致死亡。所有症状体征缺乏特异性。

长期慢性血糖较低者对低血糖有一定的适应能力，自主神经系统兴奋表现常不太显著，而以中枢神经系统功能障碍的表现为主；血糖快速下降时，患者在血糖较高水平即可出现明显的临床表现，且常为明显的自主神经系统兴奋症状。但有些患者可以耐受很低的血糖而无症状。

【实验室检查】

1. 血糖　血糖测定是低血糖症最基本的检查。非糖尿病个体，临床上如果出现低血糖症状和体征时，血糖低于 2.8 mmol/L，补充葡萄糖后血糖升高同时临床表现缓解（Whipple 三联征），可以确诊存在低血糖症。糖尿病个体，血糖低于 3.9 mmol/L，可以诊断低血糖症。

2. 血清胰岛素　低血糖时测定血清胰岛素对低血糖症的鉴别诊断非常重要。正常人在血糖降低时胰岛素分泌显著减少甚至停止。血糖低于 3 mmol/L 时，相应的胰岛素浓度＞3 μU/ml，提示为高胰岛素性低血糖。

3. 血清 C 肽　血糖低于 3 mmol/L 时，相应的 C 肽浓度＞0.6 ng/ml（200 pmol/L）提示内源性胰岛素分泌过多；如果胰岛素明显增高而 C 肽降低，提示外源性胰岛素的作用。

4. 72 h 饥饿试验　是低血糖症的经典诊断试验。患者如有明确的低血糖症发作病史，但就诊时无发作，都应入院进行该试验，以明确是否存在低血糖症，并探讨低血糖症的病因，明确是否为胰岛素分泌过多所致。如果患者在试验过程中出现低血糖症状或体征，并且血糖＜2.8 mmol/L 即可结束试验；禁食达 72 h 而未出现低血糖，也结束试验。正常人禁食后血糖会有所降低，但不会出现低血糖及其症状和体征。

5. 5 h 口服葡萄糖耐量试验（OGTT）　被用于餐后低血糖症的诊断。可动态了解糖负荷情况下血糖和胰岛素的变化。

6. 胰岛素抗体和胰岛素受体抗体　血浆中存在胰岛素抗体，提示既往使用过胰岛素或胰岛素自身免疫综合征。机体产生的自身抗胰岛素（受体）抗体可兴奋胰岛素受体而引起严重的低血糖症。

【诊断】

1. 确定有无低血糖症　低血糖症的诊断主要依靠症状和发作时测定的血糖浓度。通常情况下可依据 Whipple 三联征确定。

2. 低血糖症病因的确定

（1）胰岛素瘤：胰岛素瘤患者临床上以反复发作的空腹低血糖症为特征，起病缓慢，反复发作，症状呈进行性加重。常于清晨、半夜及空腹 5 h 后发作低血糖症状。患者为了预防症状发作常常有预防性多食，以致体重常有增加。血胰岛素呈现自主性不适当分泌过多。CT、MRI 等影像学检查有助于肿瘤的定位。

（2）糖尿病患者治疗过程中出现的低血糖症：是临床上最常见的低血糖症，糖尿病患者血糖＜ 3.9 mmol/L 即可诊断为低血糖症，并应进行处理。促胰岛素分泌药物（磺脲类药物及格列奈类药物）和胰岛素治疗过程中，较常发生低血糖症。常见的诱因有：促胰岛素分泌药物或胰岛素剂量过大、进食过少或误餐、运动量增加、饮酒后、肾功能不全等。

（3）肝源性低血糖症：多见于肝病患者，如晚期肝硬化、广泛性肝坏死、严重的病毒性或中毒性肝炎、肝淤血、中重度脂肪肝、弥漫性肝癌、肝糖原贮积症等，在摄入不足、消耗过大等情况下易发生。肝源性低血糖症的临床特点：①有严重的肝脏疾病病史和肝病的症状和体征；②多为空腹低血糖；③饥饿、运动或限制碳水化合物摄入可以诱发低血糖症；④神经精神症状比交感神经兴奋症状明显；⑤餐后血糖也可偏高。

（4）胰外肿瘤性低血糖症：一些间质组织肿瘤（纤维肉瘤、间皮瘤、横纹肌肉瘤、平滑肌肉瘤、脂肪瘤、神经纤维瘤、淋巴肉瘤等）和上皮细胞肿瘤（肝癌、肾上腺皮质肿瘤、胰腺及胆管肿瘤、肺支气管癌、卵巢癌、消化道类癌、胃肠癌等）也可引起低血糖，多见于饥饿时，不易用多次进食防止。发作时血糖较低，胰岛素水平也低。

（5）胰岛素自身免疫综合征：多见于女性，多伴有其他自身免疫性疾病。研究发现其发生与人白细胞抗原（human leukocyte antigen，HLA）相关，*DRBI*0406* 为易感基因。自身免疫性疾病如 Graves 病、红斑狼疮等以及甲巯咪唑、硫基丙酰甘氨酸（硫普罗宁）或硫辛酸等含巯基药物为重要诱因。临床特点为反复发生低血糖症，无外源性胰岛素应用情况下的自发性低血糖发作，高滴度的胰岛素自身抗体，高水平的血清免疫活性胰岛素，C 肽水平极高。

（6）酒精性低血糖症：由酒精中毒引起的低血糖综合征称为酒精性低血糖症。分为两种情况：一种为餐后酒精性低血糖症，见于饮酒后 3 ～ 4 h，是刺激胰岛素分泌所致；另一种为空腹大量饮酒后不吃食物，肝糖原耗竭之后出现空腹低血糖（在饮酒后 8 ～ 12 h 发生）。

（7）胃部分切除术后低血糖症：是快速胃排空后所导致的高胰岛素血症的结果。近年来肥胖症接受手术治疗者逐年增多，常用的 Roux-en-Y 胃旁路术后并发的低血糖症亦不少见；目前认为其发生与葡萄糖依赖的肠促胰素分泌增多及诱发的胰腺增生有关。

（8）早期糖尿病性反应性低血糖症：这类情况以胰腺 β 细胞胰岛素释放延迟为特征，导致在糖耐量试验中早期出现高血糖。为对抗这种高血糖，过度的胰岛素释放致使在摄入葡萄糖 4 ～ 5 h 后出现晚发低血糖。晚发低血糖的患者与摄糖后 2 ～ 3 h 发生低血糖的患者不同，他们一般肥胖且有糖尿病家族史，多见于糖耐量受损和早期 2 型糖尿病患者。

（9）内分泌疾病导致升糖激素分泌不足：单一的升糖激素缺乏如生长激素缺乏、肾上腺皮质功能减退、甲状腺功能减退、儿茶酚胺缺乏（肾上腺切除后仅补充糖皮质激素）很少出现低血糖症。垂体前叶功能减退或原发性肾上腺皮质功能减退症患者低血糖症也比较少见。但空腹时间过长、运动、妊娠、饮酒或感染、创伤、手术等应激情况诱发危象时则容易发生低血糖症。

（10）特发性功能性低血糖症：多见于神经质的妇女，症状多而体征少，表现为轻度交感神经症状，持续不足 30 min、可自行缓解，血糖略降低，胰岛素水平正常或略高。

【处理原则】

（一）低血糖发作时的紧急处理

1. 轻症患者　口服糖水、糖果、饼干等食物即可缓解，不需要额外处理。

2. 重症患者，特别是低血糖昏迷者　①立即静脉注射 50% 葡萄糖溶液 60 ～ 100 ml，多数患者能立即清醒，继而进食。意识未恢复者可反复注射直至清醒。②意识恢复者也应继续观察数小时至数天，直至病情完全稳定为止。③使用中长效磺脲类药物或中长效胰岛素导致低血糖的糖尿病患者，观察时间 72 h 以上。④经过静脉注射葡萄糖后血糖仍没有升高或仍旧神志不清者，可皮下或肌内注射胰高血糖素 0.5 ~ 1.0 mg，一般 20 min 可见效，但作用仅能维持 1 ~ 1.5 h。⑤经补充葡萄糖或联合胰高血糖素治疗后低血糖纠正，但神志仍不能转清的患者，可适当使用糖皮质激素。

（二）病因治疗

1. 胰岛素瘤　尽量进行肿瘤切除术。同时注意除外多发性内分泌腺瘤病 1 型。二氮嗪可直接作用于胰岛 β 细胞，抑制胰岛素的释放，增加肾上腺素的分泌。对二氮嗪无效的患者可使用生长抑素，也可以抑制胰岛素的分泌。

2. 糖尿病患者治疗过程中出现的低血糖症　注意治疗过程中加强血糖监测，规律饮食，及时调整口服降糖药或胰岛素的剂量。服用糖苷酶抑制剂的患者，应选择进食单糖类食物以纠正低血糖。

3. 肝源性低血糖症　积极治疗原发病的同时注意纠正低血糖症。给予高碳水化合物饮食，睡前或半夜加餐可以减少空腹低血糖发作。

4. 胰外肿瘤性低血糖症　积极治疗原发病。同时少量多餐，进食含丰富碳水化合物饮食来维持血糖。必要时静脉补充葡萄糖或静脉滴注胰高血糖素。

5. 胰岛素自身免疫综合征　使用甲巯咪唑治疗的甲状腺功能亢进症患者，可停用甲巯咪唑，部分患者表现为自限性，逐步缓解。无明显诱发药物或症状严重者，可使用糖皮质激素或其他免疫抑制剂。

6. 酒精性低血糖症　避免空腹或饥饿时饮酒过多过快，尤其是肝病者不宜饮酒。应给予葡萄糖静脉输注或口服，使血糖浓度尽快恢复正常。

7. 胃部分切除术后低血糖症　少量多餐，避免高糖饮料，进食以消化较慢的淀粉、吸收较慢的脂肪、蛋白质食物为宜。

8. 早期糖尿病性反应性低血糖症　避免高升糖指数的饮食，必要时分餐。肥胖或超重者，进行生活方式干预，运动，减轻体重。

9. 内分泌疾病导致升糖激素分泌不足　激素的合理替代可预防低血糖的发作（例如肾上腺皮质功能减退时补充糖皮质激素）。注意避免空腹时间过长、运动、妊娠、饮酒或感染、创伤、手术等应激情况，避免诱发危象。有危象发生时，监测生命体征及血糖，及时调整激素用量。

10. 特发性功能性低血糖症　少食多餐，低糖、高蛋白、高脂、高纤维素饮食，尽量避免进食吸收快的糖类（例如含糖饮料）。

（朱　宇）

糖尿病

第 1 节　糖尿病的发病机制和诊断分型

【概论】

糖尿病（diabetes mellitus，DM）是一种病因异质性的慢性代谢性疾病。由于胰岛素分泌减少和（或）胰岛素作用减弱（胰岛素抵抗）导致长期进行性血糖升高，并进而引起眼、肾、神经、心脑血管和外周血管等多器官损害，常伴有碳水化合物、脂肪和蛋白质多种代谢异常，严重时可发生糖尿病酮症酸中毒（DKA）及非酮症性高血糖高渗状态（HHS）等急性代谢紊乱，并危及生命。

随着我国经济发展水平的不断提高，城市化进程不断加快，人口老龄化愈加明显，人们的生活方式发生了显著性改变，超重和肥胖的患病率逐步上升，我国糖尿病患病率也逐渐增高。2015—2017 年全国流行病学调查显示我国 18 岁及以上人群糖尿病患病率已达 11.2%。糖尿病不仅危害广大人民群众的身心健康，也成为国民经济和社会发展的沉重负担。由于当前我国糖尿病的知晓率、治疗率和控制率仍处于较低水平，加强糖尿病防治工作势在必行。

【糖尿病分型】

目前我国采用的是世界卫生组织 1999 年发布的基于病因的分型方法，将糖尿病分为 1 型糖尿病、2 型糖尿病、特殊类型糖尿病和妊娠期糖尿病四个类型。1 型糖尿病包括免疫介导型 1 型糖尿病和特发型 1 型糖尿病，约占糖尿病患者的 5%～10%。以胰岛素绝对缺乏为特征。2 型糖尿病约占糖尿病患者的 90% 以上，病因和发病机制更复杂，且异质性更强，胰岛素相对缺乏，伴不同程度的胰岛素抵抗。妊娠期糖尿病是指妊娠期间发生的糖代谢异常。特殊类型糖尿病是病因和发病机制已经明确的一类糖尿病，主要分为以下几个亚型。

1. 胰岛 β 细胞功能单基因缺陷

（1）新生儿糖尿病（neonatal diabetes，NDM）：为出生后 6 个月内发生的糖尿病，80%～85% 患者是单基因缺陷，可以是短暂的（transient neonatal diabetes，TNDM）也可以是永久性的（permanent neonatal diabetes，PNDM）。最常见致病基因是 Kir6.2 亚单位（*KCNJ11*）、SUR1 亚单位（*ABCC8*）和胰岛素基因（*INS*）。*KCNJ11* 和 *ABCC8* 基因突变既可导致 TNDM 也可导致 PNDM，*INS* 基因突变导致 PNDM。6 号染色体 24q 区的基因过表达是最常见的 TNDM 原因。

（2）年轻的成人起病型糖尿病（maturity onset diabetes of the young，MODY）：发病早，常在 25 岁（虽然诊断可能较晚）前出现高血糖，常染色体显性遗传，多以胰岛素分泌减少为特征，其致病基因至少有 14 个。比较常见的是葡萄糖激酶基因（*GCK*）突变导致的 MODY2、肝细胞核因子 -1α（*HNF-1α*）基因突变导致的 MODY3、肝细胞核因子 -4α（*HNF-4α*）基因突变导致的 MODY1 和肝细胞核因子 -1β（*HNF-1β*）基因突变导致的 MODY5。

（3）线粒体基因突变糖尿病：以线粒体 DNA-3243 位点 A → G 突变最常见。

2. 胰岛素作用单基因缺陷　包括胰岛素受体基因突变［A 型胰岛素抵抗、矮妖精貌综合征

（leprechaunism）、Rabson-Mendenhall 综合征］、*AKT2* 和 *TBC1D4* 基因突变导致的胰岛素信号转导异常；*PPARG*、*LMNA*、*AGPAT2* 和 *BSCL2* 基因突变导致的局部或全身脂肪营养不良等。

3. 胰腺外分泌疾病　纤维钙化性胰腺病、胰腺炎、胰腺切除术或创伤、胰腺肿瘤、囊性纤维化、血色病等。

4. 内分泌疾病　库欣综合征、肢端肥大症、嗜铬细胞瘤、胰高血糖素瘤、甲状腺功能亢进症和生长抑素瘤等。

5. 药物或化学品所致的糖尿病　糖皮质激素、甲状腺素、噻嗪类药物、β 肾上腺素受体激动剂、烟酸、灭鼠优、喷他脒、苯妥英钠、免疫检查点抑制剂和 α - 干扰素等。

6. 感染　风疹病毒、巨细胞病毒、柯萨奇 B 病毒、腺病毒、流行性腮腺炎病毒等感染。

7. 不常见的免疫介导性糖尿病　僵人综合征、胰岛素自身免疫综合征、胰岛素受体抗体等。

8. 其他与糖尿病相关的遗传综合征　包括 Prader-Willi 综合征、Alstrom 综合征、Bardet-Biedl 综合征、唐氏综合征、Klinefelter 综合征、特纳（Turner）综合征、Friedreich 共济失调、亨廷顿舞蹈病、强直性肌营养不良、Wolfram 综合征和 Laurence-Moon-Biedl 综合征等。

【发病机制】

（一）血糖稳态的调控

葡萄糖是体内主要的供能物质，血液中葡萄糖浓度必须非常稳定。通过血液循环葡萄糖被转运到全身各个器官的组织细胞，被摄取和利用，以维持人体正常的生理供能。血糖的稳定靠肝输出葡萄糖和外周组织利用葡萄糖之间的动态平衡。肝、脂肪、骨骼肌、肠道、肾、胰岛和大脑之间通过复杂的神经内分泌网络调控血糖的稳态。空腹时，胰岛素水平低，胰高血糖素水平高，促进肝糖原分解和糖异生，肝糖输出增加，加快脂肪和蛋白质分解促进糖异生的前体物质动员，降低骨骼肌和脂肪对葡萄糖的摄取和利用。进食后，出现相反的调节过程，胰岛素分泌释放增加，胰高血糖素释放减少。

葡萄糖、氨基酸、酮体等营养物质，胃肠肽和神经递质均影响胰岛 B 细胞分泌胰岛素，以葡萄糖最为关键。血液中的葡萄糖被葡萄糖转运蛋白 2 转运到胰岛 B 细胞，被葡萄糖激酶（GCK）催化生成 6 磷酸葡萄糖，并代谢产生 ATP。ATP 关闭了 ATP 敏感钾通道，细胞膜去极化，钙离子通道随之开放，细胞内钙离子浓度增加，刺激胰岛素分泌。进食时，肠促胰素从胃肠道神经内分泌细胞释放，增强葡萄糖刺激的胰岛素分泌，抑制胰高血糖素的释放。大脑感受血糖水平，调节摄食行为，并通过神经内分泌网络调控相关器官的功能。肾具有一定的糖异生功能，葡萄糖在肾的重吸收与整个人体的能量平衡关系密切。

胰岛素是血糖稳态调控的最重要的内分泌激素。胰岛素与胰岛素受体结合，使其自身的酪氨酸激酶活性被激活，启动了一系列的磷酸化和去磷酸化级联反应，促进细胞生长和细胞代谢，增加葡萄糖转运蛋白 4 转位到细胞膜，提高葡萄糖摄取率，促进糖原、蛋白质和脂肪合成。

（二）1 型糖尿病的发病机制

1 型糖尿病是遗传因素和环境因素相互作用导致的一种自身免疫性疾病，其病因和发病机制尚未完全阐明。胰岛 B 细胞自身免疫性破坏导致胰岛素分泌减少，最终进展为高血糖和糖尿病。

1. 遗传因素　某些少见的单基因糖尿病可表现为 1 型糖尿病，如 *AIRE* 基因突变导致的自身免疫性多内分泌腺病综合征 1 型（APS-Ⅰ）和 *FOXP3* 基因突变导致的 X 连锁的多内分泌腺病、免疫功能异常和腹泻，除糖尿病外，还有其他器官受累的表现。其他可引起单基因 1 型糖尿病的致病基因还有 *IL2RA*、*CTLA4*、*LRBA* 和 *STAT3*。

多数 1 型糖尿病是一种多基因病，目前已经发现 60 多个基因变异与 1 型糖尿病风险相关，包括 HLA 基因和非 HLA 基因。1 型糖尿病的易感基因主要位于 6 号染色体 q21 的 HLA-Ⅱ基因区（DR、DQ 和 DP），遗传风险主要是由 DR 和 DQ 位点的组合决定的。非 HLA 基因包括 *CTLA4*、*IL2RA*、*PTPN22*、*INS*、*IFIH1* 等。不同种族 1 型糖尿病的遗传易感性存在差异。利用多个 1 型糖尿病的易感基因可以预测 1 型糖尿病或与其他类型糖尿病进行鉴别。

2. 环境因素　目前没有明确的导致 1 型糖尿病的环境因素。有部分证据提示某些病毒感染（如风疹病毒、肠道病毒）、肠道菌群、牛乳蛋白、缺少母乳喂养、亚硝铵 / 硝酸盐 / 亚硝酸盐等环境因素可能参与 1 型糖尿病的发生，但需深入研究予以证实。

3. 1 型糖尿病自然病程　具有遗传易感性的个体，在触发因素（某些环境因素）作用下，机体产生了针对胰岛 B 细胞的自身免疫异常。自身反应性 T 淋巴细胞和多种细胞因子（如干扰素 α 和白介素 1 等）导致了胰岛炎和胰岛 B 细胞破坏。胰岛自身抗体包括胰岛素抗体（IAA）、谷氨酸脱羧酶抗体（GADA）、胰岛细胞抗体（ICA）/ 酪氨酸磷酸酶抗体（IA-2）和锌转运子 8 抗体（ZnT8A），这些抗体只是 1 型糖尿病的免疫标志物，而非破坏性抗体。多数患者在出现糖耐量受损之前就可以检测到这些自身抗体。正常情况下，静脉注射葡萄糖后胰岛 B 细胞表现为快时相（第一时相）和慢时相（第二时相）胰岛素分泌特征。随着 B 细胞逐渐减少，第一时相的胰岛素分泌消失，胰岛素分泌进行性下降，当大多数 B 细胞被破坏后，糖尿病才表现出来。B 细胞被破坏的速度在个体间存在差异。一些患者进展迅速，很快出现糖尿病酮症酸中毒。一些患者进展缓慢，从空腹血糖和（或）糖耐量受损逐渐发展为糖尿病，与 2 型糖尿病很相似，从无症状发展到有明显的糖尿病症状，从单个 1 型糖尿病相关抗体阳性，发展到多个自身抗体阳性。很多患者在诊断 1 型糖尿病时糖化血红蛋白已经升高，但在极少数情况下胰岛 B 细胞破坏呈爆发性，糖代谢紊乱急剧恶化，而糖化血红蛋白反而可以正常或只是轻度升高。1 型糖尿病在胰岛素治疗后，部分患者可能进入"蜜月期"，胰岛素用量很小，甚至暂时停用，但最终出现胰岛素完全缺乏。有的患者虽然病史非常长，但仍保留极少的胰岛 B 细胞功能。

（三）2 型糖尿病的发病机制

2 型糖尿病的发病机制十分复杂，是多种环境因素和遗传因素相互作用的结果。近年来我国糖尿病患病率的增加集中于 2 型糖尿病，很多环境因素在 2 型糖尿病的发生发展中起了关键作用。如衰老、过多热量摄入导致的肥胖、久坐的生活习惯等。目前已经发现了 400 多个基因变异与 2 型糖尿病或其有关性状相关，它们或者通过影响胰岛 B 细胞功能或者通过影响胰岛素敏感性发挥作用，但多数易感基因的作用机制不明。各个位点的危险等位基因效应较弱（比数比常 < 1.5），在人群中频率相对较高。即使考虑到一些效应较强的罕见或低频的基因变异，已发现的易感位点也仅能解释不到 20% 的遗传因素，尚不能应用于 2 型糖尿病预测和诊断分型。2 型糖尿病的发病机制和临床特征具有很强的异质性。在发病年龄、肥胖程度、高血糖程度、胰岛素抵抗程度及发生的靶器官、胰岛素缺乏程度等方面均存在个体间差异。从发病机制上主要体现在以下两个方面：

1. 胰岛素抵抗　胰岛素抵抗是 2 型糖尿病发病机制的核心，是指人体对内源性或外源性胰岛素的生物学反应下降，主要表现为胰岛素刺激的骨骼肌和脂肪组织葡萄糖转运和代谢降低，对脂肪组织的脂解和肝葡萄糖输出的抑制作用减弱，同时有氨基酸和脂质代谢等多个代谢通路的异常。基因变异、衰老、肥胖（尤其是中心性肥胖）、体力活动减少、生物节律紊乱和睡眠障碍等均可导致胰岛素抵抗。胰岛素抵抗在糖尿病发生之前就可能存在。高胰岛素血症可下调胰岛素受体及其下游的信号转导而造成胰岛素抵抗。当营养物质过度摄入，超出机体的消耗和脂肪组织的储存能力时，脂质会进入骨骼肌和肝组织引起胰岛素抵抗。脂肪组织会表达并释放炎症因子（白介素 -6、单核细胞趋化因子和肿瘤坏死因子 - α 等），导致局部和全身系统性炎症，脂肪组织（尤其是内脏脂肪）还会释放游离脂肪酸、瘦素、脂联素和抵抗素等脂肪因子调控胰岛素敏感性。营养物质过度累积，还通过非折叠蛋白反应和固有免疫系统的激活，诱导胰岛素抵抗。骨骼肌将葡萄糖转化为糖原，是餐后葡萄糖代谢的主要场所，增加的游离脂肪酸转运到骨骼肌内，造成肌内的甘油三酯增多，抑制骨骼肌对葡萄糖转运，降低线粒体氧化能力，导致胰岛素抵抗。

2. 胰岛素分泌不足　胰岛 B 细胞对胰岛素抵抗的代偿能力决定了胰岛素抵抗个体的血糖水平能否维持正常，该个体是否发展为糖耐量受损或糖尿病。在糖耐量受损阶段胰岛素第一时相分泌即受损，发展到 2 型糖尿病阶段时，除了缺乏第一时相分泌，第二时相分泌也减弱。由于同时伴有胰岛素抵抗，2 型糖尿病患者早期常存在高胰岛素血症，但相对于血糖水平，高胰岛素血症的程度是相对低的，胰岛素原水平也会增加，说明胰岛素加工存在障碍。在 2 型糖尿病的自然病程中，胰岛素分泌功能进行性下降，除了某些基因变异的影响外，在胰岛素抵抗或糖尿病状态下，过多的游离脂肪酸和高血糖通过诱导内质网应激导致 B 细胞功能异常；高糖毒性和脂毒性诱导代谢 / 氧化应激造成 B 细胞损伤。胰淀素（amylin）在 B 细胞沉积造成其功能的进一步损害。肠道促胰素分泌减少也是胰岛素分泌减少的一个原因。

【临床表现】

1. 血糖轻度升高时常无症状，血糖明显升高时可以出现"三多一少"症状（多尿、多饮、多食和体重下降），伴有口渴、乏力和视物模糊等。

2. 部分患者可以因慢性并发症或急性并发症的症状（见下面章节）就诊。

【糖尿病诊断】

糖尿病诊断以空腹（离最后一次的热量摄入 8 ~ 10 h）、口服 75 g 葡萄糖耐量（oral glucose tolerance test，OGTT）2 h 血浆血糖和有典型糖尿病高血糖症状时的随机静脉血浆血糖为依据。按照 1999 年 WHO 标准，糖代谢分为①正常血糖（空腹血糖< 6.1 mmol/L，OGTT 2 h 血糖< 7.8 mmol/L），②空腹血糖受损［impaired fasting glucose（IFG），6.1 mmol/L ≤空腹血糖< 7 mmol/L 且 OGTT 2 h 血糖< 7.8 mmol/L］，③糖耐量受损［impaired glucose tolerance（IGT），空腹血糖< 7 mmol/L 且 7.8 mmol/L ≤ OGTT 2 h 血糖< 11.1 mmol/L］和糖尿病（空腹血糖≥ 7 mmol/L 或 OGTT 2 h 血糖≥ 11.1 mmol/L）。糖调节受损，又称为糖尿病前期，包括 IFG 和 IGT。

目前推荐空腹血糖值≥ 7.0 mmol/L、OGTT 2 h 血浆血糖≥ 11.1 mmol/L 或者在有典型糖尿病高血糖症状时随机血糖≥ 11.1 mmol/L 可诊断糖尿病。如果无症状，应尽快在之后某一天进行复查。WHO 也推荐 HbA1c ≥ 6.5% 时可诊断糖尿病，中华医学会糖尿病分会 2020 年版《中国 2 型糖尿病防治指南》建议在采用标准化检测方法且有严格质量控制的医疗机构，可以将 HbA1c ≥ 6.5% 作为糖尿病的补充诊断标准。但在镰状细胞病、血液透析、近期失血或输血、促红细胞生成素治疗等情况下只能根据静脉血浆葡萄糖水平诊断糖尿病。急性感染、创伤、疾病等应激时血糖可暂时升高，须在应激消除后复查。

妊娠期糖尿病（GDM）：是指妊娠期间发生的糖代谢异常，但血糖未达到上述非孕糖尿病诊断水平。孕期行 75 g OGTT，5.1 mmol/L ≤空腹血糖< 7.0 mmol/L，或 OGTT 1 h 血糖≥ 10.0 mmol/L 或 8.5 mmol/L ≤ OGTT 2 h 血糖< 11.1 mmol/L 即诊断 GDM。由于孕期空腹血糖随孕周进展逐渐下降，孕早期单纯空腹血糖> 5.1 mmol/L 不能诊断 GDM，需要随访。孕期任何时间达到上述非孕人群糖尿病诊断标准者为妊娠期显性糖尿病。

【糖尿病分型诊断】

糖尿病诊断确定后，应进一步根据患者的临床特征进行分型。对于暂时无法分型者，应继续随访以明确分型。

（一）1 型糖尿病

1. 典型 1 型糖尿病　可发生在任何年龄，但多在青少年发病。起病急，"三多一少"症状明显，常以无诱因的酮症或酮症酸中毒起病；胰岛素分泌绝对缺乏，空腹或餐后的血清 C 肽浓度明显降低，且 B 细胞功能衰退很快，多数缺乏肥胖等胰岛素抵抗临床特征；可以检测到 GADA、ICA、IA-2A 和 ZnT8A 等自身抗体。

2. 暴发性 1 型糖尿病 起病更急，很快进展为糖尿病酮症酸中毒，糖化血红蛋白可能正常或只是轻度升高。胰岛素分泌绝对缺乏更严重，甚至检测不到血 C 肽，多数患者 1 型糖尿病相关抗体阴性、血清胰酶水平升高。

3. 成人隐匿性自身免疫性糖尿病（latent autoimmune diabetes in adults，LADA） 进展缓慢，早期与 2 型糖尿病的临床特征类似，仅能靠 1 型糖尿病相关抗体检测及胰岛功能衰退速度来协助诊断。

（二）单基因糖尿病

1. 线粒体基因突变糖尿病 多数为线粒体亮氨酸转运 RNA 基因的线粒体 DNA 3243 位点 A → G 突变所致。母系遗传、听力受损，多在 45 岁前诊断糖尿病，血清胰岛素或 C 肽水平低，体重指数（BMI）多 < 24 kg/m^2，1 型糖尿病相关自身抗体阴性。可伴有中枢神经系统、骨骼肌、心肌、视网膜和眼外肌受累及乳酸性酸中毒表现。需要基因诊断。

2. MODY2 发病早，长期稳定的轻度高血糖，长期空腹血糖 < 8.3 mmol/L，HbA1c < 7.6%，且血清甘油三酯水平相对较低，现有的降糖药物降糖效果差。

3. MODY3 和 MODY1 两者均发病早，多数 BMI < 28 kg/m^2，血清胰岛素或 C 肽水平不高，磺脲类药物敏感。MODY3 的超敏 C 反应蛋白低，可有肾性糖尿。MODY1 可有出生体重高和低血糖症。

4. MODY5 发病早，体型不胖，可有多发肾囊肿、胰腺和泌尿生殖道发育异常，胰腺外分泌功能减退，低镁血症，高尿酸血症和痛风，肝酶升高。常需胰岛素治疗。

5. Wolfram 综合征 早发糖尿病、尿崩症、神经性耳聋和视神经萎缩，少数患者仅有糖尿病，更需要仔细甄别。

（三）其他特殊类型糖尿病

生长激素瘤、库欣综合征等内分泌疾病以及胰腺疾病可以伴有糖尿病，通常具有特征性的临床表现，只要提高警惕，一般诊断不难。

（四）2 型糖尿病

2 型糖尿病常发病晚，近年来有年轻化趋势。常伴有超重 / 肥胖、黑棘皮、血脂紊乱、高血压、高尿酸血症等代谢综合征组分异常。早期可有高胰岛素血症，少有自发性酮症，口服降糖药能有效控制血糖。当排除 1 型和其他特殊类型糖尿病时，可以诊断为 2 型糖尿病。

（韩学尧）

第 2 节 糖尿病的治疗

【 糖尿病治疗的目标 】

糖尿病的治疗目标是：①消除与高血糖相关症状，②减少糖尿病微血管和大血管并发症的发生，降低致残致死率，③使患者享受尽可能正常的生活。为达到这些目标，医生需要与患者一起设定个体化的包括血糖控制在内的综合化管理目标，提供为达到这一目标所必需的教育和药物治疗方案，同时筛查和防治糖尿病相关并发症。

【 糖尿病教育 】

通过教育促进患者不断掌握糖尿病管理所需的基本知识和技能，结合不同糖尿病患者的特点、需求、目标和生活经验，并以循证医学证据为指导。教育的目标是使患者充分认识糖尿病并掌握糖尿病的自我管理能力。糖尿病自我管理教育的方式包括个体教育、集体教育、个体和集体教育相结合、远程教育。糖尿病管理团队的基本成员应包括：执业医师、糖尿病教育护士、营养师、运动康复师、精神心理专业人员、患者及其家属。

自我管理教育和支持者的关键时间点：①诊断时；②每年的教育、营养和情感需求的评估时；③出现新问题（健康状况、身体缺陷、情感因素或基本生活需要），影响自我管理时；④需要过渡护理时。

糖尿病教育的基本内容包括：①糖尿病的自然进程；②糖尿病的临床表现；③糖尿病的危害及如何防治急慢性并发症；④个体化的治疗目标；⑤个体化的生活方式干预措施和饮食计划；⑥规律运动和运动处方；⑦饮食、运动、口服药、胰岛素治疗及规范的胰岛素注射技术；⑧自我血糖监测（self blood glucose monitoring，SMBG）和尿糖监测（当血糖监测无法实施时）；⑨ SMBG、尿糖监测和胰岛素注射等具体操作技巧；⑩口腔护理、足部护理、皮肤护理的具体技巧；⑪特殊情况应对措施（如伴发疾病、低血糖、应激和手术）；⑫糖尿病妇女受孕必须做到有计划，并全程监护；⑬糖尿病患者的社会心理适应；⑭糖尿病自我管理的重要性。

【 医学营养治疗 】

医学营养治疗（medical nutrition treatment，MNT）是糖尿病的基础治疗手段，此治疗通过调整饮食总能量、饮食结构及餐次分配比例，有利于血糖控制，有助于维持理想体重并预防营养不良和肥胖的发生。

建议糖尿病患者参考通用系数方法计算每天摄入的总能量，即 105 ～ 126 kJ（25 ～ 30 kcal）/［kg（标准体重）·d］，再根据患者 BMI 及活动强度进行调整（表 6-10-1）。

表 6-10-1　不同身体活动水平的成人糖尿病患者每日能量供给量［kJ（kcal）/kg 标准体重］

身体活动水平	体重过低	正常体重	超重或肥胖
重（如搬运工）	188 ～ 209（45 ～ 50）	167（40）	146（35）
中（如电工安装）	167（40）	125 ～ 146（30 ～ 35）	125（30）
轻（如坐式工作）	146（35）	104 ～ 125（25 ～ 30）	84 ～ 104（20 ～ 25）
休息状态（如卧床）	104 ～ 125（25 ～ 30）	84 ～ 104（20 ～ 25）	62 ～ 84（15 ～ 20）

注：标准体重参考世界卫生组织（1999 年）计算方法：男性标准体重 =［身高（cm）－ 100］×0.9（kg）；女性标准体重 =［身高（cm）－ 100］×0.9（kg）－ 2.5（kg）；根据我国体重指数的评判标准，≤ 18.5 kg/m² 为体重过低，18.6 ～ 23.9 kg/m² 为正常体重，24.0 ～ 27.9 kg/m² 为超重，≥ 28.0 kg/m² 为肥胖

（1）维持健康体重：超重 / 肥胖患者减重的目标是 3 ～ 6 个月减轻体重的 5% ～ 10%。消瘦者应通过合理的营养计划达到并长期维持理想体重。

（2）供给营养均衡的膳食，满足患者对微量营养素的需求。

（3）能量：糖尿病患者应当接受个体化能量平衡计划，目标是既要达到或维持理想体重，又要满足不同情况下营养需求。超重或肥胖的糖尿病患者，应减轻体重，但不推荐 2 型糖尿病患者长期接受极低能量（< 800 kcal/d）的营养治疗。

（4）碳水化合物：膳食中碳水化合物所提供的能量应占总能量的 50% ～ 60%。定时定量进餐，尽量保持碳水化合物均匀分配。控制添加糖的摄入，不喝含糖饮料。

（5）脂肪：膳食中由脂肪提供的能量应占总能量的 20% ～ 30%。饱和脂肪酸摄入量不应

超过饮食总能量的 7%，尽量减少反式脂肪酸的摄入。单不饱和脂肪酸是较好的膳食脂肪酸来源，在总脂肪摄入中的供能比宜达到 10% ～ 20%。

（6）蛋白质：肾功能正常的糖尿病患者，蛋白质的摄入量可占供能比的 15% ～ 20%，保证优质蛋白质比例超过 1/3。肾功能异常的糖尿病患者，推荐蛋白摄入量约 0.8 g/（kg·d），已开始透析患者蛋白摄入量可适当增加。蛋白质来源应以优质动物蛋白为主。

（7）膳食纤维：豆类、富含纤维的谷物类（每份食物 ≥ 5 g 纤维）、水果、蔬菜和全谷物食物均为膳食纤维的良好来源。提高膳食纤维摄入对健康有益。建议糖尿病患者达到膳食纤维每日推荐摄入量，即（10 ～ 14）g/1000 kcal。

（8）钠：食盐摄入量限制在每天 6 g 以内，每日钠摄入量不超过 2000 mg，合并高血压患者更应严格限制摄入量。

（9）饮酒：不推荐糖尿病患者饮酒。若饮酒应计算酒精中所含的总能量。

（10）膳食模式：不同的膳食干预模式要求在专业人员的指导下，结合患者的代谢目标和个人喜好（如风俗、文化、宗教、健康理念、经济状况等），设计个体化的饮食治疗方案。合理膳食模式指以谷类食物为主，高膳食纤维摄入、低盐低糖低脂肪摄入的多样化膳食模式。

【运动治疗】

运动锻炼在 2 型糖尿病患者的综合管理中占重要地位。成年 2 型糖尿病患者每周至少 150 min（如每周运动 5 天，每次 30 min）中等强度（50% ～ 70% 最大心率，运动时有点用力，心跳和呼吸加快但不急促）的有氧运动。中等强度的体育运动包括：快走、打太极拳、骑车、打乒乓球、打羽毛球和高尔夫球。较大强度运动包括快节奏舞蹈、有氧健身操、慢跑、游泳、骑车上坡、踢足球、打篮球等。如无禁忌证，每周最好进行 2 ～ 3 次抗阻运动（两次锻炼间隔 ≥ 48 h），锻炼肌肉力量和耐力。空腹血糖 > 16.7 mmol/L、反复低血糖或血糖波动较大、有 DKA 等急性代谢并发症、合并急性感染、增生型视网膜病变、严重肾病、严重心脑血管疾病（不稳定型心绞痛、严重心律失常、一过性脑缺血发作）等情况下禁忌运动，病情控制稳定后方可逐步恢复运动。

【血糖监测】

血糖监测是糖尿病管理中的重要组成部分，其结果有助于评估糖尿病患者糖代谢紊乱的程度，制订合理的降糖方案，反映降糖治疗的效果并指导治疗方案的调整。血糖控制水平的合理监测应包括患者自身对血糖的监测以及医生对长期血糖控制情况的评估。

（一）自我血糖监测

SMBG 是糖尿病管理的标准化诊疗措施之一，它能够保证患者随时对自己的血糖水平进行监测。SMBG 的检测频率应个体化以适应糖尿病管理的目标。1 型糖尿病患者或每天接受多次胰岛素注射的 2 型糖尿病患者应常规每天至少 3 次测量血糖，以估计和选择餐时短效胰岛素的剂量，并调整长效胰岛素剂量。虽然 SMBG 最佳频率还没有确定，但大部分接受口服降糖药治疗的 2 型糖尿病患者不需要如此频繁地监测。因血糖控制非常差或病情危重而住院治疗者应每天监测 4 ～ 7 次血糖或根据治疗需要监测血糖；特殊人群（围术期患者、低血糖高危人群、危重症患者、老年患者、GDM 患者等）的监测，应遵循以上血糖监测的基本原则，实行个体化的监测方案。

连续葡萄糖监测（continuous glucose monitoring，CGM）是指通过葡萄糖传感器监测皮下组织间液的葡萄糖浓度变化的技术，可以提供更全面的血糖信息，了解血糖波动的特点，为糖尿病个体化治疗提供依据。大体分为实时 CGM、瞬感扫描式 CGM、回顾性 CGM。当让患者使用 CGM 装置时，需对其进行全面的糖尿病教育、技能训练以保证连续葡萄糖监测能够发挥最大效用。使用连续葡萄糖监测的患者必须能够进行自我血糖监测以保证在连续葡萄糖监测读数与临床不符时确认并矫正连续葡萄糖监测读数。在 1 型和 2 型糖尿病患者中，将连续葡萄糖监测与糖尿病治疗有效结合起来，若运用得当，可降低 HbA1c 水平、减少低血糖事件。带有可视化信息的标准化动态血糖报告（ambulatory glucose profile，AGP）是 CGM 的标准打印输出报告，该报告可进一步帮助医护人员确定血糖达标时间（time in range，TIR）、低于目标血糖时间（time below range，TBR）、高于目标血糖时间（time above range，TAR）和血糖的变异性。血糖达标时间与 HbA1c 之间有很强的相关性，有助于了解患者更多的异常血糖暴露信息。目前，指南推荐的糖尿病患者 TIR 目标值为 70%。

（二）长期血糖控制的评估

HbA1c 检测在临床上已作为评估长期血糖控制状况的金标准，也是临床决定是否需要调整治疗的重要依据。HbA1c 标准化检测方法的正常参考值为 4% ～ 6%，在治疗之初建议每 3 个月检测 1 次，一旦达到治疗目标可每 6 个月检查一次。对于患有贫血、输血、溶血、促红细胞生成素治疗、血红蛋白异常疾病的患者，HbA1c 的检测结果是不可靠的。HbA1c 测定所采用的方法应可以溯源到糖尿病控制和并发症研究（DCCT）中曾使用过的 HbA1c 检测方法。

糖化白蛋白（glycated albumin，GA）能反映糖尿病患者检测前 2 ～ 3 周的平均血糖水平，其正常参考值为 11% ～ 16%。GA 对短期内血糖变化比 HbA1c 敏感，是评价患者短期糖代谢控制情况的良好指标，尤其是对于糖尿病患者治疗方案调整后的疗效评价。此外，GA 可用于辅助鉴别急性应激如外伤、感染等所导致的应激性高血糖。对于患有肾病综合征、肝硬化等影响白蛋白更新速度的疾病的患者，GA 的检测结果是不可靠的。

【降糖药物治疗】

降糖药物使用的第一步是为患者制订个体化的血糖控制目标。长期的血糖控制目标（反映在 HbA1c 上）必须要个体化，应在与患者沟通，综合考虑医疗、社会、生活方式等因素后制订"以患者为中心"的治疗目标。需要考虑的重要因素包括：患者的年龄，理解和完成复杂治疗方案的能力，是否存在并发症及其严重程度，是否存在已知的心血管疾病，识别低血糖症状的能力，是否存在其他伴发疾病，是否接受其他可能影响生存或治疗反应的治疗方案，生活方式与职业（例如工作中经历低血糖可能造成的后果），来自家庭与朋友的支持程度，社会保险的支付能力。总之，全球大部分糖尿病指南建议的血糖控制目标是在没有明显低血糖的前提下，HbA1c 目标值应 < 7%。在此基础上制订个体化的目标值。比如，年轻成人 2 型糖尿病无低血糖风险的患者 HbA1c 的目标值可能要定为 6.5%，而婴幼儿、高龄、低血糖风险高、预期寿命短、有严重伴发疾病的患者则应该把 HbA1c 的目标值适当放宽到 8% 或 8.5%。

（一）双胍类

二甲双胍是目前最常用的一线降糖药。双胍类药物主要通过减少肝葡萄糖的输出和改善外周胰岛素抵抗而降低血糖。许多国家和国际组织制定的糖尿病诊疗指南中均推荐二甲双胍作为 2 型糖尿病患者控制高血糖的一线用药和药物联合中的基本用药。对临床试验的系统评价显示，二甲双胍的降糖疗效（去除安慰剂效应后）为 HbA1c 下降 1.0% ～ 1.5%。二甲双胍降低空腹血糖和餐后血糖，改善高胰岛素血症和血脂谱，不增加体重，能降低主要的心血管事件。二甲双胍可单独应用，也可与其他口服降糖药或胰岛素或类似物联用。每日剂量 500 ～ 2000 mg。

单独使用二甲双胍不导致低血糖，但二甲双胍与胰岛素或胰岛素促泌剂联合使用时可增加低血糖发生的风险。二甲双胍的主要不良反应为胃肠道反应，如腹泻、厌食、恶心、口中金属异味。从小剂量开始并逐渐加量是减少其不良反应的有效方法。二甲双胍的严重不良反应是乳酸酸中毒，但非常罕见。双胍类药物禁用于肾功能不全［血肌酐水平男性 > 132.6 μmol/L（1.5 mg/dl），女性 > 123.8 μmol/L（1.4 mg/dl）或估算肾小球滤过率（eGFR）< 45 ml/（min·1.73 m^2）］、肝功能不全、不稳定性充血性心力衰竭、严重感染、缺氧、严重贫血、循环功能障碍

或接受大手术的患者。造影检查如使用碘造影剂时，应暂时停用二甲双胍，以降低造影剂肾损害的风险。长期使用二甲双胍者应注意维生素 B_{12} 缺乏的可能性。

（二）磺脲类和格列奈类胰岛素促泌剂

磺脲类和格列奈类药物通过与 β 细胞上磺脲类药物受体结合，并关闭 ATP- 敏感性钾通道，刺激胰岛素分泌。这些药物适用于尚有内源性胰岛素产生的 2 型糖尿病患者。

1. 磺脲类胰岛素促泌剂　磺脲类药物可使 HbA1c 降低 1.0% ~ 1.5%（去除安慰剂效应后）。第一代磺脲类药物（氯磺丙脲、甲磺氮草脲、甲苯磺丁脲）半衰期较长、低血糖发生率较高、药物相互作用较常见，已不再使用。第二代磺脲类药物，常用的有格列本脲、格列美脲、格列齐特、格列吡嗪和格列喹酮。磺脲类药物应从小剂量开始，根据自我血糖监测结果逐步加量。磺脲类药物的主要不良反应是低血糖，特别是在老年患者和严重的肝、肾功能不全者。低血糖常与延迟进餐或进餐少、运动量增加、饮酒和药物过量使用等因素有关。体重增加也是磺脲类药物常见的不良反应，主要由胰岛素水平升高和血糖控制改善所导致。磺脲类药物与酒精和包括华法林、阿司匹林、酮康唑、α- 糖苷酶抑制剂、氟康唑在内的某些药物之间有明显的药物相互作用，应注意药物剂量的调整。格列喹酮可以在轻度肾功能不全时使用。

2. 格列奈类胰岛素促泌剂　瑞格列奈、那格列奈、米格列奈不属于磺脲类药物。此类药物起效快且作用时间短，可将 HbA1c 降低 0.5% ~ 1.5%。格列奈类药物的常见不良反应是低血糖和体重增加，但低血糖的风险和程度较磺脲类药物轻。格列奈可以在肾功能不全的患者中使用。

（三）噻唑烷二酮类

噻唑烷二酮类（TZDs）通过结合过氧化物酶体增殖物激活受体 -γ（PPARG-γ）核受体而增加胰岛素敏感性，通过增强胰岛素在靶器官的生物作用而降低血糖。目前在我国上市的主要有罗格列酮和吡格列酮，罗格列酮因增加心血管疾病风险已很少使用。TZDs 可使 HbA1c 下降 0.7% ~ 1.0%（去除安慰剂效应后）。

TZDs 单独使用时不导致低血糖，但与胰岛素或胰岛素类似物、胰岛素促泌剂联合使用时可增加低血糖发生的风险。体重增加和水肿是 TZDs 的常见不良反应，这些不良反应在与胰岛素联合使用时表现得更加明显。TZDs 的使用与骨折和心力衰竭风险增加相关。有心力衰竭（纽约心脏学会心功能分级 Ⅱ 级以上）、活动性肝病或转氨酶升高超过正常上限 2.5 倍及严重骨质疏松和有骨折病史的患者应禁用本类药物。

（四）α- 葡萄糖苷酶抑制剂

α- 葡萄糖苷酶抑制剂通过抑制多糖、寡糖、双糖类碳水化合物在小肠上部的吸收而降低餐后血糖。适用于以碳水化合物为主要食物成分和餐后血糖升高的患者。α- 葡萄糖苷酶抑制剂常用的有阿卡波糖、伏格列波糖和米格列醇。该类药物餐前即刻服用可延迟葡萄糖吸收以降低餐后高血糖，但不影响葡萄糖利用或胰岛素分泌。

α- 葡萄糖苷酶抑制剂的常见不良反应为胃肠道反应如腹胀、排气等，这与运送到大肠的寡糖增加有关。从小剂量开始，逐渐加量可减少不良反应。单独服用本类药物通常不会发生低血糖。用 α- 葡萄糖苷酶抑制剂的患者如果出现低血糖，治疗时需使用葡萄糖或蜂蜜，而食用蔗糖或淀粉类食物纠正低血糖的效果差。该类药物应避免与胆汁酸结合树脂、抑酸药合用。在有炎性肠病、肠梗阻、胃轻瘫或血清肌酐 > 177 μmol/L（2 mg/dl）的患者中应避免使用该类药物。

（五）胰高血糖素样肽 -1（glucagon-like peptide-1，GLP-1）受体激动剂

GLP-1 是一种主要由肠道 L 细胞所产生的激素，属于肠促胰液素。GLP-1 受体激动剂通过激动 GLP-1 受体而发挥降低血糖的作用。GLP-1 受体激动剂以葡萄糖浓度依赖的方式增强胰岛素分泌、抑制胰高血糖素分泌，并能延缓胃排空，通过中枢性的食欲抑制来减少进食量。目

前国内外上市的 GLP-1 受体激动剂分为日制剂和周制剂。日制剂为艾塞那肽、利拉鲁肽、利司那肽和贝那鲁肽，均需每日皮下注射。周制剂为艾塞那肽周制剂、度拉糖肽、司美格鲁肽、洛塞那肽，均需每周皮下注射。目前国外上市的还有口服 GLP-1 受体激动剂即司美格鲁肽口服剂型。GLP-1 受体激动剂可有效降低血糖，并有降低体重和改善甘油三酯水平、血压和体重的作用。基于心血管事件结局研究的证据，利拉鲁肽、司美格鲁肽和度拉糖肽在伴有心血管病史或心血管危险因素的 2 型糖尿病患者中应用，具有对心血管有益的作用。

单独使用 GLP-1 受体激动剂不明显增加低血糖发生的风险，因为肠促胰液素刺激的胰岛素分泌是葡萄糖依赖性的，除非与可导致低血糖的药物联用。GLP-1 受体激动剂的常见不良反应为胃肠道症状，如恶心、呕吐、腹泻等，主要见于初始治疗时，不良反应可随治疗时间延长逐渐减轻。

（六）二肽基肽酶 4（dipeptidyl peptidase-4，DPP-4）抑制剂

DPP-4 抑制剂通过抑制 DPP-4 而减少 GLP-1 在体内的失活，使内源性 GLP-1 的水平升高，从而增强肠促胰液素的作用。GLP-1 以葡萄糖浓度依赖的方式增强胰岛素分泌，抑制胰高血糖素分泌。目前在国内上市的 DPP-4 抑制剂为西格列汀、沙格列汀、维格列汀、利格列汀和阿格列汀。DPP-4 抑制剂（减去安慰剂效应后）可使 HbA1c 降低 0.4%～0.9%。

DPP-4 抑制剂单独使用不导致低血糖，不增加体重，并且在降低餐后血糖方面更有优势。但是沙格列汀有因心力衰竭而住院的风险增加的报道。在有肾功能不全的患者中使用西格列汀、沙格列汀、维格列汀和阿格列汀时，应注意按照药物说明书来减少药物剂量。在有肝、肾功能不全的患者中使用利格列汀时不需要调整剂量。对于 GLP-1 受体激动剂及 DPP-4 抑制剂对胰腺副作用（胰腺炎、可能的癌前病变）的担忧目前仍无证据。

（七）钠-葡萄糖协同转运蛋白 2（sodium-dependent glucose transporters 2，SGLT2）抑制剂

SGLT2 抑制剂通过抑制肾近曲肾小管的 SGLT2，抑制葡萄糖重吸收，降低肾糖阈，促进尿葡萄糖排泄，从而达到降低血液循环中葡萄糖水平的作用。因此，这种药物降糖效应不依赖于胰岛素。国内外上市的 SGLT2 抑制剂主要有恩格列净、卡格列净、达格列净、艾拓格列净。SGLT2 抑制剂降低 HbA1c 幅度大约为 0.5%～1.0%；减轻体重 1.5～3.5 kg，降低收缩压 3～5 mmHg。在具有心血管高危风险的 2 型糖尿病患者中应用恩格列净、卡格列净或达格列净的心血管结局临床研究结果显示，该药物可使主要心血管不良事件、肾脏复合终点事件、心力衰竭住院的风险显著下降。

SGLT2 抑制剂单独使用时不增加低血糖发生的风险，联合胰岛素或磺脲类药物时，可增加低血糖发生风险。SGLT2 抑制剂在中度肾功能不全的患者中可以减量使用。在严重肝功能不全和重度肾功能不全患者中不建议使用，不适合在 1 型糖尿病患者中使用。SGLT2 抑制剂的常见不良反应为泌尿生殖道感染，罕见报道的不良反应包括酮症酸中毒、急性肾损伤、骨折风险和足趾截肢。

（八）胰岛素治疗

胰岛素治疗的适应证有：①1 型糖尿病；1 型糖尿病患者在发病时就需要胰岛素治疗，且需终身胰岛素替代治疗。②新诊断 2 型糖尿病患者如有明显的高血糖症状（HbA1c ≥ 9.0% 或空腹血糖 ≥ 11.1 mmol/L）时，可首选胰岛素治疗，高血糖缓解后再调整治疗方案。③发生糖尿病急性并发症如酮症或酮症酸中毒、高血糖高渗状态或乳酸酸中毒时，应给予胰岛素治疗。④新诊断糖尿病患者分型困难，与 1 型糖尿病难以鉴别时，可首选胰岛素治疗。待血糖得到良好控制、症状得到显著缓解、确定分型后再根据分型和具体病情制订后续的治疗方案。⑤2 型糖尿病患者在生活方式和口服降糖药治疗的基础上，若血糖仍未达到控制目标，即可开始口服降糖药和起始胰岛素的联合治疗。⑥各种严重的糖尿病慢性并发症和合并症。⑦围术期，妊娠

和分娩期。

1. 胰岛素制剂　根据来源和化学结构的不同，胰岛素可分为动物胰岛素、人胰岛素和胰岛素类似物。目前动物胰岛素已经很少使用。人胰岛素制剂是通过重组 DNA 技术制成的。人胰岛素类似物是对人胰岛素某个位置的氨基酸进行修饰，以改变其药代动力学特点。根据作用特点的差异，胰岛素又可分为超短效胰岛素类似物、常规（短效）胰岛素、中效胰岛素（NPH）、长效胰岛素、长效胰岛素类似物、预混胰岛素和预混胰岛素类似物。胰岛素类似物与人胰岛素相比控制血糖的效能相似，但在减少低血糖发生风险方面胰岛素类似物优于人胰岛素。根据胰岛素的浓度，胰岛素分为 U-100、U-200、U-300 和 U-500（浓度分别为 100 U/ml、200 U/ml、300 U/ml 和 500 U/ml）。

超短效胰岛素类似物吸收、起效更快，作用持续时间更短。这些特性有助于有效地降低餐后升高的血糖，作用持续时间更短也可以减少低血糖发作的次数，因此，门冬胰岛素、赖脯胰岛素或谷赖胰岛素比常规短效胰岛素更利于控制餐后血糖。长效胰岛素类似物如甘精胰岛素、地特胰岛素、德谷胰岛素，与中性鱼精蛋白锌胰岛素（NPH）相比，起效缓、持续时间更长，且没有明显的峰值。这些特性使长效胰岛素类似物的低血糖发生率，尤其是夜间低血糖发生率更低。某些胰岛素的可混合性使预混胰岛素产品成为可能，如包含 70%NPH 和 30% 常规胰岛素的 70/30、或 NPH 和常规胰岛素等量混合的 50/50、或将胰岛素类似物与鱼精蛋白混合的门冬胰岛素 30、或赖脯胰岛素 75/25、或门冬/德谷双相胰岛素，使一些组合兼具了短效和长效胰岛素的特性。虽然使用预混胰岛素对患者来说更方便（每天只注射 1～2 次），但预混制剂无法单独调整短效或长效胰岛素的剂量。

2. 1 型糖尿病的胰岛素治疗方案　1 型糖尿病胰岛素治疗的核心是尽可能模拟人体生理性胰岛素分泌模式。多次胰岛素皮下注射治疗方案是指基础胰岛素（模拟不进食时人体持续的胰岛素分泌）和餐前或餐时胰岛素（模拟人体餐后胰岛素释放增加）的联合。其中，中效胰岛素（NPH）或长效胰岛素如甘精胰岛素、地特胰岛素或德谷胰岛素提供基础胰岛素，而常规胰岛素、门冬胰岛素、谷赖胰岛素或赖脯胰岛素则提供餐时胰岛素。餐时胰岛素的注射时间和剂量，需根据餐时胰岛素的剂型、餐前血糖水平、预计进食量和运动而调整。部分 1 型糖尿病患者在初始胰岛素治疗后一段时间内病情部分或完全缓解，胰岛素剂量减少甚至停用，称为"蜜月期"，通常持续数周至数月。部分患者经多次胰岛素皮下注射治疗后空腹血糖仍高，可能的原因有：①夜间胰岛素作用不足，需增加晚上睡前中效或长效胰岛素剂量；②"黎明现象"（dawn phenomenon）：夜间血糖控制良好，仅于黎明短时间内出现高血糖，是清晨皮质醇、生长激素等拮抗胰岛素的激素分泌增多所致，轻者可将早餐前胰岛素注射时间提前并提前早餐时间，重者需改为持续皮下胰岛素输注（continuous subcutaneous insulin infusion，CSII）又称胰岛素泵治疗；③ Somogyi 效应：夜间发生低血糖，体内胰岛素拮抗激素分泌增加，清晨出现低血糖后的高血糖反应，应减少睡前胰岛素的剂量。对患者进行夜间血糖监测有助于了解空腹高血糖的原因。

CSII 是对 1 型糖尿病患者有效的胰岛素治疗方案。胰岛素输注设备能精准地输送很小剂量的胰岛素，并具有以下几项优势：①可以设置多种基础胰岛素输注速率以满足夜间与白天基础胰岛素的不同需要；②可以在运动期间改变基础胰岛素输注速率；③餐前剂量胰岛素输注的不同波形可以与食物成分更好地匹配；④可用程序化计算公式，根据当前血糖和之前的胰岛素用量，计算当前的胰岛素剂量。目前正在研发的闭环式胰岛素输注系统，可以智能地根据连续血糖监测数据来调控胰岛素的输注速率。

3. 2 型糖尿病的胰岛素治疗方案　①起始基础胰岛素的使用。当仅使用基础胰岛素治疗时，保留原有各种口服降糖药物，不必停用胰岛素促泌剂。起始剂量为 0.1～0.3 U/（kg·d）。根据患者空腹血糖水平调整胰岛素用量。②起始预混胰岛素的使用。根据患者的血糖水平，可选择每日 1～2 次的注射方案。每日 1 次预混胰岛素起始的胰岛素剂量一般为 0.2 U/（kg·d），晚餐前注射。根据患者空腹血糖水平调整胰岛素用量。每日 2 次预混胰岛素起始的胰岛素剂量一般为 0.2 ～ 0.4 U/（kg·d），按 1：1 的比例分配到早餐前和晚餐前。根据空腹血糖和晚餐前血糖分别调整早餐前和晚餐前的胰岛素用量。③多次皮下注射胰岛素即基础胰岛素联合餐时胰岛素的治疗方案以及 CSII 的治疗方案也适用于 2 型糖尿病患者，还有计划受孕和已孕的糖尿病妇女或需要胰岛素治疗的妊娠期糖尿病患者。

4. 短期胰岛素强化治疗方案　对于 HbA1c ≥ 9.0% 或空腹血糖 ≥ 11.1 mmol/L 伴明显高血糖症状的新诊断 2 型糖尿病患者可实施短期胰岛素强化治疗，治疗时间在 2 周至 3 个月为宜，治疗目标为空腹血糖 4.4 ～ 7.0 mmol/L，非空腹血糖 < 10.0 mmol/L，可暂时不以 HbA1c 达标作为治疗目标。胰岛素强化治疗同时应对患者进行医学营养及运动治疗，并加强对糖尿病患者的教育。胰岛素强化治疗方案包括基础胰岛素联合餐时胰岛素治疗方案、CSII 和预混胰岛素每天注射三次的方案。

（九）2 型糖尿病的治疗策略

二甲双胍是治疗 2 型糖尿病的首选药物。一旦起始治疗，只要二甲双胍可以耐受且没有禁忌证，就应该继续服用；其他药物，包括胰岛素，应在二甲双胍的基础上加用。某些患者在起始治疗时可以考虑早期联合治疗，以延长治疗失败的时间。如果有分解代谢（体重减轻）的证据，有高血糖症状，或者当 HbA1c 水平（> 10%）或血糖水平（≥ 16.7 mmol/L）非常高时，应考虑尽早使用胰岛素。应采用以患者为中心的方法来指导药物的选择，考虑因素包括心血管合并症、低血糖风险、药物对体重的影响、费用、副作用的风险和患者喜好。在确诊动脉粥样硬化性心血管疾病或具有相关高危因素、确诊肾脏疾病或心力衰竭的 2 型糖尿病患者中，无论其 HbA1c 水平高低，建议使用具有心血管获益的钠-葡萄糖协同转运蛋白 2 抑制剂或胰高血糖素样肽 -1 受体激动剂。对于口服降糖药物不能满足降糖需求的 2 型糖尿病患者，如无禁忌，起始注射制剂首选胰高血糖素样肽 -1 受体激动剂而不是胰岛素。对服药方案和服药行为应定期（每隔 3 ～ 6 个月）进行重新评估，并根据需要进行调整，以兼顾影响治疗选择的具体因素。上述治疗流程及策略总结见图 6-10-1。

（蔡晓凌）

第 3 节　糖尿病的慢性并发症

在糖尿病并发症防治领域，有两项里程碑式的研究，第一项是糖尿病控制和并发症研究（Diabetes Control and Complications Trial，DCCT）。这项研究发表于 1993 年，是一项多中心、前瞻性、随机对照临床试验，主要研究目的是观察良好的血糖控制是不是可以减少、延迟或避免糖尿病的慢性并发症。一共纳入 1400 例 1 型糖尿病的患者并进行了为期 6.5 年的随访。患者被随机分为强化血糖控制组和常规血糖管理组。该试验结束时，强化血糖控制组和常规血糖管理组 HbA1c 分别为 7.3% 和 9.1%。与常规血糖管理组相比，强化血糖控制组非增殖性和增殖性视网膜病变减少 47%，微量白蛋白尿减少 39%，临床肾病减少 54%，神经病变减少 60%，患者发生失明的时间推迟了 7.7 年，发生终末期肾病的时间推迟了 5.6 年，微血管并发症发生时间总体推迟了 15.3 年，寿命延长 5.1 年。

这项被历史铭记的研究发表后，颠覆了人们对于糖尿病治疗的认识。此后，对参与该项研究的患者继续随访，即糖尿病控制和并发症的流行病学研究（Epidemiology of Diabetes Interventions and Complications，EDIC）。在延长随访阶段，尽管两组患者平均 HbA1c 均在 8% 左右，也就是意味着血糖控制的差异消失，但是，曾经被强化血糖控制的患者在视网膜病变、

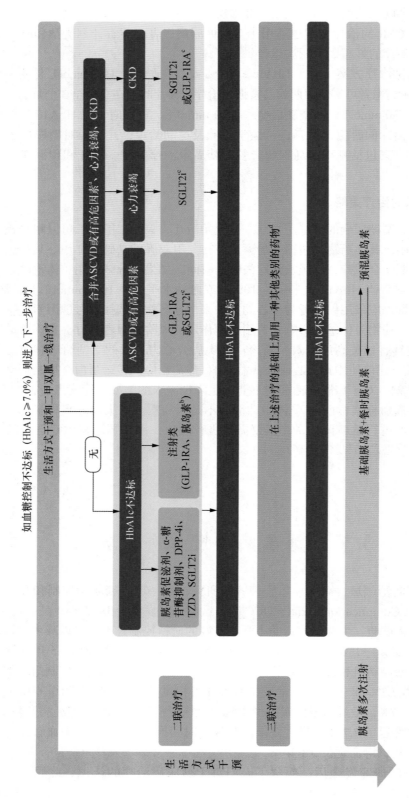

图 6-10-1　2 型糖尿病患者的治疗流程和策略

注：HbA1c，糖化血红蛋白；ASCVD，动脉粥样硬化性心血管疾病；CKD，慢性肾脏病；DPP-4i，二肽基肽酶 4 抑制剂；TZD，噻唑烷二酮；SGLT2i，钠–葡萄糖协同转运蛋白 2 抑制剂；GLP-1RA，胰高血糖素样肽-1 受体激动剂。a 高危因素指年龄≥ 55 岁伴以下至少 1 项：冠状动脉或颈动脉或下肢动脉狭窄≥ 50%，左心室肥厚；b 通常选用基础胰岛素；c 加用具有 ASCVD、心力衰竭或 CKD 获益证据的 GLP-1RA 或 SGLT2i；d 有心力衰竭者不用 TZD

肾病、心血管疾病发病风险上依旧显著低于既往接受常规血糖管理的患者。在平均随访 17 年时，曾经的强化血糖控制组患者的心血管事件比常规血糖管理组降低 42% ～ 57%。

和 DCCT 比肩而立的另一项里程碑式的研究是在 2 型糖尿病患者中完成的——英国前瞻性糖尿病研究（United Kingdom Prospective Diabetes Study，UKPDS）。这也是一项多中心、前瞻性、随机对照临床试验，主要研究目的是评估在 2 型糖尿病患者中，强化血糖控制能否降低糖尿病并发症的风险。一共纳入了超过 5000 例新诊断的 2 型糖尿病患者。这些患者被随机分为强化血糖控制组和常规血糖管理组。UKPDS 研究历时超过 10 年，在试验结束时，强化血糖控制组和常规血糖管理组 HbA1c 分别为 7.0% 和 7.9%。与常规血糖管理组相比，强化血糖控制可以使视网膜病变及白蛋白尿的发生率显著下降，使其危险性分别下降 21% 和 33%；HbA1c 每降低 1%，微血管并发症减少 35%。UKPDS 后续 10 年随访发现改善血糖控制与心血管事件发生率减少相关。

DCCT 和 UKPDS 都提示尽早控制血糖能够获益余生，这种"通过一段时间的强化血糖控制对今后所发生疾病产生的正面影响"，被称为代谢记忆效应。我们的身体能够记住我们曾经的付出和努力。

糖尿病的慢性并发症包括糖尿病微血管病变和糖尿病大血管病变（严格意义上来说应称之为糖尿病合并症，主要包括冠心病、缺血性或出血性脑血管病、外周动脉硬化等）。糖尿病微血管病变是糖尿病特有的，包括糖尿病肾脏疾病、糖尿病视网膜病变和糖尿病神经病变。另外，还包括下肢神经病变、血管病变以及感染共同导致的糖尿病足。糖尿病的慢性并发症通常发生在血糖升高 10 年之后，但是由于 2 型糖尿病患者会存在相当长的无症状期，有些患者在诊断时就已经有慢性并发症发生。因此，早期发现血糖的升高，早期诊断糖尿病并控制血糖，才能够预防或延缓糖尿病慢性并发症的发生。

一、糖尿病肾脏疾病（diabetic kidney disease，DKD）

美国糖尿病学会（ADA）与美国肾脏病基金会（NKF）达成共识，以糖尿病肾脏疾病（diabetic kidney disease，DKD）取代糖尿病肾病（diabetic nephropathy，DN）的名称。DN 泛指病理诊断的糖尿病肾小球病变；DKD 指糖尿病引起的慢性肾脏病（chronic kidney disease，CKD）。表现为尿蛋白水平升高［尿白蛋白肌酐比值（urine albumin-to-creatinine ratio，UACR）≥ 30 mg/g］和（或）估算肾小球滤过率（estimated glomerular filtration rate，eGFR）< 60 ml/（min·1.73 m^2）。

【流行病学】

我国尚缺乏全国性 DKD 流行病学调查资料，部分横断面调查显示：我国 2 型糖尿病患者慢性肾病患病率为 20% ～ 40%。1 型糖尿病通常病程 10 年后出现 DKD，但 2 型糖尿病患者诊断时就可能合并 DKD。

【DKD 的风险因素与自然病程特征】

DKD 的发生机制与慢性高血糖有关。另外，环境因素也非常重要，例如吸烟会加速肾功能的衰竭。除此之外，还有遗传因素。因为仅有 20% ～ 40% 的糖尿病患者会出现 DKD。所以种族和糖尿病肾病的家族史是发生 DKD 的危险因素。

DKD 的自然病程的特征在 1 型糖尿病患者中最为明确，分为 5 期：Ⅰ期：肾小球高滤过，肾体积增大，见于糖尿病早期。Ⅱ期：间断微量白蛋白尿；多见于糖尿病病程中最初 5 年，肾小球基底膜增厚，肾小球肥大，肾小球系膜容量扩张，同时 GFR 逐渐降至正常。Ⅲ期：持续性微量白蛋白尿（30 ～ 299 mg/g），是早期糖尿病肾病期。因为微量白蛋白尿的持续性，此期最容易在临床上识别。多见于 1 型糖尿病病程超过 5 ～ 10 年的患者。大约 50% 的此期患者会在未来的 10 年中进展至 Ⅳ 期。Ⅳ 期：持续性白蛋白尿（临床白蛋白尿）（≥ 300 mg/g）。一旦出现临床白蛋白尿，GFR 下降将不可逆，肾脏的病理改变也不可逆。50% 的患者会在 7 ～ 10 年后进展至 Ⅴ 期。Ⅴ 期：肾衰竭期。

2 型糖尿病 DKD 的自然病程和 1 型糖尿病类似，但也存在差异，如表 6-10-2 所示。

表 6-10-2　DKD 自然病程特征在 2 型糖尿病和 1 型糖尿病患者中的差异

DKD 自然病程特征	2 型糖尿病	1 型糖尿病
DKD 出现的时间点	由于存在相当长的无症状期，确诊时可能已经出现 DKD	诊断后 5 ～ 10 年
筛查时间点	诊断时	病程 5 年开始筛查
合并疾病的影响	伴有高血压更容易发生微量或大量蛋白尿	和糖尿病病程关系更大
DKD 和 DR 的关系	可不合并 DR	大多合并 DR
微量白蛋白尿对 DKD 进展的预测价值	欠佳	大约 50% 的微量白蛋白尿期患者会在未来的 10 年中进展至大量白蛋白尿
微量白蛋白尿原因	可能来源于非糖尿病因素	和糖尿病本身关系更大

DR，糖尿病视网膜病变

【临床表现】

早期 DKD 临床表现不典型。因此应注意 DKD 的筛查。推荐 1 型糖尿病患者在患病 5 年后进行 UACR 的筛查，而 2 型糖尿病则应在诊断时就进行筛查。DKD 的典型表现包括长期的糖尿病、无明显血尿的蛋白尿和逐渐进行性的 eGFR 降低。需要注意的是，在 1 型和 2 型糖尿病患者中，越来越多的报道发现部分患者 eGFR 降低而无蛋白尿。此外，在 2 型糖尿病患者中，DKD 也不一定同时合并糖尿病视网膜病变。

【实验室与影像学检查】

评估蛋白尿的情况和 eGFR 的监测对于 DKD 患者尤为重要。因为直接决定了后续的治疗决策，如表 6-10-3 所示。

1. UACR　随机单次的 UACR 是筛查 DKD 最便捷的方法。不需要留取 24 h 尿液进行 DKD 筛查，因为本身预测价值不大，且临床操作繁琐。正常 UACR 定义为 < 30 mg/g，尿白蛋白排泄量增高定义为 ≥ 30 mg/g。但是，需要注意以下两点：第一，由于 UACR 检测的生物学变异性高达 20%，因此，应该在 3 ～ 6 个月内测定 3 次 UACR，如果有 2 次异常，提示 UACR 升高。

表 6-10-3　基于蛋白尿和 eGFR 的 DKD 评估

基于蛋白尿和 eGFR 的 DKD 评估				白蛋白尿的分组		
				A1	A2	A3
				正常 < 30 mg/g	微量白蛋白尿 30 ～ 299 mg/g	临床白蛋白尿 ≥ 300 mg/g
GFR 分组	G1	正常或升高	≥ 90	1 年随访 1 次	治疗	转诊肾内科
	G2	轻度降低	60 ～ 89	1 年随访 1 次	治疗	转诊肾内科
	G3a	轻到中度降低	45 ～ 59	治疗	治疗	转诊肾内科
	G3b	中到重度降低	30 ～ 44	治疗	转诊肾内科	转诊肾内科
	G4	重度降低	15 ～ 29	转诊肾内科	转诊肾内科	转诊肾内科
	G5	肾衰竭	< 15	转诊肾内科	转诊肾内科	转诊肾内科

第二，24 h 内运动、感染、发热、充血性心力衰竭、血糖升高、月经过多、高血压可能会造成 UACR 的假性升高。因此，需要在上述状态好转后复查 UACR。对于使用 UACR 筛查 DKD 的频率，建议糖尿病患者每年筛查一次。如果已经诊断了 DKD，根据病情可以增加随访频率。

2. eGFR　eGFR < 60 ml/（min·1.73 m²）并持续超过 3 个月。建议使用慢性肾脏病流行病学协作组（CKD-EPI）的公式计算 eGFR（参见 http://www.nkdep.nih.gov）。糖尿病患者每年筛查一次。如果已经诊断了 DKD，根据病情可以增加随访频率。

3. 肾脏超声　典型表现为肾体积增大。

4. 肾穿刺病理检查　光镜检查在微量白蛋白尿期可见肾小球肥大，基底膜轻度增厚，系膜轻度增生。随病情的进展，可见基底膜弥漫增厚，系膜增生明显。由于系膜基质重度增生和糖基化蛋白分子进行性积聚，形成同心圆状排列的 Kimmelstiel-Wilson 结节（K-W 结节），称为结节性糖尿病肾小球硬化症。除肾小球病变外，还可出现间质纤维化和小管萎缩。在血管病变中，出球小动脉玻璃样变为 DKD 相对特异性的改变。

【**诊断与鉴别诊断**】

DKD 的临床诊断通常是根据蛋白尿和（或）eGFR 的降低，且应排除其他引起肾损伤的疾病。

当存在以下情况时应考虑非糖尿病肾病：1 型糖尿病不伴视网膜病变；糖尿病病程较短；单纯肾源性血尿或蛋白尿伴血尿者；在短期内肾功能迅速恶化者；突然出现水肿和大量蛋白尿而肾功能正常；显著肾小管功能减退者；合并明显的异常管型。鉴别困难时可以通过肾穿刺病理检查进行鉴别。

【**治疗**】

1. 生活方式的改变　如合理控制体重、糖尿病饮食、戒烟及适当运动等。

2. 饮食

（1）肾功能正常的 DKD 患者饮食蛋白入量为 0.8 g/（kg·d）；不建议糖尿病合并白蛋白尿患者的蛋白质摄入量低于 0.8 g/（kg·d）。研究显示，糖尿病患者蛋白质摄入量低于 0.8 g/（kg·d）并未使患者获益（无助于血糖控制，无益于心血管危险因素控制，也未能减缓 GFR 的下降速度）。已经开始透析的患者蛋白质摄入量可酌情增加。蛋白的来源以优质动物蛋白为主，必要时可以补充 α 酮酸制剂。

（2）控制盐的摄入（< 2300 mg/d）：能够有助于控制血压并降低心血管风险。注意根据患者的合并症、血压以及实验室检查结果个体化调整。

3. 控制血糖　注意当肾衰竭时，胰岛素的需要量应降低，降糖药物的剂量需要调整。DKD 患者口服降糖药物的剂量调整和适应证如表 6-10-4 所示。

4. 控制血压　> 18 岁的非妊娠期糖尿病患者血压应控制在 140/90 mmHg 以下。对于伴有蛋白尿者，应控制在 < 130/80 mmHg。降压药首选 ACEI 或 ARB。治疗 2 ～ 3 个月后，应逐渐增加药物剂量至患者最大耐受剂量。用药期间注意监测血清肌酐，如果升高幅度 > 30%，应停用 ACEI 或 ARB。临床研究显示血清肌酐 ≤ 265 μmol/L（3 mg/dl），可以安全地应用 ACEI 或 ARB。如果存在 ACEI 或 ARB 使用的禁忌证，可以选用利尿剂、钙通道阻滞药（非二氢吡啶类）或 β 受体阻滞剂。不推荐 ACEI 和 ARB 联合治疗。

5. 纠正血脂紊乱

6. 改变 DKD 肾脏结局的药物

（1）ACEI 或 ARB 类药物：DKD 人群［包括白蛋白尿和（或）eGFR < 60 ml/（min·1.73 m²）］，尤其是合并临床白蛋白尿人群，多项临床试验证实了 RAAS 抑制剂具有减轻蛋白尿、延缓肾功能进展及心血管获益。在开始使用这些药物的前 1 ～ 2 周内检测血清肌酐和血钾浓度。

表 6-10-4　**DKD 患者口服降糖药物的剂量调整和适应证**

CKD 分期	1 ～ 2 期	3a 期	3b 期	4 期	5 期
eGFR 范围 ml/（min·1.73 m²）	≥ 60	45 ～ 59	30 ～ 44	15 ～ 29	< 15
二甲双胍	正常使用	减量使用	禁用		
格列本脲	正常使用	禁用			
格列美脲	正常使用	减量使用	禁用		
格列吡嗪	正常使用	减量使用		禁用	
格列喹酮	正常使用			慎用	
格列齐特	正常使用	减量使用		禁用	
瑞格列奈	正常使用			减量使用	
那格列奈	正常使用				
吡格列酮	正常使用				
罗格列酮	正常使用				
阿卡波糖	正常使用			禁用	
伏格列波糖	正常使用			禁用	
西格列汀	正常使用		减量使用		
维格列汀	正常使用		减量使用		
沙格列汀	正常使用		减量使用		
利格列汀	正常使用				
阿格列汀	正常使用		减量使用		
达格列净	正常使用	减量使用	禁用		
卡格列净	正常使用	减量使用	禁用		
恩格列净	正常使用	减量使用	禁用		

（2）SGLT2 抑制剂：SGLT2 抑制剂通过抑制肾小管 SGLT2 蛋白，减少肾小管葡萄糖、钠的重吸收并重建管球反馈、降低球内压，从而起到肾保护作用。

（3）GLP-1 受体激动剂（GLP-1RA）：也是潜在的改善 DKD 患者肾结局的药物。GLP-1RA 可通过多条途径改善肾血流动力学，减少肾炎症细胞浸润，抑制肾小管对钠的重吸收，利钠利尿；显著降糖、减重、降压、调脂，从而发挥间接肾保护作用。

（4）盐皮质激素受体拮抗剂：对难治性高血压有效，在 CKD 的短期研究中已被证明可减少蛋白尿，并可能具有额外的心血管益处。

7. DKD 患者的转诊　如表 6-10-3 所示。

8. 透析治疗和移植　一般 GFR 降至 15 ～ 20 ml/min 或血清肌酐水平超过 442 μmol/L 时应积极准备透析治疗，有条件的糖尿病患者可行肾移植。

二、糖尿病视网膜病变（diabetic retinopathy，DR）

【流行病学】

在发达国家，DR 是 20 ～ 74 岁人群中最常见的致盲原因。

【DR 的风险因素】

DR 是 1 型和 2 型糖尿病高度特异的微血管并发症，和病程以及血糖控制水平密切相关。除此之外，糖尿病肾脏疾病、高血压以及血脂异常都和 DR 的风险增高显著相关。对于 1 型糖尿病患者，前瞻性研究提示妊娠可能会导致 DR 的进展，尤其是在受孕时血糖控制很差的患者，甚至会威胁视力。

【临床表现】

DR 可表现为视物模糊，视力下降，视野缺损，但需要警惕的是，部分增殖期视网膜病变（proliferative diabetic retinopathy，PDR）甚至黄斑水肿的患者仍可表现为无临床症状，因此，DR 筛查至关重要。DR 的筛查和随访如表 6-10-5 所示。

表 6-10-5　糖尿病患者首次接受眼科检查的时间

糖尿病类型和临床情况	首次检查时间	随诊时间 *
1 型	发病 5 年后	每年 1 次
2 型	确诊时	每年 1 次
糖尿病合并妊娠	妊娠前 3 个月或孕早期	孕早期、中期和孕晚期各 1 次，产后每年 1 次

* 如果首次检查发现 DR，后续根据病情增加随诊频率

【实验室与影像学检查】

1. 眼底照相　在没有条件全面开展由眼科医师进行眼部筛查的情况下，由内分泌科经培训的技术人员使用免散瞳眼底照相机，拍摄至少两张以黄斑及视乳头为中心的 45° 角眼底后极部彩色照片是可行的糖尿病视网膜病变筛查方法。对于筛查中发现的中度及中度以上的非增殖期视网膜病变（NPDR）患者应由眼科医师进行进一步分级诊断。

2. 眼科专科检查　眼底镜检查，散瞳后眼底照相＋荧光素眼底血管造影（fluorescein fundus angiography，FFA）（图片见二维码数字资源 6-10-1），光学相干断层成像（optical coherence tomography，OCT）等。

【诊断与分期】

DR 依据散瞳下眼底镜可观察到的指标来分级，如表 6-10-6 所示。

【治疗】

1. 正常眼底和极轻度 NPDR　每年复查 1 次，控制血糖、血压和血脂。注意 DR 并不是阿司匹林使用的禁忌证，因为阿司匹林不增加视网膜出血的风险。

2. 控制血压　控制血压能够延缓 DR 的进展。

3. 控制血脂　在合并血脂异常的患者中，非诺贝特的治疗能够延缓 DR 的进展，尤其是在轻度 NPDR 的患者中。

数字资源
6-10-1

表 6-10-6　糖尿病视网膜病变的国际临床分级标准（2002 年）

病变严重程度	散瞳眼底检查所见
无明显视网膜病变	无异常
轻度非增殖期（NPDR）	仅有微动脉瘤
中度非增殖期（NPDR）	微动脉瘤，存在轻于重度 NPDR 的表现
重度非增殖期（NPDR）	出现下列任何一个改变，但无 PDR 表现 1. 任一象限中有多于 20 处视网膜内出血 2. 在两个以上象限有静脉串珠样改变 3. 在一个以上象限有显著的视网膜内微血管异常
增殖期（PDR）	出现以下一种或多种改变 新生血管形成、玻璃体积血或视网膜前出血

4. 眼底激光治疗　激光治疗在 PDR 的患者，以及部分重度 NPDR 患者中能够降低视力丧失的风险。

5. 抗血管内皮生长因子（anti-VEGF）　玻璃体腔内注射 anti-VEGF 的疗效不弱于传统的全视网膜激光光凝，而且还可以降低 PDR 患者的视力丧失风险。玻璃体腔内注射 anti-VEGF 治疗主要适用于中心性糖尿病黄斑水肿，此类病变发生在中央凹中心下方，容易威胁视力。

6. 关于眼科转诊指征　①任何程度的黄斑水肿、中重度 NPDR、PDR、突发失明或视网膜脱离者：转眼科激光手术治疗。②轻度 NPDR：如果没有出现黄斑水肿应在 6 ～ 12 月内复查，否则转眼科激光手术治疗。

三、糖尿病神经病变（diabetic neuropathy）

【流行病学】

病程较长的 1 型和 2 型糖尿病患者中，大约一半会出现糖尿病神经病变。

【发病机制】

糖尿病神经病变的发展与糖尿病病程和血糖控制情况密切相关，其他的危险因素包括 BMI（BMI 越高，糖尿病神经病变发生率越高）和吸烟。冠心病、甘油三酯水平升高，以及高血压也和糖尿病周围神经病变相关。

【临床表现】

大约 50% 的糖尿病神经病变患者可能是无症状的，分为糖尿病周围神经病变和糖尿病自主神经病变。

1. 糖尿病周围神经病变（diabetic peripheral neuropathy，DPN）

（1）远端对称性多发性神经病变：最为常见，表现为远端感觉的丧失、疼痛、肢端麻木、刺痛、锐痛或烧灼感。

（2）局灶性单神经病变：较少。第 III 对脑神经最常受累，可表现为复视。

（3）非对称性的多发局灶性神经病变。

（4）多发神经根病变：可伴有肌无力。肋间或躯干的神经根病可导致胸腹部的疼痛，如累及腰丛或股神经还可引起大腿和臀部的严重疼痛，并可能伴髋部屈肌或伸肌无力（糖尿病肌萎缩）。

2. 糖尿病自主神经病变（diabetic autonomic neuropathy，DAN）

（1）心血管自主神经病变（cardiovascular autonomic neuropathy，CAN）：早期表现为深呼吸时心率变异性降低。晚期可表现为静息性心动过速（100 次 / 分）和直立性低血压（站立时心率未适当增加，收缩压或舒张压分别下降 20 mmHg 或 10 mmHg）。

（2）消化系统：腹泻、便秘交替。

（3）泌尿生殖系统：尿潴留，尿失禁，勃起功能障碍，月经紊乱。

（4）其他：出汗异常，对低血糖反应不能正常感知等。

【辅助检查】

1. 在临床工作中联合应用踝反射、针刺痛觉、振动觉、压力觉、温度觉 5 项检查来筛查 DPN　最常用的方法为用 128 Hz 音叉评估振动觉（大纤维功能）以及 10 g 单丝评估压力觉以明确足溃疡和截肢的风险。

2. 四肢感觉神经定量检查　体感诱发电位。

3. 神经肌电图　如果难以明确诊断，可以做神经肌电图检查。

【诊断与鉴别诊断】

明确的糖尿病病史；在诊断糖尿病时或之后出现的神经病变；临床症状和体征与糖尿病神经病变的表现相符；以下 4 项检查中如果任何 1 项异常则诊断为 DPN：①踝反射异常（或踝反射正常，膝反射异常）；②针刺痛觉异常；③振动觉异常；④压力觉异常。

需排除其他病因引起的神经病变，如颈腰椎病变（神经根压迫、椎管狭窄、颈腰椎退行性变）、脑梗死、吉兰-巴雷综合征，排除严重动静脉血管性病变（静脉栓塞、淋巴管炎）等，尚需鉴别药物尤其是化疗药物引起的神经毒性作用以及肾功能不全引起的代谢毒物对神经的损伤。

【治疗】

（一）预防

1. 一般治疗　良好控制血糖，纠正血脂异常，控制高血压，避免神经毒性物质的摄入（酒精、吸烟等）。

2. 定期进行筛查及病情评价　1 型糖尿病在诊断 5 年时应进行糖尿病神经病变的筛查，2 型糖尿病患者在诊断时就应进行糖尿病神经病变的筛查。所有糖尿病患者每年都应进行 10 g 单丝检查。对于糖尿病病程较长，或合并眼底病变、肾脏疾病等微血管并发症的患者，应该每隔 3 ～ 6 个月进行复查。

3. 加强足部护理　有罹患周围神经病变的患者都应接受足部护理的教育，以降低发生足部溃疡的概率。

（二）治疗

目前尚缺乏针对神经损伤的特异性治疗。主要可采取的措施如下：

1. 血糖控制　在 1 型糖尿病患者中，血糖控制能够有效预防 DPN 和 CAN。在 2 型糖尿病患者中亦能延缓其进展。

2. 神经保护　如甲钴胺。

3. 抗氧化应激　如 α - 硫辛酸。

4. 改善微循环　如贝前列素钠、西洛他唑。

5. 慢性痛性神经病变的治疗　普瑞巴林、度洛西汀或加巴喷丁是糖尿病慢性痛性神经病变的一线药物治疗。

四、糖尿病足（diabetic foot）

【流行病学】

糖尿病足是糖尿病最严重和治疗费用最高的慢性并发症之一，重者可以导致截肢和死亡。我国 50 岁以上糖尿病患者 1 年内新发足溃疡的概率为 8.1%，治愈后糖尿病足溃疡患者 1 年内新发足溃疡的概率为 31.6%；2012—2013 年的调查发现我国糖尿病足溃疡患者的总截肢（趾）率为 19.03%；糖尿病足溃疡患者的年死亡率为 14.4%。

【发病机制】

糖尿病神经病变、足部结构异常，以及周围动脉病变都是糖尿病足的危险因素。糖尿病神经病变干扰保护机制作用的正常发挥，患者往往未意识到足部存在着较大的或者反复发生的微小创伤。本体感觉障碍可引起行走时足部负重异常并形成胼胝或溃疡。运动和感觉神经病变可引起足部肌肉力学异常和足结构改变（例如 charcot 关节病）。外周动脉病变和伤口愈合不良阻碍皮肤微小创口愈合，引起伤口创面扩大并继发感染。

【临床表现】

1. 病史　以往有过足溃疡或截肢；独居的社会状态；经济条件差；不能享受医疗保险；赤足行走，视力差，弯腰困难，老年，合并肾脏病变等。

2. 神经病变　有神经病变的症状，如下肢的麻木、刺痛或疼痛，尤其是夜间的疼痛。

3. 血管状态　间歇性跛行；静息痛；足背动脉搏动明显减弱或消失；与体位有关的皮肤呈暗红色。

4. 皮肤　颜色呈暗红色、发紫，温度明显降低，水肿，趾甲异常，胼胝，溃疡，皮肤干燥，足趾间皮肤糜烂。

5. 骨 / 关节　畸形（鹰爪趾、榔头趾、骨性突起、关节活动障碍）。

6. 加重因素　不合适的鞋袜等。

临床表现图片见二维码数字资源 6-10-2。

数字资源
6-10-2

【实验室与影像学检查】

（1）10 g 单丝检查压力觉，128 Hz 音叉检查振动觉。

（2）触诊足背动脉搏动，如足背动脉搏动明显减弱，则需检查腘动脉、股动脉搏动。

（3）采用多普勒超声检查踝动脉与肱动脉的比值（ABI < 0.9 提示有明显的缺血；ABI > 1.3 也属于异常，提示动脉有钙化）。

【诊断与分级】

糖尿病足是糖尿病患者因下肢远端神经异常和不同程度的血管病变导致的足部感染、溃疡和（或）深层组织破坏。糖尿病足一旦诊断，临床上应进行分级评估。目前临床上广为接受的分级方法主要是 Wagner 分级（表 6-10-7）和 Texas 分级（表 6-10-8）。

【治疗】

1. 重在预防　至少每年进行一次全面的足部评估，以确定溃疡和截肢的风险因素。有明显疼痛消失或溃疡或截肢迹象的患者应在每次就诊时进行足部检查。

2. 对于神经性溃疡，主要是减压　特别要注意患者的鞋袜是否合适。

表 6-10-7　糖尿病足的 Wagner 分级

分级	临床表现
0 级	有发生足溃疡的危险因素，但目前无溃疡
1 级	足部表浅溃疡，无感染征象，突出表现为神经性溃疡
2 级	较深溃疡，常合并软组织感染，无骨髓炎或深部脓肿
3 级	深部溃疡，有脓肿或骨髓炎
4 级	局限性（趾、足跟或前足背）坏疽，其特征为缺血性坏疽，通常合并神经病变
5 级	全足坏疽

表 6-10-8　糖尿病足的 Texas 分级

分级	特点	分期	特点
0 级	足部溃疡史	A	无感染和缺血
1 级	表现溃疡	B	合并感染
2 级	溃疡累及肌腱	C	合并缺血
3 级	溃疡累及骨和关节	D	感染和缺血并存

3. 对于缺血性溃疡，要重视治疗下肢缺血　轻-中度缺血的患者可以实行内科治疗。病变严重的患者可以接受介入治疗或血管外科成形术。

4. 对于合并感染的足溃疡，定期去除感染和坏死组织　在细菌培养的基础上选择有效的抗生素进行治疗。

5. 转诊　皮肤颜色的急剧变化、局部疼痛加剧并有红肿等炎症表现、新发生的溃疡、原有的浅表溃疡恶化并累及软组织和（或）骨组织、播散性蜂窝织炎、全身感染征象、骨髓炎等应及时转诊。

（任　倩）

第 4 节　糖尿病酮症酸中毒

糖尿病酮症酸中毒（diabetic ketoacidosis，DKA）是最常见的糖尿病急症。指糖尿病患者在某种诱因下，因胰岛素显著缺乏、升糖激素显著升高，造成糖、蛋白质和脂肪代谢严重紊乱，从而导致水、电解质和酸碱平衡失调，出现以高血糖、高血酮、尿酮体阳性、脱水、电解质紊乱和代谢性酸中毒为表现的临床症候群。严重者出现意识障碍，发生糖尿病酮症酸中毒昏迷；仅有酮症而无酸中毒称为糖尿病酮症。

【流行病学】

DKA 最常见于 1 型糖尿病患者，发生率约 2.5/100 人年，占新诊断 1 型糖尿病的 25%。DKA 也可见于 2 型糖尿病患者。

【发病机制】

DKA 的发病机制一方面是胰岛素分泌相对不足或绝对不足，另一方面是升糖激素分泌过多。由于胰岛素和升糖激素分泌的双重障碍，在糖代谢方面，糖原的合成和糖的利用率降低，糖原的分解和糖异生加强，导致显著的高血糖；而显著高血糖造成的渗透性利尿，导致脱水、血液浓缩，又进一步加剧了高血糖状态。在脂代谢方面，由于胰高血糖素的作用，脂肪分解增加，游离脂肪酸水平升高，给酮体的产生提供了大量的前体。脂肪 β 氧化不完全，即产生了酮体。酮体包括 β 羟丁酸、乙酰乙酸和丙酮，如图 6-10-2 所示。

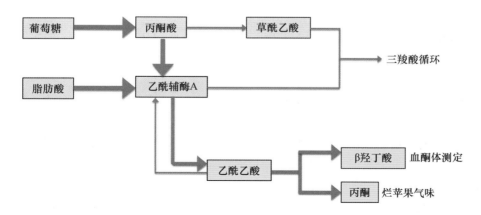

图 6-10-2　酮体的生成机制示意图

【临床表现】

1. 诱因 如感染（肺炎、泌尿系感染、肠胃炎、脓毒症），严重心、脑、外周血管（肠系膜、外周动脉）病变，治疗依从性差（如停用胰岛素或胰岛素用量不足），妊娠，药物等。在我国，上述诱因中临床最为多见的是感染（39.2%），其次是治疗依从性差（24%）。

2. 症状 糖尿病患者在一定诱因下，于起病前数日，出现多尿、口渴、多饮、乏力加重，以后出现食欲减退、恶心、呕吐、极度口渴、尿量显著增多、头痛、嗜睡、呼气有烂苹果味（丙酮气味），后期严重失水、少尿、无尿以至昏迷。少数患者可有腹痛，有时易被误诊为急腹症。DKA 可能为 1 型糖尿病患者的首发症候群。

3. 体征 ①脱水：皮肤黏膜干燥，弹性差，眼球凹陷，眼压低，心动过速。严重者由于容量不足合并外周血管舒张可出现血压下降及休克。②呈深而快的酸中毒呼吸（Kussmaul 呼吸），以及呼气时的烂苹果味。严重酸中毒者，呼吸可受抑制。③部分患者可出现脐周压痛或剧烈腹痛，甚至类似于急性胰腺炎。④重症者出现神志淡漠、昏睡，各种深、浅反射迟钝或消失，甚至昏迷。

【实验室与影像学检查】

1. 尿常规 尿糖及尿酮体均呈强阳性。

2. 血糖 多数在 16.7 ～ 33.3 mmol/L（300 ～ 600 mg/dl）以上。

3. 血气分析 血 pH 值低于 7.35（早期代偿者可处于正常范围）。根据 pH 值下降程度，DKA 可分为轻、中、重度。重度 DKA 血 pH 值 < 7，中度 DKA 血 pH 值在 7 ～ 7.24，轻度 DKA 血 pH 值在 7.25 ～ 7.35。血 HCO_3^- 降低，CO_2 结合力降低。

4. 血生化和电解质分析 血钠、氯水平常降低，早期血钾正常或偏高，治疗后如果补钾不足可显著降低。血肌酐、尿素氮可能增高。

5. 血常规 即使无感染，WBC 也会升高，中性粒细胞比例高。

6. 血 β 羟丁酸（血酮体） 升高。

【诊断与鉴别诊断】

对已有糖尿病史的患者，存在酮症酸中毒的常见诱因以及临床三大特征（明显脱水、酸中毒和意识障碍），经查血、尿糖及酮体后即可确诊。对原因不明的腹痛、昏迷待诊的病例，应及时做有关酮症酸中毒的必要检查，以便及时确诊。

DKA 需与如下疾病进行鉴别：

1. 低血糖昏迷 糖尿病患者有服磺脲类药或注射胰岛素史，起病急，变化快，测定血糖易于鉴别。

2. 高血糖高渗状态 血糖明显升高，伴血钠和血浆渗透压的明显升高。

3. 急性脑血管病昏迷 可有头颅 CT 或其他影像学异常所见，血糖、血钠及血渗透压改变不明显。

4. 其他原因的昏迷 如尿毒症、肝性脑病（肝昏迷）、药物中毒，结合病史，进行血尿酮体及肝肾功能检查可以鉴别。

5. 其他原因引起脱水及酸中毒的疾病 恶心、呕吐者应与急性胃肠炎、急性胃扩张鉴别。有手术病史者应与失血、脱水等鉴别。血尿素氮增高、尿少、酸中毒者，应与急、慢性肾衰竭鉴别。测血糖及尿酮体可以鉴别。

6. 感染性疾病 白细胞计数及中性粒细胞升高，同时伴有休克、酸中毒或昏迷时，须与败血症、化脓性脑膜炎、休克性肺炎等严重感染性疾病鉴别。必要时进行血培养、胸部 X 线、脑脊液检查等。

7. 急腹症　剧烈腹痛伴胃肠道症状以及明显恶心、呕吐者，应与某些常见急腹症如急性胰腺炎、胆石症、胆囊炎、胃穿孔、急性阑尾炎等鉴别。

【治疗】

DKA 的关键治疗措施包括生命体征的监测、补液、胰岛素治疗、电解质平衡（补钾）、纠正酸中毒以及去除诱因 6 个方面。

1. 监测　急查血糖、生化电解质、血气分析、尿常规。血糖和酮体每 2 ～ 4 h 测定一次。记录生命体征、神志、出入量。

2. 补液

（1）补液种类：①首先补给生理盐水；②第二阶段（即血糖下降至 11.1 mmol/L 以下）补充 5% 葡萄糖或糖盐水。

（2）补液速度：如无心、肾功能障碍，第 1 ～ 2 h 500 ml/h，第 3 ～ 4 h 500 ml/2 h，以后 500 ml/3 h。

（3）补液量：成人 DKA 患者一般失水 3 ～ 6 L，建议第一个 24 h 补足。根据血流动力学（如血压）、出入量、实验室指标及临床表现判断补液量是否合理。

3. 胰岛素治疗　0.9% 生理盐水加短效胰岛素 0.1 U/（kg·h）持续静脉滴注。维持血糖下降速度 4.2 ～ 5.6 mmol/h，血糖下降至 13.9 mmol/L 以下，改用 5% 葡萄糖或 5% 葡萄糖盐水（每 2 ～ 4 g 糖：1 U 短效胰岛素）滴注，直至酮体转阴且血糖得到控制。当血糖降至 8.3 mmol/L 时，如不能进食，继续静脉滴注上述葡萄糖液；能进食者，可停输液改用皮下胰岛素注射。注意：只有在碳水化合物保证能量供应的条件下，脂肪分解才能得到抑制，才能抑制酮体的生成，因此，在治疗过程中应重视碳水化合物的补充，鼓励患者进食，餐前皮下注射餐时胰岛素控制进餐后血糖的升高。

4. 补钾　由于酸中毒、血容量减少和胰岛素缺乏，治疗前的血钾水平会低估体内钾缺乏的真实程度。所以，如果血钾＜ 3.3 mmol/L，应立即开始补钾然后再使用胰岛素；如果血钾＞ 3.3 mmol/L 且尿量≥ 40 ml/h，开始静脉滴注胰岛素的同时启动补钾治疗。如果血钾＞ 3.3 mmol/L 且尿量＜ 40 ml/h，暂缓补钾，待补液后尿量增加再开始补钾。如果血钾高于正常，暂缓补钾，并密切监测血钾。补钾时，一般于每 500 ml 补钾液中加 15% 氯化钾溶液 10 ml 静滴，每小时补钾量限制在 20 mmol（氯化钾 1.5 g），氯化钾 3 ～ 6 g/d，恢复饮食后继续口服钾 1 周。

5. 纠正酸中毒　轻中度酸中毒经补液及胰岛素治疗后可自行纠正。

当血 pH 值＞ 7.0 时不补碱性药物，随代谢紊乱的纠正酸中毒可纠正。

2020 年版中国 2 型糖尿病防治指南推荐仅在 pH ≤ 6.9 的患者考虑适当补碱治疗，每 2 h 监测一次 pH 值，直至其维持在 7.0 以上。过多过快补碱会造成组织缺氧加重、低钾血症、脑水肿等。

6. 去除诱因　针对诱发因素及并发症进行治疗。

【预后】

儿童和成人 DKA 的总体死亡率约为 2.5%。影响 DKA 患者预后的因素主要是脱水的严重程度、合并症情况以及患者年龄是否超过 60 岁。

（任　倩）

第 5 节   高血糖高渗状态

高血糖高渗状态（hyperglycemic hyperosmolar state，HHS）是糖尿病急症之一。典型临床表现为严重高血糖而无明显酮症酸中毒、高渗和脱水、意识障碍或昏迷，部分患者可无昏迷，部分患者可伴有酮症。

【临床表现】

1. 诱因　各种急性感染、剧烈呕吐及腹泻、急性心肌梗死、脑血管病、急性胰腺炎、脑外伤、烧伤、颅脑手术以及利尿剂、腹膜透析及输入过多葡萄糖液。其中，最常见的诱因是感染，占 HHS 患者的 30% ～ 60%。其次是在出现其他合并疾病时停用胰岛素或其他降糖药物。

2. 一般症状　起病缓慢渐进，早期口渴、多尿、乏力，食欲减退加重，逐步出现明显的烦渴、多尿，脱水征。

3. 高渗脱水表现　烦渴、唇舌干裂、皮肤干燥、弹性差、眼球下陷、尿少、尿闭；血容量不足：心跳加速、血压低甚至休克、无尿。和 DKA 相比，失水更严重，精神神经症状更突出。

4. 神经精神表现　有不同程度的意识障碍，反应迟钝，表情淡漠，幻觉，失语，意识模糊，嗜睡，昏迷等症状。可有上肢粗大震颤，局限性癫痫发作，一过性偏瘫，膝反射亢进或消失，锥体束征可呈阳性反应。

【实验室检查】

1. 血糖　常＞ 33.3 mmol/L（600 mm/dl），尿糖强阳性。

2. 尿常规　尿酮阴性或弱阳性。

3. 血电解质　血钠＞ 150 mmol/L，血钾正常或降低。

4. 血浆渗透压＞ 320 mOsm/L。有效血浆渗透压可通过公式计算　有效血浆渗透压（mOsm/L）＝ 2［血钠＋血钾（mmol/L）］＋血糖（mmol/L）。

5. 血气分析　血 pH 值或二氧化碳结合力正常或偏低，有酸中毒者明显降低。

6. 生化检测　血尿素氮、肌酐因脱水、休克可增高。

7. 血常规　白细胞计数因感染或脱水等原因可增高，血细胞比容增高。

8. 心电图　可有电解质紊乱（尤其是低钾血症）及心肌缺血或心律失常的相应改变。

【诊断与鉴别诊断】

实验室诊断参考标准：①血糖≥ 33.3 mmol/L；②有效血浆渗透压≥ 320 mOsm/L；③血清碳酸氢根≥ 15 mmol/L，或动脉血 pH 值≥ 7.30；④尿糖呈强阳性，而尿酮阴性或为弱阳性。

本病需要与如下疾病进行鉴别：

1. 糖尿病酮症酸中毒　血、尿酮体升高明显，可有酸中毒表现，血钠、血浆渗透压一般不高。二者的比较见表 6-10-9。

2. 糖尿病患者的低血糖昏迷　有服磺脲类药或注射胰岛素史，起病急，变化快，测定血糖易于鉴别。

3. 急性脑血管病昏迷　可有头颅 CT 或其他影像学阳性所见，其血糖、血钠及血渗透压改变不明显。

4. 感染性疾病　需要与败血症、消化道感染及中枢神经系统感染等鉴别。根据上诉特点全面分析病情，鉴别诊断不困难。

【治疗】

HHS 的治疗原则同 DKA。

表 6-10-9 HHS 和 DKA 的比较

临床特征		HHS	DKA
症状	起病急缓	缓慢渐进	在一定诱因下起病快
体征	神志	意识障碍 / 昏迷	多神志清楚，重症可出现意识障碍
	脱水征	显著	轻于 HHS
	Kussmaul 呼吸	无	有
辅助检查	血糖（mmol/L）	> 33.3	16.7 ～ 33.3
	血钠（mmol/L）	升高明显	可有升高
	血 pH 值	> 7.30	正常或降低，重症 < 7
	碳酸氢盐（mmol/L）	> 15	正常或降低，重症 < 10
	阴离子间隙（mmol/L）	< 12	> 16
	酮体	阴性或弱阳性	阳性或强阳性
	有效血浆渗透压 mmol/kg	> 320	不一定

1. 监护 开放静脉，急查血糖、电解质、血气分析、血尿常规、尿酮体、心电图以及胸部 X 线和头颅 CT 等。

2. 补液

（1）补液速度：如无心、肾功能障碍，最初 2 h 内可快速补充生理盐水 2 L，此后的 6 h 内 500 ml/h，治疗的 8 ～ 24 h，500 ml/2 h。至血压回升，尿量增加。但老年人、心肾功能不全者，需用中心静脉压监测，以防输液过快导致心力衰竭和肺水肿。可以辅助胃管补液。

（2）补液量：输液量按体重的 12% 估算，多为 6 ～ 10 L。

（3）补液种类：①生理盐水：治疗的最初 2 h 及血钠 ≤ 150 mmol/L 时。②半渗溶液：0.45% 生理盐水和 2.5% 葡萄糖液：无明显低血压而血钠 > 150 mmol/L 时，应谨慎使用，防止过量引起溶血、脑水肿。③全血、血浆及右旋糖酐：严重的低血压或休克患者，使用时注意心、肺和肾功能监测。④ 5% 葡萄糖液及 5% 糖盐：均为高渗，治疗早期不应使用，血糖降至 13.9 mmol/L 后可使用。

3. 胰岛素治疗 胰岛素剂量比治疗糖尿病酮症酸中毒时略小，方法和 DKA 类似。以 0.1 U/（kg·h）小剂量胰岛素持续静脉滴注，血糖以每小时下降 5.6 mmol/L（100 mg/dl）为宜，以防渗透压下降过快引起脑水肿。血糖降至 13.9 mmol/L，改用 5% 葡萄糖或 5% 葡萄糖盐水。病情稳定后，可改为胰岛素皮下注射。

4. 补钾 原则与酮症酸中毒相同。

5. 维持电解质平衡 一般不需补碱。

6. 其他治疗 ①去除诱因：感染者应用抗生素。②纠正休克：经补液后休克仍未纠正，可输血浆。③因高渗，血黏度增高，应防治动静脉血栓及弥散性血管内凝血（DIC），予以相应的抗凝治疗。④防止治疗过程中并发脑水肿。

【预后】

HHS 患者的死亡率为 5% ～ 16%，是 DKA 的 10 倍。

（任 倩）

第11章

肥胖症

肥胖（obesity）是指体内脂肪堆积过多和（或）分布异常。目前已明确肥胖可引起许多危及健康和寿命的疾病，且影响面广，包括：糖尿病、高血压、高尿酸血症、痛风、脂代谢紊乱、脂肪肝、心脑血管疾病、多囊卵巢综合征、阻塞性睡眠呼吸暂停、骨关节炎、癌症、性功能障碍及社会、心理疾患等（表见二维码数字资源 6-11-1）。

【流行病学】

据《中国居民营养及慢性病状况报告（2020 年）》统计，我国 6 岁以下和 6 ～ 17 岁儿童青少年的超重肥胖的患病率分别达 10.4% 和 19.0%，18 岁及以上成人超重的患病率为 34.3%，肥胖的患病率为 16.4%，发病人群数量增加速度惊人（图见二维码数字资源 6-11-2）。肥胖已成为严重的公共卫生问题，成为一种需要治疗的慢性疾病。

【病因】

肥胖的基本原因是由于能量摄入过多和（或）消耗过少导致能量过剩，多余的能量以脂肪的形式存储于体内。

肥胖症按其病因可分为单纯性（原发性）肥胖和继发性肥胖。

单纯性肥胖即由于不良生活方式逐渐导致，但也存在遗传和环境的异质性。继发性肥胖即是由于特殊部位的创伤、内分泌疾病、遗传疾病、药物等原因导致的肥胖，如：Prader-Willi 综合征、Badet-biedl 综合征、下丘脑垂体感染、肿瘤、创伤、下丘脑性肥胖、库欣综合征、甲状腺或性腺功能减退症、生长激素缺乏症、胰岛素瘤、抗精神病或抗癫痫类药物等。

本章主要讨论单纯性肥胖。诊断为单纯性肥胖，首先需除外继发性肥胖。

【诊断】

1. 以体重指数（body mass index，BMI）诊断肥胖 目前大多采用 BMI 来判断肥胖。BMI 的计算公式为体重（kg）除以身高（m）的平方（BMI 的单位为 kg/m^2）。中国的标准为 BMI18.5 ～ 23.9 kg/m^2 为正常，24.0 ～ 27.9 kg/m^2 为超重，BMI ≥ 28 kg/m^2 为肥胖（表见二维码数字资源 6-11-3）。

2. 以腰围诊断肥胖 腰围测量：取站立位，双脚分开与髋同宽，自然呼吸，以髂前上棘与肋下缘连线的中点围绕一周的周径。

腰围增加（男性腰围 ≥ 90 cm，女性腰围 ≥ 85 cm）定义为中心性肥胖，也称为腹型肥胖，或苹果型肥胖。对应的肥胖称为：周围型肥胖，或梨形肥胖。

中心性肥胖是内脏脂肪沉积的可靠指标，腰围增加的人群代谢紊乱和心血管疾病的患病风险明显增加。

3. 以体脂百分比诊断肥胖 用人体成分分析的仪器（生物电阻抗法）或 X 线 DEXA 法测量出全身脂肪的含量即体脂肪率；或通过定量 CT 或 MRI 测量内脏脂肪含量。判断标准因调查方法不同有所差异。男性体脂肪率 > 20%，女性 > 25%，称为肥胖。

数字资源
6-11-1

数字资源
6-11-2

数字资源
6-11-3

数字资源
6-11-4

【临床评估】

对肥胖患者整体健康状态和未来疾病风险进行综合评估，以指导减重，同时对相关疾病进行治疗。主要包括身体成分、脂肪分布、血压、血糖、胰岛素水平、凝血功能、炎症因子等代谢状态，脂肪肝程度，呼吸功能，微量蛋白尿／蛋白尿，心血管风险因素等（表见二维码数字资源 6-11-4）。

【治疗】

首先应让患者认识理解肥胖是一个慢性疾病，而控制体重需要终身努力。

肥胖的管理和治疗不仅在于单纯减轻体重，同时应包括对肥胖合并症的治疗，目的是降低死亡风险、改善健康状况和生活质量。因此其还包括血糖、血脂和血压的控制，呼吸系统疾病（例如睡眠呼吸暂停综合征）的治疗，骨关节炎的镇痛和功能恢复，以及社会心理功能异常的治疗。

肥胖多学科联合治疗的优势已被反复证实，由多学科、不同亚专业的医师组成联合减重团队，以处理肥胖及其不同方面合并症，提供全面有效的临床综合治疗方案，例如饮食控制基础上的生活方式干预，运动锻炼和功能性康复训练，认知行为疗法（心理治疗）和减重手术，在中国还可以结合中医的针灸减肥法。因此，理想减重团队应包括内分泌科医师、临床营养师、康复运动师、心理治疗师、减重手术外科医师、中医医师和护士等，由内分泌科医师主导和协调，为患者制订个体化方案（图 6-11-1）。

（一）减重目标

减轻体重达到体重、腰围和体脂率均在正常范围是最理想的，但减重初始即将目标设定较低，往往因减重受挫而放弃，因此，建议将目标设定为减轻体重 5% ～ 10% 或 5 ～ 10 kg 比较容易实现，且体重减轻≥ 5% 即可有健康获益。若控制体重已达标，且 24 kg/m² ≤ BMI ＜ 28 kg/m²，再努力控制腰围达标。

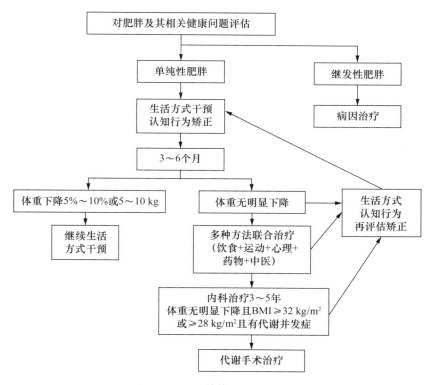

图 6-11-1　肥胖管理治疗流程图

数字资源
6-11-5

（二）减重治疗的具体方法

1. 医学营养治疗与运动　生活方式干预减重：限制热量摄入在减轻体重中占关键决定性作用。目前可选择的短期减重饮食方案主要有：限制能量平衡膳食、低能量膳食、极低能量膳食、轻断食模式、高蛋白膳食模式、低碳水化合物膳食和生酮饮食等（表见二维码数字资源 6-11-5），根据患者的需求，制订个体化饮食方案。由于控制体重是长期的、需要终身坚持，一些短期的膳食方案可能会导致营养物质的失衡，因此，长期控制体重推荐限制能量平衡膳食模式。每周应保持至少运动 150 min，有氧与无氧相结合的运动方式。目前认为需要达到减重效果，每周至少需要中等至高强度锻炼 200 ～ 300 min（运动能力一定以自身条件为基础，循序渐进）。单独的运动减重效果很有限，如果结合饮食控制则能达到较好的效果，远优于单独的饮食控制。

2. 心理治疗（认知行为治疗）　在超重和肥胖的发生和体重的维持方面，心理因素都参与其内，并增加减重的治疗难度。由于肥胖的体型带来的自卑、情绪调节异常和社会家庭关系紧张会从不同方面影响肥胖个体。评估精神状态的健康情况，应用某些精神治疗模型如认知行为疗法进行治疗，可以提升自我价值认同，并促进减重和维持体重。

3. 减肥的药物治疗　目前中国批准上市的用于治疗超重肥胖的药物只有一个——奥利司他。全球范围内批准的减肥药物主要有奥利司他、盐酸氯卡色林、芬特明、安非他酮、芬特明/托吡酯合剂、安非他酮/纳曲酮合剂，利拉鲁肽和司美格鲁肽。按作用方式不同可分三类：

（1）非中枢性减重药：奥利司他。奥利司他是肠道脂肪酶的抑制剂，通过与脂肪形成无活性的中间体脂基-酶络合物，对胃肠道的脂肪酶产生可逆性抑制，但对胃肠道其他酶如淀粉酶、蛋白酶等无影响。奥利司他可减少膳食中脂肪吸收达 30%，从而减少能量吸收，达到减重的目的。主要副作用为消化道症状，脂肪泻、腹泻、肠胃胀气等。

（2）中枢性减重药：中枢食欲抑制剂如盐酸氯卡色林、芬特明、安非他酮、芬特明/托吡酯合剂、安非他酮/纳曲酮合剂。此类药在中国还没有获批上市。中枢食欲抑制剂作用于中枢神经系统下丘脑腹内侧核和外侧区，此为食欲中枢。这类药其主要属于去甲肾上腺素能再摄取抑制剂，能刺激交感神经系统释放去甲肾上腺素和多巴胺并抑制其再摄取，从而抑制食欲，增加饱腹感。副作用为嗜睡、出汗、腹泻、恶心、呕吐、心悸和抑郁等。

（3）兼有减重作用的降糖药物

1）胰高血糖素样肽 -1 受体激动剂（glucagon like peptide-1 receptor agonist，GLP-1RA）——利拉鲁肽和司美格鲁肽。此药物可抑制食欲，延缓胃排空，并且降低血糖，临床用于减重和降糖治疗。利拉鲁肽 3 mg 每天 1 次剂型和司美格鲁肽 2.4 mg 每周 1 次剂型已被美国 FDA 批准作为单纯性肥胖的减重药物。在中国的适应证目前只有糖尿病，还需等待其扩大至减肥适应证。其他 GLP-1RA 如贝那鲁肽、利司那肽、艾塞那肽、度拉糖肽等，作用机制类似，但适应证也仅为糖尿病。

2）其他减轻体重或不增加体重的降糖药物：二甲双胍通过改善胰岛素抵抗，减轻肥胖 2 型糖尿病患者的体重，也可改善其他降糖药对体重增加的影响。α 糖苷酶抑制剂，通过抑制肠道碳水化合物的吸收而降糖，也降低热量吸收而减轻体重。SGLT2 抑制剂，促进葡萄糖从肾排泄，热量从肾丢失，从而使体重减轻。

4. 外科减重手术治疗　减重手术方式可以改善代谢指标，因此也称为代谢手术。中国目前减重手术方式主要为袖状胃切除手术和胃旁路术。袖状胃切除术：需要切除约 80% 的胃，留下"袖管"样的长管状胃通道，限制食物摄取，去除胃部抗肠促胰液素物质，2 年内减重 60% ～ 70%，手术不改变人体消化道结构，不产生营养物质缺乏，术后并发症较少。胃旁路术：这一手术旷置了远端胃大部、十二指肠和部分空肠，既限制胃容量又减少营养吸收。操作较袖状胃手术复杂，并发症发生率稍高，术后需要营养物质监测与补充（图 6-11-2）。代谢手

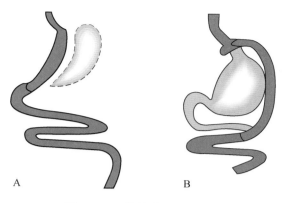

图 6-11-2　**外科减重手术治疗**
A. 袖状胃切除术；**B**. 胃旁路术

术需要多学科共同协作，进行术前、术中及术后的全程管理，手术后患者应定期监测营养素和评估营养状态。

经生活方式干预和内科方法体重控制困难，年龄 16 ～ 65 岁，可考虑外科减重手术。BMI ≥ 32 kg/m²，无论是否存在代谢合并症，均可积极手术。一般状况较好，手术风险较低，BMI 28 ～ 32 kg/m²，至少符合额外的 2 个代谢综合征组分，或存在合并症（阻塞性睡眠呼吸暂停综合征、非酒精性脂肪性肝炎、高尿酸血症、多囊卵巢综合征、肾功能异常等）者，可慎重考虑手术。对于 BMI 24 ～ 28 kg/m² 者，暂不推荐手术。如果患者合并腹型肥胖，且至少符合额外的 2 个代谢综合征组分，可酌情提高手术推荐等级。

5. 中医治疗　通过辨证施治，配合合理饮食运动，针灸也可达到抑制食欲减轻体重的作用，针灸方法如毫针、耳针、电针、艾灸、温针灸、皮肤针、埋线疗法，在临床应用中有一定疗效。

（袁振芳）

第12章 高尿酸血症和痛风

第1节 高尿酸血症

高尿酸血症（hyperuricemia）是嘌呤代谢紊乱引起的代谢异常综合征。无论男性还是女性，非同日 2 次血尿酸水平超过 420 μmol/L 即称之为高尿酸血症。随着我国生活水平的提高，人们的饮食结构逐渐改变，人均寿命不断延长，高尿酸血症的患病率在我国呈现逐渐升高的趋势。

【尿酸代谢】

尿酸是嘌呤代谢的终产物。体内尿酸的来源主要有两条途径：一是来源于富含核蛋白食物中的核苷酸分解（外源性），二是由体内的氨基酸、磷酸核糖及其他小分子化合物合成和核酸分解而成（内源性）。人体内，内源性尿酸占总尿酸的 80%。嘌呤代谢的速度受磷酸核糖焦磷酸（phosphoribosyl pyrophosphate，PRPP）、谷氨酰胺、鸟嘌呤核苷酸、腺嘌呤核苷酸和次黄嘌呤核苷酸对酶的负反馈控制来调节。嘌呤代谢及其调节机制见二维码数字资源 6-12-1。

数字资源 6-12-1

人体内尿酸生成的速度主要决定于细胞内 PRPP 的浓度，而 PRPP 合成酶、磷酸核糖焦磷酸酰胺转换酶（PRPP amidotransferase，PRPPAT）、次黄嘌呤-鸟嘌呤磷酸核糖转移酶（hypoxanthine-guanine phosphoribosyl transferase，HPRT）和黄嘌呤氧化酶对尿酸的生成又起着重要的作用。

正常人平均每天生成尿酸约 4.5 mmol（750 mg），其中 70% 随尿液排出，剩余 30% 通过肠道和胆道排泄或者在肠道内被细菌分解。肾是尿酸排泄的重要器官。正常情况下，人体每天尿酸的产生和排泄基本上保持动态平衡，凡是影响血尿酸生成和（或）排泄的因素均可导致血尿酸水平升高。

【病因与发病机制】

高尿酸血症可分为原发性和继发性两类。在排除其他疾病的基础上，由于先天性嘌呤代谢紊乱和（或）尿酸排泄障碍所引起的高尿酸血症称为原发性高尿酸血症；继发于其他代谢性疾病、肾脏疾病所导致的尿酸排泄减少，骨髓增生性疾病所导致的尿酸生成增多，某些药物由于抑制尿酸的排泄等原因导致的高尿酸血症称为继发性高尿酸血症。高尿酸血症的病因分类详见二维码数字资源 6-12-2。

数字资源 6-12-2：高尿酸血症的病因分类

（一）原发性高尿酸血症

1. 肾排尿酸减少　肾小球滤出的尿酸减少、肾小管排泌尿酸减少或重吸收增加，均可导致尿酸排泄减少，引起高尿酸血症。其中大部分由于肾小管排泌尿酸能力下降，少数为肾小球滤过减少或肾小管重吸收增加。其病因为多基因遗传变异，具体机制尚待阐明。

2. 尿酸生成增多　正常人经过 5 天的限制嘌呤饮食后，24 h 尿中的尿酸排泄量一般不超过 3.6 mmol/d（600 mg/d），若超过此数值，提示可能存在体内尿酸生成增多的情况。尿酸生成增多所致高尿酸血症的原因主要为嘌呤代谢酶缺陷。酶缺陷的部位可能有：① PRPP 合酶活性增高，PRPP 的生成增多；② HPRT 缺陷，鸟嘌呤转变为鸟嘌呤核苷酸以及次黄嘌呤转变为次黄嘌呤核苷酸减少，减弱了其对嘌呤代谢的负反馈作用；③ PRPPAT 增多或活性增高降低嘌呤核苷酸的负反馈抑制作用，使 1- 氨基 -5- 磷酸核糖的生成增多；④黄嘌呤氧化酶活性增加，加速次黄嘌呤转变为黄嘌呤以及黄嘌呤转变为尿酸。

3. 家族性肾病伴高尿酸血症 家族性肾病伴高尿酸血症是一种常染色体显性遗传疾病，与 *UMOD* 基因突变有关。主要表现为高尿酸血症、痛风、肾功能不全和高血压，但表现不均一。肾损害以间质性肾病为特点。

（二）继发性高尿酸血症

1. 继发于先天性代谢性疾病 一些先天性的代谢紊乱，如 Lesch Nyhan 综合征因存在 HPRT 缺陷，导致次黄嘌呤和鸟嘌呤转化为次黄嘌呤核苷酸和鸟嘌呤核苷酸受阻，引起 PRPP 蓄积，使尿酸的生成增多；糖原贮积症 I 型是由于葡萄糖 6 磷酸酶的缺陷，使磷酸戊糖途径代偿性增强，导致 PRPP 产生增多，并可同时伴有肾排泄尿酸较少，引起高尿酸血症。

2. 继发于其他系统性疾病 骨髓增生性疾病如白血病、多发性骨髓瘤、淋巴瘤、红细胞增多症、溶血性贫血、癌症等可导致细胞的增殖加速，肿瘤的化疗和（或）放疗后引起机体细胞大量破坏，均可使核酸的转换增加，造成尿酸的产生增多。慢性肾小球肾炎、肾盂肾炎、多囊肾、铅中毒、高血压晚期等由于肾小球的滤过功能减退，使尿中的尿酸排泄减少，引起血尿酸浓度升高。慢性铅中毒可造成肾小管的损害而使尿酸的排泄减少。在糖尿病酸中毒、乳酸酸中毒及酒精性酮症等情况下，可产生过多的 β 羟丁酸、游离脂肪酸、乳酸等有机酸，从而抑制肾小管的尿酸排泌，可出现一过性高尿酸血症，但一般不会引起急性关节炎的发作。

3. 继发于某些药物 噻嗪类利尿剂、呋塞米、乙胺丁醇、小剂量阿司匹林、烟酸、乙醇等药物可竞争性抑制肾小管排泌尿酸而引起高尿酸血症。有部分肾移植患者可发生高尿酸血症，可能与长期使用免疫抑制剂而抑制肾小管尿酸的排泄有关。

4. 其他 酒精和铁对尿酸的合成与排泄以及关节炎症的发生发展均有明显的影响。饥饿时脂肪分解增多，可抑制肾小管排泌尿酸，引起一过性高尿酸血症。

【 临床表现 】

高尿酸血症可发生于任何年龄，男性多于女性，患者常合并肥胖、2 型糖尿病、血脂异常、高血压、动脉硬化等代谢异常。本节主要讨论无症状性高尿酸血症，痛风相关内容详见本章第 2 节。

无症状性高尿酸血症的突出特点是仅有血尿酸水平升高，无任何临床表现。高尿酸血症不一定都会发展至痛风，导致高尿酸血症进展为临床痛风的确切机制尚不清楚。

【 辅助检查 】

（一）实验室检查

1. 尿酸测定

（1）血尿酸测定：非同日 2 次血尿酸水平超过 420 μmol/L（7 mg/dl）即为高尿酸血症。

（2）尿尿酸测定：低嘌呤饮食 5 天后，留取 24 h 尿，尿尿酸水平正常值一般为 1.2 ～ 2.4 mmol/d（200 ～ 400 mg/d），若超过 3.6 mmol/d（600 mg/d）可初步认为存在尿酸生成增多。

2. 尿液检查 无症状性高尿酸血症患者虽无临床表现，但亦可能出现早期的肾脏损害，主要为肾间质损害。尿常规、反映肾小管功能的特殊蛋白测定有助于发现这些患者早期的肾损害，另外，尿 pH 值测定也有助于指导未来的临床治疗。

3. 其他 无症状性高尿酸血症患者常合并其他的代谢异常，可根据患者的个体情况予以化验评估。

（二）影像学检查

超声、CT 及 MRI：无症状性高尿酸血症患者也可存在泌尿系结石或细微的关节破坏。泌尿系超声有助于发现无症状的尿路结石；关节超声、关节 CT 与核磁可以发现细微的关节破坏性病变。

【诊断与鉴别诊断】

非同日 2 次血尿酸水平超过 420 μmol/L（7 mg/dl），即可诊断为高尿酸血症。无临床症状者可诊断为无症状性高尿酸血症。

无症状性高尿酸血症主要需与痛风间歇期相鉴别，前者无关节炎急性发作病史，而后者有，据此可以鉴别。鉴别二者主要因为两者处于疾病的不同阶段，临床处理原则有所区别。

【治疗】

（一）生活方式干预

建议患者进行健康的生活方式，包括通过控制膳食热量保持理想体重，避免高嘌呤食物，限制酒精摄入，并建议每日饮水量 2000 ml 以上。合并有其他代谢异常的患者，建议积极治疗伴发疾病（如糖尿病、高脂血症、高血压等）。

（二）药物治疗

虽然在无症状性高尿酸血症患者中进行的随机对照临床研究显示降尿酸治疗可以在 3 年的时间里显著降低痛风发作，但是研究同样显示，无论在降尿酸治疗组还是在安慰剂对照组，痛风的发病率均很低。也就是说要对 24 个患者应用降尿酸治疗 3 年才可以预防 1 例次痛风发作。观察性研究同样显示，在血尿酸水平 > 540 μmol/L（9 mg/dl）的无症状性高尿酸血症患者中，仅有 20% 在 5 年的时间里可能进展为痛风。基于此，我们现阶段有理由相信大多数患者并不会进展为痛风的证据。因此，目前对于大多数无症状性高尿酸血症患者（包括合并慢性肾脏病、心血管疾病、尿路结石、高血压的患者，以及影像学发现的已有关节腔尿酸盐结晶的患者），尚无证据表明降尿酸药物治疗能够为上述患者带来超越药物相关风险以及花费的额外获益。

【预后】

一部分无症状性高尿酸血症患者可能会进展为痛风，但多数患者可能长期无进展，应根据患者情况进行个体化随诊。

（罗樱樱）

第 2 节　痛　风

痛风（gout）为长期血尿酸增高引起的一组临床症候群。其临床特征是高尿酸血症（hyperuricemia），表现为反复发作的急慢性关节炎、痛风石沉积和关节畸形，可累及肾脏引起间质性肾炎、肾结石或肾功能不全。

【发病机制】

临床上 5% ～ 15% 高尿酸血症患者发展为痛风，表现为急性或慢性痛风性关节炎、痛风石形成和痛风性肾病等。急性痛风性关节炎是由于尿酸盐结晶沉积引起的炎症反应，尿酸盐被白细胞吞噬，引起细胞死亡而释放溶酶体酶，导致急性关节炎症，产生关节肿痛。痛风石

（tophi）是痛风的特征性损害，是含有结晶水的尿酸单钠细针状结晶的沉淀物，周围被单核细胞等所围绕。痛风性肾病是痛风特征性变化之一，表现为肾髓质和肾锥体内有小的白色针状物沉积，周围有白细胞和巨噬细胞浸润，最早期的肾脏改变为间质炎症反应和肾小管损害。

【临床表现】

临床多见于 40 岁以上的男性，女性多在更年期后发病，近年发病有年轻化趋势。常有家族遗传史。根据不同的临床表现，可将痛风分为无症状期、急性关节炎期、间歇期和慢性关节炎期四个阶段，部分患者可出现肾脏受损。

（一）无症状期

患者仅有波动性或持续性高尿酸血症，往往在常规查体中发现（见本章第 1 节）。

（二）急性关节炎期

典型的痛风性关节炎急性发作常有以下特点：①多在夜间或清晨突然起病，关节疼痛剧烈，呈撕裂样或刀割样，难以忍受；数小时内出现受累关节红、肿、热、痛和活动障碍。②绝大多数为单侧发病，第 1 跖趾关节最常见，也可累及踝、膝、腕、指、肘关节等。③发作常呈自限性，多于数天或 2 周内自行缓解。④多伴有高尿酸血症，但部分患者急性发作时血尿酸可降至正常水平。⑤关节液或皮下痛风石抽吸物中发现双折光的针状尿酸盐结晶是确诊本病的依据。⑥秋水仙碱可迅速缓解关节症状。⑦常见的诱因包括受寒、劳累、饮酒、进食高嘌呤饮食、外伤、手术、感染等。

（三）间歇期

急性痛风性关节炎发作缓解后患者症状可以全部消失，关节活动完全恢复正常，此阶段称为间歇期，可持续数月至数年。

（四）痛风石和慢性关节炎期

持续的高尿酸血症可导致尿酸盐结晶析出并沉积在软骨、关节滑膜、肌腱及多种软组织等处，形成黄白色、大小不一的隆起赘生物即痛风石。典型部位位于第一跖趾关节、耳廓、鹰嘴等处（图 6-12-1，图 6-12-2）。关节内大量沉积的痛风石可造成关节骨质破坏、关节周围组织纤维化等，临床表现为持续关节肿痛、压痛、畸形、关节功能障碍等。

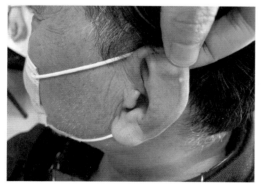

图 6-12-1　耳廓痛风石

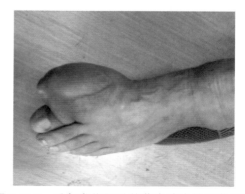

图 6-12-2　反复发作跖趾关节炎造成的关节周围尿酸盐沉积

（五）肾损害

1. 痛风性肾病　起病隐匿，患者早期表现为夜尿增多，可出现尿浓缩功能下降，低比重尿、低分子蛋白尿、白细胞尿、轻度血尿及管型等。晚期可引起肾小球滤过功能下降，出现肾功能不全及高血压、水肿、贫血等。

2. 尿酸性肾结石　约 10% ～ 25% 的痛风患者出现尿酸性肾结石。较小者随尿液排出，无明显症状。较大者可引起肾绞痛、血尿、排尿困难、肾积水、肾盂肾炎等。

【实验室与影像学检查】

（一）血尿酸和尿尿酸测定

见本章第 1 节。

（二）关节液或痛风石内容物检查

滑囊液晶体分析是痛风诊断的重要方法。偏振光显微镜下发现双折光的针形尿酸盐结晶可明确诊断（图 6-12-3）。

（三）X 线检查

急性关节炎期可见非特征性软组织肿胀；慢性期或反复发作后可见软骨破坏，关节面不规则，特征性改变为穿凿样、虫蚀样圆形或弧形的骨质透亮缺损（图 6-12-4）。

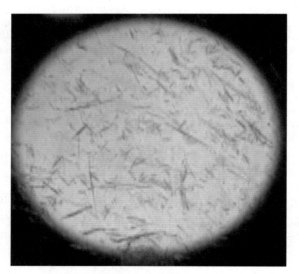

图 6-12-3　偏振光显微镜下发现双折光的针形尿酸盐结晶

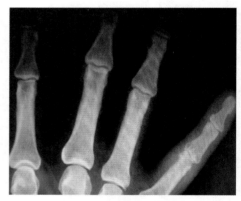

图 6-12-4　特征性的穿凿样改变，骨质透亮缺损

（四）CT 与关节超声检查

CT 扫描受累部位可见不均匀的斑点状高密度痛风石影像；关节超声检查可见典型的"双轨征"。

【诊断与鉴别诊断】

（一）诊断

高尿酸血症的诊断见本章第 1 节。急性痛风关节炎诊断目前多采用 2015 年美国风湿病学会 / 欧洲抗风湿病联盟痛风分类标准（表 6-12-1）。

（二）鉴别诊断

急性痛风性关节炎患者多表现为某些关节红肿热痛，应与丹毒或局部皮肤化脓性感染、化脓性关节炎、创伤性关节炎或反应性关节炎等进行鉴别。另外，假性痛风的症状与痛风性关节

表 6-12-1　**2015 年美国风湿病学会 / 欧洲抗风湿病联盟痛风分类标准**

	评分
适用标准（符合准入标准方可应用本标准）：存在至少 1 次外周关节或滑囊的肿胀、疼痛或压痛	
确定标准（金标准，无需进行分类诊断）：偏振光显微镜镜检证实在（曾）有症状关节或滑囊或痛风石中存在尿酸钠晶体	
分类标准（符合准入标准但不符合确定标准时）：累计 ≥ 8 分可诊断痛风	**评分**
临床特点	
受累关节分布：曾有急性症状发作的关节 / 滑囊部位（单或寡关节炎）*	
踝关节或足部（非第一跖趾关节）关节受累	1
第一跖趾关节受累	2
受累关节急性发作时症状：①皮肤发红（患者主诉或医生查体）；②触痛或压痛；③活动障碍	
符合上述 1 个特点	1
符合上述 2 个特点	2
符合上述 3 个特点	3
典型的急性发作：①疼痛达峰 < 24 h；②症状缓解 ≤ 14 日；③发作间期完全缓解；符合上述 ≥ 2 项（无论是否抗炎治疗）	
首次发作	1
反复发作	2
痛风石证据：皮下灰白色结节，表面皮肤薄，血供丰富；典型部位：关节、耳廓、鹰嘴滑囊、手指、肌腱（如跟腱）	
没有痛风石	0
存在痛风石	4
实验室检查	
血尿酸水平：非降尿酸治疗中、距离发作 > 4 周时检测，可重复检测；以最高值为准	
< 4 mg/dl（< 240 µmol/L）	− 4
4 ~ < 6 mg/dl（240 ~ < 360 µmol/L）	0
6 ~ < 8 mg/dl（360 ~ < 480 µmol/L）	2
8 ~ < 10 mg/dl（480 ~ < 600 µmol/L）	3
≥ 10 mg/dl（≥ 600 µmol/L）	4
关节液分析：由有经验的医生对有症状关节或滑囊进行穿刺及偏振光显微镜检查	
未做检查	0
尿酸钠晶体阴性	− 2
影像学特征	
（曾）有症状的关节或滑囊处尿酸钠晶体的影像学证据：关节超声"双轨征"**，或双能 CT 的尿酸钠晶体沉积***	
无（两种方式）或未做检查	0
存在（任一方式）	4
痛风相关关节破坏的影像学证据：手 / 足 X 线存在至少一处骨侵蚀（皮质破坏，边缘硬化或边缘突出）****	
无或未检查	0
存在	4

* 急性症状发作：外周关节或滑囊发作肿胀、疼痛和（或）触痛；** 双轨征：透明软骨表面的不规则强回声，且与超声探头角度无关，如在改变超声探头角度后"双轨征"消失则为假阳性；*** 双能 CT 尿酸钠晶体沉积：通过 80 kV 和 140 kV 两个能量进行扫描，采用特定软件进行物质分解算法，将关节及关节周围的 MSU 晶体标上绿色伪色，需鉴别甲床、皮肤、运动和血管伪影与尿酸钠沉积的区别；**** 骨侵蚀需除外远端趾间关节和"鸥翼征"

炎十分相似，当出现关节肿痛且多次检查血尿酸均正常时，需要考虑假性痛风的可能。假性痛风多见于老年人，与双水焦磷酸钙沉积相关，多表现为反复的急性单关节炎发作。与痛风性关节炎不同，假性痛风最常受累的部位是膝关节、腕关节和踝关节，而第一跖趾关节很少受累。

【预防与治疗】

（一）痛风防治目的

①控制高尿酸血症，预防尿酸盐沉积；②迅速控制急性关节炎发作；③防止尿酸结石形成和肾功能损害。

（二）非药物治疗

适当调整生活方式和饮食习惯是痛风长期治疗的基础，要避免高嘌呤饮食，保持理想体重，避免紧张劳累，规律作息，每日饮水应在 2000 ml 以上。详见本章第 1 节。

（三）药物治疗

1.急性痛风性关节炎　一旦确诊急性痛风性关节炎，在休息、抬高患肢、局部冷敷的同时，应及早使用非甾体抗炎药、秋水仙碱或糖皮质激素，见效后逐渐减停。急性发作期不主张过早进行降尿酸治疗，但已服用降尿酸药物者不需停用，以免引起血尿酸波动，导致发作时间延长或再次发作。

（1）非甾体抗炎药（nonsteroidal antiinflammatory drugs，NSAIDs）：各种 NSAIDs 均可有效缓解急性痛风症状，为急性痛风性关节炎的一线用药，但应注意胃肠道或肾脏不良反应。

（2）秋水仙碱（colchicine）：是治疗急性痛风性关节炎发作的传统药物，因其胃肠道反应大，可引起骨髓抑制、肝细胞损害等，现主张小剂量使用，推荐每日 3 次，每次 0.5 mg。秋水仙碱可与 NSAIDs 或糖皮质激素联合使用。

（3）糖皮质激素：治疗急性痛风性关节炎有明显的疗效，通常用于不能耐受 NSAIDs 或秋水仙碱或肾功能不全者。

2.发作间歇期和慢性期的处理　治疗目标是使血尿酸＜ 360 μmol/L，以减少或清除体内沉积的单钠尿酸盐晶体。使用降尿酸药物的指征是：急性痛风性关节炎反复发作、出现痛风石、慢性痛风石性关节炎、受累关节出现影像学改变以及并发尿酸性肾结石等。目前临床应用的降尿酸药物主要有抑制尿酸生成药物和促进尿酸排泄药物两类，均应在急性发作缓解后小剂量开始服用，逐渐加量，根据血尿酸的目标水平调整至最小有效剂量并长期维持。目前应用最多的抑制尿酸生成药物包括别嘌呤醇和非布司他，苯溴马隆是常用的促进尿酸排泄药物。

3.伴发疾病的治疗　痛风常伴发代谢综合征中的一种或数种，如高血压、高脂血症、肥胖症、2 型糖尿病、冠心病等。这些疾病的存在增加了痛风发生的危险，因此在痛风治疗的同时，应积极治疗相关的伴发疾病。

4.无症状高尿酸血症的处理原则　详见本章第 1 节。

（四）手术治疗

对于巨大的痛风石影响关节功能，或者出现破溃反复感染时，可选择剔除痛风石，对残毁关节进行矫形等手术治疗。

【预后】

痛风是一种终身性疾病，慢性期病变可致关节残毁，严重影响患者生活质量。长期血尿酸升高对肾和心脑血管会造成不良影响，加重高血压、糖尿病、冠心病或肾脏损害。

（张学武）

甲状旁腺疾病

第1节 甲状旁腺功能亢进症

甲状旁腺功能亢进症（hyperparathyroidism，简称甲旁亢）是一组以甲状旁腺激素（parathyroid hormone，PTH）分泌过多为特征的临床疾病，分为原发性、继发性和三发性三种：①原发性甲状旁腺功能亢进症（primary hyperparathyroidism，PHPT）是由于甲状旁腺本身病变引起甲状旁腺激素合成、分泌过多，见于甲状旁腺腺瘤、增生或腺癌。②继发性甲状旁腺功能亢进症（secondary hyperparathyroidism）是由于各种原因所致的低钙血症，刺激甲状旁腺使之增生、肥大，从而分泌过多的PTH。多见于严重肾功能不全、骨软化症和小肠吸收不良等疾病。③三发性甲状旁腺功能亢进症是在继发性甲状旁腺功能亢进症未被有效控制的基础上，甲状旁腺腺体长期受到低血钙的刺激，部分增生组织转变为腺瘤，自主地分泌过多PTH。主要见于慢性肾病、肾移植术后。本章主要论述原发性甲状旁腺功能亢进症。

【病因】

PHPT是由于甲状旁腺腺瘤、增生或腺癌引起PTH分泌过多致钙磷代谢异常（高血钙、低血磷）的一种全身性疾病，其主要临床表现为广泛的骨质吸收、反复发作的泌尿系结石、消化性溃疡和精神神经症状。

【发病机制】

目前该病的发病机制尚未完全明了，部分研究发现甲状旁腺细胞基因突变引起肿瘤抑制基因（tumor suppressor gene）缺失可导致甲状旁腺腺瘤和增生。部分病例（约3%）为多发性内分泌腺瘤病，为常染色体显性遗传。

【病理】

1. 甲状旁腺 原发性甲旁亢的甲状旁腺组织的病理有三种：

（1）甲状旁腺腺瘤：占78%～92%，大多累及单个腺体，少数可累及两个或两个以上腺体。腺瘤也可发生于甲状腺、纵隔或食管后的异位甲状旁腺内。瘤体一般较小，有完整的包膜。镜下可分成主细胞型、透明细胞型和嗜酸细胞型。

（2）甲状旁腺增生、肥大：占8%～18%，病变大多同时累及四个腺体。增生的腺体外形不规则，无包膜。但有时增生组织周围可形成假包膜，易被误认为多发性甲状旁腺腺瘤。镜下主要为主细胞或透明细胞型。

（3）腺癌：较少见（约3%～7.1%）。腺体与周围组织粘连，有包膜和血管浸润，有转移（常见于肺，其次为肝和骨骼）可考虑为腺癌。镜下可见肿瘤细胞浸润、核分裂等。

2. 骨骼 主要表现为骨质吸收、骨量减少，病变加重可出现骨骼畸形、纤维性囊性骨炎、多发性病理性骨折，多累及颅骨、四肢长骨和锁骨。

3. 其他内分泌腺体 约3%的病例为多发性内分泌腺瘤病（multiple endocrine neoplasia，

MEN）。MEN1 型为甲旁亢（90%～97%，以增生为多见）合并胰腺肿瘤（30%～80%）和垂体瘤（15%～50%）。MEN2 型为甲旁亢（≥30%，也以增生多见）合并甲状腺髓样癌（＞90%）和嗜铬细胞瘤（50%～80%）。

【临床表现】

本病多见于 20～50 岁的成年人，男女比例为 1∶3。起病缓慢，患者可出现多种症状及体征，包括反复发生肾结石、消化性溃疡、精神改变及较少见的广泛性骨吸收。随着对该病认识的逐渐深入及多种筛查方法（包括血钙检测）的推广，可经常在没有临床症状和极少体征的患者中诊断出 PHPT，这些患者可能仅有高钙血症及 PTH 水平升高，被称作无症状甲状旁腺功能亢进症。本病的主要临床表现如下：

（一）高血钙症状　高血钙可影响多个系统。

1. 消化系统　高血钙可导致胃肠蠕动缓慢，引起食欲缺乏、腹胀、消化不良、便秘、恶心、呕吐；5%～10% 的患者有急性或慢性胰腺炎发作；也可引起顽固性消化性溃疡，除十二指肠球部外，还可发生胃窦、十二指肠球后溃疡甚至十二指肠降段、横段或空肠上段等处溃疡。

2. 中枢神经系统　可出现淡漠、记忆力减退、烦躁、多疑、性格改变、抑郁、嗜睡、情绪不稳定、失眠等。少数患者可出现明显精神症状如幻觉、狂躁，甚至木僵或昏迷。

3. 神经肌肉系统　患者易疲劳、四肢肌肉软弱无力，以近端肌肉为著，重者发生肌萎缩，活动受限，肌肉活检或肌电图检查呈肌源性肌损害。肌病有明显的可逆性，症状在甲状旁腺手术治疗后消失。

4. 心血管系统　可出现高血压、心律失常（心动过缓、心律不齐），心电图示 QT 间期缩短。

（二）骨骼系统症状

早期可出现骨痛伴局部压痛，常见于腰背部、髋部、胸肋部或四肢。后期主要表现为纤维性囊性骨炎，可出现骨骼畸形与病理性骨折。可表现为身长缩短、四肢骨弯曲、活动受限、行走困难，甚至卧床不起。部分患者可出现骨囊肿（棕色瘤），好发于颌骨、肋骨、锁骨外 1/3 端及四肢长骨，该处常易发生骨折。

（三）泌尿系统症状

1. 肾小管浓缩功能受损　长期高血钙可影响肾小管的浓缩功能，出现多尿、烦渴、多饮等症状。

2. 泌尿系结石　结石主要由草酸钙和磷酸钙组成，临床表现为肾绞痛与血尿。本病所致尿路结石的特点为多发性、双侧性和反复发作性，结石常具有短期内增多、增大等活动性现象。容易继发尿路感染或引起尿路梗阻。晚期则发生肾功能不全。

3. 肾钙质沉着症　肾小管和肾实质钙质沉着症也可导致肾功能逐渐减损，最后可引起肾功能不全。

（四）其他

1. 软组织钙化　影响肌腱、软骨等处，可引起非特异性关节痛，累及手指关节。

2. 皮肤钙质沉积　可引起皮肤瘙痒。

3. 家族聚积性　甲旁亢患者可有家族史，常为 MEN 的一部分，可与垂体瘤及胰腺肿瘤同时存在，即 MEN1 型；也可与嗜铬细胞瘤及甲状腺髓样癌同时存在，即 MEN2 型。

（五）高钙危象

当血钙≥3.5 mmol/L 时必须按高钙危象紧急处理。常见诱因为老年患者伴肾衰竭、少尿、感染及其他应激等。

【实验室与影像学检查】

（一）血液检查

1. 血清钙　血清总钙多次超过 2.7 mmol/L 或血清游离钙超过 1.23 mmol/L 应高度怀疑本病。由于发病早期患者的血钙可呈波动性升高，因此对于疑似原发性甲旁亢的患者，若血钙不高时应多次反复测定。如多次测定血清钙值正常，则要注意是否合并维生素 D 缺乏、骨软化症、肾功能不全或低白蛋白血症，后者血清总钙值正常，但血清游离钙常增高。血清游离钙测定较血清总钙测定对诊断更为敏感。

2. 血清磷　低磷血症（＜ 0.97 mmol/L）为本病的特征之一。但在肾功能不全时血清磷可正常或升高。

3. 血清 PTH　血 PTH 的升高程度与血钙浓度、肿瘤大小和病情严重程度相平行。测定 PTH 的方法有测定血中氨基端、中段、羧基端 PTH 和完整的 PTH1-84。第 3 代检测技术测定完整的 PTH1-84 的敏感性与特异性均较高，是原发性甲旁亢的主要诊断依据。

4. 血碱性磷酸酶　单纯表现为尿路结石者，早期可正常，但有骨骼病损者几乎均升高。

5. 其他　1,25（OH）$_2$D$_3$ 升高，血氯常升高，血 HCO$_3^-$ 常降低，可出现代谢性酸中毒。

（二）尿液检查

1. 24 h 尿钙排泄量　增加，但合并骨软化症时尿钙不高；当血清钙低于 2.87 mmol/L 时，尿钙增加可不明显。

2. 24 h 尿磷排泄量　增加，由于饮食等因素的影响，诊断意义不如高尿钙。

3. 其他　尿中 40% ～ 50% 的环磷酸腺苷（cyclic adenosine monophosphate，cAMP）来自肾小管上皮细胞，其含量受 PTH 调节。原发性甲旁亢时尿总 cAMP 排出量增加，成功切除甲状旁腺腺瘤后 1 h 即明显下降。尿羟脯氨酸常增加，与血清碱性磷酸酶增高一样，均提示明显的骨骼受累。

（三）皮质醇抑制试验

超生理剂量的糖皮质激素可抑制肠道钙吸收及拮抗维生素 D 的作用，不典型病例通过上述检查手段不能确诊时可行该试验协助诊断。给予患者泼尼松 30 mg/d（分次口服），连续 10 天，原发性甲旁亢患者血清钙不下降，其他原因引起的高钙血症如结节病、多发性骨髓瘤、维生素 D 中毒等的血清钙明显下降。

（四）影像学检查

1. 甲状旁腺术前定位检查　术前定位诊断对于提高手术成功率具有极其重要的意义。颈部 B 超检查简便可靠，可作为首选检查。超声引导细针穿刺抽吸液 PTH 测定有助于确定病灶是否为甲状旁腺来源。如联合穿刺细胞学评估、免疫组化染色可进一步提高诊断准确性。核素（^{99m}TC-MIBI）双时相显像，尤其对于多发性甲状旁腺病变及异位甲状旁腺病变有较大的诊断价值。颈部和纵隔 CT/MRI 可协助定位诊断。

2. 骨骼 X 线表现　与病变的严重程度相关。主要表现有：骨膜下骨吸收、弥漫性骨质脱钙、纤维性囊性骨炎、骨折和（或）骨畸形。

3. 腹平片　可见肾或输尿管结石、肾钙化，对诊断均有价值。

（五）骨密度测定

显示尺 / 桡骨远端、股骨等的骨密度降低、骨质疏松。

【诊断与鉴别诊断】

（一）甲旁亢的定性诊断

本病的定性诊断主要根据临床表现和实验室检查。如患者有反复发作的尿路结石，骨痛，消化性溃疡常规治疗无效，自发性骨折或年轻人的骨质疏松，骨骼X线摄片有骨质吸收、脱钙等特征性表现时应疑为本症，实验室检查血清PTH增高伴高钙血症是本症的重要诊断依据。如同时有尿钙、尿磷增多，血磷降低则更为典型。轻型和早期病例需结合血清游离钙测定和骨密度检查协助诊断。

（二）甲状旁腺病变的定位诊断

定性诊断确立之后，通过颈部超声检查、^{99m}TC-MIBI放射性核素检查、颈部和纵隔CT/MRI扫描等完成定位诊断。因有5%～10%的甲状旁腺腺瘤处于异常位置，因此仔细的定位检查对于手术治疗非常重要。

（三）鉴别诊断

1. 恶性肿瘤　恶性肿瘤不论有无转移，常可出现高钙血症。包括恶性肿瘤体液性高钙血症和局部溶骨性高钙血症。前者见于肺癌、肾癌及其他部位的鳞状细胞癌，肿瘤组织分泌一种蛋白质，可与PTH受体结合，产生与PTH相似的作用，称为甲状旁腺激素相关性多肽（PTH-related peptide，PTHrP），从而引起高钙血症与低磷血症。后者主要见于发生骨转移的乳腺癌、淋巴瘤、白血病等，癌细胞产生的破骨刺激因子直接作用于骨表面导致高钙血症。但恶性肿瘤引起的高钙血症者其血清PTH常降低，且常有原发恶性肿瘤的临床表现，病情进展快，症状严重，可与原发性甲旁亢相鉴别。如能将肿瘤切除，血清钙可下降。但有时肿瘤部位较隐匿，尚未出现症状时即可出现高钙血症。因此，原因不明的高钙血症必须除外恶性肿瘤的可能性。

2. 继发性和三发性甲旁亢　继发性甲旁亢是由于低钙、高磷或低维生素D引起的PTH过多分泌。多见于慢性肾功能不全、维生素D缺乏症、肠吸收不良综合征、妊娠和哺乳等。继发性甲旁亢患者血清PTH可明显增高，但血清钙常降低，可结合病史与原发性甲旁亢鉴别。长期低钙血症导致甲状旁腺自主性分泌PTH和高钙血症，见于肾移植术后的三发性甲旁亢，根据病史与疾病过程（从低钙血症到高钙血症）可与原发性甲旁亢鉴别。

3. 异位甲状旁腺功能亢进症　指由某些非甲状旁腺肿瘤自主分泌过多的PTH（而非PTHrP）所引起的甲状旁腺功能亢进症。可见于肺癌、卵巢癌、胰腺癌、肝癌、甲状腺乳头状癌等。

4. 药物　长期应用噻嗪类利尿药或锂制剂也可引起轻度高钙血症，但停药后可恢复正常。

5. 其他疾病引起的高钙血症　多发性骨髓瘤、结节病、维生素D过量等均可出现高钙血症，但这些疾病血PTH正常或降低，高钙血症可被皮质醇抑制。而原发性甲旁亢血清PTH增高且高钙血症不被皮质醇抑制。此外，多发性骨髓瘤血中球蛋白及特异性免疫球蛋白增高、尿本周蛋白阳性、骨髓可见瘤细胞；结节病血浆球蛋白升高、胸片有特征性改变；维生素D过量有明确的病史。

6. 甲状腺功能亢进症　由于甲状腺激素水平升高导致骨吸收增加，部分患者可出现轻度高钙血症伴骨质疏松。但该症PTH多降低或正常，结合甲状腺功能亢进症的特殊临床表现较易鉴别。如果血钙持续升高，血PTH也升高，应注意合并甲旁亢的可能。

7. 代谢性骨病

（1）原发性骨质疏松症：也可出现骨痛和骨密度降低。本症血清钙、磷、碱性磷酸酶均正常，且牙槽骨板、颅骨和指骨无原发性甲旁亢的特征性骨吸收增加的改变。

（2）骨软化症：本症特征为血钙磷正常或降低，血碱性磷酸酶和PTH均增高，尿钙磷排出减少。骨骼X线有椎体双凹变形、假骨折等特征性表现。

（3）肾性骨营养不良：本症的骨骼病变有纤维性囊性骨炎、骨硬化、骨软化和骨质疏松4种。鉴别要点包括血钙降低或正常、血磷升高、尿钙排出减少或正常并伴有明显的肾功能损害。

8. 家 族 性 低 尿 钙 性 高 钙 血 症（familial hypocalciuric hypercalcemia，FHH）　临床少见。本病由于常染色体基因突变导致甲状旁腺和肾小管细胞膜上钙敏感受体异常，肾对钙排出减少。其特点为：血清钙轻度增高，血磷正常或降低，血清 PTH 正常或增高，尿钙降低（< 2.5 mmol/24 h）。本病一般无症状。鉴别要点为良性高钙血症家族史和尿钙降低。

【治疗】

包括手术治疗和药物治疗。其中手术指征包括：

- 有症状的 PHPT 患者。
- 无症状的 PHPT 患者合并以下任一情况：

（1）高钙血症，血钙高于正常上限 0.25 mmol/L。

（2）肾损害，肌酐清除率低于 60 ml/min。

（3）任何部位骨密度值低于峰值骨量 2.5 个标准差（T 值<－ 2.5），和（或）出现脆性骨折。

（4）年龄小于 50 岁。

（5）患者不能接受常规随访。

- 无手术禁忌证，病变定位明确者。

不符合上述手术指征的患者，是否需要手术治疗存在争议。手术干预需要依据个体化原则，可依据患者年龄、预期寿命、手术风险、手术意愿和靶器官损害风险等因素综合考虑。

（一）手术探查和治疗

双侧颈部探查术的主要优点是术后复发率低，但存在手术时间长、创伤大、并发症多等缺点。在准确术前定位下，目前多数学者主张行单侧颈部探查术。如果术前不能定位、术中常规探查阴性时，要想到异位甲状旁腺的可能。如手术成功，血清 PTH 及血、尿的钙、磷异常可获得纠正。24 h 内血清钙即开始下降，常在 3 ～ 5 天内下降至正常低值或出现低钙血症，一般不严重。但术前骨骼受累严重者可出现骨饥饿综合征，导致严重低钙血症甚者危及生命。严重低钙血症者需要补充大量钙剂。当能够吞咽时，及时口服补充元素钙 2 ～ 4 g/d，如口服困难或症状较重者应积极给予静脉补钙。定期监测血清钙水平，避免发生高钙血症。维生素 D 的补充对缓解低钙血症也是有益的，可以口服骨化三醇，0.5 ～ 4.0 μg/d，血钙维持正常后，骨化三醇逐渐减量，避免发生高钙血症。如补钙后血钙正常但仍有搐搦或顽固持久的低钙血症，应想到同时伴有低镁血症的可能，需考虑补镁。

（二）药物治疗

对于部分无症状的原发性甲旁亢患者、不能手术或拒绝手术的患者可考虑药物治疗及长期随访。应适当多饮水，避免高钙饮食，忌用噻嗪类利尿剂和锂制剂，适量运动。每 3 ～ 6 个月就诊一次询问和检查甲旁亢的有关症状和体征并全面复查与甲旁亢有关的实验室指标。可使用双膦酸盐、雌激素或选择性雌激素受体调节剂（绝经后女性患者）及拟钙化合物。

（三）其他

甲状旁腺术后对于骨病和尿路结石仍需进一步处理。

（四）高钙危象的处理

高钙危象指甲旁亢患者由于重度高钙血症（血清钙≥ 3.5 mmol/L）而危及生命。表现为乏力、恶心、呕吐、脱水、神志改变甚至昏迷、心搏骤停。必须予以紧急处理。

1. 生理盐水　根据失水情况和心肾功能补充生理盐水，充分补液可使血钙降低 0.25 ～ 0.75 mmol/L。补充生理盐水一方面可纠正失水，同时因多量钠会从尿中排出而促使钙从尿中排出。

2. 双膦酸盐　静脉使用双膦酸盐是迄今为止最有效的治疗高钙血症的方法，起效需 2 ～ 4 日，达到最大效果需 4 ～ 7 日，大部分患者血钙能降至正常水平，效果可持续 1 ～ 3 周。用药前需检查患者的肾功能，要求肌酐清除率＞35 ml/min。

3. 利尿剂 在充分补充血容量的基础上给予呋塞米 20～40 mg 静脉注射，促使尿钙排出。补液和利尿可导致镁与钾丧失，应注意监测并适当补充，防止电解质和酸碱平衡紊乱。

4. 降钙素 使用降钙素 2～6 h 内血钙可平均下降 0.5 mmol/L。降钙素半衰期短，每日需多次注射，降血钙效果存在逸脱现象（多在 72～96 h 内发生），主要用于双膦酸盐药物起效前的过渡期。

5. 血液透析或腹膜透析 用低钙或无钙透析液透析可迅速降低血钙。

【预后】

手术切除病变的甲状旁腺后高钙血症及高 PTH 血症即被纠正。术后 1～2 周骨痛开始减轻，6～12 个月明显改善。多数术前活动受限者于术后 1～2 年可以正常活动并恢复工作。骨密度在术后显著增加，以术后第 1 年内增加最为明显。文献报告成功的 PHPT 手术后泌尿系统结石的发生率可减少 90%，而剩余 5%～10% 的结石复发者可能存在甲旁亢以外的因素。已形成的结石不会消失，已造成的肾功能损害也不易恢复。部分患者高血压程度可能较前减轻或恢复正常。

第 2 节　甲状旁腺功能减退症

甲状旁腺功能减退症（hypoparathyroidism，HP，简称甲旁减）是指因甲状旁腺素（PTH）分泌不足和（或）靶组织细胞对 PTH 反应缺陷而引起的一组临床综合征。临床类型有：特发性甲旁减、继发性甲旁减、低血镁性甲旁减、假性甲旁减等。

【病因】

自甲状旁腺至靶组织细胞之间的任何一个环节的障碍均可引起甲旁减，包括 PTH 合成减少、分泌减少、作用受阻三类原因。

【发病机制】

1. 特发性甲旁减（idiopathic hypoparathyroidism，IHP） PTH 分泌减少。以儿童常见，也可见于成人。目前病因尚未明确，有家族性和散发性两种。前者可有家族史，伴有性连锁隐性遗传或常染色体隐性或显性遗传。约 1/3 患者血中可检出甲状旁腺抗体，并可伴有抗肾上腺、甲状腺或胃壁细胞抗体，说明本病可能与甲状旁腺自身免疫破坏致 PTH 分泌减少有关。还可伴有其他自身免疫性疾病，如原发性甲状腺功能减退症、恶性贫血、特发性肾上腺皮质萎缩所致的艾迪生（Addison）病等。

2. 继发性甲旁减（secondary hypoparathyroidism） PTH 合成分泌减少。主要是由于甲状腺或颈部手术误将甲状旁腺切除或损伤所致，也可因甲状旁腺手术或颈部放射治疗而引起。血中 PTH 水平降低致钙磷代谢紊乱。因手术出血、水肿、血液供给不足或神经损伤所致者，其功能可逐渐恢复。此外甲状旁腺被转移癌、淀粉样变性、结核病、结节病、血色病等病变破坏时亦可引起甲旁减。

3. 低血镁性甲旁减 PTH 合成分泌减少、作用受阻。由于肠道吸收缺陷或肾小管镁再吸收缺陷而产生低镁血症。因镁离子为释放 PTH 所必需，严重低镁血症可暂时性抑制 PTH 分泌，引起可逆的甲旁减。补镁后血清 PTH 立即增加。低镁血症还可影响 PTH 对周围组织的作用。

4. 假性甲旁减（pseudohypoparathyroidism，PHP） PTH 作用受阻。由于 PTH 受体或受

体后缺陷，使靶器官（骨、肾）组织细胞对生物活性的 PTH 无反应，称为假性甲旁减。本病为一种遗传性疾病，有家族发病倾向，呈常染色体显性或隐性遗传。突变通过母亲遗传，男女发病率为 1∶2。病因为 G 蛋白 α 亚基基因突变、PTH 受体突变、腺苷酸环化酶或 G 蛋白缺陷。临床可出现多种类型的先天畸形及缺陷。

5. 假假性甲旁减（PPHP）　PPHP 与编码 G 蛋白 α 亚基的父源性基因杂合突变有关，具有 PHP 的体态异常，但没有 PTH 抵抗的生化改变。

【病理】

颈部外科手术后发生的甲旁减可见残留腺体呈萎缩及变性改变；特发性甲旁减可见甲状旁腺有淋巴细胞浸润和纤维化，病因未明者腺体外观虽正常，但腺细胞大部分为脂肪细胞所代替。

【临床表现】

（一）神经肌肉应激性增加

神经肌肉症状取决于低钙血症的程度、血钙下降的速度和持续的时间。轻者仅有感觉异常，指端或口周麻木、刺痛，随后出现面部肌肉痉挛和手足搐搦，呈典型的"助产士"手型，即双侧拇指强烈内收、掌指关节屈曲，指骨间关节伸展，腕、肘关节屈曲呈鹰爪状。有时下肢膝关节与髋关节伸直，双足呈强直性伸展。发作时可有疼痛，但由于形状可怕，患者常异常惊恐而过度换气，导致呼吸性碱中毒，致血清游离钙进一步降低，加重手足搐搦。手足搐搦发作时也可伴有自主神经功能紊乱，如出汗、喉痉挛、喘鸣以及胆、肠、膀胱平滑肌痉挛等。感染、过劳和情绪等因素可诱发发作。女性在月经期前后更易发作。有些轻症或久病患者不一定出现手足搐搦，其神经肌肉兴奋性增高主要表现为面神经叩击征（Chvostek 征）和束臂加压试验（Trousseau 征）阳性，称为隐性搐搦。

（二）精神神经症状

有些患者，特别是儿童可出现惊厥或癫痫样全身抽搐，如不伴有手足搐搦，常可误诊为癫痫大发作。长期慢性低钙血症还可引起锥体外系神经症状，包括典型的帕金森病表现，纠正低钙血症可使症状改善。慢性甲旁减患者可出现精神症状，包括烦躁、焦虑、易激动、记忆力减退、抑郁或精神病。

（三）外胚层组织营养变性

低钙性白内障较为常见，常累及双眼，严重影响视力。还可出现皮肤干燥脱屑、指（趾）甲变脆、粗糙以及毛发易脱落等。儿童期发病患者常有智力发育迟缓和牙齿发育障碍。

（四）其他

病程长、病情重者可出现骨骼疼痛，以腰背和髋部多见。可出现胃肠道功能紊乱，如恶心、呕吐、腹痛和便秘。脑基底节、其他软组织、肌腱、脊柱旁韧带等均可发现转移性钙化。低钙血症还可导致心律失常和甲状旁腺功能减退性心肌病。

【实验室与影像学检查】

（一）血液检查

1. 血钙　多次测定血清总钙 < 2.0 mmol/L。血钙过低者宜同时测定血白蛋白，以除外因白蛋白浓度低下而引起的血清总钙减低。

2. 血磷　多数患者血清磷增高，部分正常。

3. 血碱性磷酸酶　正常。

4. 血 PTH   多数低于正常，也可在正常范围，因低钙血症对甲状旁腺是一强烈刺激，当血清总钙≤ 1.88 mmol/L 时，血 PTH 值应增加 5 ～ 10 倍。所以低钙血症时，如血 PTH 在正常范围，仍属甲状旁腺功能减退症。

5. 血 1,25（OH）$_2$D$_3$ 明显降低。

6. 血镁   低血镁型甲旁减患者血镁降低。

（二）尿液检查

尿钙、尿磷排出量减少。

（三）Ellsworth Howard 试验

静注外源性 PTH 测定注射前、后尿环磷酸腺苷（cyclic adenosine monophosphate，cAMP）cAMP 及尿磷，可根据不同反应鉴别甲旁减的不同类型。

（四）影像学检查

90% 的甲旁减患者脑 CT 表现为脑实质内多发钙化，发生机制尚未完全明确，可能与长期低钙血症及血管通透性增加有关。由于基底节区毛细血管丰富、排列紧密，故高血磷可携带钙离子钙盐优先沉积于此处。脑基底节（苍白球、壳核和尾状核）钙化常对称性分布。脑内钙化的程度和范围与病程有关。

（五）其他检查

1. 骨密度   正常或增加。

2. 心电图检查   可发现 QT 间期延长，主要为 ST 段延长，伴异常 T 波。

3. 脑电图   可出现癫痫样波。血清钙被纠正后，脑电图改变也随之消失。

【诊断与鉴别诊断】

根据反复发作的手足搐搦、Chvostek 征和 Trousseau 征阳性、低血钙、高血磷且能排除肾功能不全，甲旁减的诊断基本可以确定；如血清 PTH 测定结果明显降低或不能测得，或滴注外源性 PTH 后尿磷与尿 cAMP 显著增加，可以肯定诊断。手术后继发性甲旁减根据病史容易确定；特发性甲旁减临床上常无明显病因，可有家族史。

特发性甲旁减尚需与下列疾病鉴别：

1. 假性甲状旁腺功能减退症（PHP）   是一种罕见的家族性遗传性疾病，同样具有低血钙、高血磷的生化特征。但该症由于 PTH 受体或受体后缺陷，周围器官对 PTH 无反应（PTH 抵抗），PTH 分泌增加，此点易与特发性甲旁减鉴别。此外该症还伴有多种先天畸形和骨骼发育缺陷，典型患者可表现为生长发育异常、智力发育迟缓、体态矮胖、脸圆、颈短等，可见掌骨（跖骨）缩短，特别是对称性第 4 与第 5 掌骨缩短。假性甲旁减又可分为 I 型与 II 型。静脉滴注 PTH（尿 cAMP 排量测定给予 PTH 300 单位；尿磷测定给予 PTH 200 单位）后，尿 cAMP 与尿磷不增加（仍低）为 I 型；尿 cAMP 增加，但尿磷不增加为 II 型。以 I 型最常见，又可分为 I a、I b、I c 三个亚型。I a 型又称为 Albright 遗传性骨营养不良症（Albright hereditary osteodystrophy，AHO），是 PHP 的主要类型，体外测定表明 I a 型中刺激性 G 蛋白亚基（Gs）活性下降。I c 未发现 Gs 有缺陷。I a、I c 型患者常伴 AHO 体型［矮胖身材、圆脸、掌（跖）骨短粗、指（趾）短宽以及营养发育异常的其他特征］，I b 型表型正常。本病的治疗基本上与特发性甲状旁腺功能减退症相同。

2. 严重低镁血症（< 0.5 mmol/L）   由于肠道吸收缺陷或肾小管镁的再吸收缺陷而产生低镁血症。患者也可出现低钙血症与手足搐搦。血清 PTH 可降低或不能测得。但低镁血症被纠正后，低钙血症即迅速恢复，血清 PTH 也随之正常。

3. 其他

（1）维生素 D 缺乏症：该病血磷正常或降低，血碱性磷酸酶升高，骨骼 X 线呈佝偻病改变。

（2）慢性肾功能不全：可有低钙血症、高磷血症，但同时有氮质血症和代谢性酸中毒。

（3）各种原因所致代谢性或呼吸性碱中毒：由于游离钙与血清蛋白结合增加，使血钙降低而出现症状，但具有碱中毒和原发病的表现。

（4）癫痫：真性癫痫的患者不伴有低钙血症和高磷血症，而以癫痫发作为主要表现的甲旁减患者，应用抗癫痫药不能控制发作，反而加重病情。

（5）软骨病：也可出现手足搐搦和低钙血症，但血磷正常或降低，血碱性磷酸酶升高，骨密度降低，骨盆或长骨有假骨折等典型软骨病的征象。

【治疗】

治疗目的是消除低钙血症所造成的神经精神症状，控制病变的进一步发展。

1. 急性低钙血症搐搦发作期　治疗目标为将血钙升至正常低值或略低，缓解临床症状和低钙血症的并发症；同时，避免治疗后继发的高钙血症和高钙尿症。当发生手足搐搦、喉痉挛、哮喘、惊厥或癫痫样大发作时，即刻静脉注射 10% 葡萄糖酸钙 10 ～ 20 ml，缓慢静脉注射（10 ～ 20 min 左右），必要时可重复。搐搦严重、难以缓解者可采用持续静脉滴注钙剂。定期检测血清钙水平，使之维持在 2.00 mmol/L 左右即可。避免发生高钙血症，以免出现致死性心律失常。若发作严重可短期内辅以镇静剂地西泮或苯妥英钠肌内注射，以迅速控制搐搦与痉挛。

2. 急性低钙血症搐搦发作间歇期　治疗目的是维持血钙在正常浓度，降低血磷，防治搐搦。

（1）一般治疗：宜进高钙低磷饮食。

（2）钙剂：应长期口服元素钙 1 ～ 3 g/d，维持血钙接近正常水平。孕妇、乳母、小儿酌加。血钙升高后，肾磷阈相应降低，尿磷排出增加，血磷随之下降，常不需使用降低血磷的药物（磷结合剂）。

（3）维生素 D 及其活性代谢产物：轻症甲旁减患者，经补充钙与限制磷的治疗后，血清钙可基本保持正常，症状控制。症状较重者须加用维生素 D 制剂，常用剂量为：维生素 D 40 000 ～ 120 000 IU/d（由于不同患者对药物治疗反应不同，需针对个体进行精细剂量调节）或 1α（OH）D_3 0.5 ～ 3.0 μg/d；1，25（OH）$_2D_3$ 0.25 ～ 2.0 μg/d。甲旁减时肾 1α 羟化作用减弱，外源性维生素 D 转变为活性维生素 D 的过程受阻，故普通维生素 D 需要较大剂量，且起效慢、清除慢，停药后作用消失需 2 周至 4 个月。羟化的活性维生素 D 疗效迅速且较稳定，口服较方便，停药后 3 ～ 6 天作用即消失，但价格较贵。如果经济条件允许，最好选用活性的 1,25（OH）$_2D_3$，肾功能不全者首选该药。用药期间应定期复查血钙、血磷、24 h 尿钙水平，及时调整剂量。避免高钙血症、泌尿系结石及维生素 D 过量或中毒的发生。对于 HP 患者，维持空腹血钙在正常低值或略低于正常，尽可能维持在 2.0 mmol/L 以上。但对于 PHP 患者应维持血钙在正常范围。

（4）镁剂：对严重或症状性低镁血症者（全身性癫痫发作，血镁 < 0.5 mmol/L），应立即补充镁，剂量视血镁降低程度而定。低镁血症纠正后，低钙血症也可能随之好转。

（5）PTH 替代治疗：由于 rhPTH1-84 非常昂贵，美国内分泌学会推荐 rhPTH1-84 作为钙剂和维生素 D 制剂的补充治疗，用于单纯传统治疗效果不佳的患者，同时需注意不良反应及疗程。

【预后】

及早诊断甲旁减并给予长期有效的治疗可减少晚期并发症的发生。血清钙维持或接近正常水平可改善患者的视力和神经症状。

（高蕾莉）

骨质疏松症和骨软化症

第 1 节　骨质疏松症

骨质疏松症（osteoporosis，OP）是一种以骨量减少，骨组织微结构损坏，导致骨骼脆性增加，易发生骨折为特征的全身性代谢性骨病。2001 年美国国立卫生研究院将其定义为以骨强度下降和骨折风险增加为特征的骨骼疾病。OP 分为原发性和继发性两大类，原发性骨质疏松症包括绝经后骨质疏松症（postmenopausal osteoporosis，PMOP，Ⅰ型）、老年性骨质疏松症（senile osteoporosis，SOP，Ⅱ型）和特发性骨质疏松症。PMOP 一般发生在女性绝经后 5 至 10 年内；SOP 一般指 70 岁以后发生的骨质疏松；特发性骨质疏松症主要发生在青少年，病因尚未明。继发性骨质疏松症指由任何影响骨代谢的疾病和（或）药物及其他明确病因导致的骨质疏松症。本章主要介绍绝经后骨质疏松症和老年性骨质疏松症。

【病因与危险因素】

正常成熟骨的代谢主要以骨重建形式进行。凡使骨吸收增加和（或）骨形成减少的因素都会导致骨量丢失。

（一）峰值骨量不足

峰值骨量是指人一生中能达到的最大骨量。随骨组织发育，骨量一般在 30 ~ 35 岁达到峰值，以后随着增龄逐渐丢失。青春发育期是人体骨量增加最快的时期，故青春期发育延迟或此期的骨骼发育和成熟障碍可致峰值骨量降低，成年后发生骨质疏松症的风险增加。大约 85%的峰值骨量变异是由遗传因素决定的，全基因组关联研究已识别出多种影响骨密度的基因多态性位点。其中很大部分在 Wnt/β-连环蛋白信号通路、核因子 -κB 受体活化因子（receptor activator of nuclear factor kappa-B，RANK）/核因子 -κB 受体活化因子配体（receptor activator of nuclear factor kappa-B ligand，RANKL）/骨保护素（osteoprotegerin，OPG）通路或间充质细胞分化中发挥重要作用。影响峰值骨量的后天因素有营养、骨代谢调节激素（雌激素、维生素 D、糖皮质激素）、生活方式和全身性疾病等。

（二）骨吸收增加

1. 雌激素缺乏　为绝经后骨质疏松症的主要原因。女性绝经后雌激素缺乏，数年内可丢失骨量的 20% ~ 25%。绝经时间越早，骨丢失越多。

2. 甲状旁腺激素相对增多　随着增龄、肠钙吸收减少、肾 $1,25(OH)_2D_3$ 生成减少，甲状旁腺激素相对增加会促进骨吸收。

（三）骨形成减少

1. 营养因素　钙是骨矿物质中的主要成分。在骨的生长发育期和钙需要量增加时（妊娠、哺乳等），钙摄入不足或老年人肠道钙吸收功能下降都可诱发骨质疏松症。增加钙摄入量有助于预防骨质疏松症，降低骨折风险。

2. 生活方式和生活环境　吸烟、酗酒、高蛋白饮食、高盐饮食、维生素 D 摄入不足和光照减少均是骨质疏松症的危险因素。充足的体力活动有助于提高峰值骨量，减少骨丢失；而活动过少易于发生骨丢失。随着增龄致骨骼肌量减少，并伴有骨量下降，二者互为因果。长期卧床和失重也常导致骨丢失。

【 临床表现 】

骨质疏松症初期通常没有明显的临床表现，仅在 X 线摄片或骨密度测定时被发现，因而被称为"寂静的疾病"或"静悄悄的流行病"。但随着病情进展，骨量不断丢失，骨微结构破坏，患者会出现骨痛、脊柱变形，甚至发生骨质疏松性骨折等后果。部分患者可没有临床症状，仅在发生骨质疏松性骨折等严重并发症后才被诊断为骨质疏松症。

（一）骨痛

骨质疏松症较重患者可有腰背疼痛或全身骨痛，以腰痛最突出。骨痛通常为弥漫性，无固定部位，检查不能发现压痛区（点）。常于劳累或活动后加重，负重能力下降或不能负重，严重时出现活动受限。四肢骨折或髋部骨折时肢体活动明显受限，局部疼痛明显加重，有骨骼畸形或者骨折阳性体征。

（二）骨骼畸形

骨质疏松症患者可出现身材变矮、驼背等脊柱畸形和伸展受限，胸椎压缩性骨折可导致胸廓畸形，出现胸闷、气短、呼吸困难等表现，心排血量、肺活量、肺最大换气量下降，易并发上呼吸道和肺部感染。腰椎压缩性骨折可能改变腹部解剖结构，导致便秘、腹痛、腹胀、食欲减退和早饱等。

（三）骨折

脆性骨折是骨质疏松症的典型表现，常于轻微创伤或日常活动中发生，胸腰椎、髋部和臂（桡、尺骨远端和肱骨近端）为常见部位，跟骨、胫腓骨、肋骨、锁骨和胸骨等也可以发生。髋部骨折以老年性骨质疏松症患者多见，骨折部位多在股骨颈部，预后不良；如患者长期卧床可加重骨丢失，使骨折难以愈合。并常因并发感染或慢性衰竭而死亡，幸存者生活自理能力下降或丧失。

【 诊断与鉴别诊断 】

（一）诊断

1. 根据 WHO 标准确立诊断　骨质疏松症的诊断主要基于双能 X 线吸收法（dual energy X-ray absorptiometry，DXA）的骨密度测量结果和（或）脆性骨折史。骨质疏松症的诊断需根据骨密度测定结果，首先确定是否存在骨质疏松症，然后再明确是原发性还是继发性骨质疏松症及其病因。

（1）基于骨密度测定的诊断：对于绝经后女性、50 岁及以上男性，建议参照 WHO 推荐的诊断标准，基于 DXA 骨密度测量结果：骨密度值低于同性别、同种族健康成人的骨峰值 1 个标准差及以内属正常；降低 1 ～ 2.5 个标准差为骨量减少（或低骨量）；降低等于和超过 2.5 个标准差为骨质疏松症；骨密度降低程度符合骨质疏松症诊断标准，同时伴有一处或多处脆性骨折为严重骨质疏松症。

用 DXA 测定的骨密度数值受组织退变、损伤、软组织钙化、体位、仪器的精确度及操作的规范程度的影响。因此，要严格控制质量。常用的测量部位是 1 ～ 4 腰椎、股骨颈、全髋、前臂远端 1/3。不同 DXA 的灵敏度、精密度、准确度以及测量绝对值存在差异，不同仪器之间的数据不能互用。

（2）基于脆性骨折诊断：脆性骨折是指受到轻微创伤或日常活动中即发生的骨折。如髋部或椎体发生脆性骨折，可不依赖于骨密度测定结果，临床上即可诊断骨质疏松症。在肱骨近端、骨盆或前臂远端发生的脆性骨折，即使骨密度测定显示低骨量（－2.5＜T-值＜－1.0），也可诊断骨质疏松症。

2. 根据骨密度 / 遗传因素 / 生化标志物评估骨折风险

（1）骨密度：如骨密度低于同性别、同种族健康成人的骨峰值平均值1个标准差以上，即可列为高危人群。髋部骨密度预测髋部骨折危险的强度最高，而年龄增强其预测性。

（2）骨折风险预测工具：为了评估骨质疏松症骨折风险，WHO提出骨折风险预测工具（fracture risk assessment tool，FRAX），根据患者的临床危险因素和（或）股骨颈骨密度建立模型用于评估患者未来10年髋部骨折及主要骨质疏松性骨折的概率。

（二）鉴别诊断

在诊断原发性骨质疏松症之前，一定要重视和排除其他影响骨代谢的疾病，以免发生漏诊或误诊。需详细询问病史，评价可能导致骨质疏松症的各种病因、危险因素及药物，特别强调部分导致继发性骨质疏松症的疾病可能缺少特异的症状和体征，有赖于进一步辅助检查。

（1）内分泌科疾病：甲状旁腺功能亢进症、皮质醇增多症、性腺功能减退、甲状腺功能亢进症、高催乳素血症、1型糖尿病等，一般有相应的临床症状和体征，并可以通过相应激素检查、功能试验等明确。

（2）恶性肿瘤和血液系统疾病：多发性骨髓瘤、白血病、淋巴瘤、肿瘤骨转移等，可酷似原发性骨质疏松症，通过甲状旁腺激素、甲状旁腺激素相关肽、血 / 尿免疫固定电泳、血 / 尿轻链、骨髓活检、骨扫描等化验检查鉴别。

（3）结缔组织病：类风湿关节炎、系统性红斑狼疮、强直性脊柱炎、血清阴性脊柱关节病等，可通过检测相关的免疫学指标和自身抗体明确。

（4）药物：长期超生理剂量糖皮质激素、甲状腺激素过量、抗癫痫药物、锂剂、铝中毒、细胞毒药物（环孢素A、他克莫司等）或免疫抑制剂、肝素、引起性腺功能低下的药物（芳香化酶抑制剂、促性腺激素释放激素类似物）等。

（5）胃肠疾病：慢性肝病（尤其是原发性胆汁性肝硬化）、炎性肠病（尤其是克罗恩病）、胃大部切除等。

（6）肾脏疾病：各种疾病导致肾功能不全或衰竭。

（7）遗传性疾病：成骨不全、马方综合征、血色病、高胱氨酸尿症、卟啉症等。

（8）其他：任何原因的维生素D不足、酗酒、神经性厌食、营养不良、长期卧床、妊娠及哺乳、慢性阻塞性肺疾病、脑血管意外、器官移植、淀粉样变性、多发性硬化、获得性免疫缺陷综合征等。

有时原发性与继发性骨质疏松症可同时或先后发生，应予注意。

【预防与治疗】

骨质疏松症的主要防治目标包括改善骨骼生长发育，促进成年期达到理想的峰值骨量；维持骨量和骨质量，预防增龄性骨丢失；避免跌倒和骨折。骨质疏松症初级预防：指尚无骨质疏松症但具有骨质疏松症危险因素者，应防止或延缓其发展为骨质疏松症并避免发生第一次骨折；骨质疏松症二级预防和治疗：指已有骨质疏松症或已经发生过脆性骨折者，防治目的是避免发生骨折或再次骨折。骨质疏松症的防治措施主要包括基础措施、药物干预和骨折治疗。

（一）基础措施

1. 加强运动　加强负重运动和锻炼，增强应变能力，减少骨折风险。运动的类型、方式和量应根据患者的具体情况而定。运动的重点在于提高耐受力和平衡能力，降低摔倒和骨折风险。

2. 补充钙剂和维生素 D　应补充适量钙剂，我国营养学会制定成人每日元素钙摄入推荐量为 800 mg，绝经后妇女和老年人每日元素钙推荐量为 1000 mg。除增加饮食钙摄入量以外，尚可补充碳酸钙、葡萄糖酸钙、枸橼酸钙等。充足的维生素 D 可增加肠钙吸收、促进骨骼矿化、保持肌力、改善平衡能力和降低跌倒风险。维生素 D 不足可导致继发性甲状旁腺功能亢进，增加骨吸收，从而引起或加重骨质疏松症。中国居民膳食营养素参考摄入量建议，成人维生素 D 推荐摄入量为 400 IU/d；65 岁及以上老年人因缺乏日照，以及摄入和吸收障碍常有维生素 D 缺乏，推荐摄入量为 600 IU/d；可耐受最高摄入量为 2000 IU/d；维生素 D 用于骨质疏松症防治时，剂量可为 800 ～ 1200 IU/d。

3. 其他　主要包括戒烟限酒、进食富含钙镁与异黄酮类食物、避免使用导致骨质疏松症的药物等。

（二）抗骨质疏松症药物治疗

有效的抗骨质疏松症药物可增加骨密度，改善骨质量，降低骨折的发生风险。目前绝大多数指南推荐抗骨质疏松症药物治疗的适应证包括：经骨密度检查确诊为骨质疏松症的患者；已经发生过椎体和（或）髋部等部位脆性骨折者；骨量减少但具有高骨折风险的患者。

抗骨质疏松症药物种类较多，按作用机制可分为骨吸收抑制剂、骨形成促进剂、其他机制类药物及传统中药。

1. 双膦酸盐　双膦酸盐（bisphosphonates）是焦磷酸盐的类似物，其特征为含有 P-C-P 基团。双膦酸盐与骨骼羟磷灰石的亲和力高，能够特异性结合到骨重建活跃的骨表面，抑制破骨细胞功能，从而抑制骨吸收。双膦酸盐是目前国内临床上应用最为广泛的抗骨质疏松症药物。用于治疗原发性骨质疏松症和继发性骨质疏松症，该类药物目前常用的制剂和用量是：①阿仑膦酸钠：常用剂量是 10 mg/d，或每周 70 mg。空腹服用，用 200 ～ 300 ml 白水送服，服药后30 min 内避免平卧，应保持直立体位（站立或坐立），此期间应避免进食牛奶、果汁等任何食品和药品。②唑来膦酸：为静脉注射制剂，5 mg，每年 1 次，静脉滴注 15 min 以上。③利塞膦酸：为口服片剂，5 mg，每日 1 次，或 35 mg，每周 1 次，用药注意事项同阿仑膦酸钠。④伊班膦酸：为静脉注射制剂，2 mg，每 3 个月一次，静脉滴注 2 h 以上。

双膦酸盐类药物总体安全性较好，但以下几点值得关注：①胃肠道不良反应：口服双膦酸盐后少数患者可能发生轻度胃肠道反应，包括上腹疼痛、反酸等症状。有活动性胃及十二指肠溃疡、反流性食管炎、功能性食管活动障碍者慎用。若存在肠吸收不良，可能影响双膦酸盐的吸收。②一过性"流感样"症状：首次口服或静脉输注含氮双膦酸盐可出现一过性发热、骨痛和肌痛等类流感样不良反应，多在用药 3 天内明显缓解，症状明显者可用非甾体抗炎药或其他解热镇痛药对症治疗。③肾毒性：进入血液的双膦酸盐类药物约 60% 以原形从肾排泄，对于肾功能异常的患者，应慎用此类药物或酌情减少药物剂量。特别是静脉输注的双膦酸盐类药物，每次给药前应检测肾功能，肌酐清除率＜ 35 ml/min 患者禁用。用药前建议充分水化，静脉输注唑来膦酸的时间应不少于 15 min，伊班膦酸静脉输注时间不少于 2 h。④下颌骨坏死：双膦酸盐相关的下颌骨坏死罕见，绝大多数（超过 90%）发生于恶性肿瘤患者大剂量注射双膦酸盐以后，以及存在严重口腔疾病的患者，如严重牙周病或多次牙科手术等。对患有严重口腔疾病或需要接受牙科手术的患者，不建议使用该类药物。对存在下颌骨坏死高风险患者（伴有糖尿病、牙周病、使用糖皮质激素、免疫缺陷、吸烟等）需要复杂侵入性口腔手术时，建议暂停双膦酸盐治疗 3 ～ 6 个月后，再实施口腔手术，术后 3 个月如无口腔特殊情况，可恢复使用双膦酸盐。

目前建议口服双膦酸盐治疗 5 年、静脉双膦酸盐治疗 3 年后应对患者的骨折风险进行评估，如为低风险，可考虑实施药物假期停用双膦酸盐。如骨折风险仍高，可以继续使用双膦酸盐或换用其他抗骨质疏松症药物。

2. 降钙素　降钙素（calcitonin）是一种钙调节激素，能抑制破骨细胞的生物活性，减少破骨细胞数量，减少骨量丢失并增加骨量。降钙素类药物的另一突出特点是能明显缓解骨痛，对骨质疏松症及其骨折引起的骨痛有效。目前应用于临床的降钙素类制剂有两种：鲑鱼降钙素和鳗鱼降钙素。①鲑鱼降钙素：有鼻喷剂（200 IU/ 滴）和注射剂（50 IU/ 支）两种。鼻喷剂剂量为每日 200 IU；注射剂一般应用剂量为每次 50 IU，皮下或肌内注射，根据病情每周 2 ～ 7次。鼻喷剂较注射剂更具有优势，不良反应小，易被患者接受。但其吸收率低于注射剂。②鳗鱼降钙素：为注射剂，用量为每周 20 IU，肌内注射。

3. 激素替代疗法（hormone replacement therapy，HRT）　HRT 主要包括雌激素补充疗法和雌、孕激素补充疗法，能减少骨丢失，降低骨质疏松性骨折风险。HRT 应该在绝经早期应用，使用最小的有效剂量，应用前和应用中全面询问病史及体格检查，若发现不适合应用的情况及时停止使用。应该严格掌握使用激素替代治疗的适应证和禁忌证。适应证：60 岁以前的围绝经和绝经后女性，特别是有绝经期症状及有泌尿生殖道萎缩症状的女性。有口服、经皮和阴道用药多种制剂。禁忌证：雌激素依赖性肿瘤（乳腺癌、子宫内膜癌、黑色素瘤）、不明原因阴道出血、活动性肝炎或其他肝病伴肝功能明显异常、活动性血栓栓塞性疾病、血卟啉症和系统性红斑狼疮为绝对禁忌证。子宫肌瘤、子宫内膜异位症、严重高血压和糖尿病、有乳腺癌家族史、癫痫、哮喘、胆囊疾病和垂体催乳素瘤者慎用。

4. 选择性雌激素受体调节剂　选择性雌激素受体调节剂（selective estrogen receptor modulators，SERMs）不是雌激素，而是一类通过雌激素受体途径的组织特异性化合物，与雌激素受体结合后，在不同靶组织导致受体空间构象发生不同改变，从而在不同组织发挥类似或拮抗雌激素的不同生物效应。如雷洛昔芬，每日 60 mg，可以在 1 日中的任何时间服用，不受饮食影响。有静脉栓塞病史及有血栓倾向者（如长期卧床和久坐者）禁用。

5. 甲状旁腺素类似物　间断使用小剂量甲状旁腺素类似物能刺激成骨细胞活性，促进骨形成，增加骨密度，改善骨质量，降低椎体和非椎体骨折的发生风险。国内已上市的特立帕肽是重组人甲状旁腺素氨基端 1-34 活性片段（recombinant human parathyroid hormone 1 ～ 34，rhPTH1-34），每日 1 次，每次 20 μg 皮下注射治疗。禁忌证：并发畸形性骨炎、骨骼疾病放射治疗史、肿瘤骨转移及并发高钙血症者；肌酐清除率小于 35 ml/min 者；小于 18 岁的青少年和骨骺未闭合的青少年。

6. RANKL 抑制剂　地舒单抗是一种 RANKL 抑制剂，为特异性 RANKL 的完全人源化单克隆抗体，能够抑制 RANKL 与其受体 RANK 的结合，减少破骨细胞形成和存活、降低其功能，从而减少骨吸收、增加骨量、改善皮质骨或松质骨的强度。

7. 其他　如骨碎补总黄酮制剂、淫羊藿苷类制剂、人工虎骨粉制剂、维生素 K_2 类、硬骨抑素抑制剂等。

（三）骨质疏松性骨折的治疗

复位、固定、功能锻炼和抗骨质疏松症治疗是治疗骨质疏松性骨折的基本原则。骨质疏松性骨折的骨科治疗应强调个性化，在综合评估患者全身状况、骨折部位、骨折类型、骨质疏松症程度后选择手术或非手术治疗。

第 2 节　骨软化症

佝偻病（rickets）/ 骨软化症（osteomalacia）是生长板软骨和类骨质矿化障碍所致的代谢性骨病。在儿童时期，骨骺生长板尚未闭合，生长板软骨矿化障碍导致特征性的骨骼畸形，称为佝偻病；成年后，生长板已闭合，骨重建部位新形成的类骨质矿化障碍，骨矿物质含量减少，致使骨骼易于变形和发生骨折，称为骨软化症。本节主要介绍成人骨软化症。

【发病机制】

钙、磷和（或）碱性磷酸酶不足，或存在骨基质异常或矿化过程受到抑制均可导致佝偻病 / 骨软化症。

1. 维生素 D 缺乏（营养性骨软化） 严重维生素 D 缺乏（25 羟维生素 D < 10 ng/dl 或 25 nmol/L）是成人骨软化症最常见的原因，主要原因是患者缺少日照导致皮肤维生素 D_3 合成不足。其他原因包括膳食中维生素 D 缺乏和消化道疾病致维生素 D 吸收不良，如胃肠切除、小肠吸收不良、肝胆疾病、慢性胰腺炎等。

2. 维生素 D 代谢异常 ① 1α 羟化酶缺陷：常见于慢性肾功能不全所致的肾性骨营养不良，另外可见于维生素 D 依赖性佝偻病Ⅰ型（vitamin D dependent rickets type Ⅰ，VDDR Ⅰ型），呈常染色体隐性遗传，为编码 1α 羟化酶的 *CYP27B1* 基因突变，导致 1,25（OH）$_2$D 合成减少，肠道钙磷吸收减少。② 25 羟化酶缺乏：主要见于严重的肝功能损伤、药物诱导 25 羟化酶缺乏和遗传性 25 羟化酶缺乏，使 25（OH）D 生成障碍，导致佝偻病 / 骨软化症。

3. 维生素 D 作用异常 维生素 D 依赖性佝偻病Ⅱ型（vitamin D dependent rickets type Ⅱ，VDDR Ⅱ型），呈常染色体隐性遗传，为编码维生素 D 受体的 *VDR* 基因突变，导致 1,25（OH）$_2$D 不能发挥正常的生理功能。

4. 遗传性和获得性低磷血症 成纤维细胞生长因子 23（fibroblast growth factor 23，FGF23）相关低血磷性佝偻病 / 骨软化症包括遗传性低血磷性佝偻病和肿瘤相关的骨软化症。患者血液循环中高水平的 FGF23 抑制肾小管钠磷共转运蛋白的表达和功能，使尿磷排出增加，血磷下降。同时 FGF23 抑制 1α 羟化酶的合成与活性，使血 1,25（OH）$_2$D$_3$ 水平不适当降低，肠道钙磷吸收减少，加重低磷血症，发生佝偻病 / 骨软化症。

5. 低磷酸酯酶症（低碱性磷酸酶血症） 低磷酸酯酶症是一种罕见的常染色体隐性遗传性疾病，是由非组织特异性碱性磷酸酶同工酶的基因突变引起的。

6. 肾小管酸中毒 骨软化症或佝偻病最常见于近端（2 型）肾小管酸中毒 /Fanconi 综合征。近端肾小管磷酸盐消耗、代谢性酸中毒所致钙流失增加和继发性甲状旁腺功能亢进症均可能促进骨矿化减少。

7. 药物 大剂量的氟化钠或第一代双膦酸盐可导致骨软化症。应用抗惊厥药物也可能导致 25（OH）D 水平降低，引起骨软化症。

【临床特征】

1. 临床表现 成人骨软化症临床表现多样，可以没有症状，在影像学上表现为骨量减少。其他比较常见的临床表现包括：骨痛、肌无力、骨折、行走困难等。这些症状通常隐匿出现。骨痛通常在脊椎下段、骨盆和下肢最显著。疼痛特征为钝痛，活动和负重后加重。骨折可发生在轻微创伤或无创伤的情况下，常累及肋骨、椎骨和长骨。脊柱曲度异常或者胸廓 / 骨盆畸形见于长期的严重骨软化症。肌无力主要见于近端肌，可伴随肌萎缩、肌张力低下。患者还可能出现蹒跚步态。

2. 实验室表现 营养性骨软化症主要表现为极低水平的血清 25（OH）D、血清钙和磷水平低于正常或处于正常低值，甲状旁腺激素和碱性磷酸酶水平较高。骨软化症的实验室结果主要取决于骨软化症的病因（表 6-14-1）。

3. 影像学表现 佝偻病 / 骨软化可表现为 Looser 假性骨折、裂隙或较窄的透亮线。类骨质矿化不足和骨小梁丢失可导致椎体骨小梁的影像学清晰度下降和椎体双凹变形。骨密度对于骨软化症的诊断并非必需，而且骨密度降低并不能鉴别骨质疏松症和骨软化症。

表 6-14-1 常见骨软化症的生化特点

疾病	血磷	血钙	血碱性磷酸酶	甲状旁腺激素	25（OH）D	1,25（OH）$_2$D
维生素 D 缺乏	下降或正常	下降或正常	升高	升高	显著下降	正常或升高或降低
尿磷排泄增多导致的疾病	显著下降	正常	正常或升高	正常	正常	正常
肾小管酸中毒	下降	正常	正常	正常	正常	正常
低碱性磷酸酶血症	正常	正常	下降	正常	正常	正常

【诊断与鉴别诊断】

（一）诊断

佝偻病/骨软化症的诊断比较困难。主要根据临床表现［如骨痛、骨骼畸形、骨折和（或）肌无力］、实验室结果和影像学表现做出诊断。临床评估（如胃肠疾病史或手术史、日照情况、饮食习惯以及症状的发作特点和持续时间等）可帮助确定骨软化症的病因。

（二）鉴别诊断

需要鉴别骨折、骨痛和骨密度降低的其他原因，主要包括：骨质疏松症、恶性肿瘤、Paget 病和甲状旁腺功能亢进症。诊断大多数可通过临床病史、体格检查以及实验室检查联合影像学检查来与骨软化症鉴别。

1.骨质疏松症 骨质疏松症多发生于绝经后女性、老年人和长期接受糖皮质激素治疗的患者。血清钙、磷和碱性磷酸酶水平正常。

2. Paget 骨病 碱性磷酸酶升高，受累部位的 X 线片显示骨皮质增厚、扩张、小梁纹理变粗，以及出现透亮区和硬化区的混合区域，骨扫描和 X 线检查可以鉴别。

3.多发性骨髓瘤 患者常有无力、疲乏和骨痛。X 线平片显示溶骨性病变以及弥漫性骨质减少。很多患者在诊断时存在贫血和肾功能异常，而骨软化症患者通常肾功能正常。多发性骨髓瘤患者的碱性磷酸酶通常不增高，有些患者可能存在高钙血症。

4.甲状旁腺功能亢进 患者的甲状旁腺素和血钙水平均增高，而骨软化症患者的血钙水平多正常或降低。

【治疗】

骨软化症的治疗应尽可能逆转基础病因，并需纠正低磷血症、低钙血症和维生素 D 缺乏。

1.维生素 D 缺乏 补充维生素 D 能使患者在数周内肌力和骨痛得到显著改善。若同时足量摄入钙剂，效果通常更显著。骨密度可在 3～6 个月内改善。多种维生素 D 及其代谢物的制剂可供选择。因为普通维生素 D 的费用较低，应尽量使用普通维生素 D 而非活性维生素 D 制剂。存在维生素 D 代谢异常（包括显著肝或肾脏疾病）患者，需要使用活性维生素 D 制剂。

2.遗传性低血磷性佝偻病 可通过 burosumab（一种人抗 FGF23 单克隆抗体）或补充磷以及骨化三醇来治疗。

3.肿瘤诱导的骨软化症 根治性治疗为完全切除肿瘤，这可以快速逆转生化异常并治愈骨病变。如无法明确肿瘤部位或肿瘤不能根治性切除，可通过补充磷和骨化三醇治疗。

4.肾小管酸中毒性骨软化症 起始治疗可每日给予大剂量的维生素 D。酸中毒可通过枸橼酸钠和（或）枸橼酸钾来纠正。

5.低磷酸酯酶症 可以使用酶替代疗法。

（吕 芳 高蕾莉）

异位激素分泌综合征

异位激素分泌综合征（ectopic hormonal syndrome），又称内分泌副瘤综合征（paraneoplastic endocrine syndrome），是指一些恶性肿瘤除了肿瘤本身及转移灶引起的症状外，还可通过产生激素或激素样物质引起多种内分泌系统功能失调的临床表现，常见的有高钙血症、库欣综合征和抗利尿激素分泌不当综合征等。

【病因与发病机制】

最早在 1940 年，Guichard 发现某些肿瘤可出现一些难以用肿瘤占位、浸润以及转移解释的症状，提出了"副瘤综合征"的概念。随着认识的不断深入，根据影响的器官、系统不同，副瘤综合征被细分为皮肤副瘤综合征、内分泌副瘤综合征（异位激素分泌综合征）、神经系统副瘤综合征、血液系统副瘤综合征等。其中异位激素分泌综合征是最常见的副瘤综合征之一。

关于肿瘤合成和分泌异位激素的病理机制目前尚不十分清楚，最被广泛接受的假说之一是认为分泌异位激素的肿瘤细胞多数起源于具有潜在分泌肽类激素能力的神经内分泌细胞。当恶化为肿瘤细胞后可合成和分泌各种激素。另一种假说则认为正常情况下人类基因仅有 15% 表现出转录活性，剩余大部分基因处于受抑制或非活化状态。当细胞发生恶变后，有可能导致激素编码基因的抑制解除，从而使这些基因异常表达。另外，近年来研究发现阿片−促黑素−促皮质素原（proopiomelanocortin，POMC）基因启动子甲基化的改变也会导致异位激素不适当合成和分泌。

【疾病种类与临床表现】

现有报道异位激素分泌综合征的肿瘤位置多样，临床表现亦各不相同（表 6-15-1，图 6-15-1）。

表 6-15-1　异位激素分泌综合征的种类及其临床表现

异位激素种类	产生异位激素的常见肿瘤	临床表现
PTH PTHrP 1,25（OH）$_2$D	肺癌（鳞癌、小细胞肺癌），血液系统肿瘤（多发性骨髓瘤、淋巴瘤、慢性淋巴细胞性白血病），皮肤癌，肾癌，卵巢癌，胸腺瘤，头颈部、胃肠道肿瘤等	高钙血症相关的表现：恶心、纳差、消化道溃疡、便秘、多饮、多尿、骨质疏松症
ACTH CRH	肺癌（小细胞肺癌、支气管类癌），胸腺瘤，甲状腺髓样癌，嗜铬细胞瘤/副神经节瘤，胰腺内分泌肿瘤，乳腺癌，卵巢癌，前列腺癌等	库欣综合征症候群，低钾血症，碱血症，皮肤色素沉着，水肿等
ADH 心房利钠肽	肺癌（小细胞肺癌、大细胞肺癌、类癌），前列腺癌，乳腺癌，肾上腺皮质癌，胰腺癌等	低渗性低钠血症，肾性失钠
GH GHRH	小细胞肺癌，支气管类癌，胰腺内分泌肿瘤，肝癌，淋巴瘤，嗜铬细胞瘤，肾上腺皮质腺瘤，下丘脑肿瘤（错构瘤、神经胶质瘤）等	肢端肥大症表现

（续表）

异位激素种类	产生异位激素的常见肿瘤	临床表现
LH FSH hCG	肺癌（小细胞肺癌、类癌），肾透明细胞癌，肝瘤，胃癌，恶性黑色素瘤，肾上腺皮质癌，绒毛膜癌，卵巢癌，畸胎瘤等	男性性早熟，乳房发育；女性月经紊乱，男性化
TSH	肺癌，绒毛膜癌，葡萄胎，睾丸畸胎瘤，胃肠系统肿瘤，乳腺癌，造血系统肿瘤	高代谢症候群
降钙素	胰腺内分泌肿瘤，嗜铬细胞瘤，食管癌，肾上腺皮质癌，小细胞肺癌，宫颈癌，前列腺癌，乳腺癌，肾癌和胃癌等	多数无临床症状
VIP	小细胞肺癌，甲状腺髓样癌，肾癌，胰腺内分泌肿瘤，副神经节瘤，嗜铬细胞瘤等	水样泻，低钾血症
胰岛素 IGF-2	纤维肉瘤，间皮瘤，神经纤维瘤，肝癌，类癌，肾上腺癌，胃肠癌，胰腺癌，卵巢癌等	低血糖症状
促红细胞生成素	肾癌，小脑血管母细胞瘤，肾上腺皮质癌，肺癌，嗜铬细胞瘤，卵巢癌	红细胞增多，头晕，乏力等
胰高血糖素	肺癌，肾癌，类癌	血糖升高
PRL	肺癌，肾癌，子宫低度恶性间质瘤	催乳
肾素	肺癌，胰腺癌，卵巢癌，肝癌，副神经节瘤，血管外皮细胞瘤等	高血压，低钾血症等
FGF-23	间皮瘤	低磷血症，骨软化

注：ACTH，促肾上腺皮质激素；CRH，促肾上腺皮质激素释放激素；ADH，抗利尿激素；GH，生长激素；GHRH，生长激素释放激素；LH，黄体生成素；FSH，卵泡刺激素；hCG，人绒毛膜促性腺激素；TSH，促甲状腺激素；PRL，催乳素；PTH，甲状旁腺激素；PTHrP，甲状旁腺激素相关肽；VIP，血管活性肠肽；IGF-2，胰岛素样生长因子2；FGF-23，成纤维细胞生长因子23

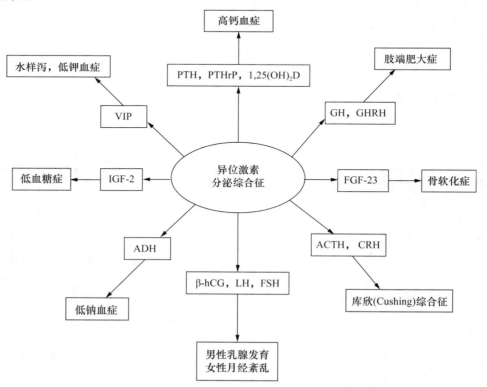

图 6-15-1　常见的异位激素分泌综合征概况
缩写同表 6-15-1

【诊断与鉴别诊断】

异位激素分泌综合征好发于中老年患者。其临床症状可出现在肿瘤检出之前，也可以出现在肿瘤诊断之后的任何阶段。尽管异位激素分泌综合征对于低度恶性肿瘤的远期结局无明显影响，但恶性程度高的肿瘤出现异位激素分泌综合征则提示预后不良。目前主要根据临床表现和实验室检查综合诊断。

异位激素分泌综合征的诊断依据

（1）肿瘤和内分泌综合征均存在，且肿瘤并非发生于正常分泌该类激素的内分泌腺体。

（2）肿瘤伴血或尿中激素或其代谢产物异常增高。

（3）肿瘤分泌激素呈自主性，多数不被正常的反馈机制所抑制。

（4）排除其他可引起内分泌综合征的因素，如医源性使用糖皮质激素等。

（5）肿瘤经手术、化疗或放疗完全缓解后，内分泌症候群消退，血、尿激素水平下降。

（6）当肿瘤复发时，内分泌相关症状再次出现。

（7）可通过免疫组织化学、RT-PCR 的方法检测肿瘤组织中是否存在高水平的激素及 mRNA 表达。

（8）肿瘤局部静脉血与动脉血中的激素水平存在明显的浓度梯度。

（9）体外培养的肿瘤细胞可合成和分泌相关激素。

注：前 6 项为临床诊断的常用条件，后 3 项为补充条件，协助进一步确诊。

【治疗】

治疗的方式有手术、放疗、药物等，最有效的方式是手术切除肿瘤组织。

1. 手术治疗　根治性手术切除肿瘤是最有效的治疗方式。如肿瘤的恶性程度较低，术后异位激素分泌综合征可获痊愈。

2. 放射治疗　可作为手术的辅助治疗方式，对病变局限或无法手术且对放疗敏感的肿瘤可获一定效果。

3. 药物治疗　无法切除肿瘤病灶时，可采用适当的药物阻止激素的合成和分泌。如异位 ACTH 分泌综合征时可选用阻滞肾上腺皮质激素合成的药物。

4. 对症治疗　对于异位激素分泌引起的代谢紊乱给予相应的对症支持治疗。

（周灵丽）

第16章

血色病、卟啉症和 Wilson 病

一、血色病

血色病是一种铁代谢异常所导致的疾病，肠道铁吸收的不适当增加导致过量的铁在实质性细胞中沉积，最终导致组织损伤和多种器官功能受损，常见的临床表现包括皮肤色素沉着、肝硬化、糖尿病、关节炎、心肌病及低促性腺性性腺功能减退症。

目前认为血色病分为遗传性（*HFE* 基因突变）及后天性（红细胞无效生成，如地中海贫血或镰状细胞贫血）。

【临床表现】

血色病的临床表现包括乏力、体重下降、色素沉着或皮肤变黑、腹痛和性欲减退。由于铁在肝沉积，会出现肝大，部分可进展为肝硬化、肝癌，疾病晚期可出现门静脉高压、肝功能失代偿的典型临床表现。糖尿病常见于有家族史的患者中。

【诊断】

血色病的典型三联征包括皮肤色素沉着、肝大及肝硬化、糖尿病。实验室检查可发现血清铁、转铁蛋白饱和度、血清铁蛋白水平增高。遗传性血色病应做相关基因检测以明确诊断。

【治疗】

总的治疗原则包括限制铁的摄入，移除体内过多的铁，对症治疗。同时对于新生儿遗传性血色病，应根据家族史早期进行基因检测以积极干预。

二、卟啉症

卟啉症是一组由于血红素生物合成途径中特异酶缺陷所造成的卟啉代谢异常综合征。卟啉或其前体生成过多，浓度异常升高，并在组织中蓄积，由尿和粪便排出。该疾病主要累及神经系统和皮肤而出现相应的临床表现，可出现光感性皮肤损害、腹痛及神经系统表现等。

【临床表现与病因】

血红素是一种含铁的色素，参与血红蛋白的组成，存在于机体内所有组织。其生物合成步骤分8步，分别由8种不同的酶参与，编码相关合成酶的基因缺陷时，其底物和血红素前体可聚集在骨髓或肝，导致不同临床表现的卟啉症。

根据卟啉或卟啉前体过量生成和堆积的部位，可将卟啉症分类为肝性卟啉症或红细胞生成性卟啉症（表6-16-1），二者之间亦可有重叠。由于卟啉症的许多症状没有特异性，诊断常常被延误。

卟啉症的临床症状可以归纳为皮肤、腹部和神经精神系统表现三大症候群。皮肤表现多为光感性皮损，常于婴儿期开始出现。腹部症状可表现为急腹症发作，亦可表现为腹部重压感。

表 6-16-1　卟啉症的主要临床和实验室特征

卟啉症	遗传方式	主要症状：NV 或 CP	增加的卟啉前体和（或）卟啉		
			红细胞	尿液	粪便
肝性卟啉症					
5-ALA 脱水酶缺乏性卟啉症	AR	NV	锌原卟啉	ALA，粪卟啉Ⅲ	—
急性间歇性卟啉症	AD	NV	—	ALA，PBG，尿卟啉	—
迟发性皮肤性卟啉症	AD	CP		尿卟啉，7-羧酸卟啉	异粪卟啉
遗传性粪卟啉症	AD	NV 和 CP	—	ALA，PBG，粪卟啉Ⅲ	粪卟啉Ⅲ
变异性卟啉症	AD	NV 和 CP	—	ALA，PBG，粪卟啉Ⅲ	粪卟啉Ⅲ，粪卟啉
红细胞生成性卟啉症					
遗传性红细胞生成性卟啉症	AR	CP	尿卟啉Ⅰ 粪卟啉Ⅰ	尿卟啉Ⅰ 粪卟啉Ⅰ	粪卟啉Ⅰ
红细胞生成性原卟啉症	AR[a]	CP	原卟啉	—	原卟啉
X 连锁原卟啉症	XL	CP	原卟啉	—	原卟啉

[a] 3 号内含子上等位基因的多态性影响酶的活性和临床表现的程度。

缩写：AD，常染色体显性遗传；ALA，5-氨基乙酰丙酸；AR，常染色体隐性遗传；CP，皮肤光敏感症状；NV，神经精神及腹部症状（神经腹膜型）；PBG，胆色素原；XL，X 连锁

神经精神症状多变，可表现为周围神经病变、脊髓神经病变或脑部神经症候群或精神症状。

对尿液、血浆、红细胞或粪便中的卟啉前体 [5-氨基乙酰丙酸（ALA）和胆色素原（PBG）] 或卟啉进行的实验室检测可以用于诊断或排除各种类型卟啉症。确定诊断需通过分子生物学手段明确特定的基因缺陷。目前分子遗传学分析已经能够提供精确的杂合子或纯合子鉴定，并为具有突变基因的家庭进行产前诊断。

【诊断】

卟啉症主要临床表现包括光感性皮肤损害、腹痛以及精神神经系统表现。皮肤表现多在婴儿期出现，表现为光感性皮损，多出现在皮肤暴露部位，患者可有特征性紫色面容。腹部症状可表现为急腹症，也可仅表现为腹部不适伴恶心、呕吐等，腹痛部位多不定。神经精神症状变化多端，可表现为周围神经病变、脊髓神经病变等，部分患者可合并精神症状。

本病的临床表现具有多样性的特点，需要临床医生提高警惕性，并对可疑患者进行筛查，必要时完善基因突变检测以明确诊断。鉴别诊断应根据患者的临床表现特点，需要针对急腹症、皮肤损害及精神神经系统相关疾病进行鉴别。

【治疗】

由于卟啉症不同分类的病因及特点不一，因此针对不同类型卟啉症治疗方法也不完全相同。治疗过程中应避免诱发疾病发作的诱因，同时针对溶血性贫血、光敏感与皮损、腹痛等进行相应处理。

三、Wilson 病

Wilson 病（肝豆状核变性）是一种由于 *ATP7B* 基因突变引起的常染色体隐性遗传疾病，该基因编码铜转运 P 型 ATP 酶。该病的临床表现主要由铜毒性引起，主要涉及肝和大脑。目前尚缺乏针对该病的有效治疗，因此早期诊断至关重要。

ATP7B 蛋白缺乏会使胆道铜排泄受损，肝铜蓄积，进而导致氧化损伤引起铜毒性。肝内过量的铜蓄积最初会与金属硫蛋白结合，当超过最大存储能力时则开始出现肝损伤。肝损伤一般在 3 岁左右时出现，铜不能与前铜蓝蛋白结合将导致分解过度，以及低血浆铜蓝蛋白水平。

【临床表现】

多数患者于 10 ～ 25 岁出现临床症状，主要受累器官为肝、中枢神经系统、角膜、骨关节和肾，以肝和中枢神经系统受损症状和体征最为常见。肝脏病变可表现为类似慢性肝炎的症状，晚期则出现肝硬化或肝功能失代偿。还有一些患者的首发临床表现为神经病变或精神系统疾病，同时常伴有 Kayser-Fleischer 环（铜在角膜沉积）。患者也可出现肌张力低下、共济失调或震颤，也常见构音障碍和吞咽困难，亦可出现自主神经功能紊乱。

【诊断】

血清铜蓝蛋白常常降低，而尿铜水平升高。诊断的金标准是肝活检组织中看到铜沉积。

【治疗】

本病为遗传性疾病，尚无法根治，治疗主要为驱铜治疗，并需要维持终身，同时早期诊断及治疗对预后具有重要的意义。

常用的驱铜药物包括 D- 青霉胺及锌制剂。

（刘　蔚　纪立农）

第 17 章

内分泌与代谢疾病诊断和治疗相关的争议与展望

第 1 节　甲状腺疾病早期诊治的争议

随着越来越多的检查项目和诊断技术在日益普及的健康体检中的应用，更多的甲状腺疾病被早期发现，也带来了甲状腺疾病早期诊治的争议。

1. 甲状腺癌早期诊治的争议　在过去的 30 年，甲状腺癌在全球范围内大幅增加。其中，甲状腺微小癌（thyroid microcarcinoma，TMC）占比明显增加。1988—1989 年美国 TMC 占全部甲状腺乳头状癌的 25.0%，2008—2009 年该比例已上升至 39.0%。在我国，甲状腺癌的发病率也呈上升趋势，2003—2011 年，平均每年增长 20%。国家癌症中心 2019 年公布的《全国最新癌症报告》数据显示，甲状腺癌在恶性肿瘤发病率排行中位居第 7，在女性群体中更是高居第 4。

根据 1988 年世界卫生组织（WHO）的定义，TMC 是指病灶最大径 ≤ 1 cm 的甲状腺癌，主要为甲状腺微小乳头状癌（papillary thyroid microcarcinoma，PTMC）。PTMC 发病隐匿，进展缓慢，多数肿瘤无临床症状，长期处于一种无进展的亚临床状态，甚至可伴随终身而无临床表现。在尸检报告中，甲状腺癌的发生率为 5.6% ～ 35.6%。而超声检查和其他现代诊断技术在健康体检中的广泛应用，使得大量 TMC 被早期发现。Ito 等在一项对 1235 例 TMC 患者的随访研究中发现，随访 5 年和 10 年时超声检查肿瘤直径增大 > 3 mm 的患者比例分别为 5.0%和 8.0%，淋巴结异常发生率分别为 1.7% 和 3.8%。其中年龄 < 40 岁的患者临床进展占 8.9%，而年龄 > 60 岁患者中仅 1.6% 表现为临床进展，191 例手术治疗的患者，平均随访 75（1 ～ 246）个月，仅 1 例肿瘤复发。Sugitani 等对 230 例无症状的 TMC 患者随访研究，7.0%的患者肿瘤增大，1.0% 的患者发生淋巴结转移，术后随访 5（1 ～ 12）年，无一例复发。甲状腺癌导致的死亡率也保持在相对稳定的较低水平。因此，诊断出 TMC 的患者一生中可能不会引起症状或导致死亡，换句话说，即使没有被诊断，没有接受治疗，TMC 也并不会导致严重症状或者死亡。《柳叶刀》旗下《糖尿病与内分泌学》刊登了一项研究，对 GLOBOCAN 数据库收录的 2020 年 185 个国家或地区甲状腺癌的年龄标准化发病率和死亡率数据进行分析，最终指出，甲状腺癌过度诊断在某些国家占确诊病例的 60% ～ 90%，在全球范围内已经成为一个重要的公共卫生问题。

TMC 的过度诊断，会增加患者及家属的疾病心理负担，影响生活质量。即使肿瘤直径 < 5 mm，绝大多数患者仍会选择手术治疗，选择观察的患者也倾向在一段时间后手术治疗。手术治疗时也存在不考虑患者肿瘤是否有多灶、甲状腺外浸润、颈淋巴结转移和其他高危因素，而行全甲状腺切除术＋中央区淋巴结清扫的过度治疗，以及术后 TSH 过度抑制和随访周期 < 3 个月等情况，增加医疗资源消耗和长期治疗的医疗成本。在许多情况下，积极监测而非手术治疗才是最合适甲状腺癌的管理手段。

另一方面，像其他肿瘤一样，甲状腺乳头状癌（papillary thyroid carcinoma，PTC）也是从癌细胞、PTMC 逐渐进展的，PTMC 生物学行为与 PTC 一致，同样会有局部甲状腺外浸润、颈淋巴结转移及全身转移等特征。文献报告，PTMC 术后病理学检查诊断分期为 T3、T4 的比例分别为 20.7% 和 7.2%，中央区淋巴结转移（N1a）和颈侧区淋巴结转移（N1b）的发生率分别为 82.0% 和 21.2%，远处转移发生率为 3.0%，10 年复发率可达 7.3%，10 年病死率为 1.0%。研究发现，与 TMC < 0.5 cm 的患者比较，TMC 最大径 0.5 ～ 1.0 cm 的患者淋巴结转移和甲状腺外侵犯的发生率分别为 59.0% 和 10.0%，明显高于前者的 13.0% 和 3.0%。目前对 PTMC 的随访研究不超过 20 年，根据 PTC 的生物学特性，对其结局指标的观察需要更长的时间才能得出相对客观的结论。PTC 虽然生长缓慢，具有惰性，但研究发现，分化型甲状腺癌（differentiated thyroid carcinoma，DTC）可去分化变为预后极差的甲状腺低分化癌和（或）未分化癌，且这种去分化现象有年轻化的趋势。目前对 TMC 的诊断虽然达到了较高的水平，但目前的诊断技术尚不能区分亚临床型与临床型 TMC，无法精准地判断其预后。肿瘤防治原则是早发现、早诊断、早治疗，TMC 具有恶性肿瘤的共同特点，同样须遵守肿瘤的防治原则。肿瘤早期治疗不仅疗效好，而且治疗风险低、并发症少，所花费的医疗成本及消耗的医疗资源明显低于中晚期肿瘤。所以，要提高 PTC 患者的存活率，需要坚持肿瘤防治基本原则及规范化治疗，对 TMC 进行规范化诊治是最佳的有效途径。

医学影像学和细胞学检测技术的进步提高了 TMC 的检出率，而如何鉴别 TMC 的静息惰性和侵袭潜能，是实现 TMC 精准诊治的关键，如果这个问题不解决，甲状腺癌早期诊治是否存在过度的争议就不会停止。*BRAFV600E* 突变、*TERT* 基因突变、*p53* 基因突变等分子遗传学研究或许能为临床解决这个问题带来希望。

2. 老年亚临床甲状腺功能减退诊治的争议 亚临床甲状腺功能减退（亚临床甲减，subclinical hypothyroidism，SCH）定义为血清促甲状腺激素（TSH）升高，游离甲状腺素（FT4）正常，患者可以没有任何甲状腺功能异常的症状和体征。根据 TSH 水平，SCH 可分为轻度（TSH 参考值上限 9.9 mIU/L）和重度（TSH ≥ 10 mIU/L）。

成人亚临床甲减的患病率为 1.3% ～ 10%。中国 31 个省市 78 470 例人群的流行病学调查结果显示，亚临床甲减老年人最常见，患病率接近 20%，大多数属于轻度亚临床甲减，仅 10% 的患者 TSH 水平 ≥ 10 mIU/L。年龄、性别、体重指数、种族、碘营养状况和 TSH 诊断界值是患病率的最常见影响因素，其中年龄和 TSH 诊断上限的界值对诊断影响最明显。研究显示，随着年龄的增长，亚临床甲减患病率增加，女性更明显。从临床意义来看，多数专家认为亚临床甲减属于早期轻度的甲状腺功能衰竭。但亦有研究显示，40 岁以上年龄每增加 10 岁，TSH 参考范围上限升高 0.3 mIU/L。年龄超过 80 岁的老年人，23.9% TSH 值在 2.5 ～ 4.5 mIU/L，12% TSH 值大于 4.5 mIU/L。国内研究也发现增龄主要影响 TSH 参考值上限，与试剂盒的 TSH 参考值相比，采用年龄特异的 TSH 参考值，65 岁以上老年人亚临床甲减患病率由 19.87% 降至 3.3%。这些研究提示老年人单纯 TSH 轻度升高可能只是正常老化的生理现象，是机体的一种代偿表现。所以，有专家认为老年人 TSH 的参考值上限应当放宽，不宜将 TSH 轻度升高归为亚临床甲减。但是，老年人 TSH 轻度升高究竟是单纯老龄化所致，还是真正患有甲状腺疾病，仍需要大样本的前瞻性研究来确定。

老年 SCH 患者 TSH ≥ 10 mIU/L 时心血管事件、骨折和死亡的发生风险升高。一项前瞻性队列研究对 70 ～ 82 岁的老年 SCH 患者进行了 3.2 年的随访，发现与甲状腺功能正常的人群相比，TSH ≥ 10 mIU/L 的患者发生心力衰竭的风险升高。Waring 等对老年 SCH 患者 8.3 年的前瞻性队列研究发现，仅在 TSH ≥ 10 mIU/L 时心血管疾病死亡风险明显升高。一项纳入 162 369 例甲减患者的回顾性队列研究结果显示，65 岁以上老年患者 TSH ≥ 10 mIU/L 增加心力衰竭、任意骨折、脆性骨折及死亡风险。另一项 meta 分析纳入 27 项队列研究的数据，发现甲减老年患者全因死亡的风险明显增加，但心血管死亡的风险没有增加。而老年亚临床甲减患者上述风险并没有增加。由于评估亚临床甲减和死亡率之间关系的研究异质性很高，亚临床甲减的定义在不同的研究中也有所不同，所以需要更多的研究才能得出更明确的结论。SCH 对老年人尤其是高龄老年人的认知功能和生活质量的影响不明确，仍需进一步研究。Aubert 等对 70 ～ 79 岁老年 SCH 患者 9 年随访研究未发现 SCH 与痴呆风险和认知能力下降相关，一项 meta 分析显示老年 SCH 与认知障碍的相关性仅存在于年龄小于 75 岁人群，且认知障碍风险与 TSH 升高程度呈正相关。还有研究显示老年 SCH 患者生活质量高于甲状腺功能正常者。

老年 SCH 患者甲状腺激素替代治疗能否降低心血管疾病风险存在争议，一项对老年 SCH 患者的随机、对照、双盲研究中，经过平均 18.4 个月的 L-T4 治疗后，与安慰剂组相比，平均颈动脉内膜中层厚度、最小颈动脉内膜中层厚度、最大颈动脉斑块厚度的差异均无统计学意义。另一项随机对照研究对 40 岁以上的 SCH 患者进行了为期 7.6 年的随访，结果显示对 40 ～ 70 岁的 SCH 患者补充 L-T4 可以降低心血管事件的发生风险，而在年龄 > 70 岁的患者中无此作用。甲状腺激素替代治疗能否改善老年 SCH 患者的认知功能也存在争议，对 94 例年龄 ≥ 65 岁 SCH 患者进行 12 个月的随访，未发现治疗能改善认知功能。一项随机安慰剂对照试验研究，对 737 例年龄 ≥ 65 岁 SCH 患者随访 1 年，结果显示 L-T4 治疗组的甲减症状评分和疲劳评分未得到改善。

相反，老年 SCH 患者 L-T4 过度治疗会带来医源性甲状腺毒症，增加新发心房颤动、心力衰竭、骨质疏松和骨折、全因死亡及心血管死亡风险，还可导致日常生活能力、移动 / 平衡能力、理解 / 交流能力（包括认知能力）下降，心理和情绪障碍、营养不良、肌少症和衰弱加重。生活质量变差。Grossman 等研究发现，65 岁以上老年轻度 SCH 患者给予 L-T4 治疗者死亡率增加。Jabbar 等研究发现老年心肌梗死患者治疗 SCH 后左心室射血分数无显著改善。所以，老年 SCH 患者 L-T4 治疗需要更加谨慎，应综合考虑患者 TSH 升高程度、年龄和预期寿命、潜在危险因素和合并症情况，给予个体化的 L-T4 替代治疗，并根据病情发展，及时调整 TSH 治疗目标和 L-T4 治疗剂量。

（张俊清）

第 2 节　高尿酸血症诊断和治疗相关的争议与展望

高尿酸血症相关的争议集中于无症状性高尿酸血症的诊断和治疗。无症状性高尿酸血症是指血清尿酸浓度增高，但没有单钠尿酸盐结晶沉积的症状和体征。在高尿酸血症的患者中，大多数患者没有单钠尿酸盐沉积的临床表现。高尿酸血症还与肥胖、高血压、糖尿病、心血管疾病和慢性肾脏病等疾病相关。

临床常用的高尿酸血症界值的定义是基于体液中尿酸盐的饱和浓度，即 420 μmol/L（7.0 mg/dl），超过该浓度时，尿酸盐结晶在关节、肾和软组织等部位沉积。对于与肥胖、高血压、心血管疾病、慢性肾脏病等相关的高尿酸血症的定义存在争议，尿酸未达到饱和浓度时这些非尿酸盐沉积的疾病已经发生，然而，高尿酸血症与这些疾病是否存在因果关系尚不明确，目前并未针对这些疾病设定特异的高尿酸血症定义界值。

一些学者建议采用临床消除痛风患者急性发作的血尿酸浓度上限，即 360 μmol/L（6 mg/dl）作为高尿酸血症的定义。尽管该界值是目前临床上用于预防痛风发作的常用治疗目标，但亦有部分学者认为药物治疗的首要目标应该是消除痛风患者的急性发作，而不是将尿酸降低到某一特定界值内。

对高尿酸血症患者进行生活方式干预被广泛推荐，生活方式干预措施包括肥胖和超重的患者减轻体重，限制酒精、高嘌呤食物和高果糖食物的摄入。

在生活方式干预的基础上，无症状性高尿酸血症是否需要药物治疗存在争议，不同国家的指南也存在差异。例如，在中国和日本，专家推荐无症状性高尿酸血症者启动药物治疗更为积极，2019 年中华医学会内分泌学分会发布的《中国高尿酸血症与痛风诊疗指南（2019）》中建议伴有高血压、脂代谢异常、糖尿病、肥胖、脑卒中、冠心病、心功能不全、尿酸性肾石病、肾功能损害（≥ CKD2 期）时，血尿酸≥ 480 μmol/L（8 mg/dl）开始降尿酸药物治疗；不伴有这些疾病的无症状性高尿酸血症患者，血尿酸≥ 540 μmol/L（9 mg/dl）给予降尿酸药物治疗。在美国和欧洲的指南中，对于无症状性高尿酸血症的降尿酸药物治疗则反对推荐或有条件地反对推荐降尿酸药物治疗，理由是以心血管疾病为终点的随机对照临床试验中，对无症状性高尿酸血症患者进行降尿酸治疗，虽然与安慰剂组相比能降低痛风发生率，但由于痛风发生率低，在 3 年中每治疗 24 名患者仅能预防 1 次痛风发作。降尿酸治疗对心血管疾病的作用存在争议，目前尚缺乏以主要心血管结局（心血管死亡、非致死性心肌梗死、非致死性卒中）为终点的研究，在一项日本进行的以颈动脉粥样硬化为终点的随机对照开放标签的研究中，与生活方式干预比较，黄嘌呤氧化酶抑制剂非布司他治疗未减少无症状性高尿酸血症患者颈动脉粥样硬化进展的百分比。对于存在无症状性高尿酸血症的高血压患者，目前亦无充足的证据支持使用降尿酸药物治疗能够改善高血压相关的临床结局。目前也没有明确的证据证实无症状性高尿酸血症对慢性肾脏病具有致病作用。未来应在无症状性高尿酸血症患者中进行高质量的随机双盲安慰剂对照研究，以主要心血管结局、慢性肾脏病等疾病为研究终点，回答降尿酸药物治疗能否改善患者的心血管和慢性肾脏病的临床结局，在此之前，无症状性高尿酸血症是否应该起始降尿酸药物治疗的争议可能会持续存在。

（周翔海）

第 3 节　糖尿病前期诊断和治疗相关的争议与展望

【糖尿病前期诊断相关的争议】

"糖尿病前期"是指通过流行病学研究识别出来的血糖水平偏高但尚未达到糖尿病诊断标准的人群，该人群无论发生糖尿病还是心血管疾病的风险均较血糖正常人显著增加。"糖尿病前期"这一概念最早于 2001 年由美国糖尿病学会（American Diabetes Association，ADA）首次提出，此概念的提出最初旨在引起大家对于糖尿病预防的关注。糖尿病前期人群包括空腹血糖受损（impaired fasting glucose，IFG）和糖耐量受损（impaired glucose tolerance，IGT）人群。近些年来，随着公众健康意识的提高，大家越来越关注"糖尿病前期"这一状态，认为"糖尿病前期"是预防糖尿病的重要关口。但是，2019 年，一篇题为"可疑的诊断（Dubious Diagnosis）"的文章在著名的《科学（Science）》杂志上发表，对"糖尿病前期"这一诊断提出了质疑。文章的作者，科学杂志调查记者 Charles Piller 提出，在提出"糖尿病前期"这一诊断名词之前，血糖轻度升高叫做糖耐量受损和空腹血糖受损，由于这些名词过于深奥，又没有症状，因此未能引起人们的重视。但是我们需要意识到，"糖尿病前期"这一概念虽然确实对公众起到了警示作用，但是发现并治疗糖尿病前期是有代价的。当人们知道自己是糖尿病前期时，很多人需面对不小的心理压力和经济负担，并会进行治疗，这就不可避免地会造成一定程度的资源浪费。

【糖尿病前期治疗相关的争议】

在糖尿病前期的治疗方面，当前国际上多个指南均建议对糖尿病前期人群进行干预，但尚无任何指南对不同糖代谢状态的糖尿病前期人群提出分层的干预措施建议。在中华医学会糖尿病学分会出版的《中国 2 型糖尿病防治指南（2017 版）》中虽然引用了针对 IGT 人群通过强化生活方式干预或药物干预减少糖尿病发生风险的临床证据，但指南所给出的干预建议是针对全部糖尿病前期人群的。美国糖尿病学会同样是对糖尿病前期人群提出了统一的干预策略，即建议所有糖尿病前期人群接受强化生活方式干预，对体重指数（body mass index，BMI）> 35 kg/m^2，年龄 < 60 岁，以及曾罹患妊娠期糖尿病的妇女建议应用二甲双胍进行干预。

糖尿病前期人群包括单纯空腹血糖受损以及糖耐量受损人群。在近年来开展的众多较大规模、具有较为重要影响的糖尿病预防研究中，受试者大多均为 IGT 人群，即糖负荷后血糖异常，而空腹血糖可为正常或异常。多数研究中受试者中单纯空腹血糖受损的例数不足全部受试者的 3%。

因此，虽然多数糖尿病预防研究均证实不同干预措施可以降低 2 型糖尿病发生风险，但这一结论仅在 IGT 人群中得到了广泛验证，尚未在单纯空腹血糖受损人群中获得充足的证据。而在糖尿病前期人群中是否可以通过一定的干预措施降低微血管及大血管并发症的发生风险目前尚不能得出确切结论，在单纯空腹血糖受损人群中就更不足为知了。因此，目前尚没有充足的临床证据证实对单纯空腹血糖受损人群进行干预，能够带来代谢指标的改善，以及微血管、大血管并发症方面的长期获益。

【 对今后研究的展望 】

首先，既往已有基础和临床研究显示，单纯 IFG 和 IGT 的病理生理存在差异。针对以 IGT 为特征的有效干预手段是否在 IFG 人群中依然有效，在科学上尚无答案。因此需要在不同糖代谢异常特征的人群中探索更具有针对性的精准干预手段。

其次，世界卫生组织、美国糖尿病联合会及其学术组织现已推荐采用糖化血红蛋白 A1c 作为诊断糖尿病和糖尿病前期的指标。但在 IGT 人群中获得的糖尿病前期干预的临床证据是否可外延到通过糖化血红蛋白 A1c 水平诊断的糖尿病前期患者中尚未获得科学的回答。

最后，未来仍需在单纯 IFG 人群中开展糖尿病预防研究，或者在糖尿病前期人群的干预研究中根据糖代谢状态进行分层，从而为建立针对单纯 IFG 人群的干预措施提供更充分的临床证据。

（罗樱樱）

第18章 公共卫生、生活方式与代谢性疾病

随着社会经济环境的变化，全球的疾病谱发生了很大的改变，肥胖、糖尿病、高尿酸血症、脂肪肝、血脂异常等代谢性疾病的患病率成快速上升趋势。国际糖尿病联盟（IDF）2021年的糖尿病地图显示，目前全世界成人中有5.37亿人患有糖尿病，而到2030年，这个数字将变成6.43亿，全球每年因糖尿病死亡的人数超过500万。我国的糖尿病患病率为11.2%（2015—2017年全国流行病学调查），是世界上糖尿病人口最多的国家。过去40年来，中国人群中的超重和肥胖人口比例迅速增加，《中国居民营养与慢性病状况报告》2020版提示在中国成年人口中，超重的患病率为34.3%，肥胖的患病率为16.4%。近期，有学者建议将非酒精性脂肪肝更名为代谢相关性脂肪肝（MAFLD），强调了脂肪肝是代谢异常的一种肝脏表现。尽管各国的患病人数比例各有差异，MAFLD的全球患病率约为1/4，在肥胖或超重人口中占比约1/2。

代谢性疾病的共同结局之一为动脉粥样硬化性心血管疾病，包括卒中、心肌梗死、下肢动脉病变、心力衰竭和死亡。此外，有些肿瘤在代谢性疾病人群中有更高的发病风险。WHO及IDF将患有高血糖、高密度胆固醇异常、甘油三酯异常、中心性肥胖、血压升高等心血管疾病高危因素中的3种以上疾病的患者统称为代谢综合征患者。在多个国家的流行病学研究中，代谢综合征的患病率约为20%～40%。代谢综合征与年龄、高胆固醇血症、吸烟、家族史等因素一样，是心血管疾病的高危因素。代谢性疾病是患病率较高的一组病因复杂、起病隐匿、发展缓慢的非传染性慢性疾病，已成为全球范围的流行病，是各国面临的重要健康问题。

代谢性疾病的患病率增加趋势与肥胖患病率的增加趋势平行。肥胖患病率的增加也表现出全球化的趋势。自1980年以来，肥胖症的患病率在73个国家中增加了一倍。更令人担忧的是，儿童肥胖症的增长率甚至更高。从1992年到2018年，我国的肥胖及超重的患病率从14.6%增长到了25.6%，与此同时，2型糖尿病与高血压的患病率也有明显增加。社会经济发展导致生活方式的改变，而不良生活方式与肥胖与代谢性疾病的增加显著相关。在成年人中，受教育程度低、低收入、饮酒和以前吸烟与成年人的肥胖症和超重的发生风险增高相关。尽管超重与肥胖的患病率在城市中更高，农村地区超重及肥胖的增长速度是城市地区的2倍。肥胖不再是一种"富贵"的疾病，调查显示，在社会经济指数较低的国家中，年轻人（25～29岁）肥胖症患病率上升最快。

代谢性疾病的主要成因是不健康的生活方式，归根结底与社会和环境的变化导致人们日常生活中的行为变化相关。因此，在人群中已经达到流行程度的代谢性疾病的预防和控制是社会和公共卫生问题，而不仅仅是一个医学问题。代谢性疾病的防控不能只在医疗机构中进行，而是要采取基于全人群和全社会的公共卫生策略，从改善全人群的健康行为和健康水平的角度来防控代谢性疾病。在流行病的预防和控制中，公共卫生策略具有重要作用。比如20世纪初，在人类认识到病原体是传染性疾病的原因后，加强水、食物的卫生和培养个人卫生习惯能显著减少消化道传染病的传播；采取戴口罩、减少接触的方法，可以显著减少呼吸道传染病的传播，从而导致感染性流行病的患病率显著下降。代谢性疾病高危人群众多，没有任何国家和社会有能力针对代谢性疾病高危人群中的个体实行个体化的预防干预；但要向历史学习通过公共

卫生策略干预流行性疾病成功的案例。在过去的 40 年中，美国、芬兰等发达工业国家冠心病死亡率下降均超过 40%，20 世纪 80 年代以来，美国冠心病的年发病率下降近 3%。美国冠心病的发病率及死亡率的下降被认为与美国政府推行的一系列冠心病预防措施有关：1964 年美国国家卫生署提出的有关吸烟的健康教育，1973 年以来普及防治高血压的知识，1985 年开始了美国胆固醇教育计划，这些计划包括以下措施：为大众和卫生服务人员开发教育资料；帮助培训医师掌握最优药物干预方式，特别是他汀类药物的使用；在工作场所、学校和社区进行健康教育；促进食品生产企业提供更健康和优质食品；促进保险公司支持心血管疾病筛查和干预活动。由此看来，公共卫生的健康促进和疾病防治策略可以显著改善人群的心血管疾病负担，最终达到减轻国家的卫生经济负担，提高人群的总体健康水平和平均寿命的目的。

代谢疾病的发生部分与遗传因素和年龄有关，这些危险因素是不可干预的；但不良的生活方式，是可以通过干预被纠正和改善的。制定相关的公共卫生健康政策，提高公众对不良生活方式和代谢性疾病危害的认识，提倡健康的生活方式并从营造健康行为的环境等方面防治代谢异常，是节省医疗开支，优化卫生资源分配，提高人均寿命和生命质量的重要措施。肥胖是代谢性疾病的驱动因素，体重的控制在代谢性疾病的防治中占有重要的作用，通过生活方式干预的方法减轻体重能显著减少代谢性疾病发生的风险。减重治疗包括饮食调整、增加体力活动。饮食调整对于体重的减轻是最重要的部分，而增加体力活动对于维持正常的体重亦非常重要。从公共卫生政策角度，进行更好的城市和工作、学习场所的规划以鼓励健康的生活方式，补贴全谷类食品的消费，对高卡路里的零食征税，限制不健康食品的媒体广告，为居民提供便捷的健身场所，在公共媒体、电影、电视中宣传健康行为，和展现公众人物的健康形象等均可以考虑作为防控代谢性疾病的措施及方法。

（邹显彤　纪立农）

第六篇推荐阅读

血液系统疾病

总 论

血液学的主要研究对象是血液和造血组织，包括它们的生理、病理、临床等各方面。血液学是现代医学发展较快的领域之一，与其他学科，如免疫学、分子生物学、细胞工程学等关系密切，广泛交叉。近年来基础学科的快速发展，极大地带动了血液学的发展进步，血液学的许多现象和机制逐步得到阐明，血液学呈现出崭新的面貌和更加丰富的内容。

第 1 节　血液系统结构与功能特点

血液系统是组成机体的系统之一，由血液及造血器官组成。造血器官包括骨髓、胸腺、淋巴结、脾脏等器官，负责血细胞的生成、调节以及破坏。血液又称外周血，主要由血细胞和血浆组成。血细胞的成分有红细胞、白细胞和血小板三种。

造血是指血细胞形成和发育的过程。外周血的每种细胞都源于复杂而精密调控的发育过程，多能造血干细胞（pluripotent hematopoietic stem cell，PHSC）通过自我更新和多向分化得以维持，产生循环池中适当的细胞数目和种类。血液系统中原始细胞发育成为各种血细胞，后者各有不同的数量和寿命，这种持续进行且完整的细胞周期，充分造就了造血系统的独特性。正常血细胞由于衰老、使用或迁移至组织间隙而快速消耗，造血器官（主要是骨髓）必须具备产生血细胞以弥补这些消耗的能力，骨髓也必须具备产生更多血细胞的储备功能，从而应对机体由于出血、感染或其他应激情况而产生的异常需求。

一、造血组织

造血活动从胚胎的卵黄囊开始，血岛中的早期有核红细胞形成了最初的含血红蛋白细胞。妊娠 6 周后，胎儿肝开始产生原始淋巴样细胞、巨核细胞和有核红细胞，脾成为次级造血器官。造血活动最终移行至骨髓，并维持终身。对于正常宿主，骨髓是终身的主要造血器官。生命早期，胎儿骨骼均含有可再生的骨髓，但随着年龄增长，骨髓逐渐被脂肪替代。成人活跃的骨髓仅存在于中轴骨（即胸骨、脊椎、骨盆和肋骨）及股骨和肱骨近端，故血液病诊断所需的骨髓样本通常采集于髂嵴或胸骨。当出现骨髓纤维化相关的疾病（如骨髓增殖性疾病）或严重的遗传性溶血性贫血（如重型珠蛋白生成障碍性贫血）时，这些病理情况会激发髓腔的造血能力，胎儿时期的造血器官可能会重建髓外造血，尤其见于脾。

二、血细胞生成及发育

血细胞的生成经历了一个比较长的细胞增殖、分化、成熟和释放的动力过程，是由造血干细胞在造血微环境中经多种调节因子的作用逐渐完成的。

1. 造血干细胞　造血干细胞（hematopoietic stem cell，HSC）是一种组织特异性干细胞，由胚胎期卵黄囊的中胚层细胞衍生而来。HSC 是各种血细胞与免疫细胞的起源细胞，可以增殖分化成为各种淋巴细胞、浆细胞、红细胞、血小板、单核细胞及各种粒细胞等。HSC 有两个特点。首先，它们具有高度增殖能力，终身能够持续补充大量的粒细胞、淋巴细胞和红细胞。造血系统需要在短时间内产生大量特定的细胞，以应对持续且波动性的血细胞需求。其次，HSC 是一组能够自我更新的细胞，在持续产生多系祖细胞的同时维持自身数量。造血细胞等级结构模式为：多能造血干细胞-定向多能造血干细胞-祖细胞-成熟非增殖血细胞。

2. 细胞因子 造血干细胞增殖、分化、衰老和死亡的调控能力决定骨髓和外周血中各细胞系的数量与比例，造血调节因子是一组调控细胞生物活性的蛋白，统称为细胞因子（cytokine，CK），CK 在这些过程中发挥着重要的作用。CK 根据作用不同分为 3 类：①集落刺激因子（colony-stimulating factors，CSF）；②白细胞介素（interleukins，ILs）；③造血负调控因子。

3. 造血微环境 造血微环境是造血诱导微环境（hematopoietic inductive microenvironment，HIM）的简称，是指局限在造血器官或组织内的，具有特异性的结构及生理功能的环境，由造血器官中的基质细胞、基质细胞分泌的细胞外基质和各种造血调节因子等组成。对造血细胞自我更新、增殖、分化、归巢等活动发挥着重要的调节作用。

第 2 节　血液病的常见症状和体征

一、血液病的定义

概括说来，血液病是指由于原发性造血组织或血细胞异常所致的一切疾病，亦称为造血系统疾病，包括原发于造血系统疾病（如再生障碍性贫血原发于骨髓组织）和主要累及造血系统疾病（如造血原料叶酸不足引起的巨幼细胞性贫血）。

造血系统包括血液、骨髓、脾、淋巴结以及分散在全身各处的淋巴和单核 / 巨噬细胞组织。血液由细胞成分和液体成分组成，细胞成分中包括红细胞、各种白细胞及血小板，液体成分即血浆，包含各种具有特殊功能的蛋白质及某些其他化学成分，因此，反映造血系统病理生理以及血浆成分发生异常的疾病均属于造血系统疾病，习惯上称为血液病（blood disorders）。

二、血液病的常见症状和体征

血液病的常见症状和体征都与血细胞的数量、功能或者行为异常有关，各个组织器官的疾病也可产生血液和造血器官的异常表现。

常见血液病的症状体征如白细胞减少或功能异常所引起的发热和反复感染，红细胞减少所引起的贫血及其相关症状和体征，血小板减少或功能异常或止血机制异常所引起的出血倾向和活动性出血，血细胞异常增殖所引起的脾、肝、淋巴结等器官的肿大等。

另外，继发性血液系统异常亦多见。许多全身性疾病都能引起血象的改变，如各种感染，肝、肾、内分泌疾病和肿瘤都可出现贫血、出血等症状，继发于系统性自身免疫性疾病、实体肿瘤、血吸虫病性脾大等的血象三系减少也较常见。

第 3 节　血液病的实验室检查

实验室检查是血液病诊断的重要环节，必须加强血液病专科临床实验室的建设，建立包括细胞形态学、病理组织学、细胞遗传学、免疫学、生物化学、分子生物学等方面的必备检测项目，并学习相关的理论知识。主要检查方法如下：

一、一般血液检查

外周血细胞质和量的改变，常可反映骨髓造血的病理变化，被视为血液病诊断不可缺少的实验手段。

血液分析仪进行的血常规检测可同时测出红细胞总数（RBC）、血红蛋白含量（Hb）、血细胞比容（Hct）、红细胞体积分布宽度（RDW）、红细胞平均体积（MCV）、红细胞平均血红蛋白含量（MCH）、红细胞平均血红蛋白浓度（MCHC）、血小板计数（PLT）、血小板体积分布宽度（PDW）、平均血小板体积（MPV）、白细胞总数（WBC）、白细胞分类计数（DC），有的仪器尚可检测网织红细胞计数（Ret）。血液分析仪虽可提供多项指标，但对白细胞、红细胞及血小板形态变化的分析仍需经涂片染色显微镜检查确立。

二、骨髓检查

（一）骨髓涂片检查

骨髓涂片检查主要用于：①诊断血液系统疾病，对于白血病、再生障碍性贫血、多发性骨髓瘤、巨幼细胞性贫血等疾病具有确诊价值；②帮助诊断某些代谢障碍性疾病，如怀疑戈谢病（又称葡糖脑苷脂病）、尼曼-匹克病（又称鞘磷脂沉积病），于骨髓涂片中找到特殊细胞即可确诊；③诊断骨髓转移癌；④诊断某些原虫性传染病，如骨髓涂片中找到疟原虫、黑热病的利什曼小体；⑤骨髓也常用于病原菌的培养，有较高的阳性率。

骨髓涂片检查包括：骨髓增生程度；粒/红比值；原始细胞数量；血细胞化学染色等。

（二）骨髓组织检查

用骨髓活检术取骨髓组织作切片进行病理组织学检查，以了解骨髓造血细胞的密度、骨髓造血间质的改变、骨组织结构变化等，弥补了骨髓涂片检查的某些不足。对于再生障碍性贫血、骨髓增生异常综合征、骨髓纤维化、骨髓硬化症、恶性肿瘤的骨髓转移等的诊断有较大帮助。骨髓活检与骨髓细胞学相互配合和补充，因而具有重要的临床应用价值。

三、组织病理学检查

在血液病的诊断中组织病理学检查是重要诊断技术。除骨髓活检外还有淋巴结活检、脾活检以及体液细胞学病理检查。淋巴结活检主要用于淋巴结肿大的疾病，如淋巴瘤的诊断及其与淋巴结炎、转移性癌的鉴别；脾活检主要用于脾显著增大的疾病的诊断；体液细胞学检查包括胸液、腹水和脑脊液中肿瘤细胞（或白血病细胞）的检查。上述检查对诊断、治疗和预后判断均有价值。

四、免疫学检查

流式细胞仪的应用使分析具有快速、准确、定量的优点，结合免疫荧光技术，不但可以测定含某种抗原的细胞数，还可测定每个细胞上所含抗原的量，并从众多的细胞中将所需的某种细胞提取出来专供研究。现将血液病诊断中常用的免疫学检查介绍如下。

（一）白血病的免疫分型

不同发育阶段细胞的表面或胞质内可出现不同的标志物。白血病细胞的表面标志与相应分化阶段的造血细胞相似，但存在异常表达，这是利用单抗进行白血病免疫分型的基础。自1982年起对来自世界不同实验室的单克隆抗体按其识别抗原的特异性统一以 CD 命名。临床常用于免疫分型的 CD 分子类别见白血病章节。

白血病免疫分型为疾病的诊断提供了帮助，并有助于了解免疫分型与临床进程、疾病预后和治疗反应的关系，有助于正确选择化疗药物，并为自体骨髓移植时清除残余白血病细胞以及靶向药物的研制创造了条件。

（二）抗血细胞抗体检测

包括抗红细胞抗体、抗白细胞抗体、抗血小板抗体。

（三）免疫球蛋白含量及免疫电泳

如浆细胞病时所分泌的免疫球蛋白（Ig）的质和量会发生改变，可以用血清蛋白电泳、免疫球蛋白定量和免疫电泳加以鉴定。

（四）造血细胞调节因子及其受体的测定

多用于研究。

五、细胞遗传学及分子生物学检查

（一）染色体检查

血液病的染色体异常包括数量和结构的异常，数量异常分为整倍体异常和非整倍体异常；结构异常有断裂、缺失、重复、易位和倒位等。目前已作为部分血液病的常规诊断项目。

（二）基因诊断

基因诊断直接针对致病基因，不仅可以更准确地诊断疾病，还可以深入探讨基因变异类型与临床进程及预后的关系，对已经兴起的基因治疗更是重要依据。

六、造血细胞的培养和测试技术

在体外通过合适的条件培养液、特异性的刺激因子、温度、湿度等条件，造血祖细胞可以生存并增殖分化形成一个子细胞集落，从所形成集落的数量和形态可反映该祖细胞的数量和增殖分化潜能。每一个祖细胞称一个集落形成单位（CFU）。目前可以测定的有粒、红、单核、巨核细胞 CFU（CFU-GEMM）、淋巴细胞 CFU（CFU-L）、粒细胞 CFU（CFU-G）、单核细胞 CFU（CFU-M）、巨核细胞 CFU（CFU-Meg）、红细胞 CFU（CFU-E）、红系爆式集落形成单位（BFU-E）、成纤维细胞 CFU（CFU-F）和白血病 CFU（CFU-Leu）。

七、放射性核素检查

应用放射性核素对有关血细胞及其他血液成分进行动力学及病理生理研究，并进行骨髓、脾扫描显像可以显示血细胞的生成、分布和破坏部位以及在病理情况下的改变，有助于某些血液病的诊断及发病机制的探讨。包括：血容量测定，红细胞寿命测定，铁代谢检查，脾扫描，骨髓显像。

以上检查方法将在以后相关疾病章节中具体讨论。血液病的实验检查项目繁多，应综合分析，全面考虑，从中选择恰当的检查来达到确诊的目的。

第 4 节　血液病的防治和展望

一、血液病的防治

（一）去除诱因

应使患者脱离致病因素的影响，如电离辐射、化学物质（如苯），某些药物的致病作用已被公认，应在工作和生活中注意防护，但部分血液系统疾病的病因难以明确或无法避免，致使治疗效果受到影响。因此应加强病因方面的研究。

（二）支持和对症治疗

如定期输注血液或血液成分、造血因子的应用、感染和出血等合并症的有效防治等，对于某些血液病患者保证生活质量以及保证强化治疗的实施是十分重要的基本治疗。

（三）去除异常的血液成分和抑制异常功能

1. 化疗　是化学药物治疗的简称，通过使用化学药物杀灭癌细胞达到治疗目的，是血液病的基本治疗方法。对于各类恶性血液病，联合化疗仍是目前的首选治疗。

2. 靶向药物、诱导分化治疗　酪氨酸激酶抑制剂格列卫用于治疗 *BCR-ABL* 慢性粒细胞白血病；全反式维甲酸是全球急性早幼粒细胞白血病（APL）治疗的转折点。"上海方案"联合维甲酸和砷剂成为靶向治疗的先驱和范例，而口服砷剂治疗 APL 与静脉砷剂疗效相当，形成居家治疗新模式，影响了国际指南的制定。目前口服砷剂已被列入国家医疗保险名单，促进中医药的振兴发展。

3. 放疗　利用 γ 射线、X 射线等电离辐射杀灭白血病及淋巴瘤细胞，适用于肿瘤比较局限或用于化疗药物不易到达的部位，如颅脑照射。

4. 免疫抑制剂　使用糖皮质激素、环孢素、抗淋巴细胞球蛋白等可减少具有异常功能的淋巴细胞数量，抑制其异常功能以治疗自身免疫性溶血性贫血、再生障碍性贫血及血小板减少性紫癜等。

5. 抗凝及溶栓治疗　如弥散性血管内凝血时为防止凝血因子进一步消耗，采用肝素抗凝；血小板过多时为防止血小板异常聚集采用双嘧达莫等；血栓形成时，使用尿激酶等溶栓，以恢复血流通畅。易栓症等疾病新的分子机制的发现以及新型抗凝/溶栓药物的开发使这一领域正成为临床研究的热点。

（四）造血干细胞移植及细胞治疗

通过预处理达到最大限度清除异常的肿瘤细胞，然后植入健康的造血干细胞，使之重建造血与免疫系统，称为造血干细胞移植（hematopoietic stem cell transplantation，HSCT）。这是一种可以根治绝大部分血液系统恶性肿瘤疾病的有效治疗方法，也可用于血液系统非恶性疾病的治疗，如重型再生障碍性贫血、地中海贫血、范科尼贫血。近年来，以 CAR-T 细胞为代表的细胞治疗进展迅猛，用于白血病、淋巴瘤、骨髓瘤的治疗，具有一定的疗效。

二、血液学的进展和展望

恶性血液病是严重危害人类生命健康的重大疾病，近年来，血液疾病在发病机制、分子标记、靶向药物等方向均取得了长足的进步乃至重大突破，使恶性血液病逐渐由"不可治愈"变为"可治愈"疾病。规范化诊疗是迅速提高恶性血液病的治疗水平、改善患者预后的关键：①精确的诊断；②靶向药物为代表的多元化治疗手段；③分层治疗与个性化治疗结合的治疗策略。在"精准医学"思想指导下，综合运用靶向治疗等多元化的治疗方式，通过分层治疗、个性化治疗等规范化的治疗体系，可以降低恶性血液病患者的复发率、治疗风险，提高无病生存率，从而明显改善患者整体预后。随着疾病机制研究的逐渐深入，诊断检测方法的持续改进，靶向药物等新治疗方式的不断涌现，以及规范化治疗体系的普及应用，恶性血液病的诊疗必将迎来一个更为精彩的新时代。

（黄晓军　胡利娟）

贫血概述

贫血（anemia）是指全身循环血液中红细胞容量（red cell mass）低于正常的病理状态。鉴于红细胞容量的测定较为复杂费时，临床上通常以测定血液红细胞浓度来判定贫血的有无及程度。当外周血单位体积内血红蛋白量、红细胞计数和（或）血细胞比容低于正常时即称为贫血，其中以血红蛋白浓度最为精确可靠且重复性好。正常人红细胞浓度与年龄、性别、居住地海拔高度及某些生理状况如妊娠等有关。在我国非高原地区，成人男性血红蛋白量低于 120 g/L，红细胞计数少于 4.0×10^{12}/L 或血细胞比容低于 0.40；成人女性血红蛋白量低于 110 g/L，红细胞计数少于 3.5×10^{12}/L 或血细胞比容低于 0.40；孕妇血红蛋白量低于 100 g/L，可诊为贫血。某些病理状况下，血浆容量改变明显，此时单以红细胞浓度指标判定贫血易引起误诊或漏诊。贫血不是一种特定的疾病，而是多种不同疾病共有的症状。

【发病机制】

红细胞的生成是骨髓多能造血干细胞不断向红系祖细胞、原红细胞、早幼红细胞、中幼红细胞、晚幼红细胞及网织红细胞增殖、分化成熟的过程，并受神经、体液因素，特别是促红细胞生成素的调节。在成人，红骨髓是红细胞生成的唯一场所，具有强大的储备能力，当机体需要时，其最大可以正常 6～8 倍的速度产生红细胞。循环血液中红细胞的寿命为 100～120 天，衰老红细胞被单核巨噬细胞所吞噬、破坏。生理状况下，红细胞生成及释放与红细胞的破坏或丢失呈动态平衡，维持循环血液中血细胞容量的相对稳定。任何原因使红细胞的生成减少、释放障碍，或破坏增加、丢失过多，或二者兼而有之，都能使这种平衡紊乱，导致贫血。理化因子、生物毒素、免疫因素等损害骨髓多能造血干细胞或骨髓造血微环境，致使红髓脂肪化，造血功能减低直至衰竭，表现为全血细胞减少，临床称为再生障碍性贫血；上述致病因素，特别是免疫因素的作用如限于红系造血祖细胞，致使骨髓红系造血明显减少称为纯红细胞再生障碍；细胞造血原料缺乏，如缺铁影响血红蛋白的合成，可导致缺铁性贫血；叶酸和维生素 B_{12} 是 DNA 合成必需的物质，缺乏导致巨幼红细胞贫血；红细胞本身缺陷或红细胞外在因素使红细胞破坏增加，而骨髓造血不足以代偿，发生溶血性贫血；除原发于造血组织的异常引起贫血外，感染以及多种慢性全身性疾患也可直接或间接地引起贫血，称为继发性贫血；骨髓纤维化或骨髓受异常细胞浸润引致的贫血称为骨髓病性贫血；各种原因所致失血引起的贫血，称为失血性贫血。很多情况下贫血的发生是多因素以不同机制作用的结果。

【临床表现】

贫血的临床表现可分为原发病本身表现和贫血相关症状两部分。原发病表现因疾病本身不同而异，贫血症状仅是原发病全身表现的一部分。有时原发病症状、体征非常突出，以致贫血未能受到应有的重视；有时贫血可为首发症状甚至突出症状，而原发病症状不明显，表现为不明原因贫血。随着对贫血病因的追查，常可发现更为严重的基础疾病。

贫血表现的病理生理基础是血液携氧能力减低，其表现取决于各器官和组织的缺氧程度和对缺氧的代偿和适应能力。贫血的临床表现与以下五个因素有关：血液携氧能力减低；全血容量改变；上述两种情况的发生速率；呼吸循环系统代偿能力以及引起贫血的原发病。如贫血发生、进展迅猛，伴有血容量明显改变，特别是发生于年老体弱或有心肺疾病者，患者临床症状明显，甚至发生循环衰竭；相反，若贫血起病缓慢，由于红细胞内 2,3 二磷酸甘油酸（2,3 DPG）浓度增加，氧离曲线右移，血红蛋白与氧的亲和力降低，使单位血红蛋白在组织中释放氧增多以代偿贫血，使部分患者即使贫血相当严重也可无明显症状。贫血的相关症状、体征表现如下。

1. 软弱无力　疲乏困倦、活动耐力减退是最常见和最早出现的症状。

2. 皮肤黏膜苍白　皮肤、黏膜、睑结膜、口唇及甲床颜色苍白是最常见的客观体征。苍白的程度除受贫血严重程度影响外，还与患者的皮肤色泽、表皮厚度、皮内毛细血管的舒缩状态以及皮下组织水分的多寡等有关。

3. 呼吸、循环系统　在许多轻度贫血患者，呼吸及循环系统症状仅在体力活动或情绪激动时出现。随着贫血加重，即使轻微活动甚至休息时也可感到乏力、心悸及气短。呼吸频率及呼吸深度增加，心率及脉搏加快，脉压增大，循环时间缩短，心排血量增加，心尖部和（或）心底部可出现柔和的收缩期吹风样杂音。心电图以 ST 段压低、T 波低平或倒置最常见。长期的严重贫血可引起贫血性心脏病，心脏扩大，劳累、感染等易诱发心力衰竭。

4. 中枢神经系统　头晕、头痛、嗜睡、眼花、耳鸣、记忆力减退和注意力不集中等为常见症状。贫血严重或发生急骤者可出现晕厥或意识障碍。恶性贫血常伴有周围神经炎和脊髓退行性变。

5. 消化系统　由于消化道黏膜缺氧，消化液分泌减少以及胃肠蠕动失调出现食欲缺乏、腹胀、恶心呕吐和便秘。舌炎和舌乳头萎缩常见于巨幼红细胞贫血，缺铁性贫血可出现咽下困难。

6. 泌尿生殖系统　贫血严重者可出现夜尿增多、低比重尿和轻度蛋白尿。女性患者月经增多或继发性闭经均常见。男女均有性欲减退。

7. 其他　严重贫血患者基础代谢率可增高，常出现低热，如体温超过 38.3℃应注意查找感染、肿瘤等其他原因；部分患者可出现下肢轻度水肿；急性失血性贫血可表现为休克及弥散性血管内凝血（DIC）等；慢性贫血患者伤口愈合缓慢。

【分类】

贫血可按多种方法进行分类，每种方法都有其优点，但没有一种完美无缺。临床上常需联合应用不同的分类方法，方能完整准确地诊断贫血。常用的分类方法是按照红细胞动力学，根据贫血病因和发病机制分类以及根据红细胞指数进行的细胞形态学分类。

（一）按贫血发病机制分类

根据骨髓对贫血有无适当红细胞造血加速代偿反应，可将贫血分类为增生性贫血和低增生性贫血。前者为贫血伴网织红细胞计数升高＞ 100×10^9/L，见于失血性贫血和红细胞破坏过多的溶血性贫血；后者为贫血而网织红细胞计数无升高，＜ 50×10^9/L，见于各种原因导致的红细胞生成减少。

1. 红细胞生成减少

（1）造血物质缺乏：缺铁，叶酸、维生素 B_{12} 缺乏导致血红蛋白、DNA 合成减少，可相应地引起缺铁性贫血和巨幼细胞贫血。另外，缺乏维生素 B_1、B_2、B_6、C 或缺乏烟酸、泛酸及蛋白质等均可影响红细胞生成，导致贫血。感染、肿瘤及慢性炎症性疾病可导致铁限制性红细胞生成，发生炎症性贫血。

（2）骨髓衰竭：如各种原因致使红髓减少引起的再生障碍性贫血、红系造血祖细胞缺乏引起的纯红细胞再生障碍。

（3）红细胞无效造血：骨髓增生异常综合征、先天性红细胞生成异常性贫血等。

（4）骨髓病性贫血：各种类型的恶性血液病以及其他组织系统肿瘤细胞骨髓浸润、骨髓纤维化等。

（5）血清促红细胞生成素（EPO）水平减低：见于各种慢性肾脏病。

2. 红细胞破坏过多　由于红细胞本身存在缺陷，或某些红细胞外在因素，或以上两种因素同时存在，致使红细胞寿命明显缩短，红细胞过度破坏而骨髓造血功能不足以代偿，导致遗传性或获得性溶血性贫血。

3. 失血　如创伤、消化道大出血引起的急性失血性贫血和长期少量消化道出血、痔疮出血、月经过多等引起的慢性贫血等。

红细胞破坏过多和慢性失血也经常伴有或表现为造血原料缺乏。

（二）细胞形态学分类

红细胞指数包括红细胞平均体积（mean corpuscular volume，MCV）、红细胞平均血红蛋白含量（mean corpuscular hemoglobin，MCH）和红细胞平均血红蛋白浓度（mean corpuscular hemoglobin concentration，MCHC），其中 MCV 和 MCHC 价值较大。

根据红细胞指数将贫血分为下列三种类型，参见表 7-2-1。

表 7-2-1　贫血的形态学分类

类型	MCV（fl）	MCH（pg）	MCHC（%）	常见疾病
大细胞性贫血	> 94	> 32	31 ~ 35	叶酸、维生素 B_{12} 缺乏引起的巨幼细胞贫血，某些溶血性贫血，内分泌疾病、肝病引起的贫血，某些骨髓增生异常综合征的贫血等
正细胞性贫血	80 ~ 94	26 ~ 32	31 ~ 35	急性失血性贫血，再生障碍性贫血，某些溶血性贫血，内分泌疾病、肝肾疾病引起的贫血，以及骨髓肿瘤细胞浸润引起的贫血等
小细胞性贫血	< 80	< 26	< 31	缺铁性贫血，地中海贫血，血红蛋白病，铁粒幼细胞性贫血以及某些慢性病贫血等

分类的目的是提供可能的线索，依此设计诊断途径，选择合理检查项目，以最终明确贫血病因。按贫血发病机制分类可以对贫血发生的直接原因和病理生理过程有所说明，但有些贫血发生机制复杂，并非单一，甚至难以确定其发生机制，只能按照主要原因和机制进行分类，因此有其局限性；细胞形态学分类能对大细胞性贫血和小细胞性贫血提供重要的诊断线索，但对于正细胞性贫血的诊断帮助不大。另外，有时红细胞大小不等很明显而电子血细胞分析仪测得的 MCV 仍可在正常范围内，因此以红细胞指数为基础的形态学分类不能代替对血涂片的观察。

【实验室与其他检查】

贫血的实验室检查包括血液学检查和非血液学检查两方面。

网织红细胞计数、红细胞指数、血涂片检查和骨髓检查是最基本的血液学检查。骨髓红系造血可通过外周血网织红细胞计数简单估计。网织红细胞增多提示骨髓红细胞生成加速，见于失血性贫血、溶血性贫血和某些治疗有效的贫血；网织红细胞正常或减少则表明骨髓红细胞造血功能低下，如再生障碍性贫血等。网织红细胞计数可用占红细胞的百分比表示，此时需采用血细胞比容（红细胞压积）进行校正，该校正值称为网织红细胞指数，即网织红细胞指数＝网织红细胞 %× 实测血细胞比容 / 正常血细胞比容。网织红细胞计数也可以单位循环血液中的绝对值表示，即网织红细胞绝对值＝网织红细胞 %× 单位容积红细胞数量，该值可由电子细胞计数仪直接给出，方便获得，并且以此来评价骨髓红系造血也更为合理。正常情况下，网织红细胞在外周血中存留 1 天后即进入成熟红细胞阶段；贫血时在促红细胞生成素催动下，骨髓中网织红细胞过早释放入外周血，这些网织红细胞则在循环中需 2～4 天方能成为成熟红细胞。因此，在评价红系造血时将网织红细胞在循环中的寿命因素考虑在内，以上述网织红细胞计数值除以 2 则更为准确。

红细胞指数测定可对贫血进行细胞形态学分类，并提示相应的疾病。血涂片检查极有价值，除红细胞大小、血红蛋白含量变化外尚能提示其形态和结构异常。异形红细胞增多本身不具特异性诊断价值，但却能提供重要诊断线索。如多染性红细胞及嗜碱性点彩红细胞增多提示骨髓造血旺盛；红细胞中心浅染过度提示低色素性贫血；靶形红细胞增多应注意珠蛋白生成异常性贫血；球形、椭圆形、镰状红细胞增多提示相应的遗传性红细胞膜或血红蛋白异常；异形红细胞、红细胞碎片见于严重感染和微血管病性溶血性贫血；泪滴形红细胞增多见于骨髓纤维化；幼红、幼粒细胞增多提示溶血性贫血及骨髓病性贫血；红细胞缗钱样排列提示多发性骨髓瘤和巨球蛋白血症等。

除红细胞外，还应注意贫血是否伴有白细胞、血小板数量及形态改变。单纯红细胞减少可见于失血性贫血、大多数溶血性贫血、造血原料缺乏所致贫血、纯红细胞再生障碍性贫血、铁粒幼细胞贫血、5q 综合征骨髓增生异常综合征、肾性贫血、慢性病贫血和某些继发性贫血等。贫血伴有白细胞或血小板减少可见于阵发性睡眠性血红蛋白尿症、血小板减少性紫癜继发缺铁性贫血、Evan 综合征、少数巨幼细胞性贫血、继发性贫血和某些恶性血液病等。全血细胞减少可见于再生障碍性贫血、骨髓增生异常综合征、阵发性睡眠性血红蛋白尿症、急性白血病、骨髓纤维化、多发性骨髓瘤、某些侵袭性恶性淋巴瘤、少数巨幼细胞性贫血和某些继发性贫血等。贫血伴白细胞增多则可见于各种类型白血病、骨髓纤维化、急性失血性贫血以及某些药物治疗中的贫血，如接受糖皮质激素治疗的自身免疫性溶血性贫血等。外周血涂片中出现不成熟细胞主要见于白血病、骨髓纤维化和骨髓增生异常综合征等，出现巨核细胞碎片或小巨核细胞见于骨髓纤维化或骨髓增生异常综合征，出现中性粒细胞分叶过多见于巨幼细胞性贫血，颗粒淋巴细胞增多见于大颗粒淋巴细胞白血病等。

骨髓细胞学检查是进行贫血类型判定和病因诊断的重要手段。取材良好的标本可以反映骨髓造血活跃程度、各系细胞的比例和形态以及某些特殊细胞，对于恶性血液病伴发的贫血、骨髓增生异常综合征、巨幼细胞性贫血、骨髓转移瘤等常具有重要提示或诊断价值。无异常细胞成分和特殊细胞形态学改变时，参考骨髓红系细胞造血活跃程度也有助于贫血的诊断。骨髓增生减低或重度减低可见于再生障碍性贫血、阵发性睡眠性血红蛋白尿症、低增生性骨髓增生异常综合征、骨髓纤维化、骨髓转移瘤等，为更好分析细胞形态和评价造血衰竭程度，这些患者最好加做胸骨骨髓穿刺涂片检查；骨髓增生活跃或明显活跃，红系细胞比例明显增高见于溶血性贫血、铁粒幼细胞贫血、缺铁性贫血、骨髓增生异常综合征、急性失血性贫血、脾功能亢进等；骨髓增生活跃或明显活跃，红系细胞比例明显减低可见于纯红细胞再生障碍性贫血、肾性贫血、急性造血停滞和少数骨髓增生异常综合征等。骨髓检查应包括铁染色，有时尚需骨髓组织活检（骨髓细胞形态学和组织病理学检查在贫血性疾病诊断和鉴别诊断中的意义参见本篇相关章节）。

细胞遗传学、分子生物学以及近年应用于临床的二代基因测序技术使得某些骨髓病性贫血以及先天性红细胞内在缺陷所致贫血诊断更为便捷、精准。

非血液学检查的应用主要是为查明贫血的病因，一般包括尿、便、体液、血液生化、血清学检查，脏器功能检查，X 线，内镜等。采取何种检查项目应根据病情合理选择。通常病史能提示失血性贫血及某些继发性贫血。慢性失血性贫血，男性应注意消化系统检查，特别应除外消化道肿瘤；女性除消化系统检查外，还应注意妇科疾病的检查。

【诊断】

根据血红蛋白量，贫血可分为轻度（血红蛋白 91～120 g/L）、中度（血红蛋白 61～90 g/L）、重度（血红蛋白 31 ～ 60 g/L）和极重度（血红蛋白＜ 30 g/L）。贫血的诊断包括两部分内容：①确定贫血的有无、程度及类型；②查明贫血的原因或原发病。

一般情况下，通过检查血液红细胞浓度能够准确地判定贫血的有无及程度。对位于正常值下限的轻度贫血有时则难以诊断，老年男性更是如此。动态观察血红蛋白浓度变化对贫血诊断极有价值，如短期内下降超过 10%，即使检查值仍在正常范围内，也应引起足够重视。另外，有时血红蛋白浓度下降和红细胞计数减少不成比例，大细胞贫血时红细胞计数减少血红蛋白可正常，相反小细胞贫血时血红蛋白浓度下降而红细胞计数可正常。

贫血的病因诊断至为重要。继发性贫血患者或多或少地表现出原发病特征，通过详细、全面了解病史，仔细、系统的查体，选择合适的实验室辅助检查，结合血液学检查，常能得出贫血的病因诊断。

原发于造血与血液系统疾病的贫血，尽管其病因诊断更多地依赖于血液学和骨髓细胞形态学检查，但病史、查体仍具有重要价值。

黄疸、血清间接胆红素增高、网织红细胞增加强烈提示溶血性贫血，应相应地进行溶血性贫血的病因诊断，如 Ham 试验、Coombs 试验、红细胞渗透脆性试验等。小细胞低色素性贫血提示铁缺乏、铁代谢异常或血红蛋白合成异常，可行血清铁、总铁结合力、铁蛋白及骨髓铁染色检查等。大细胞贫血则多为叶酸、维生素 B_{12} 缺乏，除饮食习惯外，还应注意消化系统疾病检查，及血清叶酸、维生素 B_{12} 浓度及内因子抗体测定等。

骨髓造血功能减退和正细胞性贫血涵盖疾病较多，一些诊断较易，如典型白血病；一些则颇费周折。

有时贫血病因复杂、隐蔽，需进行某些特殊检查，或限于条件而进行治疗性试验。在未明确病因诊断前切忌乱投药，否则徒增诊断困难，延误患者治疗。

（一）病史

病史常可提供重要的诊断线索。自幼发病或曾有严重的新生儿黄疸病史，常提示先天性或遗传性贫血，如范科尼（Fanconi）贫血、Diamond Blackfan 贫血、珠蛋白生成障碍性贫血、先天性红细胞生成异常性贫血、葡萄糖 -6- 磷酸脱氢酶缺乏症（G6PD）等。儿童、青少年贫血应追问体质、智力发育史。以往健康的成年人出现贫血多提示为获得性贫血，如获得性再生障碍性贫血、自身免疫性溶血性贫血等，少数轻型先天性贫血如轻型遗传性球形红细胞增多症等也可到成年、甚至老年才出现贫血。家族史有助于对遗传性贫血的诊断，应特别注意贫血、发作性黄疸、脾大、出血性疾病史；某些贫血性疾病在我国有一定的地域分布特征，尤其珠蛋白生成障碍性贫血、血红蛋白病和某些红细胞酶病在我国主要发生于南方诸省，北方少见，因此询问患者祖籍有助于某些贫血，尤其溶血性贫血的诊断。

急性失血引起的贫血病史短暂，出血部位、脏器多数情况下容易判断，如外伤出血、急性上消化道出血、异位妊娠盆腔出血等，局部症状突出，常伴有血流动力学异常改变，多需外科、妇科等相关科室诊治。溶血性贫血可有黄疸、尿色加深，急性血管内溶血可有酱油色尿，部分溶血性贫血患者还可有慢性胆囊炎、胆结石病史。

应特别注意详细询问贫血发生的快慢，是进行性加重抑或呈波动性。多数情况下急性白血病、急性再生障碍性贫血、急性血管内溶血等贫血发生急，而缺铁性贫血、某些溶血性贫血等则呈慢性发展；恶性血液病、重症再生障碍性贫血等常为进行性贫血加重，缺铁性贫血、某些溶血性贫血病程迁延，常由感染、应激等某些因素诱发加重，特别是某些溶血性贫血病程中可有明显的发作性加重与自发缓解交替的特点。

营养不良、偏食、不良饮食习惯、慢性失血或消化系统疾病史等常由造血原料缺乏导致贫血，应详细询问有无出血史、黑便，女性患者特别应注意询问月经、生育史；巨幼细胞贫血可有口舌灼痛、反复口腔黏膜溃疡、口角糜烂，缺铁性贫血可有吞咽时胸骨后疼痛或异嗜癖。

恶性血液病、骨髓造血衰竭、骨髓纤维化、脾功能亢进以及微血管病性溶血性贫血等，除贫血外，患者还可伴有明显的出血倾向和反复感染。急性白血病、多发性骨髓瘤、骨髓转移瘤等患者可有骨、关节疼痛。另外尚需询问有无化学毒物、放射性物质密切接触史，有无特殊药物服用史，有无提示慢性感染、炎症、肝肾疾病、恶性肿瘤、结缔组织病、内分泌功能紊乱等的症状。同时应询问既往的诊疗记录和检验结果，尽可能详细了解曾用抗贫血药物治疗史，尤其是铁剂、叶酸和维生素 B_{12}、糖皮质激素的给药剂量、给药途径、疗程和疗效反应等。

（二）体格检查

应系统地进行查体，特别注意有无皮肤、黏膜出血及黄疸，淋巴结、肝、脾大，骨骼压痛等。阳性体征可提供诊断线索，如贫血伴高血压、眼睑水肿提示可能为肾性贫血；匙状指常见于慢性缺铁性贫血；舌炎、舌乳头萎缩、口角糜烂多见于营养性巨幼细胞贫血；脊髓侧后束变性体征好发于恶性贫血；黄疸、脾大常见于溶血性贫血和某些类型恶性淋巴瘤；出血，骨骼压痛，肝、脾、淋巴结大常见于恶性血液病；巨脾常见于骨髓增殖性疾病等。

【治疗】

（一）病因治疗

病因治疗是贫血治疗的重要原则，也是最根本、最合理的治疗方法。多数情况下原发病比贫血本身更为严重，因而其治疗也更为重要。随着原发病改善，贫血常可获缓解。应避免未明确病因前盲目进行贫血治疗，这样不仅不能有效地改善贫血，即使改善也易复发，甚至掩盖更为重要的原发病，丧失得以治疗或根治的机会。有时贫血病因难以确定或虽已查明但现有疗法难以奏效，而患者贫血症状明显，或急性大量失血，首先改善贫血状况进行抗贫血治疗甚至输血也是可行的。

（二）输血

输血（blood transfusion）是一种重要的治疗措施，能迅速减轻甚至完全纠正贫血，如急性大量失血时输血对恢复有效血容量、改善贫血极为重要。更多的时候输血仅是为减轻贫血症状而采取的一种替代疗法，轻、中度贫血一般不需输血，重度贫血或短期内分娩及急需手术者可考虑输血。除急性失血性贫血需输全血外，应尽量选用成分输血，如老年人、伴有充血性心力衰竭或冠心病者最好输注浓缩红细胞；阵发性睡眠性血红蛋白尿症或自身免疫性溶血性贫血患者输血更应慎重，如必需，则最好输注洗涤红细胞。反复输血除可引起血色病外还能抑制骨髓造血。另外，输血还可能传染某些疾病，如病毒性肝炎、艾滋病等，故应权衡利弊，严格掌握指征。

（三）药物治疗

治疗贫血的药物各有其不同的药理作用和临床应用适应证，应根据贫血发生的原因和病理机制加以选择，针对性要强，反对滥用多种所谓的升血药。

铁剂主要用于治疗缺铁性贫血，常用者有硫酸亚铁、右旋糖酐铁和山梨醇枸橼酸铁，一般只需口服制剂，少数情况下需用铁注射剂。体内储存铁过多可影响重要脏器功能，因此非缺铁性贫血患者不应进行铁剂治疗。叶酸、维生素 B_{12} 对营养性巨幼细胞贫血有效。叶酸缺乏是引起巨幼细胞贫血的最常见原因，口服治疗能很快显效。维生素 B_{12} 缺乏相对少见，几乎都与胃肠手术和胃肠功能紊乱有关，口服给药疗效差，应肌内注射。叶酸、维生素 B_{12} 对其他贫血治疗无效，不应滥用。

糖皮质激素和免疫抑制剂如泼尼松、环磷酰胺等对自身免疫性溶血性贫血有良好疗效，在部分阵发性睡眠性血红蛋白尿症患者能使溶血减轻。环孢素 A、抗胸腺细胞球蛋白、抗淋巴细胞球蛋白治疗对重症再生障碍性贫血有时能获良效。

雄激素增加端粒酶活性，减缓端粒缩短，还可通过刺激肾产生更多的促红细胞生成素和增强幼红细胞对促红细胞生成素的反应而增加红细胞的生成。可用于多种骨髓造血功能低下的患者，也可用于肿瘤化疗引起的骨髓抑制性贫血。雄激素治疗贫血起效较慢，通常最少应经 3～4 个月正规治疗贫血无改善方可认为无效。

基因重组促红细胞生成素对肾性贫血疗效较好，尚可用于慢性病贫血、骨髓增生异常综合征等。

（四）脾切除

脾是产生抗体的重要器官，也是破坏红细胞的重要场所。自身免疫性溶血性贫血患者经脾切除后约半数可获缓解。遗传性球形红细胞增多症患者经脾切除后尽管红细胞缺陷依然存在，但贫血可完全得以纠正。脾功能亢进患者行脾切除后也可使贫血改善。

（五）造血干细胞移植

造血干细胞移植用于治疗贫血主要适应证是急性再生障碍性贫血，也可用于阵发性睡眠性血红蛋白尿症和海洋性贫血。干细胞移植治疗急性再生障碍性贫血的首要条件是有合适的供者，应尽量选择人白细胞抗原（HLA）完全相合的同胞供者。考虑进行移植的患者最好不输或少输血液制品。患者年龄一般不应超过 40 岁，如患者有正常的同卵双胎供者，则移植不受年龄影响。造血干细胞移植技术、设备要求高，费用昂贵且有发生多种早期、晚期并发症的可能，应慎重实施。

（六）基因治疗

将外源基因导入靶细胞，可以纠正、补偿或抑制某种异常或缺陷基因，达到治疗目的。遗传性贫血可望通过该疗法得以缓解。

（张凤奎）

缺铁性贫血

铁是人体生理必需的微量元素，它是血红蛋白中血红素分子的重要组成部分，细胞中多种酶也都含有铁。因而，铁除参与血红蛋白的合成外，还参与体内其他的生物化学过程。机体铁缺乏可分为三个阶段，即贮存铁缺乏（iron depletion，ID）、红细胞内铁缺乏（iron deficient erythropoiesis，IDE）和缺铁性贫血（iron deficient anemia，IDA），三者统称为铁缺乏症。IDA是由于体内贮存铁（包括骨髓、肝、脾及其他组织内）消耗殆尽，不能满足正常红细胞生成的需要而发生的贫血。典型病例表现为小细胞低色素性贫血。体内贮存铁（storage iron）已被用尽但尚未出现贫血之前的阶段称为缺铁。

IDA是最常见的贫血，普遍存在于世界各国，在发展中国家、经济不发达地区、育龄期妇女、婴幼儿和儿童明显增高且严重。我国IDA总体发病率在10%左右。育龄妇女、儿童及老年人发病率高达20%以上，农村多于城市。IDA还常发生于各类慢性病、肿瘤、妇产科及外科疾病等，需要多学科诊疗模式（MDT）的切实执行，以便尽早诊断和及时治疗，否则不但影响原发病疗效，还会导致一系列健康和社会问题。

【铁的代谢】

（一）铁的分布

从生理功能角度可将体内的铁大致分成两部分：①功能状态铁，包括血红蛋白、肌红蛋白、酶、辅因子等所含铁，以及血浆转铁蛋白和乳铁蛋白等结合的铁。②贮存铁，以铁蛋白和含铁血黄素形式贮存于单核巨噬细胞系统中，这部分铁暂时不参与生理功能，当机体需要时，可向功能状态铁转化。

正常成年男性体内铁的总量为 50 ～ 55 mg/kg，女性为 35 ～ 40 mg/kg，体内铁主要位于血红蛋白，少部分在肌红蛋白中。血浆中与转铁蛋白结合的运输铁仅约 3 mg。细胞中各种酶所含的铁不到 10 mg，但功能极为重要。其余的为贮存铁，正常男性贮存铁约为 1000 mg，女性仅为 100 ～ 400 mg。

（二）铁的需要量

正常人对铁的需要量因年龄、性别和生理状态不同而有差别。正常成年男子和绝经后妇女，每天摄取的铁仅需补充每天丧失的微量铁就已足够。生长发育时期的婴儿、儿童、青少年和育龄妇女，铁的需要量相对要大。

正常人体每天生成红细胞所需的铁为 20 ～ 25 mg，大部分来自衰老的红细胞破坏后释放的铁，每天从食物中摄取 1 ～ 1.5 mg 的铁即可维持体内铁的平衡，孕妇和哺乳的妇女每日铁的需要量为 2 ～ 4 mg。

（三）铁的来源和吸收

正常情况下体内铁源自食物。多数食物都含有少量的铁，含量较丰富者有海带、发菜、紫菜、木耳、香菇以及动物的肝、肉、血、豆类等。蔬菜、水果含铁较少，牛奶含铁量极低。非生理情况下，铁可来自口服或静脉药用铁和红细胞输注。

肉类食品中的肌红蛋白或血红蛋白中的正铁血红素可以完整的分子直接被吸收，然后分解为游离铁，铁的吸收率为 10% ～ 25%；植物中的铁吸收率仅为 1%，这是因为植物铁多为三价的胶状氢氧化铁，需要在胃和十二指肠内还原成二价的亚铁或与铁螯合物结合后才易被吸收，否则容易与植物中的植酸、丹宁酸等结合成不溶解的铁复合物，不容易被吸收。维生素 C 及其他还原剂能使高铁还原成亚铁；酸性胃液能防止铁离子变成不溶于水的铁复合物。十二指肠和空肠上部铁吸收效率最高，铁离子与肠黏膜细胞内的去铁铁蛋白结合而被吸收。体内铁贮存量的多少对铁的吸收有影响。当贮存量多时，幼红细胞上的转铁蛋白受体减少，血浆铁的转运率降低，铁的吸收减少。铁贮存量减少时则相反，幼红细胞上的转铁蛋白受体增多，铁的吸收增多。缺铁时铁的吸收率可增至正常人的 3 ～ 4 倍。小肠上皮细胞能调节铁的吸收，大量口服铁剂时，小肠失去吸收铁的调节能力，铁可被动地弥散进入肠黏膜细胞，发生急性铁中毒。

（四）铁的运输

血浆铁须经铜蓝蛋白氧化成高铁后，与转铁蛋白结合，被转运到骨髓和其他组织中。转铁蛋白是一种 β1 球蛋白，主要由肝合成。一分子转铁蛋白有两个结合三价铁的位点，正常人血浆转铁蛋白浓度为 2.5 ～ 3 g/L，正常情况下仅以其总量的 1/3 与铁结合，结合的铁就是血清铁含量，称为血清铁（serum iron，SI），其余 2/3 未与铁结合的转铁蛋白也具有与铁结合的能力，在体外加上一定量的铁可使其呈饱和状态，所加铁量称为未饱和铁结合力。SI 与未饱和铁结合力之和称为总铁结合力（total iron binding capacity，TIBC）。SI 与 TIBC 的百分比值称为血清转铁蛋白饱和度（transferrin saturation）。带铁的转铁蛋白在幼红细胞表面与转铁蛋白受体结合，通过胞饮作用进入细胞内。在细胞内铁与转铁蛋白分离，再还原成二价铁，在线粒体上与原卟啉、珠蛋白结合成血红蛋白。

（五）铁的再利用和排泄

正常情况下，每天约有 1% 的红细胞被破坏，释出的血红蛋白和其他含铁化合物经代谢分解，其中的铁并不被排出体外，而是进入体内铁代谢池，重新利用。因此，每日铁丢失量非常小，成年男性一般不超过 1 mg，生育期妇女平均约 2 mg。平时铁丧失或排泄的途径主要通过肠黏膜和皮肤脱落的细胞，铁的吸收和排泄保持动态平衡。妇女通过月经、妊娠和哺乳可丧失较多的铁。一次正常月经失铁约 17 mg，一次正常妊娠失铁约 700 mg，平均每天失铁 2.5 mg。病理情况下，失铁的主要原因是失血。

（六）铁的贮存

体内贮存铁正常情况下很少动用。当铁丢失增多，超过从食物中摄入量时或当机体对铁的需要量增加而肠道吸收不能满足时，贮存铁可被动用。当红细胞破坏增多，超过新生红细胞，或进入体内的铁超过机体所需利用的铁，多余的铁进入贮存池，因而贮存铁增多。

贮存铁有铁蛋白和含铁血黄素两种形式。含铁血黄素是铁蛋白部分变性、部分去蛋白的降解物。

【病因与发病机制】

在正常情况下铁的吸收和排泄维持动态平衡，这种平衡主要通过控制铁的吸收量来达到。任何原因使铁的摄入减少、需要增加或丢失增多，都会使这种平衡紊乱，即可引起缺铁，甚至 IDA。

（一）摄入不足及需铁量增加

人工喂养儿以含铁量低的牛奶、米、面为主要饮食，未及时添加辅食，可引起缺铁。早产儿、孪生儿和原有 IDA 孕妇生产的新生儿，体内贮存铁较少，更易发生 IDA。经济贫困、动物食品摄入少、偏食，以及不适当减肥等，均可致铁的摄入减少。

正常成年人每天需铁量 1 ～ 2 mg，生长期婴幼儿、青少年和月经期、妊娠期、哺乳期妇女需铁量增加，如摄入不足更易发生缺铁。

（二）铁吸收不良

萎缩性胃炎（atrophic gastritis）的胃酸缺乏，炎性肠病、胃肠道功能紊乱、胃大部切除术及胃空肠吻合术后，均可影响正常的铁吸收。妊娠期胃酸减少和胃肠功能紊乱也使铁吸收减少。某些药物如抗酸药、H_2受体拮抗剂，也可抑制铁的吸收。

（三）慢性失血

慢性失血占缺铁原因的首位。体内总铁量的 2/3 存在于血红蛋白中，故反复多次失血可显著消耗铁贮存。消化道慢性失血或妇女月经过多、妇科疾病是慢性失血最常见的原因，如消化性溃疡、消化道肿瘤、钩虫病、食管胃底静脉曲张、痔疮出血及子宫肌瘤、功能性子宫出血、慢性血小板减少性紫癜阴道出血等。此外，反复发作的血管内溶血，也可因血红蛋白由尿中排出而致缺铁。

【临床表现】

IDA 的症状由铁缺乏、贫血及发生 IDA 的基础病引起，临床表现主要与贫血程度和起病缓急有关。IDA 基础病有时隐匿，表现不明显，有时则症状、体征突出，因疾病不同表现各异。贮存铁缺乏和缺铁性红细胞生成阶段患者可无明显症状，可出现月经过多或过少、容易疲劳、脱发、指甲脆薄等。实验室检查血清铁处于正常低限，贮存铁减低，血红蛋白正常。应用铁剂治疗，效果良好。如果铁缺乏进一步加重，则发展为 IDA。

IDA 多数起病缓慢，患者常能较好地适应，早期可无任何症状。随着骨髓幼红细胞可利用铁缺乏，各种细胞含铁酶也渐减少。此时血清铁明显降低，表现出 IDA 的典型症状。常见症状有头晕、乏力、易倦、心悸、面色苍白、活动时心悸气短，重度贫血可出现眩晕和晕厥。由于细胞内含铁的氧化还原酶活性减低，易出现口腔炎、舌炎、舌乳头萎缩、口角皲裂、慢性胃炎和胃酸缺乏等。儿童、青少年尚可出现发育迟缓、体力下降、智商低、容易兴奋、注意力不集中、烦躁、易怒。严重病例可引起吞咽困难（Plummer Vinson 综合征）。缺铁所致外胚叶营养障碍表现为皮肤干燥，毛发无泽，指甲扁平不整、薄脆易裂及反甲等，少数患者出现异食癖如吃土等。

IDA 对儿童认知能力等中枢神经系统的损害，以及造成细胞免疫、体液免疫等免疫功能损害，往往是不可逆的，且贫血程度越重、年龄越小，造成的损害程度越大。

【实验室与其他检查】

（一）血象

典型血象为小细胞低色素性贫血，血红蛋白比红细胞减少更明显。外周血涂片成熟红细胞体积小、形态大小不一，中心淡染区扩大。低色素红细胞比例增加。网织红细胞大多正常或有轻度增多，网织红细胞血红蛋白含量（reticulocyte hemoglobin content）减低。白细胞和血小板计数一般无明显变化。

（二）骨髓象

骨髓增生活跃，幼红细胞比例增高，以中、晚幼红细胞为主。幼红细胞体积较小，胞质少，边缘不规则，易见幼红细胞分裂象（图 7-3-1）。粒细胞系统和巨核细胞系统多无明显变化。骨髓涂片铁染色表现为铁粒幼红细胞减少，细胞外铁减少或缺失。

（三）生化检查

血清铁浓度常降至 10.7 μmol/L（60 μg/dl）以下，转铁蛋白饱和度 15% 以下，总铁结合力（TIBC）增高，> 64.4 μmol/L（360 μg/dl），血清铁蛋白（serum ferritin，SF）浓度降低至

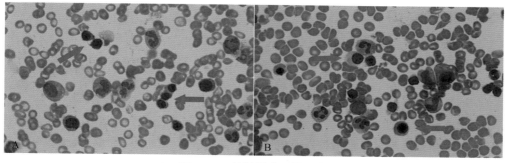

图 7-3-1　缺铁性贫血骨髓象

A 图为小细胞低色素性贫血骨髓象，B 图为正常骨髓象。箭头所指分别为体积较小的幼红细胞和正常幼红细胞

20 μg/L 以下。红细胞锌原卟啉（zinc protoporphyrin，ZPP）增高。

【诊断与鉴别诊断】

（一）诊断

根据病史、症状、小细胞低色素性贫血，血清铁降低、总铁结合力增高，以及铁蛋白降低或骨髓细胞外铁消失，诊断一般不难。尤为重要的是，必须辨清铁缺乏的原因。临床上用于 IDA 诊断的实验检查方法可分为筛查试验和确证试验，试验检查及其分类、特点见表 7-3-1。

表 7-3-1　缺铁性贫血试验

检查方法	优势	缺陷
筛查试验		
1. 血红蛋白	廉价，普及	不敏感，不特异
2. 转铁蛋白饱和度	廉价，方法标准化	不特异，变异大
3. 红细胞平均血红蛋白含量	普及，方法标准化	不特异，晚期指标
4. 锌原卟啉	简便，廉价	不易自动化，受金属铅影响
5. 网织红细胞血红蛋白含量	早期指标，稳定	未普及，经验少
确证试验		
1. 血清铁蛋白	定量方法，标准化，反映机体铁贮存	受炎症和肝病影响
2. 血清转铁蛋白受体	定量方法，反映组织铁缺乏，不受炎症影响	未标准化，受 EPO 治疗影响
3. 骨髓铁染色	特异性高，方法标准化	有创，费用高，误差大

所有患者均应明确诊断。但在某些容易发生 IDA 的高危患者，如婴儿、青春期女性、育龄妇女，若除贫血外无其他异常状况，则口服铁剂试验性治疗诊断也是合理的，且非常方便。补充铁剂 7 ～ 10 天后患者网织红细胞明显上升常作为符合 IDA 诊断的依据。

根据铁缺乏程度，铁缺乏症诊断标准如下：

1. 贮存铁缺乏（符合以下任何一条即可诊断）

（1）血清铁蛋白 < 14 μg/L。

（2）骨髓铁染色显示骨髓小粒可染铁消失。

2. 缺铁性红细胞生成　符合贮存铁缺乏的诊断标准，再符合以下任何一条者即可诊断。

（1）转铁蛋白饱和度 < 15%。

（2）红细胞游离原卟啉 > 0.9 μmol/L（50 μg/dl）。

（3）骨髓小粒可染铁消失，铁粒幼红细胞 < 15%。

3. IDA　除符合缺铁性红细胞生成的诊断标准外，出现小细胞低色素性贫血，血红蛋白 < 120 g/L（男）或 110 g/L（女）。

（二）鉴别诊断

主要与其他小细胞性贫血（microcytic anemia）相鉴别。

1. 慢性病贫血（anemia of chronic disease，ACD）　常伴有肿瘤或感染性疾病。血清铁降低、总铁结合力正常或降低，转铁蛋白饱和度正常或稍减低，血清铁蛋白增高，骨髓铁粒幼红细胞减少，细胞外铁增加。

2. 珠蛋白生成障碍性贫血　常有家族史，患者可有特殊面容。血片中可见多数靶形红细胞，血红蛋白电泳常有异常。血清铁及骨髓细胞外铁增多。红细胞寿命缩短，＜ 70 ～ 75 天。

3. 铁粒幼红细胞性贫血（sideroblastic anemia）　主要由于先天或后天获得性血红素合成障碍，致使铁失利用。血清铁升高，总铁结合力减低，铁蛋白及骨髓中铁粒幼红细胞或环形铁粒幼细胞增多。

【治疗】

（一）病因治疗

应尽可能去除导致铁缺乏的病因，如改善饮食习惯，控制慢性失血，生长期儿童、孕妇、哺乳期妇女适当增加含铁量较多的食物等。

（二）补充铁剂

铁剂的补充以口服制剂为首选，安全且疗效可靠。目前常用的有硫酸亚铁、葡萄糖酸亚铁、右旋糖酐铁和富马酸亚铁及相应的缓释或复合剂型等。多数患者耐受较好，少数可有恶心、上腹不适，常发生于服药后的 1 ～ 2 h。口服铁剂的下消化道不良反应少见，个别患者可有便秘或腹泻等。口服铁剂治疗最好从小量开始，餐后服用，以减少药物对胃肠道的刺激。为增加铁的吸收，可同时服用维生素 C，禁忌饮茶。治疗 4 ～ 5 天后网织红细胞计数逐渐上升，7 ～ 12 天达高峰，以后逐渐下降。血红蛋白于 1 ～ 2 周后开始上升，2 个月左右恢复正常。血红蛋白完全正常后，仍需继续补充铁剂 3 ～ 6 个月。在口服补铁中经常出现的问题有：①以保健品替代铁剂；②某些铁制剂中铁含量不足；③某些铁制剂吸收不佳。上述问题常严重影响治疗效果。

注射铁剂不良反应主要为注射局部疼痛及引流区淋巴结疼痛，有时也可非常严重，甚至发生致命性的过敏反应，故须严格掌握适应证。一般只有在以下几种条件下方采用注射铁剂：①失血量较大，口服铁剂不能补偿丢失铁量。胃肠道及子宫出血最为常见，有时也可见于出凝血异常、长期抗凝治疗及血液透析患者。②胃肠道疾患，口服铁剂吸收不良。常见于萎缩性胃炎、抗酸治疗及胃大部切除等。③患者不能耐受或不能坚持口服铁剂治疗。④围术期需要。目前临床常用注射铁剂有四种：右旋糖酐铁、低分子右旋糖酐铁、葡萄糖酸铁、蔗糖铁。进行注射铁剂治疗前应先根据患者贫血程度计算需要补充的药物剂量。每提高 10 g/L 血红蛋白，约需右旋糖酐铁 300 mg。若使患者血红蛋白达到 150 g/L，并补充部分贮存铁，则需右旋糖酐铁用药总量（mg）＝ 300×［150 －患者血红蛋白（g/L）］/10 ＋ 500 mg。首次注射 50 mg，如无不良反应，以后每天注射 100 mg，直到注射达总量。某些注射铁剂可一次性补充 1000 mg，以快速提升血红蛋白。

【预防】

我国 IDA 发生率高达 10%，特殊人群中达到 20% 以上。需要加强全民相关知识的科普宣传，有效降低 IDA 发生率，同时应加强 MDT 工作，早期诊断，早期治疗，使广大患者受益。

【预后】

IDA 本身一般并不严重，经过治疗常能很快纠正贫血。该病的预后更主要取决于基础病的性质。

（张连生　李莉娟）

第4章

巨幼细胞贫血

叶酸和维生素 B_{12} 是脱氧核糖核酸（DNA）合成过程中的重要辅酶。这两种维生素缺乏均可导致 DNA 合成障碍。由于幼红细胞 DNA 合成速度减慢，细胞处于 DNA 合成期的时间延长，而胞质内 RNA 和蛋白质合成不受影响，RNA 与 DNA 的比例失调，结果形成的细胞体积大、细胞核相对幼稚，被形象地称为巨幼细胞。巨幼红细胞大部分在骨髓内未及成熟便被破坏，即红细胞无效生成，同样的情况也可发生于粒系细胞和巨核细胞，结果导致贫血和白细胞、血小板减少。当叶酸、维生素 B_{12} 缺乏或其他原因引起 DNA 合成障碍，使红细胞的生成减少，不足以代偿红细胞衰老、死亡时即可发生贫血，称为巨幼细胞贫血（megaloblastic anemia，MA）。外周血红细胞平均体积（MCV）和红细胞平均血红蛋白含量（MCH）高于正常，骨髓幼红细胞巨幼变为此类贫血的共同特点。

在我国，巨幼细胞贫血以营养性占绝大多数，因叶酸缺乏所致的巨幼细胞贫血散见于各地，维生素 B_{12} 缺乏所致者少见；由内因子缺乏导致的巨幼细胞贫血称为恶性贫血（pernicious anemia），主要发生于北欧白种人，在我国罕见。本章主要介绍营养性巨幼细胞贫血。

【 叶酸和维生素 B_{12} 的代谢 】

叶酸亦称蝶酰谷氨酸，由蝶啶、对氨基苯甲酸和 L 谷氨酸三部分组成，属于水溶性 B 族维生素，性质极不稳定，易被光及热分解破坏。绿叶植物、蔬菜、水果、酵母和动物肝肾富含叶酸。人体不能合成叶酸，必须从食物中摄取。食物中的叶酸为多谷氨酸盐与蝶酰结合的化合物，溶解度较低，需先经小肠分泌的谷氨酰胺羧基肽酶分解为单谷氨酸盐后，才能被吸收。人工合成叶酸平均口服生物利用度则可高达 80%。在肠道吸收过程中，叶酸转化为 5′ 甲基四氢叶酸。叶酸吸收后主要贮存在肝细胞内。正常人体内叶酸的贮存量为 5 ～ 10 mg，每天需要量 50 ～ 200 μg，消耗较大。如果食物中缺乏叶酸，约 4 个月时间即可将贮存的叶酸消耗殆尽。叶酸及其代谢产物主要从尿中排泄，胆汁及粪便中也可有少量叶酸排出。

维生素 B_{12} 又名氰钴胺，属于水溶性 B 族维生素。动物的肝、肾、心、肌肉组织及蛋类、乳制品中维生素 B_{12} 含量丰富，蔬菜中含量极少。人体不能合成，结肠内细菌合成的维生素 B_{12} 不能被吸收利用而从粪便中排出。因此，人类维生素 B_{12} 来源完全依赖食物。食物在胃内消化时释出维生素 B_{12}，后者与 R 蛋白结合，当到达十二指肠后经胰酶消化，与胃壁细胞分泌的内因子（intrinsic factor）结合，形成维生素 B_{12} 内因子复合物，可防止维生素 B_{12} 被破坏并促使其被回肠黏膜吸收。维生素 B_{12} 内因子复合物与回肠细胞受体结合，通过胞饮作用吸收进入细胞。维生素 B_{12} 吸收后，随血循环由转钴蛋白 Ⅱ（Transcobalamin Ⅱ）转送到各组织被代谢、利用。正常情况下，食物中约 70% 维生素 B_{12} 可被吸收，内因子缺乏时维生素 B_{12} 吸收不到 2%。体内大部分维生素 B_{12} 贮存在肝细胞内，成年人体内维生素 B_{12} 贮存量为 2 ～ 5 mg，每天需要量仅为 2 ～ 5 μg。维生素 B_{12} 排泄极少。因此，如体内维生素 B_{12} 贮存量正常，即使长期不再摄入，估计也需 3 ～ 6 年才会出现缺乏。

【 病因与发病机制 】

叶酸缺乏的原因有：①摄入不足：多与偏食、婴儿喂养不当，以及食物烹煮过度有关，是叶酸缺乏最主要的原因。乙醇影响叶酸代谢，长期酗酒，尤其伴有肝硬化者更易发生叶酸缺乏。②需要量增加：见于儿童，尤其生长发育快速的婴幼儿及妇女妊娠期、甲状腺功能亢进、恶性肿瘤、慢性溶血、骨髓增殖性疾病等。③肠道吸收不良：慢性腹泻，包括乳糜泻、热带口炎性腹泻、麦胶性肠病，以及肠道肿瘤、短肠综合征等。④利用障碍：叶酸拮抗物，如甲氨蝶呤、乙胺嘧啶等都是二氢叶酸还原酶抑制剂，导致叶酸利用障碍。

维生素 B_{12} 每天生理需要量很少，因摄入减少而维生素 B_{12} 缺乏导致贫血者非常少见。事实上，维生素 B_{12} 缺乏几乎都与长期胃肠道疾病或功能紊乱有关。①内因子缺乏：主要见于恶性贫血。抗内因子抗体类型有两种：Ⅰ型阻止维生素 B_{12} 和内因子结合，为阻断抗体；Ⅱ型能与内因子或维生素 B_{12} 内因子复合物结合，阻止维生素 B_{12} 吸收，为结合抗体。内因子缺乏还可见于慢性萎缩性胃炎、全胃切除或胃大部切除术后。②肠黏膜吸收功能障碍：小肠部分切除、节段性肠炎、肠道放射损伤、乳糜泻、空肠憩室、热带口炎性腹泻等。③细菌、寄生虫感染，夺取维生素 B_{12}，如短二叶裂头绦虫病、盲袢综合征等。④其他：如先天性转钴蛋白Ⅱ缺乏，影响维生素 B_{12} 血浆转运和细胞内的转变、利用。

叶酸在叶酸还原酶作用下还原成二氢叶酸，然后由二氢叶酸还原酶催化而成为四氢叶酸。四氢叶酸和维生素 B_{12} 都是 DNA 合成过程中重要的辅酶。在 DNA 合成途径中，脱氧尿苷酸（dUMP）转变成脱氧胸苷酸（dTMP）所需的甲基由亚甲基四氢叶酸提供。叶酸缺乏会影响这一生化反应的进行，导致 DNA 合成障碍。维生素 B_{12} 在使高半胱氨酸转变成甲硫氨酸的过程中，促使甲基四氢叶酸去甲基，转变成四氢叶酸、亚甲基四氢叶酸，并能促使甲基四氢叶酸进入细胞内。因此，维生素 B_{12} 缺乏时从甲基四氢叶酸转变成四氢叶酸、亚甲基四氢叶酸的量减少，还可使进入细胞内的甲基四氢叶酸减少，其导致的血液学改变与叶酸缺乏者相同。另外，维生素 B_{12} 缺乏影响甲基丙二酰辅酶 A 向琥珀酰辅酶 A 转变，结果血中甲基丙二酰辅酶 A 大量堆积，影响神经髓鞘形成，损伤神经系统。叶酸与维生素 B_{12} 参与 DNA 合成作用见图 7-4-1。

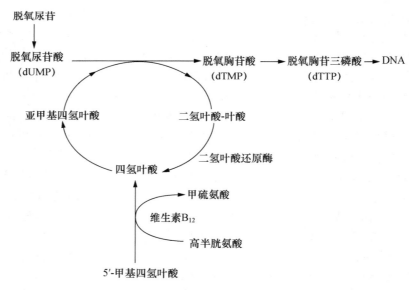

图 7-4-1　叶酸与维生素 B_{12} 代谢的相互关系及对 DNA 合成的影响

【临床表现】

维生素 B_{12} 缺乏者起病大多缓慢。叶酸缺乏常呈亚急性过程。

（一）贫血

中度至重度贫血。患者常面色苍黄，毛发早白、稀疏，干枯无光泽。除一般慢性贫血的症状，如乏力、头晕、活动时心悸、气短外，部分患者可出现轻度黄疸。贫血严重者可出现心脏扩大及心脏杂音，甚至心功能不全。少数患者出现皮肤紫癜。

（二）消化道症状

舌痛、舌面光滑如镜面（图 7-4-2）、舌乳头高度萎缩，舌质绛红如生牛肉。口角糜烂、口腔溃疡常见，常反复发作。患者常诉食欲缺乏、腹胀、便秘或腹泻。部分患者明显消瘦，体重减轻，或可苍白虚胖，稍显水肿。儿童患者可伴有肝、脾大。

（三）神经系统症状

见于维生素 B_{12} 缺乏者。典型者表现为四肢发麻，站立、行走不稳，软弱无力，共济失调。还可出现括约肌功

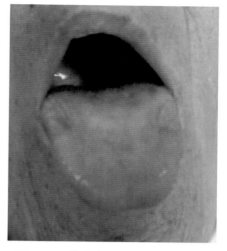

图 7-4-2　维生素 B_{12} 缺乏时的镜面舌

能失调，健忘，易激动，甚至精神失常。查体深感觉减退以至消失，腱反射早期亢进，之后减退或消失。巴宾斯基（Babinski）征及其他锥体束征可呈阳性。有时神经系统症状可于贫血之前出现。这些表现与末梢神经变性、脊髓亚急性侧索、后索联合变性和脑组织损害有关，尤其在恶性贫血时更为常见。单纯叶酸缺乏不引起上述这些表现。

【实验室与其他检查】

（一）血象

贫血大多较严重，属大细胞性贫血，$MCV > 100 \ fl$，MCH 也常升高，$MCHC$ 正常。红细胞数的减少较血红蛋白减低更为显著，早期血红蛋白量可在正常范围内而红细胞数量已经减少。白细胞和（或）血小板可轻度减少，网织红细胞正常、减低或轻度升高。血涂片中红细胞大小不等十分显著，以大卵圆形红细胞为主，红细胞中血红蛋白充盈较好，中心淡染区不明显。可见有核红细胞、嗜碱性点彩细胞、Howell Jolly 小体等。白细胞总数偏低，中性粒细胞减少，形态异变，胞体大，核染色质疏松，核分叶过多，呈核右移，多者可达 6 ～ 8 叶。血小板可减少，偶见巨大血小板。

（二）骨髓象

骨髓增生明显活跃，红系细胞比例增高，粒细胞与红细胞比例下降。红系细胞以早幼红细胞和原始红细胞增多为主，各期幼红细胞均呈巨幼变，明显核浆发育不平衡，细胞核发育明显落后于胞质（图 7-4-3）。原始及早幼巨幼红细胞胞体大，直径可达 28 ～ 35 μm。胞质深蓝色，染色质呈粗颗粒状，疏松。幼红细胞有丝分裂常见。粒系细胞也可呈"巨幼变"，细胞体积增

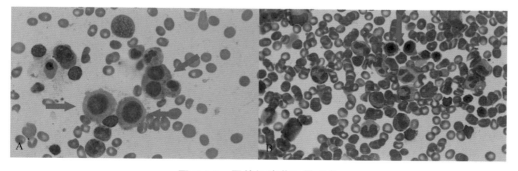

图 7-4-3　巨幼细胞贫血骨髓象

A 图为巨幼细胞贫血骨髓象，**B** 图为正常骨髓象。箭头所指分别为巨幼红细胞和正常幼红细胞

大，可见巨中、晚幼粒细胞和巨杆状核粒细胞。巨核细胞数量减少或正常，体积多增大，细胞核分叶明显增多，或分离为多个独立小核，胞质颗粒可减少。血小板体积较大，颗粒松散。骨髓细胞外铁增多。

（三）生化检查

血清间接胆红素可稍增高，血清叶酸及维生素 B_{12} 水平均可下降，分别低于 6.8 nmol/L 及 74 pmol/L。红细胞叶酸测定能较准确地反映体内叶酸储备，受短时期叶酸摄入影响较小，用于叶酸缺乏巨幼细胞贫血诊断更准确。血清铁及转铁蛋白饱和度正常或高于正常。

如果怀疑恶性贫血，还应进行胃液分析和内因子抗体测定，如内因子抗体阳性，还应进行维生素 B_{12} 吸收试验（Schilling test）证实。

【诊断与鉴别诊断】

诊断巨幼细胞贫血最重要的线索之一为大细胞性贫血，很多因素和疾病可导致外周血大细胞增多，须仔细询问病史、查体及进行必要实验室检查加以鉴别（表 7-4-1）。

叶酸和维生素 B_{12} 缺乏性贫血诊断一般不难。根据病史及临床表现，血象为大细胞性贫血，嗜中性粒细胞分叶过多就应考虑有巨幼细胞贫血的可能，进一步行骨髓细胞学检查，表现典型的"巨幼变"或检查血清叶酸、维生素 B_{12} 水平，可肯定诊断。

巨幼细胞贫血诊断成立后，尚需进一步明确是叶酸缺乏还是维生素 B_{12} 缺乏。通常根据病史、查体，结合血清叶酸、维生素 B_{12} 水平测定，鉴别不难（表 7-4-2）。多数情况下叶酸和维生素 B_{12} 缺乏的病因有所不同，仔细询问病史常能大体推测。维生素 B_{12} 缺乏所致巨幼细胞贫血不一定均有神经系统症状，故没有这些症状并不能排除维生素 B_{12} 缺乏的可能；如表现脊髓联合变性症状、体征，一般提示贫血与维生素 B_{12} 缺乏有关，而非叶酸缺乏所致；有时叶酸缺乏可同时伴发维生素 B_1 缺乏，出现末梢神经异常表现，与维生素 B_{12} 缺乏的神经系统异常虽不同但较难分辨。因而，明确叶酸缺乏还是维生素

表 7-4-1　常见可引起大细胞贫血的原因

药物
　抗肿瘤药，抗病毒药，降糖药，
　抗生素，利尿药，抗痉挛药等
叶酸、维生素 B_{12} 缺乏
溶血性贫血
酒精中毒
消化系统疾病
肝脏疾病
甲状腺功能减退症
多发性骨髓瘤
骨髓增生异常综合征
再生障碍性贫血
急性白血病

表 7-4-2　叶酸与维生素 B_{12} 缺乏所致巨幼细胞贫血的鉴别

	叶酸缺乏	维生素 B_{12} 缺乏
常见病因	营养不良、偏食、婴幼儿、妊娠、溶血性贫血、骨髓增殖性肿瘤、影响叶酸代谢药物、慢性感染等	慢性胃肠道疾病、胃肠道手术后
神经系统症状、体征	少见	较多见
血清叶酸测定	减低，< 6.8 nmol/L（3 ng/ml）	正常，多为 13.62 ~ 45.40 nmol/L（6 ~ 20 ng/ml）
血清维生素 B_{12} 测定	正常，148.0 ~ 666 pmol/L（200 ~ 900 pg/ml）	减低，< 74 pmol/L（100 pg/ml）
治疗性试验		
叶酸 200 μg/d，连续 10 天	临床症状好转，网织红细胞增多，血象及骨髓象好转	无效应
维生素 B_{12} 1 μg/d，肌内注射，连续 10 天	无效应	临床症状好转，网织红细胞增多，血象及骨髓象好转

B_{12} 缺乏还需依赖生化检查和治疗性试验结果来确定。

营养性巨幼细胞贫血尚需与其他血液学表现相似疾患鉴别：

（1）骨髓增生异常综合征：常见于老年患者，也可呈大细胞贫血，骨髓红系增生，有核红细胞巨幼样变，尤其是原始细胞不明显增多的中、低危患者与营养性巨幼细胞贫血很难仅凭病史、查体和一般血液学检查鉴别。但骨髓增生异常综合征患者常没有叶酸和维生素 B_{12} 缺乏相关病史支持，可伴有克隆性染色体异常，补充叶酸和维生素 B_{12} 后临床及血液学无改善，血清学检查叶酸和维生素 B_{12} 水平无降低等可资鉴别。

（2）溶血性贫血：未经充分治疗的营养性巨幼细胞贫血患者，如外周血网织红细胞已经开始升高，仍有贫血和黄疸尚未完全消退，此时骨髓细胞形态学特征已不明显，如不仔细询问病史，可误诊为溶血性贫血。某些慢性溶血性贫血患者，因骨髓长期代偿性增生旺盛，造血原料需要增多，可伴发叶酸缺乏，此时患者外周血网织红细胞可不明显增高，骨髓无效造血明显。需仔细询问病史，与单纯营养性巨幼细胞贫血区分。

（3）先天性红细胞生成异常性贫血：婴幼儿营养性巨幼细胞贫血尚需警惕与先天性红细胞生成异常性贫血鉴别。后者也可呈大细胞贫血，骨髓红系细胞增生，幼红细胞核染色质疏松呈海绵样，形态与巨幼红细胞非常相似。但先天性红细胞生成异常性贫血常伴其他先天躯体畸形，骨髓细胞形态异常多限于红系细胞，粒细胞和巨核细胞形态改变不明显。光镜下骨髓可见典型的核间桥幼红细胞或双核幼红细胞明显增多，透射电镜检查则更具特异性，红细胞核异染质凝聚、核孔增大呈"瑞士奶酪样"，或可呈双层膜结构改变。

【治疗】

1. 病因治疗　应针对原发疾病进行治疗，例如纠正偏食习惯和治疗相关疾病。

2. 营养知识教育　平衡饮食，纠正不良烹调习惯，老年人牙齿疾病及脱落应及时诊治修补。

3. 药物治疗　补充叶酸或维生素 B_{12}。

（1）叶酸缺乏：叶酸 5 ～ 10 mg，口服，每天 3 次。一般用药后患者首先感觉症状减轻，食欲好转。用药 7 ～ 10 天，网织红细胞比例明显升高，常大于10%。随着网织红细胞比例下降，血红蛋白开始升高。治疗 2 个月左右血象、骨髓象可完全恢复正常。胃肠道吸收不良导致叶酸缺乏者，如基础病不能短期改善或治愈，也可肌内注射四氢叶酸钙 5 ～ 10 mg，每天 1 次，直至血红蛋白恢复正常。如患者同时有维生素 B_{12} 缺乏，不宜单用叶酸治疗，否则会加重维生素 B_{12} 缺乏的症状。

（2）维生素 B_{12} 缺乏：维生素 B_{12} 应肌内注射给药，500 μg，每周 1 ～ 2 次，直到血红蛋白恢复正常。恶性贫血或全胃切除的患者需长期维持治疗（每月注射 1 次）。治疗反应与叶酸缺乏者相同。患者神经系统症状好转相对缓慢，如治疗前神经系统症状严重，则虽经有效治疗，症状也常不易完全消失。

【预防】

巨幼细胞贫血在我国尤其是经济欠发达地区发生率不低。需要加强全民相关知识的科普宣传，有效减少巨幼细胞贫血发生率，临床应加强 MDT 工作，早期诊断，早期治疗，使广大患者受益。

【预后】

本病预后良好，经治疗绝大多数患者临床症状短时间内即可明显好转，血液学改善。神经系统症状恢复较慢，严重者常不能完全恢复正常。恶性贫血患者需终身维持治疗。

（张连生　李莉娟）

第5章

再生障碍性贫血及其他相关贫血

第1节 再生障碍性贫血

再生障碍性贫血（再障）（aplastic anemia，AA）是由各种原因引起的伴有骨髓增生程度明显低下的、临床上以全血细胞减少为主要表现的一组综合征。我国 AA 年发病率为 $7.4/10^6$，与日本、韩国等东方国家相近，是欧洲等西方国家的 2 ~ 3 倍。男女发病率相似，发病年龄呈现双峰，青少年发病率最高，其次为老年人。

【病因】

导致 AA 的原因很多（见表 7-5-1），按病因将 AA 分为先天性与获得性 AA 两类。与先天遗传性疾病如范科尼贫血、Shwachman-Diamond 综合征、先天性角化不良等相关的 AA 占少数；获得性 AA 占绝大部分。在获得性 AA 中能找到物理、化学及生物等致病原因的 AA 称为继发性（或症状性）AA，找不到明确病因的称为原发性（或特发性）AA，特发性 AA 占获得性 AA 的半数以上。获得性 AA 最常见的诱因是对药物和某些化学物质的中毒或过敏，其次是电离辐射，病毒性肝炎也是 AA 最常见的诱因。

表 7-5-1　**AA 的发病原因**

AA 分类	AA 类型	AA 病因	病因特点
先天性 AA		与先天性疾病导致的骨髓衰竭相关	先天性 AA 罕见，如范科尼贫血、Shwachman-Diamond 综合征、先天性角化不良等
获得性 AA	原发性 AA	找不到病因	
	继发性 AA	电离辐射	辐射造成 DNA 损伤，有丝分裂活跃的组织对辐射更敏感。AA 严重程度和预后与受照剂量有关
		药物及化学毒物	导致 AA 的药物以氯霉素最重要，其他药物：氮芥喹吖因、非甾体抗炎药物、抗惊厥药物、磺胺类药物等均有可能
			化学毒物主要指苯及其衍生物
		病毒感染	病毒性肝炎是 AA 最常见的前驱感染，EB 病毒（EBV）、细小病毒 B19、HIV-I（AIDS）等感染后 AA 少见
		免疫性疾病	AA 继发于免疫功能低下患者输注未经照射的血液制品后发生移植物抗宿主病，还可继发于胸腺瘤、SLE 或类风湿关节炎等
		阵发性睡眠性血红蛋白尿症（PNH）	PNH 与 AA 关系密切，可以伴发或互相转化
		妊娠	AA 可在妊娠期发病，在分娩或妊娠终止后可缓解
		其他	

【发病机制】

AA 发病机制复杂，不同情况下的 AA 发病机制不同，造血干细胞数量减少或增殖功能降低是 AA 主要的发病机制。目前 AA 发病机制尚未完全阐明，可能与以下几个方面有关。

1. 造血干细胞存在固有缺陷　如范科尼（Fanconi）贫血等相关的先天性 AA 患者存在固有的干细胞缺陷，当暴露于某些化学品后，容易出现染色体损伤和干细胞死亡；在先天性角化不良患者由于端粒酶复合体基因突变而致端粒缩短，造血干祖细胞增殖能力降低。在某些典型的"获得性再障"患者也存在端粒酶基因异常。

2. 药物及电离辐射　大剂量物理或化学因素对造血干细胞造成外源性损伤，通过直接损伤 DNA 使造血干细胞数量减少导致 AA。

3. 异常免疫反应介导的造血干细胞损伤　在 AA 患者中活化的细胞毒性 T 淋巴细胞克隆数量增加，这种自身反应性淋巴细胞可以破坏正常造血，导致骨髓衰竭。AA 患者中可检测到血清 γ 干扰素、α 肿瘤坏死因子及白细胞介素 -2 等造血负调控因子水平增高，个别患者体内还检测到抑制自身造血祖细胞生长的抗体。AA 经常发生在免疫调节障碍性疾病和病毒感染后，也支持免疫反应异常为某些 AA 的发病机制之一。

4. 遗传因素　针对特定药物在常规用药剂量时出现特异体质反应，可能是遗传基因决定该药物代谢途径发生了改变。在危险因素存在的情况下，AA 发病率极低，表明导致 AA 发生的持续异常自身免疫反应可能由遗传学因素决定，这些遗传易感因素包括人组织相容性抗原（HLA）、细胞因子基因和调节 T 细胞分化基因以及效应器功能的多态性等。

【病理】

全身红骨髓总容量减少，以脂肪为主的黄骨髓增多。急重症患者，骨髓损害广泛，骨髓增生普遍重度减低，常波及长骨、扁平骨及短骨。轻症和慢性 AA 患者，骨髓呈"向心性"渐进发展，先累及髂骨而后是脊椎及胸骨，常不均一，约半数患者残存灶状造血增生。儿童患者可出现轻度髓外造血。反复感染以及长期多次输血者可有轻度脾大。

【临床表现】

（一）病史

患者的症状为贫血、出血和感染。红细胞减少表现为疲乏无力、头晕气短或苍白等贫血症状；血小板减少表现为牙龈出血、鼻衄、月经过多、瘀斑或紫癜甚至眼底、消化道、泌尿系统或颅内出血等表现；粒细胞数量减少和无功能表现为反复细菌感染。症状轻重与血细胞的减少程度和速度有关。AA 可突发或隐匿起病，根据临床表现分为重型 AA 和非重型 AA，不同临床类型之间表现有很大差异。

1. 重型 AA　症状重、进展快。贫血进行性加重，出血明显，甚至危及生命，深部感染常见且严重，导致死亡。

2. 非重型 AA　起病隐匿、进展慢、症状轻中度。贫血常为首发和主要表现，出血较轻，感染不重，以呼吸道感染多见。长期生存患者可发生贫血性心脏病，如长期依赖输血可继发血色病。非重型 AA 可以进展为重型 AA，表现同重型 AA。

（二）体格检查

常见皮肤黏膜苍白和紫癜 / 瘀斑，无其他异常表现，淋巴结肿大和脾大在 AA 中十分罕见。AA 患者如有咖啡牛奶色斑和身材矮小及桡骨缺失、多指畸形、皮肤色素沉着或脱失等各种畸形，提示范科尼（Fanconi）贫血；皮肤色素沉着、口腔黏膜白斑和指（趾）甲角化不良三联征提示先天性角化不良；早期出现头发灰白提示端粒酶缺陷。

【实验室检查】

1. 血象 全血细胞减少，贫血多为正细胞正色素性。经校正后的网织红细胞比例及网织红细胞绝对值明显减少。

2. 骨髓象 骨髓容易抽出，容易稀释，肉眼观察涂片油滴增多，镜下可见"一片荒凉"。骨髓有核细胞明显减少，三系造血细胞明显减少或完全缺如，非造血细胞（包括淋巴细胞、浆细胞、肥大细胞、网状细胞）相对增多。造血细胞形态多无异常，幼红细胞偶见轻度巨幼样变。

重型 AA 多部位骨髓增生减低，较少有残存造血灶。非重型 AA 骨髓因穿刺部位而异，由增生不良到增生象，但至少一个部位增生不良，胸骨常有较多残存造血细胞，如穿刺点为增生灶，骨髓可增生活跃，红系代偿性增生，多为晚幼红细胞增多，巨核细胞仍减少或缺如，病史越长骨髓脂肪化越明显。

3. 骨髓活检和放射性核素骨扫描 评估骨髓增生情况时活检优于涂片。造血细胞占骨髓组织的比例低于 25%。有时骨髓细胞构成与疾病严重性之间并不完全相关，因为随年龄增长骨髓细胞出现生理性减少，导致一些轻症患者活检时会出现髂骨空虚现象，而在重型患者中可见造血"热点"。放射性核素骨扫描可以反映全身功能性骨髓的分布。

4. 造血干/祖细胞体外集落培养 造血干/祖细胞体外集落培养显示集落粒、单核系祖细胞、红系祖细胞及巨核系祖细胞均减少。非重型 AA 血清粒细胞或粒、巨噬细胞集落刺激因子增加。再障骨髓及外周血中性粒细胞碱性磷酸酶活性显著增高，病情改善后可恢复正常。

5. 其他检查 在儿童和青年 AA 患者，尤其伴躯体畸形者进行外周血染色体断裂试验以除外 Fanconi 贫血；也可以通过二代基因测序筛查先天性骨髓衰竭性疾病。染色体 G 显带及荧光原位杂交（FISH）检测无异常支持 AA 的诊断，流式细胞术检测可除外 PNH。病毒检测包括 EBV、HIV 和肝炎病毒等。计算机断层成像（CT）或超声检查可确定脾的大小，磁共振成像（MRI）可能有助于评估骨髓脂肪含量以鉴别 AA 和 MDS。

【诊断与鉴别诊断】

（一）诊断

严重贫血，尤其全血细胞减少而不伴脾大者首先考虑 AA，确诊还要通过骨髓穿刺和活检确认骨髓增生低下，并除外导致全血细胞减少的其他疾病，AA 的诊断及治疗流程见图 7-5-1。

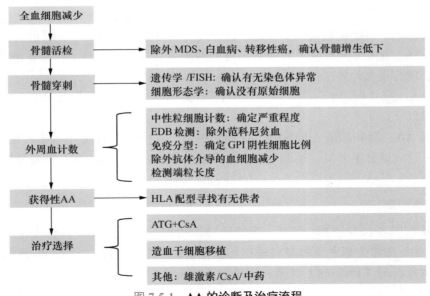

图 7-5-1 **AA 的诊断及治疗流程**
ATG，抗胸腺细胞球蛋白；CsA，环孢素 A；EDB，双环氧丁烷实验；GPI，糖化肌醇磷脂；FISH，荧光原位杂交

国际和国内诊断标准如下：

1. 2015 年英国血液学会推荐的 AA 诊断标准：

（1）骨髓增生低下，除外骨髓侵犯及骨髓纤维化。

（2）至少满足以下三项血常规指标中的两项：① Hb < 100 g/L；② PLT < 50×10^9/L；③中性粒细胞（ANC）$\times 10^9$/L，这是满足 AA 的必要条件。

（3）除外其他导致全血细胞减少的疾病。

2. 1987 年第四届全国再障学术会议修订的再障诊断：

（1）血象：全血细胞减少，网织红细胞绝对值减少，淋巴细胞比例增高。

（2）骨髓象：骨髓穿刺多部位骨髓增生减低或重度减低；小粒空虚，非造血细胞比例增高；巨核细胞明显减少或缺如，粒系细胞明显减少。骨髓活检全片增生减低，造血组织减少，脂肪组织和（或）非造血组织增多，网硬蛋白不增加，无异常细胞。

（3）能除外其他引起全血细胞减少的疾病。

AA 诊断后，要区分先天性与获得性 AA，仅依据骨髓形态学难以鉴别，而家族史、童年时期存在血细胞计数异常或有相关躯体异常表现有助于诊断，结合辅助检查结果如染色体断裂试验或基因检测可以明确诊断，二代基因测序有助于发现致病的基因突变。

（二）鉴别诊断

诊断 AA 时必须与以下疾病鉴别。

1. 阵发性睡眠性血红蛋白尿症（PNH）　依靠临床表现可以与经典型 PNH 鉴别，亚临床 PNH 或发作间歇期主要靠实验室检查加以区分。PNH 患者症状较轻，网织红细胞绝对值高于正常，骨髓增生多活跃，幼红细胞增生通常较明显，含铁血黄素尿试验可为阳性，酸化血清溶血试验和蛇毒试验多阳性，流式细胞术检测 PNH 患者血细胞锚联蛋白 CD55 和 CD59 表达阴性的血细胞增多。

2. 骨髓增生异常综合征（MDS）　MDS 特征为血细胞发育异常，外周血、骨髓涂片和骨髓活检中存在幼稚细胞。骨髓增生多活跃，有 1 ～ 3 系血细胞发育异常，病态造血多见。进一步可依据骨髓活检、染色体分析、免疫分型、二代测序等检查加以鉴别。AA 与低增生 MDS 鉴别仍然较困难。

3. 急性造血功能停滞　常由微小病毒 B19 感染导致，多发于儿童，起病多伴发热，进展快速，网织红细胞极度减少或缺如，而粒细胞减少、血小板减少不明显。骨髓增生多活跃，2 ～ 3 系减少，以红系为著，血涂片片尾可见巨大原始红细胞；病情呈急性纯红细胞 AA 表现，具有自限性，2 ～ 6 周可恢复，也称一过性再障危象。

4. 低增生白血病　多见于老年人，骨髓原始细胞百分比已经达到白血病诊断标准或出现重现性遗传学异常。

5. 骨髓纤维化　患者具有肝脾大等髓外造血表现和骨髓活检纤维组织增生。

【AA 分型】

AA 诊断成立后，需要进一步完成分型，根据血象及骨髓情况 AA 分为重型（SAA）、极重型（vSAA）和非重型三型（non-SAA），标准如下：

1. SAA

（1）骨髓增生程度低于正常的 25%，如增生程度在 ≥ 25% 而 < 50%，则残留的造血细胞要低于 30%。

（2）在满足第一条基础上，同时至少满足以下 3 项中 2 项：①中性粒细胞绝对值 < 0.5×10^9/L；②血小板计数 < 20×10^9/L；③纠正的网织红细胞比例低于 1%，网织红细胞绝对值 < 10×10^9/L。

2. vSAA　满足 SAA 诊断标准外，若中性粒细胞 < 0.2×10^9/L，诊断 vSAA。

3. non-SAA　未达到 SAA 及 vSAA 标准的 AA。

【治疗】

AA 的治疗分为去除诱因治疗、对症支持治疗和促进造血功能恢复或重建骨髓造血功能的各种措施。

（一）去除诱因治疗

脱离有可能导致发病的环境，停止应用可疑药物或停止接触可疑的化学制品。

（二）对症支持治疗

是所有 AA 患者的基础治疗。

1. 血制品输注　按需输注血制品，尽可能采用辐照的成分血。当血红蛋白低于 70 g/L，有明显贫血症状者应予输注浓缩红细胞，患者为老年（≥ 60 岁）、代偿反应能力低（如伴有心肺疾患）、需氧量增加（如感染、发热、疼痛等）、氧气供应缺乏加重（如失血、肺炎等）时可放宽输血阈值（Hb ≤ 80 g/L）；存在血小板消耗危险因素者（感染、出血、使用抗生素或抗胸腺 / 淋巴细胞球蛋白等）或重型 AA 预防性血小板输注阈值为＜ 20×10^9/L。发生严重出血者则不受上述标准限制，应积极输注单采浓缩血小板悬液。

2. 感染的预防和治疗　加强保护性隔离，并做好皮肤护理和口腔护理，如有发热或感染发生，及时应用抗生素经验治疗。

3. 祛铁治疗　长期反复输血超过 20 U 的 AA 患者和（或）血清铁蛋白水平增高＞ 1000 μg/L 时加用祛铁剂，以避免继发性血色病。

（三）促进造血功能恢复或重建骨髓造血功能

AA 治疗应根据疾病严重程度，尽早治疗。

1. 非重型 AA 患者的治疗　非重型 AA 可以给予促造血治疗，如予雄激素和（或）环孢素和（或）中药治疗，当出现输血依赖或进展为重型 AA 后再给予强化免疫抑制或移植治疗。

（1）雄激素：雄激素按作用分 17β 羟基酯类和 7α 烷基衍生物类，前者如丙酸睾酮、长效睾酮和十一酸睾酮等，雄性化作用较强，生物效应较长；后者如司坦唑醇（康力龙）、达那唑等，以同化作用为主。雄激素可刺激肾产生 EPO 促进红系造血，刺激粒细胞、巨噬细胞产生粒细胞-巨噬细胞集落刺激因子（GM-CSF），促进粒系造血，还使端粒酶活性增加。雄激素起效时间 2 ～ 3 个月，经 3 ～ 4 个月试验性治疗无效，应换用其他药物。长期应用雄激素的副作用包括男性化作用和肝功能损害，对儿童患者可加速生长促使骨骺早期融合。

（2）环孢素 A（CsA）：慢性 AA 患者雄激素治疗无效时可联合应用 CsA 治疗。

（3）中医中药：中药单用或者联用经常用于非重型 AA 治疗，尚无设计良好的临床试验评估单用中药的疗效。

输血依赖的非重型 AA 治疗原则同 SAA。

2. SAA/vSAA 的治疗　SAA 和 vSAA 患者预后极差，如不治疗中位存活期仅 2 ～ 6 个月。有效治疗措施包括异基因造血干细胞移植和含抗胸腺细胞球蛋白（ATG）在内的免疫抑制治疗。如何选择治疗方案取决于患者年龄以及有无合适供者，治疗选择流程见图 7-5-2。

（1）异基因造血干细胞移植（allogeneic hematopoietic stem cell transplantation，allo-HSCT）：

1）allo-HSCT 优缺点：具有造血重建快速、植入稳定持久、血象恢复正常概率高、无病存活率和生活质量高等优点。不足之处是有一定的移植物抗宿主病和移植相关死亡率。

2）时机及适用人群：年轻 SAA/vSAA 患者具备 HLA 配型相合的同胞供者时首选 allo-HSCT；年龄 50 ～ 60 岁的患者，如果一般情况很好，具有 HLA 配型相合的同胞供者的 SAA/vSAA 患者也可以选择。

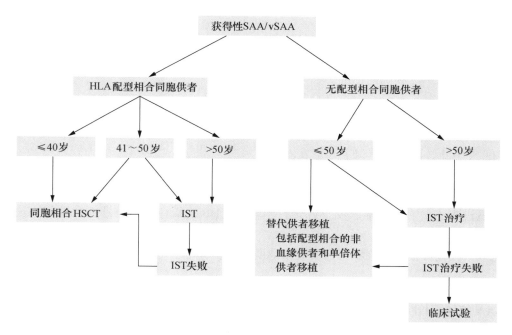

图 7-5-2　获得性 SAA/vSAA 治疗选择流程
IST，免疫抑制治疗

3）供者选择：近几年非血缘供者造血干细胞移植和单倍体相合供者移植治疗 SAA 获得了很大进展，研究报告显示非血缘 allo-HSCT 和单倍体移植获得了和配型相合同胞供者移植相似的疗效。对于年轻 SAA/vSAA 患者，如果没有 HLA 配型相合同胞供者，在免疫抑制剂治疗失败后进行非血缘供者或单倍体相合供者造血干细胞移植已经达成共识，有资料显示对于病情紧急需要移植或者预测免疫抑制治疗效果不佳的年轻患者可以从一线移植中获益。

（2）免疫抑制治疗（IST）

1）IST 优缺点：IST 的优点是不用等待，没有移植物抗宿主病。缺点是起效慢（一般 2～3 个月开始出现治疗反应），需环孢素 A（CsA）长期维持治疗，有效率不太高（60%～70%）、造血恢复不完全，部分患者 AA 复发或进展为 MDS、急性髓细胞性白血病（AML）和 PNH，随着时间延长，这种风险加大。

2）适用人群：年纪较大的 SAA 患者（一般定为 40 岁或 50 岁以上），或没有移植条件的年轻患者。

3）时机：新诊断的 SAA/vSAA 患者，或 non-SAA/vSAA 但输血依赖的患者。

4）用法：标准免疫抑制方案为抗淋巴细胞球蛋白 / 抗胸腺细胞球蛋白（ALG/ATG）联合环孢素 A（CsA）缓慢静脉输注，1 个疗程 5 天。常见副作用有类过敏反应、出血加重、关节痛、毛细血管渗漏综合征和血清病等。CsA 治疗多以 3 mg/（kg·d）起始，据血药浓度监测调整剂量，维持谷值血药浓度 200～400 ng/ml。CsA 疗程 6 个月以上，获得最大疗效后逐渐减量，至最小维持量或停药，总疗程 1 年以上。最重要的副作用是肾毒性、高血压、癫痫和机会性感染，特别是卡氏肺孢子菌感染。艾曲波帕（eltrombopag）为口服的 TPO 受体激动剂，可以通过与 MPL 受体结合刺激血小板增生，接近半数患者应用 eltrombopag 后显示出三系明显改善，近期 eltrombopag 被推荐加入标准 IST 方案中，可以提高早期反应率，长期疗效有待观察。网织红细胞绝对值（＞2500/μl）或淋巴细胞计数（＞1000/μl）可以预测 IST 治疗反应和远期预后较好。

因为 AA 患者内源性细胞因子通常是产生增多的，常规应用细胞因子如粒细胞集落刺激因子（G-CSF）、EPO 或干细胞因子无效，但在难治 AA 患者，长期给予细胞因子组合会有一些效果。

【疗效标准】

疗效标准分为国际和国内标准。

（一）国内疗效标准

1. 基本治愈　贫血及出血症状消失，Hb 达 120 g/L（男）或 110 g/L，（女），ANC ＞ 1.5×10^9/L，PLT ＞ 100×10^9/L，随访 1 年以上未复发。

2. 缓解　贫血出血症状消失，Hb 达 120 g/L（男）或 110 g/L，（女），WBC 达 3.5×10^9/L，PLT 有一定程度增加，随访 3 个月病情稳定或继续进步。

3. 明显进步　贫血出血症状明显好转，不输血，Hb 较治疗前 1 个月内常见值增长 30 g/L 以上，并能维持 3 个月。

4. 无效　经充分治疗，症状、血常规未达明显进步标准。

（二）国际标准

1. SAA 疗效评价标准

（1）无效：仍符合 SAA 标准。

（2）部分有效：脱离成分血输注，不再满足 SAA 诊断标准。

（3）完全缓解：同时满足以下三个条件：Hb 达到符合年龄性别的正常值，ANC ＞ 1.5×10^9/L，PLT ＞ 150×10^9/L。

2. 非重型 AA 疗效评价标准

（1）无效：血象恶化或达不到下列标准。

（2）部分有效，满足下列之一：脱离成分输血；至少血小板一系恢复正常或增加 2 倍；任何一系血细胞基线水平上升：Hb 上升 ＞ 30 g/L（如治疗前 ＜ 60 g/L），ANC 上升 ＞ 0.5×10^9/L（如治疗前 ＜ 0.5×10^9/L），PLT 上升 ＞ 20×10^9/L（治疗前 ＜ 20×10^9/L）。

（3）完全缓解：同 SAA。

【预后】

AA 预后与病情严重程度、发病年龄、有无并发症、治疗是否充分及时等密切相关。SAA/vSAA 预后很差，如不积极治疗多于起病后数月至 1 年内死亡，中位存活期 2～6 个月，常见死因为感染和颅内出血。由于 allo-HSCT 和 IST 的应用，SAA 的长期生存率达到 70%～90%。非重型 AA 患者治疗后病情稳定，但仍会有血细胞减少或维持于正常值低限，少数患者可完全治愈。

【预防】

针对导致 AA 的常见原因加强预防。

1. 针对电离辐射　严格执行劳动卫生安全防护措施，遵守相关的操作规程，防止射线对周围环境造成污染和对人员造成伤害。

2. 针对化学毒物　加强有毒物品的管理，对家用溶剂、染发剂等的使用要加强宣教，以引起足够重视。

3. 针对药品　防止滥用影响造血系统的药物，如必须应用加强观察及时调整。

4. 针对病毒感染　大力开展防治病毒性肝炎及其他病毒感染工作，加强健康宣教，提高抵御病毒的能力。

（许兰平）

第 2 节　纯红细胞再生障碍

纯红细胞再生障碍（pure red cell aplasia，PRCA）是以外周血网织红细胞计数减少，骨髓红系前体明显减少或缺如而其他系造血大致正常的一种正细胞正色素性贫血综合征。本病可以是先天性的，也可是后天获得性的。由于选择性地影响红系造血，而白细胞和血小板正常，临床上患者突出表现为严重贫血。现今 PRCA 用于本病成人患者，而 Diamond-Blackfan 贫血（DBA）和儿童一过性幼红细胞减少症（transient erythroblastopenia of childhood，TEC）主要用于先天性和获得性婴儿和儿童本病患者。

【病因与分类】

Diamond-Blackfan 贫血即先天性纯红细胞再生障碍性贫血，由核糖体蛋白（RPS）结构基因突变导致核糖体生物合成异常，为红细胞内源性生成缺陷所致，呈常染色体显性或隐性遗传，绝大多数发生于 1 岁以内，表现为大细胞贫血、骨髓红系细胞明显减少、发育畸形和肿瘤易感性增高等。PRCA 临床相对少见，确切发病率不详。本病可见于各不同种族和不同年龄人群，男女发病率大体相同。PRCA 为一种获得性贫血，可无明显病因或诱因可查，为原发性 PRCA；或继发于各种不同疾病，如实体肿瘤、大颗粒淋巴细胞白血病（LGLL）和其他淋巴增殖性疾病、胸腺瘤、药物应用、自身免疫性疾病、异基因造血干细胞移植和微小病毒 B19 感染等（表 7-5-2）。根据病因不同，PRCA 临床可呈急性自限性或慢性持续性。原发性 PRCA 可见于各不同年龄患者，儿童患者 TEC 多呈急性，能自发恢复；成人患者以慢性持续性贫血最为多见，极少自发缓解，仅少数呈急性自限性疾病过程。

表 7-5-2　**PRCA 病因和分类**

一、先天性 PRCA（Diamond-Blackfan 贫血）
二、获得性 PRCA
　　1. 原发性
　　　　自身免疫性
　　　　特发性
　　　　白血病前期
　　2. 继发性，继发于
　　　　胸腺瘤
　　　　恶性血液病
　　　　　慢性淋巴细胞白血病
　　　　　　B 细胞型
　　　　　　T 细胞型
　　　　　　大颗粒淋巴细胞白血病
　　　　　霍奇金病
　　　　　非霍奇金淋巴瘤
　　　　　多发性骨髓瘤
　　　　　巨球蛋白血症
　　　　　慢性髓细胞性白血病
　　　　　骨髓纤维化
　　　　　特发性血小板增多症
　　　　　急性淋巴细胞白血病
　　3. 实体肿瘤
　　4. 病毒或细菌感染
　　　　微小病毒 B19 感染
　　　　HIV 感染

（续表）

T 细胞白血病-淋巴瘤病毒
传染性单核细胞增多症
病毒性肝炎
腮腺炎
巨细胞病毒感染
不典型肺炎
脑膜炎球菌感染
链球菌感染
利什曼菌感染
5. 慢性溶血性贫血
6. 结缔组织病
7. 药物和化学品
8. 妊娠
9. 严重肾衰竭
10. 严重营养不良
11. 其他原因
ABO 血型不合异基因造血干细胞移植
重组 EPO 治疗产生抗 EPO 抗体

【发病机制】

PRCA 骨髓红系祖细胞数量正常或接近正常，但红系前体细胞明显减少或缺如。红系祖细胞不能正常成熟分化产生成熟红细胞的机制包括红系细胞内源性缺陷（如 DBA）、体液或细胞免疫因素抑制红系细胞、外源因素损伤幼红细胞，以及促红细胞生成素减少或功能异常。

获得性 PRCA 大多由免疫发病机制所致。进行体外红系细胞造血分析，加入 PRCA 患者血浆，骨髓幼红细胞对 EPO 反应差，红细胞血红素合成明显低下；而加入正常人血浆，PRCA 患者骨髓幼红细胞对 EPO 呈正常反应，提示患者血浆中存在抑制红系细胞造血的物质。这种物质被证明是 IgG 组分，可作用于红系细胞从 BFU-E 至晚幼红细胞的各个阶段，协同补体以细胞毒方式，或以非补体依赖方式直接抑制红系细胞造血，或抑制 EPO。当 PRCA 经治疗缓解后，该组分也随之消失。

不少原发性 PRCA 患者难以确定这种机制，分类为特发性 PRCA。这些所谓特发性 PRCA 经免疫抑制治疗多可获得良好疗效，表明其发病也多为免疫机制所致。

少数骨髓增生异常综合征也可以获得性 PRCA 作为其初始表现，而骨髓增生异常综合征相关的其他血液学表现不甚明显，通常这些患者按照原发性 PRCA 进行免疫抑制治疗无效，可进展为急性白血病，分类为白血病前期或骨髓增生异常综合征。

大约 4% 的胸腺瘤可继发 PRCA，而 PRCA 患者中约 9% 为胸腺瘤继发 PRCA。PRCA 可与胸腺瘤同时发生，也可先表现 PRCA 尔后出现胸腺瘤，或可先有胸腺瘤后出现 PRCA，甚至胸腺瘤切除后才发生 PRCA。胸腺瘤在 PRCA 发病中的作用尚未完全清楚，有证据表明在胸腺瘤继发 PRCA 患者体内检测到寡克隆 T 淋巴细胞增殖，多数患者免疫抑制治疗有效，因而认为胸腺瘤相关 PRCA 是通过自身免疫机制导致的，PRCA 的发生可能与其不能抑制活动性自身反应性 T 淋巴细胞克隆有关。

T/NK 细胞也可介导 PRCA 的发生。大颗粒淋巴细胞增多可为 T 细胞大颗粒淋巴细胞白血病或慢性 NK 细胞增多症，是最常继发 PRCA 的基础疾病。大颗粒淋巴细胞通过以下机制溶解幼红细胞：①T 细胞受体（TCR）识别红系祖细胞表达的未知配基，②抗红系祖细胞抗体与颗粒淋巴细胞 CD16 结合；③幼红细胞 HLA- Ⅰ类抗原表达逐渐减少，不能与大颗粒淋巴细胞杀伤抑制受体结合阻止其溶细胞作用，为"抑制缺失"。

PRCA 可继发于各种不同的自身免疫性疾病，现认为主要与体液免疫机制相关。在自身免疫性溶血性贫血中，自身抗体也可直接抑制红系祖细胞或红系前体细胞导致 PRCA。自身免疫性疾病继发 PRCA 患者血浆可抑制体外自身骨髓细胞红系集落形成。应用基因重组人 EPO 治疗的患者产生抗重组 EPO 抗体也可作用于内源性 EPO，从而抑制红系祖细胞生长。抗体依赖的 PRCA 尚可发生于异基因造血干细胞移植患者，而以 ABO 血型主要不合的移植最为多见。患者体内原有的同型血凝素与植入的不相合红系祖细胞血型抗原结合，抑制红系细胞生长而致 PRCA。不相合同型血凝素也可由移植患者体内长期存活浆细胞产生。

微小病毒 B19 是一单链 DNA 病毒，通过细胞表面 P 血型抗原进入幼红细胞，并在细胞内进行复制，直接损伤红系祖细胞或抑制 CFU-E 生长发育，选择性抑制红系造血。在免疫功能正常者，微小病毒 B19 引起的红系造血抑制通常持续 15 天左右，一旦机体产生抗体这种抑制作用即被清除。由于红细胞寿命较长，正常人感染微小病毒 B19 引起短暂骨髓红系造血停滞并不表现出明显的贫血症状，在溶血性贫血患者则可导致一过性再障危象（transient aplastic crisis，TAC），孕妇感染引起死胎，免疫缺陷患者感染不能产生针对微小病毒 B19 的特异性抗体以清除病毒，表现为慢性持续性 PRCA。

另外，文献报告肝炎病毒、EB 病毒等多种其他病毒和细菌感染也可通过细胞毒 T 淋巴细胞介导引起 PRCA。

文献报告多达 50 余种药物可导致 PRCA，不同药物诱发的 PRCA 其发病机制也不尽相同，可为药物直接抑制或通过机体产生 IgG 以体液免疫形式抑制红系造血。实体瘤、感染、妊娠、严重营养不良和肾功能不全等也可继发 PRCA。

【临床表现】

贫血常是本病患者唯一的症状和体征。贫血呈缓慢进行性加重，诊断时患者多已达中重度贫血。儿童一过性幼红细胞减少症多因就诊发热或其他不适检查血常规时发现、诊断。原发性 PRCA 除贫血症状体征外，查体一般无明显其他阳性体征。患者出现肝、脾、淋巴结肿大常提示为继发性 PRCA。继发性 PRCA 则可表现相应基础疾病的症状和体征。依赖输血的慢性难治性 PRCA 可表现为输血继发血色病或肝炎等。目前尚无有效手段鉴别慢性持续性 PRCA 和急性自限性 PRCA。急性 PRCA 呈短暂疾病过程，虽各年龄段均可发生，但更常见于儿童患者，成年人极少。另外，急性 PRCA 主要由病毒感染所致，也可见于某些药物和化学品接触，故仔细询问病史常能获得重要诊断线索。

【诊断】

PRCA 诊断主要依据血液学检查。凡单纯贫血、网织红细胞减少，病史不支持营养性贫血者均应疑及 PRCA，需进一步进行骨髓细胞学检查以诊断或排除。

PRCA 外周血呈正细胞正色素性贫血，网织红细胞绝对值减少；白细胞分类计数正常，偶可出现轻度白细胞减少、淋巴细胞增多或嗜酸性细胞增多。血小板计数正常，也可轻度减少或反应性增高。PRCA 特征性骨髓表现为幼红细胞明显减少，甚至完全缺如，但粒系细胞和巨核细胞不减少，偶有嗜酸性粒细胞增多，各系细胞形态无明显异常。在活动性微小病毒 B19 感染患者骨髓中有时可发现体积大、胞质有空泡的原始红细胞。

患者血清铁、血清铁饱和度增加，铁动力学研究血浆 ^{59}Fe 的清除时间显著延长，铁利用率降低，与骨髓中红细胞系统减少的发现是一致的。红细胞生存时间正常。多数患者血清蛋白电泳正常，但有些患者 γ- 球蛋白增高或降低。

诊断明确后尚需评价 PRCA 可能的原因，包括：仔细询问病史，尤其近期用药史和感染病史；肝肾功能；自身抗体检测，包括抗核抗体、抗 EPO 抗体等；骨髓造血细胞遗传学分析；T 细胞受体基因重排（TCR）；外周血流式细胞术检测 CD2、CD3、CD4、CD5、CD8、CD16、CD56、CD57；病毒学检测，包括微小病毒 B19 DNA；CT 或 MRI 检查除外胸腺瘤或其他淋巴瘤。

【鉴别诊断】

PRCA 不难诊断，但由于各类型患者治疗和转归不尽相同，仍需仔细鉴别。

在成人，原发性 PRCA 主要应与以 PRCA 为初始表现的 MDS 相鉴别。表现为 PRCA 的 MDS 有以下表现：网织红细胞通常＞1%，平均红细胞体积轻度增大，仔细分析外周血涂片可能发现单核细胞增多、pelger-Huet 畸形；骨髓幼红细胞减少，但很少＜5%，且通常表现为巨幼样变特征，可有粒系和巨核细胞形态改变，粒系细胞核左移，原始细胞增多，单圆核巨核细胞或小巨核细胞增多；骨髓造血细胞染色体核型可异常。对于免疫抑制治疗无反应的原发性 PRCA，应特别注意复查以除外 MDS。

儿童 PRCA 需鉴别为先天性或获得性，即 DBA 与 TEC 鉴别（表 7-5-3）。有时还可借助二代基因测序方法进行诊断和鉴别诊断。

表 7-5-3　先天性与儿童获得性 PRCA 鉴别

	DBA	TEC
年龄	＜1 岁	＞1 岁
遗传方式	散发、常染色体显性、常染色体隐性	非遗传
RPS 基因突变	可阳性	阴性
先天畸形	可有	无
MCV	增大	正常
HbF	升高	正常
红细胞 ADA	升高	正常

MCV：红细胞平均体积；HbF：胎儿血红蛋白；ADA：腺苷脱氨酶

【治疗】

1. 支持治疗　为了减轻贫血症状，多数患者在获得治疗反应前需输注红细胞。治疗无效患者多持续红细胞输注依赖，易继发血色病而需祛铁治疗。

2. 免疫抑制治疗　免疫抑制治疗适用于原发性 PRCA、胸腺瘤继发 PRCA、抗 EPO 抗体所致 PRCA，以及其他继发性 PRCA 经针对原发病治疗 4 周骨髓红系造血无恢复迹象者。常用药物包括肾上腺糖皮质激素、环孢素 A 和环磷酰胺等。泼尼松一般以 1 mg/（kg·d）剂量起始口服，直至贫血缓解，文献报告缓解率 30%～62%。大约 40% 患者应用泼尼松 4 周内即可表现出治疗反应，网织红细胞明显上升；若用药 12 周仍无缓解迹象则需改换方案，不应继续应用。血红蛋白达正常水平后可缓慢减量泼尼松，最终以小剂量维持或完全停药。环孢素 A 诱导缓解治疗可采用口服 3～5 mg/（kg·d）剂量起始，缓解率可达 65%～87%。环磷酰胺治疗 PRCA 缓解率为 20% 左右，但患者缓解时间明显长于泼尼松治疗。环孢素 A 和环磷酰胺分别与泼尼松联合治疗 PRCA 时的反应率与单药应用相近，但患者疗效持续时间更长，复发减少，各单药应用剂量也可减少，因而药物不良反应减轻。

难治性患者也可采用抗胸腺细胞球蛋白、抗 CD20 单克隆抗体（rituximab）和抗 CD52 单克隆抗体，部分患者仍可有效，但长期疗效不详。

3. 雄激素及脾切除治疗　在某些患者也可获得一定疗效。

4. 静脉注射大剂量丙种球蛋白　含有中和抗体，用于免疫缺陷患者微小病毒 B19 感染引起的慢性持续性 PRCA，可获得良好疗效。

5. 基因重组 EPO 治疗　慢性肾脏疾病患者血清 EPO 水平低下所致 PRCA，可外源性补充基因重组 EPO 治疗。

（张凤奎）

第6章

溶血性贫血

第1节 概 述

溶血性贫血（hemolytic anemia，HA）是红细胞寿命缩短、破坏增多、超过骨髓造血代偿时发生的一类异质性贫血性疾病。一般骨髓有 6～8 倍的造血代偿潜能，若骨髓足以代偿时，可以不出现贫血，称为溶血性疾病。

溶血性贫血有不同的分类，具体见表 7-6-1 至表 7-6-3。

【分类】

表 7-6-1　**溶血性贫血的分类**

分类依据	分类
病因	遗传性
	获得性：原发性、继发性
溶血场所	血管内溶血
	血管外溶血
发病机制	红细胞本身异常
	红细胞正常，其外在环境异常
临床表现	急性溶血性贫血
	慢性溶血性贫血

表 7-6-2　**遗传性溶血性贫血分类**

分类依据	疾病
红细胞膜异常	遗传性球形红细胞增多症、遗传性椭圆形红细胞增对症、口形红细胞增多症、棘形红细胞增多症、磷脂酰胆碱胆固醇酰基转移酶缺陷、高磷脂酰胆碱溶血性贫血
血红蛋白异常	
血红蛋白合成异常	珠蛋白生成障碍性贫血（α 型和 β 型）
血红蛋白结构异常	镰状细胞贫血、不稳定血红蛋白病、α 珠蛋白生成障碍性贫血（血红蛋白 H 病）等
红细胞酶病	
无氧糖酵解途径酶异常	己糖激酶缺乏症、葡萄糖磷酸异构酶缺乏症、磷酸果糖激酶缺乏症、磷酸果糖醛缩酶缺乏症、丙糖磷酸异构酶缺乏症、甘油醛 -3- 磷酸脱氢酶缺乏症、磷酸甘油酸激酶缺乏症、烯醇化酶缺乏症、丙酮酸激酶缺乏症、二磷酸甘油酸变位酶缺乏症
戊糖磷酸途径酶异常	葡萄糖 -6- 磷酸脱氢酶缺乏症、6- 磷酸葡糖酸脱氢酶缺乏症、谷胱甘肽还原酶缺乏症、谷胱甘肽过氧化物酶缺乏症、谷胱甘肽合成酶缺乏症、γ - 谷氨酰半胱氨酸合成酶缺乏症
核苷酸代谢酶异常	嘧啶 -5′ - 核苷酸酶缺乏症、腺苷酸激酶缺乏症和腺苷脱氨酶增多症

表 7-6-3　获得性溶血性贫血分类

分类依据	疾病
免疫性溶血性贫血	免疫性新生儿溶血、血型不相容溶血、自身免疫性溶血性贫血（原发性、继发性）
机械性溶血	溶血尿毒症综合征、人工瓣膜、机械瓣膜、血栓性血小板减少性紫癜、弥散性血管内凝血
感染诱发溶血	细菌、病毒、原虫感染等均可以诱发
化学、药物、毒物	氧化剂、苯肼、蛇毒等
物理因素	热损伤
基因突变	阵发性睡眠性血红蛋白尿症

【病因与发病机制】

红细胞本身异常及外界环境异常均可导致寿命缩短，发生溶血性贫血，红细胞本身异常多是遗传性疾病，包括：红细胞膜异常、血红蛋白异常及红细胞酶异常；物理、化学、生物及免疫等外环境异常也可以诱发红细胞寿命缩短，发生溶血性贫血（见表 7-6-2，表 7-6-3）。阵发性睡眠性血红蛋白尿症是后天获得性红细胞膜异常［糖化肌醇磷脂（GPI）锚链蛋白缺失不能灭活补体］。

1. 红细胞膜异常　红细胞膜是由双层磷脂及嵌入其中的膜蛋白构成的，膜蛋白包括：红细胞抗原、受体、各种转运蛋白、收缩蛋白、锚蛋白等，其中收缩蛋白、带 3 蛋白、带 4.2 蛋白及肌动蛋白等相互连接，组成红细胞的骨架蛋白，是维持红细胞正常形态和良好变形能力的结构基础。

（1）红细胞膜骨架蛋白异常，导致红细胞的变形能力下降，容易在单核-巨噬细胞系统被破坏，代表疾病：遗传性球形红细胞增多症。

（2）红细胞膜脂质双层结构异常，代表疾病：无 β 脂蛋白血症。

（3）红细胞膜对阳离子的通透性发生改变，红细胞的稳定性下降。

（4）红细胞膜吸附有凝集抗体、不完全抗体或补体，使红细胞易于破坏，代表疾病：自身免疫性溶血性贫血。

（5）红细胞膜 GPI 锚链蛋白缺失，不能正常灭火补体，致使红细胞破坏增多。

2. 血红蛋白异常　血红蛋白由珠蛋白和血红素结合而成。珠蛋白有两种肽链，一种是 α-珠蛋白肽链，由 141 个氨基酸残基构成，另一种是非 α-珠蛋白肽链（β、γ 及 δ-珠蛋白肽链），各有 146 个氨基酸残基。每一条肽链和一个血红素连接，构成一个血红蛋白单体。人类血红蛋白由 2 对（4 条）血红蛋白单体聚合而成。正常人出生后有三种血红蛋白：①血红蛋白 A（HbA）：由一对 α-珠蛋白肽链和一对 β-珠蛋白肽链组成（α2β2），为成人主要的血红蛋白，占总量的 95% 以上。新生儿期含量仅占 10%～40%，以后迅速增加，1 岁以前达成人水平。②血红蛋白 A2（HbA2）：由一对 α-珠蛋白肽链和一对 δ-珠蛋白肽链（α2δ2）组成，初生时含量 < 1%，1 岁以后达成人水平，占血红蛋白的 2%～3%。③胎儿血红蛋白（HbF）：也称抗碱血红蛋白，由一对 α-珠蛋白肽链及一对 γ-珠蛋白肽链（α2γ2）组成；为胎儿期第 4 个月起至出生后 4 个月的主要血红蛋白成分，出生时高达 70%～90%，此后进行性下降，1 岁前降至成人水平，不超过 2%。血红蛋白病为常染色体显性遗传病，少数也可为自发突变。遗传性血红蛋白异常包括珠蛋白肽链合成障碍即珠蛋白生成障碍性贫血（也称地中海贫血、海洋性贫血）和珠蛋白分子结构异常即异常血红蛋白病两大类。异常血红蛋白在红细胞形成聚合体或包涵体，使红细胞的柔韧性及变形能力下降，易于在脾内被破坏。

3. 红细胞酶异常　红细胞主要代谢为糖代谢，通过无氧糖酵解产生 ATP，戊糖磷酸途径生成 NADPH，二者对于维持红细胞正常形态和膜的稳定性具有重要作用，任何能引起 ATP或 NADPH 生成障碍的红细胞酶活性或功能异常，使抗氧化损伤的物质——还原型谷胱甘肽（GSH）及过氧化氢酶不足，导致血红蛋白及红细胞膜均容易被氧化损伤，血红蛋白氧化产生海因小体及高铁血红蛋白；红细胞膜的过氧化损伤表现为膜脂质和膜蛋白疏基氧化，使红细胞的变形能力下降，寿命缩短，发生溶血。

ATP 对维持红细胞膜离子通道功能，维持电解质平衡，维持红细胞与外界环境的物质交换具有重要作用，已发现无氧糖酵解途径中有 10 种酶缺乏与溶血性贫血有关：己糖激酶（hexokinase，HK）、葡萄糖磷酸异构酶（glucose phosphoglucoisomerase，GPI）、磷酸果糖激酶（phosphofructokinase，PFK）、磷酸果糖醛缩酶（phosphofructaldolase，PFA）、丙糖磷酸异构酶（triose-phosphate isomerase，TPI）、甘油醛 -3- 磷酸脱氢酶（glyceraldehyde-3-phosphate-dehydrogenase，GAP）、磷酸甘油酸激酶（phosphoglycerate kinase，PGK）、烯醇化酶（enolase，ENO）、丙酮酸激酶（pyruvate kinase，PK）、二磷酸甘油酸变位酶（diphosphoglycerate mutase，DPGM）。

NADPH 将氧化型谷胱甘肽还原为还原型谷胱甘肽（GSH），将高铁血红蛋白还原为血红蛋白，NADPH 生成不足时红细胞膜稳定性下降，导致寿命缩短，戊糖磷酸途径中有 7 种酶缺乏与溶血性贫血有关，包括：葡萄糖 -6- 磷酸脱氢酶（glucose-6-phosphate dehydrogenase，G6PD）、6- 磷酸葡糖酸脱氢酶（6-phosphogluconate dehydrogenase，6-PGDH）、谷胱甘肽还原酶（glutathione reductase，GR）、谷胱甘肽过氧化物酶（glutathione peroxidase，GSH-Px）、谷胱甘肽合成酶（glutathione synthetase，GSH-Syn）、谷胱甘肽 -S- 转移酶（glutathione S-transferases，GSTs）、γ- 谷氨酰半胱氨酸合成酶（glutamyl systeine synthetase，γ -ECS）。

红细胞内的嘧啶核苷酸不能透过红细胞膜，需要转化为嘧啶核苷后排出红细胞，才可以保证红细胞正常的变形能力，有三种酶异常与之有关：嘧啶 -5′ - 核苷酸酶（pyrimidine-5′-nucleotidase，P5′ N）、腺苷酸激酶（Adenylate kinase，AK）和腺苷脱氨酶（Adenosine deaminase，AD）。

临床与溶血性贫血相关的常见的酶异常有四种：G6PD 缺乏症、PK 缺乏症、P5′ N 缺乏症和 GPI 缺乏症。

4. 红细胞存在的外环境异常　红细胞的外环境异常可导致红细胞破坏增多，分为免疫性和非免疫性，非免疫性因素包括：物理、化学、生物等，如烧伤、机械瓣膜、弥散性血管内凝血、血栓性血小板减少性紫癜，某些药物、毒物、蛇毒、细菌、真菌、病毒感染均可导致溶血发生。免疫性因素包括自体免疫和异体免疫，自体免疫如自身免疫性溶血性贫血，异体免疫如血型不合输血、新生儿溶血等。

【 病理生理 】

1. 红细胞在血管内被破坏　血红蛋白迅速释放至循环中，与珠蛋白结合形成复合物转运至肝代谢，分解为胆红素、铁和氨基酸；部分未能与珠蛋白结合的血红蛋白被氧化为高铁血红蛋白，迅速分解为珠蛋白和高铁血红素；循环中剩余的血红蛋白部分经肾小管重吸收，超过肾重吸收能力的血红蛋白从肾排出，出现血红蛋白尿。

2. 血管外溶血　红细胞在肝、脾的巨噬细胞内降解，血红蛋白被代谢为间接胆红素，继而转化为直接胆红素释放至血清，经胆汁进入肠道，使粪胆原增加，经肾从尿液以尿胆原形式排出。

3. 骨髓造血代偿　骨髓中红系细胞比例增高，不成熟的幼稚阶段红系细胞会提前被释放至外周血。长期、严重溶血时会出现骨质疏松，甚至病理性骨折，异常面容。

4. 慢性血管内溶血　乳酸脱氢酶升高，持续血红蛋白尿会导致大量的铁丢失；慢性血管外溶血常造成铁过载，损伤肝，导致肝硬化；损伤心肌，导致心力衰竭。

【 实验室检查 】

实验室检查需要明确是否存在溶血、寻找溶血的机制，并且明确溶血发生的部位。

1. 红细胞破坏增加

（1）红细胞寿命缩短：诊断溶血性贫血的金指标。

（2）红细胞分解产物增多：游离血红蛋白阳性，结合珠蛋白降低，总胆红素增高，以间接胆红素增高为主，乳酸脱氢酶增高。

2. 骨髓代偿，红系造血增强的试验

（1）网织红细胞比例及绝对值均增高。

（2）骨髓红系细胞比例增高，粒红比例倒置。

3. 特殊检查

（1）常用溶血筛查：抗人球蛋白试验，酸化血清溶血试验，蔗糖溶血试验，流式细胞术检测外周血 CD55、CD59 等。

（2）血红蛋白病检查：高压液相层析、血红蛋白光谱分析、热变性试验、异丙醇试验、乙酰苯肼试验、高渗结晶试验、镰变试验、Hb F 试验、血红蛋白电泳、红细胞包涵体检查等方法进行分析。

（3）红细胞膜病检查：红细胞形态学检查（活体细胞相差显微镜镜检、干燥血涂片瑞氏-吉姆萨染色镜检）、红细胞膜渗透脆性检查（渗透脆性试验、酸化甘油溶血试验）、红细胞膜蛋白定性定量分析（见二维码数字资源 7-6-1）。

数字资源
7-6-1

（4）红细胞酶病检查：以特异底物速率法测定恒温条件下的红细胞酶的催化活性；以紫外分光光度法测定核苷酸酶代谢产物；以比色法测定还原型谷胱甘肽。

（5）其他特殊溶血试验：采用荧光法排查先天性红细胞生成性卟啉症，酸富集等方法检查寄生虫病，扫描电镜和荧光标记共聚焦等方法辅助检查溶血疑难病例。

（6）基因分析：高通量单核苷酸多态性分型（SNPscan）和高通量拷贝数检测（CNVPlex）等技术，溶血相关基因富集芯片、二代高通量测序、Singer 法反正向测序等方法。检测红细胞膜缺陷相关基因 *SPTB*、*SPTA1*、*EPB41*、*EPB42*、*ANK1*、*SCL4A1*；红细胞酶缺陷相关基因 *PKLR*、*G6PD*、*GSS*、*HK1*、*NT5C3A*；地中海贫血相关基因 *HBA1*、*HBA2*、*ATRX*、*HBB* 等。

（7）家系分析。

4. 其他检查 如溶血性贫血并发症或原发病的检查等。

【临床表现】

溶血性疾病的临床表现因溶血的病因、红细胞破坏的速度、持续时间而不同。自身免疫性 HA 或蚕豆病患者是临床急症，患者可出现高热、寒战、腰背疼痛，严重者出现周围循环衰竭，少尿、无尿，甚至出现急性肾衰竭。轻度遗传性球形红细胞增多症或冷球蛋白病患者往往在数年后诊断，黄疸和轻度脾大是主要的体征。先天性 HA 常从幼年即有贫血、黄疸、脾大，重症患者由于骨髓代偿，过度增生出现骨骼改变，表现为骨质疏松、病理性骨折，出现特异性面容。

慢性 HA 若合并急性感染时，会抑制造血，如合并细小病毒 B19 感染，血红蛋白陡降，网织红细胞水平降低，称为溶血危象。

【诊断】

诊断分为两步，首先确定是否存在溶血，其次是寻找溶血的机制。

1. 有以下情况怀疑溶血性贫血

（1）出现血红蛋白尿。

（2）血红蛋白迅速下降，能除外出血。

（3）红细胞破坏过多的证据：贫血，胆红素增高，以间接胆红素增高为主，乳酸脱氢酶增高，网织红细胞增多。

2. 确立溶血性贫血的病因

（1）病史及家族史：幼时发病，或有家族史则为遗传性溶血性贫血；心脏瓣膜异常或有人工瓣膜者，为微血管病性溶血；询问居住地区、民族有助于了解是否存在红细胞酶病和血红蛋白病。

（2）注意红细胞形态：通过血涂片寻找是否存在异常红细胞，球形红细胞、椭圆形红细胞、口形红细胞、靶形红细胞提示为特定的遗传性溶血性贫血；红细胞碎片提示为微血管病性溶血。

（3）特殊检查辅助诊断。

【鉴别诊断】

（1）急性失血性贫血：未发现明显出血灶，网织红细胞增高。

（2）营养性贫血：补充铁剂、叶酸和维生素 B_{12} 治疗的早期，网织红细胞明显增高。

（3）骨髓无效造血：胆红素可以稍高，外周血出现幼稚红细胞，骨髓中红系比例增高。

【治疗】

溶血性疾病是一组异质性疾病，其治疗原则如下。

（1）去除病因，避免诱因：G6PD 缺乏症患者避免食用蚕豆；感染诱发者，治疗感染；冷抗体型自身免疫性溶血性贫血患者注意保暖。

（2）对症支持治疗，保护重要脏器功能：严重贫血，重要脏器功能受影响时，可以考虑输血，但对于自身免疫性溶血性贫血，输血需要慎重。溶血严重时需要补充造血原料，如叶酸等。

（3）糖皮质激素：适用于免疫性溶血，并且可以减轻阵发性睡眠性血红蛋白尿症的发作。

（4）免疫抑制治疗：免疫性溶血性贫血，糖皮质激素耐药、不耐受或需要大剂量维持疗效者，可以选用如环孢素、环磷酰胺、长春新碱等。

（5）脾切除术：用于遗传性球形红细胞增多症，珠蛋白生成障碍性贫血，药物治疗无效或需要大剂量糖皮质激素才能维持疗效的自身免疫性溶血性贫血。

（6）造血干细胞移植：遗传性溶血性疾病，如 β - 珠蛋白生成障碍性贫血；阵发性睡眠性血红蛋白尿症。

（7）基因治疗：对于单基因疾病可以考虑进行基因治疗。

【预防】

避免接触引起溶血发作的药物及化学品，慢性溶血患者避免感染。先天性溶血性贫血患者应优生优育，加强产前检查等。

（邢莉民　邵宗鸿）

第 2 节　遗传性球形红细胞增多症

遗传性球形红细胞增多症（hereditary spherocytosis，HS）是由红细胞膜异常引起的溶血性贫血，为先天性溶血性贫血的常见类型。由于膜骨架蛋白基因突变，细胞膜结构稳定性异常，无法维持红细胞正常的盘状双凹形态，从而被过早破坏，寿命缩短。本病以血管外溶血，外周血球形红细胞明显增多和红细胞渗透脆性（erythrocyte osmotic fragility）增加为主要特征，临床表现为自幼发生的贫血、脾大和黄疸，脾切除后贫血多可得以纠正。

【病因与发病机制】

本病为编码红细胞膜骨架蛋白的基因突变，红细胞膜结构由之发生异常所致。这些缺陷或异常的膜骨架蛋白包括锚蛋白、血影蛋白、带 3 蛋白和带 4.2 蛋白等，由相应的不同基因编码。基因突变可继承于父母，或可为新发突变，多呈常染色体显性遗传（autosomal dominant inheritance）。

红细胞膜骨架蛋白成分异常，其与脂质双层的连锁结构发生改变，膜稳定性和变形能力丧失，在微血管中细胞膜进行性部分丢失，结果导致红细胞失去正常的盘状双凹形态，红细胞增厚、直径缩小，接近球形，表面积与容积比减小，可塑性减退。另外，细胞膜构成变化还导致正常的离子通透性发生改变，对 Na^+ 通透性增加，内流增多，细胞需要消耗更多的 ATP 以加速 Na^+ 的排出。结果红细胞内糖及 ATP 均消耗过多。ATP 缺乏，还使细胞膜上 Ca^{2+}-Mg^{2+} ATP 酶活性减低，大量 Ca^{2+} 沉积在膜上，使膜的可塑性进一步降低。球形红细胞可塑性减低，难以通过脾索与脾窦微循环，滞留在脾内，处于氧、糖和 pH 值均较低的环境，易于被破坏溶解。本病患者脾功能正常，之所以破坏大量红细胞完全是红细胞本身存在缺陷之故。

【临床表现】

大多数患者具有阳性家族史。患者临床主要表现为贫血、黄疸和脾大。症状常于幼年甚至新生儿期即出现，表现为明显的新生儿黄疸。患者临床症状轻重不一，差别非常显著。HS 疾病严重程度分层标准见表 7-6-4。通常患者溶血越重，临床症状出现越早。不少患者骨髓造血代偿良好，可不表现贫血或贫血极轻微，至成年后才因贫血加重或巩膜黄染检查得以确诊。疾病过程中可因感染等原因出现贫血和黄疸多次加重。几乎所有患者均有轻、中度脾大。胆石症是本病最常见的并发症，通常出现在 10 ～ 30 岁，甚至更年轻的患者中。部分患者可能并发铁过载。部分患者病程中并发微小病毒感染，表现为一过性再障危象（TAC），患者贫血明显加重、网织红细胞减少，病程呈自限性，持续 7 ～ 14 天后逐渐恢复至平素溶血性贫血临床状态。儿童患者并发感染可表现为溶血危象，孕妇和生长发育快速的儿童患者还可能发生巨幼细胞危象。儿童重型 HS 可出现生长发育延迟、骨骼畸形。

表 7-6-4　HS 疾病严重程度分层及标准

分层	性状	轻型	普通型	重型
血红蛋白（g/L）	正常	110 ～ 150	80 ～ 120	60 ～ 80
网织红细胞 %	正常（＜ 3%）	3 ～ 6	＞ 6	＞ 10
胆红素（μmol/L）	＜ 17	17 ～ 34	＞ 34	＞ 51
红细胞血影蛋白（%）	100	80 ～ 100	50 ～ 80	40 ～ 60

【实验室检查】

外周血血细胞分析显示不同程度贫血，呈小细胞高色素性贫血类型，MCV 正常或稍低，MCHC 升高。网织红细胞比例及绝对值均明显升高，比例通常 5% ～ 20%，绝对值可高达（300 ～ 500）× 10^9/L。白细胞绝对值和分类，以及血小板计数均正常。外周血涂片镜检可见球形红细胞增多，细胞直径减小，中心淡染区缩小或消失，一般＞ 10%，在正常形态红细胞背景下深染小球形红细胞多较容易辨认。球形红细胞增多是本病重要的实验室特征。患者肝功能正常，胆红素水平明显升高，主要为间接胆红素升高，伴有胆囊和胆管结石的患者也可直接、间接胆红素均增高。骨髓涂片检查对于本病诊断并不必要，常显示增生活跃或明显活跃，各阶段幼红细胞增多，红系比例明显增高，粒红比例倒置。

红细胞渗透脆性增高，开始溶血和完全溶血常均升高，大多 0.5% NaCl 浓度时已开始溶血，渗透脆性试验（EOF）阳性；酸化甘油溶血试验（AGLT50）阳性，常＜ 120 s；伊红 -5-马来酰亚胺（EMA）可标记红细胞膜带 3 蛋白，HS 红细胞膜蛋白缺失，EMA 结合试验呈阳性。EMA 结合试验采用流式细胞术方法检测单个红细胞荧光强度以反映膜蛋白含量，方便实施，可快速报告结果，较 EOF 和 AGLT50 方法敏感性和特异性更高；本病抗人球蛋白试验（Coombs 试验）阴性，PNH 克隆检测正常。

近年，二代基因测序（NGS）方法也用于 HS 诊断和分型，对于缺乏家族史支持、临床表现不典型以及实验室检查结果存疑的患者，采用该方法更为合适，不仅可进行诊断与鉴别诊断，还可明确缺陷膜骨架蛋白及其基因突变类型。

【诊断与鉴别诊断】

根据常可追溯至儿童或年轻成人始发症状的病史、阳性家族史，结合典型的贫血、黄疸、脾大的症状和体征，以及网织红细胞增高，球形红细胞增多，间接胆红素增高和抗人球蛋白试验阴性，HS 诊断多容易确立。当缺乏阳性家族史，以及上述病史、临床表现和血细胞分析结果不典型，则需进行其他的溶血试验检查，包括 EOF、AGLT50 和 EMA 结合试验等，以确定诊断并排除其他相似表现疾病。有时家族中其他患者病情非常轻，无贫血，容易被忽视；或者确实无阳性家族史，但临床和实验室检查符合，可能为患者本身出现了新的基因突变，也可诊断。以一过性再障危象就诊的患者，待外周血参数恢复稳定，则需进行相应实验室检查以明确是否存在溶血性贫血，尤其 HS。

怀疑本病而临床或实验室检查不典型者还可进行红细胞膜蛋白凝胶电泳检测，或二代基因测序进行诊断与鉴别诊断。

该病特别是无阳性家族史者，应与自身免疫性溶血性贫血（autoimmune hemolytic anemia）所致的继发性球形红细胞增多相鉴别，后者为后天获得性溶血性贫血，Coombs 试验阳性。脱水型口形红细胞增多症外周血红细胞直径缩小、中心淡染区消失、细胞浓染，依据 EOF、EMA 试验，或 NGS 可明确区分。

患者 HS 诊断明确后，应对本病遗传相关的家族成员进行适当筛查。

【治疗】

HS 治疗的目的是提高生活质量，减少和避免并发症，并在出现时给予适当治疗。轻症患者可无需治疗，普通型和重型患者推荐常规补充叶酸。贫血严重或脾大引起明显症状者可行脾切除术，可明显改善溶血延长红细胞寿命，对本病有显著疗效。脾切除术还可以明显减低胆结石并发症的发生。通常脾切除术后数天黄疸及贫血即可明显改善，但患者膜骨架蛋白基因异常遗传性质未变，红细胞先天缺陷依然存在。脾切除术增加患者罹患致命性感染的风险，因而应根据患者临床症状和胆结石并发症等谨慎评估，而非仅仅依据 HS 诊断选择实施。重症患者进行脾切除术适应证较为明确，普通型和轻型患者是否需进行脾切除术尚存争议，应根据患者意愿和个体情况仔细权衡。幼儿患者可适当延迟脾切除术时间，最好推迟至 6 岁以后。

遗传性球形红细胞增多症患者预后取决于疾病的严重程度，通常预后良好。

（张凤奎）

第 3 节　红细胞葡萄糖 -6- 磷酸脱氢酶缺乏症

遗传性缺陷可导致红细胞内磷酸己糖旁路多种酶的缺乏，其中临床上最重要的是葡萄糖 -6- 磷酸脱氢酶（G6PD）缺乏症（glucose 6 phosphate dehydrogenase deficiency）。据估计全世界有约 2 亿人患 G6PD 缺乏症。地中海地区、东南亚、印度和太平洋美拉尼西亚等地的民族和非洲、美洲黑人中的发病率最高。我国南方如云南、广东、广西、贵州、四川等地的各民族这种缺陷较为多见，在某些地区发病率甚至高达 10% 以上。淮河流域以北比较少见。G6PD 缺乏症可根据临床表现和溶血发作诱因分为不同的类型。

【病因与发病机制】

该症是一种伴性不完全显性遗传性疾病。G6PD 基因位于 X 染色体上。男性患者从其母亲遗传到不正常的 G6PD 基因。这种遗传特征在半合子（hemizygote）的男性和纯合子（homozygote）的女性中能完全表现出来，杂合子女性的表现轻重很不一致，她们部分红细胞所含 G6PD 活性正常，部分所含 G6PD 活性减低。这两种细胞的比例在各个患者中可以相差很大，G6PD 平均活性可以接近正常，轻度减低，也可显著减低。女性杂合子总的溶血程度比半合子男性轻，大多数杂合子女性无溶血。纯合子女性可以发病，但很少见。

G6PD 有许多变异型，目前已发现的有 220 余种，还不断有新的变异型出现。我国发现的 G6PD 变异型已有十余种。各种变异型酶活性不同，约半数其酶活力与正常无异且无临床表现。不同活力缺乏的变异所致酶活力缺乏的程度也不一致。

正常红细胞在受到氧化剂的损害作用下，通过磷酸己糖旁路代谢过程的加速，可产生更多新生的 NADPH 以保持还原型谷胱甘肽（GSH）高浓度，从而防止红细胞膜及血红蛋白中巯基被氧化。G6PD 缺乏者红细胞内不能产生足够的 GSH，结果巯基被氧化，血红蛋白变性，形成变性珠蛋白小体（海因小体），自发沉淀，附着于红细胞膜的内面，使得红细胞膜僵硬，可塑性减低，最终被过早破坏。

【临床表现】

绝大多数 G6PD 缺乏者平时没有任何症状，但在某些特殊情况下如氧化剂药物、蚕豆等接触后或发生感染时，可以迅速发生严重的溶血性贫血。极少数患者因酶活性缺乏严重平素即表现有慢性溶血性贫血（chronic hemolytic anemia）。根据临床特点，G6PD 缺乏症可分成下列几种类型。

（一）先天性非球形细胞溶血性贫血（hereditary nonspherocytic hemolytic anemia）Ⅱ型

患者自婴幼儿时期起即有轻至中度慢性贫血，可因服药或感染而加重，脾常肿大。外周血涂片中无球形细胞，红细胞渗透脆性试验（erythrocyte osmotic fragility test）正常。G6PD 酶活性很低或显著不稳定。脾切除一般无效。

（二）新生儿黄疸（neonatal icterus）

有 G6PD 缺乏的新生儿可发生溶血性贫血伴黄疸，症状可因注射水溶性维生素 K 或接触樟脑丸而加重。症状大多出现于出生 24 h 后，须与新生儿同种免疫溶血病鉴别。如处理不当可发生核黄疸，造成严重后果。

（三）感染性溶血性贫血（infection induced hemolysis）

细菌或病毒感染均能使 G6PD 缺乏者发生溶血性贫血。患者大多为婴儿及儿童，贫血一般较轻。

（四）蚕豆病（favism）

由于进食蚕豆引起的溶血性贫血。患者以儿童居多，成人亦可发生，但较少见，男性多于女性。

患者 G6PD 活力约为正常值的 10% 以下。发病时间大多在初夏蚕豆成熟时。起病急骤，进食新鲜蚕豆后数小时至几天内突发急性溶血性贫血，严重程度与进食蚕豆量无关。

本病由蚕豆中何种物质诱发尚无定论，发病机制也有待阐明。首先并非所有 G6PD 患者都会发生蚕豆病，再者并非每次吃蚕豆患者均发生溶血，并且病情轻重与进食蚕豆量无明显关系。故本病除 G6PD 缺乏是必要条件外，溶血的发生可能还有其他机制参与。

（五）药物相关性溶血性贫血（drug induced hemolysis）

也称伯氨喹啉型溶血性贫血。可引起溶血的药物或毒物有：①抗疟药，如伯氨喹啉、扑疟喹啉、氯喹、米帕林、奎宁等；②磺胺类药，如磺胺、柳氮磺吡啶等；③呋喃类药；④止痛药，如非那西丁、阿司匹林等；⑤维生素 K（水溶性）、萘（樟脑丸）、美蓝、对氨基水杨酸、异烟肼、氯霉素、苯妥英钠等。

患者 G6PD 活力为正常值的 10% ～ 60%，溶血程度与酶缺陷程度以及摄入药物的剂量有关。

症状典型的患者在上述药物接触后 1 ～ 3 天内突然发生急性溶血。病情轻者仅有尿色加深，重者可发生血红蛋白尿，贫血进展很快，出现轻度黄疸。溶血大多有自限性，2 ～ 3 天后症状即开始好转，20 ～ 30 天后血象恢复正常。之所以溶血能自限是因为溶血后骨髓代偿性红细胞增生，新生红细胞的 G6PD 含量接近正常之故。即使不去除药物或毒物继续接触，其临床过程也如此。用药剂量增大或反复、持续用药，患者可发生二次溶血或慢性溶血性贫血。

【实验室检查】

除先天性非球形细胞溶血性贫血外，患者平时无贫血。红细胞形态及渗透脆性试验均正常。外周血活细胞甲紫染色可见海因小体，溶血发作后常难以找到。发生溶血时，患者实验室检查除有一般溶血性贫血特征外，尚可有 G6PD 缺乏、NADPH 产量减少相关的实验室检查阳性。

1. 高铁血红蛋白还原试验 缺乏 G6PD 的红细胞产生 NADPH 不足，当试管中加入还原剂美蓝时高铁血红蛋白的还原少于正常。此试验简单易行，微量法尤其适用于普查工作，是当前我国应用较广的试验。其缺点是可有假阳性反应。

2. 荧光点试验 NADPH 在长波紫外光照射下能显示荧光。G6PD 减少时，红细胞在紫外光照射下荧光出现延迟，强度减弱或不显。此试验操作简便，采血量少，特异性较高。

3. 四唑氮蓝（NBT）试验 NADPH 通过吩嗪二甲酯硫酸盐的递氢作用，使浅黄色的 NBT 还原成紫色的甲䐶。缺乏 G6PD 活性的红细胞由于 NADPH 生成不足，NBT 还原为甲䐶减少。此试验结果可靠，用于 G6PD 缺乏普查尤为适宜。

4. G6PD 活性测定 最为可靠，是最主要的诊断依据。

以上各试验对半合子男性和纯合子女性的诊断最有价值，对杂合子女性稍差，部分不能查出。在溶血发作时或发作后几天，由于大量低 G6PD 活性的"老年"红细胞已破坏，而未被破坏的"年轻"红细胞和新生的网织红细胞的 G6PD 酶活性正常或接近正常，故所得的试验结果可以完全正常，造成诊断上的困难。故在溶血发作 3 ~ 4 个月后应重复试验，此时网织红细胞计数已降至正常，G6PD 缺乏症更容易表现出来。近年二代基因测序（NGS）方法也用于本病诊断，较为简便且不受近期溶血和输血的影响。

【诊断】

遇有服药或进食新鲜蚕豆后突然发生急性溶血性贫血患者均应考虑有 G6PD 缺乏症的可能，特别在我国南方，溶血性贫血结合 G6PD 活性减低可以确诊。然后根据临床表现和溶血发作诱因进一步做出分型诊断。

【治疗】

本病多数有自限倾向。如果溶血和贫血很轻，一般不需特殊治疗。但如果溶血、贫血严重则需输血，适当补充液体，保持尿量，防止发生急性肾衰竭。在本病高发地区特别要注意供血者是否亦有 G6PD 缺乏；如供血者亦有此缺陷，则输入的红细胞又可发生溶血，加重病情。溶血发作时即使引起溶血的氧化剂药物继续接触，往往也并不影响病情的迅速好转。如果病情需要继续应用此药治疗，则不必停药，但最好以非氧化剂药物代替。

（张凤奎）

第 4 节 血红蛋白病

血红蛋白病包括珠蛋白生成障碍性贫血和珠蛋白结构异常——异常血红蛋白病，通常为遗传性。

一、珠蛋白生成障碍性贫血

一种或几种珠蛋白肽链合成部分或全部缺如而引起的遗传性溶血性疾病，俗称地中海贫血（Mediterranean anemia）或海洋性贫血（thalassemia）。本病遍及世界，尤以地中海区域、中东地区、印度次大陆以及东南亚最多见，我国以西南和华南一带为高发区，常见于苗、瑶、黎、壮等少数民族，其次为长江以南地区。据累及基因和珠蛋白，分为 α - 珠蛋白生成障碍性贫血

（α-地贫）和 β-珠蛋白生成障碍性贫血（β-地贫）。大约 5% 的人口携带 α 基因突变，人群携带 β 基因突变率为 2%～30%，可同时出现 α 和 β 双重携带者。

（一）α-珠蛋白生成障碍性贫血

【发病机制】

α-珠蛋白肽链部分或完全抑制，为常染色体隐性遗传，男女发病率相同，致病基因 HBA1 和 HBA2。α 基因定位在 16 号染色体 p13.3 区，包含 3 个功能基因，即胚胎期表达的 HBZ 及胎儿和成人期的 HBA2 和 HBA1，还有 3 个假基因（HBZps、HBA1ps 和 HBM），其上游受 4 个高度保守的非编码序列 MCS-R1、R2、R3 和 R4 调控，其中 R2 为主要调控位点，缺失将明显下调 α-珠蛋白基因表达水平。

α-珠蛋白生成障碍性贫血基因突变分为缺失型和非缺失型，以缺失型占绝大多数。根据 α 基因缺失的数目，分为 $α^+$（缺失 1 个 α 基因）和 $α^0$（缺失 2 个 α 基因，分为东南亚型缺失：$—^{SEA}$；地中海型缺失：$—^{MED}$）；非缺失型突变（$α^Tα$ 或 $αα^T$）指 HBA1 和 HBA2 基因发生点突变或若干基因缺失，主要影响基因 mRNA 的加工、翻译及翻译后加工。

【病理生理】

α/β-珠蛋白肽链合成不平衡导致溶血和无效造血是致病的主要机制，α-珠蛋白肽链合成障碍，胎儿期和新生儿期 γ-珠蛋白肽链过剩，成人期 β-珠蛋白肽链过剩，可聚合成 Hb Bart's（γ4）和 HbH（β4），两种血红蛋白对氧有高度亲和力，造成组织缺氧；Hb Bart's（γ4）和 HbH（β4）形成包涵体，损伤细胞膜，导致溶血；出现无效造血，骨髓代偿，骨髓腔扩大，形成"地贫面容"，骨质疏松，脾大，无效造血引发铁过载，损伤心、肝、胰腺等脏器。

【临床表现】

临床表现变异度大，其严重程度与 α-珠蛋白减少的程度相关，按轻重分为四型（表 7-6-5）。

（1）静止型携带者：1 个 α 基因受累，无临床表现，成人极难诊断，须借助基因分析。

（2）标准型（轻型或 1 型）：2 个 α 基因受累，无临床症状和体征，多在家系调查时发现，双亲一方可为 α 珠蛋白生成障碍性贫血。

（3）血红蛋白 H 病（HbH 病）：重型，3 个 α 基因受累，双亲均为 α-珠蛋白生成障碍性贫血。患儿出生时情况良好，生后 1 年出现贫血和脾大，约 1/3 患者有骨骼改变。

（4）血红蛋白 Bart's 胎儿水肿综合征（hemoglobin Bart hydrops fetalis syndrome）：4 个 α 基因全部缺失，是最严重的类型。多在妊娠 30～40 周时胎死宫内；如非死胎，婴儿呈发育不良，全身水肿伴腹水，心肺窘迫，肝、脾肿大，多在出生后数小时内因严重缺氧而死亡。

常见合并症：铁过载、胆结石、血栓形成、肺动脉高压、下肢溃疡、内分泌和骨骼疾病及心脏并发症等。

表 7-6-5　α-地贫临床表现

类型	临床症状	Hb	MCV	MCH	外周血 Hb
静止型携带者	无	N	N	N	HbA2 和 HbF 正常
标准型	无	N 或 ↓	↓	↓	HbA2 ↓ 和 HbF 正常
HbH 病	中度贫血，肝脾大，黄疸，骨骼改变，出现包涵体	↓	↓	↓	HbA2 ↓ 和 HbF 正常，HbH
血红蛋白 Bart's 胎儿水肿综合征	重度贫血，全身水肿，宫内或出生时死亡	↓			

N，正常

【实验室检查】

（1）血常规：小细胞低色素性贫血，网织红细胞增高。

（2）血红蛋白分析：HbH 占 5% ～ 40%，HbA2 降低，HbF 多正常，少量 Hb Bart's。

（3）基因诊断：分子诊断，包括 Southern 印迹、跨越断裂点 PCR、实时 PCR、多重连接探针扩增和微阵列比较基因组杂交。

【诊断】

（1）典型的临床表现。

（2）血液学改变：小细胞低色素性贫血，血涂片可见红细胞碎片和靶形红细胞，网织红细胞增高。骨髓：增生性贫血骨髓象。红细胞渗透脆性降低。

（3）血红蛋白电泳：HbA2 降低。

（4）区域及家系调查：父母亲小细胞低色素性贫血伴血红蛋白电泳异常。

（5）基因诊断：*HBA1* 和 *HBA2* 突变。

【鉴别诊断】

（1）缺铁性贫血：也是小细胞低色素性贫血，血清铁和铁蛋白降低。

（2）β - 珠蛋白生成障碍性贫血：通常表现为 HbA2 和（或）HbF 增高。

【治疗】

1. 支持治疗　避免过度劳累与感染，避免高铁饮食及不必要的补铁治疗，建议补充叶酸及维生素 B_{12}。

2. 输血治疗　2013 年国际地中海贫血联合会的输血指征：如手术、感染或妊娠等，需偶尔输血。以下情况需要频繁输血：①血红蛋白低于 70 g/L；②进行性脾大（血红蛋白下降的水平与脾大的速度平行）；③生长发育迟缓：身材矮小、继发性腺及骨龄发育异常；④运动耐量减低；⑤严重的骨骼改变和畸形；⑥其他并发症，如心力衰竭、肺动脉高压、血栓栓塞性疾病、下肢溃疡、病理性骨折等。推荐输注 ABO 和 Rh（D）血型相同的滤白红细胞或者洗涤红细胞。

3. 脾切除术　可以减少红细胞破坏，延长其寿命，脾切除术指征：①脾大和脾功能亢进；②输血需求量增加；③生长发育迟缓。5 岁以内患儿机体免疫功能发育未完善，脾切除术可影响患儿的免疫功能，宜在 5 岁后进行。

4. 去铁治疗　评估铁过载的方法有：血清铁蛋白（SF）测定、肝活检测定肝铁浓度（LIC）及磁共振成像（MRI）测定 LIC 和心铁浓度（T2*）：当 LIC ≥ 5 mg Fe/g 干重或 SF ≥ 800 μg/L 给予祛铁治疗；若 LIC < 3 mg Fe/g 干重或 SF < 300 μg/L，停止祛铁治疗。目前可供选择的铁螯合剂：去铁胺、去铁酮和地拉罗司。

【预防】

在高发地区进行人群筛查，先用全血细胞分析和 Hb 电泳分析等快速、准确方法发现疑似杂合子，再行分子诊断确定基因型。双方均为地贫携带者的高风险夫妇或曾生育过患儿的孕妇，需进行遗传咨询和产前诊断。

（二）β - 珠蛋白生成障碍性贫血

【发病机制】

由于 β 珠蛋白肽链合成减少或完全缺如引发的溶血性贫血，常染色体隐性遗传，男女患病率相似。

【病理生理】

　　β 珠蛋白基因簇定位 11 染色体（11p1.2），包括 5 个功能基因：胚胎期的 *HBE1*、胎儿期 *HBG2* 和 *HBG1*、成人期 *HBB* 和 *HBD*，β - 珠蛋白生成障碍性贫血的遗传变异主要为 *HBB* 基因的点突变或小片段缺失，少数为大片段缺失。

　　α/β 珠蛋白肽链合成不平衡导致溶血和无效造血是主要病理生理机制，β - 珠蛋白肽链合成部分障碍（β$^+$）或完全缺失（β^0），γ - 珠蛋白肽链和 δ - 珠蛋白肽链代偿性增加，HbF（α2γ2）和 HbA2（α2δ2）氧亲和力高，组织缺氧；大量过剩的 α - 珠蛋白肽链自聚为不稳定聚合体，形成包涵体，红细胞僵硬和膜损伤导致溶血。无效造血，骨髓代偿，髓腔扩大，形成"地贫面容"等。

【临床表现】

　　据病情的严重程度分为携带者、轻型、中间型和重型。

　　（1）携带者：无症状及体征，红细胞体积小。

　　（2）轻型：一般无临床表现或轻度贫血，常在检查或体检时发现。轻度黄疸、肝脾大和下肢溃疡。HbA2 大于 3.5%，HbF 不超过 5%。

　　（3）中间型：出生时正常，通常 2 岁发病，肝脾大，呈特殊面容（上颌前突、颧骨隆起、眼距增宽、鼻梁塌陷），骨质疏松，关节病变，发育滞后，身材矮小，贫血性心脏病。HbF 浓度 10% 左右。

　　（4）重型（Cooley 贫血）：通常 3 ~ 6 个月发病，出现进行性贫血、黄疸及肝脾大，尤以脾大为著。发育不良，智力迟钝，性成熟障碍，骨质疏松甚至发生病理性骨折，可并发胆石症和下肢溃疡。预后差，多在 5 岁左右死亡，少数患者依赖输血能存活至 20 ~ 30 岁。

【实验室检查】

　　（1）血常规及网织红细胞：血常规示小细胞低色素性贫血，网织红细胞增高。外周血涂片可见异形红细胞，靶形红细胞。

　　（2）亮甲酚蓝染色可检测红细胞内有包涵体。

　　（3）血红蛋白电泳：HbA2 比例增高。

　　（4）分子诊断：反向点杂交、基于实时 PCR 的荧光标记探针溶解曲线分析法及 Sanger 测序检测 *HBB* 基因突变。

【诊断】

　　（1）典型的临床表现。

　　（2）血液学改变：小细胞低色素性贫血，血涂片可见红细胞碎片和靶形红细胞，网织红细胞增高。骨髓：增生性贫血骨髓象。红细胞渗透脆性降低。

　　（3）血红蛋白电泳：HbA2 增高。

　　（4）区域及家系调查：父母亲小细胞低色素性贫血伴血红蛋白电泳异常。

　　（5）基因诊断：*HBB* 突变。

【鉴别诊断】

　　（1）缺铁性贫血：也是小细胞低色素性贫血，血清铁和铁蛋白降低。

　　（2）α - 珠蛋白生成障碍性贫血：Hb 组成分析，通常表现为 HbA2 降低。

【治疗】

　　主要是对症支持治疗，积极防治诱发溶血的因素如感染等。

　　重型 β 地贫患者的治疗如下。

（1）规范性输血和祛铁治疗：维持 Hb 水平，保证正常的生长发育，抑制骨髓及髓外造血；祛铁治疗指征同 α 珠蛋白生成障碍性贫血。

（2）刺激或重新激活 γ - 珠蛋白基因表达，增加 HbF 合成，改善 α / 非 α - 珠蛋白肽链失衡，减轻贫血，常用药物：羟基脲。

（3）造血干细胞移植：骨髓移植、外周血干细胞移植和脐血干细胞移植。

（4）基因治疗：目前存在的问题：价格昂贵，基因转导效率、基因表达水平低和载体的不良反应等。

【预防】

同 α - 珠蛋白生成障碍性贫血。

二、异常血红蛋白病

珠蛋白氨基酸序列发生改变致功能和理化性质异常的一组血红蛋白病，已发现近 700 种，绝大部分为单个氨基酸替代，很少一部分为双氨基酸替代、缺失、插入、融合及延伸所致。多数异常血红蛋白不伴功能异常，仅 1/5 异常血红蛋白有生理功能改变，并表现出临床症状。异常血红蛋白病中最常见疾病是镰状细胞贫血。

（一）镰状细胞贫血

镰状细胞综合征又称血红蛋白 S 病，为常染色体显性遗传病，临床有 3 种主要形式：①纯合子状态，即镰状细胞贫血（sickle cell anemia，SCA），又称镰状细胞病（sickle cell disease，SCD）；②杂合子状态，即镰状细胞性状；③血红蛋白 S 与其他异常血红蛋白的双杂合子状态等，主要见于非洲和非洲裔人群。

【发病机制】

珠蛋白 β 基因第 6 编码子的胸腺嘧啶替换为腺嘌呤（即 GTG → GAG），导致 β - 珠蛋白肽链第 6 位谷氨酸被缬氨酸替代，形成血红蛋白 S。氧分压下降时 HbS 成为溶解度很低的螺旋形多聚体，使红细胞扭曲成镰状细胞（镰变），红细胞僵硬，变形能力差，发生溶血。镰变的红细胞增加血液黏度，易堵塞毛细血管引起局部缺氧和炎症反应，导致相应部位产生疼痛危象，多发生于肌肉、骨骼、四肢关节、胸腹部，尤以关节和胸腹部为常见。

【临床表现】

出生 3 ～ 4 个月后出现贫血及黄疸，6 个月后可见肝脾大，发育较差。临床表现为急性发作的骨痛、胸痛和（或）腹痛、血尿等，称为血管阻塞"危象"，可反复发作，影响生长发育。可出现溶血危象和严重感染，危及生命。

【诊断】

（1）临床表现：黄疸、贫血、肝脾大、骨关节及胸腹疼痛等。

（2）红细胞镰变试验阳性。

（3）遗传史。

（4）高发地区。

（5）血红蛋白电泳显示主要成分为 HbS。

【治疗】

主要是对症支持治疗，预防"危象"发生。研究发现 HbF 可抑制 HbS 的聚集，羟基脲有激活 HbF 合成的作用。异基因骨髓移植可治疗本病。基因治疗有望能治愈该疾病。

（二）不稳定血红蛋白病

目前发现的不稳定血红蛋白病（unstable hemoglobin disorder）约有 200 余种，属常染色体显性遗传，大部分病例为散发。血红素构象或 α β 二聚体结合部位的氨基酸替代，导致血红蛋白主体空间构象改变，受累肽链不能折叠，发生珠蛋白变性和沉淀，形成胞内包涵体，称为海因小体（Heinz body）。海因小体附着于细胞膜，造成细胞变形能力降低和膜通透性增加，易于在脾被破坏。

溶血程度变化较大，贫血轻重不一。临床表现轻重不一。急性发作可发生溶血危象。实验室检查异常血红蛋白电泳检出率不高，仅少数能与 HbA 电泳条带分开从而被检测到。海因小体生成试验、热变性试验和异丙醇沉淀试验阳性有助于诊断。本病应与红细胞 G6PD 缺乏症及其他血红蛋白病鉴别。

治疗取决于溶血程度，轻症患者不需要治疗。重症患者需要长期输血支持。脾切除术仅对某些特定变异型有效。

（三）血红蛋白 M 病（HbM）

HbM 病是一种罕见的常染色体显性遗传疾病，目前共发现有 5 种类型（包括 H bM-Boston、Iwate、Saskatoon、Hydepark、Milwaukee）。前 4 种是由于血红蛋白 α 或 β - 珠蛋白肽链中的组氨酸被酪氨酸替代，后一种是由于 β - 珠蛋白肽链中第 67 位的缬氨酸被谷氨酸替代，其结果均是 3 价铁离子无法被还原，形成稳定的高铁血红蛋白。

检查可见异常血红蛋白吸收光谱，高铁血红蛋白增高；中性 pH 琼脂凝胶电泳可识别 HbM。

该病患者会出现持续性发绀，一般无其他症状，不需治疗。预期寿命无明显影响。累及 β - 珠蛋白肽链者应注意避免使用氧化性药物，以防促发溶血。

应与获得性高铁血红蛋白血症和还原型辅酶Ⅰ（NADH）高铁血红蛋白还原酶缺乏所致的先天性高铁血红蛋白症相鉴别。

（四）氧亲和力异常血红蛋白病

氧亲和力异常血红蛋白病包括氧亲和力升高和降低两类，多呈常染色体显性遗传。低亲和力血红蛋白病患者氧解离曲线右移，组织氧合正常。发绀而动脉氧张力正常提示有本病之可能，应进一步检查。临床特征主要是发绀，无其他症状，不需要治疗。高亲和力血红蛋白的氧解离曲线左移，可引起组织缺氧。约 30% 的患者发生代偿性红细胞增多症，白细胞和血小板均不增多，可有家族史，需与真性红细胞增多症鉴别。各种方法检查发现异常血红蛋白是确诊的依据。

（五）其他

包括血红蛋白 E 病（HbE）、血红蛋白 C 病（HbC）、血红蛋白 D 病（HbD）等。HbE 多见于东南亚地区，是我国最常见的异常血红蛋白病，广东和云南省报道最多，患者表现为轻度贫血，呈小细胞低色素性贫血，靶形红细胞增多（25% ~ 75%）。血红蛋白电泳血红蛋白 E 可高达 90%。血红蛋白 E 对氧化剂不稳定，异丙醇试验多呈阳性，热变性试验也轻度阳性，部分患者海因小体的生成率略高。

（邢莉民　邵宗鸿）

第 5 节　自身免疫性溶血性贫血

自身免疫性溶血性贫血（autoimmune hemolytic anemia，AIHA）是一类少见的、由自身抗体介导红细胞破坏的自身免疫性疾病，年发病率约为（0.8 ~ 3.0）/10^6，红细胞破坏速度及骨髓代偿能力决定了患者的预后。自身抗体产生机制尚未明确，可能与红细胞膜的抗原性改变和免疫功能紊乱有关。AIHA 治疗建议多来自专家观点和国际指南。

【分类】

见表 7-6-6。

表 7-6-6　自身免疫性溶血性贫血的分类

分类依据	AIHA 分类
病因	原发性：病因不清楚 继发性：常见基础疾病见表 7-6-7
自身抗体与红细胞结合的最适温度	温抗体型：约占 60%～70%，温抗体在 37℃时最活跃，主要是 IgG，少数为 IgM，为不完全抗体，临床最常见 冷抗体型：约占 20%～25%，冷抗体在 2～4℃时最活跃，主要是 IgM（冷凝集素），为完全抗体，可直接在血循环诱导红细胞凝集 温、冷双抗体型：约占 8%～10%，患者体内同时存在温、冷两类自身抗体

表 7-6-7　继发性自身免疫性溶血性贫血的常见病因

疾病	代表性疾病
淋巴增殖性疾病	慢性淋巴细胞白血病、非霍奇金淋巴瘤、意义未明的单克隆 IgM 丙种球蛋白血症、霍奇金淋巴瘤、自身免疫性淋巴细胞增生综合征等
实体瘤	卵巢皮样囊肿、肺腺癌等
自身免疫性疾病	系统性红斑狼疮、桥本甲状腺炎、溃疡性结肠炎、类风湿关节炎、干燥综合征、皮肌炎等
感染	支原体感染、EBV 感染、CMV 感染、微小病毒感染、HIV 感染、肝炎病毒感染、轮状病毒及其他肠道病毒感染、腺病毒感染、呼吸道合胞病毒和流感病毒感染
免疫缺陷	常见变异型免疫缺陷病、原发性联合免疫缺陷病
药物	氟达拉滨、克拉屈滨、头孢曲松、哌拉西林、β-内酰胺酶抑制剂（他唑巴坦、舒巴坦）
血型不合	血型不合的异基因造血干细胞移植／实体器官移植、同种免疫输血后慢性溶血

【发病机制】

AIHA 患者产生自身抗体的机制尚未完全明了，与红细胞自身抗原暴露、外来抗原与自身抗原交叉反应或分子模拟激发免疫反应有关，Rh 抗原、血型糖蛋白、带 3（band 3）蛋白、红细胞阴离子通道蛋白为最常见的抗原。树突细胞、B 和 T 淋巴细胞等免疫细胞数量及功能异常也产生自身抗体。

一、温抗体型自身免疫性溶血性贫血（warm antibody autoimmune hemolytic anemia，wAIHA）

可见于不同年龄组，成人多见，半数患者为继发性，常继发于自身免疫性疾病及淋巴增殖性疾病（表 7-6-7）。

【病理生理】

wAIHA 以多克隆性自身抗体（IgG 为主）与红细胞表面抗原结合为主要特点，抗体与抗原在 37℃时达到最大结合效率；吸附 IgG 的红细胞主要在脾被破坏；如仅部分膜被吞噬，则成为球形细胞；如果 IgG 和 C3 同时存在，加速致敏红细胞破坏；如果仅有 C3 附着，红细胞多在肝内被破坏。

【临床表现】

病情轻重不一，主要为贫血的症状（乏力、呼吸困难、心悸）和体征（黄疸、苍白）；轻者可无症状，或轻、中度黄疸和轻、中度脾大。重症起病急，出现寒战、高热、腰背痛。若伴免疫性血小板减少症称为 Evans 综合征，血小板减少可先于溶血，或同时或之后出现，少数患者全血细胞减少。

【实验室检查】

（1）血常规和网织红细胞：多为正细胞正色素性贫血，约 10%～20% 患者血小板减少。网织红细胞增高，一般为 10%～30%，个别高达 50%。血涂片可见球形细胞及数量不等的幼红细胞。

（2）骨髓检查：红系比例增高，粒红比例倒置。

（3）Coombs 试验：也称直接抗人球蛋白试验（direct antiglobin test，DAT），是诊断 AIHA 的一种高灵敏度的方法（92%～97%），分直接和间接试验，直接试验测定吸附在红细胞膜上的抗体和（或）补体，间接 Coombs 试验测定血清中游离的抗体（试验原理见图 7-6-1）。

（4）溶血相关检查：游离血红蛋白阳性，结合珠蛋白下降；总胆红素（TBIL）增高，以间接胆红素（IBIL）增高为主，乳酸脱氢酶增高。

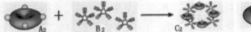 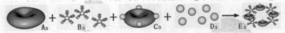

直接 Coombs 试验：患者红细胞中加入特异的抗人球蛋白试剂（B2）出现红细胞凝集即为阳性

间接 Coombs 试验：健康人 O 型红细胞（A3）与患者血清（B3）孵育后，加入抗人球蛋白试剂（D3），出现红细胞凝集即为阳性

图 7-6-1　**Coombs 试验原理**

【诊断】

《血液病诊断及疗效标准》第 4 版中 AIHA 的诊断标准如下

①血红蛋白水平达贫血标准；②检测到红细胞自身抗体；③至少符合以下一条：网织红细胞百分比＞ 4% 或绝对值＞ 120×10⁹/L；结合珠蛋白＜ 100 mg/L；TBIL ≥ 17.1 μmol/L（以 IBIL 升高为主）；④若红细胞自身抗体阴性，糖皮质激素治疗有效，诊断 AIHA。

【鉴别诊断】

（1）遗传性球形红细胞增多症：血管外溶血，红细胞渗透脆性增高，常有家族史。

（2）阵发性睡眠性血红蛋白尿症：检测到 PNH 克隆。

【治疗】

1. 病因治疗　去除诱因，治疗原发病。

2. 糖皮质激素是治疗温抗体型 AIHA 的一线药物　泼尼松 1～1.5 mg/（kg·d），一般 1 周后血红蛋白开始上升，2～3 周达正常，逐渐减至最小维持量或完全停药。如 3 周无效，或泼尼松 15 mg/d 才能维持血红蛋白，应改用二线药物。

3. 二线药物

（1）抗 CD20 单克隆抗体：通过抗体依赖的细胞毒作用（ADCC）、抗体依赖的细胞吞噬作用、补体依赖的细胞毒作用（CDC）及直接凋亡 CD20⁺B 细胞达到抑制自身抗体的产生，具体剂量及用法尚需进一步探索。

（2）免疫抑制剂：环孢素、环磷酰胺、硫唑嘌呤、长春碱类药物等。近年有试用蛋白酶体抑制剂和 BTK 抑制剂的报道。

4.脾切除术　脾既是产生抗体的器官，又是红细胞被破坏的主要场所。脾切除术适应证：①糖皮质激素治疗无效；②需用较大剂量维持才能控制溶血者；③糖皮质激素治疗禁忌证。

5.其他治疗　静脉丙种球蛋白，血浆置换可用于急性、重型溶血患者。

6.对症支持治疗　贫血严重时应选用 ABO 血型相同红细胞输注，一旦有溶血反应加重，立即停止输血。

二、冷抗体型自身免疫性溶血性贫血（cAIHA）

包括冷凝集素病（cold agglutinin disease，CAD）、冷凝集综合征（cold agglutinin syndrome，CAS）和阵发性冷性血红蛋白尿症（paroxysmal cold hemoglobinuria，PCH）（表 7-6-8）。

表 7-6-8　冷抗体型自身免疫性溶血性贫血

cAIHA	病因	自身抗体特性	免疫球蛋白种类	补体活化途径	溶血场所
CAD	低增生 LPD	冷凝集素，抗 I（少数为抗 Pr 抗体）	IgM，单克隆居多	经典途径（＋＋）末端通路（＋）	血管外
CAS	继发于感染、肿瘤等	冷凝集素，抗 I 或 i 抗体	IgM 或 IgG，多克隆	经典途径（＋＋）末端通路（＋）	血管外
PCH	儿童：病毒感染后；成人：三期梅毒或血液恶性肿瘤	溶血素，双向抗体，抗 P 抗体	IgG	经典途径（＋＋＋）末端通路（＋＋＋）	血管内

LPD：淋巴增殖性疾病

（一）冷凝集素病（CAD）及冷凝集综合征（CAS）

CAD 是一种经典补体途径介导溶血发作的 AIHA，为克隆性淋巴细胞增殖性疾病；继发于感染、肿瘤等疾病的冷凝集素介导的 AIHA 为冷凝集素综合征（CAS）。

【病理生理】

IgM 抗体与红细胞表面抗原通过弱的范德华力结合，低温时结合效率高，抗原通常为 I/i，抗原与抗体结合过程中通过经典途径激活补体，形成膜攻击复合物破坏红细胞。

【临床表现】

多发生于中老年，轻中度贫血、黄疸；寒冷环境下四肢末梢和体表暴露部位血液淤滞，出现青紫，温暖后症状很快消失。支原体肺炎和传染性单核细胞增多症并发急性 CAS 多发生于儿童。

【实验室检查】

4℃时红细胞聚集，加热至 37℃后解聚。多为轻、中度贫血，网织红细胞增多；胆红素轻度增高。直接 Coombs 试验阳性，C3 型。冷凝集素试验滴度明显增高（见二维码数字资源 7-6-2）。

【诊断】

冷凝集素病诊断：①获得性溶血性贫血；②直接 Coombs 试验阳性，C3 型；③冷凝集素试验 30℃阳性；④4℃冷凝集素滴度≥256。

【治疗】

（1）注意保暖，避免寒冷环境暴露是最简单和有效方法。

（2）抗 CD20 单克隆抗体是一线推荐药物。

数字资源
7-6-2：
红细胞聚集

（二）阵发性冷性血红蛋白尿症（PCH）

极少见，主要发生于儿童，自身抗体为 IgG 型溶血素，又称为 Donath Landsteiner 抗体（D-L 抗体），为双向性溶血素，低温条件下致敏红细胞，接近 37℃时激活补体，导致溶血。发病前 1～2 周常有感染，患者有发热，黄疸，面色苍白，尿色加深，呈红褐色，常伴腹痛和下肢疼痛。抗人球蛋白试验阴性，确诊试验是 Donath Landsteiner 试验（D-L 试验）。尚无特异性治疗方法，通常采取支持对症治疗，避免暴露于寒冷环境。

三、温、冷双抗体型自身免疫性溶血性贫血（warm and cold AIHA，mixed AIHA）

占 AIHA 的 8%～10%，Coombs 试验 IgG 和 C3 阳性，体内还存在着较高滴度的冷凝集素抗体，溶血重，临床表现复杂，对糖皮质激素的治疗反应差。

四、AIHA 疗效与预后

【疗效标准】

（1）痊愈：无临床症状、DAT 阴性。CAS 者冷凝集素效价正常。PCH 者冷热溶血试验阴性。

（2）完全缓解：临床症状消失，红细胞计数、血红蛋白和网织红细胞百分比均正常，胆红素正常。DAT 和 IAT 阴性。

（3）部分缓解：临床症状基本消失，血红蛋白＞80 g/L，网织红细胞百分比＜4%，总胆红素＜34.2 μmol/L。DAT 阴性或仍然阳性但效价较前明显下降。

（4）无效：仍有贫血和溶血症状，实验室检查未达到部分缓解的标准。

【预后】

AIHA 易复发，难根治，感染、劳累和药物诱发疾病复发，并且有高风险发生淋巴增殖性疾病。

（邢莉民　邵宗鸿）

第 6 节　阵发性睡眠性血红蛋白尿症

阵发性睡眠性血红蛋白尿症（paroxysmal nocturnal hemoglobinuria，PNH）属血管内溶血性贫血，是一种少见的、获得性造血干细胞克隆性疾病，主要是由于位于 X 染色体上的 *PIG-A* 基因突变使 GPI 锚（糖化肌醇磷脂锚）合成异常，导致连接在血细胞膜表面的 GPI 锚链蛋白减少或缺失（图 7-6-2），引起补体灭活能力下降而致血细胞破坏，主要临床表现为血管内溶血、骨髓衰竭、高风险并发血栓和肾衰竭等。PNH 发病率约为 $5/10^7$，男女发病率相同，无遗传易感性。

【发病机制】

PIG-A 基因位于 X 染色体（Xp22.10），全长 17 kb，*PIG-A* 基因突变导致 GPI 锚合成障碍（图 7-6-2），已报道有百余种 *PIG-A* 基因的突变，但尚未发现突变热点，大部分为单个碱基突变，极少有长序列的插入或缺失。PNH 患者血细胞表面已发现 20 余种锚链蛋白的缺乏，如衰变加速因子（DAF、CD55）、反应性溶血膜抑制物（MIRL、CD59）、C8 结合蛋白（HRF）、内毒素受体（CD14）、低亲和力 Fc 受体（CD16）及尿激酶型纤溶酶原激活剂受体（uPAR、CD87）等缺乏。

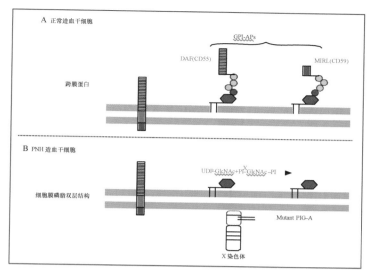

图 7-6-2　PNH 克隆细胞异常

GPI-AP：GPI 锚链蛋白

PNH 克隆和正常造血并存于 PNH 患者体内，*PIG-A* 基因突变源于造血干细胞阶段，且为单克隆，或虽有多个突变但存在一个绝对优势突变。PNH 克隆获得增殖优势有以下三种学说：①PNH 双因素发病学说：*PIG-A* 基因突变和选择性免疫攻击两因素协同作用导致 PNH 发病，PNH 细胞可以逃逸 T 淋巴细胞的免疫攻击，从而 PNH 克隆异常增殖；②抗凋亡特性：*PIG-A* 基因突变使 PNH 细胞获得抗凋亡特性；③二次基因突变学说：PNH 克隆具备生存及增殖优势可能还与 *PIG-A* 基因突变之外的其他体细胞基因突变有关，*PIG-A* 基因突变作为始动突变，之后伴随其他体细胞突变；或 *PIG-A* 突变作为体细胞突变之后的继发突变；抑或 *PIG-A* 突变与其他体细胞突变同时发生。

PNH 克隆累及造血细胞依次为粒细胞→单核细胞→红细胞→淋巴细胞，骨髓 PNH 克隆出现比外周血早，网织红细胞略早于红细胞。

【临床表现】

PNH 病程进展缓慢，常可累及多系统，主要临床表现包括：血管内溶血、骨髓衰竭、高风险并发血栓。

慢性血管内溶血是 PNH 发病和死亡的根本原因，由于红细胞本身异常，使得其对激活的补体极度敏感，根据 CD55、CD59 的缺乏程度 PNH 红细胞可分为三型：Ⅰ型（补体敏感度正常）、Ⅱ型（中度敏感）、Ⅲ型（高度敏感），临床溶血程度主要取决于Ⅲ型细胞的多少。PNH 溶血的主要表现是睡眠后出现血红蛋白尿，多以清晨为重，也可以在白天睡眠后出现，溶血严重时出现酱油色尿，同时伴有腰痛及乏力、发热等症状；轻症患者可仅尿潜血阳性，与睡眠相关的溶血可能与睡眠时呼吸中枢敏感性降低、血流变缓等导致酸性代谢产物蓄积，血 pH 值下降，激活补体有关。感染、月经、手术、疲劳等可诱发溶血发作；铁剂、维生素 C、阿司匹林等药物也可诱发溶血。

骨髓衰竭症状是 PNH 患者常见的临床表现，可表现为两系及以上的血细胞减少，表现为出血、贫血和感染。

肾功能障碍或肾衰竭是 PNH 患者高死亡率的主要原因，肾损害的机制被认为是持续性血管内溶血、血浆游离血红蛋白和（或）微血栓反复作用于肾组织；溶血产生的大量游离血红蛋白严重消耗一氧化氮，导致肾动脉阻力增加，肾血流量减少，增加肾功能损害。

PNH 患者呼吸急促，与多种因素有关，大多数情况下与贫血和疲劳相关，但也可能有肺动脉高压（PHT）。

血栓是 PNH 致命的并发症之一，发生机制尚不十分明确，85% 为静脉血栓，门静脉血栓可引发 Budd-Chiari 综合征，表现为腹痛、肝迅速肿大、黄疸和腹水；还可以累及肠系膜静脉、脑和肢体末梢静脉。我国 PNH 患者多以贫血、出血、血红蛋白尿为首发症状，合并血栓者少见。

【实验室检查】

（1）血常规：血红蛋白减低，大细胞性贫血常见，白细胞及血小板也常降低。

（2）血管内溶血证据：血红蛋白尿、血浆游离血红蛋白增高及结合珠蛋白降低；总胆红素升高，以间接胆红素升高为主，血清乳酸脱氢酶升高；尿潜血阳性和尿含铁血黄素染色（Rous 试验阳性）。

（3）骨髓红系造血代偿证据：网织红细胞比例及绝对值增高。骨髓穿刺涂片：若髂骨骨髓增生不良，需行胸骨穿刺，涂片分析造血组织增生程度，粒、红、淋巴细胞形态和不同阶段百分比，巨核细胞数目和形态，小粒造血细胞面积。骨髓活检：至少取 2 cm 骨髓组织，评估骨髓增生程度、各系细胞比例、造血组织分布情况，以及是否存在骨髓浸润、骨髓纤维化等。

（4）补体溶血试验：检测红细胞表面补体溶解活性敏感度的试验：如 Hams 试验、糖水试验、蛇毒因子溶血试验和微量补体溶血敏感试验等。

（5）流式细胞术（flow cytometry，FCM）检测 PNH 克隆：FCM 检测血细胞表面 GPI 锚链蛋白（GPI-AP）成为诊断 PNH 最直接、最敏感的方法，为诊断 PNH 的"金标准"。

数字资源
7-6-3

FCM 检测外周血成熟红细胞和粒细胞 CD55 和 CD59 有无缺失（见二维码数字资源 7-6-3）：中性粒细胞的 GPI-AP 受重度溶血或输血影响小，能更好地反映 PNH 克隆的大小，对 PNH 诊断更有价值。CD55 在红细胞表达较低，不建议用单一 CD55 做临床检测。CD55 和 CD59 同时部分或完全缺失是 PNH 的典型表现。

Flaer 检测：1998 年 Diep 等报道嗜水气单胞菌（HEC）毒素能特异地与细胞膜上 GPI-AP 结合，聚合成多聚体，插入细胞膜的脂质双层，在膜上形成孔洞使细胞渗透压改变而溶破。PNH 细胞由于缺乏 GPI-AP 使其具有抵抗毒素作用而最终保持细胞完好，细胞留存率与 CD59 缺失率一致。Flaer（fluorescent aerolysin）是 Alexa-488 标记的无活性嗜气单胞菌溶素前体的变异体，它同野生型嗜气单胞菌溶素相似，可特异地结合于 GPI-AP，但并不形成细胞通道，不会导致细胞死亡，该标记类似于荧光素，可在一定条件下被激发出荧光，可以通过流式细胞仪进行检测，并区分 GPI$^-$ 和 GPI$^+$ 细胞。

（6）细胞遗传学：常规核型分析，必要时进行荧光原位杂交（FISH）以及遗传性疾病筛查（儿童或有家族史者建议进行染色体断裂试验）。

（7）*PIG-A* 基因突变检测：基因检测的精确度更高。

【诊断】

《血液病诊断及疗效标准》（第 4 版）诊断标准：

1. 临床表现符合 PNH 表现

2. 实验室检查

（1）Hams 试验、糖水试验、蛇毒因子溶血试验、尿潜血等试验中符合下述任何一种情况

a）两项以上阳性

b）一项阳性，但须具备下列条件：①两次以上阳性，或一次阳性，但能重复；②有溶血的其他直接或间接证据，或有肯定的血红蛋白尿；③除外其他溶血：如遗传性球形红细胞增多症、自身免疫性溶血性贫血等。

（2）FCM 检测发现外周血中 CD55 或 CD59 阴性中性粒细胞或红细胞大于 10%；近年国内外应用 Flaer 检测技术辅助诊断 PNH，可用于检测微小 PNH 克隆，且不受输血和溶血的影响，Flaer 检测技术的敏感度更高。

3. 依据血红蛋白尿发作频率可将 PNH 分为 3 类 ①频发：≤ 2 个月发作一次；②偶发：> 2 个月发作一次；③不发作：观察 2 年不发作（观察不足两年未发为暂不发）。

4. 临床分类 国际 PNH 工作组（I-PIG）将 PNH 分为 3 类（表 7-6-9）：①经典型：有典型的溶血和血栓形成；②合并骨髓衰竭：如再生障碍性贫血和 MDS；③亚临床型：PNH 克隆小，没有溶血和血栓。

表 7-6-9 国际工作组 PNH 临床分类及特征

分类	溶血速率	骨髓	流式细胞术
经典型	LDH 增高，伴阵发性血红蛋白尿	增生活跃，红系增生	GPI⁻粒细胞＞ 50%
合并骨髓衰竭	轻度	伴骨髓衰竭证据（AA 或低危 MDS）	GPI⁻粒细胞＜ 10%
亚临床型	无	伴骨髓衰竭证据（AA 或低危 MDS）	检测 GPI⁻粒细胞＜ 1%

5. AA-PNH 综合征分为四种情况

（1）AA-PNH：指原有肯定的 AA（或未能诊断的 PNH 早期表现），转化为确定的 PNH，AA 的表现不明显。

（2）PNH-AA：指原有肯定的 PNH 转为明确的 AA，PNH 的表现已不明显。

（3）PNH 伴有 AA 特征：指临床及实验室检查均证明病情以 PNH 为主，伴有 1 个或 1 个以上部位骨髓增生低下、有核细胞减少、网织红细胞不增高等 AA 表现。

（4）AA 伴有 PNH 特征：指临床及实验室检查证实以 AA 为主，同时 PNH 克隆。

【鉴别诊断】

无法解释的溶血伴铁缺乏、腹痛、血栓、血小板减少和（或）白细胞减少；Coomb 试验阴性的溶血性贫血；非寻常部位（门静脉、脾静脉、海绵窦、皮肤静脉等）的血栓；伴溶血的血栓；全血细胞减少的血栓；以上情况需要仔细鉴别。

【治疗】

1. 对症支持治疗 多数患者仅需支持治疗，包括红细胞的按需输注。哺乳期需补充叶酸，定期检查血清铁，适当补充铁剂。

血栓的急性期，应用华法林或低分子量肝素抗凝可有效治疗静脉血栓，若合并骨髓衰竭，进行抗凝治疗风险极大，不仅可致肝素诱导的血小板减少，也可致原有血栓加重或出现新血栓。因此华法林预防性抗凝治疗可用于 PNH 克隆较高（粒细胞 GPI-AP 缺失比例＞ 50%）而无禁忌的患者。选择性脾动脉栓塞可以减轻大多数 PNH 患者腹部静脉栓塞导致的腹痛症状，使脾缩小，减轻脾功能亢进，提升血小板计数。

2. 糖皮质激素 可以"保护"PNH 克隆，减少补体攻击和破坏，减轻溶血症状。采用糖皮质激素和促造血治疗可使该病的缓解率达 60% 以上。虽然糖皮质激素治疗 PNH 具有合理、有效、经济、便捷等优势，但仍有近 40% 的患者治疗无效，即使治疗后缓解患者仍有超过 10% 复发。

3. 化疗 对于糖皮质激素原发耐药、继发耐药或激素依赖的溶血不易控制、反复发作的骨髓增生良好的 PNH 患者，为有效地减少 PNH 异常克隆，最大限度地控制溶血，可采用减低剂量 DA（柔红霉素＋阿糖胞苷）或 HA（高三尖杉酯碱＋阿糖胞苷）方案化疗，为避免出现化疗后骨髓抑制期的严重并发症（贫血、出血和严重感染），化疗采用的剂量宜偏小，疗程亦应缩短。

4. 单克隆抗体治疗

（1）重组人源型单克隆抗补体 C5 蛋白抗体——依库珠单抗（eculizumab）：依库珠单抗能特异性地结合到人末端补体蛋白 C5，通过抑制人补体 C5 向 C5a 和 C5b 的裂解以阻断炎症因子

C5a 的释放及 C5b-9 的形成。依库珠单抗可减少输血、改善贫血，缓解与补体介导的慢性血管内溶血相关的症状，减少肺动脉高压和严重血栓事件，最终改善患者的生活质量、延长生存。

使用指征：白细胞上的 PNH 克隆 > 10% 时，实验室存在明显的血管内溶血，存在以下任何一种症状：症状性贫血、血栓、肾功能不全、肺功能不全或高血压、需要口服止痛药控制的腹痛。

依库珠单抗缺陷：①"保护" PNH 克隆，患者外周血 PNH 克隆比例显著增加，虽然溶血减少，但其溶血的风险增加；②不能纠正 PNH 患者的骨髓衰竭；③少部分 PNH 患者对依库珠单抗耐药；④依库珠单抗抑制机体免疫系统的功能，增加感染风险；⑤价格昂贵，一般患者难以承担。

（2）C3/C5 转化酶抑制剂抗 C3b/iC3b 单克隆抗体：针对补体替代途径更早阶段 C3/C5 转化酶的抑制剂抗 C3b/iC3b（anti-C3b/iC3b）单克隆抗体 3E7，作用于 C3b/iC3b 致使因子 B 与后者的进一步结合和活化受阻，影响 C3（H20）Bb 生成，抑制 C3/C5 转化酶的活性，特异性地阻断补体替代途径活化而不影响经典途径，在有效抑制 PNH 红细胞溶血的同时，细胞表面补体 C3 成分沉积无增加。在保留补体经典途径重要免疫功能的同时或可更加有效地改善 PNH 贫血。

5. 补体抑制剂　小分子蛋白酶因子 D（FD）抑制剂：FD 在免疫系统补体替代途径（AP）的激活及放大过程中起核心作用，其抑制剂可有效阻断 AP 的激活及防止 C3 沉积、红细胞裂解。小分子 FD 抑制剂可有效改善溶血症状，是口服治疗补体替代途径失调疾病的理想靶向药物。

6. 异基因造血干细胞移植（allo-HSCT）　HSCT 一般用于难治、耐糖皮质激素或有激素禁忌证的 PNH 患者，适应证为有 HLA 相合的同胞供者，且满足以下条件：①合并骨髓衰竭；②难治性 PNH，输血依赖性患者；③反复出现危及生命的血栓栓塞事件。PNH 为良性疾病，HSCT 风险大，HLA 配型困难，依库珠单抗的应用全部或部分控制了难治、激素依赖或有激素禁忌证患者的病情，合适的移植指征目前仍无定论。

7. 基因治疗　以反转录病毒为载体，将正常 *PIG-A* 基因有效并稳定地转入 PNH 患者的异常细胞株内，可使其恢复 GPI 锚链蛋白的表达。部分 PNH 患者 PNH 克隆增殖是由诸如 *HMGA2*、*JAK2* 等基因的二次突变造成的，理论上可以应用靶向药物治愈这些患者。基因治疗尚处于初期实验阶段，深入研究 *PIG-A* 基因突变及 PNH 发病机制将有助于 PNH 基因治疗的突破。

【疗效标准】

根据 2014 年中国 PNH 专家共识制定了国内疗效标准。

（1）近期临床痊愈：1 年无血红蛋白尿发作，不需输血，血常规（包括网织红细胞）恢复正常。

（2）近期临床缓解：1 年无血红蛋白尿，不需输血，血红蛋白恢复正常。

（3）近期明显进步：按观察前后的病情分级，血红蛋白尿发作频度、贫血严重程度、骨髓增生状况中任何一项进步两级者为明显进步。

（4）近期进步：病情分级中任何一项检查有进步者。

（5）无效：病情无变化或有恶化。

如果观察期≥ 5 年者可去除"近期"两字。判断疗效时须排除病情的自然波动。

【预后】

PNH 的自然病程可延续数十年，如果不治疗，中位生存期为 8 ～ 10 年，最常见的死因是静脉血栓、严重中性粒细胞减少继发感染和严重血小板减少继发出血。应常规监测 PNH 克隆变化，病情稳定，可每年监测 1 次；出现任何临床或血液学参数变化时应缩短监测间隔时间。

（邢莉民　邵宗鸿）

第7章

中性粒细胞减少症和粒细胞缺乏症

外周血中性粒细胞计数的绝对值（absolute neutrophil count，ANC），在成人低于 2.0×10^9/L 时，在 $10 \sim 14$ 岁儿童低于 1.8×10^9/L 或 10 岁以下儿童低于 1.5×10^9/L 时，称为中性粒细胞减少症（neutropenia）；严重者低于 0.5×10^9/L，称为粒细胞缺乏症（agranulocytosis）。实际上粒细胞包括中性、嗜酸性与嗜碱性粒细胞，但由于外周血中的嗜酸性与嗜碱性粒细胞数量明显低于中性粒细胞，因此，粒细胞减少一般就是指中性粒细胞减少。此外，临床上常说的白细胞减少是指外周血细胞计数时白细胞总数减少，低于正常范围的下限 [$(4.0 \sim 10.0) \times 10^9$/L]，由于中性粒细胞在白细胞总数中占 $50\% \sim 60\%$，故白细胞总数的变化，反映了中性粒细胞数量的变化。故有时将二者用作中性粒细胞减少的同义词。中性粒细胞减少的程度与发生感染的风险密切相关。

【病因与发病机制】

成熟的中性粒细胞多贮存于骨髓中，其数量约为血液中的 $8 \sim 10$ 倍，可以随时被释放入血，在骨髓中可分为干细胞池、分裂池和贮存池。中性粒细胞至血液后，一半附于小血管壁，称为边缘池；另一半在血液循环中，称为循环池。

血液中性粒细胞数量受年龄、活动、遗传与环境因素影响，不同种族也有差别，如非洲人、非洲裔人群，其中性粒细胞计数均值低于亚裔或欧洲裔人群。中性粒细胞减少的病因可以是原发性即先天遗传的，亦可以是继发性即后天获得的。

先天性中性粒细胞减少症有 Kostmann 综合征与相关疾病，是一种常染色体隐性遗传病，即先天性中性粒细胞减少（粒细胞缺乏症）。具有相似表型的散发病例及具有常染色体显性遗传的先天性中性粒细胞减少的家族亦有报道。这类患者的中性粒细胞弹性蛋白酶基因发生杂合突变。然而许多重型先天性中性粒细胞减少症患者的遗传原因仍然未知。其他引起中性粒细胞减少的遗传病还有罕见的先天性免疫缺陷病、软骨－毛发发育不良综合征、Shwachman-Diamond 综合征、Diamond-Blackfan 综合征、Chédiak-Higashi 综合征等。

临床更常见的是继发性中性粒细胞减少症，根据发病机制，可大致分为以下三类：中性粒细胞生成减少、清除或利用过多及分布异常（粒细胞自循环池交换至边缘池）。

1. 中性粒细胞生成减少

（1）细胞毒药物和化学药物：药物引起的中性粒细胞减少主要有两种作用类型，第一型为药物干扰蛋白合成或细胞复制，作用呈剂量相关毒性，为剂量依赖性。该效应通常为非选择性的，可累及造血干细胞及其他器官的高增殖活性的细胞如黏膜细胞。用于肿瘤化疗以及用作免疫抑制剂的细胞毒性药物，是最常见的继发性原因，可直接损伤、抑制造血干细胞/祖细胞及分裂早期细胞。第二型药物引起的中性粒细胞减少可能与剂量无关，从本质上讲，为一种过敏反应或免疫反应，类似于药物引起的皮疹。许多药物可引发此型中性粒细胞减少症，女性比男性、老年患者比年轻患者更易受影响，有过敏史者（包括对其他药物过敏的患者）较不过敏者更易受影响。这类效应的中性粒细胞减少可发生于用药后的任何时间，但在应用患者先前接触过的药物进行治疗的过程中发生得相对较早。

　　常见的可导致中性粒细胞减少的药物如表 7-7-1，目前对于药物介导的中性粒细胞减少症的基本认识还较有限，部分原因是病例发生不可预测、大量药物涉及其中以及缺乏好的动物研究模型。目前新药特别是靶向药物引入的速度很快，应及时了解该药是否会导致中性粒细胞减少症。

　　（2）营养缺乏致造血原料不足或骨髓无效造血：维生素 B_{12}、叶酸缺乏或代谢障碍引起中性粒细胞减少，是巨幼细胞贫血的一种早期表现。该病发生时常伴有大细胞性贫血及轻度血小板减少，见于胃切除术后，同时带来的铜缺乏可导致全肠外营养患者和营养不良儿童的中性粒细胞减少，伴骨髓前体细胞发育异常的两系或三系血细胞减少与骨髓增生异常综合征极为相似。由于粒细胞分化成熟障碍，造血细胞阻滞于干细胞池或分裂池，且可以在骨髓原位或释放入血后不久被破坏，出现无效造血。

　　（3）感染：中性粒细胞减少症可由急性或慢性细菌、病毒、寄生虫或立克次体感染引起。其机制可能为中性粒细胞消耗增加和感染时产生的负性造血调控因子的作用。某些病毒感染，如流感病毒、传染性单核细胞增多症、病毒性肝炎及 HIV 感染等可致造血前体细胞受感染，从而引起严重或长期的中性粒细胞减少症和全血细胞减少症，病毒感染后中性粒细胞减少在儿童尤为常见。其他病原体，如立克次体可感染内皮细胞，引起全血细胞减少症。革兰氏阴性细菌严重感染时伴发中性粒细胞减少，可能是其对内皮的黏附性增加以及其在感染部位的利用率增加所致。部分引起脾大的慢性感染，如结核病、布鲁菌病、伤寒、疟疾与黑热病，可能因脾阻滞与骨髓受累和抑制而引起中性粒细胞减少症。

　　（4）骨髓浸润：许多血液系统疾病及恶性肿瘤骨髓转移，可影响正常造血细胞增生，这些影响造血干细胞的疾病的共同特征即生成障碍而致中性粒细胞减少，如急性白血病、骨髓增生异常综合征及再生障碍性贫血。引起中性粒细胞减少的同时，常伴贫血及血小板减少。

表 7-7-1　可导致中性粒细胞减少的常用药物

类别	药物
细胞毒性药	烷化剂、抗代谢药、蒽环类抗生素、长春属类生物碱、拓扑异构酶抑制剂等
解热镇痛药	阿司匹林、对乙酰氨基酚、氨基比林、安乃近、吲哚美辛、布洛芬等
抗生素	氯霉素、磺胺类、甲硝唑、头孢菌素、青霉素及其他 β 内酰胺类等
抗结核药	异烟肼、利福平、链霉素、乙胺丁醇、对氨基水杨酸等
抗疟药	氯喹、伯氨喹、奎宁、乙胺嘧啶等
抗病毒药	更昔洛韦等
抗甲状腺药	甲基硫氧嘧啶、丙基硫氧嘧啶、甲硫咪唑等
降血糖药	甲苯磺丁脲、氯磺丙脲等
抗惊厥 / 癫痫药	苯妥英钠、苯巴比妥、卡马西平等
抗组胺药	苯海拉明、氯苯吡胺等
降压药	利血平、肼屈嗪、甲基多巴、卡托普利等
抗心律失常药	普鲁卡因、奎尼丁、普萘洛尔、安博律定等
免疫调节药	硫唑嘌呤、左旋咪唑、麦考酚吗乙酯等
抗精神病药	氯丙嗪、三环类抗抑郁药等
利尿药	乙酰唑胺、氢氯噻嗪等
其他	别嘌呤醇、砷剂、沙利度胺及其衍生物、硼替佐米、西咪替丁、青霉胺、甲氧普胺等

2. 中性粒细胞清除或利用过多

（1）免疫性因素：①药物诱发的免疫性中性粒细胞减少：由免疫介导的中性粒细胞缺乏是药物引起中性粒细胞减少的机制之一，几乎任何一种药物都有可能引起这类并发症；如前述，引起的中性粒细胞减少可能与剂量无关，往往在停药后可逐渐恢复。当早阶段髓系细胞严重耗竭时，可能需要更长时间才能恢复。②自身免疫性中性粒细胞减少：中性粒细胞自身抗体、抗原-抗体复合物及细胞因子介导的中性粒细胞损伤，见于全身性自身免疫性疾病如系统性红斑狼疮、类风湿关节炎与 Felty 综合征等，以及新生儿同种免疫性中性粒细胞减少症、自身免疫性中性粒细胞减少症。

（2）非免疫性因素：重症感染时，中性粒细胞在血液或炎症部位消耗利用过多；脾功能亢进时大量粒细胞在脾中滞留，遭到破坏。

3. 中性粒细胞分布异常　粒细胞总数不减少，但中性粒细胞由循环池转换至边缘池导致循环池粒细胞相对减少，见于遗传性良性假性中性粒细胞减少症、严重的细菌感染、恶性营养不良病等。

【临床表现】

中性粒细胞减少带来的风险是感染。临床表现主要是不同部位感染的症状和体征，轻重取决于中性粒细胞减少发生的速度、程度和持续时间。根据中性粒细胞绝对值减少的程度，可以分为轻度（$\geqslant 1.0 \times 10^9$/L）、中度 [（$0.5 \sim 1.0$）$\times 10^9$/L] 和重度（$< 0.5 \times 10^9$/L），重度减少者即为粒细胞缺乏症。轻度者临床上感染风险低，一般无特殊症状。中度和重度减少者，易出现乏力、头晕、食欲差等非特异性症状。中度减少者，仅有轻度的感染风险，除非存在其他合并因素。重度减少者感染的风险极大，急性、重度的中性粒细胞减少是感染的高危因素。感染发生频率的差异大，与中性粒细胞减少的原因以及持续时间有关。急性重度中性粒细胞减少（如发生于数小时或数日内）与慢性重度中性粒细胞减少（数月或数年）相比，感染的风险更大。常见的感染部位是呼吸道、消化道及泌尿生殖道等，严重者可出现高热、寒战，甚至感染性休克。粒细胞缺乏时，感染部位不能形成有效的炎症反应，常无脓性分泌物，X 线检查可无炎症浸润阴影。

【实验室检查】

1. 血液检查　中性粒细胞的数量减少、甚至缺如。如果见中性粒细胞核左移或核分叶过多，胞质内常见中毒颗粒及空泡，则提示粒细胞减少与感染所有关。其他重要的血液学指标还包括单核细胞、淋巴细胞与血小板计数等。中性粒细胞减少时，淋巴细胞可相对增多，红细胞和血小板一般正常，除非骨髓浸润所致。

2. 骨髓检查　因中性粒细胞减少的原因不同，骨髓象呈不同的表现。粒系增生程度可正常、升高或减低。

3. 其他血液学及免疫学检查　抗核抗体（ANA）及自身免疫性疾病的血清学标志物、感染病原学及营养因素如叶酸等的检查。

4. 影像学检查　B 超、CT 等检查，以了解是否有淋巴结或肝脾大，以及肺部情况等。

须注意，为明确中性粒细胞减少症的原因，相关检查不局限于上述所列。

【诊断与鉴别诊断】

根据血常规检查的结果即可做出白细胞减少、中性粒细胞减少或粒细胞缺乏的诊断，诊断标准是外周血白细胞计数和中性粒细胞绝对值低于正常值的下限。但正常值常受生理因素（例如冬季高于夏季，体力活动后、妊娠时升高），年龄和种族（成人高于儿童，黑色人种中性粒细胞计数较低），采血部位（手指比耳垂部位低，目前采用静脉血较稳定）等影响，必要时需反复检查，包括人工白细胞分类，才能确定白细胞减少或中性粒细胞减少症的诊断。

诊断时，更重要的是要明确中性粒细胞减少的病因，这对治疗很重要。应注意病史采集时家族史、放射线、可疑药物、化学物质接触史，及感染性疾病、自身免疫性疾病、肿瘤性疾病史。注意鉴别粒细胞减少引起的感染与感染引起的粒细胞减少，后者可见中性粒细胞核左移或核分叶过多，胞质内常见中毒颗粒及空泡。粒细胞减少如伴有红细胞和血小板的减少，应与白细胞不增多的急性白血病、再生障碍性贫血、骨髓增生异常综合征、巨幼细胞贫血等鉴别。

【治疗】

1. 病因治疗 去除病因及治疗原发病，对纠正中性粒细胞减少很重要。

2. 对症治疗

（1）防治感染：轻度中性粒细胞减少的患者，应注意保持皮肤和口腔卫生，一般不需要药物治疗。粒细胞缺乏者易发生重症感染，宜急诊住院治疗，尽可能采取无菌隔离措施，防止交叉感染。对感染患者，应尽快判断感染的类型和部位，行血或感染部位分泌物的病原学培养、药敏试验及影像学检查等。在致病菌尚未明确之前，可经验性应用覆盖革兰氏阴性菌、甚至联合革兰氏阳性菌的广谱抗生素治疗，根据疗效反应及明确的病原学结果进行用药调整。必要时可加用抗真菌治疗。病毒感染可加用抗病毒药物。静脉用免疫球蛋白有助于重症感染的控制。

（2）造血细胞因子的使用：包括粒细胞集落刺激因子（G-CSF）和粒-巨噬细胞集落刺激因子（GM-CSF），短期应用疗效确切，可促进中性粒细胞的增生和释放，缩短粒细胞减少的时间，并增强其趋化、吞噬杀菌功能。使用时的常见副作用有发热、肌肉骨骼酸痛、皮疹等。

（3）免疫抑制剂：自身免疫性粒细胞减少和免疫介导机制所致的粒细胞缺乏可用糖皮质激素等免疫抑制剂治疗。其他原因引起的粒细胞减少，则不宜使用。

（4）其他升白细胞药物：目前临床上应用的有 B 族维生素、雄激素等，但缺乏肯定及持久的疗效。

【预防】

避免接触放射线、某些化学物质等对骨髓有毒性作用的因素，职业暴露者应注意防护和定期检查。病因以药物相关性最为常见，应避免滥用药物，使用高危药物者需定期检查血常规，一旦发现粒细胞降低应立即停用药物。

【预后】

与中性粒细胞减少的病因、程度、持续时间、病情进展情况及治疗措施有关。重度粒细胞缺乏症患者感染的病死率较高。

（胡建达）

第8章

骨髓增生异常综合征

骨髓增生异常综合征（myelodysplastic syndromes，MDS）是一组异质性克隆性造血干细胞肿瘤，其特征是血细胞减少，髓系（粒系、红系、巨核系）细胞一系或多系发育异常（或称病态造血，myelodysplasia）和无效造血，可以伴有原始细胞增多。血液学和骨髓检查特征是外周血细胞一系或多系减少，骨髓有核细胞常增多且形态异常，可伴有原始细胞增多，有进展为急性髓细胞性白血病（acute myelogenous leukemia，AML）的风险。任何年龄的男、女均可发病，老年患者（大于 60 岁）约占 80%，儿童罕见。

【病因】

原发性 MDS 的确切病因尚不明确，认为与环境因素相关，例如暴露于射线和苯。继发性 MDS 是肿瘤治疗的晚期毒性效应，通常发生于放疗和烷化剂应用后，例如白消安、亚硝基脲、丙卡巴肼或 DNA 拓扑异构酶抑制剂联合治疗之后。获得性再生障碍性贫血、范科尼（Fanconi）贫血以及其他先天性骨髓衰竭性疾病均可进展为 MDS。MDS 患者也可能没有明确的环境暴露史和既往血液系统疾病史。

【发病机制】

MDS 的确切发病机制不明。MDS 的发生、进展是一个多步骤过程，由于环境、职业或生活中的毒害因素或自发性突变，在易感个体中造成造血干、祖细胞的初始改变。这种受损的干、祖细胞一方面逐渐（较正常干、祖细胞）形成生长或存活优势，成为单克隆性造血并伴有基因组不稳定性，易于发生继发性细胞遗传学异常。另一方面诱发免疫反应，导致 T 细胞介导的自身免疫性骨髓抑制，进一步损害造血细胞的增殖和成熟。持续性自身免疫性攻击诱发单个核细胞和基质细胞产生过多的肿瘤坏死因子 α（tumor necrosis factor α，TNF-α）、干扰素 γ（interferon γ，INF-γ）等细胞因子，后者诱发造血细胞过度凋亡从而导致无效造血。过度的增殖和凋亡导致端粒过度缩短，后者进一步加剧基因组不稳定性，继而导致 MDS 常见的 5q、7q、20q 等染色体异常。同时，抑癌基因如 p53、p15INK4B 的失活，造成细胞周期失控和进一步加剧的基因组不稳定性，终至转化为 MDS 后 AML。

【分型与临床表现】

1. FAB 分型（表 7-8-1） 1982 年法美英（FAB）协作组提出以形态学为基础的 MDS 分型，主要根据 MDS 患者外周血和骨髓原始细胞比例、形态学改变及外周血单核细胞数量，将 MDS 分为 5 个亚型：难治性贫血（refractory anemia，RA）、环形铁粒幼细胞性难治性贫血（RA with ringed sideroblasts，RAS/RARS）、难治性贫血伴原始细胞增多（RA with excess blasts，RAEB）、难治性贫血伴原始细胞增多转变型（RAEB in transformation，RAEB-t）、慢性粒-单核细胞性白血病（chronic myelomonocytic leukemia，CMML）。

2. WHO（2016）分型（表 7-8-2） 2016 年世界卫生组织（WHO）对 MDS 诊断分型进行了修订，认为骨髓原始细胞达 20% 即可诊断为急性髓细胞性白血病，将 RAEB-t 归为 AML，

表 7-8-1　MDS 的 FAB 分型

FAB 类型	外周血	骨髓
RA	原始细胞＜1%	原始细胞＜5%
RARS	原始细胞＜1%	原始细胞＜5%，环形铁粒幼红细胞＞有核红细胞15%
RAEB	原始细胞＜5%	原始细胞5%～20%
RAEB-t	原始细胞≥5%	原始细胞＞20%而＜30%；或幼粒细胞出现 Auer 小体
CMML	原始细胞＜5%，单核细胞绝对值＞$1×10^9$/L	原始细胞5%～20%

表 7-8-2　MDS 2016 年 WHO 修订分型

分型	病态造血	血细胞减少系列[1]	环形铁粒幼红细胞 %	骨髓和外周血原始细胞	常见核型分析
MDS 伴单系血细胞发育异常（MDS-SLD）	1系	1或2系	＜15%或＜5%[2]	骨髓＜5%，外周血＜1%，无 Auer 小体	除外单纯 del（5q）的任何核型
MDS 伴多系血细胞发育异常（MDS-MLD）	2或3系	1～3系	＜15%或＜5%[2]	骨髓＜5%，外周血＜1%，无 Auer 小体	除外单纯 del（5q）的任何核型
MDS 伴环形铁粒幼红细胞（MDS-RS）					
MDS-RS-SLD	1系	1或2系	≥15%或≥5%[2]	骨髓＜5%，外周血＜1%，无 Auer 小体	除外单纯 del（5q）的任何核型
MDS-RS-MLD	2或3系	1～3系	≥15%或≥5%[2]	骨髓＜5%，外周血＜1%，无 Auer 小体	除外单纯 del（5q）的任何核型
MDS 伴单纯 del（5q）	1～3系	1或2系	无或任何比例	骨髓＜5%，外周血＜1%，无 Auer 小体	仅有 del（5q），可以伴有1个其他异常[除－7/del（7q）外]
MDS 伴原始细胞增多（MDS-EB）					
MDS-EB-1	0～3系	1～3系	无或任何比例	骨髓5%～9%或外周血2%～4%，无 Auer 小体	任何核型
MDS-EB-2	0～3系	1～3系	无或任何比例	骨髓10%～19%或外周血5%～19%或有 Auer 小体	任何核型
MDS- 未分类（MDS-U）					
外周血原始细胞1%	1～3系	1～3系	无或任何比例	骨髓＜5%，外周血＝1%[3]，无 Auer 小体	任何核型
单系病态造血伴全血细胞减少	1系	3系	无或任何比例	骨髓＜5%，外周血＜1%，无 Auer 小体	任何核型
伴有诊断意义核型异常	0系	1～3系	＜15%[4]	骨髓＜5%，外周血＜1%，无 Auer 小体	有 MDS 诊断意义的核型异常

注：[1] 血细胞减少定义为：血红蛋白＜100 g/L、血小板计数＜$100×10^9$/L、中性粒细胞绝对计数＜$1.8×10^9$/L，极少数情况下 MDS 可见这些水平以上的轻度贫血或血小板减少，外周血单核细胞必须＜$1×10^9$/L；
[2] 如果存在 *SF3B1* 突变；
[3] 外周血＝1% 的原始细胞必须有两次不同时间检查的记录；
[4] 若环形铁粒幼红细胞≥15% 的病例有明显红系发育异常，则归类为 MDS-RS-SLD

并将 CMML 归为 MDS/MPN（骨髓增生异常综合征 / 骨髓增殖性肿瘤）。此修订更加强调病态造血和骨髓中原始细胞比例，取消了"难治性贫血""难治性血细胞减少"。将有 5 号染色体长臂缺失伴或不伴其他一种染色体异常［除 -7/del（7q）外］的 MDS 独立为 MDS 伴单纯 del（5q）；增加了 MDS- 未分类（MDS-U）。

　　MDS 一般起病缓慢，往往在起病数周甚至数月后方就诊。患者的症状和体征主要是由血细胞减少所致。贫血是疾病早期最常见的症状，表现为逐渐出现疲劳、无力、呼吸困难和面色苍白，部分患者仅在血常规检查时偶然发现。低危患者以贫血的相关表现为主，出血与感染并发症较为少见。部分患者可出现脾大，一般无肝、淋巴结肿大。高危患者除贫血表现外还可有出血和感染相关表现。

【实验室检查】

（一）血象

　　血细胞减少是 MDS 患者最常见的表现。少数患者在病程早期可表现为贫血、白细胞或血小板减少。极少数患者可无贫血而只有白细胞和（或）血小板减少。但随着病程进展，绝大多数都发展为全血细胞减少。MDS 患者各类细胞可有发育异常的形态改变。外周血可出现少数原始细胞、不成熟粒细胞或有核红细胞。因病态造血导致巨幼样变，可使血常规中红细胞平均体积增大。

（二）病态造血的形态学特点

　　1. 红细胞病态造血（dyserythropoiesis）　外周血大红细胞增多，红细胞大小不均，可见到巨大红细胞（直径＞ 2 个红细胞）、异形红细胞、点彩红细胞，可出现有核红细胞。骨髓中幼红细胞巨幼样变，幼红细胞可有多核、核形不规则、核分叶、核出芽、核碎裂、核间桥、Howell-Jolly 小体，早期细胞胞质可有小突起，或环形铁粒幼红细胞＞ 15% 红系细胞。

　　2. 粒细胞病态造血（dysgranulopoiesis）　外周血中性粒细胞颗粒减少或缺如，胞质持续偏于嗜碱，个体小，分叶少，假性 Pelger-Hüet 样核异常，或核分叶多。骨髓中出现异型原粒细胞（Ⅰ型、Ⅱ型），幼粒细胞核浆发育不平行，嗜天青颗粒粗大，消退延迟，中性颗粒减少或缺如；幼粒细胞巨型变，可见环形核幼粒细胞。成熟粒细胞形态改变同外周血。异型原粒细胞形态特征如下：Ⅰ型的形态特征与正常原粒细胞基本相同，但大小可有较大差异，核形可稍不规则，核仁明显，胞质中无颗粒。Ⅱ型的形态特征同Ⅰ型，但胞质中有少数（＜ 20 个）嗜天青颗粒。

　　3. 巨核细胞病态造血（dysmegakaryocytopoiesis）　外周血可见到巨大血小板。骨髓中出现小巨核细胞（细胞面积＜ 800 μm²），包括淋巴细胞样小巨核细胞，小圆核（1 ～ 3 个核）小巨核细胞，或有多个小核的大巨核细胞。一般的巨核细胞也常有核分叶明显和胞质颗粒减少的改变。淋巴细胞样小巨核细胞形态特征如下：类圆形，直径 5 ～ 8 μm，核浆比大，核染色质浓聚，结构不清，无核仁，胞质极少，强嗜碱性，常有不规则的毛状或小泡状突起，无颗粒或颗粒极少。

（三）生化

　　MDS 患者可有血清铁、转铁蛋白和铁蛋白水平增高，血清乳酸脱氢酶活力增高，血清尿酸水平增高，血清免疫球蛋白异常，红细胞血红蛋白 F 含量增高等。红细胞无效生成（原位溶血）可使胆红素升高。

（四）骨髓

　　1. 穿刺液涂片　有核细胞增生程度多增生活跃，少部分呈增生减低，原始细胞百分比正常或增高，红系细胞百分比明显增高，巨核细胞数目正常或增多，淋巴细胞百分比减低。红、粒、巨核系细胞有明确的发育异常的形态改变。

2. 活组织切片　其特点为：①造血组织面积增加（＞50%）或正常；②造血细胞定位紊乱：红系细胞和巨核细胞不分布在中央窦周围，而分布在骨小梁旁区或小梁表面，粒系细胞不分布于骨小梁表面而分布在小梁间中心区，并有聚集成簇的现象；③（粒系）不成熟前体细胞异常定位（abnormal localization of immature precursors，ALIP）现象：原粒细胞和早幼粒细胞在小梁间中心区形成集丛（3～5个细胞）或集簇（＞5个细胞），每张骨髓切片上都能看到至少3个集落和（或）集簇为ALIP（＋）；④基质改变：血窦壁变性、破裂，间质水肿，骨改建活动增强，网状纤维增多等。

（五）免疫学检查

流式细胞术可检测到MDS患者骨髓细胞表型存在异常，是MDS患者骨髓细胞发育异常判断的一个重要补充手段。但不能用流式细胞术分析的$CD34^+$细胞比例取代骨髓和外周血涂片细胞形态分析的原始细胞比例来进行MDS的诊断和分型诊断；免疫表型结果必须与细胞形态学结合，在细胞形态学分析形态异常的细胞不足10%时，免疫表型结果支持MDS时有助于MDS的确诊。

（六）染色体核型分析

MDS患者骨髓细胞染色体核型异常发生率很高，其中以＋8、－7/del（7q）、del（20q）、－5/del（5q）和－Y最为多见。MDS患者常见的染色体异常中，部分具有诊断价值，而＋8、del（20q）和－Y亦可见于再生障碍性贫血及其他血细胞减少疾病。染色体异常核型对于诊断分型、评估预后和治疗决策都具有极为重要的意义。是MDS常规检测项目之一。如常规染色体核型分析失败，应进行荧光原位杂交（FISH）检测，探针至少包括5q31、CEP7、7q31、CEP8、20q、CEPY和p53。

（七）分子遗传学检测

新一代基因测序技术可以在绝大多数MDS患者中检出至少一个基因突变。MDS常见基因突变包括 *TET2*、*RUNX1*、*ASXL1*、*DNMT3A*、*EZH2*、*SF3B1* 等。常见基因突变检测对MDS的诊断有潜在应用价值，如 *SF3B1* 基因突变对MDS伴环形铁粒幼红细胞（MDS-RS）亚型有重要诊断和鉴别诊断价值，应为必检基因。部分基因的突变状态在MDS的鉴别诊断和危险度分层中有一定的价值，包括：*TP53*、*TET2*、*DNMT3A*、*IDH1/2*、*EZH2*、*ASXL1*、*SRSF2*、*RUNX1*、*U2AF1* 等。基因突变在MDS诊断中的价值应结合其他指标审慎判断。

【诊断与鉴别诊断】

病态造血是MDS的主要特征，病态造血明显及骨髓原始细胞增多时MDS诊断不难。骨髓原始细胞不增多的MDS则有时难以确诊，必要时需寻求血细胞形态学以外的依据。当前MDS的最低诊断标准如表7-8-3。MDS的诊断常应与以下疾病鉴别：

1. 慢性再生障碍性贫血（CAA）　常需与MDS-MLD鉴别　MDS-MLD的网织红细胞可正常或升高，外周血可见有核红细胞，可观察到骨髓病态造血，而CAA一般无上述异常。

2. 阵发性睡眠性血红蛋白尿症（PNH）　可出现全血细胞减少和病态造血，但PNH可检测到外周血细胞表面锚链蛋白缺失，Ham试验阳性及血管内溶血的改变。

3. 巨幼细胞贫血　MDS病态造血可见巨幼样变，但巨幼细胞贫血是由叶酸和（或）维生素B_{12}缺乏所致，补充后贫血可纠正；MDS患者叶酸、维生素B_{12}水平不低，补充叶酸、维生素B_{12}无效。

4. 慢性髓细胞性白血病（CML）　CML患者Ph染色体、*BCR-ABL1* 融合基因阳性，而

表 7-8-3　**MDS 的最低诊断标准**

MDS 诊断需满足两条必要条件和一条主要标准
（1）必要条件（两条均须满足） 　　①持续 4 个月一系或多系血细胞减少[1]（如检出原始细胞增多或 MDS 相关细胞遗传学异常，无需等待 　　即可诊断 MDS） 　　②排除其他可导致血细胞减少和发育异常的造血及非造血系统疾病 （2）MDS 相关（主要）标准（至少满足一条） 　　①发育异常：骨髓涂片中红细胞系、粒细胞系、巨核细胞系发育异常细胞的比例 ≥ 10% 　　②环形铁粒幼红细胞占有核红细胞比例 ≥ 15%，或 ≥ 5% 且同时伴有 *SF3B1* 突变 　　③原始细胞：骨髓涂片原始细胞达 5% ～ 19%（或外周血涂片 2% ～ 19%），无 AML 特异性基因重排 　　④常规核型分析或 FISH 检出有 MDS 诊断意义的染色体异常 （3）辅助标准（对于符合必要条件、未达主要标准、存在输血依赖的大细胞性贫血等常见 MDS 临床表现的 　　患者，如符合 ≥ 2 条辅助标准，可考虑诊断为 MDS） 　　①骨髓活检切片的形态学或免疫组化结果支持 MDS 诊断 　　②骨髓细胞的流式细胞术检测发现多个 MDS 相关的表型异常，并提示红系和（或）髓系存在单克隆细 　　胞群 　　③基因测序检出 MDS 相关基因突变，提示存在髓系细胞的克隆群体

注：[1] 中性粒细胞绝对计数 $< 1.8 \times 10^9$/L，血红蛋白 < 100 g/L，血小板计数 $< 100 \times 10^9$/L。

CMML 则阴性。

【治疗】

MDS 患者自然病程和预后差异性很大，治疗基本原则宜个体化。依据预后积分系统 MDS 分为两组：较低危组［IPSS—低危组、中危 -1 组，IPSS-R—极低危组、低危组和中危组（≤ 3.5 分），WPSS—极低危组、低危组和中危组］和较高危组［IPSS—中危 -2 组、高危组，IPSS-R—中危组（> 3.5 分）、高危组和极高危组，WPSS—高危组和极高危组］（表 7-8-4 至表 7-8-6）。预后评分不应作为指导患者治疗的唯一指标，应根据预后分组同时结合患者年龄、体能状况、合并疾病、治疗依从性等进行综合分析，选择治疗方案。较低危组 MDS 通常采用低强度治疗，如造血生长因子或免疫调节剂，其目标是改善造血，提高生活质量。而较高危组 MDS 通常采用去甲基化药物、细胞毒药物或造血干细胞移植（HSCT），其治疗目标是延缓疾病进展，延长生存期和治愈。

（一）支持治疗

所有患者，无论预后积分如何，都应进行"最佳支持治疗"。支持治疗最主要目标是提升患者生活质量，包括成分输血、促红细胞生成素（EPO）、粒细胞集落刺激因子（G-CSF）或粒-巨噬细胞集落刺激因子（GM-CSF）、防治感染和祛铁治疗。

表 7-8-4　**MDS 的国际预后积分系统（IPSS）**

预后变量	积分				
	0	**0.5**	**1**	**1.5**	**2**
骨髓原始细胞（%）	＜ 5	5 ～ 10	—	11 ～ 20	21 ～ 30
染色体核型[1]	好	中等	差		
血细胞减少系列[2]	0 ～ 1	2 ～ 3			

注：[1] 预后好核型：正常，-Y，del（5q），del（20q）；预后中等核型：其余异常；预后差核型：复杂（≥ 3 个异常）或 7 号染色体异常。[2] 中性粒细胞绝对计数 $< 1.8 \times 10^9$/L，血红蛋白 < 100 g/L，血小板计数 $< 100 \times 10^9$/L。

IPSS 危险度分类：低危：0 分；中危 -1：0.5 ～ 1 分；中危 -2：1.5 ～ 2 分；高危：≥ 2.5 分

表 7-8-5   MDS 的修订国际预后积分系统（IPSS-R）

预后变量	积分						
	0	0.5	1	1.5	2	3	4
细胞遗传学 [1]	极好		好		中等	差	极差
骨髓原始细胞（%）	$\leqslant 2$		$> 2 \sim < 5$		$5 \sim 10$	> 10	
血红蛋白（g/L）	$\geqslant 100$		$80 \sim < 100$	< 80			
血小板计数（$\times 10^9$/L）	$\geqslant 100$	$50 \sim < 100$	< 50				
中性粒细胞绝对计数（$\times 10^9$/L）	$\geqslant 0.8$	< 0.8					

注：[1] 极好：-Y，del（11q）；好：正常核型，del（5q），12p-，del（20q），del（5q）附加另一种异常；中等：del（7q），＋8，＋19，i（17q），其他 1 个或 2 个独立克隆的染色体异常；差：－7，inv（3）/t（3q）/del（3q），－7/del（7q）附加另一种异常，复杂异常（3 个）；极差：复杂异常（> 3 个）。
IPSS-R 危险度分类：极低危：$\leqslant 1.5$ 分；低危：$> 1.5 \sim 3$ 分；中危：$> 3 \sim 4.5$ 分；高危：$> 4.5 \sim 6$ 分；极高危：> 6 分

表 7-8-6   MDS 的 WHO 分型预后积分系统（WPSS，2011 年版）

预后变量	积分			
	0	1	2	3
WHO 分类	RCUD、RARS、伴有单纯 del（5q）的 MDS	RCMD	RAEB-1	RAEB-2
染色体核型 [1]	好	中等	差	
严重贫血 [2]	无	有		

注：RCUD：难治性血细胞减少伴单系发育异常；RARS：难治性贫血伴有环形铁粒幼红细胞；RCMD：难治性血细胞减少伴有多系发育异常；RAEB：难治性贫血伴有原始细胞过多。[1] 预后好核型：正常核型，-Y，del（5q），del（20q）；预后中等核型：其余异常；预后差核型：复杂（$\geqslant 3$ 个异常）或 7 号染色体异常。[2] 男性患者血红蛋白 < 90 g/L，女性患者血红蛋白 < 80 g/L。
WPSS 危险度分类：极低危：0 分；低危：1 分；中危：2 分；高危：$3 \sim 4$ 分；极高危：$5 \sim 6$ 分

1. 成分输血   有明显贫血症状和活动性出血时可给予红细胞及血小板输注。

2. 造血生长因子   中性粒细胞缺乏且伴有反复或持续性感染的 MDS 患者可应用 G-CSF/GM-CSF。输血依赖的较低危组 MDS 患者可采用 EPO±G-CSF 治疗。

3. 感染的处理   中性粒细胞减少的 MDS 患者尚无证据支持常规给予预防性抗细菌或真菌药物。严重中性粒细胞减少患者可以考虑预防性小剂量 G-CSF 治疗以维持中性粒细胞计数 $> 1 \times 10^9$/L。有明确感染灶时采用抗生素治疗。

4. 祛铁治疗   对于红细胞输注依赖的患者应定期监测血清铁蛋白（SF）水平、累计输血量和器官（心、肝、胰腺）功能监测。预期寿命 $\geqslant 1$ 年、输注红细胞总量超过 80 U、$SF \geqslant 1000$ μg/L 至少 2 个月及输血依赖的患者，可实施祛铁治疗。常用的祛铁药物有去铁胺和地拉罗司等。

（二）免疫抑制治疗和免疫调节剂治疗

免疫抑制治疗（IST）包括抗胸腺细胞球蛋白（ATG）和环孢素 A（CsA），可考虑用于具备下列条件的患者：预后分组为较低危、骨髓原始细胞比例 $< 5\%$ 或骨髓增生低下、正常核型或单纯＋8、存在输血依赖、HLA-DR15 阳性或存在 PNH 克隆。

来那度胺已是 del（5q）伴或不伴额外细胞遗传学异常［除外－7/del（7q）］且依赖输血的较低危组 MDS 患者首选治疗，推荐治疗方案为 10 mg/d，根据血象调整剂量。如出现下列情况不建议应用来那度胺：①骨髓原始细胞比例 $> 5\%$；②复杂染色体核型；③ IPSS—中危 -2 或高危组；④ *TP53* 基因突变。

（三）去甲基化药物

常用的去甲基化药物包括 5- 阿扎胞苷和地西他滨，去甲基化药物可应用于较高危组 MDS 患者，降低患者向 AML 进展的风险、改善生存。较低危组 MDS 患者如出现严重粒细胞减少和（或）血小板减少，也可应用去甲基化药物治疗，以改善血细胞减少。

（四）化疗

较高危组尤其是原始细胞比例增高的患者预后较差，化疗是选择非造血干细胞移植（HSCT）患者的治疗方式之一。可采取 AML 标准"3 + 7"诱导方案或预激方案。含有标准剂量阿糖胞苷、蒽环类的方案仅使不到 20% 较高危组 MDS 患者获得缓解，因此不再经常使用。预激方案治疗较高危 MDS 患者的完全缓解率可达 40% ～ 60%，且老年或身体功能较差的患者对预激方案的耐受性优于常规 AML 化疗方案。预激方案也可与去甲基化药物联合。MDS 化疗后骨髓抑制期长，需注意加强支持治疗与隔离保护。

（五）异基因造血干细胞移植（allo-HSCT）

是目前唯一能根治 MDS 的方法，造血干细胞来源包括同胞全相合供者、非血缘供者和单倍型相合血缘供者。适应证为：①年龄＜ 65 岁、较高危组患者；②年龄＜ 65 岁、伴有严重血细胞减少、经其他治疗无效或伴有不良预后遗传学异常（如－ 7、3q26 重排、TP53 基因突变、复杂核型、单体核型）的较低危组患者。拟行 allo-HSCT 的患者，如骨髓原始细胞≥ 5%，在等待移植的过程中可应用化疗或去甲基化药物或二者联合桥接 allo-HSCT，但不应耽误移植的进行。对移植后复发患者，预后较差。供体淋巴细胞输注、二次移植、其他免疫干预等补救治疗可能有效，但不超过 10% 患者能够延长无病生存。

（六）其他

新近，美国食品药品监督管理局（FDA）批准了 Luspatercept 用于治疗血清 EPO ＞ 500 mU/ml 的 MDS-RS 患者。此外，雄激素对部分有贫血表现的 MDS 患者有促进红系造血作用，是常用辅助治疗药物，包括达那唑、司坦唑醇和十一酸睾酮。有报道全反式维甲酸及某些中药成分对 MDS 有治疗作用。

【预后】

MDS 患者中位生存期差别很大，国际预后评分系统有助于评价预后。较低危组患者可生存数年，而较高危组患者生存期仅为几个月。全血细胞减少迅速恶化、连续细胞遗传学检测发现新的染色体异常、原始细胞数量增加和骨髓纤维化，均为不良预后因素。无论何种类型的治疗相关性 MDS，预后均非常差，大多数患者在数月内进展为难治性 AML。

（吴德沛）

第9章 白血病

第1节 概 述

白血病（leukemia）是起源于造血干、祖细胞的造血系统恶性肿瘤。白血病细胞出现增殖失控、分化障碍、凋亡受阻，在体内无控性增生、积聚，并抑制骨髓正常造血功能，浸润其他器官、系统，使患者出现贫血、出血、感染和浸润征象，最终导致死亡。

【白血病的发现】

1827年，Velpeau医生首先报道了一例"奇怪"的病例。患者表现为发热、乏力、腹胀和尿路结石，入院不久即死亡；尸检发现肝脾明显肿大，血液黏稠、状似"白粥"。后来Barth和Craigie也相继报道了类似病例，他们分别把患者血样送给法国病理学家Donné和他的学生、英国病理学家Bennett进行显微镜下检查，观察到患者血样中有一半多的细胞为与"脓"不同的"黏液样小球"。同期的德国病理学家Virchow将患者血样与正常人比较，发现患者血样中的有色颗粒（红血球）明显减少，而无色颗粒（白细胞）显著增多，且不存在其他外源性化学物质和有形成分，血液形态改变与化脓无关。1847年Virchow首先用希腊文"白血"（leukemia）一词来描述这一病理变化，认为本病是"起源于脾和淋巴腺的一种自主性疾病，是血中无色颗粒增加的直接原因"，应为一种独立的特殊病种。Virchow还对比了患者的无色细胞与脾和淋巴腺内残存的正常细胞形态，把白血病分为脾型和淋巴型两种类型。1868年，Neumann在观察一例脾型白血病时，首次把白血病与骨髓改变联系在一起，推测这类白血病是"骨髓内产生的"。1889年Ebstein开始引入"急性白血病"一词来描述这一疾病。1900年Naegeli描述了原始粒细胞，并把白血病分为粒细胞和淋巴细胞两种类型。1967年，世界卫生组织在《国际疾病统计分类手册》上，将白血病分为急性淋巴细胞白血病、慢性淋巴细胞白血病、急性粒细胞白血病、急性单核细胞白血病和慢性粒细胞白血病等几种主要类型。

【流行病学】

白血病的年发病率在男性为（4.8～7.1）/100 000，女性为（3.2～4.6）/100 000。不同类型白血病的发病率、病死率在地区、族群分布中存在明显差异，欧美国家慢性淋巴细胞白血病的发生率明显高于东亚地区。

【病因】

白血病的病因尚未完全清楚，可能与病毒、辐射、化学制剂及遗传因素有关。

（1）病毒：EB病毒感染与赤道非洲的Burkitt淋巴瘤/白血病发生有关，人类T淋巴细胞病毒Ⅰ型（human T-lymphotropic virus Ⅰ，HTLV-Ⅰ）导致成人T细胞白血病/淋巴瘤（ATL）。

（2）辐射：X线、γ射线、电离辐射等，可通过引起染色体或基因突变，造成癌基因激活和（或）抑癌基因失活，从而导致白血病的发生。1945年广岛、长崎遭原子弹轰炸后，居民中白血病的发病率显著增加，受辐射剂量越大的地区发病率越高。在因恶性肿瘤和某些良性疾病（如血清阴性强直性脊柱炎等）需要放射治疗的患者中，继发白血病的概率明显高于普通人群。电磁辐射可能增加慢性淋巴细胞白血病的发病率。

（3）化学制剂：含苯有机溶剂具有致白血病作用。某些用于治疗肿瘤的药品，具有明确的致白血病作用，如烷化剂和拓扑异构酶Ⅱ抑制剂，二者常导致继发急性白血病，暴露后潜伏期分别为 4～6 年和 1～2 年。部分急性早幼粒细胞白血病（APL）与乙双吗啉治疗银屑病有关。

（4）遗传因素：既往研究发现单卵双生子中一方在 6 岁以内发生白血病，则另一方发生白血病的可能性达 25%；白血病患者的一级亲属中白血病发病率是普通人群的 3 倍。

【发病机制】

白血病常有染色体异常和基因突变，细胞、分子遗传学异常是其致病基础。白血病的发生是多个基因突变、多种机制参与的。经典的"二次打击"学说认为：血液系统恶性肿瘤的发生至少需要两个遗传学打击才能发生病变。一次突变造成增殖优势（Ⅰ类突变），另一次突变造成其造血分化受阻（Ⅱ类突变）。双打击模型的一类信号是遗传学打击产生的激酶异常激活信号，导致细胞增殖能力增强。这类遗传学异常包括 *Bcr-Abl*、*FLT3* 内部串联重复（FLT3 internal tandem duplication，*FLT3-ITD*）、*Ras* 突变、*Kit* 突变等。二类信号的遗传学打击产生转录因子异常，导致造血细胞分化发育障碍。这类遗传学打击主要包括 *MLL* 异常、*PML-RAR* α、*AML1-ETO* 和 *CBF* β*-MYH11* 等。

【诊断与分类】

白血病的诊断主要依赖骨髓涂片计数原始细胞比例。早期白血病的诊断与分类主要依赖细胞形态学和细胞化学染色，目前两者仍有重要地位，但是流式细胞术为基础的免疫分型更为准确。当前白血病的分类更是将形态学、免疫表型、细胞遗传学、分子遗传学融为一体，对白血病进行精细分型。

根据白血病细胞的分化程度和自然病程，白血病可分为急性和慢性两大类。急性白血病（acute leukemia，AL）细胞的分化停滞于早期阶段，多为原始细胞和早期幼稚细胞，病情发展迅速，自然病程仅数月。慢性白血病（chronic leukemia，CL）细胞的分化停滞于晚期阶段，多为较成熟细胞或成熟细胞，病情相对缓慢，自然病程可达数年。

根据主要受累的细胞系列可将急性白血病分为急性髓细胞性白血病（acute myelogenous leukemia，AML）和急性淋巴细胞白血病（acute lymphoblastic leukemia，ALL）。慢性白血病则主要包括慢性髓细胞性白血病（常称为慢性粒细胞白血病，chronic myelogenous leukemia，CML）和慢性淋巴细胞白血病（chronic lymphocytic leukemia，CLL）。

1976 年，法-美-英 3 国 7 位学者共同研究了大量的白血病患者骨髓和外周血涂片，结合细胞化学染色，提出了白血病的 FAB 诊断分型标准，将原始细胞≥ 30% 作为急性白血病的诊断标准。按照细胞形态和细胞化学染色把急性白血病分为 ALL 和 AML，前者再分为 L1、L2 和 L3 型，后者再分为 M1-M6 型，后来又增加了 M0 和 M7 两个亚型。1985 年和 1986 年分别提出了 ALL 和 AML 的形态-免疫-细胞遗传学（MIC）分型，后来又将分子遗传学特征纳入，形成了 MICM 分型。随着更多免疫学和遗传学信息的加入，世界卫生组织（WHO）于 2001 年发布了血液肿瘤新的分类方案，之后对此进行了一系列的修订，于 2008 年出版了第四版，并于 2016 年再次对第四版进行了修订。

WHO 与 FAB 分类方案两个最基本的区别在于：一是 WHO 分类综合白血病形态学、免疫表型、遗传学和患者临床特征作为分类诊断标准，而 FAB 分类仅为形态学分类；二是 WHO 分类中诊断 AML 的血或骨髓原始细胞下限从 FAB 的 30% 降为 20%。近年来随着二代测序技术的应用，学者们根据基因组学的研究结果提出了 Ph 样及早期前体 T（ETP）急性淋巴细胞白血病，已被纳入 2016 年 WHO 分类方案中。未来随着基因组学更加普遍的应用，会有更多根据基因组学特征确立的疾病亚型出现。

【治疗】

对于白血病的药物治疗按照作用机制大致可以分为几类：①传统化疗，包括蒽环、抗代谢药物及烷化剂等；②诱导分化治疗，以用于急性早幼粒细胞白血病的全反式维甲酸和亚砷酸为代表；③造血干细胞移植；④分子靶向治疗，以用于慢性粒细胞白血病的伊马替尼为代表；⑤免疫治疗，包括用于淋巴瘤治疗的 CD20 单抗及双功能抗体等的抗体免疫治疗，还有近年新兴的嵌合抗原受体 T 细胞（chimeric antigen receptor T cells，CAR T）免疫治疗。

近年白血病的化疗逐渐向化疗为主、靶向免疫治疗为辅，甚至以靶向免疫治疗为主的方向发展。慢性粒细胞白血病，既往的治疗主要依靠干扰素及造血干细胞移植，随着伊马替尼等一系列酪氨酸激酶抑制剂的应用，靶向药物已经成为慢性粒细胞白血病的标准一线治疗方案。同样酪氨酸激酶抑制剂也已成为 Ph 阳性急性淋巴细胞白血病治疗方案中的重要组成部分。CD20 单抗美罗华、CD22 免疫毒素、CD3CD19 双功能抗体和 CAR T 免疫治疗，这些治疗方案现在已经一线或者二线用于急性淋巴细胞白血病的治疗。急性髓细胞性白血病的化疗主要是蒽环类药物和阿糖胞苷为主体组成的联合化疗方案，但近年美国 FDA 已批准 FLT3 抑制剂米哚妥林和吉列替尼、IDH2 抑制剂 enasidenib、BCL-2 抑制剂维奈克拉，针对 CD33 的 GO 单抗用于 AML 的治疗，靶向及免疫治疗也将逐渐在 AML 的治疗中发挥越来越重要的作用。慢性淋巴细胞白血病的治疗，既往主要是烷化剂和核苷酸类似物氟达拉滨，随着 CD20 单抗美罗华的应用形成了 FCR 方案，近年则出现了酪氨酸激酶抑制剂伊布替尼（ibrutinib）。

（王建祥）

第 2 节　急性髓细胞性白血病

急性髓细胞性白血病（acute myelogenous leukemia，AML）为高度异质性的造血干、祖细胞肿瘤，是包括粒细胞系、单核细胞系、红细胞系及巨核细胞系急性白血病的总称，我国年患病率为 1.85/10 万，占白血病的 58.7%。

【病因】

电离辐射、化学制剂及遗传因素在 AML 的发生发展中起一定作用。目前，并没有直接证据表明 AML 由病毒感染所致。

1. 电离辐射　高剂量的辐射有致白血病作用，在日本原子弹轰炸后或核反应堆泄露事件的幸存者中，髓细胞性白血病的患病风险明显增高，发病高峰在射线暴露后的 5 ～ 7 年。但是治疗剂量的辐射很少增加患 AML 的风险。

2. 化学制剂　苯是一种在化学制剂、塑料、橡胶及制药工业中常用的有机溶剂，接触苯与AML 发病率增加有关。吸烟及接触石油产品、油漆、尸体防腐剂、环氧乙烷、除草剂及杀虫剂等亦与 AML 发生相关。抗肿瘤药是治疗相关的 AML 的主要病因。烷化剂相关的白血病在用药后平均 4 ～ 6 年发生，受累患者通常有 5 号染色体和 7 号染色体异常。拓扑异构酶Ⅱ抑制剂相关的白血病通常在用药 1 ～ 3 年后发生，该类患者常涉及 11q23 的染色体异常。氯霉素、保泰松和不常用的氯喹及甲氧沙林能导致骨髓衰竭，可能演变为 AML。

3. 遗传因素　与体细胞染色体非整倍性相关的某些综合征与 AML 发病率增高相关，如 21号染色体三体的唐氏综合征，与 DNA 修复缺陷有关的遗传性疾病，如范科尼（Fanconi）贫血、Bloom 综合征、共济失调毛细血管扩张症均与 AML 的发生有关。先天性粒细胞缺乏症（Kostmann 综合征）是一种编码粒细胞集落刺激因子（G-CSF）受体和粒细胞弹性蛋白酶的基因突变所致的疾病，其可能会进展为 AML。存在 *CEBPA*、*DDX41*、*RUNX1* 以及 *TP53* 胚系突变者有高倾向发展为 AML。

【临床表现】

AML 主要临床表现有贫血，发热，出血，器官和组织浸润，如肝脾大、淋巴结肿大、胸骨压痛等。诊断为 AML 之前，约半数病例这些表现出现的时间不足 3 个月。半数患者以疲乏为首发症状，而多数患者在疾病确诊时才出现疲倦或乏力。约 10% 的患者以伴或不伴有感染的发热为早期表现。5% 的患者首先表现为凝血功能异常（出血、皮肤瘀斑）。15% 的患者出现视网膜出血。急性早幼粒细胞白血病由于易并发弥散性血管内凝血（disseminated intravascular coagulation，DIC）而出现严重的消化道、肺或颅内出血。与凝血功能紊乱相关的出血也可能发生在单核细胞型 AML 及伴白细胞明显增多的其他亚型。急性粒-单核细胞白血病和急性单核细胞白血病时常由于白血病细胞浸润而表现为牙龈增生、肿胀。极少数患者出现髓系肉瘤，以原始细胞出现在皮肤、淋巴结、胃肠道、软组织和睾丸为特征，可发生于 AML 之前或与 AML 同时出现。

【实验室与其他检查】

（一）血象

多数患者在确诊时有不同程度的贫血，严重者血红蛋白低于 50 g/L，甚至 30 g/L 以下，红细胞计数也相应减少。贫血一般属于正细胞正色素性，少数患者如红白血病或在接受治疗后可为大细胞性，个别患者网织红细胞计数可增加，甚至达 10%。90% 以上患者有血小板数减少，约 1/3 患者血小板计数低于 $50×10^9$/L，严重者可低于 $10×10^9$/L。极少数患者血小板计数可正常，甚至增加。白细胞计数常增高，多在（30 ～ 50）$×10^9$/L，少数可高达 $100×10^9$/L 以上，1/3 左右的患者白细胞计数低于 $5.0×10^9$/L。当白细胞计数 ≥ $100×10^9$/L 时称高白细胞白血病。血涂片中可出现数量不等的原始及幼稚细胞，有时还可见到有核红细胞。

（二）骨髓

有核细胞增生明显或极度活跃，少数可呈增生活跃或减低，增生减低者骨髓可有纤维化或脂肪化。原始或幼稚髓系细胞大量增生，比例明显增加。红细胞系统通常都减少，红白血病时各阶段有核红细胞可增多，且常伴有形态异常。巨核细胞可显著减少，少数患者也可正常或增多。骨髓中各阶段细胞除比例有变化外，细胞还应存在质的异常。白血病细胞形态特点有：①胞体大小不均，胞核增大，胞质量减少；②核形态不规则，常有折叠或分叶，核染色质较正常细胞粗糙及核仁大；③核和浆发育不平衡，通常胞核的发育落后于胞质（浆）；④胞浆中易见空泡，出现 Auer 小体等。Auer 小体不见于急性淋巴细胞白血病，有助于急性髓细胞性白血病与急性淋巴细胞白血病的鉴别。FAB（法国、美国、英国）白血病分型协作组主要根据骨髓细胞形态将急性髓细胞性白血病分为 M0 ～ M7 共八型：

1. M0（急性髓细胞性白血病微分化型）　骨髓中原始细胞 ≥ 90%，原始细胞形态在光镜下类似急性淋巴细胞白血病 L2 型细胞，胞质大多透亮，无嗜天青颗粒及 Auer 小体，核仁明显，苏丹黑 B（Sudan black B，SBB）/ 髓过氧化酶（myeloperoxidase，MPO）阴性或阳性率 < 3%，淋系标志（如 CD3、CD79a、CD22 等）阴性，而 CD7 和 TdT 可呈阳性，超微结构水平过氧化物酶（peroxidase，POX）或髓系特异性抗原（MPO、CD13、CD33）中至少一个呈阳性，大部分患者表达幼稚细胞标志 CD34 和 HLA-DR。非红系细胞（NEC）是指从有核细胞计数中除去红系细胞、浆细胞、淋巴细胞、肥大细胞和巨噬细胞。

2. M1（急性粒细胞白血病未成熟型，acute myeloid leukemia without maturation）　骨髓中原始粒细胞（Ⅰ型＋Ⅱ型）≥ 90%，其中至少有 3% 原始细胞 MPO 或 SBB 染色阳性，早幼粒细胞及其以下各阶段细胞或单核细胞 < 10%。Ⅰ型原始细胞无颗粒，染色质疏松，核浆比例高，常

有明显的核仁；Ⅱ型原始细胞形态与Ⅰ型原始细胞基本相同，但胞质中有少许嗜天青颗粒，核浆比例相对较低，Ⅱ型原始细胞如果胞核已经偏位、出现高尔基区、染色质凝集则为早幼粒细胞。

3. M2（急性粒细胞白血病成熟型，acute myeloid leukemia with maturation） 骨髓中原始粒细胞≥30% 但＜90%，单核细胞＜20%，早幼粒及其以下各阶段细胞＞10%。M2b 是我国在 M2 亚型中新增的一个亚型。M2b 亚型骨髓中原始粒细胞及早幼粒细胞比例增多，但以异常形态的"中性中幼粒细胞"为主（＞30%）。此类细胞有明显的核浆发育不平衡和巨幼样变，核的发育落后于胞质（浆），胞质（浆）中易见空泡，分化差者核的凹陷处有一很小的橙黄色区，分化良好者胞质粉红色区增大。此型相当于国际上的 t（8；21）AML。不符合 M2b 特点的 M2 型，改称为 M2a 型。

4. M3（急性早幼粒细胞白血病，acute promyelocytic leukemia） 骨髓中以异常多颗粒早幼粒细胞增生为主，≥30%，多数＞50%，且细胞形态较一致。细胞核形态可不规则，胞质有时有内外两区，外区中无颗粒，内区中有大小不均的颗粒。

5. M4（急性粒-单核细胞白血病，acute myelomonocytic leukemia） 骨髓中原始粒、单核细胞≥30%，各阶段粒细胞占 30%～79%，各阶段单核细胞＞20%。M4Eo：除具有上述 M4 特点外，骨髓中嗜酸性粒细胞比例增多，≥5%。形态学上除胞质中有典型的嗜酸颗粒外，可夹杂大的嗜碱颗粒。

6. M5（急性单核细胞白血病，acute monoblastic and monocytic leukemia） 分为两种亚型：M5a（急性单核细胞白血病未分化型）：骨髓中原始单核细胞≥80%；M5b（急性单核细胞白血病部分分化型）：骨髓中原始、幼稚单核细胞≥30%，但原始单核细胞＜80%。

7. M6（急性红白血病，acute erythroid leukemia） 骨髓中红细胞系统≥50%，且伴有形态学异常，表现为核染色质呈巨幼样变，核不均等分裂、奇数核或多核，核碎裂等，骨髓中原始粒细胞（或原始、幼稚单核细胞）≥30%（非红系细胞，non-erythroid cells，NEC）。

8. M7（急性巨核细胞白血病，acute megakaryoblastic leukemia） 骨髓中原始巨核细胞≥30%。此型的原始细胞单凭形态学很难确认，需做电镜血小板过氧化物酶（PPO）染色，或血小板糖蛋白 GP Ⅲa（CD61）和 GP Ⅱb/Ⅲa 复合物（CD41）单克隆抗体加以证实。骨髓干抽时则需病理活检用免疫酶标技术证实有原始巨核细胞增多。

（三）细胞化学

主要用于形态学鉴别各亚型白血病。常见急性白血病（AL）的细胞化学反应见表 7-9-1。

表 7-9-1　常见 AL 的细胞化学反应鉴别

	急性淋巴细胞白血病	急性粒细胞白血病	急性单核细胞白血病
过氧化物酶（MPO）	（－）	分化差的原始细胞（－）～（＋） 分化好的原始细胞（＋）～（＋＋＋）	（－）～（＋）
糖原染色（PAS）	（＋）成块或颗粒状	（－）或（＋），弥漫性淡红色	（－）或（＋），弥漫性淡红色或颗粒状
非特异性酯酶（NEC）	（－）	（－）或（＋），NaF 抑制＜50%	（＋），NaF 抑制≥50%
中性粒细胞碱性磷酸酶（NAP）	增加	减少或（－）	正常或增加

（四）免疫学表型

急性髓细胞性白血病的诊断主要还是依据光镜细胞形态学和细胞化学染色，免疫表型分析主要用于根据以上两项尚不能确定其是否属于急性髓细胞性白血病和难以确定其亚型（如 M0、M7）的患者。AML 各亚型的免疫表型（细胞表面抗原表达）特征见表 7-9-2。

表 7-9-2　**AML 各亚型细胞表面抗原表达特征**

亚型	常表达抗原	注释
M0	DR、CD13、CD33、CD34、CD7 ＋ / －、TdT － / ＋	
M1	DR、CD13、CD33、CD34、CD15、CD1b － / ＋	部分患者可表达 CD11b、CD117 ＋ / －
M2	DR、CD13、CD33、CD34、CD15 － / ＋、CD117 ＋ / －	t（8；21）患者常表达 CD56 和 CD19
M3	DR －、CD13、CD15、CD33、CD34 － / ＋	CD9 ＋、M3v 变异型患者常表达 CD2
M4	DR、CD11b、CD3、CD14 ＋ / －、CD15、CD33、CD34 － / ＋	弱表达 CD4，M4Eo CD2 常阳性
M5	DR、CD11b、CD13 ＋ / －、CD14 ＋ / －、CD15、CD33、CD34 － / ＋	
M6	DR ＋ / －、CD13 － / ＋、CD33 ＋ / －、CD34 ＋ / －	红系白血病 CD36 和血型糖蛋白 A 阳性，不表达 CD45
M7	DR ＋ / －、CD33 ＋ / －、CD34、CD36、CD41、CD42a、CD42b、CD61	CD9 常阳性

（五）染色体核型及分子生物学

约 70% 原发性初诊 AML 患者有染色体异常，一些非随机染色体改变与一些具有独特形态学和临床特点的急性髓细胞性白血病密切相关，常见染色体异常和相关基因改变见表 7-9-3。染色体核型正常 AML 患者中常见的突变基因有 *NPM1*、*FLT3-ITD* 和 *CEBPA* 等。

表 7-9-3　**AML 常见染色体异常和相关基因改变**

分型诊断	染色体核型	基因
M1	t（9；22）（q34；q11）	*BCR-ABL*
M2	inv（3）（q21；q26）	*Evi1-MDS1*
	t（8；21）（q22；q22）	*RUNX1-RUNX1T1*（*AML1-ETO*）
	t（6；9）（p21 ～ 22；q34）	*DEK-CAN*
M3	t（15；17）（q22；q12）	*PML-RAR α*
	t（11；17）（q23；q21）	*PLZF-RAR α*
	t（5；17）（q32；q21）	*NPM-RAR α*
	t（11；17）（q13；q21）	*NuMA-RAR α*
M4Eo	t（16；16）（p13；q22）或 inv/del（16）（q22）	*CBFB-MYH11*
M4/M5	t（8；16）（p11.2；p13.3）	*MOZ-CBF*
M5	t/del（11）（q23）	*MLL*

【诊断与鉴别诊断】

根据临床表现、血象和骨髓象特点，诊断一般不难。由于白血病类型不同，治疗方案及预后亦不尽相同，因此诊断成立后，应进一步分型。世界卫生组织（WHO）急性髓细胞性白血病分型（2001）与 FAB 分型的主要区别有：①诊断标准改为原始细胞≥ 20%；②将 t（8；21）（q22；q22）/AML-ETO，t（15；17）（q22；q11 ～ 12）及其变异型，t（16；16）（p23；q11）或 inv（16）（p13；q22）/*CBFB-MYH11*，11q23（MLL）异常等有细胞 / 分子遗传学特征的 AML 归类为有重现性细胞遗传学异常的 AML；③将伴多系发育异常的 AML（有或无 MDS 病史）和治疗 / 职业相关 AML 单独列出；④不能按上述②③分型的 AML 根据形态和免疫分型诊断为 M0 ～ M2、M4 ～ M7［不包括原来的 M2/t（8；21）、M3 和 M4Eo］或急性嗜碱性粒细胞白血病（acute basophilic leukemia）、急性全髓增殖症伴骨髓纤维化（acute panmyelosis with myelofibrosis）。2008、2016 年在此基础上又进行了修订（表 7-9-4）。当患者被证实有克隆性重现性细胞遗传学异常 t（8；21）（q22；q22）、inv（16）（p13q22）或 t（16；16）（p13；q22）以及 t（15；17）（q22；q12）时，即使原始细胞＜ 20%，也应诊断为 AML。

白细胞减少或全血细胞减少患者，可能需与粒细胞缺乏或再生障碍性贫血相鉴别，但根据血象（包括浓缩血涂片）和骨髓象，鉴别诊断一般并不困难。在粒细胞缺乏恢复过程的早期，骨髓象可能很像 AML，但随着恢复的继续并无相像之处。结核病（特别是无反应性结核病）、癌伴骨髓转移等引起的类白血病反应也可导致外周血中出现大量的幼稚阶段髓系细胞，但骨髓或外周血中原始细胞比例不会超过 20%。

表 7-9-4　**WHO 急性髓细胞性白血病及相关肿瘤分类（2016）**

AML 伴重现性细胞遗传学异常
　　AML 伴 t（8；21）（q22；q22.1）；*RUNX1-RUNX1T1*
　　AML 伴 inv（16）（p13.1q22）或 t（16；16）（p13.1；q22）；*CBFB-MYH11*
　　急性早幼粒细胞白血病（APL）伴 *PML-RARA*
　　AML 伴 t（9；11）（p21.3；q23.3）；*MLLT3-KMT2A*
　　AML 伴 t（6；9）（p23；q34.1）；*DEK-NUP214*
　　AML 伴 inv（3）（q21.3q26.2）或 t（3；3）（q21.3；q26.2）；*GATA2*，*MECOM*
　　AML（巨核细胞性）伴 t（1；22）（p13.3；q13.3）；*RBM15-MKL1*
　　暂定分型：AML 伴 *BCR-ABL1*
　　AML 伴 *NPM1* 突变
　　AML 伴 *CEBPA* 双等位基因突变
　　暂定分型：AML 伴 *RUNX1* 突变
AML 伴骨髓增生异常相关改变
治疗相关性髓系肿瘤
AML，非特指型
　　AML 微分化型
　　AML 未成熟型
　　AML 成熟型
　　急性粒单核细胞白血病
　　急性单核细胞白血病
　　纯红白血病
　　急性巨核细胞白血病
　　急性嗜碱性粒细胞白血病
　　急性全髓增殖症伴骨髓纤维化
髓系肉瘤
唐氏综合征相关骨髓增殖症
　　短暂髓系造血异常（TAM）
　　唐氏综合征相关髓系肿瘤

【治疗】

（一）支持治疗

1. 高白细胞的处理　对于白细胞计数较高（＞ $50×10^9$/L）的患者，治疗前可用羟基脲 2～3 g/d，连用 2～3 天，然后再进行正规化疗，以避免由于化疗时大量白血病细胞破坏而诱发弥散性血管内凝血（disseminated intravascular coagulation，DIC）。同时用别嘌呤醇 300～600 mg/d，碳酸氢钠 1.5 g/d，分 3 次口服，用以预防高尿酸血症。发生尿酸性肾病时，应予适量补液，并用 5% 碳酸氢钠 250～500 ml/d，使尿液碱化。

2. 感染的防治　感染是白血病患者最常见的合并症，占白血病死亡原因的第一位，一旦发生感染常来势凶猛，进展迅速，尤其是革兰氏阴性杆菌感染。因此及时地对感染进行恰当处理至关重要。在取送各种病原菌培养后，须立即给予经验性治疗，待病原体明确后，再换用敏感抗生素。在中性粒细胞绝对值低于 $1.0 \times 10^9/L$ 时可预防性给予口服抗细菌和抗真菌药物。

3. 纠正贫血 轻度贫血一般无需处理，重度贫血时很有必要输血。输血的量和次数通常以维持血红蛋白在 80 g/L 以上即可。单纯纠正贫血可输注浓集红细胞；对因多次输血体内已产生白细胞抗体，以致常发生输血反应的患者，可输洗涤红细胞。

4. 出血合并症预防及治疗 在血小板输注发展前，出血同感染一样是急性白血病患者的主要死亡原因，约 15% 的死亡是直接由出血引起的。引起出血的主要原因有：①血小板减少；②白血病细胞大量增殖或化疗时被破坏，胞质内的促凝物释放入血，激活外源性凝血系统，导致 DIC；③白血病细胞在血管内积聚停滞，损伤小动、静脉内皮，甚至浸润血管壁的肌层，使血管脆性增加，引起血管损伤，导致局部严重出血；④药物。通常血小板 $< 15 \times 10^9/L$ 时，出血时间延长，而血小板 $< 10 \times 10^9/L$ 时，应及时输注血小板，输注量一般掌握在 $5 \sim 7$ U/m^2。当患者有发热、感染、凝血异常及活动性出血时，应作预防性血小板输注，以维持血小板计数 $> 20 \times 10^9/L$。在凝血因子缺乏及发生 DIC 时，需用补充疗法来治疗，输冷冻沉淀物、补充凝血因子、纤维蛋白原等。如缺少抗凝血酶Ⅲ和凝血酶，可输新鲜冷冻血浆。局部出血，如发生消化道出血时，在补充血小板及凝血因子的同时，可给予云南白药、止血粉等口服及补充维生素 K，月经过多可用丙酸睾酮、苯甲酸雌二醇等，亦可用酚磺乙胺。

5. 营养支持 化疗和放疗常使患者出现食欲下降、恶心呕吐及引起肠胃功能紊乱，应注意补充营养，维持水、电解质平衡，应进食高蛋白、高热量、易消化食物，必要时经静脉补充营养。

（二）化学治疗

1. 诱导缓解治疗（remission induction therapy） 目前，蒽环类药物，主要是柔红霉素（daunorubicin，DNR）联合阿糖胞苷（cytosine arabinoside，AraC），即 DA（DNR ＋ AraC）3 ＋ 7 方案是国际最通用的 AML 诱导缓解方案。一般用法为 DNR，$45 \sim 90$ mg/(m$^2 \cdot$ d)×3 天，AraC，$100 \sim 200$ mg/(m$^2 \cdot$ d)×7 天，完全缓解（complete remission，CR）率 60% ～ 85%。我国 AML 诱导缓解治疗常用三尖杉酯类生物碱，如三尖杉酯碱（harringtonine，HT）和高三尖杉酯碱（homoharringtonine，HHT），常用量为 $2.5 \sim 3$ mg/(m$^2 \cdot$ d)×（$5 \sim 7$）天。HA 方案（HHT 联合 AraC）总 CR 率与 DA 相比无显著差别。三药联合方案 HDA（HHT 联合 DA）、HMA（HHT 联合米托蒽醌、AraC）、HAA（HHT 联合阿克拉霉素、AraC），可提高 CR 率。诱导化疗中加入中等剂量 AraC 可进一步提高疗效。达到 CR 的患者预后较好，生存期更长。CR 的定义是基于血液和骨髓检查：①外周血中性粒细胞计数 $\geqslant 1 \times 10^9/L$，血小板计数 $\geqslant 100 \times 10^9/L$，外周血中没有原始细胞。②骨髓中原始细胞 $< 5\%$，不含 Auer 小体，无髓外白血病。

2. 诱导缓解后治疗 当 AML 达 CR 后为了清除微小残留病、减少复发必须进行诱导缓解后治疗。诱导缓解后治疗策略包括（强化）巩固治疗、大剂量化疗、放/化疗联合自体（auto）/异基因（allo）-HSCT，或小剂量维持治疗。缓解后巩固治疗的合适剂量、方案和疗程数仍不确定。异基因 HSCT 比化疗或自体 HSCT 可显著减低复发率已得到了肯定，此外患者获 CR 后在接受 allo-HSCT 前是否需要进行巩固治疗以进一步提高疗效、auto-HSCT 在 AML 治疗中的地位及哪些患者适合进行 auto-HSCT 等诸多问题尚待回答。现在主要基于患者遗传学特征的危险度分层（AML 遗传学预后分层）（表 7-9-5）来制订诱导缓解后治疗策略：①预后好组，不主张在初次缓解时进行 HSCT，但需接受 2 个以上的含大剂量 AraC 的巩固治疗；②预后中等组接受 2 个以上的含大剂量 AraC 的巩固治疗或 HLA 匹配的同胞供体 HSCT 或自体 HSCT；③预后不良组，HLA 匹配的同胞供体或无关供体 HSCT。现有资料表明接受强化巩固治疗患者再接受小剂量维持治疗并无益处，而 > 60 岁老年患者可能从去甲基化药物阿扎胞苷维持治疗中获益。

表 7-9-5　欧洲白血病网（ELN，2017）推荐的 AML 遗传学预后分层

预后分层	遗传学特征
好	t（8；21）（q22；q22.1）；*RUNX1-RUNX1T1*； inv（16）（p13.1；q22）或 t（16；16）（p13.1；q22）；*CBFB-MYH11*； *NPM1* 突变，不伴 *FLT3*-ITD，或 *FLT3*-ITD 等位基因突变比率 ≤ 0.5（*FLT3*-ITD^{low}）； *CEBPA* 双等位基因突变
中等	*NPM1* 突变，但 *FLT3*-ITD 等位基因突变比率 > 0.5； 野生型 *NPM1*，无 *FLT3*-ITD，或 *FLT3*-ITD^{low}（无其他不良预后遗传学特点）； t（9；11）（p21.3；q23.3）；*MLLT3-KMT2A*； 其他
差	t（6；9）（p23；q34.1）；*DEK-NUP214*； t（v；11q23.3）；*KMT2A* 重排； t（9；22）（q34.1；q11.2）；*BCR-ABL1*； inv（3）（q21.3；q26.2）或 t（3；3）（q21.3；q26.2）；*GATA2*，*MECOM*（*EVI1*）； －5 或 del（5q）；－7；－17/abn（17p）； 复杂核型（≥3 个染色体异常）或单体核型； 野生型 *NPM1*，伴 *FLT3*-ITD^{high}； *RUNX1* 突变； *ASXL1* 突变； *TP53* 突变

3. 难治和复发 AML 的治疗　按目前 AML 治疗水平，仍有 10%～30% 的患者对一线标准诱导方案无效，40%～80% 已经获得 CR 的患者还要复发。复发定义为：①骨髓中原始细胞 ≥5%；②外周血中出现原始细胞；③出现髓外白血病。难治（refractory）和复发（relapsed）AML 对再治疗的耐药程度和治疗反应是各不相同的，取决于疾病本身的性质，复发的性质、时机和次数，尤其是初次缓解（CR1）期的长短。凡一线方案充分治疗无效，CR 后 6 个月内复发，或复发后经再治疗不能达到二次缓解（CR2）的患者属于高度耐药的 AML。各国学者提出了难治性 AML 的各种判断标准，其中德国 AMLCG 协作组提出的四项标准最为通用，即：①标准诱导缓解方案化疗 2 疗程不缓解；②CR1 6 个月内复发；③CR1 6 个月后复发，用原诱导缓解方案再治疗无效；④二次和多次复发。因诱导化疗剂量不足导致治疗无效者，可能对标准剂量方案依然敏感，并能获得缓解，这类病例不属于难治性 AML。

　　为克服临床耐药，难治和复发 AML 的治疗原则是：①使用与一线治疗无交叉耐药的其他药物、靶向药物组成的新方案；②使用大剂量（high dose，HD）、中剂量（intermediate dose，ID）AraC；③应用耐药逆转剂；④造血干细胞移植；⑤进入临床试验。这些方案的缓解率相差甚大，缓解期较短。

　　美国 FDA 已批准 IDH2 抑制剂 enasidenib 和 IDH1 抑制剂 ivosidenib 用于复发 *IDH* 突变 AML 患者，酪氨酸激酶抑制剂 gilteritinib 也被批准用于复发 *FLT3* 突变 AML 患者。可以将化疗与化疗联合使用，用于治疗具有上述突变的患者。

　　由于难治和复发 AML 单用化疗的远期效果都很差，一般主张对年龄 <55 岁，有合适供者的原发难治患者和 CR1 <1～2 年的复发病例采用异基因造血干细胞移植。

4. 急性早幼粒细胞白血病的治疗　约 85% 以上的急性早幼粒细胞白血病（APL）现已可望达到治愈。当患者细胞形态学检查怀疑 APL 诊断时应按急症处理，立即给予患者服用诱导分化剂全反式维甲酸（all-trans retinoic acid，ATRA）45 mg/（m^2·d），如果有出凝血检查异常或有致死性出血症状，则应输新鲜冰冻血浆和（或）纤维蛋白以及血小板，维持纤维蛋白和血小板在 1.5 g/L 和 50×10^9/L 以上，进行常规染色体核型、FISH、RT-PCR 检查以进一步确诊。对于低危（初诊时同时具备 WBC <10×10^9/L 和 PLT >40×10^9/L）、中危（初诊时 WBC <10×10^9/L）、

高危（WBC > 10×10⁹/L）患者用 ATRA 和亚砷酸或复方黄黛片进行诱导治疗，高危患者可以同时加用蒽环类为基础的化疗药物如 DNR 和去甲氧柔红霉素（idarubicin，IDA）。诱导治疗期间，如果白细胞显著升高，可以加用阿糖胞苷或羟基脲。当临床怀疑维甲酸综合征时 ATRA 可减量或暂时停用，并立即加用地塞米松（10 mg，每 12 h×3 日，然后减量）。达骨髓 CR（CRm）后应进行 ATRA 联合砷剂为基础的巩固治疗。治疗及随访期间定量监测 *PML-RAR*α 融合基因，使之保持阴性。如果患者连续 2 次骨髓标本 *PML-RAR*α 融合基因阳性，或血液学复发，则改用其他治疗，如加用化疗，并联合 ATRA 和砷剂，或大剂量化疗，或考虑异基因造血干细胞移植。

【预后】

多种因素可用来评价 AML 患者的预后，可以根据这些因素进行疾病危险度分层和指导治疗。

初诊时的染色体核型异常是最重要的预后因素。t（8；21）、t（15；17）和 inv（16）/t（16；16）的 AML 患者预后最好，缓解率高且生存期长；正常核型 AML 患者预后中等；复杂核型、t（9；22）、t（6；9）、inv（3）、－7 患者预后常较差，单体核型者预后更差。

基因突变也是 AML 重要的预后因素。*KIT* 突变 CBF-AML 患者预后较差；正常核型 AML 患者中，不伴有 FLT3 内部串联重复（*FLT3*-ITD）的 *NPM1* 突变、*CEBPA* 突变（双突变）预后较好，而 *FLT3*-ITD 突变患者预后不良。

其他预后因素有患者的发病年龄、初诊时白细胞计数、有无 MDS 病史、是否为继发性白血病、达缓解时间等。年龄 < 45 岁者 CR 率较高，缓解生存时间较长，< 15 岁预后更好，但 < 2 岁和 > 60 岁的患者由于常合并其他高危因素，预后多较差。白血病发病前经历过 MDS 或骨髓增殖性肿瘤（myeloproliferative neoplasm，MPN）阶段，或曾有化、放疗史的继发性白血病，初诊时外周血白细胞计数增高（> 100×10⁹/L），原始细胞百分比高，合并明显的髓外和中枢神经系统浸润，这些因素既不利于获得 CR，即便获得缓解也容易复发，有碍于延长生存。

（王建祥）

第 3 节 急性淋巴细胞白血病

急性淋巴细胞白血病（acute lymphoblastic leukemia，ALL）是一种起源于 B 或 T 前体淋巴细胞的恶性肿瘤，以骨髓、外周血和淋巴组织中不成熟淋巴细胞的异常增殖和聚集为特点。ALL 占急性白血病的 30% ～ 40%，其中 80% ～ 85% 的病例为急性 B 淋巴细胞白血病（B-lymphoblastic leukemia，B-ALL）。在世界范围内 ALL 的年发病率为（1 ～ 4.75）/10 万人，我国 1986 年的调查显示 ALL 发病率为 0.69/10 万。ALL 患者中男性比例略高，男女之比约为 1.4 : 1。ALL 主要的患病人群为儿童，75% 的病例发生于 15 岁以下，3 ～ 7 岁为发病的高峰年龄，10 岁以后随着年龄增长发病率逐渐下降，50 岁以后发病率又逐渐升高。

【临床表现】

ALL 的临床表现各异，可以急性起病，也可以表现隐匿，症状和体征主要源于骨髓造血功能受抑制和正常器官的白血病细胞浸润。患者可有面色苍白、乏力、气短、头晕等贫血表现，以及皮肤瘀点、鼻出血、牙龈出血、月经过多等出血表现，少数患者可出现消化道出血和颅内出血。发热可以是 ALL 的表现，也可能由于感染所致，初诊时大多数 ALL 患者的感染为细菌感染，常见感染灶为口腔、上呼吸道、肺部和肛周，血流感染亦不少见。白血病细胞浸润的常见表现为肝脾或淋巴结肿大、骨骼疼痛、睾丸无痛性肿大等，纵隔淋巴结肿大和胸腔积液在急性 T 淋巴细胞白血病（T-lymphoblastic leukemia，T-ALL）的患者中更常见。约 5% 的初诊 ALL 患者存在中枢神经系统白血病（central nervous system leukemia，CNSL），临床上轻者表现为头痛、头晕，重者有呕吐、颈项强直，甚至抽搐、昏迷。

【实验室检查】

（一）血象

大多数患者白细胞升高，也有白细胞计数正常或减低者。90% 以上患者外周血中可见原始淋巴细胞。约 60% 患者起病时血红蛋白低于 100 g/L，主要为正细胞性贫血。血小板计数常减少，偶有血小板计数增高（＞400×10⁹/L）者。

（二）生化及其他实验室检查

大部分患者血清乳酸脱氢酶（lactate dehydrogenase，LDH）水平增高，高白细胞的患者血清尿酸水平增高。约 1/3 患者血清免疫球蛋白（主要是 IgA 和 IgM）水平中度减低。部分患者可伴有轻度凝血功能异常。

与急性髓细胞性白血病（acute myelogenous leukemia，AML）相比，ALL 患者在起病时或化疗后发生肿瘤溶解综合征（tumor lysis syndrome，TLS）的风险更高。TLS 指的是肿瘤细胞自发或者在化疗药物的作用下短期快速溶解，使细胞内的物质及其代谢产物迅速释放入血，导致严重的代谢紊乱，临床特征主要为高钾血症、高尿酸血症、高磷血症、低钙血症和心律失常及急性肾衰竭。

（三）骨髓象

骨髓常增生明显活跃或极度活跃，红系细胞明显减少，巨核细胞明显减少或缺如，骨髓分类计数以原始淋巴细胞为主，细胞体积相对较小，胞质量少，常为天蓝色，核圆，染色质粗而凝集，核仁不明显。部分患者原始淋巴细胞体积较大，胞质量中等，核仁明显。B-ALL 的原始细胞形态规则，胞质强嗜碱性，胞质中可见大小不等的空泡，核仁明显。FAB（法国、美国、英国）白血病分型协作组主要根据骨髓细胞形态将急性淋巴细胞白血病分为 L1、L2 和 L3 三型。L1 型的原幼淋巴细胞以小细胞为主（直径≤ 12 μm），胞质少，核型规则，核仁小而不清楚；L2 型的原幼淋巴细胞以大细胞为主（直径＞ 12 μm），胞质较多，核型不规则，常见凹陷或折叠，核仁明显；L3 型即 Burkitt 型，原幼淋巴细胞以大细胞为主，大小一致，胞质多，内有明显空泡，胞质嗜碱性，染色深，核型规则，核仁清楚。

单凭细胞形态急性淋巴细胞白血病有时很难与 AML 区分，细胞化学染色有助于二者的鉴别。与 AML 不同，ALL 白血病细胞髓过氧化酶（myeloperoxidase，MPO）、苏丹黑 B（Sudan black B，SBB）和非特异性酯酶（nonspecific esterase，NSE）染色为阴性，过碘酸碱性复红（periodic acid-schiff，PAS）染色 70% 以上呈阳性且阳性物质呈块或粗颗粒状，约 70% 的 T-ALL 患者酸性磷酸酶染色阳性。

（四）免疫学分型

基于形态学的 FAB 分型对预后的影响不显著，重复性不佳，且部分 ALL 的分型不易区分，其临床应用逐渐被废弃。正常的淋巴前体细胞通常有一个典型的抗原表达谱系，反映出正常的抗原演化过程，而 ALL 细胞因成熟过程的停滞而表现出免疫表型的异常。近年来，免疫学表型分析已成为 ALL 的诊断、分型、判断预后及制订治疗策略的主要依据。大多数的 B-ALL 病例表达 CD19、胞质 CD79a 和胞质 CD22，常见的免疫标记还包括 CD10、膜 CD22、CD24、PAX5、胞质 IgM 和 TdT，CD20 和 CD34 的表达异质性大，CD45 少有表达。对于 T-ALL 患者，最常见的免疫标记为胞质 CD3、CD7 和 TdT，另外不同程度表达 CD1a、CD2、CD4、CD5、CD8 和 CD10。

根据白血病细胞的抗原表达特点，欧洲白血病免疫学分型协作组（EGIL）提出了免疫学积分系统（表 7-9-6），一个系列的积分需 > 2 分才能诊断为该系列的抗原表达。根据该积分系统可将急性白血病分为 4 型：①急性未分化型白血病，各系列的积分均 ≤ 2；②急性混合细胞白血病（白血病细胞同时表达髓系和淋巴系的抗原）或双克隆白血病（两群来源不同的白血病细胞分别表达髓系和淋巴系的抗原）或双系列白血病（来自同一干细胞的两群白血病细胞分别表达髓系和淋巴系的抗原），髓系和 B 或 T 淋巴系积分均 > 2；③伴髓系抗原表达的 ALL（T 或 B 淋巴系积分 > 2 伴髓系抗原表达但积分 ≤ 2），伴淋巴系抗原表达的 AML（髓系积分 > 2 伴淋巴系抗原表达但积分 ≤ 2）；④单表型白血病，淋巴系（T 或 B）积分 > 2 且髓系积分为 0，或者髓系积分 > 2 且淋巴系（T 或 B）积分为 0。

表 7-9-6　白血病免疫学积分系统（EGIL，1998）

分值	B 系	T 系	髓系
2	CD79a	CD3	Cy MPO
	Cy CD22	TCR- α β	—
	Cy IgM	TCR- γ δ	—
1	CD19	CD2	CD117
	CD20	CD5	CD13
	CD10	CD8	CD33
	—	CD10	CD65
0.5	TdT	TdT	CD14
	CD24	CD7	CD15
	—	CD1a	CD64

注：Cy，胞质内；TCR，T 细胞受体

（五）细胞遗传学和分子生物学

60% ～ 70% 的 ALL 患者起病时有染色体核型改变，包括染色体数目异常（如亚二倍体、近三倍体、超二倍体等）和染色体结构异常（如缺失、增加、易位和倒位等）。许多染色体易位伴随融合基因的形成（表 7-9-7），如 9 号染色体和 22 号染色体易位形成 t（9；22）（q34；q11.2），产生了融合基因 BCR-ABL，约占成人 ALL 的 25%，但在儿童中仅有 2% ～ 4%。

【诊断与鉴别诊断】

ALL 的诊断要求骨髓或外周血中原始淋巴细胞的比例 ≥ 20%，世界卫生组织（WHO）第四版（2008）将满足这一比例的淋巴母细胞淋巴瘤（lymphoblastic lymphoma，LBL）和 ALL 视为同一疾病实体的不同表现，从而将 ALL 分为前体 B- 急性淋巴细胞白血病 /B 淋巴母细胞淋巴瘤（前体 B-ALL/B-LBL）和前体 T- 急性淋巴细胞白血病 /T 淋巴母细胞淋巴瘤（前体 T-ALL/T-LBL），而将 FAB 分型的 ALL-L3 命名为 Burkitt 淋巴瘤 / 白血病，归入成熟 B 细胞肿瘤（表 7-9-8）。根据临床表现、血象、骨髓象和免疫表型分析，一般不难确定 ALL 的诊断和分型。在诊断时，如果细胞遗传学和分子生物学检测到了特殊的重现性遗传学异常，应在分型中注明。对有骨髓纤维化及骨髓坏死的患者必须进行骨髓活检并结合病理切片的免疫组织化学染色才可确定诊断。

CNSL 尚无统一诊断标准，常用的为 1985 年在罗马提出的诊断标准：脑脊液白细胞计数 ≥ 0.005×10^9/L（5/μl），离心标本证明细胞为原始细胞。

需与 ALL 进行鉴别的是传染性单核细胞增多症和其他类型的白血病。传染性单核细胞增多症的临床表现为发热、咽峡炎、浅表淋巴结肿大和肝脾肿大，外周血淋巴细胞计数升高，异形淋巴细胞比例超过 10%，但该类细胞不表达原始淋巴细胞的标记，血液嗜异性凝集试验阳

表 7-9-7　**ALL 常见的染色体和基因异常及其在儿童、成人患者中的发生率**

染色体核型	基因	发生率（成人）	发生率（儿童）
t（9；22）（q34；q11）：Philadelphia（Ph）染色体	*BCR-ABL1*	25%	2%～4%
t（12；21）（p13；q22）	*ETV6-RUNX1（TEL-AML1）*	2%	22%
t（v；11q23）[如 t（4；11），t（11；19）等]	*KMT2A（MLL）*重排	10%	8%
t（1；19）（q23；p13）	*TCF3-PBX1（E2A-PBX1）*	3%	6%
t（5；14）（q31；q32）	*IL3-IGH*	＜1%	＜1%
t（8；14），t（2；8），t（8；22）	*c-MYC*	4%	2%
t（1；14）（p32；q11）	*TAL-1*	12%	7%
t（10；14）（q24；q11）	*HOX11（TLX1）*	8%	1%
t（5；14）（q35；q32）	*HOX11L2*	1%	3%
t（11；14）（q11）[如（p13；q11）和（p15；q11）]	*TCRα，TCRδ*	20%～25%	10%～20%
iAMP21	*RUNX1*	—	2%

表 7-9-8　**淋巴细胞肿瘤的 WHO 分型（2016 年）**

B 淋巴母细胞白血病 / 淋巴瘤
　B 淋巴母细胞白血病 / 淋巴瘤，非特殊类型（not otherwise specified；NOS）
　B 淋巴母细胞白血病 / 淋巴瘤，伴重现性遗传学异常
　　B 淋巴母细胞白血病 / 淋巴瘤，伴 t（9；22）（q34；q11.2）；*BCR/ABL1*
　　B 淋巴母细胞白血病 / 淋巴瘤，伴 t（v；11q23）；*MLL* 重排
　　B 淋巴母细胞白血病 / 淋巴瘤，伴 t（12；21）（p13；q22）；*TEL-AML1（ETV6-RUNX1）*
　　B 淋巴母细胞白血病 / 淋巴瘤，伴超二倍体
　　B 淋巴母细胞白血病 / 淋巴瘤，伴亚二倍体
　　B 淋巴母细胞白血病 / 淋巴瘤，伴 t（5；14）（q31；q32）；*IL3-IGH*
　　B 淋巴母细胞白血病 / 淋巴瘤，伴 t（1；19）（q23；p13.3）；*E2A-PBX1（TCF3-PBX1）*
　暂时分型：BCR-ABL1 样 B 淋巴细胞白血病 / 淋巴瘤
　暂时分型：B 淋巴细胞白血病 / 淋巴瘤伴 *iAMP21*
T 淋巴细胞白血病 / 淋巴瘤
　暂时分型：早期前 T 细胞淋巴母细胞白血病
暂时分型：自然杀伤（NK）细胞淋巴母细胞白血病 / 淋巴瘤

性，结合血清 EB 病毒抗体阳性可与 ALL 鉴别。AML 中的 M0、M1 亚型和急性混合细胞白血病的临床表现和原始细胞形态与 ALL 相似，根据免疫分型可以鉴别。慢性髓细胞性白血病急淋变与伴有 Ph 染色体的 ALL 难以区分，前者的融合基因产物多为 P210，后者以 P190 更为常见。二者的治疗反应亦不同，慢性髓细胞性白血病急淋变通过化疗缓解后通常回复至慢性期，获得细胞遗传学或分子学的完全缓解较少见。

【治疗】

（一）支持治疗

主要包括纠正贫血、血小板减少及出凝血等血液学异常和控制感染等，其处理原则基本同 AML。特殊的是，对于肝、脾、淋巴结明显肿大，白细胞明显升高（＞50×10⁹/L），LDH＞2 倍正常值上限，基础尿酸＞450 μmol/L 或有肾功能不全病史的患者，发生肿瘤溶解综合征（TLS）的风险较高。对于这些患者早期可予预化疗减低肿瘤负荷，具体方案为糖皮质激素 3～5 天，

联合或不联合环磷酰胺；同时予水化（每日补液量 > 3 L/m²，每小时尿量 > 150 ml/m²）和别嘌呤醇降尿酸（每日 1 次，每次 100 mg，每日最大量 800 mg），碱化尿液的获益尚存在争议。

（二）化疗

化疗分两个阶段：第一阶段是诱导缓解治疗，目的是迅速、大量减少体内白血病细胞负荷，恢复正常造血，使之达到缓解；第二阶段的缓解后治疗（包括巩固强化治疗、维持治疗和 CNSL 防治等），目的是消灭体内残存白血病，阻止耐药细胞群的发生，以预防复发，延长生存。

1. 诱导缓解治疗　通常采用长春地辛、蒽环类药物（如柔红霉素或多柔比星）和糖皮质激素（如泼尼松或地塞米松）为基础的 VDP 诱导缓解方案，还可加用门冬酰胺酶（L-ASP）和（或）环磷酰胺，治疗周期一般为 4 ～ 6 周。CD20 阳性的 ALL 患者可以采用化疗联合抗 CD20 单克隆抗体的治疗方案。诱导治疗第 28（±7）天判断是否获得完全缓解（complete remission，CR），根据美国国家综合癌症网络（NCCN）指南，完全缓解的定义为：①外周血无原始细胞，无髓外白血病；②骨髓三系造血恢复，原始细胞 < 5%；③中性粒细胞绝对计数 > 1.0×10⁹/L；④ PLT > 100×10⁹/L；⑤ 4 周内无复发。未能达 CR 的患者进入挽救治疗。

2. 缓解后治疗　获得 CR 后最优的治疗方法目前仍无定论，总体的原则是根据患者的疾病危险度、缓解深度［是否检测到微小残留病灶（MRD）］和对治疗的耐受程度判断是否需要行异基因造血干细胞移植（allogeneic hematopoietic stem cell transplantation，allo-HSCT），拟行 allo-HSCT 者应尽早积极寻找供者，在一定的巩固强化治疗后尽快移植。对于低危、早期 MRD 阴性的患者或无法行 allo-HSCT 的患者，应接受强化巩固治疗和维持治疗。

强化巩固治疗需要在 CR 后不久即开始进行，采用的是诱导期未使用过的大剂量的各种药物组合或再次给予诱导方案治疗，常用的药物包括甲氨蝶呤（MTX）、阿糖胞苷（AraC）、6-巯基嘌呤（6-MP）、环磷酰胺、糖皮质激素和 L-ASP。高剂量 MTX 已广泛用于成人 ALL 治疗，对于预防全身和睾丸复发、治疗 CNSL 具有肯定价值。高剂量 AraC 是巩固化疗方案中的一个重要药物，对 CNSL 的治疗有效。巩固治疗中加强 L-ASP 的用药可以提高疗效，而且在巩固治疗中的耐受性要比诱导缓解期好。由于培门冬酶（PEG-ASP）过敏反应发生率低，注射次数少等优势，现阶段越来越多的临床试验在巩固阶段加用 PEG-ASP。

ALL 患者需采用延长的维持治疗，可杀灭耐药的和进入细胞周期缓慢分裂的白血病细胞。常用方案是 6-MP 和 MTX，既可以在完成强化巩固治疗之后单独连续使用，也可与强化巩固方案交替序贯进行，自取得 CR 后总的治疗周期至少 2 年。

3. 针对白血病"庇护所"的防治　白血病"庇护所"是指常规化疗时药物难以渗入并达到有效杀伤浓度的体内盲区部位。包括 CNS、睾丸、卵巢、眼眶等。CNS 是白血病的主要庇护所，发生 CNSL 的高危因素主要有：T-ALL，成熟 B-ALL，Ph 阳性 ALL，外周血高白细胞数，合并 t（4；11）易位白血病细胞增殖指数增高，血清 LDH 和碱性磷酸酶活性增高等。

CNSL 预防性治疗方法：①鞘内化疗：应于白血病缓解后尽早开始，鞘内注射主要用药包括地塞米松和 AraC，联合或不联合 MTX。鞘内注射次数一般应达 6 次以上，高危患者可达 12 次以上，鞘内注射频率一般不超过 2 次 / 周；②放射治疗：一般在缓解后巩固化疗期进行，放射部位为单纯头颅或头颅加脊髓；③大剂量全身化疗：常用的有大剂量 MTX 或大剂量 AraC，大剂量全身化疗对睾丸白血病也有防治作用。上述方法单用对 CNSL 防治效果较差，现提倡鞘内化疗加大剂量全身化疗，或加放射治疗，但颅脑放射治疗因可导致患者（尤其是儿童）生长停滞，智商低下和继发脑肿瘤，已逐渐少用，且一般切忌在颅脑放射治疗后再用大剂量 MTX，以免引起脑损害。男性 T-ALL 患者常发生睾丸浸润，多累及双侧睾丸，可据临床表现和睾丸穿刺活检确诊，治疗以放射治疗为主。

4. Ph 阳性 ALL 的治疗　Ph 阳性 ALL 是一组预后较差的亚型，酪氨酸激酶抑制剂（tyrosine kinase inhibitor，TKI）的应用改善了这些患者的生存结局。在 Ph 阳性 ALL 诱导缓解治疗、强化巩固治疗和维持治疗等各个阶段，应在优先持续使用 TKI 的基础上联合化疗药物。可以选择的 TKI 种类包括：伊马替尼、尼洛替尼、达沙替尼和普纳替尼，其中首选的 TKI 为伊马替尼和达沙替尼。另外，普纳替尼联合 hyper CVAD 方案化疗可以显著提高 CR 率和缓解深度。有合适供者的患者可选择 allo-HSCT，移植后继续用 TKI 维持治疗。

5. 难治和复发 ALL 的治疗　目前成人 ALL 的长期无病生存率（DFS）为 25% ～ 50%，还有半数以上的病例或对一线治疗无效，或经短暂缓解后仍复发，这称之为难治和复发 ALL。难治和复发 ALL 接受挽救化疗的疗效都不理想，近年来出现的新药和细胞免疫治疗方法给这些患者带来了希望。CD19、CD3 双特异性抗体——博纳图单抗（blinatumomab）和 CD22 单抗–化疗药物复合物——伊曲木单抗 / 奥佐米星（inotuzumab ozogamicin）可用于难治和复发 B-ALL 患者，奈拉滨单药治疗或联合环磷酰胺、依托泊苷可用于难治和复发 T-ALL 患者。嵌合抗原受体（chimeric antigen receptor，CAR）T 细胞治疗的原理是将嵌合抗原受体以核酸形式导入至宿主 T 淋巴细胞基因组中，构建特异性 CAR-T 细胞，然后再将体外扩增后的 CAR-T（细胞）回输至患者体内。多项临床试验证实，CAR-T 治疗明显提高了难治和复发 B-ALL 的缓解率和 MRD 转阴率。对于难治和复发 ALL，不论采用何种方案获得 CR，持续时间都较短暂，应尽早考虑 allo-HSCT。

【预后因素】

与 ALL 相关的预后因素很多，目前确立和较为公认的预后因素有以下各项。

1. 年龄　是主要预后因素之一。发病时年龄为 1 ～ 10 岁预后最好，< 1 岁的婴儿生存最差。成人随年龄增长缓解率逐渐下降（15 ～ 25 岁为 92%，25 ～ 60 岁 77%，> 60 岁 55%），缓解持续时间和生存时间更依次明显缩短。

2. 白细胞计数　对各年龄组患者的缓解率、缓解生存时间都是最重要的决定因素。诊断时白细胞和原始细胞数与缓解持续时间呈负相关，白细胞 < 10×10^9/L 疗效最好，> 50×10^9/L 预后多较差，> 100×10^9/L 则更差。

3. 髓外浸润　无论儿童、成人，初诊时出现 CNSL，通常 CR 率低，复发率高，生存短。

4. 细胞遗传学标记　无论儿童、成人，超二倍体（> 50 条）预后较好；亚二倍体（< 44 条）、近三倍体（60 ～ 78 条）和复杂核型（存在 ≥ 5 个染色体异常）提示预后不良，且随着年龄增加发生率逐渐升高，少见的近四倍体核型（82 ～ 94 条）预后多较差。

t（9；22）是成人 ALL 最常见的不良预后因素。11q23 异常，尤其其中的 t（4；11）（q21；q23）是婴儿 ALL 最常见的细胞遗传学异常，成人亦较多见。t（4；11）易位和 MLL 基因重排与 ALL 的恶劣转归有关，多数患者难获缓解，少数 CR 者也常在 1 年内复发；t（11；19）的预后特征与 t（4；11）相类似。t（1；19）治疗失败危险高，生存短。t（12；21）儿童多见，是预后良好因素。涉及 14q11-13 的染色体易位如 t（10；14）、t（11；14）等多见于 T-ALL，常规化疗预后多较好。

5. 达缓解时间　对缓解时间长短有重要、独立的预后意义。诱导治疗 14 天内达 CR 的患者有更多机会获得长期缓解；治疗 > 4 ～ 6 周才逐渐达到 CR 者，CR 期一般较短。

结合以上的危险因素，中国成人急性淋巴细胞白血病诊断与治疗专家共识（2012 版）提出了区分标危和高危 ALL 的标准，满足以下任意一条为高危 ALL：①年龄 > 35 岁；②高白细胞（B-ALL WBC > 30×10^9/L，T-ALL WBC > 100×10^9/L）；③合并 Ph 染色体 /*BCR-ABL* 或 t（4；11）/*MLL-AF4*；④免疫分型为前体 B-ALL、早期或成熟 T-ALL；⑤诱导化疗开始后 4 周未达 CR。

6. MRD　常用的 MRD 检测方法为流式细胞术和实时定量 PCR（real time quantitative-PCR，RQ-PCR），后者检测的靶点包括抗原–受体基因重排和融合基因。治疗过程中 MRD 阳性提示更高的复发风险，近年来这一指标逐渐成为分层治疗的主要依据，更高强度的治疗（如 allo-HSCT）可能使 MRD 阳性的患者获益。

（江　倩）

第 4 节　慢性髓细胞性白血病

慢性髓细胞性白血病（chronic myelogenous leukemia，CML）是一种以髓系增生为主的造血干细胞恶性疾病。CML 全球的年发病率为（1～2）/10 万，占成人白血病总数的 15%～20%，各个年龄组中均可发生，随着年龄增长发病率逐渐增加，中位诊断年龄在亚洲国家偏年轻，约为 40～50 岁，欧美国家年长，约为 55～65 岁，男女比例约 1.4：1，自然病程为 3～5 年，酪氨酸激酶抑制剂（TKI）的应用使 CML 的病程彻底改观，对于绝大多数患者来说，CML 已经成为一种慢性可控制的肿瘤。

【发病机制】

9 号染色体长臂（9q34）与 22 号染色体长臂（22q11）相互易位形成了的短于正常的 22 号染色体，即 t（9；22）（q34；q11），被称为费城染色体（Philadelphia chromosome，Ph 染色体），见图 7-9-1，是本病的标志性细胞遗传学特征。9 号染色体上的 *ABL* 基因与 22 号染色体上的 *BCR* 基因融合形成的 *BCR-ABL* 基因是致病的分子学基础，最常见的两种融合类型是 *BCR* 基因上外显子 13（b2）和外显子 14（b3）分别与 *ABL* 基因上外显子 2（a2）形成的 *b2a2* 和 *b3a2* 型基因，均编码 P210 蛋白；少见的包括 *BCR* 基因上外显子 19（e19）和外显子 1（e1）分别与 a2 形成的 *e19a2* 型和 *e1a2* 基因，编码 P230 蛋白和 P190 蛋白，见图 7-9-2；位于 *BCR* 基因上的其他断裂点与 *ABL* 基因所形成的融合也有个案报道。异常的融合蛋白（如 P210 蛋白、P230 蛋白和 P190 蛋白）具有超乎正常的酪氨酸激酶活性，干扰造血干 / 祖细胞一系列的细胞增殖、凋亡和黏附信号，从而造成血细胞增殖失控、抗凋亡以及不成熟细胞提前释放至外周血中，导致 CML 的发生。

【临床表现】

超过 85% 的患者发病时处于慢性期，部分患者无任何症状，因查体或偶然发现血象异常或脾大。典型症状包括乏力、低热、盗汗、左上腹胀满、体重下降等症状。查体可触及肿大的脾，或腹部 B 超显示脾大。如果疾病处于加速期或急变期，病情恶化，常伴有不明原因的发热、骨痛、脾进行性肿大等症状。

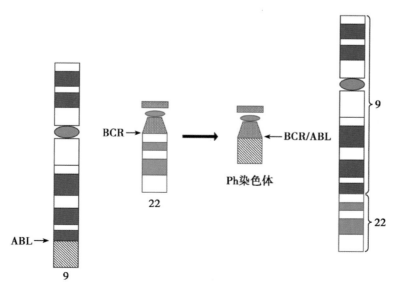

图 7-9-1　**Ph 染色体示意图**

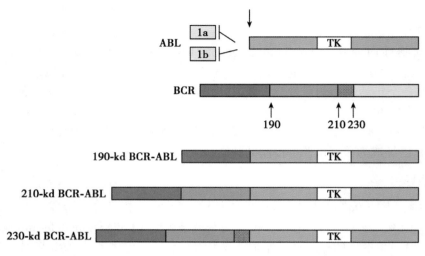

图 7-9-2   **BCR-ABL** 融合基因不同融合位点的示意图

【实验室检查】

血常规：白细胞（WBC）增高，可伴有血红蛋白（Hb）下降或血小板（PLT）增高。外周血白血病分类可见不成熟粒系细胞，嗜碱性粒细胞和嗜酸性粒细胞增多。

骨髓形态学：增生极度活跃，以粒系增生为主，可伴有巨核细胞系增生，相对红系增殖受抑。

细胞遗传学分析：以显带法进行染色体核型分析，可见 Ph 染色体。

分子学检测：外周血或骨髓标本经 RT-PCR 检测，确认存在 *BCR-ABL* 融合基因。如果 *BCR-ABL* 融合基因为阴性，需检测 *JAK2*、*CARL* 和 *MPL* 突变等髓系增殖性肿瘤相关的基因突变。

实验室检查内容，见二维码数字资源 7-9-1。

【诊断与鉴别诊断】

（一）诊断

如果患者出现 WBC 增高或伴脾大，外周血中可见髓系不成熟细胞，应高度怀疑 CML。存在 Ph 染色体和（或）*BCR-ABL* 融合基因阳性是诊断 CML 的必要条件。

（二）鉴别诊断

疑诊 CML 时，需注意患者有无其他疾病史（如感染、自身免疫性疾病）、特殊服药史、妊娠或应激状况。如果 WBC 增高不能以类白血病反应解释，需要进行细胞遗传学和分子学检查，鉴别是否为 CML 或其他髓系增殖性肿瘤等疾病。

1. 类白血病反应：见于感染、药物、妊娠、恶性肿瘤、应激状态等   有相应与原发病相关的临床表现。WBC 可达 50×10^9/L 或以上，外周血中可见中、晚幼粒细胞，但少有原始细胞，也无嗜碱性粒细胞和嗜酸性粒细胞增高，原发病控制后血象恢复正常。Ph 染色体和 *BCR-ABL* 融合基因均为阴性。

2. 髓系增殖性肿瘤

（1）CML：常伴有 PLT 增高和脾大，具有特征性的细胞遗传学和分子学标志：Ph 染色体和 *BCR-ABL* 融合基因阳性。

（2）原发性血小板增多症：PLT 增高显著，$\geqslant 450 \times 10^9$/L，骨髓中大而成熟的巨核细胞增殖，可以检出 *JAK2*、*CARL* 或 *MPL* 突变或其他克隆性异常标志，但 Ph 染色体和 *BCR-ABL* 融合基因均为阴性。

（3）骨髓纤维化：骨髓中网硬蛋白或胶原纤维显著增生，骨髓中巨核细胞增殖并伴有异型性，可以检出 *JAK2*、*CARL* 或 *MPL* 突变或其他克隆性异常标志，但 Ph 染色体和 *BCR-ABL* 融合基因均为阴性。

【疾病分期与危险度分层】

1. 疾病分期　CML 的疾病过程一般分为 3 期：慢性期（chronic phase，CP）、加速期（accelerated phase，AP）和急变期（blast phase，BP）。大部分 CML 患者就诊时处于 CP，常隐匿起病，约 20%～40% 的患者没有症状，在常规检查时发现白细胞计数增高，也可以表现为疲劳、体重下降、盗汗、脾大、贫血或血小板增多。有些患者没有经过 CP 就以 BP 就诊，大部分 CP 患者自然病程 3～5 年内即可发展为进展期（AP 和 BP）CML。疾病的进展伴随着临床表现的恶化及严重的贫血、血小板减少与脾大所带来的相关症状。约 70%BP 患者最终发生急髓变，20%～30% 发生急淋变。CML 的分期标准见表 7-9-9。

2. CP 患者的疾病危险度　当今，常用的评分系统为 Sokal 和 ELTS（EUTOS long term survival）积分，均以临床指标作为与 CML 相关生存期的预测因素，计算公式如表 7-9-10 所示。研究显示，ELTS 积分更适合老年患者的预后评估。无论哪种评分系统，高危均预示治疗反应差和生存期缩短，对治疗药物的选择具有一定的指导意义。

【治疗】

上世纪中期，以白消安、羟基脲为代表的化疗仅能缓解患者症状，不能阻止疾病的进展，也无法改变疾病的总病程。1970—1980 年代，干扰素 α 成为了不适合接受异基因造血干细胞移植（allogeneic hematopoietic stem cell transplantation，allo-HSCT）的患者选择，因为不足 30% 的 CP 患者可以获得细胞遗传学反应，并伴随生存期延长，但多数患者不能获益于 α-干扰素治疗，总体上，CML 患者的生存期延长有限。同期，allo-HSCT 成为了年轻 CML 患者的首选治疗，长期疾病根治率为 50% 左右，但患者自身、供者来源和经济等因素限制了绝大多数 CML 患者接受 allo-HSCT。

2000 年后，针对 CML 发病机制中关键靶分子 BCR-ABL 融合蛋白研发上市的首个 TKI

表 7-9-9　**CML 分期**

分期	M. D. Anderson 癌症中心标准	WHO 标准
慢性期	未达诊断加速期或急变期的标准	未达到诊断加速期或急变期的标准
加速期	符合至少一项下列指标： （1）外周血或骨髓中原始细胞占 15%～29% （2）外周血或骨髓中原始细胞-早幼粒细胞≥30% （3）外周血嗜碱性粒细胞≥20% （4）与治疗无关的血小板降低（<100×10⁹/L） （5）治疗中出现除 Ph 染色体外的细胞遗传学克隆演变	符合至少一项下列指标： （1）外周血和（或）骨髓有核细胞中原始细胞占 10%～19% （2）外周血嗜碱性粒细胞≥20% （3）与治疗无关的血小板降低（<100×10⁹/L）或治疗无法控制的持续血小板增高（>1000×10⁹/L） （4）治疗无法控制的进行性脾大和白细胞计数增加 （5）治疗中出现除 Ph 染色体外的细胞遗传学克隆演变
急变期	符合至少一项下列指标： （1）外周血或骨髓中原始细胞占≥30% （2）髓外原始细胞浸润	符合至少一项下列指标： （1）外周血白细胞或骨髓有核细胞中原始细胞≥20% （2）髓外原始细胞浸润 （3）骨髓活检出现大片状或灶状原始细胞

注：WHO 标准中原始细胞可来源于髓系（包括中性粒细胞、嗜酸性粒细胞、嗜碱性粒细胞、单核细胞、红系、巨核系或上述任意组合）和（或）淋巴系，对于少数形态学难以分辨原始细胞来源者，推荐免疫分型予以确认；片状和簇状巨核细胞增生伴有显著的网硬蛋白或胶原蛋白纤维化，和（或）严重粒细胞发育不良提示加速期。上述现象常伴随加速期其他特征，目前尚未作为独立诊断依据

表 7-9-10　Sokal 和 ELTS 积分公式

Sokal 积分	低危	中危	高危
Exp [0.0116×（年龄－43.4）] ＋ 0.0345×（脾脏大小－7.51）＋ 0.188×[（血小板 /700）^{2}－0.563] ＋ 0.0887×（原始细胞－2.10）	＜ 0.8	0.8 ～ 1.2	＞ 1.2

ELTS 积分	低危	中危	高危
0.0025×（年龄 /10）^{3} ＋ 0.0615× 脾脏大小 ＋ 0.1052× 外周血原始细胞 ＋ 0.4104×（血小板计数 /1000）$^{-0.5}$	≤ 1.5680	1.5680 ～ 2.2185	＞ 2.2185

注：血小板单位为 ×10^9/L，年龄单位为岁，脾脏大小单位为肋下厘米数（cm），外周血原始细胞为外周血分类中所占百分数。所有数据应在任何 CML 相关治疗开始前获得

药物——甲磺酸伊马替尼，开启了 CML 的靶向治疗时代。伊马替尼能相对特异地抑制 BCR-ABL 激酶活性，在体外实验中，抑制 CML 细胞增殖，并诱导其凋亡。伊马替尼的问世，显著地改善了 CML 患者生存期，80% ～ 90% 患者的生存期接近正常人，并提高了患者的生活质量。伊马替尼作为一线治疗初发 CML-CP 患者长期结果证实，10 年生存率为 80% ～ 90%。二代 TKI（如尼洛替尼、达沙替尼、博苏替尼和拉多替尼）、三代 TKI（如普纳替尼）的陆续面世，加快和提高了患者的治疗反应率和反应深度，有效克服了大部分伊马替尼耐药，也为伊马替尼不耐受患者提供了更多选择，使致命的 CML 成为一种可控的慢性疾病。

1. CP 患者的一线 TKI 治疗　国际上推荐的 CP 患者一线 TKI 包括伊马替尼、尼洛替尼、达沙替尼、博苏替尼和拉多替尼。我国国家药品监督管理局批准以及 CML 中国诊断与治疗指南（2020 年版）推荐的药物及其用法包括伊马替尼 400 mg/d、尼洛替尼 600 mg/d、达沙替尼 100 mg/d、氟马替尼 600 mg/d。

CML 的治疗目标包括延长生存期、减少疾病进展、改善生活质量和获得无治疗缓解（即停药后疾病仍得以控制稳定的状态）。一线 TKI 的选择应当在明确治疗目标基础上，依据患者的疾病分期和危险度、年龄、共存疾病和合并用药等因素选择恰当的药物。中高危患者疾病进展风险高于低危患者，适合选用二代 TKI 作为一线治疗。对于期望停药的年轻患者，选择二代 TKI 有望快速获得深层分子学反应（deep molecular response，DMR），达到停药的门槛。对于年老和（或）存在基础疾病的患者，一代 TKI 具有更高的安全性，而二代 TKI 相关的心脑血管栓塞性事件、糖脂代谢异常和肺部并发症可能是致死性的不良反应，特别需要谨慎使用。

2. TKI 治疗期间的疗效监测　疾病监测已成为 TKI 治疗中密不可分的组成，它不仅用于评估患者体内白血病负荷的变化，判断治疗反应，还有助于保证治疗的依从性，发现早期耐药，预测远期疗效，指导个体化治疗干预，并降低总体治疗费用。TKI 治疗期间的监测包括血液学、细胞遗传学、分子学和 ABL 激酶区突变反应分析。

血液学监测包括全血细胞计数和外周血及骨髓细胞形态学分析，以判断疾病分期并评估血液学反应。细胞遗传学监测包括传统的染色体显带（G 显带或 R 显带）技术和荧光原位杂交（fluorescence in situ hybridization，FISH）技术，观察 Ph 阳性细胞的比例，以评估细胞遗传学反应，并可发现 Ph 染色体变异和 Ph 阳性（Ph ＋）或 Ph 阴性（Ph －）细胞的附加异常，识别高危人群和疾病进展。分子学监测采用实时定量 RT-PCR（qRT-PCR）方法，精确识别体内 BCR-ABL 转录本水平，是最常用和敏感的评估 CML 疾病负荷的方法，敏感性为 0.001% ～ 0.01%。qRT-PCR 推荐以外周血为标本，具有方便、微痛、便宜、可重复、患者依从性好等优点。ABL 激酶区突变反应分析可以应用外周血或骨髓为标本，推荐的方法为直接测序法（Sanger 测序法，敏感性为 10% ～ 20%）或针对 BCR-ABL 激酶区的二代测序，以发现 ABL 激酶区点突变，识别 TKI 耐药，指导后续治疗选择。

3. 治疗反应　CML 患者的治疗反应包括血液学、细胞遗传学和分子学反应，标准见表 7-9-11。

　　TKI 用于一线治疗时，在重要时间点根据血液学、细胞遗传学和分子学监测的指标，欧洲白血病网（European Leukmia Net，ELN）推荐（2013 年版）将患者疗效分为最佳、警告和失败，见表 7-9-12。

表 7-9-11　CML 患者的治疗反应

	反应	定义
血液学 *	完全血液学反应（complete hematological response，CHR）	白细胞 $< 10 \times 10^9$/L 血小板 $< 450 \times 10^9$/L 外周血无髓系不成熟细胞 外周血嗜碱性粒细胞 $< 5\%$ 无髓外浸润的症状或体征，脾不可触及
细胞遗传学	完全细胞遗传学反应（complete cytogenetic response，CCyR）	Ph + 0
	部分细胞遗传学反应（partial cytogenetic response，PCyR）	Ph + $1\% \sim 35\%$
	次要细胞遗传学反应（minor cytogenetic response，MinorCyR）	Ph + $36\% \sim 65\%$
	微小细胞遗传学反应（minal cytogenetic response，MiniCyR）	Ph + $66\% \sim 95\%$
	无反应（no cytogenetic response，NoCyR）	Ph + $> 95\%$
	主要细胞遗传学反应（major cytogenetic response，MCyR）	Ph + $\leqslant 35\%$
分子学	主要分子学反应（major molecular response，MMR）或 MR3.0	$BCR\text{-}ABL \leqslant 0.1\%$（IS）
	MR4.0	$BCR\text{-}ABL \leqslant 0.01\%$（IS）； 或 ABL 转录本 $> 10\ 000$ 时 $BCR\text{-}ABL$ 不可测得
	MR4.5	$BCR\text{-}ABL \leqslant 0.0032\%$（IS）； 或 ABL 转录本 $> 32\ 000$ 时 $BCR\text{-}ABL$ 不可测得
	MR5.0	$BCR\text{-}ABL \leqslant 0.001\%$（IS）； 或 ABL 转录本 $> 100\ 000$ 时 $BCR\text{-}ABL$ 不可测得

* 血液学反应达到标准需持续 $\geqslant 4$ 周；IS，国际标准化（international scale）

表 7-9-12　欧洲白血病网推荐（2013 年版）一线酪氨酸激酶抑制剂治疗反应标准

	最佳	警告	失败
基线	NA	高危，或 CCA/Ph +，主要途径	NA
3 个月	BCR-ABL $\leqslant 10\%$ 和（或）Ph + $\leqslant 35\%$	BCR-ABL $> 10\%$，和（或）Ph + $36\% \sim 95\%$	无 CHR，和（或）Ph + $> 95\%$
6 个月	BCR-ABL $< 1\%$ 和（或）Ph + 0	BCR-ABL $1\% \sim 10\%$，和（或）Ph + $1\% \sim 35\%$	BCR-ABL $> 10\%$，和（或）Ph + $> 35\%$
12 个月	BCR-ABL $\leqslant 0.1\%$	BCR-ABL $> 0.1\% \sim 1\%$	BCR-ABL $> 1\%$，和（或）Ph + > 0
之后任何时间	BCR-ABL $\leqslant 0.1\%$	CCA/Ph-（-7 或 $7q-$）	丧失 CHR 丧失 CCyR 确认丧失 MMR* 突变 CCA/Ph +

注：CCyR，完全细胞遗传学反应（complete cytogenetic responses）；CHR：完全血液学反应（complete hematological response）；MMR，主要分子学反应（major molecular response）即 BCR-ABL $\leqslant 0.1\%$ 或更好；NA，不适用（not applicable）；*，在连续两次检测中，其中一次的 BCR-ABL 转录水平 $\geqslant 1\%$；CCA/Ph +，Ph +细胞克隆性染色体异常；CCA/Ph-，Ph- 细胞克隆性染色体异常

　　ELN 推荐（2020 年版）更强调各个时间点分子学反应的重要性，并且 TKI 一线和二线治疗反应评估标准统一共用一个。相同的观点是，达到"最佳"反应的患者预示持久获得良好的治疗结果，可维持原治疗；达到"失败"的患者疾病进展和死亡的风险显著增加，需要及时转换治疗；"警告"则是处于二者之间的灰色地带，患者需要密切监测，一旦达到"失败"标准，应尽快转换治疗方案。

　　4. 二线 TKI 治疗　对于伊马替尼一线治疗耐药的患者，需要换用达沙替尼或尼洛替尼等二代 TKI 作为二线治疗，用药时应考虑 *BCR-ABL* 的突变状态；对于二代 TKI 作为一线治疗耐药的患者，可以换用另一种 TKI（伊马替尼除外），也需要考虑 *BCR-ABL* 的突变状态，见表 7-9-13。同时，需要根据患者的疾病分期、年龄、共存疾病及药物不良反应来选择药物种类和剂量。对于 CP 患者，达沙替尼和尼洛替尼均可选择，而对于进展期患者，达沙替尼更有优势。如有肺部疾病、出血病史以及正在接受非甾体抗炎药治疗的患者，尼洛替尼可能更为合适。相反，达沙替尼更适合有胰腺炎、糖尿病的患者。但对于大多数患者，没有明确的可以指导选择用药的依据时，可参考医生对药物的熟悉程度、患者的生活习惯、价格等做出选择。老年患者和既往有 TKI 不耐受患者，可以考虑适当减少剂量的治疗。

表 7-9-13　各治疗方式不适合的 ABL 突变状态

治疗方式	不适合的突变状态 [a]
达沙替尼	*T315I/A*、*F317L/V/I/C*、*V299L*
尼洛替尼	*T315I*、*Y253H*、*E255K/V*、*F359V/C/I*、*G250E*
博苏替尼	*T315I*、*V299L*、*G250E*、*F317L* [b]
普纳替尼 [c]、高三尖杉酯碱 [d]、造血干细胞移植或临床试验	无

注：[a] 伊马替尼不适合的突变状态较多，未一一列举；有些罕见的突变组合会导致普纳替尼耐药，这些突变组合通常在二代 TKI 治疗后出现；[b] 博苏替尼有较低的抗 *F317L* 突变作用，但在有 *F317L* 突变的患者中通常使用尼洛替尼效果更好；[c] 在有 *T315I* 突变或无其他 TKI 可换用的患者中，可选用普纳替尼；[d] 在对 2 种或 2 种以上 TKI 耐药或不耐受的患者中，可选用高三尖杉酯碱

　　5. 无治疗缓解　对于已经取得长期、稳定、深层分子学反应的 CML-CP 患者，停用 TKI、追求无治疗缓解（treatment free remission，TFR）可以视为一个新的治疗目标。虽然已有数版欧美国家 TFR 指南的公布，但很多问题尚未解决，如哪些患者是尝试 TFR 的最佳群体，哪些因素可以预测停药后 MMR 丧失等，但持久的 TKI 治疗时间和深层分子学反应的持续时间、规律的高质量分子学监测是 TFR 成功的有力保障。目前，进行停药试验和尝试 TFR 的患者中大部分是持续接受伊马替尼治疗的，尚并无充分的证据显示停止伊马替尼和二代 TKI 用药后分子学复发的概率有显著升高，但接受二代 TKI 治疗的确可以缩短达到符合停药的标准。充分的沟通、合适的人群、合适的时机、规范的高质量监测和管理是 CML 患者追求 TFR 成功的必要条件。

　　6. 进展期患者的治疗　针对 AP 和 BP 患者，伊马替尼推荐初始剂量为 600 mg/d 或 800 mg/d，尼洛替尼为 400 mg 2 次 / 日，达沙替尼为 70 mg 2 次 / 日或 140 mg 1 次 / 日。

　　关于进展期患者的治疗，分为未曾使用过 TKI 的和在 TKI 治疗中由 CP 进展至 AP 或 BP 的两种。所有 BP 患者和未获得最佳治疗反应的 AP 患者均应在 TKI 或联合化疗获得反应后推荐 allo-HSCT。

【诊疗流程】

　　CML 诊治流程图如图 7-9-3 所示。

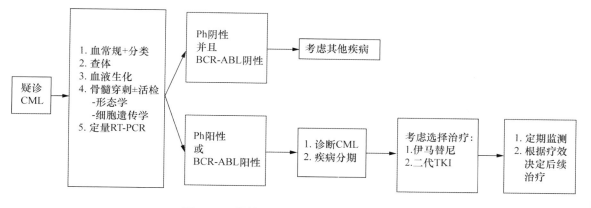

图 7-9-3　慢性髓细胞性白血病诊治流程图

（江　倩）

第 5 节　慢性淋巴细胞白血病

　　慢性淋巴细胞白血病 / 小淋巴细胞淋巴瘤（chronic lymphocytic leukemia/small lymphocytic lymphoma，CLL/SLL）是一种成熟 B 细胞克隆增殖性疾病，以单克隆、成熟的 CD5 ＋ B 淋巴细胞在外周血、骨髓、肝、脾和淋巴结进行性聚积为特征。CLL 和 SLL 是同一种疾病的不同表现形式。CLL 是西方国家最常见的成人白血病，占所有白血病的近 30%。在西方国家，CLL 的年发病率为（4 ～ 5）/10 万，随年龄增加。CLL 主要为老年性疾病，中位发病年龄 72 岁。由于受人口老龄化等因素的影响，我国 CLL 发病率呈上升趋势，但与日本等亚洲国家类似，我国的 CLL 发病率仍明显低于西方国家，仅为西方国家的 1/20 ～ 1/10。我国 CLL 初诊年龄较西方低近 10 岁，不排除受老年人就诊率低的影响。患者男女比例（1.5 ～ 2）：1。

【发病机制】

　　CLL 的确切病因与发病机制尚有待进一步明确。西方资料显示老年、男性、白种人、CLL 和其他 B 细胞慢性淋巴增殖性疾病（B cell chronic lymphoproliferative disorder，B-CLPD）家族史和单克隆 B 淋巴细胞增多症（monoclonal B lymphocytosis，MBL）是 CLL 发病的危险因素。

　　在绝大多数 CLL 病例中，包括染色体片段缺失或增加在内的染色体异常可能是 CLL 发病的重要始动因素。常见的染色体异常包括 del（13q）、＋ 12、del（11q）及 del（17p）。约 55% 的 CLL 患者具有 del（13q），del（13q）导致 mir-15a 和 mir-16-1 等 miRNA 缺失，BCL2 的高表达，从而抑制细胞凋亡、促进白血病的发病。del（11q）出现在 10% 的 CLL 患者，del（11q）引起 *ATM* 基因缺失，*ATM* 基因缺失导致细胞 DNA 损伤修复异常，从而导致其他遗传学异常的进一步累积。5% ～ 8% 的 CLL 患者伴有 del（17p），del（17p）导致 *TP53* 基因缺失，80% 的伴 del（17p）的 CLL 同时伴另一 *TP53* 等位基因的突变，*TP53* 基因缺失和（或）突变造成 TP53 功能异常，从而促进 CLL 发病。除此之外，包括 *SF3B1*、*NOTCH1*、*XPO1*、*KLHL6*、*MYD88* 在内的一系列基因的体细胞突变也在 CLL 发病中起到了重要作用。

　　肿瘤微环境亦是 CLL 发病的重要因素。在淋巴结中，CLL 细胞与 T 细胞以及单核细胞起源的巨噬细胞相互作用，引起 CLL 细胞 B 细胞受体（BCR）通路以及 NF-κ B 通路的活化，进而促进 CLL 细胞的增殖。抗原刺激可能参与 CLL 发病的重要因素。不同 CLL 患者 BCR 可具有高度同源性，称为同型模式（stereotype），约 30% 的 CLL 患者具有同型模式 BCR，提示共同抗原驱动 CLL 的发生发展。

【临床表现】

大部分患者就诊时无症状，因血常规检查发现淋巴细胞增多而确诊。淋巴结肿大亦是较为常见的症状，淋巴结和脾大会造成局部压迫，不同部位出现相应的症状。随着疾病进展，患者可能逐渐出现血细胞减少和功能障碍、高代谢等疾病相关表现，例如头晕、乏力、瘀点、瘀斑、感染、盗汗等。

【实验室检查】

血常规：淋巴细胞增高，疾病晚期可出现血红蛋白（Hb）下降和（或）血小板（PLT）下降。

血涂片和骨髓形态学：外周血涂片以小淋巴细胞为主，形态成熟、胞质少、核致密、核仁不明显、染色质部分聚集，可见特征性的涂抹细胞。外周血可见幼稚淋巴细胞及不典型淋巴细胞，但幼稚淋巴细胞占淋巴细胞比例 < 55%。骨髓象有核细胞增生明显或极度活跃，淋巴细胞明显增多，比例常 ≥ 40%，以成熟淋巴细胞为主；红系、粒系及巨核系细胞减少；溶血时幼红细胞可代偿性增生。骨髓活检示 CLL 细胞浸润可呈间质型、结节型、混合型或弥漫型，如外周血淋巴细胞有典型的形态学与免疫表型特征，CLL 的诊断无需骨髓穿刺或活检。

免疫表型：典型的 CLL 免疫表型为 $CD5 + CD19 + CD23 + CD20^{dim}sIg^{dim}CD43 + CD11c + CD160 + CD10 - CD103 - CD25 - FMC7 - CD79b^{dim/-}CD22^{dim/-}CD81 -$（dim：弱表达），轻链限制性表达（κ/λ > 3∶1 或 < 0.3∶1）或 CD19 阳性且表面免疫球蛋白（sIg）阴性细胞 > 25%。CLL 积分系统：CD5 阳性（＋）、CD23 阳性（＋）、FMC7 阴性（－）、sIg 弱表达以及 CD22/CD79b 弱表达/阴性（－）各积 1 分，共 5 分，通常 CLL 为 4 ～ 5 分。

细胞遗传学分析：细胞遗传学分析有助于在有治疗指征的 CLL 患者中进行预后分层。包括常规染色体核型分析与间期荧光原位杂交（fluorescence in situ hybridization，FISH）检查。必要的 FISH 检测项目包括 del（17p）、del（11q）、del（13q）与 ＋ 12。Del（13q）最常见，伴有 del（17p）的患者预后最差，而单纯 del（13q）的患者预后最佳。常规核型分析仅能在 30% ～ 40% 的 CLL 患者中检出染色体异常，推荐使用 CpG ＋ IL-2 刺激的染色体核型分析，可将异常检出率提高到 80%。伴有复杂核型的 CLL 患者预后较差。病情进展时可出现新的染色体异常。

分子学检测：使用 PCR 检测免疫球蛋白重链可变区（immunoglobulin heavy chain variable region，IGHV）基因突变状态及片段使用，以用于预后分层，根据 IGHV 突变情况，可将 CLL 分为两种亚型：U-CLL（无突变）和 M-CLL（有突变）。U-CLL 和 M-CLL 具有不同的临床特征与预后，U-CLL 患者易出现不典型细胞形态，临床分期较晚，预后相对较差；M-CLL 患者多为典型成熟小淋巴细胞形态，临床分期早，预后较好。测序检查（推荐二代测序，可以同时检测众多基因突变状态及其突变频率）可检测到 *TP53*、*NOTCH1*（含非编码区）、*SF3B1*、*BIRC3*、*MYD88* 等基因突变，伴有 *TP53*、*NOTCH1*、*SF3B1* 突变的患者预后较差，尤其 *TP53* 突变常常与 del（17p）伴随出现，该类患者临床上进展迅速，对传统的免疫化学治疗耐药，预后极差。

免疫分型、染色体分型及分子检查等建议使用外周血标本。SLL 如外周异常细胞少，建议采用骨髓标本（近 3/4 患者外周血/骨髓受累）。

【诊断与鉴别诊断】

（一）诊断

CLL 的诊断依赖于血常规、血细胞形态学、流式细胞术免疫分型，某些情况下还需要结合细胞遗传学、分子生物学以及淋巴结活检免疫组织化学等检查。CLL 确诊需要满足以下几个条件：

（1）外周血克隆性 B 淋巴细胞 ≥ $5×10^9$/L，至少持续 3 个月；或者外周血克隆性 B 淋巴细胞 < $5×10^9$/L 但存在骨髓浸润所致血细胞减少。

（2）形态以成熟小淋巴细胞为主，外周血淋巴细胞中幼淋细胞＜ 55%；如幼淋细胞 ≥ 55%，诊断为 B 细胞幼稚淋巴细胞白血病（B cell prolymphocytic leukemia，B-PLL）。

（3）典型的免疫表型特征：sIg^{dim}CD5 ＋ CD19 ＋ CD20^{dim}CD23 ＋ FMC7 － CD22$^{-/dim}$CD79b － 及轻链限制性表达（dim：弱表达）。

（4）排除其他一些易误诊为 CLL 的 B-CLPD。

（二）鉴别诊断

CLL 需要与套细胞淋巴瘤（mantle cell lymphoma，MCL）、边缘区淋巴瘤、毛细胞白血病、脾 B 细胞淋巴瘤 / 白血病、不能分类情况、B-PLL、滤泡淋巴瘤和淋巴浆细胞淋巴瘤 / 华氏巨球蛋白血症等相鉴别。CLL 与 MCL 的鉴别尤为重要，MCL 临床侵袭，预后不良。极少数 MCL 形态学类似 CLL 细胞，甚至免疫表型为 CD5 ＋ CD23 ＋，故 CCND1 或 SOX11 或 t（11；14）阳性至关重要。FISH 是检测 t（11；14）（q13；q32）的理想技术。CLL 与其他 B-CLPD 的鉴别参见 2018 版《B 细胞慢性淋巴增殖性疾病诊断与鉴别诊断中国专家共识》。

【 疾病分期和危险度分层 】

（一）疾病分期

Rai 分期（表 7-9-14）与 Binet 分期（表 7-9-15）是 CLL 经典的分期系统，这两种分期系统根据体格检查所得淋巴结与脾大的结果以及是否存在血细胞减少对 CLL 患者进行分期。SLL 分期参照 2014 版的淋巴瘤 Lugano 分期（表 7-9-16）。

（二）CLL 患者的危险分层

1. 初治患者预后积分系统：CLL 国际预后指数（IPI）　国际 CLL-IPI 工作组通过对大样本的接受一线化疗（少数化学免疫治疗）CLL 患者分析得出结论，*TP53* 异常［缺失和（或）突变］（4 分）、*IGHV* 无突变（2 分）、血清 β_2- 微球蛋白（β_2-microglobulin，β_2-MG）＞ 3.5 mg/ml（2 分）、临床分期 Rai 分期 1 ～ 4 或 Binet 分期 B ～ C（1 分）、年龄＞ 65 岁（1 分）是 CLL 的独立预后因素。通过将这些预后因素进行积分建立了 CLL-IPI，可以将 CLL 分为低危组（0 ～ 1 分）、

表 7-9-14　**Rai 分期**

分期	标准	从不需要治疗患者比例	中位生存 *（月）
0	仅有淋巴细胞增多	59%	150
1	淋巴细胞增多＋淋巴结大	21%	101
2	淋巴细胞增多＋肝 / 脾大 ± 淋巴结大	23%	71
3	淋巴细胞增多＋贫血（＜ 100 g/L）± 肝 / 脾大或淋巴结大	5%	19
4	淋巴细胞增多＋血小板减少（＜ 100×10^{12}/L）± 肝 / 脾大或淋巴结大	0%	19

注：* 烷化剂为基础治疗患者的生存

表 7-9-15　**Binet 分期**

分期	标准	中位生存（年）*
A	淋巴细胞增多，＜ 3 个淋巴结区淋巴结肿大 #；无贫血或血小板减少	12 ＋
B	淋巴细胞增多，≥ 3 个淋巴结区淋巴结肿大；无贫血或血小板减少	7
C	淋巴细胞增多＋贫血（＜ 100 g/L）或血小板减少（＜ 100×10^{12}/L）	2

注：* 烷化剂为基础治疗患者的生存；
颈部、腋下、腹股沟（无论单侧或双侧均计为 1 个区域）、肝及脾

表 7-9-16　淋巴瘤 Lugano 分期

分期	累及范围	结外状态
早期		
Ⅰ期	累及单个淋巴结区域，单个淋巴结区域可以包括一个淋巴结或一组相邻淋巴结	单个淋巴结外器官或部位，并且没有结内受累
Ⅱ期	横膈同侧有 2 个或 2 个以上淋巴结区域受累	横膈同侧淋巴结区域受累同时伴邻近的局限性结外器官或部位受累
Ⅱ期伴大包块	横膈同侧有 2 个或 2 个以上淋巴结区域受累且伴有大包块	不适用
晚期		
Ⅲ期	横膈两侧都有淋巴结受累 横膈上淋巴结受累伴脾受累	不适用
Ⅳ期	1 个或多个结外器官弥漫性或播散性受累，伴或不伴相关淋巴结受累	不适用

中危组（2～3 分）、高危组（4～6 分）、极高危组（7～10 分）。内部与外部验证均表明 CLL-IPI 可以在接受免疫化疗的初治 CLL 患者中实现较为理想的预后分层。

2. 复发 / 难治患者预后积分系统　通过纳入 6 个随机对照试验或 Mayo Clinic 数据库的 2475 例接受靶向药物治疗的复发 / 难治 CLL 患者，最终选定 4 个因素 [每个 1 分：血清 β_2-MG > 5 mg/ml、乳酸脱氢酶（lactate dehydrogenase，LDH）>正常上限、Hb < 110 g/L（女）或< 120 g/L（男）、与最近治疗开始时间< 24 个月] 将复发 / 难治 CLL 分成 3 组：低危组（0～1 分）、中危组（2～3 分）及高危组（4 分），其 24 个月总生存（overall survival，OS）分别为 82.6%～95.1%、61.8%～84.6% 及 44.4%～82.2%。

【治疗】

无论是初治还是复发 / 难治的 CLL 患者，只有在出现治疗指征时才启动治疗。CLL 的治疗指征包括：

（1）进行性骨髓衰竭的证据：进行性血红蛋白（< 100 g/L）和（或）血小板减少（< 100×10^9/L）。

（2）巨脾（如左肋缘下> 6 cm）或有症状的脾大。

（3）巨块型淋巴结肿大（如最长直径> 10 cm）或有症状的淋巴结肿大。

（4）进行性淋巴细胞增多，如 2 个月内淋巴细胞增多> 50%，或淋巴细胞倍增时间（lymphocyte doubling time，LDT）< 6 个月。当初始淋巴细胞< 30×10^9/L，不能单凭 LDT 作为治疗指征。

（5）自身免疫性溶血性贫血和（或）免疫性血小板减少症对皮质类固醇治疗反应不佳。

（6）至少存在下列一种疾病相关症状：①在以前 6 个月内无明显原因的体重下降≥ 10%；②严重疲乏 [如东部肿瘤协作组（ECOG）体能状态≥ 2；不能进行常规活动]；③无感染证据，体温> 38.0℃，≥ 2 周；④无感染证据，夜间盗汗（湿透性）> 1 个月。

（7）临床试验：符合所参加临床试验的入组条件。

现有的 CLL 的治疗方式主要包括：免疫化学治疗、靶向药物治疗以及细胞治疗。

（一）免疫化学治疗

在新型药物问世前，CLL 的治疗主要依赖于以烷化剂与核苷类似物为主的化疗。苯丁酸氮芥（chlorambucil，Clb）自 20 世纪 50 年代开始用于 CLL 患者的治疗，尽管其可以改善 CLL 患者的症状，但单药 Clb 不能改善患者的总存活期（OS）。苯达莫司汀（bendamustine）、氟达拉滨（fludarabine）相对于 Clb 可提高 CLL 患者的治疗总有效率（overall response rate，ORR）与无进展生存（progression-free survival，PFS）。在氟达拉滨基础上添加环磷酰胺（cyclophosphamide）可进一步提高治疗的完全缓解（complete remission，CR）率与 PFS。在化疗基础上添加 CD20 抗体利妥昔单抗（rituximab，RTX），即免疫化疗的使用，首次延长了 CLL 患者的 OS。临床实践中，需要根据患者的年龄、合并症以及体能状态选择不同强度的免疫化疗方案。氟达拉滨、环磷酰胺联合 RTX（FCR 方案）通常用于年轻、体能状况好且合并症较少的患者，苯达莫司汀联合 RTX（BR 方案）通常用于年老 CLL 患者的治疗，而 Clb 联合 CD20 抗体通常用于年老且合并症较多的患者。近年来，随着包括布鲁顿酪氨酸激酶（Bruton's tyrosine kinase，BTK）抑制剂、BCL2 抑制剂在内的新型靶向药物的问世，免疫化学治疗地位明显下降。

　　FCR 方案是首个可使较高比例 CLL 患者取得 CR 的方案。德国 CLL8 研究结果表明，FCR 方案可以改善初治 CLL 患者的 OS，确立了其在年轻体能状态良好的 CLL 患者中的治疗地位。长期随访表明，FCR 可以使低危 CLL 患者取得长期缓解，而伴有 del（17p）、del（11q）的患者以及 *IGHV* 无突变的患者预后较差。FCR 方案治疗后微小残留病灶（minimal residual disease，MRD）阴性的患者具有显著较长的 PFS，特别是 *IGHV* 有突变的患者如治疗后 MRD 阴性，则半数以上可取得长期缓解（12.8 年的 PFS 率为 53.9%）。BR 方案相对于 FCR 方案骨髓抑制作用较小，德国 CLL11 研究确立了其用于初治老年 CLL 患者的地位。在 CLL11 研究中，Clb 联合新型 CD20 抗体 GA-101（奥妥珠单抗）显著改善了初治的老年且合并症较多 CLL 患者的 PFS 和 OS，因此推荐作为此类患者的一线免疫化疗方案。

（二）靶向药物治疗

　　针对 BCR 通路的激酶抑制剂以及 BCL2 抑制剂在 CLL 中的应用是 CLL 治疗的最重要进展。BTK 抑制剂伊布替尼、泽布替尼、奥布替尼、阿卡替尼（ACP-196），PI3K 抑制剂艾代拉利司以及 BCL2 抑制剂 venetoclax（ABT-199，维奈克拉）等已批准应用于 CLL 治疗。

　　1. BTK 抑制剂　伊布替尼是一个口服、同类第一（first-in-class）的 BTK 共价抑制剂，不可逆地与 BTK 第 481 位氨基酸（半胱氨酸）结合。除抑制 BTK 之外，伊布替尼还抑制 IL2 诱导 T 细胞激酶（ITK）、表皮生长因子受体（EGFR）、非受体型蛋白酪氨酸激酶（TEC）等。在最早的伊布替尼治疗 CLL 的临床试验中，420 mg/d 组与 840 mg/d 组的 ORR 相同，均为 71%。因此，后续的研究中，均采取 420 mg/d 作为 CLL 的治疗使用剂量。RESONATE 临床试验表明，相对于奥法木单抗，伊布替尼显著改善了复发 / 难治 CLL 患者的生存，基于此研究结果，美国食品药品监督管理局（FDA）于 2014 年批准伊布替尼用于复发 / 难治 CLL 患者的治疗。中国国家药品监督管理局（NMPA）也于 2017 年批准伊布替尼用于复发 / 难治 CLL 的治疗。RESONATE-2、iLLUMINATE、Alliance A041202 和 ECOG-ACRIN E1912 这 4 项Ⅲ期临床研究证实，含伊布替尼的方案在治疗初治的 CLL 方面分别优于 Clb、Clb 联合 GA-101、BR 或 FCR 方案，CLL 治疗全面进入无化疗时代。伊布替尼耐受性良好，绝大部分患者的毒性反应均为 1/2 级轻度不良反应，包括一过性腹泻、肌痛、关节痛等，另外需注意高血压、心房颤动、出血等副作用。

　　阿卡替尼是二代的共价 BTK 抑制剂，相比于伊布替尼，其具有更高的选择性。例如，阿卡替尼不抑制 EGFR、ITK 或 TEC。在最早的一项阿卡替尼治疗复发 / 难治 CLL 患者的临床试验中，阿卡替尼取得了 95% 的 ORR。Ⅲ期临床研究 ASCEND 表明，相比于 RTX 联合艾代拉利司或 BR 方案，阿卡替尼单药显著改善了复发 / 难治 CLL 患者的 PFS。ELEVATE TN 研究表明，在老年或合并症较多的初治 CLL 患者中，阿卡替尼联合或不联合 GA-101 相对于 GA-101 联合 Clb 可显著延长患者的 PFS。基于 ASCEND 与 ELEVATE TN 的研究结果，美国 FDA 批准阿卡替尼用于复发 / 难治和初治的 CLL 的治疗。阿卡替尼耐受性良好，最常见的不良反应包括头痛、腹泻、上呼吸道感染、关节痛、心房颤动等。

　　泽布替尼是一种国产新型口服 BTK 抑制剂，不可逆地与 BTK 第 481 位氨基酸结合，其选择性优于伊布替尼。泽布替尼对于 EGFR、JAK3、TEC、ITK 等其他酪氨酸激酶的抑制较弱，因此具有更好的安全性。泽布替尼可以 100% 抑制血液和淋巴结中的 BTK，从而最大可能地使患者取得持续深度缓解。在泽布替尼治疗复发 / 难治 CLL 患者的 Ⅱ 期临床研究结果，ORR 为 84.6%，CR 率为 3.3%，估计的 1 年无事件生存率为 92.9%；泽布替尼耐受性良好，最常见的不良反应为血细胞减少和上呼吸道感染。泽布替尼已被 NMPA 批准治疗复发 / 难治 CLL。

　　奥布替尼是另一新型 BTK 抑制剂，其选择性优于上述 BTK 抑制剂。治疗复发 / 难治 CLL 患者，中位随访 14.3 个月，ORR 91.3%，CR 10%。不良事件发生率低，耐受性好。NMPA 已批准奥布替尼治疗复发 / 难治 CLL。

　　2. PI3K 抑制剂　Idelalisib（艾代拉利司）是 PI3K δ 亚型的抑制剂。国际多中心的随机对照研究表明，艾代拉利司联合 RTX 相对于 RTX 显著提高了复发 / 难治 CLL 患者的 PFS 和 OS。艾代拉利司会导致自身免疫性肝炎、肠炎及肺炎，以及感染并发症，并且其疗效差于 BTK 抑制剂，因此不是 CLL 患者首选的激酶抑制剂，但对于不能耐受 BTK 抑制剂的患者，艾代拉利司是一个可行的选择。

　　3. BCL2 抑制剂　BCL2 蛋白的高表达使 CLL 细胞凋亡受抑。BH3 类似物可以模仿 BCL2 及相关蛋白的生理性拮抗蛋白的作用，从而诱导细胞凋亡。维奈克拉是 BCL2 高度选择性的抑制剂，可以显著诱导 CLL 细胞凋亡，但对血小板的抑制作用很小。Murano Ⅲ 期研究表明维奈克拉联合 RTX 相对于 BR 方案可以显著延长复发 / 难治 CLL 患者的 PFS 与 OS，并提高外周血的 MRD 阴性率。CLL14 Ⅲ 期临床研究表明，相对于 Clb 联合 GA-101，GA-101 联合维奈克拉显著改善了合并症较多或肾功能较差的初治 CLL 患者的 PFS。基于 Murano 和 CLL14 研究的结果，FDA 批准维奈克拉联合 CD20 抗体用于复发 / 难治和初治 CLL 的治疗。腹泻、上呼吸道感染、恶心、中性粒细胞减少是维奈托克相关的常见不良反应，肿瘤溶解综合征是维奈托克引起的需要关注的严重并发症。Murano 和 CLL14 研究中维奈克拉分别使用 2 年和 1 年，是一种有限（time-limited）疗程的治疗模式。

　　上述 BCR 通路抑制剂（BTK 抑制剂和 PI3K 抑制剂）由于 CR 率低，需持续使用。

（三）细胞治疗

　　尽管新药的出现显著改善了 CLL 的治疗效果，但高危患者仍然有可能出现耐药所导致的疾病进展。对于伴有 *TP53* 缺失和（或）突变并同时伴有复杂核型的患者，特别是免疫化疗后复发的患者，可考虑行异基因造血干细胞移植（allo-HSCT）。但在新药时代，allo-HSCT 的时机已有改变。对于高危的患者，在考虑 allo-HSCT 之前，可考虑先行伊布替尼、维奈克拉或者二者联合治疗。现有的临床试验已探索了嵌合抗原受体（CAR）T 细胞、CAR NK 细胞用于治疗复发 / 难治 CLL 患者的疗效与安全性，在一项 CAR T 细胞治疗伊布替尼耐药的 CLL 患者的临床试验中，CAR T 细胞治疗后 MRD 阴性的患者可以取得较为理想的疗效。

（四）治疗反应

　　在 CLL 患者的治疗中应定期进行疗效评估，诱导治疗通常以 6 个疗程为宜，建议治疗 3 ～ 4 个疗程时进行中期疗效评估，疗效标准见表 7-9-17。评估疗效时机：化学（免疫）治疗结束后至少 2 个月；伊布替尼等新型靶向药物达最佳疗效后至少 2 个月。

【诊疗流程】

　　CLL 诊疗流程图如图 7-9-4 所示。

表 7-9-17　CLL 的疗效标准

参数	CR	PR	PD	SD
A 组				
淋巴结肿大	无＞ 1.5 cm 者	缩小≥ 50%（较基线）	增大≥ 50%（较基线或末次疗效评估）	增大或较基线缩小≤ 49%
肝和（或）脾大小	脾大小＜ 13 cm；肝大小正常	缩小≥ 50%（较基线）	增大≥ 50%（较基线或末次疗效评估）	增大或较基线缩小≤ 49%
系统性症状	无	任何	任何	任何
外周血淋巴细胞计数	正常	较基线下降≥ 50%	较基线升高≥ 50%	升高或较基线下降≤ 49%
B 组				
血小板计数	≥ 100 000/μl	≥ 100 000/μl 或较基线升高≥ 50%	由于 CLL 本病较基线下降≥ 50%	升高或较基线下降≤ 49%
血红蛋白	≥ 11.0 g/dl（无输血、不使用生长因子）	≥ 11.0 g/dl 或较基线升高≥ 50%	由于 CLL 本病较基线下降≥ 2 g/dl	＜ 11.0 g/dl 或较基线升高＜ 50%，或下降＜ 2 g/dl
骨髓	增生正常，无 CLL 细胞，无 B 细胞性淋巴小结	有 CLL 细胞，或出现 B 细胞性淋巴小结，或未行骨髓检查	骨髓浸润较基线升高≥ 50%	无改变
中性粒细胞计数（不使用生长因子）	≥ 1500/μl	≥ 1500/μl 或较基线升高＞ 50%		

注：A 组标准用于评价肿瘤负荷，B 组标准用于评价骨髓造血功能
完全缓解（CR）：要求满足以上所有标准，所有患者均要求无疾病相关症状。
部分缓解（PR）：至少达到 2 个 A 组标准＋ 1 个 B 组标准；如果 A 组和 B 组在治疗前均只有 1 个异常，则只需 1 项改善达到标准即可。
疾病进展（PD）：至少达到 1 个 A 组标准或 B 组标准；仅有系统性症状不能定义为 PD。
疾病稳定（SD）：要求满足以上所有标准

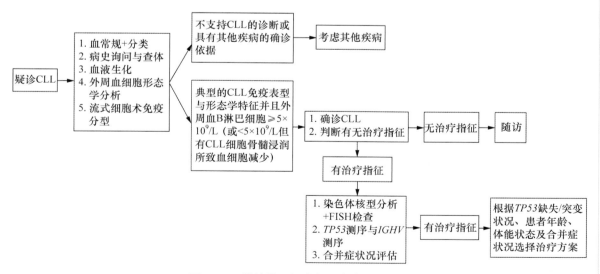

图 7-9-4　慢性淋巴细胞白血病诊疗流程图

（李建勇）

第6节 少见类型的白血病

少见类型的白血病包括幼淋巴细胞白血病、毛细胞白血病、大颗粒淋巴细胞白血病等。

一、幼淋巴细胞白血病

幼淋巴细胞白血病（prolymphocytic leukemia，PLL）是起源于 T 系（T-PLL）或 B 系（B-PLL）的成熟淋巴肿瘤，相对罕见，约占所有成熟淋巴细胞白血病的 3%，T-PLL 较 B-PLL 常见。PLL 临床侵袭，患者常有 B 症状、脾大，淋巴细胞升高明显（> 100×10^9/L）。

（一）T-PLL

T-PLL 是最常见的成熟 T 细胞白血病，但仅占成人成熟白血病的 2%。中位发病年龄为 65 岁。T-PLL 是一种侵袭性的白血病，以胸腺后 T 细胞过度增殖为特征，累及外周血、骨髓、淋巴结、肝脾以及皮肤。

【发病机制】

T-PLL 发病机制复杂，*TCL1* 的过表达与 *ATM* 异常可使起源细胞过度增殖并出现 DNA 损伤修复异常，从而进入前白血病阶段，是 T-PLL 发病的重要始动机制。在此基础上，前白血病细胞继续获得 MYC 通路、表观遗传及 JAK/STAT 通路等异常，从而完成疾病的恶性转化。

【临床表现】

大部分 T-PLL 临床表现侵袭。常见的临床表现包括脾大（73% ~ 81%）、B 症状（66%）、淋巴结肿大（46% ~ 64%）等。部分患者（14% ~ 21%）出现胸腔积液或腹水，约 25% 的患者皮肤受累。部分患者就诊时临床稳定或进展缓慢，可能维持数年，但最终不可避免地出现疾病快速进展。

【实验室检查】

血常规示淋巴细胞显著升高，通常 > 100×10^9/L，部分患者可出现贫血与血小板减少。根据外周血淋巴细胞形态可将 T-PLL 分为 3 种类型：①经典型：占 75%，为典型幼稚淋巴细胞，即小到中等大小的淋巴细胞，胞质嗜碱性无颗粒，核仁明显；②小细胞型：占 20%，细胞较小，无明显核仁；③脑回型：占 5%，胞核外形不规则呈脑回状，类似 Sezary 综合征中所见淋巴细胞，又称 Sezary 变异型。T-PLL 细胞强表达 CD52，呈成熟 T 细胞表型，表达 CD2、CD3 与 CD5，强表达 CD7，CD1a 与 TdT 阴性；T-PLL 大部分为 CD4 ＋ CD8 －（60%），其余为 CD8 ＋ CD4 －（15%）或 CD4 ＋ CD8 ＋（20%）。T-PLL 最常见的染色体异常为 14 号染色体的异常（90%），即 inv（14）（q11；q32）、t（14；14）（q11；q32）和 t（X；14）（q28；q11），这些异常累及 14q32 上的 *TCL1* 或 Xq28 的 *MTCP1*，对 T-PLL 均有相对特异性；*ATM* 基因缺失或突变以及 8 号染色体异常亦很常见；其他的遗传学异常包括累及 JAK/STAT 通路相关基因的分子突变等。

【诊断与鉴别诊断】

T-PLL 的诊断参照 T-PLL 国际研究组提出的主要与次要标准。**主要标准**：①外周血或骨髓中的 T-PLL 表型细胞 > 5×10^9/L；② PCR 或流式细胞术检测 T 细胞的克隆性；③伴有 14q32 或 Xq28 异常，或者表达 *TCL1* 或 *MTCP1*。**次要标准**：① 11 号染色体异常（11q22.3，*ATM*）；② 8 号染色体异常：idic（8）（p11）、t（8；8）和 8q 三体；③ 5、12、13、或 22 号染色体异常，或存在复杂核型；④ T-PLL 特异性部位受累（如脾大和积液）。满足 3 条主要标准或 2 条主要标准＋1 条次要标准即诊断 T-PLL。T-PLL 的鉴别诊断包括 B-PLL、Sezary 综合征、T 细胞大颗粒淋巴细胞白血病及成人 T 细胞白血病 / 淋巴瘤等。

【治疗】

20% ～ 30% 就诊时临床表现稳定或进展缓慢，这部分患者不需要立即治疗，只有在患者出现治疗指征时才开始治疗，治疗指征见表 7-9-18。抗 CD52 单抗阿仑单抗是初治 T-PLL 首选的一线治疗方案，单药阿仑单抗可使 90% 的 T-PLL 患者获得缓解，但复发率较高，对于获得完全缓解（complete remission，CR）的患者可行异基因造血干细胞移植进行巩固。复发的 T-PLL 预后很差，生存期仅 6 ～ 9 个月。新型药物如 BCL2 抑制剂维奈克拉治疗 T-PLL 具有一定疗效。

【诊疗流程】

T-PLL 的诊疗流程图如图 7-9-5 所示。

表 7-9-18　T-PLL 治疗指征

分类	具体表现
疾病相关全身症状	严重的疲乏：ECOG 体能状态 ≥ 2 6 个月内体重下降 > 10% 在无感染症状的情况下出现严重盗汗 在无感染症状的情况下体温 > 38℃
骨髓衰竭的表现	血红蛋白 < 100 g/L 血小板计数 < $100×10^9$/L
淋巴结、肝脾迅速增大	2 个月内增大超过 50%；直径翻倍时间 < 6 个月 症状性的淋巴结或肝脾大
淋巴细胞进行性升高	在淋巴细胞 > $30×10^9$/L 时：2 个月内升高 > 50%；淋巴细胞倍增时间 < 6 个月
结外受累	器官受累；胸腹腔积液，中枢神经系统受累

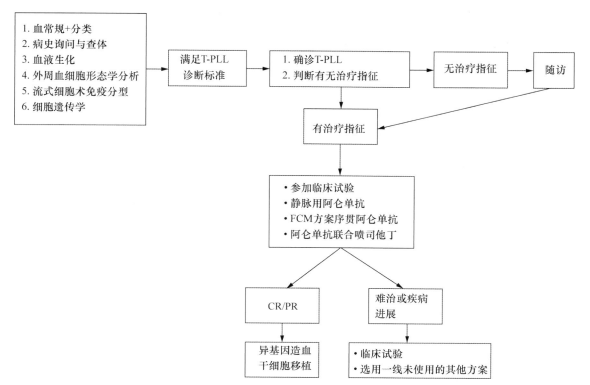

图 7-9-5　T-PLL 诊疗流程图

（二）B-PLL

B-PLL 十分罕见，其在所有 B 淋巴细胞白血病中的比例远低于 1%，中位发病年龄为 65～69 岁，男女发病无差异。

【发病机制】

B-PLL 发病机制尚不明确，*TP53* 基因失活以及 MYC 通路的活化可能参与 B-PLL 的发病。

【临床表现】

大部分患者有 B 症状和巨脾，淋巴结肿大罕见。淋巴细胞升高明显，常 > $100×10^9$/L，50% 的患者有贫血和血小板减少。

【实验室检查】

外周血涂片示淋巴细胞计数升高明显，大部分淋巴细胞为幼稚淋巴细胞（ > 55%，常 > 90%），幼稚淋巴细胞胞体中等大小，胞核圆，核仁明显，位置居中。B-PLL 表达 IgM/IgD，同时表达其他 B 系标记如 CD20、CD19 等；20%～30% 和 10%～20% 的患者表达 CD5 和 CD23。约 70% 的患者伴有复杂核型，半数患者伴 *TP53* 缺失，*TP53* 缺失的患者常伴 *TP53* 突变，70% 的 B-PLL 有 *MYC* 异常（易位或拷贝数增加）。

【诊断】

B-PLL 的诊断要求外周血淋巴细胞的幼淋细胞比例 ≥ 55%，并且 CCND1 阴性。

【治疗】

当患者出现治疗指征时，根据患者是否具有 *TP53* 异常进行方案选择。对于无 *TP53* 异常的患者，可选用免疫化疗以及新药治疗。对于伴 *TP53* 异常的患者，需选用新药如 BCR 信号抑制剂、维奈克拉等进行治疗，取得缓解的患者可行异基因造血干细胞移植巩固。

【诊疗流程】

B-PLL 的诊疗流程图如图 7-9-6 所示。

二、毛细胞白血病

毛细胞白血病（hairy cell leukemia，HCL）是一种罕见类型的成熟 B 细胞白血病，约占所有白血病的 2%。HCL 好发于中老年人，中位发病年龄 63 岁，男女比例为（4～5）∶1。主要表现为脾大、全血细胞减少、感染等。外周血涂片可见特征性的毛细胞。几乎所有的 HCL 具有 *BRAF V600E* 突变，其为 HCL 重要的诊断标志和治疗靶点。

【发病机制】

BRAF V600E 是 HCL 中最重要的驱动基因异常，*BRAF V600E* 导致了 RAS-RAF-MAPK 通路额外激活，从而导致了细胞的增殖过度与凋亡受抑，进而促进了 HCL 的发病。HCL 中存在细胞周期调控蛋白 *CDKN1B* 的基因异常，提示细胞周期调控异常亦是 HCL 重要的发病机制。

【临床表现】

常以疲乏、感染或左上腹胀满不适为首发表现，其中疲乏为最常见的临床表现。90% 以上的 HCL 患者出现脾大，小部分 HCL 患者诊断时可无明显临床表现。

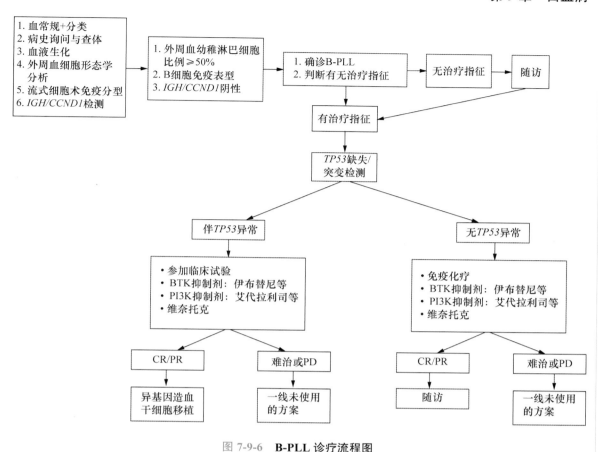

图 7-9-6　**B-PLL 诊疗流程图**

【实验室检查】

80% 的 HCL 患者血常规示单系或多系血细胞减少，几乎所有患者单核细胞较少（＜ 100/μl）。外周血涂片可见较多毛细胞，此类细胞边缘不齐呈锯齿状或伪足状，伴有不规则纤绒突起。骨髓穿刺常干抽，骨髓活检可见白血病细胞局灶或弥漫性浸润，白血病细胞常呈"煎鸡蛋"样表现，免疫组化示肿瘤细胞 CD20 强阳性，Annexin A1 阳性，CCND1 弱表达，其中 Annexin A1 是 HCL 特征性的指标。通过流式细胞术检测的 HCL 特征性的免疫表型为：单克隆表达表面免疫球蛋白，强表达 CD20、CD22、CD11c 和 CD200，表达 CD103、CD25 和 CD123。几乎所有的 HCL 具有 *BRAF V600E* 突变，而表达 *IGHV4-34* 的 HCL 无此突变。

【诊断与鉴别诊断】

HCL 的诊断依据为：外周血或骨髓出现特征性的毛细胞，并且白血病细胞的免疫表型符合 HCL（CD19 ＋ CD11strCD200strCD103 ＋ CD25 ＋ CD123 ＋）（str：强表达）；*BRAF V600E* 突变可作为重要的诊断依据。HCL 需要与其他的 B 细胞慢性淋巴细胞增殖性疾病相鉴别，其中重要的为毛细胞白血病变异型（hairy cell leukemia variant，HCL-v）。HCL-v 常出现明显的淋巴细胞增多，单核细胞不低，Annexin A1、CD25、CD123 及 CD200 阴性。

【治疗】

部分 HCL 患者在就诊时无需治疗，只有在患者出现下列指征之一时才启动治疗：①存在显著的乏力、发热、盗汗等症状；②症状性脾大；③存在血细胞减少（血红蛋白＜ 110 g/L，血小板计数＜ 100×10⁹/L，或中性粒细胞＜ 1×10⁹/L）。

嘌呤类似物是 HCL 的一线治疗方案，单药克拉屈滨与单药喷司他丁均为标准的一线治疗方案，但克拉屈滨更为常用，单药嘌呤类似物治疗 HCL 的 CR 率为 76%～83%。在克拉屈滨的基础上添加利妥昔单抗（rituximab，RTX）可进一步提高 CR 率（CR 率 100%），并且疗效持久。对于未能获得 CR 或在获得 CR 后 2 年内复发的患者，首先应确认 HCL 的诊断，若诊断仍为 HCL，则推荐使用与一线方案不同的嘌呤类似物联合 RTX 作为二线治疗方案或使用 BRAF 抑制剂维罗非尼；对于获得 CR 后 2 年后复发的患者，可使用一线方案中的嘌呤类似物联合 RTX，亦可选用不同的嘌呤类似物联合 RTX。对于二线治疗失败的患者，可选用维罗非尼（联合或不联合 RTX）、抗 CD22 免疫毒素 moxetumomab pasudotox、布鲁顿酪氨酸激酶（Bruton's tyrosion kinase，BTK）抑制剂伊布替尼或推荐患者参加临床试验。

【诊疗流程】

HCL 的诊疗流程图如图 7-9-7 所示。

三、大颗粒淋巴细胞白血病

大颗粒淋巴细胞（large granular lymphocyte，LGL）白血病是一组异质性较大的 T 和 NK 细胞淋巴增殖性疾病，其包括 T 细胞大颗粒淋巴细胞白血病（T cell large granular lymphocyte leukemia，T-LGLL）、NK 细胞慢性淋巴细胞增殖性疾病（chronic lymphoproliferative disorder of NK cells，CLPD-NK）与侵袭性 NK 细胞白血病（aggressive NK cell leukemia，ANKL）。T-LGLL 是最为常见的 LGL 白血病，约占所有病例的 85%，临床过程呈惰性，中位诊断年龄 60 岁，发病无性别差异，中位生存在 10 年以上。ANKL 发病与 EBV 相关，多见于亚洲人群，中位诊断年龄 39 岁，男女比例 7：1，中位生存期仅 2 个月。CLPD-NK 中位诊断年龄 60 岁，发病无性别差异，60% 患者就诊时无症状。

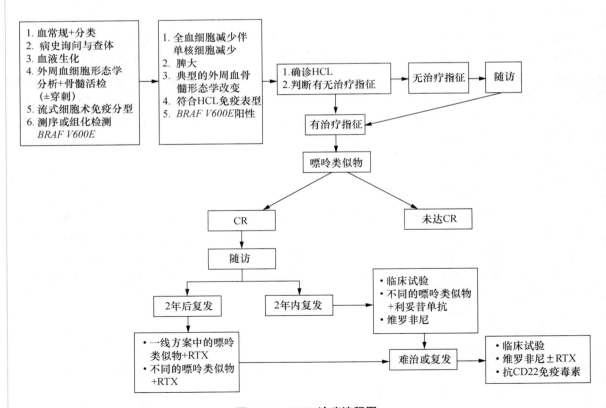

图 7-9-7　HCL 诊疗流程图

【发病机制】

T-LGLL 发病机制尚不完全清楚，持续的免疫刺激、凋亡受抑是重要的潜在发病机制，此外，MAPK、JAK/STAT 等通路的激活也可能参与 T-LGLL 的发病。CLPD-NK 发病机制未明，抗原刺激可能是一个发病因素。对于 ANKL，EBV 感染是最重要的病因。

【临床表现】

1. T-LGLL 约 1/3 患者就诊时无临床症状，最常见的就诊症状包括贫血相关表现和中性粒细胞减少所导致的感染表现，20%～30% 的患者伴有疲乏、B 症状等全身症状，20%～50% 的患者伴有脾大，淋巴结肿大罕见，25%～50% 的患者有类风湿关节炎（RA）、干燥综合征等自身免疫异常。

2. CLPD-NK 大部分患者无症状，少部分患者可出现全身症状和（或）血细胞减少（贫血、中性粒细胞减少）。

3. ANKL 患者常表现为高热和三系减少，肝脾大常见，可伴有淋巴结肿大。亦可出现凝血异常、噬血细胞综合征及多器官功能衰竭。

【实验室检查】

1. 血常规 半数以上的患者会出现淋巴细胞增多，（4～10）×10⁹/L，大颗粒淋巴细胞计数为（1～6）×10⁹/L（结合外周血涂片检查），中性粒细胞减少常见，约 45% 的患者出现粒细胞缺乏（< 0.5×10⁹/L），但中国人群中 T-LGLL 患者粒细胞缺乏比例显著较低。

2. 外周血涂片与骨髓形态学 LGL 形态学特点为：胞质丰富、含有细腻或粗糙的嗜天青颗粒。骨髓检查示 LGL 呈间质性浸润，红系增生低下，髓系细胞成熟障碍。

3. 免疫表型 T-LGLL 细胞的典型免疫表型为 CD3 + TCRαβ + CD4 − CD5dimCD8 + CD16 + CD57 +（dim：弱表达），少部分患者表达 CD4 阳性（伴或不伴有 CD8 表达）。ANKL 和 CLPD-NK 的典型免疫表型为 CD2 + sCD3 − CD3ε + TCRαβ − CD4 − CD16 + CD56 +。

4. 分子学检测 T-LGLL PCR 检测 TCRβγ 重排阳性，而 ANKL 与 CLPD-NK 检测 TCR 重排阴性。28%～75% 的 T-LGLL、30%～48% 的 CLPD-NK 以及 17%～21% 的 ANKL 具有体细胞 *STAT3* 突变。

【诊断】

1. T-LGLL 诊断标准 ①外周血 T 细胞 LGL 持续增多（> 6 个月），LGL 计数常 > 2×10⁹/L，对于 LGL 计数 < 2×10⁹/L 的患者，如其他标准（克隆性、免疫表型及临床表现）满足 T-LGLL 诊断标准也诊断 T-LGLL；②特征性免疫表型：CD3 + TCRαβ + CD8 + CD57 +；③ T 细胞克隆性证据：PCR 检测到 TCR 基因重排或 TCRVβ 表达呈克隆性；④临床表现：血细胞减少、类风湿关节炎等。

2. ANKL 诊断标准 ①临床表现：常有发热，肝、脾和淋巴结肿大，常累及外周血和骨髓；②三系减少，淋巴细胞比例增高，外周血可见 LGL；③骨髓涂片和活检可见不同程度的 LGL 浸润，可见噬血细胞；④符合 NK 细胞免疫表型；⑤ EBV 阳性，极少数病例 EBV 阴性（在临床特征与免疫表型符合的情况下也可诊断）。

3. CLPD-NK 诊断标准 ①外周血 NK 细胞 > 2×10⁹/L，持续增多 > 6 个月；②一般无发热，无肝脾淋巴结肿大，惰性病程；③ NK 细胞免疫表型：CD2 + sCD3 − CD3ε + TCRαβ + CD4 − CD16 + CD56 +；④ NK 细胞克隆性：*STAT3* 突变、流式细胞术检测到 *KIR* 为限制性表达。

【治疗】

1. T-LGLL　只有当 T-LGLL 患者出现治疗指征时才开始治疗，治疗指征包括：①中性粒细胞绝对计数 < $0.5×10^9$/L；②血红蛋白 < 100 g/L 或需要输血；③血小板计数 < $50×10^9$/L；④ T-LGLL 相关的自身免疫性疾病需要治疗；⑤症状性脾大；⑥严重 B 症状；⑦继发于 T-LGLL 的肺动脉高压。

T-LGLL 的治疗包括支持治疗和针对本病的治疗。支持治疗包括使用促红细胞生成素及输血改善贫血、粒细胞集落刺激因子改善粒细胞减少等。针对 T-LGLL 本病的初始治疗以免疫抑制治疗为主，主要的药物包括甲氨蝶呤、环磷酰胺及环孢素（联合或不联合激素），疗效评估的时间点为治疗开始后 4 个月。嘌呤类似物、阿仑单抗可以用于复发 / 难治患者的治疗。

2. ANKL　传统化疗治疗 ANKL 的疗效较差，含门冬酰胺酶的化疗方案可以提高 CR 率、延长缓解时间，对于获得 CR 的患者，应尽可能行异基因造血干细胞移植。

【诊疗流程】

LGL 白血病的诊疗流程图如图 7-9-8 所示。

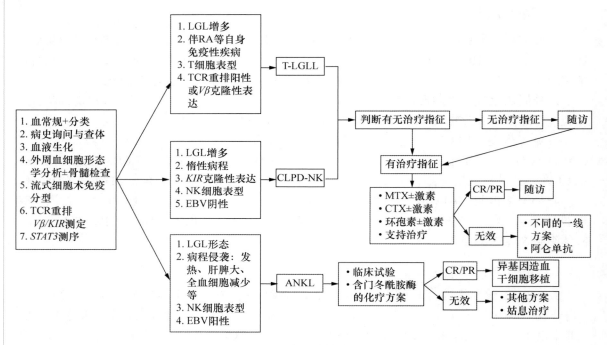

图 7-9-8　**LGL 白血病的诊疗流程图**

（李建勇）

第1节 霍奇金淋巴瘤

霍奇金淋巴瘤（Hodgkin lymphoma，HL）是累及淋巴结和淋巴组织的恶性肿瘤，发病年龄呈双峰性，好发于 15 ～ 34 岁的年轻人和 > 50 岁的老年人，我国发病年龄呈单峰性；霍奇金淋巴瘤是人类最早认识的一类淋巴瘤，至今已有 170 多年的历史。自 1832 年英国伦敦的病理医师 Thomas Hodgkin 在名为《论可吸收的腺体和脾的部分病理性外观》论文中首次对 7 例淋巴结和脾大的病例报告以后，对其组织类型，免疫表型和分子生物学特征逐渐有了更深入的了解，1865 年 Samuel Wilks 进一步描述了这类疾病的临床特征，并将之命名为霍奇金病（Hodgkin disease，HD）。Carl Sternberg（1898 年）和 Dorothy Reed（1902 年）首先对组织切片中独特的瘤巨细胞进行了描述，即 Reed-Sternberg 细胞（Reed Sternberg cell，RS 细胞）。RS 细胞不存在于正常的淋巴组织中，免疫表型也不同于任何造血系统细胞，使得霍奇金淋巴瘤成为血液系统恶性疾病中最令人费解的疾病之一，对其细胞来源和疾病本质一直存在争议。现已明确，绝大多数霍奇金淋巴瘤起源于 B 细胞，极少数起源于 T 细胞。2001 年世界卫生组织（WHO）在淋巴造血组织肿瘤分类中将其正式命名为霍奇金淋巴瘤（HL）。

HL 具有一些共同特点：①多见于青年，儿童少见；②淋巴结肿大，首发症状常是无痛性颈部或锁骨上淋巴结进行性肿大（占 60% ～ 80%），其次为腋下、腹股沟淋巴结肿大，原发于淋巴结外的霍奇金淋巴瘤极其少见；③组织学特点：淋巴结正常结构部分或完全破坏，可见到典型的 RS 细胞，涂片背景细胞为非瘤性的反应性细胞如淋巴细胞、组织细胞或嗜酸性粒细胞等，可伴有毛细血管增生和不同程度纤维化；④ T 细胞排列形成"玫瑰花结"样结构环绕肿瘤细胞。

【病理分型】

霍奇金淋巴瘤曾被认为是单一疾病，近 30 年的生物学和临床研究发现霍奇金淋巴瘤包括两大类疾病：结节性淋巴细胞为主型霍奇金淋巴瘤（nodular lymphocyte predominant Hodgkin lymphoma，NLPHL）和经典的霍奇金淋巴瘤（classical Hodgkin lymphoma，CHL）。这两种疾病类型的临床特征、生物学行为、病理形态、免疫表型和反应性背景方面均存在差异。

1. 结节性淋巴细胞为主型霍奇金淋巴瘤 NLPHL 一般呈结节状生长，淋巴结结构完全或部分被结节或结节样的病变取代，细胞成分主要为小淋巴细胞、组织细胞、上皮样组织细胞，肿瘤细胞掺杂其中。NLPHL 的肿瘤细胞被称为 LP 细胞（lymphocyte predominant cell），既往曾被称为 L&H 细胞（lymphocytic and/or histiocytic cell），细胞体积较大，细胞质疏松，细胞核常扭曲折叠或呈多叶，甚至呈"爆米花"样，故又称为"爆米花"细胞（popcorn cell）。典型免疫表型为 CD20 ＋、CD79a ＋、BCL 6 ＋、CD45 ＋、CD15 －、CD30 －。NLPHL 呈惰性临床病程，对治疗反应好，预后较佳。

2. 经典霍奇金淋巴瘤 根据 RS 细胞形态特点和反应性细胞的组成可以分为富于淋巴细胞型经典霍奇金淋巴瘤（LRCHL）、结节硬化型经典霍奇金淋巴瘤（NSHL）、混合细胞型经典霍奇金淋巴瘤（MCHL）、淋巴细胞消减型经典霍奇金淋巴瘤（LDHL）四种亚型。四种亚型的临床特点各异，RS 细胞形态和反应性细胞各有特点，但它们具有相同的免疫表型和共同的分子病理机制。CHL 的肿瘤细胞包括单核变异体霍奇金（H）细胞和多核的 Reed Sternbeg（RS）细胞，总称为 HRS 细胞。单核变异体霍奇金细胞可能为典型 RS 细胞在一个面被切开，从而只显示核的一叶。典型 RS 细胞是一种胞质丰富微嗜碱性或双色性的巨细胞，直径为 $15 \sim 45 \mu m$，有两个形态相似的核或分叶状核，核大，呈圆形或椭圆形，核膜清楚，染色质淡，每一个核叶有一个嗜酸性大核仁，周围有空晕，状如"鹰眼"，两个细胞核形态相似，彼此对称，因此有"镜影细胞"之称。这种细胞极具特征性，因此有"诊断性 RS 细胞"之称。在病理组织中发现 RS 细胞是诊断霍奇金淋巴瘤的重要指标，但不是唯一指标，"反应性背景"同样非常重要。因为类似于RS 细胞形态的细胞也可见于其他肿瘤，如传染性单核细胞增多症、EBV 感染、变大细胞淋巴瘤、恶性黑色素瘤、精原细胞癌等，而这些疾病都不具备反应性背景。结节硬化型经典霍奇金淋巴瘤中 RS 细胞由于变形、浆浓缩，两细胞核之间似有间隙，称之为腔隙性 RS 细胞。CHL 4 种组织学亚型可根据显微镜下表现和相对 HRS 细胞、淋巴细胞与纤维化成分比例进行鉴别。

典型 RS 免疫表型为 CD30 ＋、CD15 ＋、CD20（20% ~ 40% 的 RS 细胞通常表达 CD20）、CD79a － / ＋、PAX5 ＋。

【细胞起源与病理发病机制】

霍奇金淋巴瘤的肿瘤组织中大部分为反应性细胞，肿瘤细胞稀疏地分布在反应性淋巴细胞、嗜酸性粒细胞、组织细胞、浆细胞和中性粒细胞中，因肿瘤细胞只占 1% ~ 2% 的细胞成分，获取肿瘤细胞的难度较大，难以进行特征归纳以至于对于霍奇金淋巴瘤病因、发病机制、细胞来源争议超过 150 年。结合新的研究技术如单细胞纤维切割、巢式 PCR、分子克隆等发现，全部 NLPHL 和 98% 的 CHL 来源于生发中心的克隆性 B 细胞，只有极少数 CHL 来源于外周 T 细胞。明确遗传学改变和关键信号通路系统活性异常，以及 EBV 在部分亚型中的作用，共同构成了霍奇金和 RS 细胞恶性转变的假说，应用基因组技术可使恶性转化和细胞增殖的分子学改变更为明确，LP 细胞在肿瘤克隆扩增过程中常常出现体细胞突变，因此推断其可能来源于生发中心的中心母细胞分化阶段 B 细胞。HRS 细胞均带有克隆和突变的免疫球蛋白基因重排，因此推测其来源于生发中心分化阶段中的成熟 B 细胞。霍奇金淋巴瘤多个信号通路和转录因子调控异常，重复出现的基因缺陷涉及 JAK-STAT 和 NF-κB 通路，EB 病毒感染导致 NF-κB 通路激活，炎性微环境促使霍奇金和 HRS 细胞生长，并使其逃避免疫攻击，凋亡逃逸是发病的中心环节，但具体的发病机制目前尚不十分清楚。EBV 及其表达蛋白 LMP1 在CHL 的发病中起一定作用。相关资料提示霍奇金淋巴瘤中，HLA*A02 者感染 EBV 风险较低，而 HLA*A01 者感染 EBV 时风险增加，提示靠近主要组织相容性复合体的免疫调节基因可能调控机体对病毒感染的易感性，并可能对霍奇金淋巴瘤的易感性产生影响。

HRS 细胞通过分泌趋化因子，吸引 T 细胞、B 细胞、中性粒细胞、浆细胞、嗜酸性粒细胞和肥大细胞，如 CCL5、CCL17、和 CCL22 吸引 T 辅助细胞 2 和 T 调节细胞，IL-8 吸引中性粒细胞等。HRS 细胞产生大量的免疫抑制因子如白介素 -10、转化生长因子 β、前列腺素E2，此外 CD4 ＋ T 调节细胞对浸润细胞毒 T 细胞具有强烈的免疫抑制活性，HRS 细胞异常分泌大量细胞因子和趋化因子，如 IL-5、IL-6、IL-13、TNF 和 GM-CSF，导致病变组织中存在大量炎症反应细胞，炎症反应细胞反过来又支持 HRS 细胞的生长。两者形成复杂的信号网络，在经典霍奇金淋巴瘤的发病中起重要作用。

【临床表现】

1. NLPHL　NLPHL 占所有霍奇金淋巴瘤的 5%，多发病于男性，发病呈单峰分布，其高峰发病年龄为 30 ~ 50 岁。绝大多数 NLPHL 仅表现为局部淋巴结肿大，多侵犯颈部、腋窝和腹股沟淋巴结，很少累及纵隔、脾和骨髓。尽管 NLPHL 复发率高但对治疗反应好，因而有较长的病程，预后也较好。

2. CHL　CHL 占所有霍奇金淋巴瘤的 95%，发病呈双峰分布，第一个峰值发病年龄段为 15 ～ 35 岁，第二峰值发病年龄段为 55 岁以上。大多数 CHL 主要表现为 1 ～ 2 个淋巴结区的淋巴结肿大，颈部和锁骨上淋巴结肿大最常见，其次为纵隔、腋窝和主动脉周围淋巴结，很少累及肠系膜淋巴结、滑车淋巴结等非中轴部位淋巴结。受累部位在各个亚型之间有所差别，纵隔淋巴结肿大最常见于结节硬化型 CHL，腹部和脾受累最常见于混合细胞型 CHL。纵隔淋巴结肿大，可致咳嗽、胸闷、气促、肺不张和上腔静脉压迫症等。霍奇金淋巴瘤的病变往往从一个或一组淋巴结开始，沿淋巴结引流方向逐渐向远处扩散。40% 的患者有全身症状，主要为发热、盗汗、体重减轻，其次为皮肤瘙痒和疲乏。

【诊断与分期】

（一）诊断

进行性、无痛性淋巴结肿大要考虑霍奇金淋巴瘤，病理组织检查是最终的诊断依据。在淋巴结正常结构部分或完全消失的基础上，诊断性 LP 细胞和 HRS 细胞出现在一个合适的反应性背景中是诊断霍奇金淋巴瘤的主要依据。免疫组化有重要的诊断价值：

（1）NLPHL：肿瘤细胞典型免疫表型：CD45（LCA）＋、CD20（L26）＋、CD79a ＋、EMA ＋ / －、CD15 －、CD30 － / ＋、CD3 －、CD45RO（UCHL1）－、CD68（KP1）－、Ki67 ＋（肿瘤细胞增殖活性），背景细胞多为 CD20 ＋小 B 细胞或散在分布的 CD57 ＋ T 细胞。

（2）CHL：包括 LRCHL、NSHL、MCHL 和 LDHL 四个形态学亚型。各型免疫表型相似，肿瘤细胞 CD30 ＋、CD15 ＋（80% 病例）、LMP1 ＋ / －、CD45 －、CD20 － / ＋、CD79a － / ＋、J 链蛋白 －、CD3 －、CD68 －、EMA －、ALK －，Oct2 和 BOB.1 两者中至少有一者失表达。

超声、增强 CT 检查可以发现肝脾大，纵隔、盆腔、肠系膜、肝门等处淋巴结以及腹膜后淋巴结。PET/CT 具有较高的灵敏度和特异度，已作为淋巴瘤分期、预后评价、疗效判定的重要手段。对于病理诊断明确的霍奇金淋巴瘤，推荐尽量行 PET/CT 检查，以更准确地进行分期及疗效评估，且作为根据疗效调整治疗的依据。

（二）鉴别诊断

霍奇金淋巴瘤应与其他淋巴结肿大疾病鉴别，如慢性淋巴结炎、淋巴结结核、结节病、淋巴结转移癌等，鉴别诊断依据淋巴结活检病理。NLPHL 需要与富含 T 细胞的 B 细胞淋巴瘤（T cell rich B cell lymphoma，TCRBCL）相鉴别，按照目前的诊断标准，在弥散病变中只要找到一个具有典型的 NLPHL 特征的结节就可以排除 TCRBCL。CHL 需要与间变大细胞淋巴瘤相鉴别，两者肿瘤细胞形态相似且均表达 CD30。鉴别主要依靠免疫组化，间变大细胞淋巴瘤除表达 CD30 外，还表达一系列 T 细胞标志。

（三）分期

霍奇金淋巴瘤的分期之前多采用 1989 年英国 Costwold 会议对 Ann Arbor 分期的修改而形成的国际分期，目前采用 2014 版 Lugano 分期标准（表 7-10-1），Lugano 分期将 Ⅰ 期和 Ⅱ 期归为早期病变，Ⅲ 期和 Ⅳ 期归为晚期病变。

【治疗】

（一）经典霍奇金淋巴瘤

80% CHL 的患者可以通过化疗联合放疗的治疗措施得到治愈。目前，治疗相关的远期并发症是进一步提高疗效的主要障碍。主要的治疗相关晚期并发症包括二次肿瘤（特别是肺癌、乳腺癌等实体肿瘤）和心血管疾病（心功能不全和冠心病等）。如何在维持或进一步提高疗效

表 7-10-1　**2014 版 Lugano 分期标准**

分期	表现
局限期	
Ⅰ期	仅侵及单一淋巴结或单一淋巴结区域（Ⅰ），或侵及单一结外器官不伴有淋巴结受累（ⅠE）
Ⅱ期	侵及≥2个淋巴结区域，但均在膈肌同侧（Ⅱ），可伴有同侧淋巴结引流区域的局限性结外器官受累（ⅡE）（例如：甲状腺受累伴颈部淋巴结受累，或纵隔淋巴结受累直接延伸至肺受累）
Ⅱ期大肿块	Ⅱ期伴有大肿块
进展期	
Ⅲ期	侵及膈肌上下两侧的淋巴结区域，或侵及膈上淋巴结并伴有脾受累（ⅢS）
Ⅳ期	伴有淋巴结引流区域之外的非相邻的结外器官受累（Ⅳ）

注：
1. 根据 2014 版 Lugano 分期标准，大肿块指对于 HL 是单个结节直径大于 10 cm 或任何水平 CT 横断面上测量病变大于胸腔直径的 1/3。根据 2014 版 Lugano 分期标准改变分期，不再对淋巴瘤大肿块病灶进行具体数值限定，只需明确记载病灶最大值即可。
2. 淋巴结分布区域的定义：①膈上（共 12 个区域，由于不能被一个放射野涵盖，因此左右各为一个区域）：韦氏环（鼻咽及口咽部的淋巴组织环，包括腭扁桃体、咽后壁腺样体、舌扁桃体及其他该部位淋巴组织为一个区域）、左 / 右颈部（单侧耳前、枕部、颌下、颏下、颈内、锁骨上为一个区域）、左 / 右锁骨下、左 / 右腋窝（含胸部及内乳）、左 / 右滑车上（含肘窝）、纵隔（含气管旁、胸腺区域）、左右肺门；②膈下（共 9 个区域）：脾、上腹部（脾门、肝门、腹腔）、下腹部（腹主动脉旁、腹膜后、肠系膜周围、腹部其他非特指淋巴为一个区域）、左 / 右髂血管旁、左 / 右腹股沟（含股部）、左 / 右腘窝。
3. A 无症状；不存在与疾病相关症状。B 症状主要在 HL 中有预后意义并需要记录，所谓 B 症状：不明原因体重下降 10%（诊断前 6 个月内），发热＞38℃并排除其他原因的发热，盗汗（夜间大量出汗，需要更换衣服被褥）以上三项中的任何一项

的基础上尽量避免短期和长期的治疗相关并发症是 CHL 治疗努力的方向。

（1）治疗原则：①治愈是所有类型 CHL 的治疗目标；②根据临床分期和预后因素选择治疗方案，进行个体化治疗；③治疗过程中，应定期评价疗效调整治疗。④放疗仍然是有效的治疗手段，采取放疗和化疗综合治疗模式，尽量减少放疗剂量和缩小受照射面积；⑤ ABVD 和增强剂量的 BEACOPP 化疗方案是 CHL 的一线治疗方案（见下文）。

（2）根据危险因素调整的治疗策略：美国国家癌症综合网（National Comprehensive Cancer Network，NCCN）推荐的预后不良因素包括：①巨大肿块：巨大纵隔肿块（＞胸腔横径的 1/3）或任何部位肿块直径大于 10 cm；②B 症状或红细胞沉降率（血沉）≥50 mm/h；③累及的淋巴结区域数目≥3 个区域；④结外受累≥2 个部位。

Ⅰ～Ⅱ期霍奇金淋巴瘤的治疗原则是以化疗联合放疗为主的综合治疗。虽然，单纯化疗的整体预后较好，但未能证实其疗效不劣于联合治疗，因此单纯化疗只适用于放疗长期毒性风险超过疾病短期控制获益的患者。根据有无预后不良因素，分为预后良好组和预后不良组。

Ⅲ～Ⅳ期霍奇金淋巴瘤根据晚期 HL 国际预后评分（IPS）进行预后评估（表 7-10-2）。

预后良好组Ⅰ、Ⅱ期 CHL：2～4 个周期 ABVD 方案化疗联合放疗是标准治疗。2 个周期 ABVD 方案化疗后序贯 20 Gy 放疗。基于 PET/CT 中期疗效评价的结果调整下一步治疗方案：2 个周期 ABVD 方案化疗后 PET/CT 阴性者，继续给予 ABVD 方案 1～2 个周期后行放疗 20 Gy；而 PET/CT 阳性者行增强剂量 BEACOPP 方案化疗 2 个周期及 30 Gy 放疗（表 7-10-3，表 7-10-4）。

预后不良组Ⅰ、Ⅱ期 CHL：4 个周期 ABVD 方案化疗联合 30 Gy 放疗是标准治疗。2 个周期 ABVD 方案化疗后进行中期 PET/CT 评价，如果 PET/CT 阴性者，再继续 ABVD 方案化疗 2 个周期后行放疗（30 Gy）；而 PET-CT 阳性者，改为增强剂量 BEACOPP 方案化疗 2 个周期及放疗（30 Gy）。对于小于 60 岁的年轻患者，可选择强化方案，2 个周期增强剂量 BEACOPP

表 7-10-2　晚期 HL 国际预后评分（IPS）

白蛋白＜ 40 g/L
HB ＜ 105 g/L
男性
年龄≥ 45 岁
Ⅳ期
白细胞增多≥ 5×10⁹/L。
淋巴细胞数＜ 0.6×10⁹/L 或比例＜ 8%

IPS 评分每项为 1 分，≥ 4 分者预后差

表 7-10-3　**ABVD 方案（每 28 天重复）**

药物	剂量	用法	时间（d）
多柔比星（ADM）	25 mg/m²	iv	d1、15
博来霉素（BLM）	10 mg/m²	iv	d1、15
长春花碱（VLB）	6 mg/m²	iv	d1、15
达卡巴嗪（DTIC）	375 mg/m²	iv	d1、15

iv：静脉输入

表 7-10-4　**增强剂量 BEACOPP 方案（每 21 天重复）**

药物	剂量	用法	时间（d）
博来霉素（BLM）	10 mg/m²	iv	d8
依托泊苷（VP-16）	200 mg/m²	iv	d1 ～ 3
多柔比星（ADM）	35 mg/m²	iv	d1
环磷酰胺（CTX）	1250 mg/m²	iv	d1
长春新碱（VCR）	1.4 mg/m²（最大 2 mg）	iv	d8
丙卡巴肼（PCB）	100 mg/m²	po	d1 ～ 7
泼尼松（PDN）	40 mg/m²	po	d1 ～ 14

iv：静脉输入
第 8 天起应用 G-CSF 支持治疗

方案化疗后给予 ABVD 方案 2 个周期及联合放疗（30 Gy）。

　　Ⅲ～Ⅳ期 CHL 的治疗原则通常为化疗，局部放疗仅限于化疗后残存病灶超过 2.5 cm 以上者。小于 60 岁的年轻患者可给予 ABVD 方案化疗 6 个周期，或增强剂量 BEACOPP 方案 4 ～ 6 个周期，可联合或不联合局部放疗。ABVD 方案化疗后中期 PET-CT 检查推荐在化疗 2 个周期后进行，如果检查结果为阴性，则后续 4 个周期可采用 AVD 方案（ABVD 方案中减去博来霉素）进行化疗，适用于老年及应用博来霉素肺毒性风险明显增加的患者。如果检查结果为阳性，可行 ABVD 或增强剂量 BEACOPP 方案化疗 4 个周期，但有研究结果证实更换为增强剂量 BEACOPP 方案的预后优于 ABVD 方案。增强剂量 BEACOPP 方案化疗后中期 PET-CT 检查推荐在化疗 2 个周期后进行，如果检查结果为阴性，则继续增强剂量 BEACOPP 方案化疗 2 个周期（共 4 个周期），如果检查结果为阳性，则再进行增强剂量 BEACOPP 方案化疗 4 个周期（共 6 个周期）。如果一线治疗疗效未达到 CR，适合行自体造血干细胞移植挽救治疗。增强剂量 BEACOPP 方案对于 60 岁以上的老年患者增加了治疗相关死亡，因此对于 60 岁以上的老年患者 ABVD 方案是一线标准治疗方案（图 7-10-1）。

　　复发 / 难治性 CHL 的治疗首选二线挽救方案化疗后进行大剂量化疗联合自体造血干细胞移植，挽救方案可选择 DHAP（地塞米松、大剂量阿糖胞苷、顺铂）、ICE（异环磷酰胺、卡铂、依托泊苷）、IGEV（异环磷酰胺、吉西他滨、长春瑞滨）、GDP（吉西他滨、顺铂、地塞米松）

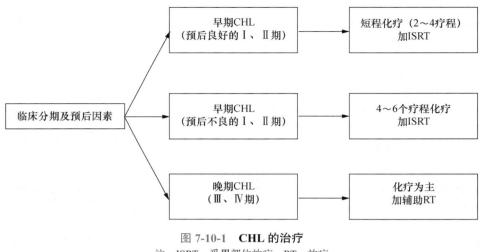

图 7-10-1　**CHL 的治疗**

注：ISRT：受累部位放疗；RT：放疗

等方案。

　　免疫治疗在复发 / 难治性 CHL 中取得了良好的疗效。免疫检查点抑制剂（PD-1 单克隆抗体）可以通过阻断 PD-1 受体，抑制 PD-1 与其配体 PDL-1 的结合，阻断抑制性免疫调节，恢复有效的抗肿瘤免疫应答。单药总有效率为 80% ～ 90%，完全缓解率为 30% ～ 60%。CD30 抗体偶联药物维布妥昔单抗（brentuximab vedotin）可以靶向结合 HL 肿瘤细胞表面的 CD30，通过内吞作用进入肿瘤细胞，在细胞内溶酶体酶的作用下释放微管蛋白活性抑制剂甲基奥瑞他汀 E（MMAE），抑制微管蛋白的活性，进而杀伤肿瘤细胞。维布妥昔单抗 1.8 mg/kg 每 3 周一次。免疫检查点抑制剂和维布妥昔单抗可用于不能耐受强化疗或首次挽救化疗失败的不适合移植的复发 / 难治性 CHL 患者，以及大剂量化疗联合自体造血干细胞移植后复发的 CHL 患者。

（二）结节性淋巴细胞为主型霍奇金淋巴瘤

　　结节性淋巴细胞为主型霍奇金淋巴瘤表现为惰性的临床病程，远期疗效好，90% 患者生存 10 年以上。无不良预后因素的 I A 期患者可采用单纯放疗（30 Gy）。其余各期的治疗均参照经典型霍奇金淋巴瘤的治疗原则，由于该类型的肿瘤细胞 CD20 阳性，因此可采用化疗 ± 利妥昔单抗 ± 放疗治疗，化疗方案可选择 ABVD、EPOCH（依托泊苷、多柔比星或吡柔比星、长春新碱、环磷酰胺、泼尼松）、CHOP（环磷酰胺、阿霉素、长春新碱、泼尼松）、CVP（环磷酰胺、长春新碱、泼尼松）方案。

（赵东陆　马　军）

第 2 节　非霍奇金淋巴瘤

　　非霍奇金淋巴瘤（non-Hodgkin lymphoma，NHL）是常见的血液系统恶性肿瘤之一，约占全部淋巴瘤的 90%。NHL 是一组高度异质性的疾病，多数起源于成熟 B 细胞，少数起源于成熟 T/NK 细胞。2016 年，我国 NHL 发病人数为 6.85 万例（发病率为 4.29/10 万），死亡人数为 3.76 万例（死亡率为 2.45/10 万）。

【**病因与发病机制**】

　　非霍奇金淋巴瘤的病因和发病机制尚未完全阐明，目前认为可能与以下多种因素相关：

1. 感染

（1）Epstein-Barr 病毒（EB 病毒）：EB 病毒感染刺激淋巴细胞增殖，并可能发生基因突变等一系列分子遗传学改变，从而导致肿瘤发生。EB 病毒感染与伯基特（Burkitt）淋巴瘤、NK/T 细胞淋巴瘤等有密切的关系。

（2）逆转录病毒：人类免疫缺陷病毒感染导致 CD4 ＋ T 淋巴细胞明显减少，人体细胞免疫功能受损，罹患 NHL 的风险升高 60 ～ 100 倍。成人 T 细胞淋巴瘤 / 白血病与人类嗜 T 细胞病毒 I 型（HTLV-1）感染有关，该病毒 tax 基因产物可激活特定宿主基因。

（3）人类疱疹病毒 -8（human herpesvirus-8，HHV-8）：HHV-8 感染与较少见的 NHL 类型，如原发性渗出性淋巴瘤相关。其致癌机制可能是 HHV8 编码 10 个以上同种衍生物至细胞基因中，以提供增殖和抗凋亡信号。

（4）幽门螺杆菌：原发于胃的黏膜相关淋巴组织（mucosa-associated lymphoid tissue，MALT）淋巴瘤与幽门螺杆菌感染有关，而根除幽门螺杆菌可使多数早期肿瘤病灶消退。

2. 自身免疫性疾病　自身免疫性疾病患者罹患 NHL 的风险显著升高，例如干燥综合征患者罹患 NHL 的风险升高 6.6 倍，其中罹患边缘区淋巴瘤的风险升高 30 倍。

3. 环境因素及职业暴露　杀虫剂、除草剂、放射线等都与 NHL 发病有关。

【病理与分型】

2016 年世界卫生组织（World Health Organization，WHO）对淋巴造血系统肿瘤的分类进行了第五版修订（表 7-10-5），将 NHL 按照细胞来源（B 细胞、T 细胞和 NK 细胞）分类，并各自再分为来源于前体淋巴细胞的淋巴瘤及来源于成熟淋巴细胞的淋巴瘤。常见的 NHL 亚型包括以下几种：

1. 成熟 B 细胞淋巴瘤

（1）弥漫大 B 细胞淋巴瘤（diffuse large B cell lymphoma，DLBCL）：约占所有 NHL 的 30% 以上，是成人最常见的 NHL 类型。DLBCL 是一组异质性疾病，典型免疫表型为 CD20 ＋、CD3 －。根据基因表达谱可将 DLBCL 从细胞起源上分为起源生发中心 B 细胞的 GCB 型（占 50%）、活化 B 细胞的 ABC 型（占 30% ～ 40%）和不能分类型（15% ～ 20%），根据免疫组化可分为 GCB 型和非生发中心（non-GCB）型。免疫化疗为基础的综合治疗可以使 60% ～ 70% 的患者长期生存。

（2）滤泡性淋巴瘤（follicular lymphoma，FL）：起源于生发中心 B 细胞，根据每高倍镜视野下中心母细胞数量分为 1 ～ 3 级。典型免疫表型 CD20 ＋、CD10 ＋、BCL2 ＋、BCL6 ＋、CD5 －、CD43 －、CyclinD1 －。约 90% 的 1 ～ 2 级滤泡性淋巴瘤伴有 t（14；18）染色体易位，将 *bcl2* 基因与免疫球蛋白重链基因座并置，使 *bcl2* 转录增强，表达高水平 BCL2 蛋白。FL 属于惰性淋巴瘤，病程长，但难以治愈。

（3）套细胞淋巴瘤（mantle cell lymphoma，MCL）：起源于套区的 B 细胞，典型免疫表型为 CD5 ＋、CD20 ＋、CD23 －、CD43 ＋、CyclinD1 ＋。MCL 特征性的遗传学基础是 t（11；14）（q13；q32）染色体重排易位。MCL 属于侵袭性淋巴瘤，易累及骨髓和胃肠道。

（4）慢性淋巴细胞白血病 / 小淋巴细胞淋巴瘤（chronic lymphocytic leukemia/small lymphocytic lymphoma，CLL/SLL）：两者是同一种疾病的不同表现，临床表现以淋巴结病变为主时称为 SLL，主要为骨髓和外周血受累时称为 CLL，部分病例可兼有两者特征。CLL/SLL 为一种低度恶性的小细胞淋巴瘤，特征为成熟的小淋巴细胞在外周血、骨髓、淋巴结和脾弥漫分布。典型的免疫表型为 CD19 ＋、CD20 ＋、CD79b －或弱表达、FMC7 －或弱表达、CD5 ＋、CD23 ＋、CD10 －、CyclinD1 －。荧光免疫原位杂交（florescence in situ hybridization，FISH）可在约 80% 的 CLL 患者中检测到异常核型，与预后相关。应注意鉴别 CLL/SLL 和套细胞淋巴瘤，因为两者都是 CD5 ＋ B 细胞淋巴瘤，CyclinD1 是鉴别两者的关键指标。

表 7-10-5　**2016 版 WHO 淋巴肿瘤分类——非霍奇金淋巴瘤常见类型**

前体细胞肿瘤	T 淋巴母细胞性白血病 / 淋巴瘤（T-ALL）
	B 淋巴母细胞性白血病 / 淋巴瘤（B-ALL）
成熟 B 细胞肿瘤	弥漫大 B 细胞淋巴瘤，非特指型（DLBCL，NOS）
	富于 T 细胞 / 组织细胞大 B 细胞淋巴瘤（THRLBCL）
	原发中枢神经系统弥漫大 B 细胞淋巴瘤
	原发皮肤弥漫大 B 细胞淋巴瘤，腿型（PCLBCL，leg type）
	EBV 阳性弥漫大 B 细胞淋巴瘤，非特指型
	慢性炎症相关弥漫大 B 细胞淋巴瘤
	原发纵隔（胸腺）大 B 细胞淋巴瘤（PMBL）
	血管内大 B 细胞淋巴瘤
	ALK 阳性大 B 细胞淋巴瘤
	高级别 B 细胞淋巴瘤（HGBL）
	高级别 B 细胞淋巴瘤，非特指型（HGBL，NOS）
	高级别 B 细胞淋巴瘤，伴有 *MYC* 及 *BCL-2* 和（或）*BCL-6* 基因重排
	B 细胞淋巴瘤不能分类，介于弥漫大 B 细胞淋巴瘤和经典霍奇金淋巴瘤之间
	滤泡性淋巴瘤（FL）
	儿童型滤泡性淋巴瘤（PTFL）
	原发皮肤滤泡中心淋巴瘤（PCFCL）
	套细胞淋巴瘤（MCL）
	黏膜相关淋巴组织结外边缘区淋巴瘤（MALT 淋巴瘤）
	脾边缘区淋巴瘤（SMZL）
	淋巴结边缘区淋巴瘤（NMZL）
	淋巴浆细胞淋巴瘤（LPL）/ 华氏巨球蛋白血症（WM）
	慢性淋巴细胞白血病 / 小淋巴细胞淋巴瘤（CLL/SLL）
	伯基特淋巴瘤（BL）
	浆母细胞淋巴瘤（PBL）
	原发渗出性淋巴瘤（PEL）
	浆细胞肿瘤
	淋巴瘤样肉芽肿（LYG）
成熟 T/NK 细胞肿瘤	结外 NK/T 细胞淋巴瘤，鼻型
	血管免疫母细胞 T 细胞淋巴瘤（AITL）
	ALK 阳性间变大细胞淋巴瘤
	ALK 阴性间变大细胞淋巴瘤
	外周 T 细胞淋巴瘤，非特指型（PTCL，NOS）
	肠病相关 T 细胞淋巴瘤（EATL）
	单形性嗜上皮肠道 T 细胞淋巴瘤（MEITL）
	肝脾 T 细胞淋巴瘤（HSTL）
	皮下脂膜炎样 T 细胞淋巴瘤（SPTCL）
	蕈样霉菌病（MF）
	赛扎里综合征（SS）
	T 幼淋巴细胞白血病（T-PLL）
	T 细胞大颗粒淋巴细胞白血病（T-LGLL）
	成人 T 细胞白血病 / 淋巴瘤（ATLL）

（5）边缘区淋巴瘤（marginal zone lymphoma，MZL）：起源于边缘区 B 细胞，根据发病部位可分为 MALT 淋巴瘤、淋巴结边缘区淋巴瘤（NMZL）和脾边缘区淋巴瘤（SMZL）。SMZL 易侵犯脾和骨髓，NMZL 主要发生在淋巴结，MALT 淋巴瘤最常发生于胃，也可发生于眼及附属器、唾液腺、甲状腺、肺等。边缘区淋巴瘤缺乏特异的表面标记，多数表达 B 细胞抗原（CD19、CD20、CD79a），但是 CD10 －、CD5 －、CD23 －、CyclinD1 －。边缘区淋巴瘤一般呈现惰性的临床病程。

（6）伯基特淋巴瘤（Burkitt lymphoma，BL）：起源于生发中心 B 细胞，侵犯血液和骨髓时即为急性淋巴细胞白血病 L3 型。BL 可分为地方性、散发性和免疫缺陷相关性。典型的形态学表现为弥漫分布中等大小淋巴细胞呈现"星空现象"，免疫表型为 sIg ＋、CD10 ＋、CD19 ＋、CD20 ＋、CD22 ＋、TdT －、Ki67 ＋（100%）、BCL2 －、BCL6 ＋。所有患者均有 *MYC* 基因的易位，常见的为 t（8；14）（q24；q32）。BL 肿瘤细胞倍增时间短，增殖指数高，初次治疗应注意预防肿瘤溶解综合征。

2. 外周 T/NK 细胞淋巴瘤 是一组起源于成熟 T/NK 细胞的异质性疾病。多数外周 T 细胞淋巴瘤疗效差，5 年总生存率（overall survival，OS）大约为 30%。

（1）结外 NK/T 细胞淋巴瘤，鼻型（extranodal NK/T cell lymphoma，ENKTL）：绝大多数起源于成熟 NK 细胞，少数来源于细胞毒 T 细胞。最常见受累部位为鼻腔，其次为皮肤和消化道。典型免疫表型为 CD2 ＋、CD56 ＋、sCD3 －、CD3 ε ＋、细胞毒性分子＋（如颗粒酶 B、TIA-1 及穿孔素）、EBER ＋。ENKTL 是一种侵袭性淋巴瘤，早期患者以联合放化疗为主要治疗手段，晚期患者以化疗为主要治疗手段。

（2）血管免疫母细胞 T 细胞淋巴瘤（angioimmunoblastic T cell lymphoma，AITL）：起源于生发中心滤泡辅助 T 细胞，病理特征为高内皮小静脉和滤泡树突细胞显著增生，典型免疫表型为 CD3 ＋、CD4 ＋、CD10 ＋、BCL6 ＋、CXCL 13 ＋、PD1 ＋、EBER ＋。约 75% 病例存在 TCR 基因重排，25% ～ 30% 还可同时检出 IgH 重排。主要见于老年人，表现为淋巴结肿大，常伴有肝或脾大、高丙种球蛋白血症、皮疹、发热和自身免疫异常。

（3）ALK 阳性间变大细胞淋巴瘤（anaplastic large cell lymphoma，ALCL，ALK-positive）：ALCL 肿瘤细胞体积较大，胞质丰富，含有呈马蹄形或肾形的细胞核，有时可能与霍奇金淋巴瘤混淆，肿瘤细胞特征性表达 CD30，伴有 ALK 重排及 ALK 蛋白的表达。该病多见于年轻男性，多数表现为进展期病变，常合并 B 症状。与其他常见外周 T 细胞淋巴瘤相比，ALK 阳性 ALCL 预后较好，5 年生存率约为 80%。

（4）ALK 阴性间变大细胞淋巴瘤（anaplastic large cell lymphoma，ALCL，ALK-negative）ALK 阴性 ALCL 在形态学方面与 ALK 阳性 ALCL 没有区别，但不表达 ALK 蛋白。预后明显差于 ALK 阳性 ALCL。

（5）外周 T 细胞淋巴瘤，非特指型（peripheral T cell lymphoma，not otherwise specified，PTCL NOS）：凡无法归入特殊类型的外周 T 细胞淋巴瘤，称之为 PTCL NOS。主要累及全身淋巴结，病程呈侵袭性，预后较差。

（6）蕈样霉菌病（mycosis fungoides，MF）：也称为蕈样肉芽肿，是最常见的原发皮肤淋巴瘤。起源于归巢皮肤的 CD4 ＋成熟辅助 T 细胞，典型免疫表型为 β F1 ＋、CD3 ＋、CD4 ＋、CD8 －。典型的临床发展过程可分为红斑期、斑块期和肿瘤期。蕈样霉菌病表现为惰性临床病程，预后较好。

【实验室与其他辅助检查】

1. 实验室检查

（1）血液和骨髓检查：NHL 白细胞计数可正常，若出现骨髓或脾受累可有全血细胞减少。惰性淋巴瘤出现骨髓受累时，外周血涂片中可查见肿瘤细胞。分期检查时应常规进行骨髓涂片、流式细胞术及病理活检，必要时需进行特殊染色和（或）分子遗传学检查。

（2）生化检查：包括肝肾功能、乳酸脱氢酶、尿酸、电解质等。乳酸脱氢酶升高提示肿瘤负荷较大及侵袭性强；当血清碱性磷酸酶及血钙增加，提示骨骼受累；高尿酸血症、高钾血症、高磷血症及低钙血症，提示可能发生肿瘤溶解综合征。

（3）感染病原学检查：乙型肝炎病毒的血清学检查应包括 HBsAg 和 HBcAb，若阳性还需进一步检测 HBV-DNA。此外还需要检查人类免疫缺陷病毒、丙型肝炎病毒的相关标志物。

（4）脑脊液检查：发生于中枢神经系统的淋巴瘤，或具有中枢神经系统复发风险的淋巴瘤，应采用腰椎穿刺进行脑脊液常规、生化、细胞学和（或）流式细胞术检查。

（5）保存生育力检查：育龄期患者如有化放疗结束后的生育意愿，应在开始治疗前到生殖医学专科进行咨询和检查。

2. 影像学检查

（1）PET/CT 检查：适用于对氟脱氧葡萄糖具有亲和力的 NHL，有助于判断疾病分期，并可用于疗效评估和预后判断。

（2）CT 检查：用于分期检查时应选择颈部、胸部、腹部、盆腔的平扫＋增强扫描。

（3）特定部位的评估：胃肠道受累患者需进行内镜检查；具有中枢神经系统症状或体征的患者需要进行头颅 MRI 检查；拟使用蒽环类药物或纵隔放疗的患者需要进行心脏超声检查；拟使用博来霉素且有基础肺部病变者需要进行肺功能检测。

3. 病理学检查

（1）淋巴结活检：首选手术或内镜下完整或部分切除淋巴结，切除活检有困难时可考虑 B 超或 CT 引导下空芯针穿刺，不建议细针抽吸活检。淋巴结切开或穿刺标本置于固定液中，经切片及染色后进行组织病理学及免疫组织化学检查。

（2）细胞遗传学检查：某些淋巴瘤类型具有特殊染色体异常，遗传学检测有助于明确分型。例如，t（11；14）导致 *CCND1/IGH* 易位是套细胞淋巴瘤的标记，t（14；18）是滤泡性淋巴瘤标记。

（3）基因重排：通过聚合酶链式反应（polymerase chain reaction，PCR）检测 T 细胞受体（TCR）及 B 细胞受体（BCR）克隆性重排，有助于淋巴瘤的诊断及分型。

【临床表现】

非霍奇金淋巴瘤是原发于淋巴组织的恶性疾病，临床表现多样。相对霍奇金淋巴瘤而言，NHL 结外侵犯更多见，肿瘤扩散呈不连续性，临床表现大体分为肿块的局部表现和全身症状，部分亚型尚有自身免疫异常的表现。

1. 全身症状　主要表现为发热、盗汗和体重减轻。

2. 淋巴结肿大　全身各处淋巴结均可累及，无痛性颈部和锁骨上淋巴结进行性肿大为首发表现者较霍奇金淋巴瘤少。肿大淋巴结可压迫邻近器官，引起相应症状。

3. 淋巴结外受累　NHL 常发生结外累及，并引起相应症状。不同亚型累及部位有一定的器官特异性。ENKTL 易侵犯鼻腔，蕈样霉菌病发病于皮肤，伯基特淋巴瘤易累及颌骨，肝脾 T 细胞淋巴瘤易侵犯肝和脾。AITL、MZL 和 T 细胞大颗粒淋巴细胞白血病容易伴发自身免疫性疾病。

【诊断与鉴别诊断】

组织病理学检查是淋巴瘤病理的主要确诊方法。首次病理诊断需依据切除或切取活检（包括钳取、空芯针穿刺等）所获得的组织标本做出。淋巴结或某些结外病灶的完整切除标本，是诊断淋巴瘤最理想的标本。难以完整切除的病灶，可通过开放手术、内镜下活检以及 B 超或 CT 引导下淋巴结或肿物的空芯针穿刺等方法获得小块组织样本供病理学检查。

淋巴瘤病理诊断需要整合组织形态、免疫组织化学染色、流式细胞术分析、细胞遗传学以及分子生物学等多种辅助检测技术。病理形态分析尤为重要，特征的形态改变对某些类型淋巴瘤的诊断具有决定性作用。免疫组织化学染色是判断肿瘤免疫表型及检测部分遗传学异常的重要手段，不但可以确定肿瘤细胞来源，而且可以辅助确定肿瘤对应的淋巴细胞分化阶段，对病理诊断是重要的补充。

淋巴细胞受体基因单克隆性重排是淋巴瘤细胞的主要特征，可用于协助鉴别淋巴细胞增殖的单克隆性与多克隆性，是对形态学和免疫组化检查的重要补充。部分 B 细胞和少数 T 细胞淋巴瘤具有特征性的、非随机性染色体异常，并导致相关基因异常，检测这些遗传学异常有助于病理诊断或评估预后（表 7-10-6）。目前 FISH 是临床检测这些染色体 / 基因异常最常用的方法。

表 7-10-6　常见非霍奇金淋巴瘤的遗传学异常

淋巴瘤类型	遗传学异常	阳性率
FL	t（14；18）（q32；q21）/BCL-2	70% ～ 95%
MCL	t（11；14）（q13；q32）/CyclinD1	95%
BL	t（8；14）（q24；q32）/MYC	95%
	t（2；8）（p12；q24）	
	t（8；22）（q24；p11）	
MALT 淋巴瘤	t（11；18）（q21；q21）/MALT1	15% ～ 40%
ALCL	t（2；5）（p23；q35）/ALK	50%
	t（1；2）（q25；p23）	

随着分子生物学研究的深入，一些重现性基因突变被发现在特定类型淋巴瘤中高频发生，其中有不少特定的基因突变已被应用于淋巴瘤的诊断、分型、预测预后，乃至辅助临床治疗决策。

淋巴瘤的正确诊断离不开临床特点，其中包括患者年龄、疾病进展速度、组织器官浸润等，有时独特的临床特点也是某些类型淋巴瘤确诊的重要依据。大多数类型 NHL 的分期依据 2014 版 Lugano 分期标准（参见表 7-10-1）。

鉴别诊断方面，以淋巴结肿大为主要表现的淋巴瘤需要与淋巴结炎、结核性淋巴结炎、恶性肿瘤淋巴结转移、结节病、Castleman 病等疾病鉴别。以发热为主要表现的淋巴瘤需与结核病、败血症、结缔组织病、传染性单核细胞增多症、坏死性淋巴结炎和恶性组织细胞病鉴别。结外淋巴瘤需与相应器官的其他肿瘤相鉴别。

【治疗与预后】

（一）化疗

1. B 细胞淋巴瘤

（1）惰性 B 细胞淋巴瘤：常见的惰性 B 细胞淋巴瘤包括 FL、CLL/SLL 和 MZL 等。惰性淋巴瘤病情发展缓慢，但亦难治愈。因此惰性淋巴瘤须根据患者年龄、分期、合并症和治疗目标进行个体化治疗，衡量治疗利弊，可采用单药化疗或联合化疗，或化疗药物联合免疫调节剂或靶向治疗。复发 / 难治性惰性淋巴瘤可考虑选择侵袭性淋巴瘤的化疗方案。以 FL 为例介绍惰性 B 细胞淋巴瘤的治疗（图 7-10-2）。

（2）侵袭性 B 细胞淋巴瘤：常见的侵袭性 B 细胞淋巴瘤包括 MCL、DLBCL 和 BL。侵袭性淋巴瘤发展迅速，但有治愈可能。因此侵袭性淋巴瘤诊断明确后应立即开始治疗，不论分期均应视为全身性疾病，以化疗为主。为获得最佳治疗效果，减少治疗毒性，应按照危险度进行分层治疗。以 DLBCL 为例介绍侵袭性 B 细胞淋巴瘤的治疗（图 7-10-3）。

2. T 及 NK 细胞淋巴瘤

T 细胞大颗粒淋巴细胞白血病、皮肤 T 细胞淋巴瘤（CTCL）等类型具有较长的自然病程，ALK 阳性 ALCL 化疗疗效较好，多数 T 细胞淋巴瘤属于侵袭性淋巴瘤，5 年 OS 率约为 30%。ENKTL 目前一线治疗推荐门冬酰胺酶为基础的联合化疗。ALK 阳性 ALCL 目前一线治疗可以考虑 CHOP/CHOEP/DA-EPOCH（表 7-10-7）。除外 ALK 阳性 ALCL 的其他外周 T 细胞淋巴瘤（PTCL），尚无标准的治疗方案，推荐一线即进入临床试验治疗。

（二）放射治疗

放射治疗是淋巴瘤治疗的重要手段。对于 DLBCL 或 FL3b 级患者，化疗前大肿块

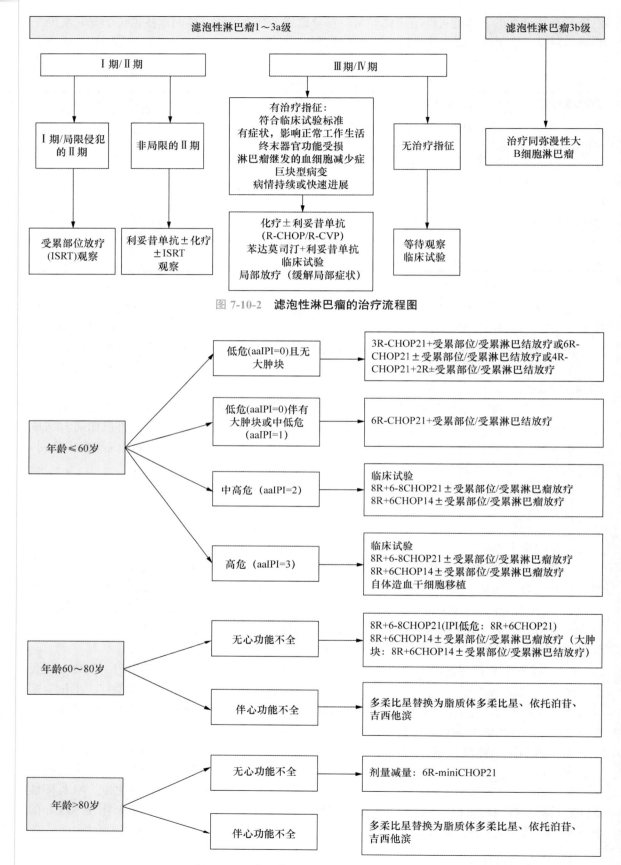

图 7-10-2 滤泡性淋巴瘤的治疗流程图

图 7-10-3 弥漫大 B 细胞淋巴瘤的治疗流程图
aaIPI，年龄调整的国际预后指数

表 7-10-7　非霍奇金淋巴瘤常用联合化疗方案

方案	药物	剂量	时间	每周期天数
R-CHOP	利妥昔单抗	375 mg/m^2	第 0 天 IV	21 天
	环磷酰胺	750 mg/m^2	第 1 天 IV	
	多柔比星	40 ～ 50 mg/m^2	第 1 天 IV	
	长春新碱	1.4 mg/m^2（最大 2 mg）	第 1 天 IV	
	泼尼松	100 mg	第 1 ～ 5 天 PO	
R-CVP	利妥昔单抗	375 mg/m^2	第 0 天 IV	21 天
	环磷酰胺	750 mg/m^2	第 1 天 IV	
	长春新碱	1.4 mg/m^2（最大 2 mg）	第 1 天 IV	
	泼尼松	40 mg/m^2	第 1 ～ 5 天 PO	
CHOEP	环磷酰胺	750 mg/m^2	第 1 天 IV	21 天
	多柔比星	40 ～ 50 mg/m^2	第 1 天 IV	
	长春新碱	1.4 mg/m^2（最大 2 mg）	第 1 天 IV	
	依托泊苷	100 mg/m^2	第 1 ～ 3 天 IV	
	泼尼松	100 mg	第 1 ～ 5 天 PO	
DA-EPOCH	利妥昔单抗	375 mg/m^2	第 1 天 IV	21 天
	多柔比星	10 mg/（m^2·d）	第 1 ～ 4 天，96 h 连续输注	
	依托泊苷	50 mg/（m^2·d）	第 1 ～ 4 天，96 h 连续输注	
	长春新碱	0.4 mg/（m^2·d）	第 1 ～ 4 天，96 h 连续输注	
	环磷酰胺	750 mg/m^2	第 5 天 IV	
	泼尼松	60 mg/m^2	第 1 ～ 5 天	

调整原则：
1）每次化疗后都需预防性使用粒细胞集落刺激因子
2）如果上周期化疗后中性粒细胞减少未达Ⅳ度，可以在上一周期化疗剂量基础上将依托泊苷、多柔比星和环磷酰胺的剂量上调 20%
3）如果上一周期化疗后中性粒细胞减少达Ⅳ度，但在 1 周内恢复，保持原剂量不变
4）如果上一周期化疗后中性粒细胞减少达Ⅳ度，且持续时间超过 1 周，或血小板下降达Ⅳ度，在上一周期化疗剂量基础上将依托泊苷、多柔比星和环磷酰胺的剂量下调 20%
5）剂量调整如果是在起始剂量以上，则上调时依托泊苷、多柔比星和环磷酰胺一起上调；剂量调整如果是在起始剂量以下，则下调时仅下调环磷酰胺

方案	药物	剂量	时间	每周期天数
BR	利妥昔单抗	375 mg/m^2	第 0 天 IV	28 天
	苯达莫斯汀	90 mg/m^2	第 1 ～ 2 天 IV	
ESHAP	依托泊苷	60 mg/m^2	第 1 ～ 4 天 IV	21 天
	甲泼尼龙	500 mg	第 1 ～ 4 天 IV	
	阿糖胞苷	2 g/m^2	第 5 天 IV	
	顺铂	25 mg/m^2	第 1 ～ 4 天，96 h 连续输注	
ICE	异环磷酰胺（美司钠解救）	5 g/m^2	第 2 天 IV	21 天
	卡铂	按照 AUC ＝ 5 计算，最大 ≤ 800 mg	第 2 天 IV	
	依托泊苷	100 mg/m^2	第 1 ～ 3 天 IV	
GDP	吉西他滨	1000 mg/m^2	第 1，8 天 IV	21 天
	顺铂	75 mg/m^2	第 1 天 IV	
	地塞米松	40 mg	第 1 ～ 4 天 IV	
R-GemOx	利妥昔单抗	375 mg/m^2	第 0 天 IV	14 天
	吉西他滨	1000 mg/m^2	第 1 天 IV	
	奥沙利铂	100 mg/m^2	第 1 天 IV	

IV：静脉输入；PO：口服

（≥ 7.5 cm）或结外器官受侵、化疗后未达完全缓解是放疗的主要适应证，足量化疗后联合放疗可能进一步提高疗效。放疗是早期 FL1 ～ 3a 级患者的标准治疗。FL Ⅰ期或病灶极局限的Ⅱ期、部位适宜放疗且不会导致较严重放疗副作用的患者，可选择单纯受累部位放射治疗。放疗还是部分早期边缘区淋巴瘤的常用治疗手段，也可作为原发胃边缘区淋巴瘤抗幽门螺杆菌治疗后肿瘤持续残留或者合并出血的常用挽救治疗模式。Ⅰ / Ⅱ期 ENKTL 的标准治疗方案为放疗和化疗综合治疗，包括诱导化疗序贯放疗、夹心放化疗或放疗后序贯辅助化疗等方式，推荐扩大受累野照射和至少 50 Gy 根治剂量。复发难治淋巴瘤患者，可采用姑息放疗缓解局部症状。原发中枢神经系统淋巴瘤化疗后获得完全缓解的患者，全颅脑放疗是巩固治疗的方式之一，全颅脑放疗也可作为一线使用甲氨蝶呤方案后早期复发（＜ 1 年）患者的二线治疗。

（三）单克隆抗体及耦联药物

1. 单克隆抗体　全球第一个 CD20 抗体利妥昔单抗于 1997 年上市，开创了单克隆抗体靶向治疗淋巴瘤的先河。利妥昔单抗联合传统 CHOP 方案治疗，能够明显改善 DLBCL 患者长期生存。除此以外，利妥昔单抗还被广泛用于 FL 和 MCL 等 B 细胞淋巴瘤的一线诱导及诱导后维持治疗。

2. 抗体-药物耦联物　单靶点抗体和细胞毒药物耦联，通过在肿瘤细胞内部释放细胞毒药物，靶向杀伤肿瘤细胞。如抗 CD30 抗体-药物偶联物维布妥昔单抗（brentuximab vedotin，BV）通过胞饮方式在肿瘤细胞内部释放细胞毒药物单甲基奥瑞他汀 E（MMAE）破坏微管合成，靶向杀伤 CD30 阳性肿瘤细胞，用于成人 CD30 阳性的复发 / 难治性 ALCL 和经典型霍奇金淋巴瘤（CHL）治疗。polatuzumab vedotin（Pola）是抗 CD79b 抗体-药物偶联物，用于复发 / 难治性 DLBCL。

3. 双靶点特异性抗体　通过一端与肿瘤细胞表面抗原结合，另一端与 T 细胞表面抗原结合，将 T 细胞募集到肿瘤细胞附近，激活免疫系统杀伤肿瘤细胞。如 CD19-CD3 双靶点特异性抗体 blinatumomab 首先被批准用于急性 B 淋巴细胞白血病，相关研究证实它还可能对原发纵隔大 B 细胞淋巴瘤患者有效。

（四）小分子靶向药物

信号转导通路在淋巴瘤进展中起着重要作用。以细胞内信号调节通路为靶点的小分子靶向药物已应用于淋巴瘤的治疗，包括：BTK 抑制剂（伊布替尼、泽布替尼、acalabrutinib）、SYK 抑制剂（entospletinib）、PI3K 抑制剂（idelalisib、duvelisib）、mTOR 抑制剂（西罗莫司）、EZH2 抑制剂（tazemetostat）、BCL2 抑制剂（维奈托克）等。

伊布替尼是一种小分子 BTK 抑制剂，阻断 B 细胞内信号转导通路进而发挥抗肿瘤效果。临床试验显示对复发 / 难治性 CLL/SLL、MCL 疗效显著，对淋巴浆细胞淋巴瘤、华氏巨球蛋白血症也有较好疗效。新的 BTK 抑制剂包括泽布替尼、acalabrutinib。

idelalisib 是一个 PI3K δ 异构体选择性抑制剂，是首个 FDA 批准用于治疗复发 FL 和 SLL 的 PI3K 抑制剂。idelalisib、duvelisib（IPI-145/INK1197）等可用于治疗复发 / 难治性惰性 NHL（包括 FL、SLL、MZL、淋巴浆细胞淋巴瘤）。

（五）免疫调节剂

来那度胺（lenalidomide）是新一代免疫调节剂的代表性药物，具有独特的双重作用机制。可以直接抑制肿瘤细胞增殖并诱导肿瘤细胞死亡；还可以通过调控免疫细胞，诱导细胞因子合成，重塑肿瘤免疫微环境。最新研究发现来那度胺可以有效靶向肿瘤细胞以及肿瘤微环境 E3 泛素连接酶。来那度胺与利妥昔单抗和其他药物联合使用可进一步提升初治及复发 / 难治性惰性及侵袭性淋巴瘤患者的疗效和远期生存。随着免疫调节剂相关基础研究及临床试验在淋巴瘤领域的不断深化，免疫调节剂有望成为淋巴瘤治疗策略的重要组成部分。

（六）造血干细胞移植

造血干细胞移植（hematopoietic stem cell transplantation，HSCT）是指应用造血干细胞重建受者正常造血和免疫功能的治疗技术，分为自体造血干细胞移植（autologous hematopoietic stem cell transplantation，auto-HSCT）和异基因造血干细胞移植（allogeneic hematopoietic stem cell transplantation，allo-HSCT）。auto-HSCT 在 NHL 中占有重要地位，既可用于某些淋巴瘤的一线巩固治疗，也可以用于某些复发 / 难治性淋巴瘤的挽救治疗。例如，auto-HSCT 可作为 MCL、原发中枢神经系统淋巴瘤、侵袭性 PTCL、年轻高危 DLBCL 的一线巩固治疗。与传统化疗相比，auto-HSCT 可使复发 / 难治性患者明显获益。auto-HSCT 失败的患者可考虑选择 allo-HSCT。

（七）免疫治疗

免疫检查点抑制剂（immune checkpoint inhibitor，ICPi）包括 PD-1/PD-L1 单抗、CTLA-4 单抗等。PD-1 单抗在复治原发纵隔（胸腺）大 B 细胞淋巴瘤（PMBL）患者中 ORR 为 45%，CRR 为 13%。

嵌合抗原受体 T 细胞（chimeric antigen receptor T cell，CAR-T）疗法是一种通过 T 细胞基因改造实现肿瘤靶向杀伤的免疫治疗技术。它通过将含有针对特定肿瘤抗原的单链可变区片段 scFv 和胞内信号域的 CAR 结构转染至患者 T 细胞形成 CAR-T 细胞，同时对患者进行预处理化疗，最后将纯化、扩增的 CAR-T 细胞回输入患者体内，实现对肿瘤细胞的特异性杀伤。CAR-T 免疫治疗目前主要用于复发 / 难治性 DLBCL 患者的治疗。

【预后】

NHL 是一组高度异质性的疾病，不同病理类型预后有很大差异，即使同种类型的淋巴瘤，对于治疗的反应和生存期也有较大差别。因此必须按照患者的预后因素进行危险度评估。国际预后指数（international prognosis index，IPI）为侵袭性淋巴瘤最常用的预后评估体系（表7-10-8）。部分病理类型尚有特有的评分体系，如对于 FL 推荐应用 FLIPI 和 FLIPI-2 评分，MCL 推荐应用 MIPI 评分，MALT 淋巴瘤推荐应用 MALT-IPI 评分；ENKTL 可应用 PINK、PINK-E 等评分，PTCL 可应用 PIT 评分。另外，对于 NHL 预后的判断已不再局限于临床特征，而是深入到分子和基因水平。例如应用基因芯片技术可以将 DLBCL 分为预后明显不同的两组：生发中心型和非生发中心型。研究 NHL 肿瘤细胞 DNA、RNA、蛋白质等水平的差异，将有望揭示 NHL 预后差别的根本原因，基于多组学技术的新分子分型方法已在 DLBCL、ENKTL 等亚型中取得进展，未来有可能影响 NHL 的治疗模式。

表 7-10-8　国际预后指数

项目	0 分	1 分
年龄	≤ 60 岁	> 60 岁
分期	Ⅰ～Ⅱ期	Ⅲ～Ⅳ期
结外累及数目	0～1 个	≥ 2 个
ECOG 体能状态评分	0～1 分	≥ 2 分
LDH	正常	高于正常

注：0～1 分为低危；2 分为中低危；3 分为中高危；4～5 分为高危

（马　军　赵维莅）

浆细胞病

第 1 节　意义未明的单克隆免疫球蛋白血症

意义未明的单克隆免疫球蛋白血症（monoclonal gammopathy of undetermined significance，MGUS）是一种肿瘤前期克隆性 B 或浆细胞疾病。MGUS 在临床上的重要性在于所有的多发性骨髓瘤（multiple myeloma，MM）在疾病诊断多年之前均已存在 MGUS。MGUS 不仅可进展为 MM，还可进展为其他浆细胞 / 淋巴细胞肿瘤。

【流行病学】

MGUS 的中位诊断年龄为 70 岁，发生率随年龄增长而增加。> 50 岁 MGUS 的发生率为 3.2%；> 70 岁 MGUS 的发生率升高至 5.3%；> 85 岁 MGUS 发生率高达 7.5%。男性 MGUS 的发生率高于女性（4.0% *vs.* 2.7%，$P < 0.001$）。MGUS 的发生率有明显的种族差异性。MGUS 在黑人中的发病率是白人的 2 ～ 3 倍。MGUS 在亚洲人中的发病率似乎要低一些。日本 MGUS 的发病率只有 2.4%，低于同年龄段（老年）的白人。中国最近一项 MGUS 流行病学调查纳入了 154 597 名体检者，≥ 50 岁者 MGUS 的发病率仅有 1.11%，≥ 70 岁者 MGUS 的发病率也仅为 2.57%。

【发病机制】

MGUS 的发病机制目前还未完全明确。

上述流行病学显示 MGUS 的发生率在黑人中显著高于白人，提示在 MGUS 的发生机制中遗传学因素起一定的作用。MGUS 的亲属发生 MGUS 或者 MM 的风险分别增高了 4 倍和 2.9 倍。进一步研究这些家族聚集性的 MGUS 发现高磷酸化 paratarg-7 蛋白（pP-7）与家族性 MGUS 相关。一项全基因组相关性研究（genome-wide association study，GWAS）显示单核苷酸多态性（single nucleotide polymorphisms，SNPs）位点 3p22.1（rs1052501）、6p21.33（rs2285803）、7p15.3（rs4487645）以及 17p11.2（rs4273077）与 MGUS 和 MM 的发生有相关性，另外的 GWAS 研究发现 23 个涉及 B 细胞受体、表皮生长受体以及黏附相关通路的 SNPs 与 MGUS 进展为 MM 相关。

另外，研究显示环境因素如核辐射、杀虫剂、空气污染等与 MGUS 发病存在一定的相关性。但这些环境因素是否和 MGUS 的发病存在因果关系仍有待验证。

【临床表现】

（一）临床表现

MGUS 患者大部分完全没有克隆浆细胞和（或）M 蛋白相关的症状和（或）体征，主要是因其他健康问题就诊时通过实验室检查发现的。MGUS 患者也可由所分泌的 M 蛋白对全身各个系统作用引起一系列症状，包括肾功能受累、外周神经炎、皮肤改变、冷球蛋白血症等。这些有临床症状的 MGUS 现统称为有临床意义的单克隆免疫球蛋白血症（monoclonal gammopathy of clinical significance，MGCS），不再属于 MGUS 范畴。

（二）疾病分型

根据 M 蛋白的类型，MGUS 可以分为 IgG、IgA、IgM、轻链型和双克隆型。IgG 型最为常见，轻链型和 IgM 型次之，IgA 型比例较低，双克隆型最为少见，各型比例见图 7-11-1。

（三）疾病进展模式

IgM 型与非 IgM 型的疾病进展模式不完全相同，而轻链型以及双克隆型的疾病进展模式又有其各自的特点。

1. 非 IgM 型 MGUS　非 IgM 型 MGUS 通常起源于成熟浆细胞，因此该类型 MGUS 多进展为 MM、其他 MM 外的浆细胞病，少部分进展为非霍奇金淋巴瘤。非 IgM 型 MGUS 进展为 MM、轻链型淀粉样变性（light chain amyloidosis，AL）、浆细胞瘤的相对风险分别是正常人群的 27.5 倍、15.0 倍和 8.3 倍。非 IgM 型 MGUS 发生疾病进展的风险恒定，患者终身的进展风险均为每年 1%。

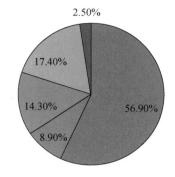

各亚型MGUS比例

■IgG ■IgA ■IgM ■轻链型 ■双克隆型

图 7-11-1　根据美国 Minnesota 洲 Olmsted 县社区流行病学调查结果得出的 MGUS 各亚型比例图，结合了该流行调查在 2006 年 *NEJM* 发表的关于非轻链型 MGUS 的结果以及在 2010 年 *Lancet Oncol* 发表的关于轻链型 MGUS 的结果

2. IgM 型 MGUS　IgM-MGUS 通常起源于 CD20 ＋浆样 B 淋巴细胞，因此该类型 MGUS 多进展为华氏巨球蛋白血症（Waldenström's macroglobulinemia，WM）、非霍奇金淋巴瘤以及慢性淋巴细胞白血病。IgM 型 MGUS 进展为 WM 的相对风险是正常人群的 287.7 倍，进展为 AL、非霍奇金淋巴瘤、慢性淋巴细胞白血病的相对风险分别是正常人群的 13.1 倍、10.6 倍和 4.3 倍。IgM 型 MGUS 发生疾病进展的风险比非 IgM 型 MGUS 高，而且进展速度随时间变化：在诊断后的 10 年的进展风险为每年 2%，之后降低到每年 1%。

3. 轻链型 MGUS　轻链型 MGUS 定义为血游离轻链比值异常、不伴有任何重链 IgH 克隆表达并有受累轻链的浓度增加的 MGUS。23% 轻链型 MGUS 患者在诊断时合并肾脏疾病。轻链型 MGUS 主要进展为轻链型 MM、AL 以及其他具有肾脏意义的单克隆免疫球蛋白血症（monoclonal gammopathy of renal significance，MGRS）。该类型进展为 MM 的风险相对较低，为每年 0.3%。

4. 双克隆型 MGUS　可进展为 MM、WM、AL 以及 B 细胞淋巴瘤 / 淋巴细胞增殖性疾病。来自 Mayo 中心的研究显示 539 例有双克隆 M 蛋白的患者中，MGUS 占 73%，冒烟性骨髓瘤 /MM 占 9.5%，WM 占 4.3%，AL 占 4.6%，其他疾病只占 8.7%（包括淋巴瘤、B 细胞增殖性疾病、孤立性骨髓瘤、POEMS 综合征、Castleman 病）。双克隆性 MGUS 的进展风险和非 IgM 性 MGUS 类似。

【诊断与鉴别诊断】

（一）诊断

MGUS 诊断需满足以下三个条件：

1. 骨髓中单克隆浆细胞增多但＜ 10%。

2. 患者血清和（或）尿液中有 M 蛋白，浓度＜ 30 g/L。

3. 无 MM、AL、WM 等疾病的定义事件。

M 蛋白检出最初步的检查是血清蛋白电泳。血清蛋白电泳检出 M 蛋白的敏感性为 82%，进一步行免疫固定电泳敏感性提高至 93%，如果再联合血游离轻链检测敏感性提高到 98%。

M 蛋白检测内容，见二维码数字资源 7-11-1。

数字资源
7-11-1

（二）鉴别诊断

MGUS 是排除性诊断，在发现 M 蛋白的基础上需完善相应的检查以排除表 7-11-1 中所见疾病。具体鉴别诊断所需检测见图 7-11-2。

表 7-11-1　MGUS 的主要鉴别诊断

非 IgM 型 MGUS 的鉴别诊断	IgM 型 MGUS 的鉴别诊断
冒烟型骨髓瘤（SMM/MM）	WM
孤立性骨髓瘤	CLL
髓外浆细胞瘤	非霍奇金淋巴瘤
浆细胞白血病	AL
非霍奇金淋巴瘤	POEMS 综合征
AL	
POEMS 综合征	

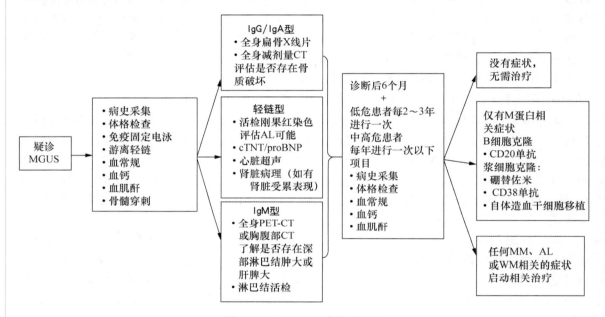

图 7-11-2　MGUS 诊治流程图

【危险度分层】

明确 MGUS 的诊断后需进一步对 MGUS 进行危险分层以指导后续的 MGUS 处理。表 7-11-2 列出了现有的 3 种分层模型。其中 Mayo 模型被国际骨髓瘤工作组（IMWG）推荐，也被最近一项随访了 40 年的前瞻性研究所验证。西班牙模型依靠对骨髓流式细胞术检测的结果，而最近的模型加入细胞遗传学的信息。除了上述模型，现在研究认为骨髓微环境尤其是免疫微环境在 MGUS 的疾病进展中也发挥重要作用。MGUS 细胞遗传学以及骨髓微环境信息的加入有可能提高风险预测模型的准确性。

【治疗与随访】

（一）MGUS 患者，无需进行治疗

由于 MGUS 有进展为浆细胞 /B 细胞肿瘤的风险，对无症状 MGUS 患者的管理着重于定期随访，早期发现疾病进展，早期干预，改善患者预后。所有 MGUS 患者均应在诊断 MGUS 后 6 个月再次进行详细的病史采集、体格检查以及血清蛋白电泳（SPEP）、血清游离轻链（SFLC）、CBC、血肌酐和血钙检测，这样有利于确定患者无"红色警报症状"以及其他实验

表 7-11-2　预测 MGUS 进展的风险模型

进展风险模型	危险因素	危险因素个数		危险分层	累计进展风险
Mayo 模型（IMWG 推荐采用）	非 IgG 亚型（IgA 或 IgM），血清 M 蛋白 ≥ 15 g/L，FLC 比值 < 0.26 或 > 1.65	0		低危	0.5%（20 年）
		1		低中危	21%（20 年）
		2		中高危	37%（20 年）
		3		高危	58%（20 年）
西班牙模型	异常浆细胞占骨髓总浆细胞比例 ≥ 95%，DNA 不是整 2 倍体	0		低危	23%（10 年）
		1		中危	52%（10 年）
		2		高危	> 72%（10 年）
Mayo 模型 + FISH	高危 FISH（占 3.1%）：t（4；14）/17p − 中危 FISH（占 17.8%）：无 IgH 易位的三体 标危 FISH（占 32.2%）：t（4；14）之外的 IgH 异位，或 13 染色体异常 低危 FISH（占 46.9%）：正常/无足够浆细胞分型	高危或中危 FISH 或 3 个 Mayo 模型危险因素		高危	35%（10 年）
		标危 FISH 或 1 ~ 2 个 Mayo 模型危险因素		中危	14%（10 年）
		低危 FISH 和没有 Mayo 模型危险因素		低危	0%（10 年）

FLC，血清游离轻链

室指标有无快速进展的迹象。IMWG 建议，对于低危 MGUS 患者，之后每 2 ~ 3 年复诊一次；对于中高危的 MGUS 患者，之后每年随访复诊一次。如果患者出现任何 MM、AL 或 WM 相关的症状，则不管 MGUS 之前的危险分层，均需马上重新进行病情评估。对于 MGUS 最佳的随访间隔目前并没有定论，现在正在进行一项前瞻性临床试验 iSTOPMM，该试验在冰岛所有 45 岁人群中筛查出 MGUS，然后随机分组对患者进行强化或目前标准的随访，试验将比较不同的随访强度对患者总生存的影响。

（二）正在开展的提早干预治疗 MGUS 的临床试验

目前美国 Dana-Farber 肿瘤研究中心正在开展对高危 MGUS 患者采用 CD38 单抗治疗的 2 期临床研究。另外一项准备开展的临床研究将对 MGUS 患者进行 DKK1 的树突状细胞疫苗接种。这些研究将告知我们是否可以通过对 MGUS 的早期干预，中断 MGUS 向 MM 等肿瘤的进展进程，从而达到提早治愈患者的可能性。

（三）对有 M 蛋白相关症状的患者，可启动以清除分泌 M 蛋白克隆为目标的治疗

如果 MGUS 所分泌的 M 蛋白造成明显的临床后果，如在 MGUS 中 M 蛋白沉积于肾引起进行性肾衰竭，此时疾病不再属于 MGUS 范畴，而是 MGRS，此时需尽快启动治疗清除分泌 M 蛋白的克隆。如果疾病基础为浆细胞克隆，可采用含有硼替佐米的化疗、CD38 单抗以及自体造血干细胞移植；如果疾病基础为 B 细胞克隆，则应应用 CD20 单抗为基础的治疗。

【预后】

研究显示 75% ~ 90% 的 MGUS 患者在随访 25 年后并没有进展为 MM 或其他浆细胞/B 细胞肿瘤。随访 40 年，只有 11% 的 MGUS 患者死于疾病进展，87%MGUS 患者并非死于疾病进展而是死于心血管和脑血管疾病以及非浆细胞肿瘤。MGUS 患者死于骨髓瘤或相关疾病的风险远远低于其他老年常见疾病。

【诊疗流程】

MGUS 诊治流程图如图 7-11-2 所示。

第 2 节　多发性骨髓瘤

多发性骨髓瘤（multiple myeloma，MM）是恶性浆细胞疾病，在许多国家是发病率位居第二的血液恶性肿瘤，中国大陆地区 2012—2016 年数据统计年发病率约 1.17/10 万，患病率 5.8/10 万，中国台湾地区 2011—2012 年数据统计年发病率约 2.21/10 万，患病率 7.78/10 万，且呈逐年上升趋势，但均低于欧美国家。男性多于女性，在 70 岁以上患者性别差距进一步加大，中位发病年龄 59 ～ 69 岁，随着我国老龄化社会的进程，可以预期中国的发病率将会进一步上升。

【病因】

目前多发性骨髓瘤的病因尚未明确，可能与以下因素有关：①种族：流行病学调查发现，不同人种、不同民族的多发性骨髓瘤发病率不同。亚洲人发病率较欧美人低。黑人发病率较白人高。②职业暴露：有调查发现金属、木材、橡胶、农业工作者、纺织工业的工人多发性骨髓瘤的发病率较一般人群高。③遗传因素：虽然 MM 不是一种遗传性疾病，但是其发病有一定的家族聚集性。在有 MM 病史的患者一级家属中，MM 的发病风险呈 3 ～ 6 倍增加。④慢性抗原刺激和免疫功能紊乱：长期反复慢性抗原刺激或免疫功能紊乱可以促进浆细胞增殖，比如患有乙肝、牙龈炎等慢性感染可能与 MM 发病有关。

【发病机制】

几乎所有 MM 发病之前都会有 MGUS 阶段，但仅有 10% 的 MGUS 最终发展为 MM，其中多通路的基因改变以及免疫微环境的改变导致疾病的发生。MM 有各种染色体以及基因改变，但是迄今为止没有发现存在共同的分子病理通路。基因组测序分析未发现任何频率超过 30% 的重现性突变，其中，*N-ras*、*K-ras* 和 *B-raf* 突变最常见。此外，在同一 MM 患者中会存在多个克隆，复发时的克隆可能与初诊时的克隆不一致，出现"克隆潮汐"现象。

【病理】

骨髓活检或者骨髓涂片检查可见异常增多的浆细胞，一般在 10% 以上，免疫组化或者流式细胞术检查免疫表型可见肿瘤细胞 CD38 ＋，CD138 ＋，Mum-1 ＋，轻链限制性表达且与免疫固定电泳出现的轻链一致，除 20% 患者表达 CD20 外，B 细胞的标志一般阴性。CD138 磁珠分选的荧光原位杂交技术已经常规用于 MM 患者的预后判断，经常出现的染色体异常包括超二倍体、13q14 缺失、1q21 的扩增以及 1p 缺失、t（11；14）（q13；q32）、t（4；14）（p16；q32）以及 t（14；16）和 17p13 缺失等。二代测序具有一定的预后判断意义。

MM 依照增多的异常 M 蛋白类型可分为以下 8 型：IgG 型、IgA 型、IgD 型、IgM 型、IgE 型、轻链型、双克隆型以及不分泌型，最多见的为 IgG 型，最少见的为 IgE 型，根据轻链类型前 6 种类型又可再分为 κ（Kappa）、λ（Lamda）亚型。

【临床表现】

MM 是由于异常增生的浆细胞及其分泌的单克隆免疫球蛋白或其片段（M 蛋白），导致相关器官或组织损伤。常见临床表现为骨痛、贫血、肾功能不全、感染以及高钙血症，可合并出现髓外浆细胞瘤、继发淀粉样变性以及继发浆细胞白血病引起的相应症状。

高钙血症患者可出现便秘、淡漠甚至嗜睡的症状。肾功能不全者可出现蛋白尿，表现为尿中泡沫增多，血尿（大多为镜下血尿，在合并膀胱淀粉样变性时可出现肉眼血尿）、水肿（包括因为低白蛋白血症引起的可凹性水肿以及由于合并甲状腺功能减退引起的非可凹性水肿）。贫血患者可表现为虚弱，乏力，上下楼梯耐力下降，面色苍白。骨质破坏是 MM 最常见的症状，这些部位影像学检查多见典型虫蚀样或穿凿样溶骨性损害。还可出现包括骨痛、髓外浆细胞瘤、骨折、反复发作的感染等。继发淀粉样变性的相关症状包括心脏淀粉样物质沉积引起的胸闷、突发的晕厥、心悸等，肾淀粉样物质沉积引起的蛋白尿及水肿；肝淀粉样物质沉积引起的肝大、黄疸；胃肠道淀粉样物质沉积引起的反复发作的腹泻便秘交替、假性肠梗阻的症状；肺淀粉样物质沉积引起的咳嗽、气短、咯血；皮肤软组织淀粉样物质沉积引起的腮腺、颌下腺及舌下腺的肿大、皮肤紫癜、指甲的碎裂、声音嘶哑；周围神经淀粉样物质沉积引起的疼痛、麻木；交感神经淀粉样物质沉积引起的低血压、排汗障碍，其他还有腕管综合征等。

不同 M 蛋白类型的 MM 临床表现会有差别，如 IgA 型骨质破坏较轻，而器官损害较重，较易累及呼吸系统以及胃肠道，而 IgD 型以 Lamda 亚型占绝对优势，易有高钙血症以及肾损害，40% 患者出现 t（11；14），在中国 IgD 型较欧美国家多见。Lamda 亚型的患者合并淀粉样变性的比例更高。

【实验室与影像学检查】

MM 的检查包括四部分：M 蛋白、骨髓、影像学以及累及脏器的检查。

1. M 蛋白　M 蛋白的检查在 MM 中作为分型、预后判断以及疗效评估均有重要意义。现有临床可及的检测 M 蛋白的技术包括免疫固定电泳、血清蛋白电泳、免疫球蛋白定量以及血清游离轻链。不同的检测方法适用性不同。免疫固定电泳用于免疫球蛋白的定性，用于 MM 分型以及评价是否获得完全缓解。电泳技术可以分离血清蛋白的成分，在电场作用下，Ig 以不同速度移动，最后在 γ 球蛋白区形成宽峰。浆细胞肿瘤患者，血清 γ 区带通常会升高，在此区形成的尖峰被称为 M 蛋白（单克隆性蛋白）。少数情况下，M 蛋白也可以出现在 β2 或 α2 球蛋白区。M 蛋白必须达到 5 g/L（0.5 g/dl）的浓度才能通过此方法进行准确定量的分析。血清游离轻链主要用于轻链型、IgD 型、不分泌型中血清游离轻链可测类型以及寡分泌型。血 M 蛋白的检查包括免疫固定电泳、血清蛋白电泳、免疫球蛋白定量以及血清游离轻链，尿 M 蛋白的检查包括尿免疫固定电泳以及尿轻链的定量。

2. 骨髓　包括形态学、免疫组化或者免疫表型、细胞遗传学以及分子生物检查。骨髓免疫组化建议应包括针对如下分子的抗体：CD19、CD20、CD38、CD56、CD138、Kappa 轻链、Lamda 轻链。由于高黏滞，MM 细胞可呈灶性分布，因此有时需多部位、多次穿刺才有助于诊断。染色体核型分析，仅能发现 20% ～ 30% 染色体结构及数目异常；荧光原位杂交可进一步提高异常检出率，建议在 FISH 前对浆细胞进行 CD138 分选或纯化，其中探针应至少包括：13 号染色体缺失、17p13 缺失、t（4；14）、t（14；16）、t（11；14）以及 1q21 扩增；全基因组测序显示骨髓瘤患者中有 20 ～ 40 个以上基因突变，但没有热点突变，其中常见的基因突变包括 NRAS（23%）、KRAS（26%）、BRAF（4%）、FAM46C（13%）和 TP53（8%）；其他突变还包括 KDM6A（UTX）、TRAF3、CYLD、RB1、PRDM1、ACTG1、DIS3 和 BRAF 基因突变。

3. 影像学检查　X 线检查可发现溶骨性病变、广泛性骨质疏松和病理性骨折等骨骼病变，但是需要松质骨丢失 30% 以上才会出现阳性结果，敏感性差，但应用广泛。全身低剂量 CT 可更好发现全身骨病变，已经作为标准骨筛查手段用于欧美指南。磁共振检查对于确定有无髓外浸润、脊髓压迫的部位和程度等敏感性较高。PET/CT 被越来越多应用于骨髓瘤诊断、分期及疗效评估，尤其对于检测溶骨性病灶、局限性骨髓病变及髓外侵犯敏感度较高。

4. 累及脏器以及其他检查　需注意判定是否合并淀粉样变性。

【诊断与鉴别诊断】

（一）诊断标准

诊断多发性骨髓瘤需要满足骨髓中单克隆浆细胞比例 ≥ 10%（应采用活检、涂片中的浆细胞数，不以流式细胞术检查中异常浆细胞数为主）或者经过活检病理证实为浆细胞瘤。且存在以下 1 项或者 1 项以上的骨髓瘤相关事件①高钙血症：血钙大于 2.75 mmol/L；②肾功能不全：肌酐 > 177 μmol/L 或者肌酐清除率 < 40 ml/min；③贫血：血红蛋白小于 100 g/L；④骨

质破坏；⑤骨髓单克隆浆细胞≥60%；⑥血清游离轻链比值≥100或者≤0.01；⑦骨骼磁共振检查发现1个以上≥5 mm病灶。

（二）鉴别诊断

1. 骨骼病变的鉴别诊断

（1）肿瘤骨转移：同样可以表现为多发骨质破坏。肿瘤骨转移时成骨活跃、破骨活跃，骨放射性核素扫描（ECT）常阳性，而MM成骨受抑、破骨活跃，ECT常为阴性，影像上PET-CT寻找原发灶有利于鉴别。

（2）原发于骨的淋巴瘤：尤其合并MGUS时需要依赖病理鉴别。

（3）甲旁亢：可以表现为高钙血症、骨质破坏，化验甲状旁腺激素有利于鉴别。

（4）骨结核：骨髓中为反应性浆细胞增多，局部活检发现干酪样病变以及病原性的鉴定有助于鉴别。

2. 与M蛋白相关疾病的鉴别
因MGUS在老年人中的发病率高，所以不能轻易认为有M蛋白一定是骨髓瘤。常见合并M蛋白血症的疾病包括自身免疫性疾病如干燥综合征、淋巴瘤、感染性疾病。其他浆细胞病包括原发系统性轻链淀粉样变性、意义未明的单克隆免疫球蛋白血症伴肾损伤、华氏巨球蛋白血症、POEMS综合征等。

3. 与肾功能损伤相关疾病的鉴别
肾穿刺有助于鉴别。

【治疗】

（一）治疗原则

1. 无症状骨髓瘤
暂不推荐治疗，高危冒烟型骨髓瘤可根据患者意愿进行综合考虑或进入临床试验。

2. 孤立性浆细胞瘤的治疗
无论是骨型还是骨外型浆细胞瘤首选对受累野进行放疗（≥45 Gy），如有必要则行手术治疗。疾病进展至MM者，按MM治疗。

3. 活动性MM需要启动治疗
MM的治疗需要整体治疗，包括诱导治疗、自体造血干细胞移植（auto-HSCT）、移植后的巩固/维持治疗以及复发后的治疗。如年龄≤65岁，体能状况好，或虽>65岁但全身体能状态评分良好的患者，经有效的诱导治疗后应将auto-HSCT作为首选。诱导治疗多以蛋白酶体抑制剂联合免疫调节剂及地塞米松的3药联合方案为主。不适合接受auto-HSCT的患者，可在诱导至最大疗效后进入维持治疗阶段。

（二）治疗方法

1. 支持治疗
包括输血、防治感染、缓解骨痛以及使用双膦酸盐类药物、保护肾功能以及针对高黏滞综合征及高钙血症的治疗。

2. 传统化疗
目前在初治MM治疗领域中有被淘汰的趋势，仍在广泛使用的有：烷化剂包括环磷酰胺、美法仑、苯达莫司汀等。

对于合并浆细胞瘤以及高危患者可联合新药治疗与化疗。

3. 免疫调节剂
包括沙利度胺（反应停）、来那度胺、泊马度胺等，这类药物通过抑制血管新生、增强T细胞以及NK细胞对肿瘤的杀伤等机制而抑制肿瘤增殖。沙利度胺治疗难治的多发性骨髓瘤的有效率也可达30%。口服50 mg/d，逐渐增量，最大量为800 mg/d，长期服用，多在3个月左右起效，常见的毒副作用有：困倦、便秘等，由于副作用严重现在多推荐100～200 mg/d。来那度胺的主要副作用为白细胞的下降、感染等，通过肾代谢因而在肾功能受损患者中需要减量。

4. 蛋白酶体抑制剂
包括硼替佐米、卡非佐米、伊莎佐米。该类药物主要抑制细胞内的蛋白酶体，常见副作用包括周围神经病变、血小板下降、病毒激活等。

5. 单抗类药物　　包括针对 CD38 的达雷妥尤单抗、Isatuximab 以及 Mor202。针对 B 细胞成熟分化抗原（BCMA）的单抗以及针对人信号淋巴细胞激活分子家族成员 7（SLAMF7）的埃罗妥珠单抗，以及耦联 BCMA 和微管抑制剂 MMRF 的特异性 T 细胞衔接器（BiTE），其他新的靶点单抗也正在研发之中。

6. 小分子靶向药　　如针对核输出蛋白 XPO-1 的 selinaxor，针对 Bcl-2 的抑制剂 venetoclax 等。

7. 组蛋白去乙酰化酶抑制剂　　帕比司他以及伏立诺他。

8. 造血干细胞移植　　包括自体和异体造血干细胞移植。所有适于移植患者均推荐进行自体造血干细胞移植，部分年轻高危的患者可以酌情考虑异体造血干细胞移植。

9. 细胞免疫治疗　　包括 NK 细胞、DC 细胞、基因修饰的 T 细胞、Car-T 细胞治疗，其中疗效强但细胞因子风暴亦重的是针对 BCMA 的 Car-T 细胞治疗。

10. 放射治疗　　主要用于局部治疗改善骨痛症状以及髓外浆细胞瘤的控制。

随着自体造血干细胞移植的广泛应用以及新药的普遍使用，多发性骨髓瘤患者的生存时间有了明显延长，生存期延长了 2 倍以上。目前多发性骨髓瘤的治疗强调整体治疗，即包括诱导治疗、移植 ± 巩固治疗及维持治疗，在诱导和移植 ± 巩固治疗使患者肿瘤负荷达到较低水平后，患者还需要接受长期的维持治疗，以控制病情，延缓复发时间。通过这种规范化治疗策略，多发性骨髓瘤患者有望实现将骨髓瘤从恶性肿瘤变成一种慢性病并最终实现治愈（图 7-11-3）。

【预后】

MM 在生物学及临床上都具有明显的异质性，使其疗效及预后方面差异极大。预后因素主要可以归为宿主因素和肿瘤特征两个大类，单一因素通常并不足以定义预后，需要多因素联

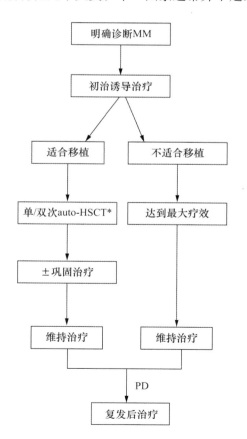

图 7-11-3　诊疗流程图

*auto-HSCT 包括自体干细胞采集、预处理、干细胞回输三个步骤

表 7-11-3   Durie-Salmon 分期体系

分期	条件
Ⅰ 期	满足以下所有条件： 1. 血红蛋白＞ 100 g/L； 2. 血清钙≤ 2.65 mmol/L（11.5 mg/dl）； 3. 骨骼 X 线片：骨骼结构正常或孤立性骨浆细胞瘤； 4. 血清骨髓瘤蛋白产生率低：① IgG ＜ 50 g/L；② IgA ＜ 30 g/L；③本周蛋白＜ 4 g/24 h
Ⅱ 期	不符合 Ⅰ 和Ⅲ期的所有患者
Ⅲ 期	满足以下 1 个或多个条件： 1. 血红蛋白＜ 85 g/L； 2. 血清钙＞ 2.65 mmol/L（11.5 mg/dl）； 3. 骨骼检查中溶骨病变大于 3 处； 4. 血清或尿骨髓瘤蛋白产生率高：① IgG ＞ 70 g/L；② IgA ＞ 50 g/L；③本周蛋白＞ 12 g/24 h
亚型、B 亚型	肾功能不全［肌酐清除率≤ 40 ml/min 或血清肌酐水平≥ 177 μmol/L（2.0 mg/dl）］

表 7-11-4   国际分期体系（ISS）及修改的国际分期体系（R-ISS）

分期	ISS 的条件	R-ISS 的条件
Ⅰ 期	β_2-MG ＜ 3.5 mg/L 和白蛋白≥ 35 g/L	ISS Ⅰ 期和细胞遗传学标危患者同时 LDH 正常水平
Ⅱ 期	不符合 Ⅰ 期和Ⅲ期的所有患者	不符合 Ⅰ 和Ⅲ期的所有患者
Ⅲ 期	β_2-MG ≥ 5.5 mg/L	ISS Ⅲ期同时细胞遗传学高危患者[a]或者 LDH 高于正常水平

注：β_2-MG：β_2 微球蛋白；[a]细胞遗传学高危指间期荧光原位杂交检出 del（17p），t（4；14），t（14；16）

合应用对患者进行分期和危险分层，其中 Durie-Salmon 分期主要反映肿瘤负荷，修改的国际分期体系（R-ISS）具有更好的预后判断能力，对 MM 患者的预后区分更加清晰有效。二代测序有助于更为精细进行预后分层并进行治疗的选择（表 7-11-3，表 7-11-4）。

第 3 节   POEMS 综合征

POEMS 综合征是一种以多发性周围神经病变（P）、多脏器肿大（O）、内分泌病变（E）、M 蛋白（M）和皮肤改变（S）为主要临床表现的罕见克隆性浆细胞病。近年来，随着对 POEMS 综合征了解的增多，诊断及疗效标准的建立，以及新药和自体造血干细胞移植的应用，使得 POEMS 综合征的漏诊率和误诊率减少，长期生存率得到显著改善。

【发病机制】

已知血清促炎症细胞因子和促血管生成细胞因子的异常升高是 POEMS 综合征的重要特点，这些细胞因子包括 VEGF、IL-1β、TNF-α 和 IL-6 等，其中以 VEGF 最为显著，我们的研究进一步显示，骨髓内浆细胞可能是 POEMS 综合征中高水平 VEGF 的主要细胞来源。高水平的血清 VEGF 能够解释 POEMS 综合征患者的肝脾大、水肿、皮肤血管瘤、肾病理膜增生性改变以及硬化性骨病等症状。但是，高水平 VEGF 并不能解释 POEMS 综合征病变的全貌，例如患者的 VEGF 水平与其 M 蛋白的量无关，也与患者的症状严重度无关。同样，也有报道显示 POEMS 综合征患者在应用贝伐单抗治疗后，虽然患者的 VEGF 水平急剧下降，但其临床症状并未得到改善。这些都表明，VEGF 并非 POEMS 综合征的驱动型细胞因子，可能只是一种中介的细胞因子。

另外，最近有多项研究显示，POEMS 综合征中的 λ 轻链可变区基因具有种系基因的限制性表达，所有患者的 λ 轻链可变区基因都属于 Vλ1 家族，分别为其中的 Vλ1-44 和 Vλ1-40 亚型。但是，这种 λ 轻链的种系基因限制性在发病中的意义还不清楚。

在细胞遗传学方面，我们对 20 例患者的免疫荧光原位杂交技术（iFISH）研究同样发现，65% 患者存在着细胞遗传学异常，其中 15% 和 25% 分别存在 t（4；14）和 t（11；14），25%和 20% 存在着 13q14 缺失和 1q21 扩增，无患者存在 17p 缺失。与文献报道对比，POEMS 综合征中 del13q 的发生率与多发性骨髓瘤或是原发性淀粉样变性相似，但 t（11；14）和 del17p 的发生率均低于这两种疾病。

【临床表现】

POEMS 综合征是一种可以累及全身多个器官的全身性疾病。成人各个年龄段均可发病，常见的临床发病年龄多为 40～60 岁。男性多于女性。POEMS 综合征多为慢性病程，最常见的首发症状为对称性四肢远端乏力、麻木，以后逐渐发生多系统损害。

1. 多发性周围神经病变　见于几乎所有患者，是 POEMS 综合征最为突出的临床特征。其特点是进行性、对称性的感觉和运动损害，从四肢远端开始逐渐向近端发展。可表现为麻木、发凉、无力、疼痛以及肌肉萎缩、瘫痪。运动障碍常在感觉症状之后出现，个别患者可仅有运动障碍。绝大多数患者为缓慢发展，但是少数患者可以表现为急性或亚急性病程，在 1～2 周内发生严重的神经功能障碍。肌电图多提示神经传导速度降低或阻滞，远端潜伏期显著延长。神经活检可发现轴索变性和（或）脱髓鞘改变，无瘤细胞或炎性细胞浸润，无免疫球蛋白或淀粉样物质沉积。脑脊液检查可发现大部分患者都有脑脊液压力升高以及蛋白-细胞分离现象。此外，部分患者还可出现多汗、低血压、勃起功能障碍、腹泻、便秘和肠麻痹等自主神经功能障碍。

2. 多脏器肿大　超过半数患者可以出现肝脾和淋巴结肿大。一项含有 99 例 POEMS 综合征患者的回顾性研究中，85 例患者具有脏器肿大，其中肝肿大 47 例，脾肿大 70 例，淋巴结肿大 74 例。在 43 例接受过淋巴结活检的患者中，25 例为 Castleman 病。Castleman 病病理类型多数为透明血管型。目前还不清楚 Castleman 病与 POEMS 综合征之间的内在相关性，但与未合并 Castleman 病的患者相比较，合并 Castleman 病的患者更易出现乏力、低热、多汗等症状；有着更高的贫血或血小板增多的发生率；以及更易出现肾受累。

3. 内分泌病变　最常累及性腺，性功能障碍是男性患者常见的表现，可有性欲减退、勃起功能障碍、男性乳房发育。女性患者可表现为停经、经期延长和血清催乳素水平升高。也可累及甲状腺、肾上腺和胰岛，表现为甲状腺功能减退、肾上腺皮质功能减退和糖耐量减低或糖尿病。患者可能同时存在一种或多种内分泌功能异常。在 Mayo 医学中心 54 例患有内分泌病变的 POEMS 综合征患者中，性腺功能减退最为常见，33 例男性的睾酮水平低于正常，10 例男性出现腺发育；10 例患者有高泌乳素血症；28 例患者有甲状腺功能减退；16 例有空腹血糖受损，8 例被诊断为糖尿病。9 名测定了肾上腺功能的患者中，6 例有肾上腺皮质功能不全。另外，29 例有同时累及两条或以上内分泌轴（性腺、甲状腺、肾上腺皮质、糖代谢）的病变。

4. M 蛋白　POEMS 综合征中的 M 蛋白多为微量 M 蛋白。血清蛋白电泳多数为阴性，仅表现为血清或尿免疫固定电泳阳性。与轻链型淀粉样变性不同的是，仅有不到 20% POEMS 综合征患者存在血清游离轻链比值的异常。在 M 蛋白类型上，几乎所有患者的 M 蛋白轻链都是 λ 轻链型，以 IgAλ 型和 IgGλ 型常见，少数为单纯 λ 轻链型。骨髓中浆细胞多为 0～5%。

5. 皮肤改变　50%～90% 患者有皮肤改变，其中以色素沉着最为多见，其次为皮肤增厚、多毛症、肾小球样血管瘤和白甲等。有 24%～44% 的患者可见肾小球样血管瘤，表现为躯干或四肢伸侧的多发紫红色疣样皮疹，是 POEMS 综合征较为特异的临床表现。

6. 肺部表现   常表现为呼吸困难、胸痛和咳嗽。实验室检查多提示为肺动脉高压、限制性通气功能障碍、弥散功能障碍以及神经肌肉导致的呼吸功能损害（呼吸肌无力）。在一项回顾性研究中，27% 患者存在肺动脉高压（肺动脉压 > 50 mmHg），其中 12% 患者有重度肺动脉高压（肺动脉压 > 70 mmHg）。与原发性肺动脉高压不同，POEMS 综合征患者中的肺动脉高压表现得较为轻微，并且对治疗反应敏感，绝大部分患者的肺动脉压在经抗浆细胞治疗后均可下降到正常。在 32 例于诊断后 2 年内进行了至少一项有关肺功能检测的 POEMS 综合征患者中，75% 患者出现了不同程度和类型的肺功能异常，最常见的为限制性通气功能障碍伴弥散功能障碍，其次为单纯的弥散功能障碍。

7. 肾脏表现   肾脏方面最常见的表现为轻微蛋白尿和血尿，但也可严重到出现肾衰竭。约 10% 患者可出现血尿，约 6% 患者的 24 h 尿蛋白可超过 1 g。约 22% 患者可以出现肾功能不全（eGFR < 60 ml/min）。另外，合并 Castleman 病的患者更容易出现肾病。肾组织病理方面常表现为膜增生性肾炎改变，光镜和电镜下可见系膜增生，毛细血管管腔狭窄，基底膜增厚，内皮下沉积，内皮下空间增宽，内皮细胞肿胀和空泡形成，以及肾小球膜溶解。常规免疫荧光染色全部阴性，这也是它与原发性膜增生性肾小球肾炎的鉴别点。

8. 骨骼病变   为孤立或多灶性骨病变，可以是骨质硬化，溶骨性病变伴发骨质硬化或单纯溶骨性损害，以脊柱、四肢远端和骨盆受累多见。在评价骨病方面，CT 检查要明显优于 X 线，具有更高的敏感性和特异性。PET-CT 也可用于评价骨病，其摄取率的变化还可用于疾病疗效和活动度评价。

9. 其他表现   视乳头水肿、肢端水肿和多浆膜腔积液（腹水、胸腔积液和心包积液）也都是 POEMS 综合征的常见症状。其他还有消瘦、乏力、多汗、杵状指、血小板增多、红细胞增多、血栓事件（包括动脉血栓形成、腔隙性脑梗死、心肌梗死、布加综合征，肢端坏疽）、腹泻、发热等。

【诊断与鉴别诊断】

随着对 POEMS 综合征发病机制及临床表现的进一步认识，尤其是在明确了 VEGF 在该病的诊断和发病中的重要作用之后，Dispenzieri 等于 2007 年提出了新修订的诊断标准。需要同时满足两条强制性主要标准、一条主要标准及一条次要标准方可诊断 POEMS 综合征。强制性主要标准包括：①多发性神经病变；②单克隆浆细胞增殖性异常（几乎总是 λ 轻链）。主要标准包括：①硬化性骨病变；② Castleman 病；③血清/血浆 VEGF 水平升高。次要标准包括：①脏器肿大（脾大、肝大或淋巴结肿大）；②水肿（周围水肿、胸腔积液或腹水）；③内分泌病变；④皮肤改变；⑤视乳头水肿；⑥血小板增多或红细胞增多。

在诊断方面，重点强调血清或血浆 VEGF 水平的诊断价值。作者的研究显示，当选取血清 VEGF > 1200 pg/mL 作为诊断标准时，其诊断 POEMS 综合征的特异性和敏感性分别为 90% 和 84%。另一项纳入 29 例 POEMS 综合征患者的研究显示，血浆 VEGF 也可以用于该病的诊断，当选取 200 pg/ml 作为阈值时，其特异性和敏感性分别为 95% 及 68%。

鉴别诊断方面，POEMS 综合征主要应与慢性炎性脱髓鞘性多发性神经病、吉兰-巴雷综合征、冷球蛋白血症、意义未明的单克隆免疫球蛋白血症（MGUS）、原发性轻链型淀粉样变性、多发性骨髓瘤等相鉴别。

【疗效标准】

POEMS 综合征目前还缺乏公认的疗效标准，一般认为其疗效评价应该包括血液学疗效、血清 VEGF 疗效和重要器官疗效。

1. 血液学疗效   包括：①完全缓解：血清蛋白电泳阴性、血/尿免疫固定电泳阴性和血清游离轻链比正常；②未缓解：不符合完全缓解和疾病进展/复发的定义；③疾病进展/复发：

血/尿免疫固定电泳从阴性再次变为阳性；或者血清蛋白电泳提示 M 蛋白量增加了 50%，且绝对值增加 5 g/L。但是，由于 POEMS 综合征患者的 M 蛋白量都比较低，且血清游离轻链比异常的比例很低，因此其血液学疗效评价较为困难。同时，血液学缓解状态和症状缓解之间也缺乏直接的相关性。

2. 血清 VEGF 疗效 定义为：①完全缓解：血清 VEGF 下降到正常水平；②部分缓解：血清 VEGF 下降超过 50%；③稳定：血清 VEGF 下降和增加均未超过 50%；④进展：血清 VEGF 增加超过 50%。部分研究显示，VEGF 疗效与 POEMS 综合征患者的无进展生存密切相关，获得 VEGF-CR 和 PR 患者有着明显更好的预后。

3. 重要器官疗效 取决于患者的受累器官和症状。例如，对于神经病变而言，建议采用神经功能量表进行评价，目前最为常用的量表是总体神经病变限制性量表（overall neuropathy limited scale，ONLS），其包括上肢部分（0～5 分）和下肢部分（0～7 分），总分为 0～12 分，分数越高表明神经病变越重。将 ONLS 评分下降 1 分定义为神经病变缓解；而增加 1 分则称为神经病变进展；评分无变化为神经病变稳定。

【治疗】

POEMS 综合征尚无标准的治疗方案。目前常用的治疗方法主要包括对症支持、局部放疗、糖皮质激素治疗、以烷化剂为基础的全身化疗和自体造血干细胞移植。

1. 对症支持 由于内分泌病变而出现激素缺乏者可行激素替代治疗。糖尿病患者要注意饮食，水肿患者可以给予低盐饮食。若神经病变导致四肢无力应进行适当的功能锻炼和物理治疗。对于那些呼吸肌无力或肺动脉高压的患者，氧疗或持续正压通气（CPAP）可缓解患者的症状。对于情绪抑郁患者，可以考虑抗抑郁治疗。

2. 局部放疗 局部放疗对只有单个硬化性骨病变的 POEMS 综合征患者有效，而对广泛硬化性骨病变或无骨病变的患者无效。Dispenzieri 等报道在 64 例采用局部放疗的患者中，54% 得到改善，接受局部放疗的患者 2 年生存率约为 90%。放疗还可以用于对巨块型髓外浆细胞瘤的巩固治疗。

3. 糖皮质激素治疗 单用糖皮质激素治疗 POEMS 综合征可以使部分患者获得临床改善，但缓解率较低，生存时间较短。在一项 102 例患者的回顾性分析中，绝大多数患者都接受了糖皮质激素单药治疗，在 58 例有随访资料的患者中，38 例死亡，平均生存时间为 33 个月。

4. 以烷化剂为基础的全身化疗 全身化疗方案主要包括马法兰联合泼尼松（MP），或环磷酰胺联合泼尼松（CP）和马法兰联合地塞米松（MDex）。一项关于马法兰联合地塞米松（MDex）治疗 POEMS 综合征的前瞻性研究显示：31 例患者在 12 程 MDex 化疗后，100% 获得了神经病变改善，且 77.4% 患者在治疗后 3 个月即可获得神经病变疗效，中位至最大疗效时间为 12 个月。另外，MDex 还获得了 80.6% 血液学缓解，包括 CR 38.7% 和 PR 41.9%。MDex 还有效地缓解了肝脾大、皮肤病变、水肿及肺动脉高压。同时，只有不到 20% 患者有 3 级血液学毒性。

5. 自体造血干细胞移植 大剂量马法兰预处理联合自体造血干细胞移植是 POEMS 综合征患者的一线治疗选择。多项研究显示，自体造血干细胞移植使得几乎所有患者的神经病变症状都得到显著缓解（包括神经病变症状评分以及肌电图检查神经传导速度和振幅），其他临床症状也随时间增加得到不同程度的改善，血 VEGF 的水平也获得了迅速下降。1 年缓解率为 87%～100%，2 年生存率高于 95%。作者最近报道了国际上最大宗的自体造血干细胞移植治疗 POEMS 综合征的回顾性研究。134 例患者在接受了自体移植后，分别有 50% 和 72% 的患者获得了血液学和 VEGF 的完全缓解。在中位随访 37 个月后，5 年无进展生存率为 76%，5 年总体生存率为 94%。获得血液学和 VEGF 完全缓解的患者有着更好的预后。

但是，自体造血干细胞移植有着昂贵的费用以及较高的并发症发生率。Dispenzieri 等报道约 50% POEMS 综合征患者会发生植入综合征，表现为发热 > 38.3℃、红皮病、腹泻、非心源性肺水肿以及体重增加等，其中 37% 的患者需入住重症监护治疗病房并接受机械通气治疗。统计文献的结果也发现 POEMS 综合征患者的移植相关病死率为 2/27（7.4%），高于多发性骨髓瘤（2%），但低于原发性系统性淀粉样变性（14%）。而在自体移植前给予短程诱导治疗可以有效地减少移植并发症。

6. 新药治疗　沙利度胺是一种具有抗骨髓瘤活性的免疫调节剂，其被广泛地应用于各种浆细胞病的治疗。Kuwabara 等报道了 9 例 POEMS 综合征患者接受了 150 ～ 200 mg/d 剂量沙利度胺的治疗，6 例获得临床改善，3 例保持稳定，所有患者的 VEGF 水平都得到下降，并有 5 例下降至正常。除 3 例患者出现皮损外，所有患者都没有观察到沙利度胺导致的神经病变。其 2 年生存率为 100%，1 年缓解率为 56%。在最近一项日本的随机对照研究中，25 例初治 POEMS 综合征患者被随机分组接受沙利度胺 200 mg 1 次 / 日（13 例）或安慰剂（12 例）联合地塞米松（12 mg/m² d1 ～ 4，每 28 天一个疗程）共 24 周，结果显示沙利度胺组有着更高的 VEGF 下降率以及神经系统改善率。

作为第二代免疫调节剂，来那度胺具有更强的抗肿瘤活性和抗血管生成能力。Jaccard 等报道了 9 例 POEMS 综合征患者接受来那度胺联合地塞米松治疗的结果，在 8 例可评价疗效的患者中，3 例获得了血液学完全缓解，3 例患者获得了部分缓解，同时 6 例患者的神经症状获得了明显改善。作者利用小剂量来那度胺联合地塞米松治疗 12 例复发 / 难治性 POEMS 综合征患者，血液学缓解率为 77%，神经系统缓解率为 67%，血清 VEGF 缓解率为 91%。在中位随访 20 个月后，预计的 2 年总体生存率和无进展生存率均为 92%。在作者最近完成的另一项前瞻性研究中，利用小剂量来那度胺联合地塞米松治疗初治 POEMS 综合征，获得的血液学完全缓解率以及 VEGF 完全缓解率分别是 46% 和 42%，神经缓解率为 95%，3 年 PFS 率和 OS 率分别为 75% 和 90%。

硼替佐米是一种蛋白酶体抑制剂，其具有较强的抗骨髓瘤疗效。虽然其具有较为严重的周围神经毒性，但是其在一些难治性 POEMS 综合征患者中获得了一定的疗效。上海长征医院报道了联合小剂量硼替佐米（1.0 mg/m²，d1，4，8，11）、环磷酰胺（200 mg/m²，d1 ～ 4）和地塞米松 20 mg d1 ～ 4 和 d8 ～ 11 治疗初治 POEMS 综合征 20 例的结果，总体血液学缓解率为 76.5%，总体神经系统缓解率为 95%，ONLS 评分中位下降了 2 分。没有患者出现神经系统恶化，在中位随诊 11 个月后无 1 例出现疾病进展。

【预后】

POEMS 综合征仍是一种不可治愈的疾病。POEMS 综合征的常见死亡原因是呼吸循环衰竭、进行性营养不良、感染、毛细血管渗漏样综合征和肾衰竭。卒中与心肌梗死也可作为死因。最近，北京协和医院利用 362 例 POEMS 综合征患者的生存数据，建立了首个 POEMS 综合征的总体生存预后模型。362 例患者的 5 年和 10 年总体生存率分别为 84% 和 77%。利用以下四个预后因素积分：年龄 > 50 岁（1 分）、肺动脉高压（1 分）、胸腔积液（1 分）、eGFR < 30 ml/min（2 分）将患者分为低危组（0 分）、中危组（1 分）、和高危组（2 ～ 5 分）。10 年总体生存率，低危组为 97%，中危组为 81%，而高危组为 55%。美国梅奥诊所进一步验证了我们的模型数据，其 138 例患者中，22% 为高危组患者，45% 为中危组患者，33% 为低危组患者。低、中、高危组患者的 5 年和 10 年总体生存率分别为 92% 和 85%、89% 和 80%，以及 65% 和 42%。

（周道斌）

第12章

骨髓增殖性肿瘤

骨髓增殖性肿瘤（myeloproliferative neoplasms，MPN）是一组起源于多能造血干细胞阶段、一个或多个系别血细胞过度增殖而产生的异质性、获得性克隆性疾病。*BCR-ABL1* 阴性经典型 MPN 包括真性红细胞增多症（polycythemia vera，PV）、原发性血小板增多症（essential thrombocythemia，ET）和原发性骨髓纤维化（primary myelofibrosis，PMF）。本组疾病的共同特点是：① *JAK2 V617F* 基因突变为 MPN 最常见的基因突变；②克隆性增殖的细胞主要表现为增殖能力的异常增加，而发育成熟为终末细胞的能力无严重受损；③各病除有其本系别造血细胞增多外，还可有其他一系或多系别造血细胞增多；④各个疾病间可相互转化；⑤均可出现高尿酸血症、痛风、肾结石等核蛋白破坏增高和乏力、消瘦、低热等体质性症状的表现。

第 1 节　真性红细胞增多症

真性红细胞增多症（polycythemia vera，PV）的主要特征是不依赖细胞因子调控的红细胞增多，也可有白细胞增多和血小板增多。年发病率约为（1.0 ~ 2.5）/10 万。

【病因与发病机制】

PV 的病因尚不明确，在欧洲血统犹太人中发现的家族性 PV，表明 PV 可能存在遗传易感因素。约 95% 的患者 *JAK2 V617F* 阳性（＋），约 5% 有 *JAK2* 第 12 外显子突变。该突变导致 JAK2 假激酶结构域失去了激酶活性自我抑制功能，导致 JAK2 异常活化，从而激活 JAK-STAT 信号转导途径，导致细胞对细胞因子高度敏感，甚至一部分患者的红系祖细胞可在体外不加促红细胞生成素（EPO）的培养条件下形成内生红系集落（endogenous erythroid colony，EEC）。

【临床表现】

1. 首发症状　PV 主要见于 60 ~ 70 岁人群。常为隐袭性起病，首发症状有头痛、多血质、瘙痒、血栓形成［尤其是布-加（Budd-Chiari）综合征］和胃肠道出血，但部分患者是在常规检查时发现血细胞计数异常而确诊的。约 30% 患者有临床症状，依次为头痛、乏力、瘙痒、头晕和盗汗，应采用骨髓增殖性肿瘤总症状评估量表（MPN-10）对患者进行症状负荷评估。

2. 栓塞和出血　在起病的头 10 年中，40% ~ 60% 患者可出现栓塞并发症，且在此阶段，每年发病率均等，严重的栓塞并发症有脑血管意外、心肌梗死、深部静脉栓塞（如肝静脉栓塞）以及肺栓塞，约 1/4 患者有出血和瘀斑，但常不严重。有的患者发生下肢动脉栓塞，出现肢端坏疽。

3. 皮肤　约 40% 患者有皮肤瘙痒，用热水洗澡常可使之加重，有些患者可因严重的皮肤瘙痒而影响生活质量，原因不明，可能与皮肤中肥大细胞数量增多和组胺水平增高有关。

4. 肠道　门静脉高压和食管静脉曲张较常见，PV 患者消化性溃疡比正常人群高 5 倍。

5. 心血管   心血管症状包括心绞痛、心肌梗死和心力衰竭。

6. 神经系统   神经系统症状如头晕、复视、盲点、短暂性脑缺血事件较常见，舞蹈病和POEMS综合征、继发于髓外造血的脊管压迫亦有报道。

7. 其他   由于核酸转运增多从而导致骨髓细胞高度增殖，常可使血尿酸浓度增高，因此痛风亦较常见。手术中或术后 75% 以上的病情未获控制的 PV 患者可出现出血和栓塞合并症。

【实验室与影像学检查】

1. 血象   外周血主要表现为红细胞计数、红细胞比容、红细胞容量和血红蛋白值增高。约50% 患者同时有白细胞和血小板增高，约 10% 的患者血小板计数 > 1000×10^9/L。早期患者红细胞常表现为缺铁的形态特征，为小细胞低色素性，晚期常为骨髓纤维化特征，可有显著的大、小不均和泪滴状红细胞。晚期患者可见中、晚幼粒细胞，约 2/3 患者可出现嗜碱性粒细胞增高，外周血涂片中常可见巨大血小板。

2. 骨髓   骨髓穿刺涂片细胞形态常为粒系、红系和巨核细胞系三系高度增生。骨髓活检病理形态学主要特征为骨髓三系增生伴多形性成熟巨核细胞，尚有少部分患者在诊断时即存在轻度骨髓网状纤维增生。

3. 染色体核型   约 40% 患者有染色体核型异常，初诊时常见异常有 del（20）（q11）、+ 8 和 + 9，这些异常可见于 PV 病程的始终，对临床表现和病程影响很小，可能与疾病本身有关。目前认为与 PV 可能相关的染色体异常还有 del（1）（p11）、del（3）（p11；p14）、t（1；6）（q11；p21）和 t（1；9）（q19；q14）。

4. 基因突变   约 95% 的患者 *JAK2 V617F* 阳性（＋）。当 *JAK2 V617F* 阴性且血清 EPO 低水平时应再检查包括 *JAK2* 第 12 号外显子的其他 *JAK2* 突变。极少数 *JAK2* 突变阴性 PV 患者存在 *CALR* 和 *LNK*（*SH2B3*）突变。约 10% 的患者还同时存在 *TET2*、*ASXL1*、*DNMT3a* 和 *SF3B1* 等非驱动基因突变。有家族病史者建议筛查 *EPOR*、*VHL*、*EGLN1/PHD2*、*EPAS1/HIF2α*、*HGBB*、*HGBA* 和 *BPGM* 等基因突变，以除外先天性红细胞增多症。

5. 生化   约 70% 患者中性粒细胞碱性磷酸酶水平升高，40% 患者血清维生素 B_{12} 浓度增高，70% 患者血清 Vit B_{12} 结合蛋白增高，大部分患者尿酸和组胺水平增高，动脉 PO_2 常较正常人低。全血黏度常增高。血清促红细胞生成素水平减低或为正常低值。

6. 出凝血检查   凝血酶原时间（prothrombin time，PT）、活化部分凝血活酶时间（activated partial thromboplastin time，aPTT）和纤维蛋白原正常，血小板计数 > 1000×10^9/L 的患者可出现类似 II 型血管性血友病（von Willebrand's disease，vWD）的获得性 vWD，表现为出血时间（bleeding time，BT）延长，VIIIC：vWF 正常，瑞斯托霉素辅助因子活性减低，大的 vWF 多聚体数减低或缺如。部分患者有抗凝血酶 III、蛋白 C 和蛋白 S 缺乏。

【诊断与鉴别诊断】

诊断 PV 的最主要依据是 *JAK2 V617F* 或 *JAK2* 第 12 号外显子基因突变，红系增生（血红蛋白值和红细胞数目增多）、白细胞增高、血小板增多和脾大，大部分患者在就诊时仅有上述特征中的两条或三条，部分患者甚至仅有红细胞增多，偶尔只有血小板增多或白细胞增多或脾大。

PV 诊断标准：

主要标准：①Hb > 16.5 g/dl（男性），> 16 g/dl（女性）或血细胞比容（HCT）> 49%（男性），> 48%（女性）或红细胞容积（RCM）升高；②骨髓活检示与年龄不符的细胞过多伴三系增生（全骨髓增生），包括显著红系、粒系、巨核系增生并伴有多形性成熟巨核细胞（细胞大小不等）；③有 *JAK2 V617F* 或 *JAK2* 第 12 号外显子基因突变。

次要标准：血清 EPO 低于正常水平。

诊断需满足 3 项主要标准或前 2 项主要标准加 1 项次要标准。

　　PV 与继发性红细胞增多症（secondary polycythemia）和相对性红细胞增多症（apparent polycythemia）的鉴别诊断要点见表 7-12-1。

表 7-12-1　**PV、继发性红细胞增多症和相对性红细胞增多症的鉴别诊断要点**

指标	PV	继发性红细胞增多症	相对性红细胞增多症
脾大	有	无	无
白细胞增多	有	无	无
血小板增多	有	无	无
肾上腺素诱导的血小板第一波异常	有	无	无
红细胞容积	增高	增高	正常
动脉血氧饱和度	正常	减低 / 正常	正常
血清维生素 B_{12}	增高	正常	正常
中性粒细胞碱性磷酸酶	增高	正常	正常
骨髓	全髓高度增生	红系高度增生	正常
EPO 水平	减低	增高	正常
自发性 CFU-E 生长	有	无	无
JAK2 突变	有	无	无

【治疗】

　　PV 常常维持在多血症期达数年之久，此后进入"耗竭（spent）"期。

（一）多血症期

　　治疗目标主要是改善症状，并通过减少血细胞降低血栓形成及出血的风险，控制 HCT < 45%。治疗方法的选择主要依据血栓发生危险度分级：年龄 < 60 岁，既往未发生过血栓事件的为低危组；同时满足年龄 > 60 岁，既往发生过血栓事件或满足其中一项者为高危组。低危组患者治疗以低剂量阿司匹林及放血治疗为主，高危组患者则在低剂量阿司匹林及放血治疗的基础上联合羟基脲或干扰素 α 等降细胞治疗。

　　1. 对症处理　皮肤瘙痒采用静脉放血 / 骨髓抑制药物常无效，由于热水洗澡可使之加重，因此，可告诫患者减少洗澡次数或避免用过热的水洗澡。采用补骨脂素和紫外线照射可使皮肤瘙痒得到缓解，阿司匹林和塞庚定亦有一定疗效，但抗组胺药物无效。

　　2. 血栓预防　由于栓塞是 PV 患者死亡的主要原因，因此，确诊患者均应进行血栓预防。对所有无大出血病史以及无胃肠道不耐受病史，且血小板计数未超过 $1000×10^9$/L 的患者均需要给予阿司匹林，80 ～ 100 mg，每日 1 次。不能耐受阿司匹林患者可选用口服双嘧达莫（潘生丁）。

　　3. 静脉放血　一般来说，开始阶段每间隔 2 ～ 4 日静脉放血 400 ～ 500 ml，可使 HCT 降至正常或稍高于正常值后延长放血间隔时间，以维持红细胞计数正常（HCT < 45%）的状态。年龄小于 50 岁且无栓塞病史患者可首选此种治疗方法。红细胞单采术可在短时间内快速降低 HCT，在必要时可以采用此治疗。反复静脉放血治疗可出现铁缺乏的相关症状和体征，但一般不进行补铁治疗。

　　4. 骨髓抑制药物治疗　高危患者应予降细胞治疗。对静脉放血不能耐受或需频繁放血、有症状或进行性的脾大、有严重的疾病相关症状、PLT > $1500×10^9$/L 以及进行性白细胞增高亦为降细胞治疗指征。

（1）羟基脲：起始剂量为 30 mg/（kg·d），口服，1 周后改为（5～20）mg/（kg·d），需维持给药，联合静脉放血治疗可降低栓塞并发症。

（2）干扰素 α：与羟基脲同为 PV 患者降细胞治疗的一线药物，特别是那些年轻（＜40 岁）、生育期妇女患者的首选治疗药物。用药量为每周（9～25）×10⁶ U，分三次皮下注射。

（3）芦可替尼：用于治疗羟基脲疗效不佳或不耐受的 PV 患者，治疗推荐起始剂量为 20 mg/d。在开始治疗的前 4 周不要进行剂量调整，每次剂量调整间隔时间不应少于 2 周，最大剂量不超过 50 mg/d。

（4）其他药物：哌泊溴烷、白消安及 ³²P 可以作为对羟基脲或干扰素 α 治疗失败的 PV 患者的二线治疗药物，由于这些药物也会增加 PV 患者发生 AML/MDS 转化的风险，现在仅用于特殊患者。

（二）终末期

此期患者可出现贫血，显著骨髓纤维化和显著的脾大，血小板计数可增高、正常或减少，白细胞计数可显著增高伴外周血中出现幼稚粒细胞。条件合适的患者应考虑非清髓性干细胞移植，它是唯一的治愈方法。其他患者可供选择的治疗有输血和注射促红细胞生成素（EPO）、沙利度胺、芦可替尼、小剂量羟基脲、常规安慰疗法和镇痛剂等，以缓解症状、维持生命。

【预后】

PV 是一种慢性病，确诊后生存期一般为 10～20 年。

第 2 节　原发性血小板增多症

原发性血小板增多症（essential thrombocythaemia，ET）的主要特征是外周血持续血小板增高，骨髓中大型、成熟巨核细胞计数增多，临床表现为栓塞和（或）出血。年发病率为（1.2～3.0）/10 万人。

【病因与发病机制】

本病病因尚不明确。ET 为一起源于多能造血干细胞的克隆性疾病。*JAK2*、*CALR* 和 *MPL* 基因突变均可导致 JAK-STAT 信号系统活化，促进巨核细胞生成以及不依赖细胞因子的增殖。细胞培养研究发现，ET 患者的外周血和（或）骨髓巨核细胞集落形成单位（CFU-Meg）数量增高，在没加外源性生长因子的情况下亦可"自发"形成 CFU-Meg，且可伴有 CFU-Meg 集落增大和巨核细胞呈高倍体等异常，有些患者还有 CFU-Meg、红系爆式集落形成单位（BFU-E）"自发"生长。

【临床表现】

本病主要见于 50～70 岁人群，确诊中位年龄为 60 岁，约 20% 患者年龄小于 40 岁，男女均可发病，男：女约为（1～2）：1。随着自动血小板计数技术的广泛应用，无症状患者、儿童和青年患者比例逐年增高。1/4～1/3 的患者确诊时无明显症状，其余患者主诉常为"血管舒缩（vasomotor）"症状或血栓、出血并发症。与其他骨髓增殖性疾病相比，高代谢症状如发热、盗汗和体重减轻相对少见。查体主要表现为轻度脾大，可见于约 40% 患者，但 ET 患者的主要临床表现和致死原因是本病的出血和栓塞并发症。

1. 体质性症状　50% 以上患者存在疲劳、注意力不集中、早饱感、活动耐力不佳、皮肤瘙痒、腹部不适、骨痛和盗汗、体重下降和发热，对所有患者应采用骨髓增殖性肿瘤总症状评估量表（MPN-10）进行症状负荷评估。

2. 出血　初诊时约 50% 患者以出血为主要临床表现，可表现为自发性出血，或轻度创伤特别是手术后出血不止，皮肤黏膜出血最为常见，其次为反复胃肠道出血、牙龈出血，关节肌肉出血和瘀斑少见。

3. 栓塞并发症　确诊时 20% ～ 50% 患者可存在栓塞，可累及全身各部位的动脉和静脉，动脉栓塞比静脉栓塞更为常见，常见动脉栓塞部位为脑血管、外周血管和冠状动脉。最典型的动脉损伤是由于血小板栓子和（或）局部血小板聚集引起微血管阻塞，导致手指和（或）脚趾局部缺血，有时合并坏疽前改变或短暂性脑缺血症状；有时出现大的脑血管阻塞而表现为卒中。以脚趾 / 手指疼痛、烧灼感和红肿为特征的所谓红斑性肢痛病是其另一典型表现。妊娠妇女可出现多发性胎盘梗死导致胎盘功能不全，而引起反复自发性流产、胎儿发育迟缓、早产儿或胎盘早剥。静脉栓塞常见为下肢深部静脉栓塞，门静脉、肝静脉栓塞亦有报道。

【 实验室与影像学检查 】

1. 血象　外周血的主要特征是显著的血小板计数增高，常高于 1000×10^9/L。约 50% 患者有白细胞计数增高，但很少高于 40×10^9/L。红细胞常为低色素和大细胞性。约 25% 患者外周血可见幼稚粒细胞（中、晚幼粒细胞和有核红细胞），约 1/3 患者可有轻度嗜酸性和嗜碱性粒细胞增高。

2. 骨髓　骨髓涂片及活检病理切片的主要特征是巨核细胞极度增生，主要为多个核巨核细胞并常见巨核细胞成簇分布，约 25% 患者有网状纤维增生，但胶原纤维增生很少见。

3. 生化　中性粒细胞碱性磷酸酶正常 / 增高，维生素 B_{12}、尿酸水平常增高。血清铁蛋白水平正常。

4. 出凝血检查　10% ～ 20% 患者出血时间延长，血小板聚集试验常显示异常，表现为肾上腺素、ADP 和胶原诱导的聚集较正常人明显减低。在那些血小板计数高于 1000×10^9/L 的患者中可出现获得性 vWD，这些患者表现为出血时间延长，Ⅷ C：vWF 正常，瑞斯托霉素辅助因子活性减低，大的血管性血友病因子（vWF）多聚体数减低或缺如。

5. 基因突变　常见基因突变有 *JAK2 V617F*（约 60%）、*CALR*（约 20%）和 *MPL*（约 3%）。约 15% 的患者可检出 *ASXL1*、*EZH2*、*TET2*、*IDH1/2*、*SRSF2* 和 *SF3B1* 等非驱动基因突变。

【 诊断与鉴别诊断 】

ET 的诊断标准为：

主要标准：①血小板计数 ≥ 450×10^9/L；②骨髓活检示主要为巨核细胞系高度增生，伴大的、核过分叶的成熟巨核细胞数量增多，粒系或红系无显著增生或左移，且网状纤维极少轻度（1 级）增多；③不能满足 *BCR-ABL* ＋慢性髓性白血病、真性红细胞增多症（PV）、原发性骨髓纤维化（PMF）、骨髓增生异常综合征或其他髓系肿瘤的 WHO 诊断标准；④有 *JAK2*、*CALR* 或 *MPL* 突变。

次要诊断标准：有克隆性标志或无反应性血小板增多的证据。

符合 4 条主要标准或前 3 条主要标准和次要诊断标准即可诊断 ET。

ET 应与反应性血小板增多［常见原因有急性失血，恶性肿瘤（如癌、霍奇金淋巴瘤和非霍奇金淋巴瘤），慢性炎症性疾病（如类风湿关节炎、溃疡性结肠炎、克罗恩病），急性炎症，手术后，脾切除和脾功能低下，药物抑制后的骨髓恢复期，运动，药物反应，缺铁和 POEMS 综合征等］及继发于其他骨髓增殖性肿瘤（MPN）的血小板增多相鉴别。

已有研究证实以前诊断的部分 ET 患者实为 PMF 纤维化前期（prefibrotic）（MF-0 或 MF-1）。由于 PMF 纤维化前期的总体生存期显著差于 ET 患者，因此，有必要把这部分患者识别出来给予更积极的治疗。二者的鉴别主要是依靠骨髓活检病理组织学形态分析，"真正" ET 患者的巨核细胞体积大至巨大，细胞核高度分叶（鹿角状），PMF 纤维化前期患者的巨核细胞体积小至巨大，成簇分布，细胞核低分叶呈云朵状（表 7-12-2）。

表 7-12-2　ET 与 PMF 骨髓纤维化前期的骨髓病理鉴别要点

	ET	PMF 骨髓纤维化前期
骨髓增生程度	增生程度与年龄相配或仅轻度增高	年龄调整后的增生程度显著增高
粒系和红系细胞增生程度	粒系和红系细胞均无显著增生	粒系细胞显著增生，红系细胞显著减少
巨核细胞形态	主要是细胞核高分叶或极度折叠的（鹿角状）大至巨大的成熟巨核细胞。呈散在或松散簇分布	巨核细胞细胞核体积的增大超过胞质，体积小至巨大，细胞核低分叶呈云朵状，成簇分布
网状纤维	无或极罕见情况下轻度散在可见	无或无显著增多（MF-0 或 MF-1）

【治疗】

ET 治疗目的是预防和治疗血栓合并症。治疗的选择主要是依据 ET 血栓国际预后积分系统（IPSET-thrombosis）评估的患者血栓风险分组［年龄 > 60 岁（积分 1），有心血管危险因素（CVR）（积分 1），此前有血栓病史（积分 2），*Jak2 V617F* ＋（积分 2）。依累计积分血栓危险度分组为低危组（0 ～ 1 分），中危组（2 分）和高危组（≥ 3 分）］来加以制定。

1. 出血的治疗　在开始有关检查以前，输注正常血小板为最有效的治疗措施，血小板单采是降低血小板计数的快速方法，但对那些致命性出血的患者疗效不佳。最有效的药物治疗是羟基脲，（2 ～ 4）g/d，用药 3 ～ 4 天后根据患者血小板计数、体重和年龄再调整剂量，一般减至 1 g/d。

2. 缺血 / 栓塞的治疗　应立即给予抗凝剂，首选阿司匹林 300 mg/d，同时采用血小板单采迅速降低血小板计数，亦可选用口服羟基脲。

3. 血小板计数的长期控制　由于出血和栓塞是导致本病患者死亡的主要原因，而长期控制血小板计数的主要目的是预防并发症，因此，在选择治疗时首先应对患者出现出血和血栓栓塞并发症的风险做出正确评价，出血常与高血小板计数相关，但大部分回顾性分析表明血小板计数高低与栓塞发生无关，一般认为血小板计数超过（1000 ～ 1500）×10⁹/L 是开始治疗的最好指征。

（1）羟基脲：起始剂量为 15 ～ 20 mg/（kg·d），一般 8 周内 80% 患者血小板计数可降至 500×10⁹/L 以下，然后给予适当的维持剂量治疗。对羟基脲耐药或不耐受患者，可更换为干扰素 α 或二线治疗药物阿那格雷或其他二线治疗药物。

（2）干扰素 α：为 < 40 岁患者的首选治疗药物。起始剂量为 300 万 U/d，皮下注射，起效后调整剂量，最低维持剂量为每次 300 万 U，1 次 / 周。醇化干扰素，起始剂量为 0.5 µg/kg，1 次 / 周，12 周后如无疗效可增量至 1.0 µg/kg，1 次 / 周。

（3）阿那格雷：为二线治疗药物。起始剂量为 0.5 mg，口服，2 次 / 日，至少 1 周后才开始调整剂量，以达到血小板计数 < 600×10⁹/L，每周增加剂量不要超过 0.5 mg/d，最大单次剂量为 2.5 mg，每日最大量不要超过 10 mg，血小板计数最佳值为维持在（150 ～ 400）×10⁹/L。

【预后】

ET 患者的生存期与正常年龄组无明显差别。主要死亡原因是栓塞和出血。少部分患者在病程中可转化成其他类型的 MPN。ET 的白血病转化率约 3% ～ 10%，主要见于用 ³²P 或烷化剂治疗的患者，未予化疗的患者极少见。

第 3 节　原发性骨髓纤维化

原发性骨髓纤维化（primary myelofibrosis，PMF）主要特征有：①贫血；②脾大；③外周血中 CD34＋细胞、幼稚粒细胞、有核红细胞和泪滴样红细胞增多；④骨髓中异形性巨核细胞数量增多，骨髓纤维组织增生；⑤骨硬化。年发病率为 0.3/10 万人。

【病因与发病机制】

PMF 的病因尚不太清楚。约 50%～60% 的患者有 *JAK2 V617F* 突变，*JAK2 V617F*（－）患者中 5%～10% 有 *MPL* 基因突变，20%～30% 存在 *CALR* 基因突变，JAK2-STAT5 信号途径激活是其主要的发病分子基础。此外，约 80% 的患者还存在其他基因突变，特别是表观遗传学调控基因（如 *TET2*、*ASXL1*）和剪切子编码基因（如 *SF3B1*、*U2AF1*、*SRSF2*）。除恶性克隆干细胞"坏种子"证据外，骨髓微环境"坏土壤"的证据也愈发增多。早期研究证实 PMF 患者骨髓中 Ⅰ 型、Ⅲ 型、Ⅳ 型和 Ⅴ 型胶原纤维均有增生，但主要是以 Ⅲ 型为主。骨髓中 Ⅰ 型和 Ⅲ 型胶原纤维含量增多主要是克隆性异常增生的巨核细胞 α 颗粒分泌释放纤维母细胞生长因子（FGF）、血小板源性生长因子（PDGF）、表皮生长因子、内皮细胞生长因子和转化生长因子 β（TGF-β）等刺激多克隆成纤维细胞反应性高度增生的结果，而Ⅳ型、Ⅴ型胶原纤维增多则是骨髓窦大小和数量、内皮细胞数量以及通过骨髓的血流量增多，从而使内皮细胞生成增多所致。近期研究发现，间充质干细胞（MSC）、内皮细胞、单核细胞和 T 淋巴细胞也通过分泌前纤维化（profibrotic）和前炎性细胞因子参与了 PMF 的发生。

【临床表现】

主要见于 50 岁以上人群，诊断时的中位年龄约为 70 岁，男女发病率无差别。

约 30% 患者在起病时无自觉症状或有乏力、体重减轻、盗汗等全身体质性症状及脾大引起的腹胀感，严重者可有骨痛（特别是下肢骨痛）、发热、贫血、出血等。对所有患者应采用骨髓增殖性肿瘤总症状评估量表（MPN-10）进行症状负荷评估。

63%～100% 患者脾大，40%～80% 患者肝大。脾大或脾梗死可导致左季肋区饱满、疼痛或牵拉感，左肩痛和早饱感。

肾上腺、肾被膜下和淋巴结等部位的髓外造血灶，有时伴有高度纤维化而形成纤维造血性髓外肿瘤（fibrohemopoietic extramedullary tumors），此外，纤维造血性髓外肿瘤还可见于肠、乳腺、肺、纵隔、肠系膜、皮肤、滑膜、胸膜和下尿道。颅内或硬膜外腔髓外造血可致严重的神经系统并发症，如硬膜下出血、谵妄、颅内压增高、视神经水肿、昏迷、运动和感觉神经受损以及肢体瘫痪等。

PMF 患者由于脾门静脉血流量显著增高和肝血管顺应性减低可导致严重的门静脉高压、腹水、食管和胃底静脉曲张、胃肠道出血和肝性脑病。约 1/3 的患者肺动脉收缩压会增高，但出现症状的比例却非常小。

【实验室检查】

1. 血象　大部分患者表现为正细胞、正色素性贫血，成熟红细胞形态表现为大小不均，多形性红细胞和泪滴状红细胞，网织红细胞计数常轻度增高，外周血可见有核红细胞。约 50% 的患者白细胞计数增高，大部分患者常＜ $30×10^9$/L，可见幼稚粒细胞，成熟中性粒细胞可表现为分叶过多，获得性 Pelger-Huet 异常。1/3 患者血小板计数增高，外周血涂片可见巨大血小板。约 10% 的患者表现为全血细胞减少。

2. 骨髓　骨髓穿刺常为"干抽"，骨髓活检病理切片常为细胞增生活跃，粒系、红系和巨核系不同程度增生，H-E 染色常表现为胶原纤维增生，银染表现为网状纤维增生，约一半患者为极度网状纤维增生。巨核细胞以巨大巨核细胞、小巨核细胞、多分叶巨核细胞和裸核巨核细胞为主。粒系细胞可见多分叶核细胞，获得性 Pelger-Huet 异常，核碎片及核浆发育不平衡。

3. 生化 约 75% 患者中性粒细胞碱性磷酸酶增高，25% 患者减低，血清尿酸、乳酸脱氢酸、胆红素常增高，白蛋白、胆固醇、高密度脂蛋白浓度减低，可以有低钙血症或高钙血症。血小板显著增高的患者可有出血时间延长和聚集试验异常。

4. 染色体 约 50% 的患者有细胞遗传学异常，常见染色体核型异常为 del12（q13；q21）和 20q－，1、5、7、9、13、20 或 21 号染色体异常亦可见。

5. 基因突变 约 80%～90% 的 PMF 患者有 *JAK2 V617F*（约 50%～60%）、*MPL*（5%～8%）或 *CARL*（20%～35%）基因突变。超过 80%PMF 患者还伴发 *ASXL1*、*EZH2*、*TET2*、*IDH1*、*IDH2*、*SRSF2* 和 *SF3B1* 等其他非驱动基因突变。

6. 其他 外周血 CD34＋细胞数升高是 PMF 特征性的表现，且 CD34＋细胞数升高的程度与疾病的严重程度以及疾病的进展相关。部分患者可出现包括抗红细胞抗体、抗核抗体、抗 γ 球蛋白抗体、抗磷酸抗体及其他免疫学异常表现。考虑有可能接受造血干细胞移植患者，应进行 HLA 分型。可进行肝、脾超声或 CT 检查。

【诊断与鉴别诊断】

（一）诊断标准

纤维化前期原发性骨髓纤维化（PrePMF）和明显的（Overt）原发性骨髓纤维化诊断标准分别见表 7-12-3 和表 7-12-4。

（二）鉴别诊断

PMF 的诊断难点是纤维化前期/早期 PMF 应与原发性血小板增多症（ET）的鉴别。二者的鉴别主要是依靠骨髓活检病理组织学形态分析："真正"ET 患者年龄调整后的骨髓增生程度无或轻微增高，髓系和红系造血无显著增生，巨核细胞胞质和细胞核同步增大，体积大至巨大，细胞核高度分叶（鹿角状），嗜银染色纤维化分级常为 MF-0；纤维化前期/早期 PMF 患者年龄调整后的骨髓增生程度显著增高，髓系造血显著增生，红系造血减低，巨核细胞细胞核体积的增大超过胞质，体积小至巨大，成簇分布，细胞核低分叶呈云朵状，嗜银染色纤维化分级常为 MF-0 或 MF-1。

表 7-12-3 **纤维化前期原发性骨髓纤维化（PrePMF）诊断标准**

诊断需符合 3 条主要标准和至少 1 条次要标准
主要标准
1. 有巨核细胞增生和异型巨核细胞，无显著的网状纤维增多（≤ MF-1），骨髓增生程度年龄调整后呈增高，粒系细胞增殖而红系细胞常减少
2. 不能满足真性红细胞增多症、慢性粒细胞白血病（*BCR-ABL* 融合基因阴性）、骨髓增生异常综合征（无粒系和红系病态造血）或其他髓系肿瘤的 WHO 诊断标准
3. 有 *JAK2*、*CALR* 或 *MPL* 突变，或无这些突变但有其他克隆性标志 [1]，或无轻度反应性骨髓网状纤维 [2]
次要标准
1. 非合并疾病导致的贫血
2. WBC ≥ 11×10⁹/L
3. 可触及的脾大
4. 血清乳酸脱氢酶水平增高，高于正常参考值的上限

[1] 在无 3 种主要基因突变的情况下，检测最常伴发突变（*ASXL1*、*EZH2*、*TET2*、*IDH1/2*、*SRSF2*、*SF3B1*）有助于确定疾病的克隆性

[2] 轻度（MF-1）反应性骨髓网状纤维可继发于感染、自身免疫性疾病或其他慢性炎性疾病、毛细胞白血病或其他淋系肿瘤、转移性肿瘤或中毒性（慢性）骨髓病

表 7-12-4　明显的（Overt）原发性骨髓纤维化诊断标准

诊断需符合 3 条主要标准和至少 1 条次要标准

主要标准

1. 有巨核细胞增生和异型巨核细胞，常伴有网状纤维或胶原纤维（MF-2 或 MF-3）
2. 不能满足真性红细胞增多症、慢性粒细胞白血病（*BCR-ABL* 融合基因阴性）、骨髓增生异常综合征（无粒系和红系病态造血）或其他髓系肿瘤的 WHO 诊断标准
3. 有 *JAK2*、*CALR* 或 *MPL* 突变，或无这些突变但有其他克隆性标志[1]，或无反应性骨髓纤维化证据[2]

次要标准

1. 非合并疾病导致的贫血
2. WBC $\geqslant 11 \times 10^9/L$
3. 可触及的脾大
4. 幼粒幼红血象
5. 血清乳酸脱氢酶水平增高

[1] 在无 3 种主要基因突变的情况下，检测最常伴发突变（*ASXL1*、*EZH2*、*TET2*、*IDH1/2*、*SRSF2*、*SF3B1*）有助于确定疾病的克隆性

[2] 导致反应性骨髓纤维化的常见原因有感染、自身免疫性疾病或其他慢性炎性疾病、毛细胞白血病或其他淋系肿瘤、骨髓增生异常综合征（MDS）、转移性肿瘤或中毒性（慢性）骨髓病

　　有血细胞减少的 PMF 应与 MDS 合并骨髓纤维化进行鉴别诊断：近 50% 的 MDS 患者骨髓中有轻至中度网状纤维增多（MF-0 或 MF-1），其中 10% ～ 15% 的患者有明显纤维化（MF-2 或 MF-3），与 PMF 不同的是，MDS 合并骨髓纤维化常为全血细胞减少，异形和破碎红细胞较少见，骨髓常示明显三系发育异常，胶原纤维形成十分少见，而且常无肝脾大。

【治疗】

　　除了异基因造血干细胞移植（allo-HSCT），PMF 目前尚无确切可治愈方案。由于 PMF 患者面临一系列临床问题，如贫血、脾大、体质性症状、症状性髓外造血等，现今 PMF 的治疗策略制订主要是根据患者是否存在前述临床问题，结合患者预后分组来给予适当处理。

（一）等待观察

　　国际预后积分系统（IPSS）/ 动态国际预后积分系统（DIPSS）/DIPSS-Plus 低危和中危 -1 患者（见下文）如果没有明显的临床症状且无明显的贫血（Hb < 100 g/L）、脾大（触诊左肋下 > 10 cm）、白细胞计数增高（> 25×10⁹/L）或显著血小板计数增高（> 1000×10⁹/L），可以仅观察，监测病情变化。

（二）贫血的治疗

　　血红蛋白水平低于 100 g/L 时应开始贫血治疗。雄激素可使 1/3 ～ 1/2 患者的贫血得到改善，糖皮质激素可使 1/3 严重贫血或血小板减少的患者得到改善，因此，伴贫血和（或）血小板减少的患者初治时可联合雄激素（司坦唑醇，6 mg/d 或达那唑，200 mg，口服，每 6 h 或每 8 h）和糖皮质激素（泼尼松，40 mg/d），至少 3 个月。如果疗效好，雄激素继续使用，糖皮质激素逐渐减量。小剂量沙利度胺（50 mg/d）联合泼尼松 0.5 mg/（kg·d）。

　　血清 EPO < 100 U/L 有贫血的患者，可选用促红细胞生成素（EPO）治疗，常用剂量为每周（30 000 ～ 50 000）U，有效率为 30% ～ 40%。

（三）脾大的治疗

　　芦可替尼可作为有脾大的 IPSS/DIPSS/DIPSS-Plus 中危 -2 和高危患者的一线治疗，对那些有严重症状性脾大（如左上腹疼痛或由于早饱而影响进食量）的中危 -1 患者亦可作为一线治疗，其他患者首选药物是羟基脲。脾区照射只能暂时获益。脾切除术仍为药物治疗无效的脾大

的一个可行的治疗选择。

1. 芦可替尼   芦可替尼的起始剂量主要依据患者的血细胞计数，治疗前血小板计数＞200×10^9^/L 患者推荐起始剂量为 20 mg，2 次 / 日；100×10^9^/L ≤血小板计数≤ 200×10^9^/L 患者推荐起始剂量为 15 mg，2 次 / 日；50×10^9^/L ≤血小板计数＜ 100×10^9^/L 患者推荐起始剂量为 5 mg，2 次 / 日。前 4 周不应增加剂量，调整剂量间隔至少 2 周，最大用量为 25 mg，2 次 / 日。治疗过程中血小板计数＜ 100×10^9^/L 应考虑减低剂量；血小板计数＜ 50×10^9^/L 或中性粒细胞绝对值计数＜ 0.5×10^9^/L 应停药。芦可替尼开始治疗前查血常规和包括尿酸和 LDH 的详细的代谢指标，此后，每 2 ～ 4 周复查一次，直至芦可替尼剂量稳定后，根据临床情况决定复查频率。在治疗前及治疗过程中用 MPN-10 评估患者临床症状负荷。此外，采用触诊或 B 超监测脾大小变化。停药应在 7 ～ 10 天内逐渐减停，避免突然停药，停药过程中推荐加用泼尼松（20 ～ 30 mg/d）。

2. 羟基脲   羟基脲用量为 0.5 ～ 1.0 g/d 或 1.0 ～ 2.0 g 每周 3 次口服，缩脾的有效率约见于 40% 的患者。

3. 放射治疗   其临床应用指征有①严重的脾区疼痛（脾梗死）；②显著的脾大而有切脾禁忌证；③由腹膜髓样化生所致的腹水；④局部严重骨骼疼痛；⑤髓外纤维造血性肿瘤。可取得明显缩脾效果的照射，剂量为 200 ～ 300 cGy，分 10 ～ 15 次照射，局部照射 50 ～ 200 cGy 后即可使脾区疼痛明显缓解。

4. 脾切除术

（1）临床手术指征：①疼痛性脾大；②需要大量输血或合并难治性溶血性贫血；③严重的血小板减少；④门脉高压。

（2）手术禁忌证：①活动性肝炎；②严重肺及心血管疾病；③血小板计数较高者。由于脾内梗阻所致的门静脉高压患者应采用脾肾分流术而不应采用脾腔分流术。脾切除术的死亡率为 7% ～ 15%，手术期并发症有出血、膈下血肿、膈下脓肿、胰尾受损、胰腺瘘、门静脉残端瘘等；晚期并发症有肝大、髓外造血性肿瘤等。

（四）体质性症状的治疗

PMF 患者的体质性症状可很严重，须视为一个重要的治疗指征。针对脾大的治疗常可部分缓解体质性症状。芦可替尼可显著改善 PMF 的体质性症状，特别是对那些 MPN-10 总积分＞ 44 或难治性严重（单项评分＞ 6 分）或并非由其他原因导致的超预期体重下降（过去 6 个月下降＞ 10%）或不能解释的发热患者，芦可替尼可作为一线治疗。

（五）降血细胞治疗

显著白细胞增高或血小板增高及进展性髓外造血患者可首选羟基脲，年轻及妊娠期患者可选择干扰素治疗。

（六）造血干细胞移植

allo-HSCT 是迄今唯一可望治愈 PMF 的方法，但它合并有相当高的治疗相关死亡率和罹病率，对于预计中位生存期小于 5 年且符合移植条件者，若拟选择行 allo-HSCT，应权衡 allo-HSCT 相关合并症的风险，还必须考虑其他可导致 allo-HSCT 失败的不良因素，且应向有丰富移植经验的医生进行咨询。

（七）急变期的治疗

该期的任何治疗疗效都很差，应考虑试验性或姑息性治疗。应考虑对有选择的患者进行强烈诱导化疗，然后行异基因造血干细胞移植进行巩固。对于拟行移植的患者，行移植前只要疾病逆转至慢性期也许不需达完全缓解。

【预后】

PMF 患者确诊后应根据国际预后积分系统（IPSS）、动态国际预后积分系统（DIPSS）或 DIPSS-Plus 预后积分系统（表 7-12-5）对患者进行预后分组。IPSS 适合初诊患者，而 DIPSS 和 DIPSS-Plus 则适合患者病程中任一时间的预后判定。新近提出的 MIPSS-70 V2 预后积分系统（表 7-12-6）纳入了细胞遗传学及分子生物学不良预后因素，进一步提高了预测精度。

表 7-12-5　**IPSS、DIPSS 和 DIPSS-Plus 预后积分系统**

预后因素	IPSS 积分	DIPSS 积分	DIPSS-Plus 积分
年龄 > 65 岁	1	1	
体质性症状	1	1	
血红蛋白 < 100 g/L	1	2	
白细胞 > 25×10^9/L	1	1	
外周血原始细胞 ≥ 1%	1	1	
血小板 < 100×10^9/L			1
需要红细胞输注			1
预后不良染色体核型 *			1
DIPSS 中危 -1			1
DIPSS 中危 -2			2
DIPSS 高危			3

* 不良预后染色体核型包括复杂核型或涉及 + 8、− 7/7q −、i（17q）、− 5/5q −、− 12p −、inv（3）或 11q23 重排的单个或 2 个异常

IPSS 分组：低危（0 分）、中危 -1（1 分）、中危 -2（2 分）、高危（≥ 3 分）

DIPSS 分组：低危（0 分）、中危 -1（1 或 2 分）、中危 -2（3 或 4 分）、高危（5 或 6 分）

DIPSS-Plus 分组：低危（0 分）、中危 -1（1）、中危 -2（2 或 3 分）、高危（4 ～ 6 分）

表 7-12-6　**MIPSS-70 V2 预后积分系统**

预后因素	积分
重度贫血（女性血红蛋白 < 80 g/L，男性血红蛋白 < 90 g/L）	2
中度贫血（女性血红蛋白 80 ～ 99 g/L，男性血红蛋白 90 ～ 109 g/L）	1
外周血原始细胞 ≥ 2%	1
体质性症状	2
非 *CALR* Ⅰ 型突变基因型	2
高危分子突变 [a]	2
≥ 2 个高危分子突变	3
复杂染色体核型 [b]	3
极高危（VHR）染色体核型 [c]	4

预后分组：极低危，0 分；低危，1 ～ 2 分；中危，3 ～ 4 分；高危，5 ～ 8 分；极高危，≥ 9 分

[a] *ASXL1*、*EZH2*、*SRSF2*、*U2AF1* 或 *IDH1/2* 中任何一个基因有突变

[b] 复杂染色体核型或包含有 + 8、− 7/7q −、i（17）q、− 5/5q −、− 12p −、inv（3）或 11q23 重排在内的 1 个或 2 个染色体异常

[c] 极高危（VHR）染色体核型：− 7、i（17q）、inv（3）/3q21、− 12p −/12p11.2、11q −/11q23 的单个或多个异常，不包括 + 8 或 + 9（比如：+ 21，+ 19）的常染色体三倍体核型

（肖志坚）

第 13 章

脾功能亢进

脾功能亢进（hypersplenism）是指各种疾病引起脾大和血细胞减少的一种综合征。一般认为，脾功能亢进多伴有不同程度的脾大，这种增大的脾对血细胞有滞留作用，脾窦的增生增强了对血细胞的吞噬及破坏作用，是产生脾功能亢进临床表现的重要原因。因此，脾切除后症状可缓解。但是，临床上脾的大小和脾功能亢进的程度并不一定平行。

【病因与发病机制】

脾功能亢进分为原发性和继发性。原发性指原因不明的脾功能亢进；继发性指在原发疾病的基础上发生脾功能亢进，临床上更多见的是继发性。继发性脾功能亢进的常见病因如下。

1. 感染性疾病 包括细菌感染、病毒感染、真菌感染、寄生虫感染等。如：疟疾、病毒性肝炎、黑热病、血吸虫病、布鲁菌病、梅毒、结核病、亚急性感染性心内膜炎、传染性单核细胞增多症等。

2. 淤血性疾病 门静脉高压，肝内阻塞如各种原因所致的肝硬化，肝外阻塞如门静脉或脾静脉血栓形成、肝静脉血栓形成，其他还有右心充血性心力衰竭。

3. 血液系统疾病 遗传性球形红细胞增多症、重型珠蛋白生成障碍性贫血、自身免疫性溶血性贫血、慢性髓细胞性白血病、骨髓纤维化、慢性淋巴细胞白血病、恶性淋巴瘤等。

4. 脂质贮积病 戈谢病、尼曼-皮克病、糖原贮积症。

5. 结缔组织病 系统性红斑狼疮、Felty 综合征。

6. 脾脏疾病 脾囊肿、脾血管瘤。

表 7-13-1 列出了巨脾的原因。

脾功能亢进引起血细胞减少的机制尚未完全明了，目前有以下学说。①过分滞留吞噬学说：正常情况下，被脾滞留吞噬的血细胞大多为衰老、受损的细胞。脾大时，巨噬细胞的数量增加，血细胞通过脾的时间延长，从而使脾对血细胞的破坏能力增强，导致外周血一种或多种血细胞减少，骨髓造血功能则相应代偿性增强。②免疫学说：脾是人体最大的免疫器官，也是破坏被覆有抗体的血细胞的场所。脾功能亢进时，上述作用加强，造成外周血血细胞的减少，并使骨髓呈代偿性增生。③体液学说，脾可能产生某些体液因子，抑制骨髓的造血功能及成熟细胞的释放。④稀释学说：当脾大时，全身血浆容量也随之增加，造成血液稀释而表现为血细胞的减少。临床上脾大及血细胞减少可能是上述发病机制各个环节共同作用的结果。

表 7-13-1　巨脾病因

1. 骨髓增殖性肿瘤	（1）疟疾
（1）原发性骨髓纤维化	（2）利什曼病（黑热病）
（2）慢性髓细胞性白血病	4. 髓外造血
2. 淋巴瘤	重度珠蛋白生成障碍性贫血
（1）毛细胞白血病	5. 浸润
（2）慢性淋巴细胞白血病（幼淋变异型）	戈谢病
3. 感染	

【临床表现】

脾功能亢进多为继发性，以脾大和血细胞减少为主要临床表现。

1. 原发疾病的表现　不同的原发病，临床表现各不相同。

2. 脾功能亢进本身的表现

（1）脾大：大多为轻度至中度肿大，少数表现为巨脾。明显增大时可产生左上腹坠胀、沉重感，及因胃肠受压而出现食欲减退等消化系统症状。巨脾发生梗死或脾周围炎时，可产生低热和左上腹剧痛，且随呼吸加重，局部有压痛，可闻及摩擦音。

（2）血细胞减少的表现：红系、粒系和巨核系"三系"均可受累，重度脾功能亢进时可出现"三系"明显减少，相应出现贫血、感染和出血等临床表现，临床症状的严重程度与血细胞减少的程度有关，并受到原发疾病的影响。

【实验室检查】

1. 血液检查　红细胞、白细胞或血小板可以"一系"或"多系"同时减少，但细胞形态正常。早期以白细胞和（或）血小板减少为主，晚期发生全血细胞减少。白细胞减少以中性粒细胞减少为主，淋巴细胞相对增多。

2. 骨髓检查　骨髓一般呈代偿性增生。如为全血细胞减少，则骨髓中相应"三系"的细胞均有增生；如外周血仅某"一系"或"二系"细胞减少，则骨髓中相应系的细胞增生，且一般均伴有相应系细胞的成熟障碍，是因为外周血细胞大量破坏，相应各系细胞过度释放所致。

3. 影像学检查　B 超、CT 和 MRI 检查均可明确脾的大小，同时还可以提供脾结构的信息，有助于脾囊肿、肿瘤和梗死的鉴别。此外，可测量门静脉宽度，做出有无门静脉高压的诊断。

【诊断】

诊断包括两方面：脾功能亢进的诊断及原发疾病的诊断。对脾功能亢进，国内的诊断标准如下，以前 4 项为主要诊断标准。

（1）脾大：脾大的程度不一，除依赖一般的体检测量外，轻度肿大在肋缘下未触及者，必要时应以 B 超或 CT 等手段检测。

（2）外周血细胞减少：白细胞、红细胞或血小板可以一系或多系同时减少。一般早期病例，只有白细胞或血小板减少，晚期病例发生全血细胞减少。

（3）骨髓造血细胞增生活跃或明显活跃，部分可伴轻度成熟障碍。

（4）脾切除后外周血常规检查接近或恢复正常，除非骨髓造血功能已受损害。

（5）^{51}Cr 标记红细胞或血小板注入人体内后，脾区体表放射性活性比率大于肝 2 ~ 3 倍，提示血小板或红细胞在脾内过度破坏或滞留。

脾功能亢进更多是继发性的，故临床上要通过相关检查明确原发病的诊断。

【治疗】

原发性脾功能亢进者可采用脾区放射治疗、脾部分栓塞术或脾切除术。

继发性脾功能亢进者，应首先治疗原发疾病，随着原发疾病的有效治疗，有时脾会缩小，脾功能亢进得以减轻，甚至消失。若经治疗后脾功能亢进无改善且原发疾病又允许，可在治疗原发疾病的同时采用脾区放射治疗、脾部分栓塞术或脾切除术治疗，其中以脾切除术采用最多。脾破裂是急诊脾切除术的指征。

1. 脾切除术的适应证

（1）脾大明显，造成严重压迫症状。

（2）有门静脉血栓形成者。

（3）因显著的血小板减少而导致出血。

（4）有严重贫血，尤其为溶血性贫血。

（5）白细胞极度减少并伴有反复感染者。

（6）原发性脾功能亢进者。

2. 脾切除术的禁忌证

（1）骨髓骨硬化症。

（2）慢性髓细胞性白血病。

（3）某些非血液系统疾病引起的脾功能亢进，如严重的全身感染、黑热病、梅毒等。

3. 脾切除术的并发症

（1）血栓形成和栓塞：脾切除术后可引起继发性血小板增多症，对于卧床或老年患者有引起血栓并发症的危险。常于术后数周至数月内发生，因脾切除术后血小板数量明显增加而致，故血小板数量正常或仅轻度减少者，一般不建议行脾切除术。

（2）感染：脾切除后，脾的吞噬功能丧失，抗体形成减少，细胞免疫与体液免疫均受影响，易合并感染，尤其在 5 岁以下儿童，发病率更高，致死性血流感染较常见，应严格掌握手术适应证。

4. 细胞因子的使用　有报道应用促红细胞生成素（EPO）或粒细胞集落刺激因子（G-CSF）用于治疗脾大和血细胞减少患者，然而此疗法的临床益处不明确。

【预后】

原发性脾功能亢进者行脾切除术后，疾病可得以治愈，预后良好。继发性脾功能亢进者，脾切除术对脾功能亢进本身的近期效果是肯定的，但患者总的预后仍与原发疾病的性质有关。

（胡建达）

第 1 节　过敏性紫癜

过敏性紫癜，国外称为 Henoch-Schönlein purpura（HSP），以发现并阐述其临床表现的两位 19 世纪德国医生（Johann Schönlein 和他的学生 Eduard Henoch）的名字命名，但其本质上是一种小血管炎，以 IgA 为主的免疫复合物沉积为特征，主要累及皮肤、消化道、关节及肾等器官。2012 年教堂山国际共识会议（International Chapel Hill Consensus Conference，CHCC2012）将 HSP 更名为 IgA 血管炎，且过敏性紫癜为Ⅲ型变态反应即免疫复合物型变态反应性疾病，并非常规意义上有过敏原的过敏性疾病。因此，IgA 血管炎的名称得到越来越多的认可。

本病从婴儿至成人均可发病，但多见于儿童、青少年，90% 以上的患者为 < 10 岁的儿童，6 岁为发病高峰年龄，儿童 HSP 年发病率为（10 ~ 30）/100 000，是儿童最常见的系统性血管炎。成人 HSP 相对少见，年发病率约（0.1 ~ 1.8）/1 000 000。< 2 岁婴幼儿一般症状较轻，成人一般症状较重，且更容易出现长期肾损害，成人 HPS 发病的中位年龄为 51 岁。男性发病率略高于女性。本病可发生于任何季节，但深秋至初春的寒冷季节相对常见。

【病因与发病机制】

本病的确切发病机制仍然不清楚，目前认为该病是一种免疫因素介导的系统性小血管炎，累及全身小血管，包括小动脉、小静脉和毛细血管。异常的 IgA 在其发病中可能起到重要作用。IgA 有 2 种亚型，IgA1 和 IgA2，仅 IgA1 与 HSP 发病相关。在 HSP 患者血清可检测到半乳糖缺乏的 IgA1（Gd-IgA1）水平升高，这种糖基化改变导致残端暴露诱发体液免疫。自身抗体可通过与 Gd-IgA1 结合形成免疫复合物沉积于小血管壁，随之中性粒细胞在小血管壁及其周围聚集，多形核白细胞产生的核碎片以及红细胞溢出毛细血管，小动脉产生变态反应性炎症，血管壁可有灶性坏死以及血小板血栓形成，形成白细胞破碎性小血管炎表现。

本病常发生在细菌或病毒感染后，提示感染可能与本病发生相关。其可能机制一方面是由于病原微生物携带类似血管壁的抗原等而诱导交叉免疫反应，另一方面可能是由于黏膜感染诱导 IL-6 表达上调，可能通过改变糖基化机制诱导 Gd-IgA1 产生。但是和本病发生密切相关的病原微生物，目前报道并不一致。其中与发病可能相关的病原体包括细菌（β 溶血链球菌最常见，还包括支原体、结核杆菌等）、病毒（水痘、麻疹、风疹病毒等）、寄生虫（血吸虫、蛔虫等）等。除感染外一些食物（鱼虾、牛奶、蛋类）、药物（解热镇痛药、抗生素、磺胺类等）、花粉等都可能与本病发生相关。

此外，本病发生还可能有遗传易感因素，研究发现本病发生与 HLA 密切相关，尤其 *HLA-* Ⅱ类等位基因。其中 *HLA-DRB1*01*、*HLA-DRB1*11*、*HLA-DRB1*14* 等位基因与本病易感性相关。*HLA-DRB1*07* 与本病发生负相关。

【病理表现】

皮肤活检可显示白细胞增生性血管炎或粒细胞性血管炎，小血管浸润，血管壁内 IgA 沉积。皮损及皮损旁的皮肤直接免疫荧光可见真皮血管壁内有 IgA、C3 和纤维素的沉积。

肾活检可见 IgA 免疫复合物沉积于肾系膜，并伴有从轻度系膜增生到严重肾小球肾炎伴新月体形成的损伤，单从病理上难以区分过敏性紫癜和 IgA 肾病，临床上仅能根据有无肾外受累来区分。

【临床表现】

部分患者在发病前 1 ～ 3 周可有前驱症状，如全身不适、乏力、低热或上呼吸道感染等，随后出现以下一种或多种表现。

1.“可触性”紫癜　几乎所有患者都有皮肤紫癜表现，皮疹常高于皮面，故称为“可触性”紫癜，皮疹紫红色大小不等，从瘀点到大的融合成片的瘀斑，甚至融合成血疱，发生中心坏死，压之不褪色，可伴荨麻疹，不痒或微痒，一般不痛。皮疹多分批反复发生，对称分布，倾向于分布在受压部位，成人主要累及四肢远端和臀部，而婴儿紫癜常分布在上肢或面部，平均持续 3 ～ 10 天。

2.腹部症状　见于 50% ～ 70% 的患者，因消化道黏膜或肠系膜小血管炎而产生腹痛、恶心、呕吐或出血等一系列症状及体征。其中腹痛最为常见，常为阵发性绞痛，可局限于脐周、下腹部，也可全腹绞痛，常在饭后加重，伴压痛但无腹肌紧张，反跳痛少见。腹痛症状可为轻度胀痛，也可为剧痛类似于急腹症。如果腹痛发生在皮疹以前，易被误诊为急腹症而行不必要的手术。出血相对少见，多为轻度出血，表现为便潜血阳性或黑便，但偶尔也会呕血、便血，甚至严重到需要内镜或外科手术治疗。肠套叠、梗阻和穿孔是严重腹部症状，常需要外科干预。腹部症状一般持续 4 ～ 8 天。

3.肾脏表现　是本病最严重的表现，发生在 40% ～ 50% 的患者。与腹痛或关节症状可早于皮疹出现不同，肾脏表现多出现较晚。常在发病 1 个月内出现，少数可延迟至发病 6 个月出现。常见表现为血尿、蛋白尿和红细胞管型，偶见高血压、水肿及肾衰竭等表现。多数患者，尤其儿童肾损害常会自发缓解，但也有少数成人患者可能会进展为慢性肾小球肾炎或肾病综合征，甚至终末期肾病。

4.关节症状　关节受累在本病很常见，见于 75% ～ 80% 的患者，主要累及下肢大关节，如膝关节和踝关节。表现为关节疼痛、肿胀、皮温升高和压痛，并可因疼痛而出现活动受限。但关节症状多为一过性和游走性，多持续 7 ～ 10 日后消失，不遗留关节畸形。有 15% ～ 25% 的患者关节症状出现在紫癜之前，需要与其他关节炎鉴别。

5.其他症状　本病血管炎可累及一些少见部位，累及中枢神经系统可导致脑病或癫痫发作；累及阴囊，出现阴囊水肿和疼痛，类似睾丸扭转表现；肺受累通常发生在成人，表现为肺泡出血或间质性肺疾病表现等。

综上，虽然本病的典型临床表现是紫癜，然后出现腹部症状和关节痛，但症状的发生时间顺序和严重程度可能会有很大个体差异。例如，30% ～ 40% 的患者腹痛出现在皮疹之前，15% ～ 25% 的患者关节症状出现在紫癜之前。腹痛可类似急腹症表现，关节痛可能类似系统性红斑狼疮或类风湿关节炎表现，所以即使没有皮疹出现，出现腹痛、关节痛等症状时，应注意随访，并考虑本病的鉴别诊断。

【实验室检查】

本病缺乏特异性实验室检查，诊断更多依赖临床症状。

1.全血细胞分析　血小板计数正常，白细胞计数正常或轻度升高，血细胞形态无异常。

2.血小板功能、出凝血相关实验室检查　除出血时间（BT）可能延长外，其他均正常。

3. 毛细血管脆性试验　多数患者阳性。毛细血管镜下可见毛细血管扩张，扭曲及渗出性炎性反应。

4. 尿常规检查　肾脏受累者尿潜血阳性、尿红细胞增多、尿蛋白阳性，并可见管型尿。

5. 大便常规检查　消化道受累者，可有大便潜血试验阳性。

6. 肾功能　有肾受累者，可有血尿素氮、肌酐升高，以及血内生肌酐清除率下降等。

【诊断与鉴别诊断】

（一）诊断标准

目前儿童普遍采用 2010 年欧洲抗风湿病联盟和欧洲儿科风湿病学会（2010 年 EULAR/PRINTO/PRES）诊断标准：可触性皮疹（必要条件）伴如下任何一条即可诊断过敏性紫癜：①弥漫性腹痛；②任何部位活检提示 IgA 沉积；③关节炎/关节痛；④肾脏受损表现［血尿和（或）蛋白尿］。

鉴于部分儿童仅表现为单纯皮疹而无其他症状，国内专家建议对于典型皮疹急性发作的患儿排除相关疾病可以临床诊断，而对于皮疹不典型或未见急性期发作性皮疹者，仍需严格按照诊断标准，必要时进行皮肤活检。

成人过敏性紫癜目前尚无统一诊断标准，可参照上述儿童诊断标准。

（二）鉴别诊断

1. 有紫癜表现的疾病　如原发免疫性血小板减少症、继发性变应性皮肤血管炎、老年性紫癜、单纯性紫癜、机械性紫癜等。

2. 其他关节炎　如系统性红斑狼疮、类风湿关节炎等。

3. 急腹症　如阑尾炎、肠梗阻、肠套叠等。

4. 肾脏疾病　如 IgA 肾病、肾小球肾炎、肾病综合征等。

本病绝大多数实验室检查正常，可根据相关检查与其他疾病鉴别。

【治疗】

（一）去除可能的致病因素

主要是各种细菌、病毒及寄生虫感染，同时避免接触可能诱发本病的药物、食物及花粉等。

（二）一般治疗

轻症患者，给予卧床休息，注意水、电解质平衡及营养等支持治疗即可；大便隐血试验阳性患者，予流质饮食。

（三）药物治疗

1. 对症治疗

（1）抗组胺药：有荨麻疹或血管神经性水肿者，可用抗组胺药物（氯苯那敏、异丙嗪、氯雷他定等）和静脉注射钙剂。

（2）维生素 C 和芦丁等：可增加血管抗力，降低血管通透性。

（3）止痛、止吐及抑制胃酸分泌：腹痛者可用山莨菪碱或阿托品解痉止痛；严重呕吐者可用止吐药；有消化道出血症状者可用西咪替丁、质子泵抑制剂等抑制胃酸分泌药治疗。

2. 糖皮质激素与免疫抑制剂

（1）糖皮质激素：糖皮质激素可抑制抗原-抗体反应，减轻炎性渗出，并降低血管通透性，适用于有腹部症状或病情较重的患者。予口服泼尼松 0.5～1 mg/（kg·d），重症者可用氢化可的松 100～200 mg/d 或地塞米松 5～15 mg/d 静脉滴注，症状减轻后改口服，疗程视病情而定。对于有肾脏病变者，糖皮质激素疗效不佳。

（2）免疫抑制剂：适用于肾脏受累者。可选用环磷酰胺、硫唑嘌呤或环孢素等治疗，服用数周或数月，用药期间应密切注意血象及肝肾功能变化及其他副作用。

【预后】

大部分儿童病例在 2 周内恢复，部分患者可反复发作，复发间隔时间数周至数月不等。多数患者预后良好，少数肾型患者可转为肾病综合征或慢性肾炎，约 2% 的患者发展为终末期肾病，预后较差。本病死亡率低，主要发生于肾脏受累患者。年龄＞10 岁、持续皮疹、严重腹痛及反复复发的患者，肾受累风险高。

第 2 节　遗传性出血性毛细血管扩张症

遗传性出血性毛细血管扩张症（hereditary hemorrhagic telangiectasia，HHT）又称为 Osier-Rendu-Weber 病，是一种常染色体显性遗传病，发病率约 1/（5000 ～ 8000）。其特征为血管发育异常，表现为皮肤、黏膜和实体器官等多部位毛细血管扩张、动静脉畸形等损害，引起鼻出血及其他部位出血，男女均可发病，平均发病年龄为 12 岁，到 40 岁时接近 100% 患者发病。

【发病机制】

HHT 为常染色体显性遗传病，超过 80% 的 HHT 患者存在明确基因突变，约 20% 的患者虽符合临床诊断标准，但没有明确基因突变。与 HHT 发病相关的基因主要有如下几种：

一种为 *ENG* 基因，定位在染色体 9q34，编码蛋白 endoglin（CD105）。endoglin 是一种细胞表面糖蛋白，作为转化生长因子 β（TGF-β）信号复合物的一部分，在血管生成和血管重塑中起重要作用。*ENG* 基因突变称为 HHT1 型（HHT1），占 HHT 人群的 61%。

另一种基因为编码激活素受体样激酶 1（ALK1）的 *ACVRL1* 基因，位于染色体 12q13，该基因缺陷导致 HHT2 型（HHT2）。ALK1 也是一种细胞表面蛋白，也是 TGF-β 信号通路的一部分，在血管生成的调节中起重要作用。HHT2 占 HHT 人群的 37%。

此外，*MADH4*（编码 SMAD4 蛋白，一种在 TGF-β 通路中介导信号转导的转录因子）突变，可导致青少年息肉病伴 HHT 综合征（JP-HHT），占 HHT 人群的 2%。

极少数患者有其他少见的致病基因突变，如 *BMP9/GDF2* 等。

【病理】

本病由于基因突变导致患者血管发育异常，病理改变包括毛细血管扩张和动静脉畸形（AVM）。AVM 表现为缺乏连接动脉和静脉的中间毛细血管系统，组织学显示内皮不规则，胶原和肌动蛋白增加，基底膜卷曲。它可以发生在身体的任何部位，例如中枢神经系统、肺、肝或脊柱。血管畸形可以是直径 1 ～ 3 cm 的小 AVM 或直径＜1 cm 的微 AVM。虽然毛细血管扩张和 AVM 两个名词经常互换使用（因为它们都是动静脉绕过毛细血管系统直接相连），但实际上二者是不同的病理名词。毛细血管扩张发生在皮肤黏膜表面，如皮肤、胃肠道黏膜或上呼吸道黏膜，而 AVM 发生在内脏器官，如肝、肺和脑等。

【临床表现】

HHT 患者的主要临床表现为同一部位的反复出血，出血症状常在幼年时即出现，但随着年龄增长而加重，在 40 ～ 60 岁时达高峰。但不同患者间出血的严重程度个体差异较大，这种差异很可能归因于环境、基因突变类型、炎症等影响。常见临床表现如下：

1. 鼻出血　是 HHT 最常见的临床表现，由于累及下鼻甲和鼻中隔的毛细血管扩张性损害所致，大约 50% 的患者在 10 岁以前有鼻出血表现，随着年龄的增长，最终 95% 的患者都要出现鼻出血，症状在成年后加重，常合并缺铁性贫血，甚至有 1/3 的鼻出血患者因严重出血需入院治疗。

2. 皮肤毛细血管扩张　常发生在 40 岁以前，累及 90% 以上的患者，最常见于面部、唇部、舌部、甲床和手足皮肤（手掌和足底处）。毛细血管扩张的皮肤改变颜色鲜红或紫红，一般直径 1～3 mm 大小，通常不高出皮面，分界明显，压之可褪色，这一点可与紫癜区别。

3. 消化道出血　上消化道或下消化道均可发生，系由于胃肠道毛细血管扩张所致，大约见于 20% 的患者。

4. 肺 AVM（PAVM）　至少累及 50% 的患者，HHT1 型较 HHT2 型更常见。由于大约 70% 的肺动静脉畸形是由 HHT 引起的，所有肺动静脉畸形患者都应考虑 HHT1 型的诊断。5%～30% 的 PAVM 患者可能无症状，如因 PAVM 导致血液右向左分流，患者可能出现气促、发绀、疲倦、咯血、活动耐力降低、杵状指（趾）等临床表现。如果细菌通过从动静脉畸形中的右向左分流绕过肺过滤系统，则可能会发生脑脓肿和卒中。如果有明显的房室分流，可能会发生红细胞增多症。偏头痛在 PAVM 患者中非常常见。

5. 肝 AVM　肝 AVM 可见于高达 70% 的 HHT 患者。HHT2 型可能与更多的肝 AVM 相关。通常患者无症状，但经过肝 AVM 的分流血液可能会导致高输出量心力衰竭、肝衰竭或门脉高压症。

6. 高输出量心力衰竭　较大的肺或肝 AVMs 可能会导致高输出量心力衰竭。由于肝或肺 AVM 导致的血流异常可能引起血流量增加或血管阻力下降，于是血管系统扩张，心脏需要增加心率和心输出量来补偿低血压，从而导致高输出量心力衰竭。此外，HHT 患者的贫血也是增加心力衰竭风险的因素。

7. 中枢神经系统表现　累及约 10% 的 HHT 患者。脑 AVM 可以单发也可以多发，临床表现为癫痫、短暂性脑缺血发作、脑卒中或脊髓出血。此外，来源于脑或肺 AVM 的细菌播散或菌栓栓塞可能会导致脑脓肿，累及约 1% 的患者。

此外，出血也可累及口腔、泌尿生殖系统。出血严重的患者可能会有缺铁性贫血相关的乏力、心悸等表现。

【实验室与辅助检查】

1. 凝血功能检查　多无异常发现，部分患者可有束臂试验阳性，出血时间延长。

2. 毛细血管镜检查　可见病变部位小血管扩张扭曲，或者许多管壁菲薄的扩张血管聚集成较大的血管团。内脏出血者在局部可见相应扩张的血管改变。

3. 影像学检查　PAVM 患者的胸部 X 线检查可能发现一种"钱币"样阴影，但微小的病变常常被遗漏，螺旋 CT 扫描可提高诊断 PAVM 的敏感性。

4. 血氧饱和度　PAVM 患者如出现血液右向左分流，可检测到随姿势（坐位或站位）改变引起相应的血氧饱和度改变，有助于 PAVM 诊断。

5. 基因分析　对于有相应临床表现，怀疑 HHT 者，可进行基因突变的筛查，如 *ENG*、*ALK1*、*MADH4*、*BMP9/GDF2* 等，有助于确诊。

【诊断】

2000 年的国际诊断标准如下：①反复自发性鼻出血；②多个特征部位的毛细血管扩张，如唇、口腔和鼻黏膜、手指等；③内脏受累，如胃肠道的毛细血管扩张，肺、肝、脑动静脉畸形；④阳性家族史，一级亲属根据以上标准被诊断为 HHT。4 项中符合 ≥ 3 项者，可确诊；符合 2 项者为疑诊；≤ 1 项者，不能诊断。

【治疗】

本病无特殊治疗方法，以局部对症治疗为主。由于长期慢性鼻出血或消化道出血引起的缺铁性贫血者可予补充铁剂。

第 3 节 单纯性紫癜

单纯性紫癜（purpura simplex）也称为女性易发青斑综合征（female easy bruising syndrome）是一种血管性紫癜，表现为血管周围淋巴组织炎症，血管完整性被破坏，但无纤维素样坏死，导致红细胞外渗进入皮肤，造成压之不褪色的出血性疾病。本病病因不明，因多于女性月经期加重，故女性激素代谢紊乱对血管和（或）周围组织的影响可能是本病的发病机制。

本病临床特点如下：①青年女性多见；②紫癜／瘀斑多位于下肢及臀部，轻微创伤后或自发性出现，有反复发作及自愈倾向；③病情常于月经期加重。

本病紫癜或瘀斑可自行消退，无后遗症遗留，一般无内脏出血，偶有黏膜出血或月经过多、经期延长。拔牙、手术、外伤、分娩等可能会使出血稍多，但不会造成大出血，通常不需治疗。

辅助检查多无阳性发现，如凝血功能正常、血小板计数正常，少数患者可能有血小板黏附或聚集功能降低，毛细血管脆性试验（束臂试验）阳性或正常，出血时间正常。

鉴别诊断需排除其他原因引起的紫癜，如血小板减少性紫癜、过敏性紫癜等，同时还需鉴别阿司匹林等药物引起的紫癜、轻型血管性血友病等。

（张晓辉）

第15章

血小板疾病

第1节　原发免疫性血小板减少症

原发免疫性血小板减少症（primary immune thrombocytopenic，ITP）既往也叫特发性血小板减少性紫癜，是一种复杂的多种机制共同参与的获得性自身免疫性疾病，成人 ITP 发病率（5～10）/10 万，是临床上最常见的出血性疾病，约占出血性疾病总数的 1/3，育龄期女性高于男性，60 岁以上老年人是该病的高发人群，且出血风险随年龄增高而增加。

本节主要讲述成人 ITP。

【发病机制】

1. 体液免疫和细胞免疫介导的血小板过度破坏　约 50%～70% 的 ITP 患者血浆和血小板表面可检测到一种或多种抗血小板膜糖蛋白自身抗体，如 GPⅡb/Ⅲa、GPⅠb/Ⅸ、GPⅠa/Ⅱa 等。自身抗体致敏的血小板被单核巨噬细胞系统吞噬破坏。另外，ITP 患者的细胞毒 T 细胞可直接破坏血小板。

2. 体液免疫和细胞免疫介导的巨核细胞数量和质量异常，血小板生成不足　自身抗体还可损伤巨核细胞或抑制巨核细胞释放血小板，造成 ITP 患者血小板生成不足；另外，CD8＋细胞毒 T 细胞可通过抑制巨核细胞凋亡，使血小板生成障碍。血小板生成不足是 ITP 发病的另一个重要机制。

【临床表现】

1. 症状　成人 ITP 一般起病隐袭，常表现为反复的皮肤黏膜出血如瘀点、紫癜、瘀斑及外伤后止血不易等，鼻衄、牙龈出血、月经过多亦很常见。严重内脏出血较少见。患者病情可因感染等而骤然加重，出现广泛、严重的皮肤黏膜及内脏出血。部分患者仅有血小板减少而没有出血症状。乏力是 ITP 的另一常见临床症状，部分患者有明显的乏力症状。出血过多或长期月经过多可出现失血性贫血。

2. 体征　查体可发现皮肤紫癜或瘀斑，以四肢远侧端多见，黏膜出血以鼻衄、牙龈出血或口腔黏膜血疱多见。本病一般无肝、脾、淋巴结肿大，不到 3% 的患者因反复发作，脾可轻度肿大。

【实验室检查】

1. 血常规　血小板计数减少，血小板平均体积偏大。可有程度不等的正细胞或小细胞低色素性贫血。除急性失血外，患者外周血白细胞计数和分类正常。

2. 出凝血及血小板功能检查　凝血功能正常，出血时间延长，血块收缩不良，束臂试验阳性。血小板功能一般正常。

3. 骨髓象　骨髓巨核细胞数正常或增加，巨核细胞发育成熟障碍，表现为体积变小，胞质内颗粒减少，幼稚巨核细胞增加，产板型巨核细胞显著减少（＜30%）；红系、粒系及单核系正常。

4. 血清学检查　血浆促血小板生成素（thrombopoietin，TPO）水平正常或轻度升高。约 70% 的患者抗血小板自身抗体阳性，部分患者可检测到抗心磷脂抗体、抗核抗体。伴自身免疫性溶血性贫血患者（Evans 综合征）Coombs'试验可阳性，血清胆红素水平升高。

5. 幽门螺杆菌检测　研究发现，部分 ITP 患者在幽门螺杆菌根治后血小板计数较前升高，因此，对于幽门螺杆菌高发区或有明显消化系统症状患者可选择碳 13 呼气试验和大便抗原检测以明确是否存在幽门螺杆菌感染。

【诊断与鉴别诊断】

（一）诊断

ITP 诊断仍是临床排除性诊断，其诊断要点如下：①至少 2 次检查血小板计数减少，血细胞形态无异常。②脾一般不增大。③骨髓检查：巨核细胞计数增多或正常，有成熟障碍。④须排除其他继发性血小板减少症，如自身免疫性疾病、甲状腺疾病、淋巴系统增殖性疾病、骨髓增生异常综合征（MDS）、再生障碍性贫血（AA）、各种恶性血液病、肿瘤浸润、慢性肝病、脾功能亢进、普通变异型免疫缺陷病（CVID）、感染和疫苗接种等所致的继发性血小板减少、血小板消耗性减少、药物所致的血小板减少、同种免疫性血小板减少、妊娠期血小板减少、先天性血小板减少及假性血小板减少等。

出血程度分级：应用出血评分系统量化 ITP 患者出血情况及风险评估。该系统分为年龄和出血症状两个部分（表 7-15-1）。ITP 患者的出血评分＝年龄评分＋出血症状评分（所有出血症状中最高的分值）。

表 7-15-1　ITP 出血评分系统

分值	年龄（岁）		出血症状							
	≥65	≥75	皮下出血（瘀点、瘀斑、血肿）		黏膜出血（鼻腔、齿龈、口腔血疱、结膜）			深部器官出血			
								内脏（肺、胃肠道、泌尿生殖系统）			中枢神经系统
			头面部	其他部位	偶发、可自止	多发、难止	伴贫血	无贫血	伴贫血	危及生命	
1	√			√							
2		√	√		√						
3						√		√			
5							√		√		
8										√	√

（二）不同类型 ITP

（1）新诊断的 ITP：确诊后 3 个月以内的患者。

（2）持续性 ITP：确诊后 3 ～ 12 个月血小板持续减少的患者，包括未自发缓解和停止治疗后不能维持完全缓解的患者。

（3）慢性 ITP：血小板持续减少超过 12 个月的患者。

（4）重症 ITP：血小板＜ $10×10^9$/L 伴活动性出血，或出血评分≥5 分。

（5）难治性 ITP：指对一线治疗药物及二线治疗中的促血小板生成药物、利妥昔单抗治疗均无效，或脾切除术无效或术后复发，进行诊断再评估仍确诊为 ITP 的患者。

【治疗】

ITP 为自身免疫性疾病，目前尚无根治的方法，因此，ITP 的治疗应遵循个体化原则，在治疗毒副作用最小化基础上提升血小板至安全水平，减少出血事件，改善患者生活质量。对于

血小板计数 ≥ 30×10⁹/L，无出血表现，且不从事高出血危险的工作或活动、无出血风险因素的 ITP 患者，可予以观察随访。若患者有活动性出血症状（出血症状评分 ≥ 2 分），不论血小板减少程度，都应开始治疗。

（一）一般治疗

出血严重者应注意休息，血小板低于 20×10⁹/L 者，应严格卧床，避免外伤。

（二）紧急治疗

适用于存在危及生命出血（如颅内出血等），或需要急症手术，应迅速提升血小板数量至安全水平的患者。①静脉注射用人免疫球蛋白（IVIg）1 g/（kg·d）×（1～2）日。②静脉大剂量甲泼尼龙：1000 mg/d×3 日。③重组人血小板生成素（rhTPO）300 U/（kg·d），皮下注射。上述治疗可单用或联合应用。④血小板输注。⑤其他包括：长春碱类药物，急症脾切除术，抗纤溶药物，控制高血压，口服避孕药控制月经过多，停用抗血小板药物等。

（三）新诊断患者的一线治疗

1. 糖皮质激素

（1）大剂量地塞米松（HD-DXM）：40 mg/d×4 日，口服或静脉给药，无效者可在 2 周内重复 1 个周期。

（2）泼尼松（PDN）：1 mg/（kg·d），最大剂量 80 mg/d，分次或顿服，起效后应尽快减量，6～8 周内停用，减停后不能维持疗效患者考虑二线治疗。如需维持治疗，泼尼松的安全剂量不宜超过 5 mg/d。2 周内泼尼松治疗无效患者应尽快减停。

2. IVIg 0.4 g/（kg·d）×5 日或 1.0 g/（kg·d）×（1～2）日。主要用于：①紧急治疗；②糖皮质激素不耐受或有禁忌证患者；③妊娠或分娩前。IgA 缺乏和肾功能不全患者应慎用。

（四）ITP 的二线治疗

对于一线治疗无效或激素依赖或不能耐受、有禁忌证，或者虽有效但半年内复发者可选择二线治疗。

1. 促血小板生成药物 包括重组人血小板生成素（rhTPO）、艾曲泊帕（eltrombopag）、罗米司亭（romiplostim）等，约 1～2 周起效。

（1）rhTPO：300 U/（kg·d）×14 日，皮下注射给药，有效患者进行个体化维持。治疗至第 14 日仍无效者，应停药。

（2）艾曲泊帕：25 mg/d 空腹顿服，2 周无效者加量至 50 mg/d，最大剂量 75 mg/d。进行个体化药物调整，维持血小板计数 ≥ 50×10⁹/L。最大剂量应用 2～4 周无效者停药。

2. 抗 CD20 单克隆抗体 ① 375 mg/m² 静脉滴注，每周 1 次，共 4 次，通常在首次用药后 4～8 周内起效；②小剂量：100 mg 静脉滴注，每周 1 次，共 4 次，或 375 mg/m² 静脉滴注 1 次，起效时间略长。原则上禁用于活动性乙型肝炎患者。

3. rhTPO 联合利妥昔单抗 rhTPO 300 U/（kg·d）×14 日，利妥昔单抗 100 mg 静脉滴注，每周 1 次，共 4 次。

4. 脾切除术 适用于糖皮质激素正规治疗无效，或泼尼松安全剂量不能维持，或有糖皮质激素应用禁忌证者。脾切除术应在 ITP 确诊 12～24 个月后进行。脾切除前须对 ITP 进行重新评价。对术后血小板计数上升过高、过快者进行血栓风险评估，对中高危者给予血栓预防治疗。有条件患者，脾切除 2 周前应给予疫苗接种（肺炎双球菌、脑膜炎奈瑟菌、流感嗜血杆菌）预防感染。

（五）三线治疗

1. 全反式维甲酸（ATRA）联合达那唑 ATRA 20 mg/d，分 2 次口服，达那唑 400 mg/d，

分 2 次口服，二者联合应用 16 周。持续有效率 62% 左右，中位起效时间 5 周。

2. 地西他滨　3.5 mg/（m² · d）×3 日，静脉滴注，间隔 3 周后再次给药，共 3 ～ 6 周期，3 周期无效患者应停用。总体有效率为 50% 左右，6 个月持续反应率 40% 左右。

（六）其他药物

硫唑嘌呤、环孢素 A、达那唑、长春碱类等，此类药物缺乏足够的循证医学证据，可根据医师经验及患者状况进行个体化选择。

第 2 节　血栓性血小板减少性紫癜

血栓性血小板减少性紫癜（thrombotic thrombocytopenic purpura，TTP）是一种以微血管病性溶血性贫血，血小板减少性紫癜，神经系统异常，伴有不同程度的肾损害及发热为主要临床表现的一种血栓性微血管病（thrombotic microangiopathy，TMA）。发病率（4 ～ 11）/100 万，任何年龄都可发病，但以 30 ～ 50 岁女性多见。患者血浆中血管性血友病因子裂解酶（ADAMTS13）活性明显降低（< 10%）。

【发病机制】

（一）血管性血友病因子（vWF）裂解酶

vWF 是正常止血过程中必需的成分，在高剪切力血流状态时，内皮细胞表面，血小板表面受体和 vWF 多聚体三者之间相互作用，介导血小板与内皮细胞黏附，vWF 水平过高会造成慢性内皮细胞损伤，可导致血栓性疾病。正常人血浆中存在一种裂解 vWF 的蛋白酶，即 vWF 裂解酶，属于具有凝血酶敏感蛋白 1 基序的裂解素和金属蛋白酶（a disintegrin and metalloproteinase with thrombospodin type 1 motif，ADAMTS）亚家族中的一个新成员，又称为 ADAMTS13，基因定位于染色体 9q34，cDNA 全长 4.7 kb，由 29 个外显子组成，在肝合成 1427 个氨基酸残基的蛋白前体。ADAMTS13 的金属蛋白酶域为蛋白酶的活性部位，可以作用于 vWF 250 000 亚单位中 842 酪氨酸 -843 蛋氨酸之间的肽键，形成不同分子量的多肽与二肽，降低 vWF 与内皮下胶原和血小板等的黏附能力。

（二）内皮损伤

vWF 由血管内皮细胞和巨核细胞合成，内皮细胞是合成和分泌 vWF 多聚体的主要场所，内皮细胞损伤可释放大量 vWF 大分子多聚体，因此是 TTP 发病机制中关键的启动因素。许多因素如免疫复合物、抗体、细胞毒素、病毒以及一些化疗药物等可损伤血管内皮细胞。

（三）TTP 的发病

TTP 的发生至少要有两个必需条件：①广泛的微血管内皮细胞损伤，② ADAMTS13 缺乏或活性降低。血管内皮损伤可在短期内释放大量 vWF 大分子多聚体（UL-vWF）。ADAMTS13 活性降低或缺乏，可使这种大分子量的 vWF 不被降解。而大量的 UL-vWF 可促进血小板的黏附和聚集，使损伤的微血管内血小板血栓形成，从而导致 TTP 的发生。

遗传性 TTP 患者血浆中缺乏 ADAMTS13，不能正常降解 UL-vWF，聚集的 UL-vWF 和血小板结合，促进血小板的黏附和聚集，增加它们在血管内的滞留，导致血管内微血栓的形成，引起 TTP 发病。在获得性 TTP 患者体内，ADAMTS13 含量可以正常，但血浆中存在抗 ADAMTS13 的自身抗体，可中和或抑制 ADAMTS13 的活性，诱发血小板血栓形成，导致 TTP 的发生。微血栓的形成不仅会引起血小板的消耗性减少，继发出血，而且还会造成微血管的狭窄，影响红细胞的顺利通过，致使红细胞变形、损伤甚至破碎，发生微血管病性溶血性贫血。微血管内血栓形成还会引起微循环障碍，使受累器官出现功能障碍与损害。

【病因与分类】

根据病因可分为先天性 TTP 和获得性 TTP。

1. 先天性 TTP　是一种常染色体隐性遗传性疾病，涉及纯合或复杂杂合的 *ADAMTS13* 基因突变，导致严重 ADAMTS13 酶活性降低（＜ 10%）或缺乏。发病率（0.5 ～ 4）/100 万，常在感染、应激或妊娠等诱发因素作用下发病。

2. 获得性 TTP　主要是由于患者体内产生了抗 ADAMTS13 的自身抗体（抑制物），可中和或抑制 ADAMTS13 的活性，导致其活性降低（＜ 10%），是 TTP 的主要临床类型。根据有无诱因又分为原发性获得性 TTP（无潜在的疾病）及继发性获得性 TTP，如继发于系统性红斑狼疮等自身免疫性疾病或药物（如噻氯匹定）应用等。

【临床表现】

本病起病急骤，进展迅速，少数可较慢而反复发作，可有肌肉和关节酸痛、胸膜炎、胸痛、雷诺现象等前驱症状。典型的临床表现主要有以下几点：

1. 出血　以皮肤黏膜为主，表现为皮肤的瘀点、瘀斑或紫癜及鼻出血、视网膜出血、血尿和胃肠道出血，严重者可有颅内出血。

2. 微血管病性溶血性贫血　多为轻中度贫血，可伴黄疸，反复发作者可有脾大，少数患者有雷诺现象。

3. 神经精神症状　其严重程度常决定本病的预后，表现为头痛、意识障碍、嗜睡、昏迷、举止异常、一过性脑缺血发作、癫痫、精神变化、抽搐、视力障碍、失语、言语不清、偏瘫以及局灶性感觉或运动障碍等，以发作性、多变性为特点。昏迷的出现提示预后不良。

4. 肾损害　可出现蛋白尿、血尿、管型尿，血尿素氮及肌酐升高，重者可发生急性肾衰竭。

5. 发热　热型不一，常达 38 ～ 40.5℃，机制不明。

6. 其他　如心肌多灶性出血性坏死，心肌有微血栓形成，可并发心力衰竭或各种心律失常，甚至猝死；腹痛；25% ～ 50% 的患者有轻度肝、脾大；皮疹；恶性高血压；皮肤和皮下组织广泛坏死等。

先天性 TTP 患者常有重度新生儿黄疸的病史，一些在成年发病的 TTP 患者可能因童年期血小板减少而被误诊为 ITP。

【实验室检查】

1. 血常规检查　可发现不同程度的贫血，网织红细胞计数增高，并出现幼红细胞。外周血涂片检查可见异形红细胞及红细胞碎片（＞ 1%）；血小板计数显著降低，半数以上患者血小板计数在 $20×10^9$/L 以下。

2. 血液生化检查　血清游离血红蛋白和间接胆红素升高，血清结合珠蛋白下降，血清乳酸脱氢酶明显升高，尿胆原阳性。血尿素氮及肌酐不同程度升高。心肌受损者肌钙蛋白水平升高。

3. 凝血检查　APTT、PT 及纤维蛋白原检测多正常，偶有纤维蛋白降解产物轻度升高。

4. 血浆 ADAMTS13 活性及 ADAMTS13 抑制物检查　遗传性 TTP 患者 ADAMTS13 活性降低或缺乏（活性＜ 10%），但抑制物阴性；特发性 TTP 患者 ADAMTS13 活性降低（＜ 10%）且抑制物阳性。

5. *ADAMTS13* 基因突变分析　患者存在纯合或复杂杂合突变，父母常存在杂合突变。

6. Coombs' 试验　阴性。

【诊断】

如果患者出现血小板减少和不明原因的溶血性贫血，临床医生就应怀疑 TTP 的诊断，并行血浆 ADAMTS13 活性检测，如果活性水平 < 10%，即可诊断为 TTP。对先天性 TTP 的明确诊断需要 *ADAMTS13* 基因分析（图 7-15-1）。

【鉴别诊断】

1. 溶血尿毒症综合征（HUS） 与 TTP 一样，本病亦有血小板减少和微血管病性溶血性贫血，但一般无发热和神经精神症状。ADAMTS13 活性 ≥ 10%，除贫血和血小板减少外，主要是以肾损害为主，主要是由于感染产志贺毒素的细菌引起，部分患者与编码补体调节蛋白 H 因子、I 因子及膜辅助蛋白的相关基因发生突变有关。

2. 弥散性血管内凝血（DIC） 表现为严重的出血、血小板减少、循环衰竭、栓塞和溶血。而无一过性多变性的神经精神症状，溶血一般较轻。实验室检查可有 PT 缩短或延长，纤维蛋白（原）降解产物（FDP）、D-二聚体增高，抗凝血酶 III 活性降低。

3. Evans 综合征（自身免疫性溶血性贫血合并免疫性血小板减少性紫癜） 本病可有血小板减少引起的出血及溶血性贫血，但无神经系统的症状。抗人球蛋白试验（Coombs' 试验）常阳性。

4. 系统性红斑狼疮（SLE） 可有发热、关节症状、肾损害、精神症状、皮肤损害，部分患者可合并溶血性贫血和（或）血小板减少性紫癜，但外周血中无畸形和破碎的红细胞。免疫

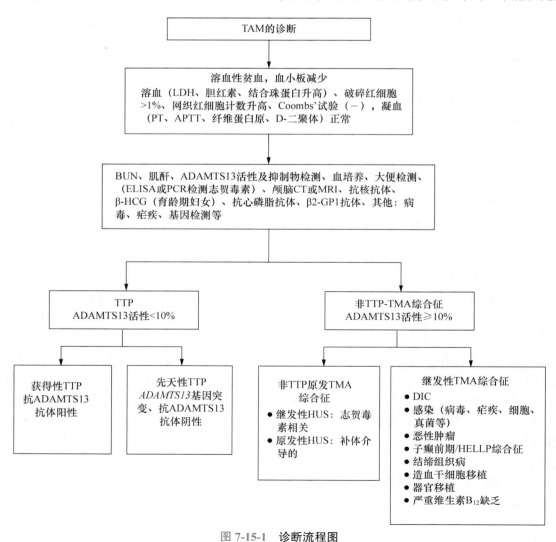

图 7-15-1 诊断流程图

血清学检查可有抗核抗体和（或）双链 DNA 阳性。

5. 阵发性睡眠性血红蛋白尿症（PNH） 可有溶血性贫血和血小板减少引起的出血，但无神经系统的症状，外周血中也无畸形和破碎的红细胞。酸溶血试验阳性，CD55、CD59 阴性粒细胞或红细胞 > 10%。

6. 其他 还需与先兆子痫 / 子痫、HELLP 综合征鉴别，前者主要表现为在怀孕后半期新发的高血压和蛋白尿，症状在产后消失，患者常有血小板减少，轻度的溶血；后者主要表现为妊娠后期出现溶血、肝功能异常和血小板减少。

【治疗】

本病病情凶险，病死率高。在诊断明确或高度怀疑本病时，应尽快开始积极治疗，并且在开始血浆治疗前，应采集血液样本送 ADAMTS13 活性及抑制物抗体检测。对高度疑似和确诊病例，输注血小板应十分谨慎，仅在出现危及生命的严重出血时才考虑使用。

1. 血浆置换 为首选治疗，最好在诊断为 TTP 后的 4～6 h 内开始治疗，以降低死亡风险。采用新鲜血浆或新鲜冰冻血浆，每次 40～60 ml/kg，每日 1 次，直至血小板计数 ≥ 150×10⁹/L 至少 48 h，以后可逐渐延长置换间隔。作用机制：①补充 ADAMTS13，②去除 ADAMTS13 抑制剂，③清除 UL-vWF。

2. 血浆输注 主要用于暂时无条件行血浆置换或先天性 TTP 患者，可输注新鲜血浆或新鲜冰冻血浆，推荐剂量为 20～40 ml/（kg·d），严重肾衰竭者，可与血液透析联合应用。

3. 糖皮质激素

（1）大剂量甲泼尼龙：1000 mg/d×3 日，之后改为 500 mg/d、250 mg/d 和 125 mg/d，各用 2 天，改为口服泼尼松龙或泼尼松 30 mg/d，根据病情逐渐减量至停用，主要用于严重 TTP 患者（获得性 TTP 严重程度分级方案见表 7-15-2）。

表 7-15-2　获得性 TTP 严重程度分级方案

1. ADAMTS13 抑制剂效价 ≥ 2 BU/ml
2. 肾衰竭
3. 神经系统功能障碍
4. 心脏表现（肌钙蛋白升高，心电图异常等）
5. 胃肠道症状（如腹痛）
6. 深部血管出血或血栓形成
7. 治疗抵抗
8. 复发

标准和评估：每项 1 分。严重 ≥ 3 分；中度 1～2 分；轻度 0 分

（2）泼尼松或泼尼龙［1 mg/（kg·d）］，维持 2～3 周，根据病情逐渐减量至停用。

4. 抗 CD20 单克隆抗体（rituximab） 主要用于严重获得性 TTP 和复发 / 难治性获得性 TTP 患者的治疗，推荐剂量为每周 375 mg/m²，连续应用 4 周。

5. caplacizumab 一种人源化的抗 vWF 抗体，可以抑制 vWF 多聚体的 vWF-a1 结构域与血小板 GP Ib 的相互作用，从而防止血栓的形成。已证实 caplacizumab 可加速血小板计数及器官损伤的恢复。主要用于严重 TTP 和复发 / 难治性 TTP 患者的治疗，推荐剂量为每周 10 mg/d。

6. 其他免疫抑制剂 如长春新碱（每次 1 mg×1 次）、环磷酰胺（每次 500 mg×1 次）、环孢素［4 mg/（kg·d）分两次给药，维持谷浓度 100～200 ng/ml］，可用于难治 / 复发性获得性 TTP 患者。

7. 脾切除术 对于以上治疗都无效的获得性 TTP 患者可考虑脾切除术。

8. 抗血小板药物 血小板计数 ≥ 50×10⁹/L 时可使用阿司匹林。目前尚无证据证实应用阿司匹林可预防 TTP 复发，因此建议阿司匹林的剂量 100 mg/d，1 次 / 日口服，直到停用糖皮质激素。

9.其他   包括补充叶酸，输红细胞等支持治疗，监测中心静脉导管血栓形成和感染，控制血压，预防胃−十二指肠溃疡，长期应用糖皮质激素者建议预防单纯疱疹病毒和卡氏肺孢子菌感染，不建议预防性使用抗生素。

一线治疗首选血浆置换联合糖皮质激素，对于重症患者，建议给予抗 CD20 单克隆抗体和（或）caplacizumab 治疗。对于难治性 TTP 患者 [是指开始血浆置换治疗 5 天后持续性血小板减少和溶血（LDH 升高）和（或）有严重心脏或神经症状的患者]，除血浆置换和糖皮质激素外，未接受一线 caplacizumab 和 rituximab 治疗的患者，应同时给予这两种药物治疗，如果一线接受了 caplacizumab 和 rituximab 治疗的患者，应将血浆置换疗程增加到每天 2 次，并将皮质类固醇治疗方案改为大剂量冲击治疗，并可根据临床严重程度添加长春新碱或环磷酰胺治疗。

第 3 节   血小板功能障碍性疾病

血小板黏附、聚集或释放功能异常可造成程度不等的皮肤、黏膜出血和外伤、手术后过量出血，血小板计数往往正常或轻微下降，出血时间延长。体外血小板黏附聚集试验、释放试验可为此类疾病缺陷提供重要线索。导致血小板功能异常的病因多种多样，大致来说可为先天性和获得性两大类，临床以后者为多见。

一、先天性血小板功能异常

（一）巨大血小板综合征（Bernard-Soulier syndrome，BSS）

本病在 1948 年由 Bernard 和 Soulier 首先报道，因此亦称为 Bernard-Soulier 综合征。此病的特点包括出血时间延长、轻度的血小板计数减少、形体巨大的血小板、血小板黏附功能缺陷以及与血小板减少程度不相称的出血症状。本病呈常染色体不完全隐性遗传，杂合子无症状，但实验室检查有异常发现。此病患者由于基因缺陷引起血小板膜表面糖蛋白 GP I b、GPIX 及 GP V 的数量减少或结构异常，目前已发现 BSS 有 30 多种基因突变。GP I b/ IX / V 复合体是 von Willebrand 因子（vWF）的受体，介导血小板与内皮下组织黏附，因此，BSS 血小板在内皮受损的血管中不能黏附于裸露的内皮下组织而造成止血障碍，导致出血倾向；另外，患者血小板在瑞斯托霉素和 vWF 诱导下的聚集反应减低甚至消失。

（二）血小板型 vWD（platelet-type von willebrand disease，PTvWD）

血小板型 vWD 是由于血小板膜 GP I b 异常而导致的血小板黏附异常。本病是一种常染色体显性遗传病，其临床特征主要有轻度血小板减少、不同程度的巨血小板、出血时间延长。其发病机制是 GP I bα 富亮氨酸区重复序列的 C 端发生突变增加了 GP I bα 和 vWF 的亲和力，导致体内血小板聚集成团而被破坏，引起血小板减少。另外，异常的 GP I bα 和大分子量的 vWF 亲和力增高，不断结合这些多聚体，导致血浆 vWF 大分子多聚体缺如，血小板黏附于内皮下组织缺陷，引起出血。本病的临床和实验室检查与 2B 型 vWD 病相似，应注意二者的鉴别（表 7-15-3）。

（三）血小板无力症（glanzmann thrombasthenia，GT）

血小板无力症（glanzmann thrombasthenia，GT）由 Glanzmann 于 1918 年首先报道，基本特点为出血症状，血小板计数、形态及大小均正常，出血时间延长，血块回缩不良，血小板无聚集或反应低下。本病是一种常染色体隐性遗传病，基因缺陷引起血小板膜表面糖蛋白 GP II b 和（或）GP IIIa 数量减少或结构异常，而 GP II b/IIIa 复合体是纤维蛋白原、纤维连接蛋白、玻璃体结合蛋白和 vWF 的受体。GP II b 和（或）GP IIIa 生成异常可导致纤维蛋白原受体缺失，从而使血小板的聚集功能显著减弱或消失，血块回缩不良，止血栓难以形成而导致出血倾向；

表 7-15-3　血小板型 vWD 与 2B 型 vWD 的鉴别要点

鉴别点	血小板型 vWD	2B 型 vWD
主要缺陷	GP Ib 异常	vWF 异常
血小板计数	减少	正常或减少
血小板体积	增大	正常
患者血浆＋正常血小板	正常	聚集增加
患者血小板＋冷沉淀／正常 vWF	聚集	无反应
血浆 vWF 大分子多聚体	减少	减少

同时，患者血小板在多种生理性诱聚剂（如二磷酸腺苷、凝血酶、胶原等）诱导下的体外聚集反应亦明显减低甚至消失。

（四）贮存池病（storage pool deficiency，SPD）

贮存池病（storage pool deficiency，SPD）是一组异质性疾病，患者有先天性的出血倾向，其血小板出现致密颗粒（δ 颗粒）内容物的缺陷或 α 颗粒内容物缺陷或两种颗粒内容物的联合缺陷（α，δ-SPD）。

1. 致密颗粒缺陷　致密颗粒（δ 颗粒）缺陷，可以是致密颗粒内容物的缺乏，例如 Hermansky-Pudlak 综合征（HPS）和孤立的 δ- 贮存池病（isolated δ-SPD），也可以是致密颗粒的数量减少、体积减小或者功能减低，例如 Chediak-Higashi 综合征（CHS）、Griscelli 综合征（GS）和血小板减少桡骨缺如综合征（thrombocytopenia absent radii syndrome，TAR）。

（1）孤立的 δ- 贮存池病（isolated δ-SPD）：本病又称为原发性致密颗粒缺陷，其基本缺陷是致密颗粒内容物 ATP、ADP、5- 羟色胺、Ca^{2+} 等均有减少。本病的致病基因、基本分子缺陷和遗传方式仍不清楚，但已发现部分患者呈常染色体显性遗传。患者血小板计数正常，出血时间延长，血小板的原发聚集反应正常，但第二相聚集波减弱或消失（也有部分患者血小板聚集反应完全正常）。

（2）Hermansky-Pudlak 综合征（HPS）：Hermansky-Pudlak 综合征呈常染色体隐性遗传。特点是血小板致密颗粒数量或质量异常、眼皮肤白化病。已经发现了 7 种 HPS 致病基因，全部呈常染色体隐性遗传，且杂合子没有临床症状，纯合子可有皮肤黏膜出血、月经过多等表现。HPS 患者血小板计数正常，但出血时间延长，患者血小板对 ADP 和肾上腺素的聚集反应第二相聚集波消失，对胶原的聚集反应减弱。诊断依靠眼皮肤白化病表现和电镜下观察到血小板内致密颗粒的缺乏或数量减少、体积变小。

（3）Chediak-Higashi 综合征（CHS）：Chediak-Higashi 综合征是一种常染色体隐性遗传病，特点是血小板致密颗粒缺陷、眼和皮肤的白化病、免疫缺陷及进行性的神经功能异常。CHS 患者体内多种细胞含有巨大的胞质内包涵体，即增大的囊泡。已发现位于常染色体 1q42.1～42.2 的溶酶体运输调节因子（lysosomal trafficking regulator，LYST）基因的突变与本病有关，但也有部分 CHS 患者没有 LYST 基因的突变，提示还存在其他 CHS 致病基因。

2. α- 贮存池病（α-SPD）　也叫灰色血小板综合征，是一种少见的常染色体遗传病，患者表现为轻到中度的血小板减少伴巨大血小板，血小板寿命缩短，其基本缺陷是血小板 α 颗粒的数量减少和 α 颗粒内容物的选择性缺乏，其具体分子机制未明。

3. α，δ- 贮存池病（α，δ-SPD）　α，δ-SPD 患者的基本缺陷是血小板致密颗粒的减少，同时有不同程度的 α 颗粒及其内容物的缺陷。α 颗粒可以在部分血小板中完全缺乏，而在其他血小板中的数量接近正常。α，δ-SPD 患者可为嵌合体表型，即部分血小板致密颗粒和 α 颗粒含量正常，其余血小板两者含量减少。与 δ-SPD 患者相似，α，δ-SPD 患者有出血倾向，出血时间延长，血小板计数正常，但血小板聚集试验可正常亦可异常。本病的确诊需要血小板致密颗粒和 α 颗粒内容物的检测和（或）电镜观察。

二、获得性血小板功能异常

获得性血小板功能异常的发病率远远高于先天性血小板功能异常，且发病机制也复杂得多。获得性血小板功能异常在以下三种临床状况下出现：作为全身性疾病的一部分、与骨髓造血疾病相关以及应用某些药物的结果（表 7-15-4）。

表 7-15-4　获得性血小板功能异常的分类

和血小板功能异常有关的全身性疾病
　尿毒症
　体外循环
　肝脏疾病
　抗血小板抗体
　弥散性血管内凝血（DIC）

和血小板功能异常有关的血液系统疾病
　骨髓增殖性肿瘤
　白血病和骨髓增生异常综合征
　异常球蛋白血症　多发性骨髓瘤
　获得性 vWD
　获得性贮存池病

影响血小板功能的药物
　影响前列腺素合成的药物
　增加血小板内 cAMP 浓度的药物
　抗凝剂
　纤溶剂
　β 内酰胺类抗生素
　血浆扩容剂
　血小板膜糖蛋白（GP）受体抑制剂
　心血管药物
　其他，如局部麻醉药，抗组胺药，三环类抗抑郁药，乙醇等

（一）尿毒症

尿毒症是最早被人们注意的"获得性血小板疾病"之一，患者常有皮肤黏膜的出血，但危及生命的严重自发性出血少见。出血原因复杂，可能包括血小板减少、血管发育不良、轻度的凝血异常、贫血以及血管内皮损伤等。研究表明尿毒症患者存在多种类型血小板功能异常，包括血小板黏附、聚集功能降低，花生四烯酸、α-颗粒、致密颗粒释放减少，血小板 PF_3 可利用降低及血块回缩不良等。患者血小板功能的异常与尿毒症及贫血的严重程度相关。目前导致尿毒症患者血小板功能缺陷的机制尚不清楚，最新研究表明由于肾功能的损害，代谢产物胍基琥珀酸不能被及时清除而在体内蓄积，它通过诱导血管内皮细胞和血小板生成释放大量一氧化氮（NO）而造成血小板功能的抑制。透析治疗可以纠正尿毒症患者的出血时间，改善血小板功能，减少出血。另外，1- 去氨基 -8-D- 精氨酸加压素（DDAVP）、红细胞输注及雄激素等可缩短出血时间，改善出血。

（二）骨髓增殖性肿瘤（myeloproliferative neoplasms，MPN）

包括真性红细胞增多症（PV）、慢性髓细胞性白血病（CML）、原发性骨髓纤维化（PMF）及原发性血小板增多症（ET），都会出现血小板功能异常以及血栓及出血倾向。血小板功能异常主要表现为体外血小板可自发聚集，血小板聚集及分泌降低，血小板促凝活性降低。导致患者血小板功能异常的原因主要包括血小板膜糖蛋白异常，包括 α2- 肾上腺素受体、PGD2 受体减少，GP I b/ IX缺乏，GPIV增多；血小板内致密颗粒、α- 颗粒及其内容物明显减

少；花生四烯酸代谢异常等。

MPN 是一种克隆性疾病，因此，MPN 患者的血小板功能异常可能与异常的巨核细胞克隆所产生的血小板内在缺陷有关。一些 MPN 患者可出现类似于 vWD 样的血小板功能异常，即获得性 vWD，患者血浆和血小板中 vWF 大分子多聚体的数量减少，导致其减少的原因可能与患者白细胞或血小板的蛋白水解酶活性增高有关。

（三）异常球蛋白血症

一些多发性骨髓瘤、Waldenström 巨球蛋白血症、意义不明的单克隆丙种球蛋白血症（monoclonal gammopathy of undetermined significance，MGUS）或多克隆高丙种球蛋白血症患者可出现血小板功能异常。患者常有出血倾向及出血时间延长，其出血机制较复杂，除了血小板功能异常，还可能包括①血小板减少；②高黏滞综合征；③血循环中结合血浆凝血因子的单克隆蛋白及其所形成的复合物；④血浆凝血因子抑制物等。血小板功能异常与血浆单克隆免疫球蛋白浓度相关，其机制可能与异常球蛋白在血小板表面非特异性结合有关。少数患者是由于体内的单克隆抗体通过特异性抗原抗体反应引起血小板功能异常，已报道的这类抗体可特异性结合于血小板膜 GPⅢa、胶原、FⅧ/vWF 复合物组分。抗 FⅧ/vWF 复合物的抗体可造成获得性 vWD。血浆置换可通过降低异常球蛋白的水平而控制出血，在急性出血时可挽救患者生命。

（四）药物

影响血小板功能的药物有很多，某些用于抗栓治疗，降低血小板功能是其治疗目的，而另一些却是药物的副作用。引起血小板功能异常的常见药物见表 7-15-5。

表 7-15-5　引起血小板功能异常的常见药物

类别	药物
影响前列腺素合成的药物	阿司匹林、皮质类固醇、吲哚美辛、保泰松、布洛芬、茶色素、磺吡酮及咪唑类药物等
增加血小板 cAMP 浓度的药物	
腺苷酸环化酶激活剂	前列腺素 I_2、E_1 及 D_2，Flolan 等
磷酸二酯酶抑制剂	双嘧达莫、咖啡因及氨茶碱等
抗凝剂	肝素等
溶栓剂	链激酶、尿激酶及 t-PA 等
β-内酰胺类抗生素	青霉素类和头孢素类等
血浆扩容剂	右旋糖酐、羟乙基淀粉
血小板 GPⅡb/Ⅲa 受体抑制剂	单克隆抗体 7E3、精氨酸-甘氨酸-门冬氨酸（RGD）三肽、GKWEWGGPK 九肽
心血管药物	蛇毒、西洛他唑、酚妥拉明、硝酸甘油、普萘洛尔、硝普钠、维拉帕米及硝苯地平等
其他	局部麻醉药、抗组胺药、三环类抗抑郁药、乙醇等

（侯　明）

第 16 章

凝血功能障碍性疾病

凝血功能障碍性疾病包括遗传性和获得性两大类。多数情况下表现为出血，严重程度可因特定凝血因子的缺乏程度及不同凝血因子而异，少数情况下则以血栓形成为主要表现。

第 1 节　血友病

【概述】

血友病（hemophilia）是一种 X 染色体连锁的隐性遗传性疾病，分为血友病甲和血友病乙两种。前者为凝血因子Ⅷ（FⅧ）质或量的异常所致，后者系凝血因子Ⅸ（FⅨ）质或量的异常所致。由于两者临床表现较为相似，且遗传方式相同，故本节一并阐述。

【流行病学】

目前认为血友病的发病率约为（15 ~ 20）/10 万男性人口，没有地区和种族差异，其中血友病甲占 85%，血友病乙占 15% 左右。我国血友病的患病率为 2.73/10 万。

【病因与发病机制】

如前所述，血友病是一种 X 染色体连锁的隐性遗传性疾病，一般情况下女性为携带者，男性显病。但有以下四种情况之一者，女性可患血友病：血友病携带者不含致病基因的 X 染色体失活；血友病患者与血友病携带者结婚后，其纯合子女性后代；Turner 综合征；无家族史的女性一条 X 染色体失活，另一条 X 染色体发生与血友病相同的突变。现已证明血友病甲是由于 FⅧ基因突变使 FⅧ水平降低或功能下降所致，FⅧ蛋白量或质的异常均可导致 FⅧ活性降低。FⅧ定位于 X 染色体长臂（Xq28），长 186 kb，由 26 个外显子和 25 个内含子组成。迄今已发现的 FⅧ基因突变类型有点突变、插入、小片段或大片段缺失和倒位等，其中内含子 22 倒位约见于 42% 的重型血友病甲（其中近端倒位占 35%，远端倒位占 7%），而重型约占血友病甲的 40%，因此，20% ~ 25% 的血友病甲患者有相同的基因突变，即内含子 22 倒位。血友病乙是由于 FⅨ基因突变使 FⅨ水平降低或功能下降所致。FⅨ也定位于 X 染色体长臂（Xq26qter），长约 34 kb，由 8 个外显子和 7 个内含子组成。

【临床表现与分型】

根据 FⅧ或 FⅨ的活性水平可将血友病分为 3 型：重型（活性水平 < 1%）、中间型（活性水平 1% ~ 5%）和轻型（活性水平 5% ~ 40%）。

出血的严重程度依凝血因子活性缺乏的程度而异，轻型患者一般很少出血，只有在大的损伤或手术后才发生；重型患者则自幼即有出血，身体的任何部位都可出血；中间型患者出血的严重程度介于轻型和重型之间。外伤或手术后延迟性出血是血友病的一种特征。

关节出血（hemarthrosis）是血友病患者最常见的出血，约占所有出血的 75%。经常受累的关节依次为膝关节＞肘关节＞踝关节＞肩关节＞髋关节＞腕关节。反复出血可导致关节软骨的广泛破坏、滑膜增生和其他邻近骨骼和组织的反应性改变，关节变形，骨质疏松，关节腔变窄，最终可能发生关节强直、肌肉萎缩和软组织挛缩。

血肿（hematoma）也是血友病常见的出血体征之一，包括皮下血肿、肌肉血肿、腹膜后血肿、咽部和咽后部血肿等。血肿压迫局部组织和器官可导致相应的病理改变如肌肉挛缩、神经麻痹、肌肉萎缩、气道堵塞和肾盂积水等。有些患者如果得不到及时治疗还可以形成假肿瘤（pseudotumor）。

此外，胃肠道和泌尿道出血也是血友病患者较常见的出血症状。拔牙后出血不止也是本病的特点之一。

【实验室检查】

（1）血小板计数正常，束臂试验阴性，凝血酶原时间（PT）、凝血酶时间（TT）、出血时间等正常；血块回缩试验正常，纤维蛋白原定量正常。

（2）重型血友病患者凝血时间延长，活化部分凝血活酶时间（APTT）延长，轻型血友病患者 APTT 仅轻度延长或为正常上限。

（3）简易凝血活酶生成纠正试验可用于鉴别血友病的类型：血友病甲能被正常新鲜及吸附血浆纠正；血友病乙能被正常血清纠正，但不能被吸附血浆纠正。

（4）确诊血友病则有赖于 FⅧ活性水平（FⅧ：C）、FⅧ抗原水平（FⅧ：Ag）、FⅨ活性水平（FⅨ：C）、FⅨ抗原水平（FⅨ：Ag）以及血管性血友病因子抗原水平（vWF：Ag）的测定，即血友病甲 FⅧ：C 减低或极低，FⅧ：Ag 正常或减少，vWF：Ag 正常，FⅧ：C/vWF：Ag 明显降低。血友病乙 FⅨ：C 减低或缺乏，FⅨ：Ag 正常或减少。

【诊断与鉴别诊断】

血友病的诊断有赖于临床表现、家族史和实验室检查，必须指出约 1/3 的患者无家族史。有下列情况之一者为肯定的携带者：血友病患者的女儿；有几个儿子患血友病的女性；有一个儿子患血友病且其母系亲属中也有人患血友病的女性。

本病主要应与以下疾病鉴别：

1. 血管性血友病　详见本章第 2 节。

2. 获得性血友病　即自身抗 FⅧ抗体阳性患者。多成年发病，既往无出血史，无阳性家族史，男女均可发病，多继发于恶性肿瘤、自身免疫性疾病、围产期女性等，但约一半的患者无明显诱因。如果抑制物筛选试验阳性，应进一步检测抑制物滴度。

3. 遗传性 FⅪ缺乏症　本病系常染色体隐性遗传性疾病，男女均可发病，自发性出血少见。实验室检查 APTT 延长，FⅪ：C 降低。

【治疗】

总的原则是及时治疗和定期给予规律性凝血因子制剂进行替代治疗。血友病患者应该在血友病诊疗中心接受综合关怀团队的诊疗与随访。如果发生急性出血，为避免延误治疗，可以在综合关怀团队的指导下在附近的医疗机构接受治疗或者在家庭进行自我注射。血友病患者应避免肌内注射和外伤。禁服阿司匹林或其他非甾体类解热镇痛药以及所有可能影响血小板聚集的药物。

1. 替代治疗　是血友病最有效的治疗手段，其目的是将患者血浆 FⅧ或 FⅨ水平提高至止血水平。

血友病甲的替代治疗首选重组 FⅧ制剂或者经过病毒灭活的血浆源性 FⅧ浓缩物，仅在无上述条件时可选用冷沉淀或新鲜冰冻血浆等。每输注 1 IU/kg 体重的 FⅧ可使体内 FⅧ水平提高 2%，FⅧ在体内的半衰期约 8 ～ 12 h，要使体内 FⅧ保持在一定水平需每 8 ～ 12 h 输注一次。

血友病乙的替代治疗首选重组 FIX 制剂或者经过病毒灭活的血浆源性 FIX 浓缩物或者凝血酶原复合物（prothrombin complex concentrates）等，仅在无上述条件时可选用新鲜冰冻血浆。每输注 1 IU/kg 体重的 FIX 可使体内 FIX 水平提高 1%，FIX 在体内的半衰期约为 24 h，要使体内 FIX 保持在一定水平需每天输注一次。

为了减少静脉穿刺频次，增加患者治疗的依从性，近年来开发了半衰期延长的基因重组 FⅧ 制剂和 FIX 制剂。已经上市的产品中，基因重组 FⅧ 制剂的半衰期可达 19 h，基因重组 FIX 制剂半衰期最长者已经超过 100 h。

2. 非因子治疗   一种人源化 FIXa-FX 双特异性抗体，已经在国内外上市。该药皮下注射，每周给药一次甚至每月给药一次就可以大大降低血友病甲患者的出血概率。可用于治疗血友病甲合并或者不合并抑制物的患者。

3. 1- 去氨基 -8-D- 精氨酸加压素（DDAVP）   该药是一种人工合成的抗利尿激素的类似物，有抗利尿和增加血浆内 FⅧ 水平的作用，静脉注射后可使 FⅧ：C 和 vWF：Ag 增加 2 ~ 3 倍。适用于轻型血友病甲和血友病甲的携带者。每次剂量一般为 0.3 μg/kg 体重，用 50 ml 生理盐水稀释后静脉滴注。因该药有激活纤溶系统的作用，需同时合用氨甲环酸（止血环酸）或 6-氨基己酸。每 12 h 一次，2 ~ 5 天为一疗程。

4. 其他药物治疗

（1）抗纤溶药物：可保护已形成的血凝块不被溶解，在拔牙时与替代治疗合用可明显减少血浆或因子浓制剂的用量，但有血尿时不宜应用，以免导致尿路堵塞。常用药物有 6- 氨基己酸、氨甲苯酸（止血芳酸）等。

（2）糖皮质激素：对控制血尿、加速急性关节出血的吸收、减少局部炎症反应等有辅助作用。

5. 基因治疗   血友病作为单基因遗传病，是基因治疗的最佳靶疾病之一。血友病基因治疗近年来取得了显著进展，这是目前唯一有望彻底治愈血友病的手段。

6. 血友病患者的手术问题   原则上血友病患者应尽量避免各种手术，如必须手术时应进行充分的替代治疗，并且应在血液病专科医生等多学科团队的配合下进行。

第 2 节   血管性血友病

【概述】

血管性血友病（von Willebrand disease，vWD）是一种具有复杂止血功能缺陷的出血性疾病。本病呈常染色体显性或隐性遗传。

【流行病学】

vWD 的发病率各家报道不一，英国约为 4/10 万，瑞士约为 7/10 万，瑞典约为 10/10 万。一般认为本病在遗传性出血性疾病中居首位，但也有人认为本病较血友病少见，究其原因，可能是由于绝大多数 1 型 vWD（1 型约占所有 VWD 的 75%）未能得到诊断所致。我国的发病率尚不清楚。

【病因与发病机制】

已知 vWD 是由于 vWF 基因突变致 vWF 量或质的异常所致，不同类型的发病机制各不相同。1 型是由于 vWF 部分缺乏所致，2 型是由于 vWF 质的异常所致，3 型是由于 vWF 完全缺乏所致，2N 型是由于 vWF 与 FⅧ 结合缺陷所致（表 7-16-1）。vWF 是一种多聚体，主要由内皮细胞和巨核细胞合成，其大小取决于亚单位的重复数。vWF 有两方面的功能：一是在血质中作为 FⅧ的载体，vWF 与 FⅧ在血浆中以非共价键的形式相结合，使 FⅧ不被降解；二是作为一种黏附分子，促进血小板与血管内皮下组织的黏附，并且在血小板聚集于受损的血管表面时也起重要作用。vWF 的基因位于第 12 号染色体短臂末端（12p12-12pter），长约 178 kb，有 52 个外显子和 51 个内含子。在 22 号染色体上（22q11-q13）有一个 vWF 的假基因，长约 21 ～ 29 kb，相当于 vWF 的 12 个外显子（外显子 23-34）和内含子，该基因为无功能转录本。

【临床表现】

大多数 vWD 患者都有出血倾向，以皮肤黏膜出血为主，如鼻衄、牙龈出血等。女性患者常有月经过多。vWD 患者的出血轻重不一，2N 型和 3 型患者可有自发性关节和肌肉出血。其余各型则出血不严重，而且均为皮肤或黏膜出血，其中多数 1 型患者仅在外伤或手术后才有出血。

【实验室检查】

1. 出血时间测定　出血时间延长是本病的特点之一，特别是 2 型和 3 型患者均延长，1 型患者变异较大。

2. 确诊试验　包括 vWF：Ag 测定、瑞斯脱霉素辅助因子活性（von Willebrand factor ristocetin cofactor，VWF：RCo）测定、瑞斯脱霉素诱导的血小板聚集（ristocetin induced platelet aggregatin，RIPA）以及 vWF 多聚体分析等（表 7-16-1）。

表 7-16-1　**vWD 的各种类型及其特点**

	1	2A	2B	2M	2N	3
遗传方式	常染色体显性	常染色体显性	常染色体显性	常染色体显性	常染色体隐性	常染色体隐性
出血时间	延长	延长	延长	延长	正常	延长
vWF：Ag（IU/dl）	< 30	< 30 ～ 200	< 30 ～ 200	< 30 ～ 200	30 ～ 200	< 3
FⅧ：C	低或正常	低或正常	低或正常	低或正常	显著减低	显著减低
vWF：RCo（IU/dl）	< 30	< 30	< 30	< 30	30 ～ 200	< 3
vWF：RCo/vWF：Ag	> 0.5 ～ 0.7	< 0.5 ～ 0.7	< 0.5 ～ 0.7	< 0.5 ～ 0.7	> 0.5 ～ 0.7	
RIPA	减低	减低	增强	减低	多正常	无
血浆 vWF 多聚体结构	正常	异常	异常	正常	正常	无
血小板 vWF 多聚体结构	正常	异常	正常	正常	正常	无

【诊断与鉴别诊断】

（一）诊断

vWD 的诊断有赖于临床特点和实验室检查。迄今为止，vWD 的诊断仍以表型诊断为主，根据遗传方式和血浆以及血小板中 vWF 的异常来区分不同类型的 vWD（表 7-16-1）。

（二）鉴别诊断

本病主要应与以下疾病鉴别：

1. 血友病甲　详见本章第 1 节。

2. 血小板型 vWD 本病是一种非常罕见的常染色体显性遗传性出血性血小板病，是由于血小板糖蛋白 1bα（GP1bα）基因缺陷所致。GP1bα 是 vWF 的受体，两者的相互作用对于初级止血至关重要。本病实验室检查表现为血小板减少、vWF：RCo 减低，用患者血小板与正常人血浆进行 RIPA 试验，结果为增强，而如果改用正常人血小板和患者血浆则不增强，这与 2B 型 vWD 正好相反。本病的治疗以输注血小板为主。

3. 获得性 vWD 本病没有家族史，常于成年发病。多继发于淋巴细胞增殖性疾病、骨髓增殖性疾病、实体瘤、自身免疫性疾病、心血管疾病等。实验室检查与先天性 vWD 相同。

【治疗】

本病的治疗指征有严重鼻衄、月经过多、反复胃肠道出血等严重出血以及需要手术时。治疗方案的选择取决于患者的类型和严重程度。

1. DDAVP DDAVP 可使 vWF 从体内贮存部位释放至血浆，适用于 1 型和 2 型（2B 型除外）患者。剂量一般为 0.3 μg/kg 体重，用 50 ml 生理盐水稀释后静脉滴注。注射后 30 min 内可使血浆 FⅧ 和 vWF 水平升高 3 ～ 5 倍。根据类型和出血的严重程度可每 8 ～ 12 h 重复一次，但应注意绝大多数患者在反复使用后疗效会进行性降低。由于患者对 DDAVP 的反应不一，因此，在手术前应进行一次试验性治疗以了解其反应类型。此药可引起水潴留和暂时性面色潮红等不良反应，故应注意出入量平衡，输注速度不宜过快。

2. 替代治疗 3 型患者由于血浆和组织中贮存的 vWF 和 FⅧ：C 均严重减少，故替代治疗是目前唯一可行的治疗措施。对于 1 型和 2 型患者有严重创伤或需接受大手术时也应进行替代治疗。可供使用的制剂有新鲜血浆、冷沉淀或含有 vWF 的血浆源性 FⅧ浓制剂等。国外有基因重组的 vWF 产品上市。目前一般认为 1 U FⅧ中含 1 U vWF，因此，大手术时按 50 ～ 100 IU/kg，每天或隔天一次，使 FⅧ：C 提高至 50 IU/dl 以上，持续 10 天；小手术时按 30 ～ 80 IU/kg，每天或隔天一次，使 FⅧ：C 提高至 50 IU/dl 以上，持续 5 天；拔牙时可给予单剂 FⅧ浓制剂 30 ～ 80 IU/kg，使 FⅧ：C 提高至 50 IU/dl 以上，持续 6 h；自发性或外伤后出血时可给予单剂 FⅧ浓制剂 20 ～ 40 IU/kg。

3. 其他 纤溶抑制剂（如 6- 氨基己酸等）可减轻黏膜出血，可用于月经过多或拔牙时。口服避孕药对月经过多有明显疗效。

第 3 节 依赖维生素 K 的凝血因子缺乏症

【病因与发病机制】

依赖维生素 K 的凝血因子（vitamine K dependent coagulation factor）包括凝血酶原（FⅡ）、FⅦ、FⅨ和 FⅩ以及蛋白 C 和蛋白 S，这几种因子均在肝内合成，在各自的氨基末端有 10 个谷氨酸残基必须经过 γ 羧基化才能使这些因子具有凝血活性，而维生素 K 是此酶促反应的不可缺少的辅酶。此外，作为羧化酶的辅酶，维生素 K 必须以还原形式存在，华法林可抑制维生素 K 的还原。因此，维生素 K 缺乏或接受华法林治疗均可导致血浆中出现异常的 FⅡ、FⅦ、FⅨ、FⅩ、蛋白 C 和蛋白 S（即谷氨酸残基缺乏羧基化），从而导致出血或血栓倾向。

这些因子的获得性缺乏可见于：①摄入不足：正常人一般不会发生维生素 K 的缺乏，在住院患者长期禁食时有可能由于摄入不足而导致维生素 K 的相对缺乏；②吸收不良：胆石症和胆管肿瘤导致胆管阻塞，或胆管手术后引流或胆管瘘管时可影响维生素 K 的吸收；肠瘘、慢性胰腺炎、小肠广泛切除、慢性肠炎、慢性腹泻等导致肠道吸收不良时也可导致维生素 K 吸收不良；③肝脏疾病：严重的肝脏疾病可伴有维生素 K 的摄入、吸收、代谢和利用等的障碍，从而使肝细胞不能合成正常的依赖维生素 K 的凝血因子；④口服维生素 K 拮抗剂：如香豆素类拮抗剂，由于其分子结构与维生素 K 类似，故在体内以竞争性抑制的方式阻断维生素 K 的还原反应，从而干扰依赖维生素 K 的凝血因子的羧基化；⑤早产儿或母亲在围产期接受口服抗凝剂、抗癫痫药物或抗结核药物：前者是由于早产儿肝合成依赖维生素 K 的凝血因子的功能尚不完备；⑥其他：极少数淀粉样变性患者可发生 FX 缺乏；部分肾病综合征和Gaucher 病患者可发生 FⅨ缺乏。

【临床表现】

出血症状轻重不一，取决于原发病的性质和凝血因子缺乏的程度。一般表现为皮肤或黏膜的自发性出血，也可有内脏出血、月经过多或手术及外伤后出血不止等。新生儿出血最常见于出生后 2～3 天，以胃肠道出血多见，脐带结扎处可渗血不止，严重时还可发生颅内出血。蛋白 C 异常的新生儿可出现皮肤瘀斑甚至坏死。

【实验室检查】

主要表现为凝血酶原时间（PT）延长，部分患者可有活化部分凝血活酶时间（APTT）延长，严重者可有凝血酶时间（TT）延长。PT 纠正试验和蝰蛇毒时间有助于鉴别患者究竟缺乏何种因子。若应用各因子相应的抗体，测定均正常。

【鉴别诊断】

本病主要应与弥散性血管内凝血（详见第 17 章）和肝脏疾病（详见本章第 4 节）鉴别，后两者除 PT 延长外，血小板计数可降低，纤维蛋白原和 FV 也可降低，本病则不然。

【治疗】

本病治疗主要是原发病的治疗和补充维生素 K，一次皮下注射或肌内注射维生素 K₁ 5～10 mg 常可使 PT 在 12～24 h 内恢复正常。长期吸收不良应每周肌内注射维生素 K₁ 10 mg；新生儿出血症的患儿出血时，应肌内注射维生素 K₁ 10～20 mg，每天一次，连续 3～4 天。由于新生儿肝的羧基化酶或还原酶等合成系统尚不成熟，因而通常需要输注新鲜冰冻血浆。口服拮抗剂过多导致出血时，应尽早输注凝血酶原复合物（PCC），或新鲜冰冻血浆（fresh frozen plasma，FFP），同时也可补充维生素 K₁。

第 4 节　严重肝病与出血

【定义】

严重肝病是指急性肝衰竭以及慢性肝病终末期（如慢加急性肝衰竭）。

【病因与发病机制】

许多促凝蛋白和抗凝蛋白均在肝合成，其中促凝蛋白有纤维蛋白原、FⅡ、FⅦ、FⅨ、FⅩ、FⅪ、FⅫ和FⅫⅢa；抗凝蛋白有蛋白 C、蛋白 S 和抗凝血酶。止血过程可以分为初级止血、次级止血和纤维蛋白溶解三个部分。初级止血是指在血管损伤部位形成血小板栓子，这个过程依赖于血小板黏附、活化和聚集。血小板栓子形成可提供活性表面，促进纤维蛋白形成并最终形成稳定的血凝块。次级止血主要涉及各种凝血因子，通过一系列蛋白酶解反应使凝血瀑布逐级放大，最终使得纤维蛋白原转换为纤维蛋白。后者在血小板栓子中及其周围呈网格状分布，使血凝块得到增强和稳定。纤维蛋白溶解是纤溶酶原在组织型纤溶酶原激活剂（tPA）的作用下转换为纤溶酶，使得血凝块被溶解，防止血凝块过度蔓延。这三部分在正常人体缺一不可。而严重肝病患者这三部分都受到不同程度的影响（表 7-16-2）。严重肝病患者 vWF 升高是由于全身性炎症反应综合征使得内皮功能失调所致，同时 vWF 裂解酶 ADAMTS13 水平降低。FⅧ水平升高与患者血浆中 FⅧ清除减慢有关，后者与两种机制有关：vWF 水平升高和低密度脂蛋白受体相关蛋白（LPRP）水平下降。vWF 在体内与 FⅧ结合，使其在血浆中不被过早清除；LPRP 具有多种功能，可介导细胞摄取和清除 FⅧ。严重肝病患者 vWF 水平升高和 LPRP 水平降低，两者协同使得 FⅧ在严重肝病患者血浆中清除减慢。由于促凝指标和抗凝指标同时下降（或升高），使得严重肝病患者的止血调控系统在体内形成再平衡，只是这种平衡比正常人要脆弱，一旦受到诱发因素的刺激就很容易发生出血或者血栓。

【临床表现】

严重肝病患者并非如过去认为的那样容易出血，部分患者甚至有血栓倾向，尤其是门静脉血栓。出血表现主要是静脉曲张破裂出血。

【实验室检查】

主要表现为 PT 延长，国际标准化比值（INR）增加。其他出凝血异常指标见表 7-16-2。必须指出单纯依靠 PT 延长和 INR 增加并不能真实反映严重肝病患者的出血倾向。现在倾向利用血栓弹力图等检查患者的整体凝血功能。

【治疗】

本病治疗主要是原发病的治疗，同时要监测肾衰减和感染的证据。如果没有活性出血（尤其是危及生命的出血），并不推荐输注新鲜冰冻血浆或者 PCC 等。如果血小板小于 50×10^9/L 且需要进行创伤性操作时才考虑预防性输注血小板。如果纤维蛋白原低于 100 mg/dl，可以补充纤维蛋白原，但不建议输注冷沉淀来补充纤维蛋白原，因为冷沉淀中有大量的 vWF 和 FⅧ。

表 7-16-2　严重肝病患者的止血异常表现

	促凝	抗凝
初级止血	vWF：Ag 水平升高 ADAMTS13 水平降低	血小板减少 一氧化氮和前列环素水平升高
次级止血	蛋白 C、蛋白 S 水平降低 抗凝血酶水平降低 TFPI 水平降低 FⅧ水平升高	FⅡ、FⅦ、FⅨ、FⅩ水平降低 FⅪ水平降低 FⅤ水平降低 纤维蛋白原水平降低
纤维蛋白溶解	纤溶酶原水平降低 PAI-1 水平升高	α2- 抗纤溶酶水平降低 TAFI、FⅩⅢ水平降低 tPA 水平升高

TFPI：组织因子途径抑制物；PAI-1：纤溶酶原激活物抑制剂 -1；TAFI：凝血酶激活的纤溶抑制剂；tPA：组织型纤溶酶原激活物

（杨仁池）

弥散性血管内凝血

弥散性血管内凝血（disseminated intravascular coagulation，DIC）是在许多疾病基础上，以微血管体系损伤为病理基础，凝血及纤溶系统被激活，导致全身微血管血栓形成，凝血因子大量消耗并继发纤溶亢进，引起全身出血及微循环衰竭的临床综合征。

【病因】

易于发生 DIC 的基础疾病甚多，几乎遍及临床各科，其中以感染性疾病最为常见，其次为恶性肿瘤、严重创伤和病理产科，约占 DIC 发病总数的 80% 以上。

1. 严重感染　是诱发 DIC 的主要病因之一。

（1）细菌感染：革兰氏阴性菌感染如脑膜炎球菌、大肠杆菌、铜绿假单胞菌感染等，革兰氏阳性菌如金黄色葡萄球菌感染等。

（2）病毒感染：流行性出血热、重症肝炎等。

（3）立克次体感染：斑疹伤寒等。

（4）其他感染：脑型疟疾、钩端螺旋体病、组织胞浆菌病等。

2. 恶性肿瘤　也是诱发 DIC 的主要病因之一，近年来有上升趋势。常见者如急性早幼粒细胞白血病、淋巴瘤、前列腺癌、胰腺癌及其他实体瘤。

3. 病理产科　见于羊水栓塞、感染性流产、死胎滞留、重度妊娠高血压综合征、子宫破裂、胎盘早剥、前置胎盘等。

4. 手术及创伤　富含组织因子（TF）的器官如脑、前列腺、胰腺、子宫及胎盘等，可因手术及创伤等释放组织因子，诱发 DIC。大面积烧伤、严重挤压伤、骨折也易致 DIC。

5. 严重中毒或免疫反应　毒蛇咬伤、输血反应、移植排斥等也易致 DIC。

6. 其他　如恶性高血压、肺源性心脏病（肺心病）、巨大血管瘤、ARDS、急性胰腺炎、溶血性贫血、急进性肾炎、糖尿病酮症酸中毒、系统性红斑狼疮、中暑等。

【发病机制】

正常人体内凝血、抗凝及纤维蛋白溶解系统保持着动态平衡。DIC 的发生是由于在各种致病因素的作用下，循环中促凝系统被激活，产生过量的凝血酶，破坏了体内凝血与抗凝的平衡；微血管内皮的损伤、炎症和免疫系统活化，进一步加重血管内皮损伤和凝血瀑布。

1. 组织损伤　感染、肿瘤溶解、严重或广泛创伤、大型手术等因素导致 TF 或组织因子类物质释放入血，激活外源性凝血系统。蛇毒等外源性物质亦可激活此途径，或直接激活 FX 及凝血酶原。

2. 血管内皮损伤　感染、炎症及变态反应、缺氧等引起血管内皮损伤，导致 FXII 激活及 TF 释放进而启动凝血系统。

3. 血小板活化　各种炎症反应、药物、缺氧等可诱发血小板聚集及释放反应，通过多种途径激活凝血。

4. 抗凝蛋白减少　由于广泛血管内微血栓形成，消耗各种抗凝蛋白，以及抗凝蛋白合成减少，进一步促进血栓形成。

5. 纤溶系统激活　上述致病因素亦可同时通过直接或间接方式激活纤溶系统，致凝血-纤溶平衡进一步失调。

研究表明，由炎症等导致的单核细胞、血管内皮 TF 过度表达及释放，某些病态细胞（如恶性肿瘤细胞）及受损伤组织 TF 的异常表达及释放，是 DIC 最重要的始动机制。凝血酶与纤溶酶的形成是 DIC 发生过程中导致血管内微血栓、凝血因子减少及纤溶亢进的两个关键机制。炎症和凝血系统相互作用，炎症因子加重凝血异常，而凝血异常又可加剧炎症反应，形成恶性循环。感染时蛋白 C 系统严重受损，蛋白 C 水平降低且激活受抑，使活化蛋白 C（APC）水平降低，导致抗凝系统活性降低，加剧了 DIC 发病过程。

下列因素可促进 DIC 的发生：①单核-巨噬系统受抑，见于重症肝炎、大剂量使用糖皮质激素等；②纤溶系统活性降低；③高凝状态，如妊娠等；④其他因素如缺氧、酸中毒、脱水、休克等。

【病理与病理生理】

1. 微血栓形成　微血栓形成是 DIC 的基本和特异性病理变化。其发生部位广泛，多见于肺、肾、脑、肝、心、肾上腺、胃肠道及皮肤、黏膜等部位。主要为纤维蛋白血栓及纤维蛋白-血小板血栓，还可导致血流中红细胞机械性损伤及溶血。

2. 凝血功能异常　①高凝状态：为 DIC 的早期改变。②消耗性低凝状态：出血倾向，PT 显著延长，血小板及多种凝血因子水平低下。此期持续时间较长，常构成 DIC 的主要临床特点及实验室检测异常。③继发性纤溶亢进状态：多出现在 DIC 后期，但亦可在凝血激活的同时，甚至成为某些 DIC 的主要病理过程。

3. 微循环障碍　毛细血管微血栓形成、血容量减少、血管舒缩功能失调、心功能受损等因素造成微循环障碍。

【临床表现】

除原发疾病临床表现外，尚有 DIC 各期的临床特点，故复杂且差异很大。DIC 早期高凝状态期，可能无临床症状或轻微症状，也可表现为血栓栓塞、休克；消耗性低凝状态期以广泛多部位出血为主要临床表现；继发性纤溶亢进状态期：出血更加广泛且严重，难以控制的内脏出血；脏器衰竭期可表现为肝肾衰竭，呼吸循环衰竭往往是导致患者的死亡原因。DIC 典型的临床表现如下。

1. 出血倾向　特点为自发性、多发性出血，部位可遍及全身，多见于皮肤、黏膜、伤口及穿刺部位；其次为某些内脏出血，严重者可发生颅内出血。

2. 休克或微循环衰竭　为一过性或持续性血压下降，早期即出现肾、肺、大脑等器官功能不全，表现为肢体湿冷、少尿、呼吸困难、发绀及神志改变等。休克程度与出血量常不成比例。顽固性休克是 DIC 病情严重、预后不良的征兆。

3. 微血管栓塞　可发生在浅层的皮肤、消化道黏膜的微血管，但临床上较少出现局部坏死和溃疡。而由于深部器官微血管栓塞导致的器官功能衰竭在临床上却更为常见，可表现为顽固性休克、呼吸衰竭、意识障碍、颅内压增高和肾衰竭等。

4. 微血管病性溶血　表现为进行性贫血，贫血程度与出血量不成比例，偶见皮肤、巩膜黄染。

5. 原发病临床表现

【诊断与鉴别诊断】

（一）诊断标准

DIC 必须存在基础疾病，结合临床表现和实验室检查才能做出正确诊断。DIC 是一个复杂和动态的病理变化过程，不能仅依靠单一的实验室检测指标及一次检查结果得出结论，需强调综合分析和动态监测。中国早在 1986 年就首次提出了 DIC 的诊断标准，第八届全国血栓与止血学术会议（2001 年，武汉）修订的 DIC 诊断标准较为全面地强调了肝病、白血病在 DIC 诊断中的特殊性；中华医学会血液学分会血栓与止血学组于 2012 年修订提出的《弥散性血管内凝血诊断中国专家共识》与国际接轨，同时具有较好的实用性，推进了 DIC 临床诊治水平的不断提高，但仍存在不能精确定量等缺陷；近年来欧美和日本专家相继制定出多指标的 DIC 积分诊断系统，包括：国际血栓与止血协会标准（ISTH）、日本卫生福利部标准（JMHW）、日本急诊医学学会标准（JAAM）。但是，对于这三个标准诊断的准确性和实用性仍存在广泛争议。

为进一步推进中国 DIC 诊断的科学化、规范化，统一诊断标准，中华医学会血液学分会血栓与止血学组于 2014 年起通过多中心、大样本的回顾性与前瞻性研究，建立了中国弥散性血管内凝血诊断积分系统（Chinese DIC Scoring System，CDSS）（表 7-17-1），该系统突出基础疾病和临床表现的重要性，强化动态监测原则，简单易行、易于推广，使得有关 DIC 诊断标准更加符合我国国情。此外，DIC 是一个动态的病理过程，检测结果只反映这一过程的某一

表 7-17-1　中国弥散性血管内凝血诊断积分系统（CDSS）

积分项	分数
基础疾病	
存在导致 DIC 的原发病	2
临床表现	
不能用原发病解释的严重或多发出血倾向	1
不能用原发病解释的微循环障碍或休克	1
广泛性皮肤、黏膜栓塞，灶性缺血性坏死、脱落及溃疡形成，或不明原因的肺、肾、脑等脏器功能衰竭	1
实验室指标	
血小板计数	
非恶性血液病	
$\geq 100 \times 10^9/L$	0
$80 \sim 100 \times 10^9/L$	1
$< 80 \times 10^9/L$	2
24 h 内下降 $\geq 50\%$	1
恶性血液病	
$< 50 \times 10^9/L$	1
24 h 内下降 $\geq 50\%$	1
D- 二聚体	
< 5 mg/L	0
$5 \sim 9$ mg/L	2
≥ 9 mg/L	3
PT 及 APTT 延长	
PT 延长 < 3 s 且 APTT 延长 < 10 s	0
PT 延长 ≥ 3 s 或 APTT 延长 ≥ 10 s	1
PT 延长 ≥ 6 s	2
纤维蛋白原	
≥ 1.0 g/L	0
< 1.0 g/L	1

注：非恶性血液病：每日计分 1 次，≥ 7 分时可诊断为 DIC；恶性血液病：临床表现第一项不参与评分，每日计分 1 次，≥ 6 分时可诊断为 DIC

瞬间，利用该积分系统动态评分将更有利于 DIC 的诊断。

（二）鉴别诊断

1. 重症肝炎 鉴别要点见表 7-17-2。

表 7-17-2 DIC 与重症肝炎的鉴别要点

	DIC	重症肝炎
微循环衰竭	早，多见	晚，少见
黄疸	轻，少见	重，极常见
肾损伤	早，多见	晚，少见
红细胞破坏	多见（50%～90%）	罕见
FⅧ：C	降低	正常
D-二聚体	增加	正常或轻度增加

2. 血栓性血小板减少性紫癜（TTP） 鉴别要点见表 7-17-3。

表 7-17-3 DIC 与血栓性血小板减少性紫癜的鉴别要点

	DIC	TTP
起病及病程	多数急骤，病程短	可急可缓，病程长
微循环衰竭	多见	少见
黄疸	轻，少见	极常见，较重
FⅧ：C	降低	正常
vWF 裂解酶	多为正常	多为显著降低
血栓性质	纤维蛋白血栓为主	血小板血栓为主

3. 原发性纤维蛋白溶解（纤溶）亢进症 鉴别要点见表 7-17-4。

表 7-17-4 DIC 与原发性纤溶亢进症的鉴别要点

	DIC	原发性纤溶亢进症
病因或基础疾病	种类繁多	多为手术、产科意外
微循环衰竭	多见	少见
微血管栓塞	多见	罕见
微血管病性溶血	多见	罕见
血小板计数	降低	正常
血小板活化产物	增高	正常
D-二聚体	增高或阳性	正常或阴性
红细胞形态	破碎或畸形	正常

【治疗】

DIC 的主要治疗原则为：去除产生 DIC 的基础疾病的诱因；阻断血管内凝血过程；恢复正常血小板和血浆凝血因子水平；抗纤溶治疗；对症和支持治疗。DIC 是一种处于不断发展变化中的病理过程，治疗方法即使是对同一病例，亦必须根据 DIC 不同型、期及其变化，有针对性地采取不同治疗措施。

（一）治疗基础疾病及消除诱因

如控制感染，治疗肿瘤、产科疾病及外伤；纠正缺氧、缺血及酸中毒等，是终止 DIC 病理过程的最为关键和根本的治疗措施。

（二）抗凝治疗

抗凝治疗是终止 DIC 病理过程、减轻器官损伤，重建凝血-抗凝平衡的重要措施。一般认为，DIC 的抗凝治疗应在处理基础疾病的前提下，与凝血因子补充同步进行。临床上常用的抗凝药物为肝素，主要包括普通肝素和低分子量肝素。

1. 使用方法

（1）普通肝素：急性 DIC 每日 10 000 ～ 30 000 U/d，一般 15 000 U/d 左右，每 6 h 用量不超过 5000 U，静脉点滴，根据病情可连续使用 3 ～ 5 天。

（2）低分子量肝素：与肝素钠相比，其抑制 FXa 作用较强，较少依赖 AT，较少引起血小板减少，出血并发症较少，半衰期较长。生物利用度较高。常用剂量为 75 ～ 150 IU A Xa（抗活化因子 X 国际单位）/（kg·d），一次或分两次皮下注射，连用 3 ～ 5 天。

2. 适应证与禁忌证

（1）适应证：① DIC 早期（高凝期）；②血小板及凝血因子呈进行性下降，微血管栓塞表现（如器官功能衰竭）明显的患者；③消耗性低凝期但病因短期内不能去除者，在补充凝血因子情况下使用。

（2）禁忌证：①手术后或损伤创面未经良好止血者；②近期有大咯血的结核病或有大量出血的活动性消化性溃疡；③蛇毒所致 DIC；④ DIC 晚期，患者有多种凝血因子缺乏及明显纤溶亢进。

3. 监测　普通肝素使用的血液学监测指标最常用 APTT，正常值为（40±5）s，肝素治疗使其延长为正常值的 1.5 ～ 2.0 倍时即为合适剂量。普通肝素过量可用鱼精蛋白中和，鱼精蛋白 1 mg 可中和肝素 100 U。低分子量肝素常规剂量下无需严格血液学监测。

（三）替代治疗

适用于有明显血小板或凝血因子减少证据和已进行病因及抗凝治疗，DIC 未能得到良好控制，有明显出血表现者。

1. 新鲜冷冻血浆　每次 10 ～ 15 ml/kg。

2. 血小板悬液　未出血的患者血小板计数低于 $20×10^9$/L，或者存在活动性出血且血小板计数低于 $50×10^9$/L 的 DIC 患者，需紧急输入血小板悬液。

3. 纤维蛋白原　首次剂量 2.0 ～ 4.0 g，静脉滴注。24 h 内给予 8.0 ～ 12.0 g，可使血浆纤维蛋白原升至 1.0 g/L。由于纤维蛋白原半减期较长，一般每 3 天用药一次。

4. FⅧ及凝血酶原复合物　偶在严重肝病合并 DIC 时考虑应用。

（四）纤溶抑制药物

临床上一般不使用，仅适用于 DIC 的基础病因及诱发因素已经去除或控制，并有明显纤溶亢进的临床及实验室证据，继发性纤溶亢进已成为迟发性出血的主要或唯一原因的患者。

（五）其他治疗

（1）抗休克治疗，纠正缺氧、酸中毒及水/电解质平衡紊乱。

（2）糖皮质激素治疗：不作常规应用，但下列情况可予以考虑：①基础疾病需糖皮质激素治疗者。②感染中毒性休克合并 DIC，已经过有效抗感染治疗者。③并发肾上腺皮质功能不全者。

（胡　豫）

第18章

易栓症

易栓症（thromophilia）是指机体存在静脉或动脉血栓形成的遗传性或获得性高风险状态，血栓栓塞的类型以静脉血栓栓塞（venous thromboembolism，VTE）为主。

【分类】

易栓症分为遗传性易栓症（hereditary thrombophilia 或 inherited thrombophilia）和获得性易栓症（acquired thrombophilia）两类。遗传性易栓症通常是指基因突变致某种与凝血相关的蛋白的数量或功能缺陷，获得性易栓症包括一些易引发血栓的疾病以及生理或病理状态（表7-18-1）。

【常见易栓症概述】

1. 遗传性抗凝蛋白缺陷症　发病存在人种差异，是中国（汉族）等东亚国家最常见的遗传

表 7-18-1　易栓症的分类

一、遗传性易栓症	二、获得性易栓症
（一）天然抗凝蛋白缺陷	（一）易栓性疾病
1. 遗传性抗凝血酶缺陷症	1. 抗磷脂综合征
2. 遗传性蛋白 C 缺陷症	2. 肿瘤
3. 遗传性蛋白 S 缺陷症	3. 骨髓增生性肿瘤
（二）凝血因子缺陷	4. 溶血性疾病：阵发性睡眠性血红蛋白尿症、
1. 遗传性抗活化的蛋白 C 症：主要见于因子 V	自身免疫性溶血性贫血、镰状细胞贫血
Leiden 等	5. 肾病综合征
2. 凝血酶原 *G20210A* 突变	6. 心脏疾病：充血性心力衰竭、人工心脏瓣
3. 异常纤维蛋白原血症	膜、心房颤动
（三）纤溶蛋白缺陷	7. 严重呼吸疾病
1. 异常纤溶酶原血症	8. 炎性肠病
2. 组织型纤溶酶原激活物（tPA）缺乏	9. 糖尿病
3. 纤溶酶原激活物抑制剂 -1（PAI-1）增多	（二）易栓状态
（四）代谢缺陷	1. 年龄增加
1. 高同型半胱氨酸血症	2. 长时间制动
2. 富组氨酸糖蛋白增多症	3. 吸烟
3. 高脂蛋白 a 血症	4. 肥胖
（五）血型	5. 高脂血症
非 O 血型	6. 创伤及围术期
	7. 妊娠和产褥期
	8. 口服避孕药及激素替代疗法
	9. 肿瘤放、化疗
	10. 中心静脉置管
	11. 输注凝血酶原复合物
	12. D- 二聚体水平持续升高

性易栓症，总的患病率可达 4.5%，而欧美国家约 1%，其中蛋白 S 缺陷症 0.1% ～ 1.0%、蛋白 C 缺陷症 0.2% ～ 0.5%、抗凝血酶缺陷症 0.02% ～ 0.04%。抗凝蛋白功能的降低导致体内凝血功能相对增强，易于发生血栓栓塞。

2. 遗传性凝血因子缺陷症 发病存在明显的人种差异。抗活化的蛋白 C 症主要见于因子 V Leiden，该突变的因子 V 在活化后不易被活化的蛋白 C 降解，导致高凝状态，是欧美国家最常见的遗传性易栓症，患病率为杂合子 2% ～ 7%、纯合子 0.06 ～ 0.25%。凝血酶原 *G20210A* 突变致血浆中凝血酶水平升高，是欧美国家另一常见的遗传性易栓症，患病率为杂合子 1% ～ 3%、纯合子罕见。因子 V Leiden 和凝血酶原 *G20210A* 突变双重杂合子的患病率为 0.1%。相比之下，因子 V Leiden 和凝血酶原 *G20210A* 突变在中国（汉族人群）等东亚国家的患病率近乎为零。部分异常纤维蛋白原血症的患者因纤维蛋白介导的纤溶酶原活化和纤维蛋白降解存在异常而具有高血栓倾向，但大多需在合并其他易栓症的情况下才发生血栓。

3. 抗磷脂综合征 是最常见的获得性易栓性疾病之一，患病率约 2%。抗磷脂抗体主要包括狼疮抗凝物、抗心磷脂抗体和抗 β2-GP1 抗体，可独立存在，也可伴发于系统性红斑狼疮等系统性免疫病。抗磷脂抗体可通过抑制蛋白 C、蛋白 S 等抗凝蛋白，活化血小板和干扰血管内皮功能等机制诱发各种血栓，是年龄较轻人群发生急性心肌梗死和脑动脉缺血事件的重要危险因素，也与部分习惯性流产、胎死宫内、早产和胎儿发育迟缓等产科并发症密切相关。

4. 恶性肿瘤 引起血栓的机制包括肿瘤组织释放促凝物质、机械性阻塞静脉、患病后活动减少、手术、放化疗等，血栓以静脉血栓为主，发生率为 4% ～ 20%，部分患者可在肿瘤确诊前数年反复发生 VTE 或血栓性静脉炎。

5. 年龄 年龄增长是最主要的生理性血栓危险因素，可能的原因包括活动减少、肌张力减低、慢性病增多、静脉受损、凝血因子活性增高等。

6. 长时间制动 包括久病或术后长期卧床、长距离司乘旅行等，由于通过肢体肌肉活动促进静脉回流的功能受抑，导致血流淤滞，诱发 VTE，合并其他易栓症的患者发生 VTE 的危险性更大。

7. 手术和创伤 因组织因子释放、血管内皮损伤及术后制动等原因诱发 VTE。手术中以骨科和神经外科手术的发生率为最高，髋关节和膝关节矫形术后约为 30% ～ 50%，即使在预防性抗凝治疗下，仍达 1% ～ 3%。严重创伤，尤其是头部创伤、脊髓损伤、骨盆骨折、下肢骨折，VTE 发生率可达 50% ～ 60%。

8. 口服避孕药和激素替代疗法 可致多种凝血因子水平增高、抗凝蛋白水平降低，破坏了体内正常的止血平衡，使 VTE 危险性增加 4 ～ 8 倍。

9. 妊娠和产褥期 妊娠期因下肢静脉回流障碍、活动减少、凝血因子（Ⅶ、Ⅷ、Ⅹ、纤维蛋白原和 vWF）水平增高、游离型蛋白 S 水平降低、纤溶功能减弱和获得性抗活化的蛋白 C 症等综合因素致高凝状态，VTE 的发生率是非妊娠妇女的 4 ～ 6 倍，其中，伴有遗传性易栓症、有 VTE 家族史或非妊娠期曾患过 VTE 的孕妇危险性更高。产褥期的 VTE 危险性亦增加，且高于妊娠期。

【临床表现】

易栓症相关的临床表现主要是血栓栓塞（表 7-18-2），但遗传性易栓症尤其是杂合子患者，若不出现与其他易栓症并存的情况，可终生不发生血栓事件。

虽然不同易栓症的血栓类型可能不相同，但总体上以静脉血栓为主，其中以深静脉血栓（DVT）的危害较大，因为血栓若脱落，可引起肺血栓栓塞（PTE），是静脉血栓导致死亡的主要原因。由于 DVT 常发生 PTE，PTE 常源于 DVT，两者关系密切，故一般将两者合称为 VTE。

易栓症也可引起动脉血栓和微血栓形成。动脉血栓包括急性冠脉综合征、脑梗死、周围血管疾病等，特点为发病年龄显著低于普通人群。目前微血栓形成也已列为易栓症的血栓类型，包括弥散性血管内凝血、血栓性血小板减少性紫癜等。

易栓症还可引发产科并发症。反复自然流产或胎死宫内是抗磷脂抗体综合征的主要表现之一。各种遗传性易栓症的孕妇有可能发生流产、宫内发育延迟、严重的先兆子痫和 HELLP 综合征（溶血、肝酶升高、血小板减少综合征）等。

获得性易栓性疾病可有相应疾病的临床表现，而有时医生会因此忽视了血栓栓塞的存在。

表 7-18-2　不同易栓症的血栓类型

以静脉血栓栓塞为主	静脉和（或）动脉血栓栓塞
杂合子因子 V Leiden（FVL）	纯合子遗传性易栓症
杂合子凝血酶原 G20210A 突变（PGM）	高同型半胱氨酸血症
杂合子抗凝血酶缺陷	异常纤维蛋白原血症
杂合子蛋白 C 缺陷	抗磷脂综合征
杂合子蛋白 S 缺陷	骨髓增殖性肿瘤
肿瘤	阵发性睡眠性血红蛋白尿症

【诊断】

1. 易栓症筛查　易栓症的主要血栓栓塞为 VTE，但不建议所有 VTE 患者，更不建议在人群中常规筛查易栓症，仅在特定情况下进行筛查（表 7-18-3）。

表 7-18-3　易栓症筛查建议

筛查遗传性易栓症	筛查获得性易栓症
无诱因 VTE	无诱因 VTE
年龄 < 50 岁发生 VTE	年龄 < 50 岁发生难以解释的动脉血栓
轻微诱因下发生 VTE（如雌激素替代治疗）	年轻的有诱因 VTE
复发性 VTE	少见部位（如门静脉）的血栓
维生素 K 拮抗剂相关皮肤坏死	难以解释的晚期自发性妊娠丢失
新生儿或儿童暴发性紫癜	复发性早期自发性妊娠丢失
有明确的无诱因复发性 VTE 家族史	伴有自身免疫性疾病的血栓或妊娠并发症
作为易栓症患者的无症状亲属面临已知易栓状态（如妊娠）	无症状的孤立性 APTT 延长

2. 遗传性易栓症筛查项目　应包括凝血象（PT、APTT、TT 和纤维蛋白原），抗凝血酶、蛋白 C 和蛋白 S 活性，空腹同型半胱氨酸水平，也可酌情增加凝血因子Ⅷ、Ⅸ、Ⅺ和Ⅻ活性和 vWF 抗原等检测。存在抗凝蛋白活性下降的个体应进行相关抗凝蛋白的抗原和基因的检测。在汉族人群中，不建议把因子 V Leiden 和凝血酶原 G20210A 突变列入筛查的常规项目。

3. 获得性易栓症筛查项目　需考虑的项目包括血常规、外周血细胞形态学、抗磷脂抗体（狼疮抗凝物、抗心磷脂抗体、抗 β2-GP1 抗体等）、D- 二聚体，酌情纳入有关脏器功能检查。对于无诱发因素的 VTE 或血栓性静脉炎患者，建议筛查肿瘤性疾病，包括便潜血试验、盆腔检查、前列腺检查（男性）、痰细胞学、肿瘤标志物检测、腹部和盆腔超声波及 CT、乳腺超声检查或乳腺导管造影术（女性）、胃镜、结肠镜等。

4. 易栓症的血栓危险度分析　每一种遗传性易栓症或获得性易栓症诱发血栓的危险度和血栓复发的危险度不尽相同。遗传性易栓症中抗凝蛋白缺陷症的危险性高于凝血因子缺陷症，纯合突变的危险性高于杂合突变，杂合突变通常是在并发获得性易栓症时才发生血栓事件。通常情况下，仅存在一种较弱的血栓危险因素不引起血栓，但多种血栓危险因素并存时，无论是遗传性易栓症与获得性易栓症并存，还是几种遗传性易栓症或几种获得性易栓症并存，血栓的危险性均成倍增加。因此，易栓症的诊断还应分析血栓栓塞危险度（表7-18-4），区分出血栓高危和低危患者。

5. 静脉或动脉血栓栓塞的诊断　与普通人群相同。

表 7-18-4　常见易栓症的血栓栓塞危险度比较

易栓症	初发 VTE 的相对危险度（绝对年化率）	复发 VTE 的相对危险度	口服避孕药者初发 VTE 的相对危险度（绝对年化率）	雌激素替代治疗者初发 VTE 的相对危险度（绝对年化率）	孕妇初发 VTE 的相对危险度（绝对年化率）
FVL 杂合子	3.48～5.51（0.05%～0.2%）	1.1～1.8	2.47～15.04（0.1%～0.6%）	1.4～13.16（1.6%～5.97%）	8.3（0.8%～4.6%）
FVL 纯合子	6.79～19.29（0.8%）	1.8	—	—	34.4（1.4%～25.8%）
PGM 杂合子	2.25～3.48（0.13%）	0.7～2.3	3.60～8.63	（2.85%）	6.8（0.3%～5.6%）
PGM 纯合子	2.19～20.72	—	—		26（0.2%～78.3%）
FVL 和 PGM 双重杂合子	1.13～5.04（0.42%）	2.7	3.79～76.47（0.17%）	—	（4%）
蛋白 C 缺陷症	10（0.4%～2.3%）	1.8	1.7%～23.9（1.7%～7.1%）	（2.96%）	4.8（0.4%～8.9%）
蛋白 S 缺陷症	9.6（0.7%～3.2%）	1.0	1.4～17.1（1.3%～2.4%）	（2.3%）	3.2（0.2%～14.7%）
抗凝血酶缺陷症	10～30（1.2%～4.4%）	2.6	1.4～115.8（2.5%～5.1%）	（5.73%）	4.7（0.08%～15.8%）
抗磷脂综合征	7	1.5～6.8	0.3～3.1	（1.05～2.63）	15.8
肿瘤	4～20	15.5～38.6	—	—	—

【治疗原则】

遗传性易栓症本身目前尚无有效疗法。纯合子抗凝蛋白缺陷的替代治疗仍处于临床试验阶段。获得性易栓症则可行相应疾病（如肿瘤）的治疗。

易栓症的治疗重点是防治血栓事件，且预防重于治疗。

若仅存在一种危险度较低的易栓症，无论是遗传性还是获得性，一般不引发血栓。因此，避免几种易栓症并存，尤其是避免获得性易栓状态，对于预防血栓事件至关重要。当获得性易栓状态不可避免时，如妊娠、外伤、血栓高危手术、血栓高危内科疾病等，可酌情给予预防性抗血栓治疗。

易栓症一旦发生血栓事件，治疗方法与普通人群相同。VTE 以抗凝治疗为主，其他治疗包括溶栓、血栓去除术、安置静脉滤器等，动脉血栓栓塞的治疗包括抗血小板治疗、溶栓治疗、抗凝治疗、介入治疗等。

（赵永强）

第19章

输血和输血反应

输血（transfusion）作为一种常见的治疗手段，是将血液成分输入机体内，对提高疗效、减少死亡具有重要意义。血液资源必须加以保护，合理应用，避免浪费，杜绝不必要的输血。

按血液的来源将输血分为自体输血（autologous transfusion）和同种异体输血（allogeneic transfusion）。自体输血是指输入患者预先储存的或失血回收的血液，不仅可以节约宝贵的血液资源，还可以避免输血传播疾病和同种异体免疫性输血的不良反应。同种异体输血是输入其他献血员提供的血液或血液成分。

按血液的成分将输血分为全血输注及成分输血。输血治疗发展到今天，全血已很少直接使用，多作为制备成分血的原料。现今提倡成分输血，即把血液中各种细胞成分、血浆和血浆蛋白成分用物理或化学的方法加以分离、提纯，分别制成高浓度、高纯度、低容量的制品，临床根据病情需要，按照缺什么补什么的原则输用，达到治疗患者的目的。成分输血具有疗效好、副作用小、节约血液资源以及便于保存和运输等优点。

【血液及其临床应用】

（一）全血

全血（whole blood，WB）是采用特定的方法，将献血者体内一定量的外周静脉血采集至血袋内，与一定量的保养液混合而成的血液制品。目前临床应用较少。我国规定 200 ml 全血为 1 个单位。60 kg 体重的成人每输入 1 单位全血可提高血红蛋白约 5 g/L。全血的有效成分主要是红细胞、血浆蛋白和部分稳定的凝血因子，其主要功能为提高血液携氧能力、增加血容量。

适用于大量失血及血液置换的患者。不适用于符合成分血输注指征的患者，也不适用于治疗凝血功能障碍、单纯性扩充血容量、促进伤口愈合或是改善人体状态。

（二）红细胞

红细胞制品是采用特定的方法，将全血中大部分血浆分离后由剩余部分制成的红细胞制品。我国规定由 200 ml 全血分离的红细胞为 1 单位。红细胞制品具有提高血液携氧能力、缓解缺氧的作用。适用于改善慢性贫血或急性失血导致的缺氧症状，也可用于血液置换。不适用于药物治疗有效的贫血，不应作为扩充血容量、促进伤口愈合或是改善人体状态的治疗手段。常见红细胞制品的特点及适应证见表 7-19-1。各种血液制品的保存条件见二维码数字资源7-19-1。

1. 悬浮红细胞　为最常用的血液制品。采用特定的方法将采集到血袋内的全血中的大部分血浆分离出后，加入红细胞添加液制成的红细胞制品。

2. 去白细胞悬浮红细胞　是在血液采集后应用白细胞过滤器过滤去除白细胞后制备的红细胞制品。

3. 洗涤红细胞　采用特定的方法将保存期内的全血、悬浮红细胞用大量等渗溶液洗涤，去除几乎所有血浆成分和部分非红细胞成分，并将红细胞悬浮在生理盐水或红细胞添加液中所制成的红细胞制品。

数字资源
7-19-1

4. 冰冻红细胞 采用特定的方法将采集日期 6 日内的红细胞分离出，并将一定浓度和容量的甘油与其混合后，使用速冻设备进行速冻或直接置于－65℃以下保存的红细胞制剂。有效期为自采集之日起 10 年。

5. 辐照红细胞 使用照射强度为 25～30 Gy 的 γ 射线对血液制品进行照射，使血液制品中的 T 淋巴细胞失去活性所制成的成分血。

6. 浓缩红细胞 又称为压积红细胞，采用特定的方法将采集到血袋内全血中的大部分血浆分离出后，剩余部分所制成的红细胞制品。由于浓缩红细胞过于黏稠、临床输注困难、无红细胞保养液，现在采供血机构已较少提供。

表 7-19-1 　常见红细胞制品的特点及适应证

	特点	适应证
悬浮红细胞	血细胞比容适中（0.50～0.65），输注过程较为流畅	①各种急性失血的患者；②各种慢性贫血的患者
去白细胞悬浮红细胞	白细胞清除率和红细胞回收率很高，输血不良反应少	①由于输血产生白细胞抗体，引起发热等输血不良反应的患者；②防止产生白细胞抗体的患者（如器官移植）
洗涤红细胞	已去除 80% 以上白细胞和 99% 血浆，保留至少 70% 红细胞	①对血浆蛋白过敏的患者；② IgA 缺乏的患者；③高钾血症及肝肾功能障碍的患者
冰冻红细胞	保存时间长，解冻、洗涤过程去除了大多数血浆	主要用于稀有血型患者
辐照红细胞	灭活了有免疫活性的淋巴细胞的红细胞制品	免疫功能低下的患者
浓缩红细胞	过于黏稠、临床输注困难、无红细胞保存液	同悬浮红细胞

（三）血浆

用于补充凝血因子，预防或治疗凝血因子缺乏引起的出血。我国规定由 200 ml 全血分离的血浆为 1 单位，又称 100 ml。常见的血浆制品如下：

1. 新鲜冰冻血浆（fresh frozen plasma） 采集后储存于冷藏环境中的全血，根据保养液不同在 6 h 或 8 h 内，将血浆分离出并速冻呈固态的血浆制品。用于需补充全部凝血因子或大面积创伤、烧伤的患者。

2. 冰冻血浆（frozen plasma） 采用特定的方法在全血有效期内将血浆分离出并冰冻呈固态的血浆制品，称为普通冰冻血浆，或从新鲜冰冻血浆中分离出冷沉淀凝血因子后将剩余部分冰冻呈固态的血浆制品，称为去冷沉淀血浆。适用于补充稳定的凝血因子，如凝血因子 Ⅱ、Ⅶ、Ⅸ、Ⅹ 缺乏；或手术、外伤、烧伤、肠梗阻等大出血或血浆大量丢失的患者。

3. 冷沉淀（cryoprecipitate） 采用特定的方法将保存期内的新鲜冰冻血浆在 1～6℃ 融化后，分离出大部分的血浆，并将剩余的冷不溶解物质在 1 h 内速冻呈固态的血浆制品。主要含凝血因子Ⅷ、纤维蛋白原、血管性血友病因子（von willebrand factor，vWF）、纤维结合蛋白、凝血因子Ⅻ等。主要用于血友病 A、纤维蛋白原缺乏症、血管性血友病及凝血因子Ⅻ缺乏症等。

（四）血小板

目前我国常用的血小板有浓缩血小板和单采血小板。浓缩血小板是采集后的全血在室温条件下分离出血小板，并悬浮于一定量血浆内的血小板制品。目前我国规定由 200 ml 全血制备的浓缩血小板为 1 个单位。单采血小板是使用血细胞分离机从单个献血者中分离出血小板并悬浮于血浆内的血小板制品，即为 1 个治疗量。

血小板制品适用于血小板计数减少和（或）功能异常所致的出血，恢复和维持机体的正常止血功能。肝素诱导的血小板减少症、血栓性血小板减少性紫癜、溶血尿毒症综合征均为血小板输注的禁忌证。

血小板输注包括预防性输注和治疗性输注。血小板减少患者的预防性血小板输注指征：血小板计数 < 10×10^9/L 可考虑输注，但对于有合并症、出血高风险的重症患者，输注血小板阈值应适当提高。进行有创性操作前，血小板一般应达到 50×10^9/L 以上。治疗性血小板输注适用于存在活动性出血的血小板减少和（或）功能异常患者。反复、多次输注血小板有介导产生同种免疫性抗体，导致输注无效的风险。

（五）粒细胞

主要有血液成分单采机单采粒细胞和手工制备两种。

适用于中性粒细胞缺乏（中性粒细胞 < 0.5×10^9/L）、经粒细胞集落刺激因子（G-CSF）或粒细胞-巨噬细胞集落刺激因子（GM-CSF）治疗无效、并发严重的细菌感染且抗生素治疗难以控制者，充分权衡利弊后输注。因各种高效抗生素、基因重组造血因子的出现，粒细胞输注的不良反应较多如发热、急性肺损伤、同种抗体产生、输血相关的移植物抗宿主病等，以及现有技术和条件难以获得足够剂量的粒细胞供临床输注，粒细胞输注的方法应用日益减少。

（六）血浆蛋白制品

目前常用的血浆蛋白制品有以下几种。

1. 白蛋白制品（albumin） 是健康供血者混合血浆经灭活病毒、分离纯化制备而成的血浆蛋白制品，为临床常用的血浆容量扩张剂。输注白蛋白的主要作用是提高血浆胶体渗透压，常用于低蛋白血症、扩充血容量、血浆置换等。

2. 免疫球蛋白制品（immunoglobulin，Ig） 免疫球蛋白是机体接受抗原刺激后，由浆细胞产生的一类具有免疫保护作用的蛋白质，免疫球蛋白制品由健康供血者混合血浆经灭活病毒、分离纯化制备而成，主要成分是 IgG。含有广谱抗病毒、细菌或其他病原体的 IgG 抗体，能形成复杂的免疫网络，有免疫替代和免疫调节的双重治疗作用，适用于原发性免疫球蛋白缺乏症、继发性免疫球蛋白缺陷病、自身免疫性疾病。

3. FⅧ浓缩剂 是从健康供血者的新鲜混合血浆中分离、提纯并经病毒灭活的冻干 FⅧ浓缩剂，1 单位相当于 1 ml 新鲜血浆中的 FⅧ含量。浓缩剂也含有血管性血友病因子，不同制剂的含量不同。主要用于血友病 A 的替代治疗，也用于血管性血友病（vWD）、弥散性血管内凝血（disseminated intravascular coagulation，DIC）等的治疗。治疗血友病 A 经静脉输入的剂量计算方法：所需 FⅧ单位（IU）/ 次 = 0.5× 患者体重（kg）×（期望的 FⅧ水平－现有 FⅧ水平）（%）。

4. 凝血酶原复合物（prothrombin complex concentrate，PCC） 是从健康供血者混合血浆中分离、提纯并经病毒灭活制备的富含 FⅡ、FⅦ、FⅨ、FⅩ的冻干制品。主要用于补充以上4 种凝血因子单一或联合缺乏，如血友病 B、肝病出血、维生素 K 缺乏症、DIC 等的治疗。

5. 纤维蛋白原浓缩剂（fibrinogen，Fg） 是从健康供血者混合血浆中分离、提纯并经病毒灭活的纤维蛋白原制品，主要用于纤维蛋白原缺乏、DIC、原发性纤溶症等。

6. 抗凝血酶（antithrombin，AT） 是从健康供血者混合血浆中分离、提纯并经病毒灭活制备而成的血浆蛋白制品。主要用于补充抗凝血酶，如遗传性抗凝血酶缺陷症、各种疾病导致的获得性抗凝血酶缺乏以及围术期深静脉和动脉血栓形成的预防等。

7. 基因重组活化 FⅦ 是采用基因工程技术制备的 FⅦ制品，主要用于治疗遗传性 FⅦ缺陷症、抑制物阳性的血友病 A 和血友病 B、手术大出血、消化道及产后大出血等危重症大出血。

8. 基因重组 FIX　是采用基因工程技术制备的 FIX 制品，主要用于血友病 B 的替代治疗。

9. 基因重组 FVIII　是采用基因工程技术制备的 FVIII 制品，用于血友病 A 的替代治疗。

【 临床用血流程 】

临床用血流程包括：输血申请、受血者血样采集与送检、输血前免疫血液学检查、发血和输血等步骤。

（一）输血申请

决定输血前，经治医师应向患者或其家属说明输同种异体血的不良反应和经血传播疾病的可能性，征得患者或家属的同意，签署《输血治疗同意书》归入病历。申请输血应由具有中级以上专业技术职务任职资格的医师提出申请，按照临床用血申请管理制度核准后送交输血科（血库）备血。

（二）受血者血样采集与送检

确定输血后，医护人员持输血申请单和贴好标签的试管，当面核对患者姓名、性别、年龄、病案号、病室 / 门急诊、床号、血型和诊断，采集血样。标本应直接从静脉中抽取，不得从输液管或输液侧静脉中抽取。

由医护人员或专门人员将受血者血样与输血申请单送交输血科（血库），双方进行逐项核对。

（三）输血前免疫血液学检查

输血科（血库）接到受血者血样与输血申请单后，逐项核对输血申请单、受血者和供血者血样，复查受血者和供血者 ABO 血型，并常规检查患者 Rh（D）血型，正确无误时可进行交叉配血。操作完毕后复核，并填写配血试验结果。

1. 受血者标本的要求　受血者配血试验的血标本必须是输血前 3 天之内的。

2. 受血者和供血者 ABO 和 Rh 定型　用标准的抗 -A 及抗 -B 试剂与被检细胞反应，检测红细胞表面是否存在 A 抗原和（或）B 抗原，称之为正定型；用标准 A 细胞及 B 细胞与被检血浆反应，检测血浆中是否存在抗体，称之为反定型。

用标准的抗 -D 试剂与被检细胞反应，检测红细胞表面是否存在 D 抗原，用于判断 Rh 血型。

3. 不规则抗体的筛选和鉴定　不规则抗体是指抗 -A、抗 -B 以外的红细胞抗体，包括同种抗体和自身抗体。不规则抗体筛选试验是用受检者的血浆与筛选细胞反应，筛查与红细胞反应的血型抗体。筛选试验结果阳性，应进一步做抗体鉴定试验，以确定其特异性。

交叉配血不合，受血者有输血史、妊娠史或短期内需要接受多次输血时，应进行抗体筛选和鉴定，以便及时发现有临床意义的不规则抗体，从而避免输血反应的发生。

4. 交叉配血试验　交叉配血试验包括主侧配血和次侧配血。主侧配血是受血者血浆与供血者红细胞反应，检测受血者体内是否存在针对供血者红细胞的抗体。次侧配血是受血者红细胞与供血者血浆反应，检测供血者体内是否存在针对受血者红细胞的抗体。在配血的任何步骤均不出现溶血或凝集时，方可将供血者的血液成分输给受血者。

（四）发血

配血合格后，由医护人员到输血科（血库）取血。取发血双方共同查对患者姓名、性别、病案号、病室 / 门急诊、床号、血型、血液有效期及配血试验结果，以及保存血的外观等，准确无误时，双方共同签字后方可发出。

血液发出后，受血者和供血者的血样保存于 2 ～ 6℃冰箱，至少 7 天，以便对输血不良反应追查原因。

（五）输血

输血前由两名医护人员核对交叉配血报告单及血袋标签各项内容，检查血袋有无破损渗漏，血液颜色是否正常，准确无误方可输血。

输血时，由两名医护人员共同到患者床旁核对患者姓名、性别、年龄、病案号、病室/门急诊、床号、血型等，确认与配血报告相符，再次核对血液后，用符合标准的输血器进行输血。

取回的血应尽快输用，不得自行贮血。血液内不得加入其他药物，如需稀释只能用静脉注射生理盐水。输血过程中应先慢后快，再根据病情和年龄调整输注速度，并严密观察受血者有无输血反应。

输血完毕，医护人员对有输血反应者应逐项填写患者输血反应回报单，并返还输血科（血库）保存。医护人员将输血记录单（交叉配血报告单）贴在病历中。

【输血不良反应与输血传播疾病】

尽管血液已经过严格的筛查、检测等处理，但仍存在发生输血不良反应和输血传播疾病的风险。所以，必须严格掌握输血的适应证，尽量避免不必要的输血，并依法输血，以减少输血不良反应。

（一）输血不良反应

是指在输血过程中或输血后，受血者出现了不能用原发病解释，并与输血相关的异常表现或疾病。按照发病机制可分为①免疫性反应，如发热性非溶血性输血反应、过敏反应、溶血性输血反应、输血相关性移植物抗宿主病、输血相关性急性肺损伤等；②非免疫性反应，如细菌性输血反应、大量输血的并发症、含铁血黄素沉着症、输血相关性循环超负荷等。

1. 发热性非溶血性输血反应（febrile non-hemolytic transfusion reaction，FNHTR）　为最常见的输血不良反应，是指在输血中或输血后体温升高 ≥ 1℃，并以发热、寒战等为主要临床表现，且能排除溶血、细菌污染、严重过敏等引起发热的一类输血反应。其原因主要为同种免疫反应，即多次输血后，受血者产生抗白细胞和（或）抗血小板的抗体，再次输血时发生抗原抗体反应。症状轻者可予以减慢输血速度观察处理；症状重者，应停止输血，进行物理或药物降温处理。输注去除白细胞的血液制品可有效预防该反应的发生。

2. 过敏反应　常见的输血反应，表现为皮肤瘙痒或荨麻疹，重者出现血管神经性水肿、喉头痉挛、支气管痉挛、呼吸困难、过敏性休克等。与输注成分中的血浆蛋白有关，常发生于有过敏体质、IgA 缺陷、多次输血后产生抗血清球蛋白抗体的患者。根据患者病情的程度予减慢或停止输血，给予抗组胺药、肾上腺素皮下注射、应用糖皮质激素等治疗。有喉头水肿及休克者，应积极抢救。输血前可用抗组胺药或糖皮质激素进行预防，必要时输注洗涤红细胞。

3. 溶血性输血反应（hemolytic transfusion reaction，HTR）　是指输入的红细胞（少数为受血者的红细胞）在受血者体内发生异常破坏引起的反应。发生率低，但危险性大，尤其是急性溶血性输血反应，死亡率高。急性溶血性输血反应主要是由 ABO 血型系统不相容输血引起，可表现为寒战、发热、气促、心悸、血红蛋白尿、腰背痛、血压下降等休克表现，急性溶血及导致红细胞破坏的免疫复合物可引起肾功能损害和急性肾衰竭，大量红细胞破坏释放出的内容物可激活凝血系统引起 DIC。发生急性溶血性输血反应时，应立即停止输血，送标本进行血型及溶血的有关检验；保持静脉通道通畅，严密监测体温、脉搏、呼吸、血压、肝肾功能、水电解质平衡及凝血的各项指标；应用糖皮质激素，积极抢救休克，防治急性肾衰竭和 DIC 等。慢性溶血性输血反应又称为迟发型溶血性输血反应，多由 Rh 等血型系统抗体引起，所致溶血多为血管外溶血，表现为输血数日后出现黄疸、尿色深，网织红细胞可增高，直接 Coombs 试验可阳性；多数症状较轻，可不必特殊处理，重者处理基本同急性溶血性输血反应。预防的关键在于严格而准确地进行输血相容性检测。

4. 输血相关性移植物抗宿主病（transfusion-associated graft versus host disease，TA-GVHD）　最严重的并发症之一，是指受血者输入含有供血者免疫活性淋巴细胞的血液成分后，不被受血者免疫系统识别和排斥，供血者淋巴细胞在受血者体内植活，增殖并攻击破坏受血者体内的组织器官及造血系统，是致命的免疫性输血并发症。有免疫缺陷的受血者（如接受放化疗、移植治疗及有免疫缺陷的患者）或接受近亲新鲜血的受血者，输注含有淋巴细胞的血液制品时，可能发生 TA-GVHD。一般在输血后 10 ～ 14 天起病，临床症状极不典型，缺乏特异性，主要受损的靶器官包括皮肤、肝、胃肠道和骨髓。治疗效果差，死亡率高。目前最有效的预防方法是应用 γ 射线辐照血液制品。

5. 输血相关性急性肺损伤（transfusion related acute lung injury，TRALI）　是指从开始输注血液制品到完毕后 2 ～ 6 h 内，由于输入含有与受血者 HLA 相应的抗 -HLA 或人类粒细胞抗原（HNA）相应的抗 -HNA 的血液成分，发生抗原抗体反应，导致突然发生的急性呼吸功能不全或非心源性肺水肿。TRALI 是输血引起死亡的最常见原因，其肺损伤为可逆性。急性呼吸困难、低氧血症、非心源性肺水肿、重度的低血压和发热组成 TRALI 的五联征。多于发生后 48 ～ 96 h 内缓解、肺功能完全恢复。发生后立即停止输血，以支持治疗为主。预防关键在于识别高危患者，多次妊娠女性不宜作为献血员。

6. 细菌性输血反应　是因血液被假单胞菌等细菌污染而造成的严重输血反应。血液的采集、制备、保存和输注等环节都可发生细菌污染。血小板因保存温度（20 ～ 24℃）适合细菌生长，易被污染。临床表现因污染细菌的种类、进入人体的细菌数量、患者的原发病及免疫功能状况而异。输入受革兰氏阴性杆菌污染的血液，在输血 30 min 后出现症状，主要包括寒战、高热、呕吐、腹痛、腹泻及内毒素所致的休克和 DIC，往往难以纠正。应立即停止输血，做病原微生物检查，联用大剂量广谱抗生素，治疗并发症。在血液采集、制备、保存和输注等各个环节严格无菌操作，可减少该不良反应的发生。

7. 大量输血的并发症　大量输血是指 24 h 内输注血液量达到患者自身总血容量以上或 3 h 内输注血液量达到患者自身总血量的 50% 以上或 1 h 内输入多于 4 单位红细胞制品。大量输血的死亡三联症包括酸中毒、低体温和凝血功能紊乱，还会引起循环超负荷、血钾水平改变、高血氨、枸橼酸盐中毒、肺微血管栓塞等。采取正确的输注方案可以降低死亡三联症的发生，出现症状应及时对症治疗。

8. 含铁血黄素沉着症　是由于长期反复输红细胞使体内铁负荷过重引起的血色病。过多的铁沉积在心、肝、内分泌腺（尤其为甲状旁腺、垂体和胰腺）等重要器官，引起这些器官的功能障碍。有铁负荷过重时应用去铁胺等铁螯合剂治疗。应严格掌握输血适应证进行预防。

（二）输血传播疾病

输血传播疾病是指输入携带病原体的血液制品而感染的疾病。输血可以引起多种病原体感染，尤其是病毒感染，如病毒性肝炎、获得性免疫缺陷综合征、巨细胞病毒感染、EB 病毒感染、人类 T 淋巴细胞病毒 I 型感染等，亦可传播梅毒、疟疾等。其中最重要的是艾滋病、乙型肝炎、丙型肝炎和梅毒感染。严格掌握输血适应证，使用高敏感性的检测方法，对血液制品进行病毒灭活处理等，可减少输血传播疾病的发生。

输血的目的是通过补充或改善血液成分的丢失、缺乏或过多破坏，以恢复和维持正常的血液功能。虽然输血是临床上重要的治疗方法之一，但输血可引起许多并发症，有的甚至是致命性的。因此，严格掌握输血适应证，避免不必要输血，认真执行临床用血的各项法律法规，是减少输血不良反应和输血传播疾病的必要保证。

（刘开彦）

造血干细胞移植

造血干细胞移植（hematopoietic stem cell transplantation，HSCT）是给予患者大剂量放化疗及免疫抑制预处理，清除异常造血及异常的免疫系统后，将自体或异体的造血干细胞移植给患者，重建正常造血和免疫系统的一种治疗方法。自 1959 年美国 E.D.Thomas 施行全球首例骨髓移植后，经 50 余年的发展，HSCT 已成为治疗恶性血液病、骨髓衰竭性疾病、部分先天性及代谢性疾病的有效乃至根治的唯一手段。我国陆道培院士在 1964 年成功完成国内首例同基因 HSCT 治疗再生障碍性贫血；自 2000 年成功开展第一例 HLA 单倍型相合 HSCT 以来，在北京大学血液病研究所黄晓军的领导下，中国在 HLA 单倍型相合 HSCT 领域取得长足的进展，进入"人人都有供者的时代"，极大提高了中国在 HSCT 领域的话语权。

【分类】

HSCT 类型主要根据造血干细胞的来源、免疫遗传学、供受者的血缘关系及人类白细胞抗原（HLA）匹配程度等进行分类（表 7-20-1）。

表 7-20-1　造血干细胞移植分类

来源	免疫遗传学	血缘关系	HLA 匹配程度
骨髓移植（BMT）	自体（auto）	血缘性	HLA 全相合
外周血干细胞移植（PBSCT）	同基因（syn）	非血缘性	HLA 单体型相合
脐血移植（UCBT）	异基因（allo）	—	

在异基因 HSCT 供者选择上，首选同基因 HLA 全相合亲缘供者，次选异基因 HLA 全相合亲缘供者或非血缘 HLA 全相合供者。近年来随着 HLA 单倍型相合 HSCT 技术的发展，在急性白血病和再生障碍性贫血的移植中，已取得与 HLA 全相合 HSCT 相当或更好的疗效；由于具有可选择最佳供者、方便获得合适数量和质量的移植物以及可随时获得供者细胞用于各种细胞治疗等优点，HLA 单倍型相合 HSCT 在异基因 HSCT 中的比例越来越高。

【适应证】

HSCT 适应证的含义并非局限于疾病或者供者来源的划分与界定，而需考虑在一个特定的病例中，依据疾病种类、疾病预后危险分层、供者来源、移植中心水平等因素，权衡特定的时间内进行移植是否优于其他非移植治疗措施。目前造血干细胞移植广泛应用于恶性血液 / 淋巴系统肿瘤、非恶性血液病、遗传代谢性疾病、免疫缺陷病、某些实体瘤和急性放射病等。

【造血干细胞采集和保存】

1. 骨髓采集　　allo-HSCT 供者采髓前需体检证明健康无传染病。自体骨髓采集的前提是血液系统恶性疾病已取得完全缓解或实体肿瘤未累及骨髓。采集骨髓多在手术室麻醉下进行。采集骨髓时严格无菌操作，对供（患）者行硬膜外麻醉或全身麻醉，在髂后必要时联合髂前上棘多点穿刺采集。采出的骨髓收集在含肝素抗凝的组织保养液中，去除凝块、脂肪滴，以避免输注时引起栓塞。当供受者之间 ABO 血型主要不合时，需去除供者骨髓中的红细胞才可回输。供受者之间 ABO 血型次要不合时，当供者体内抗体滴度＞1∶256 时，则应去除供者骨髓中血浆；若滴度低于＞1∶256 则可不做处理。采髓总量 allo-HSCT 至少单个核细胞计数（2～4）×10^8/kg 受者体重；auto-HSCT 视骨髓进行体外处理而异，不加处理者采集 1×10^8/kg 即可，而分离冻存或体外净化处理者需（2～3）×10^8/kg。

2. 外周血干细胞采集　采集前需动员，动员的方案有三种：①单独使用造血生长因子如 G-CSF；②骨髓抑制性化疗；③骨髓抑制性化疗和造血生长因子联合应用。allo-HSCT 供者为健康者，动员仅采用造血生长因子，如 G-CSF 5～10 μg/（kg·d），第 4 和 5 天开始采集。自体移植多采用骨髓抑制性化疗和造血生长因子联合应用动员。G-CSF 或 GM-CSF 5～8 μg/（kg·d）自化疗结束后第 1 天或第 5 天开始，连续应用至采集结束；外周血 WBC 或血小板快速恢复或 CD34＋细胞＞20×10^6/L 时采集。目前常用连续血流分离模式的自动血细胞分离机采集，安全、副作用小。

allo-HSCT 时采集的骨髓/外周血干细胞不需保存，采集、处理后即可输注。自体骨髓、外周血干细胞或脐血在 4℃保存不超过 60～72 h。加入冷冻保护剂，程控降温置于液氮（-196℃）中可长期保存。

【预处理方案】

预处理（conditioning regimen）是指输注干细胞之前对患者进行的化疗和（或）放疗。其目的：①为移植细胞的植入腾出空间；②清除体内的瘤细胞或异常细胞；③破坏患者的免疫系统。预处理方案中主要考虑疾病对药物和射线敏感性和髓外毒性两方面，根据疾病和患者一般状况设计，组合及剂量应注意放化疗的非血液限制性毒性和避免各脏器毒性的重叠。目前所用的预处理方案可分为清髓性和减低预处理强度两大类。

清髓性预处理是最常用的方案，又可分含全身照射（TBI）和不含 TBI 的方案。大多数患者尤其是相对年轻的恶性病患者常采用清髓性预处理。TBI 具有强烈的免疫抑制作用，且随着 TBI 剂量增加对造血系统恶性肿瘤细胞特别是淋巴肿瘤细胞的杀伤力显著增加；同时 TBI 和化疗间无交叉耐药性。照射总剂量和剂量率与 TBI 的毒性相关。由于 TBI 的近期和远期毒副作用均较大，以药物替代 TBI 的联合化疗预处理也得到广泛应用。TBI 以及最常用的替代药物白消安（Bu）联合大剂量环磷酰胺（Cy）组成的 Cy-TBI 和 Bu-Cy2 方案迄今仍被认为是标准的经典预处理方案。

减低预处理强度与清髓性预处理相比，放化疗细胞毒剂量较小，而联合一些免疫抑制作用强的药物。最佳的组合目前尚未确定，多数应用氟达拉滨，在其基础上联合 Cy± 抗胸腺细胞球蛋白（ATG）或减低剂量的 Bu/ 美法仑（Mel）/Ara-C 或小剂量 TBI。该预处理方案主要适用于：①疾病进展缓慢、肿瘤负荷相对小，且对移植物抗白血病效应（graft versus leukemia，GVL）较敏感、年龄较大的或伴有较严重共患病的不适合清髓性预处理的患者；②移植后复发而进行二次移植者；③非恶性病不需要清髓性移植者。

【移植物的植入证据】

干细胞植活的直接证据包括：①出现供者的性染色体、供者 DNA 可变重复序列或 DNA 片段多态性分析与供者一致；②出现供者 HLA 抗原、红细胞抗原或同工酶；③受者血型转为供者血型。间接证据：①出现 GVHD；②原发病缓解。同基因或自体移植缺乏移植成功的直接证据，造血恢复可认为移植成功。

【并发症预防与治疗】

（一）移植物抗宿主病

移植物抗宿主病（graft versus host disease，GVHD）是多系统疾病，指 allo-HSCT 的患者在免疫重建过程中，来源于供者的淋巴细胞攻击受者脏器的临床病理综合征，是 allo-HSCT 后常见和主要并发症，也是 allo-HSCT 后主要的死亡原因。分为急性和慢性 GVHD 两种。

1. 急性 GVHD（acute graft versus host disease，aGVHD）　aGVHD 发生于移植后 100 天之内。aGVHD 的发生必须具备以下三个条件：①移植物中含有免疫活性细胞，即成熟的 T 细胞；②受者表达供者所没有的组织抗原，主要是白细胞抗原 HLA；受者免疫系统不能产生有效的免疫反应破坏／排斥移植物。在 aGVHD 的发生过程中，各种细胞因子起到关键作用；已经证实的与 aGVHD 发病相关的因素包括 HLA 匹配程度、移植 T 细胞的类型特性及数量、免疫细胞的抗原性等，同时供受者性别、年龄、预处理方案和 aGVHD 预防方案等因素对其也有影响。

aGVHD 的主要靶器官为皮肤、肝和消化系统。可表现为斑丘疹、红皮样皮损，恶心、呕吐、厌食、腹泻、肠梗阻或胆汁淤积性肝炎。目前临床评估 aGVHD 轻重程度多采用美国西雅图 Fred Hutchinson 肿瘤所 Glucksberg 等提出的分级／分度标准，主要依据皮肤、肝及胃肠道三方面症状的轻重进行评估。

aGVHD 重在预防，预防主要通过对受者应用免疫抑制治疗和体内或体外去除移植物中 T 细胞来实现。临床应用的免疫抑制药物主要有特异性的 T 细胞免疫抑制剂如环孢素 A（CsA）、他克莫司（FK506）、霉酚酸酯（MMF）等和非特异性的免疫抑制剂如糖皮质激素、甲氨蝶呤（MTX）等。CsA 联合短疗程 MTX 是 HLA 全相合 allo-HSCT 预防 aGVHD 的经典方案。FK506 结构虽与 CsA 不同，但作用机制相似，临床应用中取代 CsA 也取得较满意的效果。随着无血缘供者和 HLA 单倍型相合供者 allo-HSCT 的开展，联合 MMF 或抗胸腺细胞球蛋白（ATG）或氟达拉滨或抗 CD52 单克隆抗体等在预处理或预防 aGVHD 方案中较广泛地应用，显示降低 aGVHD 的发生率。北京大学血液病研究所采用独创的供受者同时诱导免疫耐受，联合使用 G-CSF 动员的外周血干细胞（PBSC）和骨髓（BM），预处理过程中加用 ATG 体内去 T 细胞等措施，很好地解决了 HLA 单倍型相合移植的 GVHD 问题；国外学者采用移植后应用环磷酰胺预防 HLA 单体型相合移植 aGVHD 的方案，也取得不错的疗效。另一方面，目前临床上主要应用 CD34 ＋细胞分选和 T 细胞抗体等方法体外去除移植物中的 T 细胞。已证实体外去除移植物中的 T 细胞可有效预防 aGVHD，但缺点是影响细胞植入导致排斥率增高、免疫重建延迟。近期发展的趋势在于研究去除 T 细胞中的某些亚群，以期达到既预防 aGVHD，又保留移植物抗肿瘤效应，使得排斥率和复发率不增高的目的。

早期识别和正确诊断是 aGVHD 治疗成功的关键，应重视一线、二线和三线治疗方案分层规范、经验治疗过程中不断评估病情并复核诊断。其临床转归取决于严重分级程度和对治疗的反应。甲泼尼龙（MP）1 ～ 2 mg/（kg·d）仍是治疗 aGVHD 的首选药物，对于 2 ～ 4 级的 aGVHD 完全反应率只有 25% ～ 40%。对皮质激素无效或依赖的患者，二线治疗选择包括 MP（2 ～ 5 mg/kg）、换用未预防使用的其他免疫抑制剂如 FK506/MMF/ 西罗莫司等，以及抗 IL-2 受体（CD25）或 TNF-α 或 CD52 或 CD147 或 CD3 单克隆抗体、喷司他汀、间充质干细胞和体外光化学疗法等新型治疗。二线治疗虽可获得 35% ～ 70% 的完全或部分反应率，但部分患者会死于 GVHD 复发或继发严重感染。

2. 慢性 GVHD（chronic graft versus host disease，cGVHD）　cGVHD 发生于移植后 100 天之后，包括经典 GVHD（cGVHD）以及急慢性 GVHD 综合征。cGVHD 的发病机制尚不十分清楚，目前认为自体 T 细胞同种或自身免疫反应在其中起到主导作用。预处理或 aGVHD 等损伤了宿主的胸腺，自体反应性 T 细胞逃避了阴性选择，使得供者 CD4 ＋ T 细胞发挥 Th2 免疫反应，辅助宿主 B 细胞合成自身抗体，与自身抗原结合后造成组织的损伤。

cGVHD 常累及的器官有皮肤、肝、眼、口腔、肺、胃肠道和神经肌肉等，出现相应组织和器官的临床表现。根据病变范围将 cGVHD 分为局限型和广泛型。

泼尼松联合 CsA 是治疗 cGVHD 的首选治疗，常用的二线药物有 FK506、MMF、西罗莫司、小剂量 MTX、沙利度胺、硫唑嘌呤等。也有报道应用抗 TNF 单克隆抗体、抗 IL-2 受体单克隆抗体和抗 CD20 单克隆抗体（利妥昔单抗）及间充质干细胞等治疗广泛性 cGVHD 取得满意的疗效。

（二）感染

严重感染是移植后死亡的最主要原因之一，allo-HSCT 发生率显著高于 auto-HSCT，尤其是并发严重 GVHD 时，在加强免疫抑制治疗的同时应重视防治感染。

感染的病原菌在移植后早期（1 个月内）最常见的为细菌、真菌（特别是念珠菌）及单纯疱疹病毒；中期（移植后 1 ～ 3 个月）造血功能虽已基本恢复，但细胞和体液功能未恢复，感染仍多见，常见的病原体为巨细胞病毒（CMV）及其他病毒、细菌、真菌（特别是曲霉菌）和卡氏肺孢子虫；而在晚期（移植后 3 个月后），随着免疫功能的逐渐恢复，感染特别是严重细菌、真菌感染明显减少，相对较多出现的是带状疱疹病毒和其他疱疹病毒感染。

CMV 是异基因移植后最重要的病毒性感染病原之一。异基因移植需在移植后监测 CMV 抗原血症，一旦出现即应进行抢先治疗以减少 CMV 感染性疾病的发生。CMV 感染性疾病可表现为间质性肺炎、肠炎、肝炎和视网膜炎等。间质性肺炎起病急、进展快，表现为发热和低氧血症，胸部影像学呈弥漫性间质改变，必须在氧疗的同时进行抗病毒治疗。抗 CMV 药物首选更昔洛韦，如无效或者造血重建不良，可选用膦甲酸钠（可耐）或西多福韦，静脉用丙种球蛋白与抗病毒药具有协同作用，可短期内联合应用。抗病毒疗程分为诱导期和维持期，一般 4 ～ 6 周甚至更长。CMV 特异性杀伤淋巴细胞（CTL）对难治性 CMV 血症有肯定疗效。

EB 病毒感染是 allo-HSCT 另一种常见的病毒感染。可表现为病毒血症和 EBV 相关性疾病。EBV 感染性疾病可表现为肺炎、肝炎、脑炎或淋巴组织增生性疾病（lymphoproliferative disease，LPD）。EBV 病毒血症无明显临床表现，经调整免疫抑制剂及抗病毒治疗后可转为阴性。EBV 感染性疾病多数伴有发热、淋巴结肿大，如累及组织器官可出现腹泻、黄疸，呼吸困难及神经系统症状等表现。LPD 通常起病急，临床表现多样，进展快，死亡率高。EBV 感染性疾病的诊断依据临床表现、实验室检查和组织病理学相结合。诊断要点包括：①不明原因的发热，抗感染无效；②淋巴结肿大或肝脾大等组织器官累及的表现；③血液 EBV-DNA 负荷增高；④组织病理是确证 EBV 感染性疾病的金标准。移植后应监测 EBV-DNA 的负荷情况。目前推荐 EBV 感染性疾病的一线治疗方案为：①利妥昔单抗（375 mg/m^2，每周一次）；②条件允许可减免疫抑制剂；③ EBV 特异性 CTL；④供者淋巴细胞输注。EBV 感染性疾病早期诊断和抢先治疗多数预后良好，否则进展为多器官衰竭则死亡率高达 90%。

侵袭性真菌病（IFD）是 HSCT 后常见的感染性并发症之一，国内外流行病学研究显示念珠菌和曲霉菌是血液病患者 IFD 最常见致病菌。HSCT 合并 IFD 对患者生存具有显著影响，确诊和临床诊断 IFD 的病死率高达 22% ～ 30%，是重要的致死性感染性疾病。IFD 临床诊断标准根据侵袭性真菌病的危险因素、临床和微生物学证据的可靠性分为以下诊断级别：确诊、临床诊断和拟诊。影像学检查和微生物学检查是 IFD 诊断的重要手段。真菌抗原检测，包括 1-3-β -D- 葡聚糖试验（G 试验）和半乳甘露聚糖试验（GM 试验）被推荐作为 IFD 早期诊断的重要筛选指标。对于具有高危因素患者，应在出现临床感染症状前预先应用抗真菌药物预防 IFD 发生。预防治疗疗程推荐在预处理开始时进行，持续至 IFD 高危因素的改善或消除。因此 auto-HSCT 预防治疗覆盖粒细胞缺乏期即可，而 allo-HSCT 一般至少覆盖移植后 3 个月。

【移植疗效】

（一）急性髓细胞性白血病（AML）

（1）接受 HLA 全相合同胞供者 allo-HSCT 的 AML 患者其年龄在逐步增大，无白血病生存率也在不断提高，研究报道能达到 55%～60%。

（2）非血缘供者 allo-HSCT 主要适用于缺乏同胞供者的中高危 AML 患者，其疗效接近同胞供者移植并显著优于大剂量化疗。欧洲血液和骨髓移植组的资料显示 AML 患者接受同胞供者移植和非血缘供者移植的 3 年总体生存率分别为 47% 和 46%，两者疗效相当。

（3）近年来 HLA 单体型相合移植的广泛开展结束了供者来源缺乏的时代，亲属 HLA 单体型相合供者成为造血干细胞的重要来源。北京大学血液病研究所报道 HLA 单体型相合移植可以取得与 HLA 全相合同胞供者移植相当的无白血病生存和总体生存率。

（4）非血缘脐血细胞移植具有 HLA 相容性要求较低、能够快速获得干细胞而实施移植、对供者无风险等优势。2004 年的一项大型回顾性研究报道应用非血缘脐血细胞移植治疗成人 AML 患者取得了较好的疗效。

（二）急性淋巴细胞白血病（ALL）

目前，allo-HSCT 仍是成人 ALL，尤其是高危患者的首选疗法。欧洲血液和骨髓移植组的资料显示成人 ALL-CR1 期接受 HLA 全相合 allo-HSCT 的总体生存率约为 50%，复发率为 25%～30%。在前酪氨酸激酶抑制剂时代，Ph 阳性 ALL 患者接受 allo-HSCT 的 2 年和 3 年总体生存率分别达到 40～50% 和 36%～44%。自从酪氨酸激酶抑制剂（如伊马替尼）被引入治疗方案以来，Ph 阳性 ALL 疗效得到明显改善。日本的一项研究结果显示在诱导及强化阶段使用伊马替尼能显著提高 allo-HSCT 的疗效，其 3 年总体生存率和无病生存率分别达到 65% 和 44%。

（三）骨髓增生异常综合征（MDS）

HLA 全相全同胞（同胞相合）供者仍是 MDS 移植的首选供者，但许多研究报道证实非血缘供者移植可以取得与同胞相合移植相近的疗效。根据 CIBMTR 于 2010 年总结的 1998—2008 年移植资料显示，＜20 岁处于疾病早期的 MDS 患者接受同胞相合移植其 3 年生存率为 65%，而接受非血缘移植的 3 年生存率为 63%；≥20 岁处于疾病早期的 MDS 患者接受同胞相合移植其 3 年生存率为 50%，而接受非血缘移植的 3 年生存率为 44%。但随着 HLA 单倍体相合 HSCT 技术体系的显著进步和广泛应用，HLA 单倍体供者移植在 MDS 中取得了公认疗效。国内对 454 名 MDS 移植患者的分析显示 HLA 3/6 单倍体移植、HLA 4-5/6 单倍体移植及同胞相合移植的 4 年总体生存率分别为 58%、63% 和 73%，HLA 位点不合程度对 HLA 单倍体移植患者的生存率无显著影响。

（四）恶性淋巴瘤

（1）对于霍奇金淋巴瘤患者，当前绝大多数中心自体 HSCT 早期死亡率不到 5%，而复发率接近 40%～50%。由于 GVHD 和其他早期死亡原因，HSCT 通常不作为一线推荐。

（2）对于经二线化疗取得疗效的复发或耐药弥漫大 B 细胞淋巴瘤患者，自体 HSCT 相比单纯化疗具有更高的生存率。因此，建议二线方案化疗后获得部分缓解以上疗效的患者进行自体 HSCT，化疗敏感但干细胞动员失败患者则可考虑异基因 HSCT。

（3）对于年轻、健康的套细胞淋巴瘤患者，建议在常规化疗（如 R-CHOP）后行高剂量化疗和自体 HSCT。然而目前自体 HSCT 与单纯联合化疗相比并未延长总体生存期，并不能治愈进展性套细胞淋巴瘤，大多数患者表现为晚期复发。

（五）多发性骨髓瘤（MM）

适合移植患者在诱导治疗后序贯进行自体 HSCT 已成为 MM 的标准治疗模式。在北美及欧洲地区，MM 已成为自体 HSCT 的首要适应证，而我国目前行自体 HSCT 的 MM 患者数量远低于欧美地区。国外研究报道显示以来那度胺、硼替佐米为基础的诱导方案联合自体 HSCT 治疗 MM 的中位无疾病进展生存期为 22 ～ 38 个月。

【移植后复发】

同类疾病及病期的情况下，allo-HSCT 复发率低于同基因移植或自体移植。疾病进展期、未缓解或复发状态接受异基因移植的复发率可高达 50% 以上。不同疾病的复发概率依次为 ALL ＞ AML ＞ CML。与复发相关的因素有：疾病危险度分层、移植时疾病状态、是否去除细胞、移植后是否发生 cGVHD 等。移植后复发的预后差。临床治疗措施有减停免疫抑制、再次化疗、靶向药物、供者淋巴细胞输注（DLI）、干扰素、免疫治疗、二次移植等，但疗效均有限。目前，DLI 等免疫治疗是治疗复发的重要手段。目前有报道，采用 G-CSF 动员的外周血细胞成分输注及之后短程应用免疫抑制剂的方法有效地实现了降低 GVHD 风险而不影响 GVL 作用。这一改良的 DLI 体系克服了传统 DLI 方法的局限，疗效及安全性有了显著提高，不仅可用于恶性血液病移植后复发的治疗，而且可用于移植后微小残留病灶（MRD）阳性患者的复发干预以及移植前处于难治 / 复发状态的患者移植后复发的预防。移植后 MRD 监测技术可以识别复发高危患者，对此类患者采用改良 DLI 干预可以有效降低复发率，提高整体生存率。对于特殊类型白血病，结合靶向药或新药可防治移植后复发。

（黄晓军）

血液病并发感染

第 1 节　概　述

感染是血液系统疾病最常见的并发症，也是导致血液病患者死亡的主要原因之一。尤其是接受放化疗、造血干细胞移植（hematopoietic stem cell transplantation，HSCT）和免疫抑制剂治疗的患者，常常出现白细胞减少甚至严重的中性粒细胞缺乏，加之疾病本身或相关治疗导致的机体免疫功能低下，此类患者极易并发各种类型的感染，其中不乏重症致命的感染。近年来，随着对感染性疾病发病机制研究不断深入、新的诊断方法和新型抗感染药物不断涌现及感染规范预防和治疗措施的广泛实施，使得感染控制进步显著，改善了血液病患者的生存。然而，感染病原体流行病学的变迁、抗感染药物耐药问题日趋严重、新型分子靶向药物及免疫治疗〔包括布鲁顿氏酪氨酸激酶（Bruton's tyrosine kinase，BTK）抑制剂、嵌合抗原受体 T 细胞免疫疗法（chimeric antigen receptor T-cell immunotherapy，CAR-T）、双特异性抗体等〕应用及替代供者 HSCT 数量激增，都对血液病并发感染的管理提出了新的挑战。

【感染的分类】

1. 细菌感染　主要是由于中性粒细胞减少和黏膜屏障的损伤导致机体对细菌易感性增加。中性粒细胞绝对计数（absolute neutrophil count，ANC）低于 1.0×10^9/L 时细菌感染的风险增加，中性粒细胞缺乏（简称粒缺，ANC < 0.5×10^9/L）时感染风险很大，重度粒缺（ANC < 0.1×10^9/L）时易发生危及生命的感染。此外，感染的风险与粒缺持续的时间和免疫功能低下的程度也密切相关。

2. 侵袭性真菌病（invasive fungal disease，IFD）　系指真菌侵入人体，在组织、器官或血液中生长、繁殖，并导致炎症反应和组织损伤的疾病。IFD 包括深部组织真菌感染和真菌血症。临床上主要的致病真菌为酵母菌和霉菌。酵母菌的代表为假丝酵母菌属（念珠菌）和隐球菌属，霉菌的代表为曲霉菌属。血液病患者 IFD 危险因素包括：①疾病因素：MDS/AML 等基础疾病、血液恶性肿瘤复发或未缓解；②治疗相关因素：异基因 HSCT、治疗后出现粒缺和粒缺时间持续 > 10 天、应用免疫抑制剂、接受肿瘤分子靶向药物（如 BTK 抑制剂）治疗等；③患者合并症：糖尿病、呼吸道基础疾病、既往真菌感染病史等；④环境因素：未在全环境保护条件下接受化疗和（或）HSCT、接受治疗医院存在建筑工地等。

3. 病毒感染　包括原发性病毒感染和潜伏病毒再激活。由于淋巴细胞减少、T 细胞功能受损、T 细胞耗竭或 B 细胞耗竭导致免疫功能低下，使得机体对病毒易感或潜伏病毒再激活。病毒按核酸类型可分为 RNA 病毒和 DNA 病毒（表 7-21-1）。前者多为社区获得性呼吸道病毒（community-acquired respiratory virus，CARV），具有季节性流行的特征；而后者多为潜伏病毒，在宿主免疫功能低下时发生潜伏病毒再激活。

4. 其他病原体感染　非典型病原体（肺炎支原体、肺炎衣原体、嗜肺军团菌等）感染常见。其他感染病原体包括耶氏肺孢子菌、结核分枝杆菌、非结核分枝杆菌和寄生虫等。

表 7-21-1　常见病毒感染的病原体与分类

核酸	病毒科	基因组类型	致病病毒
RNA	小核糖核酸	RNA	肠道病毒
	披膜病毒	RNA	风疹病毒
	呼肠病毒	RNA	轮状病毒
	正黏病毒	RNA	流感病毒
	副黏病毒	RNA	副流感病毒、呼吸道合胞病毒
	冠状病毒	RNA	冠状病毒
DNA	细小病毒	单链 DNA	B19
	腺病毒	双链 DNA	腺病毒
	疱疹病毒	双链 DNA	CMV、EBV、VZV、HSV
	嗜肝病毒	双链 DNA	HBV
	多瘤病毒	双链 DNA	BK 病毒、JC 病毒

注：CMV，巨细胞病毒；EBV，EB 病毒；VZV，水痘-带状疱疹病毒；HSV，单纯疱疹病毒；HBV，乙型肝炎病毒

【流行病学】

几乎所有的血液肿瘤患者在发病时和（或）治疗过程中都曾发生过感染，感染发生率因患者年龄、原发疾病、合并的基础疾病和治疗措施等不同而存在差异。

1. 细菌感染　是血液病患者最常见的感染，可发生在原发疾病初诊时，更多是原发疾病治疗后粒缺期间。粒缺期间条件致病菌导致的机会感染特别常见，往往是院内感染。革兰氏阴性菌是最常见的病原菌，占 50% 以上，也是造成死亡的主要原因。最常见的革兰氏阴性菌包括大肠埃希菌、肺炎克雷伯菌、铜绿假单胞菌等。最常见的革兰氏阳性菌包括肠球菌、链球菌属、金黄色葡萄球菌和凝固酶阴性葡萄球菌等。病原菌谱因感染部位和危险因素不同存在差异。病原菌主要通过呼吸道、损伤的皮肤/胃肠道黏膜和中心静脉导管进入机体。约 20% 的粒缺伴发热患者发生血流感染，相关病死率达 7.1% ～ 42%。近年来，抗菌药物耐药形势日益严重，如产超广谱 β-内酰胺酶（extended-spectrum blactamase，ESBL）革兰氏阴性菌、碳青霉烯类抗生素耐药的肠杆菌科细菌（carbapenem-resisitant enterobacteriaceae，CRE）、多药耐药菌、耐甲氧西林金黄色葡萄球菌（methicillin-resistant Staphylococcus aureus，MRSA）和耐万古霉素肠球菌（vancomycin-resistant enterococcus，VRE）等。与欧美国家相比，我国整体人群 CRE 感染的发生率相对高且呈逐年增加趋势，中国细菌耐药监测网（China Antimicrobial Surveillance Network，CHINET）资料显示 2014 年为 12.5%，2016 年为 22.9%，2019 年则升至 26.8%，是目前面临的重大挑战。此外，血液病患者社区获得性感染发病率明显高于正常人群，病死率远高于正常人群。常见的致病菌包括肺炎链球菌、流感嗜血杆菌、肺炎克雷伯菌和金黄色葡萄球菌等。

2. IFD　主要发生在血液病患者治疗后出现粒缺和应用免疫抑制剂期间。近年来肿瘤分子靶向药物治疗的应用也导致 IFD 风险的增高，尤其是 BTK 抑制剂。IFD 是血液肿瘤患者死亡原因之一。国内多中心研究数据显示血液肿瘤接受化疗期间确诊和临床诊断 IFD 患者死亡率为 11.7%，HSCT 后死亡病例中 18.6% 与 IFD 相关。念珠菌和曲霉菌是血液病患者 IFD 最常见致病菌，真菌血症以念珠菌多见，曲霉菌是肺部 IFD 的主要致病菌。中国医院侵袭性真菌病监测网（China Hospital Invasive Fungal Surveillance Net，CHIF-NET）2015—2017 年监测数据显示念珠菌血症最常见病原菌依次为白念珠菌（32.9%）、近平滑念珠菌（27.1%）、热带念珠菌（18.7%）、光滑念珠菌（12.0%）等；但在内科住院病房分离的菌株中，最常见为热带念

珠菌（37.3%）。国内 CAESAR（China assessment of antifungal therapy in hematological disease study）研究显示在血液病化疗患者 IFD 病原菌以念珠菌为主；HSCT 患者则以曲霉菌为主。近年来，抗真菌药物出现敏感性下降及耐药增多。CHIF-NET 2015—2017 年的药敏监测数据显示热带念珠菌对氟康唑（63.5%）和伏立康唑（49.2%）的敏感性下降，光滑念珠菌对伏立康唑敏感性也有所下降；CHIF-NET 也监测到棘白菌素耐药的光滑念珠菌和热带念珠菌菌株。

3. 病毒感染　主要见于接受异基因 HSCT、免疫化疗和肿瘤分子靶向药物治疗导致免疫功能低下的患者。常见的病原体包括 CARV（流感病毒、副流感病毒、呼吸道合胞病毒、腺病毒、冠状病毒等）、疱疹病毒（CMV、EBV、VZV、HSV 等）和肝炎病毒［HBV、丙型肝炎病毒（hepatitis C virus，HCV）］等。血液病患者 CARV 感染的发病率和严重程度远高于正常人。移植后流感病毒感染的发生率为 1.3% ～ 2.6%，18% 进展为肺炎，病死率 25% ～ 28%；副流感病毒感染发生率 2% ～ 7%；上呼吸道的呼吸道合胞病毒（RSV）感染患者中有 40% ～ 80% 进展为肺炎，其发生率为 3.5% ～ 8.8%。疱疹病毒在人群中感染非常普遍，大多数为潜伏感染。血液病患者主要表现为潜伏病毒再激活，其发病率因免疫功能低下程度和危险因素不同而异。异基因 HSCT 患者 CMV 再激活率高达 80%，使用预防措施情况下 CMV 疾病发生率降低至 4% ～ 6%；EBV 相关性疾病的发生率为 0.07% ～ 29%；HSV 再激活率高达 70% ～ 80%，使用阿昔洛韦预防者移植后 1 个月内感染发生率降到低于 5%。此外，不同脏器的感染病毒谱不尽相同：引起病毒性肺炎的病原体主要是 CARV 和疱疹病毒；引起病毒性脑炎的主要病原体是人疱疹病毒 6 型（human herpes virus 6，HHV-6）、EBV 及其他嗜神经病毒；病毒性肝炎常见的病原体包括 HBV、HCV、CMV 和 VZV 等；病毒性胃肠炎常见病原体包括轮状病毒、诺如病毒、CMV、EBV 等。

第 2 节　血液病并发感染的诊断

血液病并发感染的诊断需综合流行病学资料、临床表现、实验室以及影像学检查等，确诊需要病原学证据。诊治时需对感染危险因素进行综合评估。

【临床表现】

发热是血液病并发感染最常见的临床表现。对于全身状况不良的患者，尤其是老年患者应警惕感染时可能无发热或表现为低体温。

细菌感染：往往发生在粒缺期间，粒缺伴发热患者是一组特殊的疾病人群，由于免疫功能低下，临床表现往往不典型，感染部位不明显或难以发现，发热可能是其唯一临床表现。病原菌阳性检出率低，能够明确感染部位者约占 50%，最常见的感染部位是肺，其后依次为上呼吸道、肛周和血流感染等。血流和导管相关感染往往伴有寒战，严重患者可出现低血压、休克和弥散性血管内凝血（disseminated intravascular coagulation，DIC）。

IFD：主要累及深部组织（如肺、脑、肝、脾等）和血流。真菌血症主要表现为反复寒战、高热、感染性休克；肺部 IFD 主要表现为发热、咳嗽、胸痛、咯血等；播散性念珠菌病者常有反复高热、肝脾大等表现。

病毒感染：最常见的病毒感染是 CARV，主要累及上呼吸道，表现为发热、鼻塞、咽痛、流涕等，严重者可累及下呼吸道发生病毒性肺炎，表现为咳嗽、胸痛，甚至呼吸困难。其他不同类型病毒侵入机体不同组织器官可发生皮肤疱疹、病毒性肺炎、病毒性胃肠炎、病毒性脑炎和病毒性肝炎等。此外，免疫功能低下血液病患者 EBV 感染可导致淋巴细胞增殖性疾病（lymphoproliferative disorder，LPD）。累及内脏者病情常较凶险，尤其以病毒性脑炎、病毒性肺炎临床过程最为凶险，预后不良。HBV 再激活可导致肝功能异常，甚至暴发性肝炎，后者病死率高。

【实验室与影像学检查】

1. 实验室检查　全血细胞计数、肝肾功能和电解质检查，免疫功能检查等。降钙素原（procalcitonin，PCT）、C 反应蛋白（C-reactive protein，CRP）等感染相关检查对感染的诊断有提示意义。

2. 微生物学检查　发热患者至少同时行两套血培养检查，如果存在中心静脉导管（central venous catheter，CVC），一套血标本从 CVC 的管腔采集，另一套从外周静脉采集。无 CVC 者，应采集不同部位静脉的两套血标本进行培养。疑似感染部位行微生物涂片、培养检查。血清学检测：急性期血清学 IgM 抗体阳性对诊断有指导价值，恢复期 IgG 抗体滴度呈 4 倍或 4 倍以上变化或 IgM 抗体由阴转阳具有回顾性确诊的价值。然而，粒缺患者由于免疫功能低下，急性期血清学阳性检出率低。因此，血液病患者并发感染的诊断一般不采用血清学方法。真菌抗原检测是 IFD 诊断的重要微生物学检查，其中（1,3）-β-D- 葡聚糖试验［（1,3）-β-D-glucan，G 试验］和半乳甘露聚糖试验（galactomannan，GM 试验）是被推荐用于 IFD 早期诊断的重要筛选指标。GM 试验是肺侵袭性曲霉病筛选试验。GM/G 试验对 IFD 阴性预测价值更高。IFD 确诊依据组织病理学检查。病毒分离培养是病毒感染诊断的金标准，但因耗时较长、成本和技术要求高及敏感性不高等因素影响不常应用于临床检测。聚合酶链式反应（polymerase chain reaction，PCR）检测真菌核酸有较高的敏感性和特异性，目前已成为临床诊断病毒感染的标准检测手段。病毒感染累及组织时组织病理学检查可辅助明确诊断。

疑难诊断的血液病并发感染者建议应用宏基因组二代测序（metagenome next generation sequencing，mNGS）明确感染病原体。mNGS 敏感性高且检测时间短，对结核分枝杆菌、病毒、厌氧菌、诺卡菌、真菌及罕见病原菌的诊断具有显著优势。但该技术临床应用尚需解决许多问题，如标本中人类基因组的干扰、生物信息学分析、结果判断和解释等，目前尚不作为常规临床检测方法推荐。

3. 影像学检查　有肺部症状和体征的患者行胸部 X 线或 CT 检查；怀疑肺侵袭性曲霉病时行胸部高分辨 CT 检查，伴或不伴晕征的致密边界清楚病变、楔型和节段性或大叶性实变、结节或实变病灶中出现新月征和空洞形成等影像学特征有助于肺侵袭性曲霉病诊断；导管相关感染者行导管超声检查；有泌尿系感染症状者行泌尿系超声检查；播散性念珠菌病者行肝脾超声检查等。正电子发射计算机断层成像（positron emission tomography/computed tomography，PET/CT）对发现隐匿部位感染有帮助。

【诊断】

对于有发热、相应感染部位临床表现的患者，结合感染生化指标（CRP、PCT）、微生物检查和影像学检查等不难做出感染的诊断。而对于仅有发热、没有明确感染部位和病原体检测阴性的患者，临床诊断十分困难，其中相当一部分患者的感染发生在粒缺期间。国内外指南对粒缺伴发热做了明确的定义：粒缺是指外周血 ANC < $0.5×10^9$/L 或预计 48 h 后 ANC < $0.5×10^9$/L；严重粒缺：ANC < $0.1×10^9$/L；发热是指单次口温测定 ≥ 38.3 ℃（腋温 ≥ 38.0 ℃）或口温 ≥ 38.0 ℃（腋温 ≥ 37.7 ℃）持续超过 1 h。粒缺伴发热患者如不及时给予适当的抗菌药物治疗，感染相关病死率高。因此，国内外指南均建议按照感染性疾病尽快给予初始经验性抗菌药物治疗，以降低其死亡风险。

（一）病因诊断

1. 细菌　血液病并发细菌感染者可依据微生物学检查确诊。然而粒缺伴发热的患者，半数以上不能检测到明确病原菌，其诊断主要依据临床表现、实验室检查、影像学检查、流行病学资料及抗菌药物治疗有效等做出诊断。

2. IFD　依据宿主因素、临床及影像学、微生物学、组织病理等诊断分为：确诊、临床诊断、拟诊和未确定 4 个级别，具体诊断标准见表 7-21-2。拟诊 IFD 具有至少 1 项宿主因素、1项临床标准，而缺乏确诊 IFD 微生物学标准。未确定 IFD 具有至少 1 项宿主因素，但临床证据及微生物结果不符合确诊、临床诊断及拟诊 IFD 标准。

表 7-21-2　侵袭性真菌病诊断级别

诊断要素	粒缺伴发热	未确定 IFD	未确定 IFD	未确定 IFD	拟诊 IFD	临床诊断 IFD	确诊 IFD
宿主因素	＋	＋	＋	＋	＋	＋	/
临床及影像学表现	无	无	非特征性表现	非特征性表现	特征性表现	特征性表现	/
微生物学实验室检查（G/GM 试验）	阴性	阳性	阴性	阳性	阴性	阳性	/
确诊 IFD 微生物学标准	不符合	不符合	不符合	不符合	不符合	不符合	符合
IFD 临床标准	不符合	不符合	不符合	不符合	符合	符合	/

注：引用自《血液病 / 恶性肿瘤患者侵袭性真菌病的诊断标准与治疗原则（第六次修订版）》

3. 病毒感染　依据宿主因素、临床表现、病毒分离培养、病毒血清学检查、PCR 病毒核酸检测、组织病理检查等进行诊断。诊断分为：病毒血症、病毒综合征、拟诊病毒性疾病、确诊病毒性疾病。

（二）危险分层和耐药评估

危险分层是粒缺伴发热患者治疗开始前的必要工作，对于后续经验性选择抗菌药物至关重要（表 7-21-3）。危险分层包括高危和低危患者。高危患者必须住院治疗，不符合低危标准的患者均应按照高危患者方案进行处理。

表 7-21-3　粒缺伴发热患者危险分层

高危患者：符合以下任一项标准者	低危患者
（1）预计严重粒缺持续＞ 7 天 （2）有以下任一种临床合并症： 　①血流动力学不稳定； 　②口腔或胃肠道黏膜炎，吞咽困难； 　③胃肠道症状：腹痛、恶心、呕吐和腹泻； 　④新发的神经系统改变或精神症状； 　⑤血管内导管感染，尤其是导管腔道感染； 　⑥新发的肺部浸润或低氧血症，或有潜在的慢性肺部疾病 （3）肝功能不全（转氨酶水平＞ 5 倍正常上限）或肾功能不全（肌酐清除率＜ 30 ml/min） （4）合并免疫功能低下疾病 （5）接受分子靶向药物或免疫调节药物治疗	预计粒缺时间≤ 7天，无活动性合并症，肝肾功能正常或损害较轻并且稳定

注：引自《中国中性粒细胞缺乏伴发热患者抗菌药物临床应用指南（2020 年版）》

随着抗菌药物耐药问题日益严重，粒缺伴发热患者在经验性治疗前，还应进行耐药细菌感染的危险因素评估（表 7-21-4）。

表 7-21-4　耐药细菌感染的危险因素评估

序号	危险因素
1	患者有耐药病原菌定植或感染病史、尤其是：①产 ESBL 或碳青霉烯酶的肠杆菌；②耐药非发酵菌：铜绿假单胞菌、鲍曼不动杆菌、嗜麦芽窄食单胞菌；③耐甲氧西林金黄色葡萄球菌（MRSA），尤其是万古霉素最低抑菌浓度（MIC）$\geq$ 2 mg/L；④耐万古霉素肠球菌（VRE）
2	接触过广谱抗菌药物，尤其是第三代头孢菌素类、喹诺酮类
3	重症疾病：如晚期肿瘤、脓毒血症、肺炎
4	院内感染
5	长期和（或）反复住院
6	留置导管
7	老年患者
8	重症监护病房患者

注：引自《中国中性粒细胞缺乏伴发热患者抗菌药物临床应用指南（2020 年版）》

第 3 节　血液病并发感染的防治

【预防】

血液病并发感染主要发生在粒缺和免疫功能低下人群，合理的预防措施对降低感染发生的风险十分重要。

1. 环境保护　患者居住环境宜通风良好及清洁干燥，条件具备时可进行空气净化或消毒、物品擦拭清洁或消毒。不宜去人群聚集的公共场所，外出时应当佩戴口罩。不宜密切接触花草，不宜接触建筑工地，不宜密切接触久置旧物等。对于粒缺患者，有条件者建议入住洁净病房。避免交叉感染，尤其是耐药菌感染。

2. 生活护理　规律起居，保持良好的个人卫生（尤其是手卫生），适当体育活动，及时添减衣物。推荐营养丰富、易消化、温和且干净的饮食。化疗后居家观察患者定期检测血常规，监测中性粒细胞数量；自行监测体温，如出现发热或其他不适包括：咽痛、咳嗽、咳痰、腹泻等需及时到当地医院门诊或住院进行治疗。

3. 病原体监测　病原体监测主要包括环境病原体监测、定植病原体监测等。由于血液病患者大部分感染为院内感染，因此持续的院内感染病原体的流行病学监测很有必要，以了解病原体的变迁和抗感染药物耐药情况。

4. 药物预防

（1）重组人粒细胞集落刺激因子（rhG-CSF）：预防性使用 rhG-CSF 可减少粒缺伴感染的发生风险。目前临床上应用的 rhG-CSF 包括短效 rhG-CSF 和长效 rhG-CSF。

（2）细菌感染药物预防：对于高危患者，可应用氟喹诺酮类药物预防，但氟喹诺酮的预防仅可降低血流感染发生率，对总体死亡率无影响。需要注意的是，长期使用喹诺酮类药物预防可能导致革兰氏阳性球菌感染，并可能导致多药耐药菌株的定植或感染增加及氟喹诺酮耐药菌株增加。对于低危患者及多药耐药菌定植的患者反对预防性应用抗菌药物。CRE 定植患者亦不推荐预防用药。

（3）真菌感染药物预防：分为初级预防和再次预防。初级预防是指具有 IFD 高危因素患者给予抗真菌药物防止 IFD 的发生，推荐的抗真菌药物包括：泊沙康唑、氟康唑、伊曲康唑、伏立康唑和米卡芬净、卡泊芬净等。再次预防是指对既往具有确诊或临床诊断 IFD 病史患者在再次接受化疗或 HSCT 治疗时，给予抗真菌药物以防止 IFD 再次发生。再次预防推荐抗真菌药物首选既往抗真菌治疗有效药物。

（4）病毒感染的预防：急性白血病、淋巴系肿瘤患者接受嘌呤类似物、蛋白酶体抑制剂、HSCT 等治疗后建议常规应用阿昔洛韦预防 HSV 和 VZV 感染。接受异基因 HSCT 者预防 CMV 感染包括预防和抢先治疗，抢先治疗是指针对病毒血症给予治疗，药物包括：更昔洛韦、膦甲酸钠等。CD20 单抗亦可用于 EBV 感染抢先治疗。HBsAg 阳性的血液病患者接受免疫抑制剂时需同时接受抗病毒预防，常用药物包括拉米夫定、恩替卡韦、替诺福韦等。在流行季节可考虑进行 CARV 药物预防，但缺乏循证医学证据。

5. 疫苗接种　建议血液恶性肿瘤患者尤其接受 HSCT 治疗者在缓解期进行相关疫苗接种，以降低相关感染的风险。

【治疗】

1. 支持治疗　包括成分输血、营养支持治疗、G-CSF 促进粒细胞恢复、免疫球蛋白和胸腺肽等增强免疫功能、尽量减停免疫抑制剂以改善免疫状态等。

2. 经验性抗感染治疗　综合分析血液病并发感染者的临床表现、感染部位、实验室和影像学检查、流行病学资料和患者的免疫功能状态等情况，尽快制订抗感染药物初始经验性治疗方案，而不必等待微生物学结果。选择恰当的经验性抗感染药物治疗具有重要临床意义。接受不恰当的初始经验性抗感染药物治疗可导致感染相关病死率增高。

粒缺伴发热初始经验性抗菌药物治疗原则是覆盖可迅速引起严重并发症或威胁生命的最常见和毒力较强的病原菌，同时必须考虑当地的流行病学覆盖耐药菌，直至获得准确的病原体结果。需要注意的是由于临床表现差异较大，临床医生的判断在决定是否需要给患者使用抗菌药物治疗时起着关键性作用。即患者不能满足粒缺伴发热的定义，也需要医生仔细甄别是否需要应用抗菌药物治疗。低危患者可以在门诊或住院接受口服或静脉应用经验性抗菌药物治疗。高危患者须立即住院进行抗菌药物治疗，静脉应用的抗菌药物必须是能覆盖铜绿假单胞菌和其他严重革兰氏阴性杆菌的广谱抗菌药物。对病情较轻的患者建议采取升阶梯策略，旨在通过经验性使用头孢菌素类等广谱抗菌药物来降低因抗菌药物过度使用造成的细菌耐药增高；对病情较为危重的患者，采取降阶梯策略，以改善预后。在以下特定情形，初始经验性治疗同时建议联合抗革兰氏阳性菌药物：血流动力学不稳定、肺炎、血培养为革兰氏阳性菌、疑导管相关感染、皮肤或软组织感染等。

在接受经验性抗菌药物治疗后，应根据危险分层、确诊的病原体和患者对初始治疗的反应等综合判断，决定后续如何调整抗感染治疗。在初始经验性抗菌药物应用后如果出现病情加重如血流动力学不稳定，宜及时调整抗菌药物。对于明确病原菌的患者，可根据所识别细菌和药敏结果采用窄谱抗生素治疗。检出细菌如属于耐药菌，应根据病原体及其药敏结果选择针对性抗菌药物，一般推荐联合抗菌药物治疗耐药菌感染。对于初始经验性抗菌治疗 4～7 天无效患者，需考虑真菌、病毒和其他病原体感染的可能。推荐具有 IFD 高危因素患者启动经验性抗真菌治疗，经验性抗真菌药物包括：卡泊芬净、两性霉素 B 及脂质体、米卡芬净、伏立康唑和伊曲康唑等。在经验性抗菌药物治疗期间，需要积极寻找病原体和感染部位。

3. 目标治疗　有培养证据的细菌感染可根据细菌鉴定结果和药敏试验给予针对性的目标治疗。达到临床诊断或确诊标准的 IFD 启动目标抗真菌治疗。临床诊断和确诊侵袭性曲霉病一线治疗推荐伏立康唑。念珠菌血症推荐卡泊芬净和米卡芬净作为一线治疗。常用抗病毒药物包括阿昔洛韦、更昔洛韦、膦甲酸钠、奥司他韦、利巴韦林等。HSV、VZV 推荐阿昔洛韦治疗；CMV 一线用药推荐更昔洛韦和膦甲酸钠，二线用药推荐西多福韦等治疗；EBV 推荐 CD20 单抗治疗；流感病毒推荐奥司他韦或扎那米韦治疗；RSV、副流感病毒和腺病毒推荐利巴韦林治疗。CMV、EBV 特异性细胞毒性 T 淋巴细胞推荐用于难治性 CMV 和 EBV 感染。

（刘启发　王　昱　黄　芬）

第 22 章

噬血细胞性淋巴组织细胞增多症

噬血细胞性淋巴组织细胞增多症（hemophagocytic lymphohistiocytosis，HLH）是一种由遗传性或获得性免疫调节异常导致的过度炎症反应综合征。HLH 发生于各年龄段人群，由遗传缺陷造成的原发性 HLH 在儿童的年患病率为（1～10）/100 万，5 万个活产婴儿中 1 人发病，性别比约为 1∶1。而获得性免疫调节异常导致的继发性 HLH 致病原多种多样，占到所有 HLH 的 70%～80%。遗传背景和 HLH 相关触发因素的发生频率可能影响不同地区儿童和成人的 HLH 发生率。HLH 进展迅速、病死率高，未经治疗的活动期 HLH 自然病程仅 2 个月左右。

【病因与分类】

HLH 由于触发因素不同，被分为"原发性 / 遗传性"和"继发性 / 获得性"两大类。

（一）原发性 HLH

原发性 HLH 是一种常染色体或性染色体隐性遗传病，具有明确的家族遗传和（或）基因缺陷，70%～80% 患者在 1 岁以内发病，90% 在 2 岁以内发病，少数病例可在成人期发病。细胞毒功能缺陷是原发性 HLH 的本质。根据缺陷基因的特点将原发性 HLH 分为家族性 HLH（FHL）、免疫缺陷综合征相关 HLH 和 EB 病毒（EBV）驱动型 HLH（表 7-22-1）。

（二）继发性 HLH

继发性 HLH 是由多种原因造成的抗原刺激导致过度的免疫活化，可见于各年龄段。主要

表 7-22-1　原发性 HLH 分类

分型	染色体定位	相关基因	编码蛋白	蛋白功能
FHL				
FHL-1	9q21.3-22	未明	未明	未明
FHL-2	10q21-22	PRF1	穿孔素	诱导凋亡
FHL-3	17q25.1	Unc13D	Munc13-4	启动囊泡
FHL-4	6q24	STX11	突触融合蛋白	囊泡转运
FHL-5	19p13.2-p13.3	STXBP2	Munc18-2	囊泡转运
免疫缺陷综合征相关 HLH				
GS-2	15q15-q21.1	RAB27A	Rab27a	囊泡转运；小 GTP 酶
CHS-1	1q42.1-q42.2	LYST	LYST	囊泡转运
HPS-Ⅱ	5q14.1	AP3B1	ADTB3A	囊泡的合成与转运
EBV 驱动型 HLH				
XLP-1	Xq25	SH2D1A	SAP	信号转导和淋巴细胞激活
XLP-2	Xq25	BIRC4	XIAP	抑制细胞凋亡
ITK	5q31-q32	ITK	ITK	T 细胞的信号转导
CD27	12p13	CD27	CD27	淋巴细胞共刺激分子
XMEN	Xq21.1	MAGT1	Mg^{2+} 转运体	通过 T 细胞受体的 T 细胞活化

GS，Griscelli 综合征；CHS，Chediak-Higashi 综合征；HPS，Hermansky-Pudlak 综合征

诱因包括感染（细菌、真菌、病毒、寄生虫等感染）、肿瘤、自身免疫性疾病等。其他少见类型，例如妊娠、获得性免疫缺陷综合征（AIDS）、药物，或接受器官和造血干细胞移植的患者也有发生 HLH 的风险。罕见的 HLH 诱因还包括代谢性疾病。

【发病机制】

HLH 的发病机制至今尚未完全阐明，可能以细胞毒细胞没有能力杀伤和消除受感染的抗原呈递细胞为基础，各种免疫细胞持续活化，不断分泌细胞因子和趋化因子，如干扰素 γ（IFN-γ）、肿瘤坏死因子 α（TNF-α）、IL-6、IL-8、IL-10、IL-12、IL-18 和巨噬细胞集落刺激因子等，产生严重的"炎症因子风暴"。这使树突状细胞、巨噬细胞及淋巴细胞，尤其是 NK 细胞和 CD8＋T 细胞激活。细胞毒活性的受损妨碍了刺激源的清除并削弱了通过细胞凋亡对免疫反应进行的负调控，从而产生恶性的细胞因子循环，导致 HLH 的发生，并造成组织损伤和进展性的系统器官衰竭。

【临床表现】

HLH 是一种临床综合征，具有典型但缺乏特异性的临床表现。最常见的是发热、脾大和因进行性的血细胞减少引起的一系列相应临床症状和体征。部分患者伴有全身多发的淋巴结肿大和肝大。超过 1/4 的患者会出现神经系统症状，如昏迷、癫痫、脑膜炎、脑脊髓炎、海绵窦综合征和脑出血。一些患者可能出现精神改变，包括情绪障碍、谵妄等。非特异性的消化道症状包括慢性腹泻、恶心、呕吐和腹痛，重症患者可出现消化道出血、胰腺炎和溃疡性肠病。非特异性的皮肤表现包括全身斑丘疹样红斑性皮疹、全身性红皮病、水肿、脂膜炎、麻疹样红斑、瘀斑及紫癜。部分患者可出现肺功能损伤，表现为急性呼吸衰竭伴肺泡或间质浸润。

【实验室检查】

1. 血常规　表现为一系或多系血细胞减少，通常为两系以上血细胞减少。其中白细胞和血小板的变化更为多见。

2. 骨髓形态学　HLH 骨髓象表现不一，从正常增生到增生低下或是增生旺盛都有可能。早期可表现为正常增生骨髓象，后期可出现单核、巨噬细胞增多，尤其是出现典型的巨噬细胞吞噬现象，吞噬红细胞、血小板等。

3. 生化检查　血清铁蛋白水平升高（≥ 500 μg/L），高甘油三酯血症（＞ 3 mmol/L）和低纤维蛋白原血症（＜ 1.5 g/L）常见于 HLH 患者，不仅是 HLH 的诊断标准之一，也是评价治疗效果、判断疾病状态的监测指标。肝功能损伤是 HLH 的主要合并症，以转氨酶升高、乳酸脱氢酶（LDH）升高和胆红素升高为主要表现。

4. 细胞因子检测　巨噬细胞活化引起可溶性 CD25（sCD25）的持续升高，提示进行性加重的 T 细胞反应，是 HLH 病程中非常有意义的炎症标志物。HLH 作为一种高炎症因子状态，多种细胞因子（如 IFN-γ、TNF-α、IL-6、IL-8、IL-10、IL-12、IL-18、巨噬细胞集落刺激因子等）水平增高。

5. 细胞功能学检查　无论是原发性 HLH 还是继发性 HLH，在疾病过程中均有可能出现 NK 细胞活性的减低和缺失。与颗粒胞吐损害（FHL-3 ～ 5，CHS 和 GS-2）有关的基因缺陷则可能导致溶酶体相关膜糖蛋白 CD107a 转移到细胞表面的功能受损。穿孔素、颗粒酶在 NK 细胞和 CTL 细胞上表达量的降低常提示患者存在 FHL-2 的可能性；SAP 和 XIAP 的表达下降则与 XLP-1 和 XLP-2 密切相关。因此一旦这些功能检测提示 HLH 存在遗传基础，则须立即进行遗传学及分子生物学检查，包括其父母和同胞。

6. 遗传学及分子生物学　确诊原发性 HLH 的金标准，检测方法包括传统的双脱氧 DNA 链合成终止法进行 PCR 产物直接测序，以及高通量 DNA 测序技术。常见的突变类型包括错义突变、无义突变、框架移码和剪接点序列变异。

【诊断与鉴别诊断】

（一）诊断

符合以下两条标准中任何一条（HLH-2004 诊断标准）：

1. 分子诊断符合 HLH　在目前已知的 HLH 相关致病基因，如 *PRF1*、*UNC13D*、*STX11*、*STXBP2*、*Rab27a*、*LYST*、*SH2D1A*、*BIRC4*、*ITK*、*AP3B1*、*MAGT1*、*CD27* 等发现病理性突变。

2. 符合以下 8 条指标中的 5 条：

①发热：体温 > 38.5℃，持续 > 7 天。②脾大。③血细胞减少（累及外周血两系或三系）：血红蛋白 < 90 g/L，血小板 < 100×10^9/L，中性粒细胞 < 1.0×10^9/L 且非骨髓造血功能减低所致。④高甘油三酯血症和（或）低纤维蛋白原血症：三酰甘油 > 3 mmol/L 或高于同年龄的 3 个标准差，纤维蛋白原 < 1.5 g/L 或低于同年龄的 3 个标准差。⑤在骨髓、脾、肝或淋巴结里找到噬血细胞。⑥ NK 细胞活性降低或缺如。⑦血清铁蛋白升高：铁蛋白 ≥ 500 μg/L。⑧ sCD25（可溶性白介素 -2 受体）升高。

（二）鉴别诊断

HLH 属于组织细胞疾病，但是一种临床综合征，没有单一的特异性标准，临床上需与引起发热、脾大和血细胞减少的疾病相鉴别。

1. 朗格汉斯组织细胞增生症（LCH）　LCH 症状表现多样，可有皮肤、单骨或多骨损害，肝、脾、肺、造血系统等脏器损害，伴或不伴有尿崩症。诊断以临床、X 线和病理检查结果为主要依据，确诊的关键在于病理检查发现朗格汉斯细胞的组织浸润。

2. 恶性组织细胞病　本病是一种单核-巨噬细胞系统中组织细胞异常增生的全身性恶性疾病。与 HLH 在细胞形态和组织学的差异不存在明显的界限，可见异常不成熟的组织细胞、多核巨细胞浸润，吞噬现象不如 HLH 明显。可根据细胞功能学、细胞遗传学、基因分子遗传学检查进行鉴别。

3. 急性白血病　可能出现与 HLH 类似的临床表现，通过典型的骨髓 MICM（细胞形态学-免疫学-细胞遗传学-分子生物学）检查予以鉴别和确诊。

【治疗】

未经治疗的活动性家族性 HLH 患者的生存期大约只有 2 个月。治疗策略分为两个主要方面，短期策略以控制过度炎症状态为主，治疗手段包括化学治疗、免疫治疗和细胞因子/分子靶向治疗；长期策略以纠正潜在的免疫缺陷为主，包括进行异基因造血干细胞移植来纠正缺陷基因（原发性 HLH）以及积极控制原发病（继发性 HLH）。但是 HLH 的最佳治疗方案并不确定，即使给予恰当的治疗仍有很高的死亡率，这与潜在疾病和症状的严重程度有所不同有关，因此治疗 HLH 仍存在挑战。

1. HLH-94/04 方案　HLH-94 方案和 HLH-04 方案的核心药物包括依托泊苷（Etoposide，VP-16）、地塞米松和环孢素 A（CsA）。两者的区别在于 HLH-94 方案中 CsA 在维持治疗阶段使用，而 HLH-04 方案中，CsA 提前至诱导治疗阶段。根据前瞻性临床研究的对比结果，HLH-94 方案是目前国际组织细胞协会推荐的一线治疗方案。VP-16 标准剂量为每次 150 mg/m^2，可根据年龄和肾功能进行剂量调整至标准剂量的 50% ～ 75%。治疗方案见图 7-22-1。

2. DEP/L-DEP　DEP 方案是一种由脂质体多柔比星、VP-16 和甲泼尼龙组成的联合化疗方案，首先在成人难治性 HLH 中开展临床研究，用于对 HLH-94 治疗无应答的患者。被噬血细胞综合征诊治中国专家共识以及国际组织细胞协会的成人 HLH 的管理建议办法推荐。在此基础上联合门冬酰胺酶，可能进一步提高难治性 EB 病毒相关 HLH 的应答率。

3. JAK1/2 抑制剂　HLH 患者体内大部分关键性炎症因子通过一种酪氨酸蛋白激酶——Janus kinase（JAK）与受体相结合。芦可替尼（Ruxolitinib）是一种 JAK1/2 抑制剂，可以抑制

IFN-γ、IL-6 和 IL-12 的产生，并改善 HLH 相应的临床症状，对复发 / 难治性 HLH 存在积极疗效。

4. IFN-γ 单克隆抗体　CD8 ＋ T 细胞持续抗原呈递导致的 IFN-γ 过度产生在 HLH 的发病机制中扮演了重要的角色，HLH 患者体内的 IFN-γ 水平往往显著升高，因此 IFN-γ 抗体被认为是一种具有很好的应用前景的治疗 HLH 的靶向药物。依帕伐单抗（emapalumab）是一种高亲和力、非竞争性的全人源 IFN-γ 单克隆抗体。2018 年末，美国食品药物管理局（FDA）已批准了依帕伐单抗用于常规治疗效果欠佳的儿童（新生儿及以上）和成人复发 / 难治性原发性 HLH。

5. 其他　抗胸腺细胞球蛋白（antithymocyte globulin，ATG）通过补体依赖方式溶解 T 细胞和其他目标细胞并修复失控的免疫系统，因其骨髓毒性弱，且对 T 淋巴细胞毒性强被认为是治疗 HLH 的药物选择之一。阿仑单抗（alemtuzumab）是一种抗 CD52 单克隆抗体，可高效耗竭 T、B 淋巴细胞和巨噬细胞，但对表面低表达该标志物的 NK 细胞作用不明显，因而推测其有特异性治疗 HLH 的功能。大量实验室检查结果显示 HLH 患者体内会过度产生包括 IL-1、IL-6、IL-12、IL-18 在内的多种细胞因子，并诱导一系列临床效应，临床上已有通过阿那白滞素（anakinra）抑制 IL-1 受体、托珠单抗（tocilizumab）特异性结合 IL-6，抑制其信号转导并阻断其生理功能从而成功控制 HLH 病情的案例。

6. 伴中枢神经系统受累的 HLH 治疗　病情允许时应尽早给予鞘内注射甲氨蝶呤和地塞米松（MTX/Dex）：年龄＜ 1 岁，6/2 mg（MTX/Dex）；1 ～ 2 岁，8/2 mg；2 ～ 3 岁，10/4 mg；＞ 3 岁，12/5 mg。每周鞘内注射治疗需持续到中枢神经系统恢复正常（包括临床和 CSF 指数恢复正常）至少 1 周后。

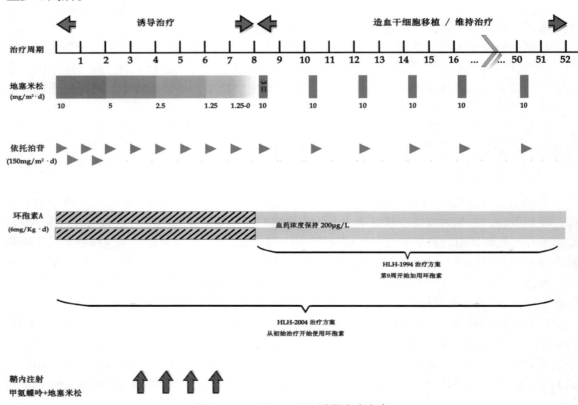

图 7-22-1　HLH-94/04 诱导治疗方案

（王　昭）

第七篇推荐阅读

泌尿系统疾病

第 1 章

总 论

泌尿系统由肾脏、输尿管、膀胱、尿道及有关的血管、神经等组成。主要功能是生成和排泄尿液，对维持机体内环境的稳定起重要作用。肾脏也是一个内分泌器官，其分泌的血管活性肽或激素涉及调节血压、红细胞生成和骨骼生长等。本篇讨论内科范畴内的常见肾脏疾病。

【肾脏的基本结构】

肾脏左右各一个，位于腹膜后脊柱两侧。由肾单位、肾小球旁器、肾间质、血管和神经组成。肾单位是肾脏的结构和功能单位，每个肾脏由大约 100 万个肾单位组成。肾单位包括肾小体和肾小管两部分，肾小体由肾小球和肾小囊组成。肾小球毛细血管壁由内皮细胞、肾小球基底膜和脏层上皮细胞（足细胞）构成，形成了肾小球的滤过屏障。①内皮细胞呈扁平状覆盖于毛细血管壁腔侧，胞体布满小孔（窗孔）。内皮细胞具有抗凝、抗血栓，合成基底膜及血管活性物质等作用。②肾小球基底膜（glomerular basement membrane，GBM）厚度为 310 ~ 373 nm，基底膜中层为致密层，富有带负电荷的涎酸蛋白，内外两层密度较稀，称疏松层，富含阴离子硫酸肝素。Ⅳ型胶原是基底膜的基本构架，其间充填层粘连蛋白、纤连蛋白、巢蛋白、硫酸类肝素蛋白聚糖等。基底膜对维持正常肾小球结构、固定邻近细胞及构成滤过屏障起着重要作用。③足细胞是终末分化细胞，通过足突附着于基底膜上，足突间有裂隙膜。足细胞的多种裂隙膜蛋白，包括 nephrin、podocin 等，是足细胞的标志性蛋白分子，其所构成的肾小球滤过屏障的分子筛可防止中、大分子量蛋白质漏出。这些裂隙膜蛋白的缺乏或改变可引起蛋白尿。肾小球毛细血管间有系膜组织，包括系膜细胞和基质，起支撑肾小球毛细血管袢、调节肾小球滤过率、修补基底膜、清除异物和基底膜代谢产物等作用。

肾小管分为近端小管、细段、远端小管以及连接小管。其中，近端小管直部、细段和远端小管直部连接成"U"字形，称为髓袢或 Henle 袢。肾小管不同的节段由高度分化、形态和功能截然不同的各种上皮细胞构成，具有明显的极性。在管腔侧和基底膜侧分布着不同的转运蛋白，是水和溶质定向转运的结构和物质基础。

【肾脏生理功能】

肾脏具有重要的生理功能，主要是排泄代谢产物及调节水、电解质和酸碱平衡，维持机体内环境稳定。

1. 排泄功能 血浆经肾小球滤过后形成原尿，原尿流经肾小管时，再经过肾小管重吸收及排泌加工后最终形成尿液，排出体外。肾脏通过尿液排出，维持机体内环境稳定，水、电解质及酸碱平衡。

2. 内分泌功能 肾脏具有重要的内分泌功能，如肾小球入球小动脉壁上的球旁细胞可分泌肾素，调节体内肾素－血管紧张素－醛固酮系统；肾间质小管周毛细血管内皮细胞及成纤维细胞可分泌促红细胞生成素，调节红细胞生成；近端肾小管上皮细胞内的 1α - 羟化酶能催化 25-羟维生素 D_3 转化为具有生物活性的 1,25- 二羟维生素 D_3，调节机体钙磷代谢。

肾脏疾病时上述两方面功能都可能出现异常表现。

【肾脏疾病相关检查】

根据肾脏的结构和功能衍生的辅助检查往往对于肾脏疾病的诊断、指导治疗和判断预后具有重要价值。常用的辅助检查如下：

（一）尿化验

包括尿常规，尿蛋白定量，尿红细胞形态检查以鉴别肾小球源性血尿及非肾小球源性血尿，尿酶检查以反映肾小管上皮细胞损伤，尿细菌学检查和尿液结石成分分析等。正确留取尿标本十分重要，如尿常规及尿酶化验需清洗外阴以避免污染；尿红细胞形态检查需留取新鲜尿，并及时镜检；尿细菌学培养最好能从耻骨联合上行膀胱穿刺留取尿标本。

1. 蛋白尿　尿蛋白定量＞ 150 mg/d 或尿蛋白 / 肌酐＞ 200 mg/g，或尿蛋白定性试验阳性称为蛋白尿。24 h 尿白蛋白排泄在 30 ～ 300 mg 称为微量白蛋白尿。蛋白尿多分为以下 4 类。

（1）生理性蛋白尿：无器质性病变，常见于以下两种情况：①功能性蛋白尿，见于剧烈运动、发热、紧张等应激状态所导致的一过性蛋白尿，多见于青少年；②体位性蛋白尿，常见于青春发育期青少年，于直立和脊柱前凸姿势时出现蛋白尿，卧位时尿蛋白消失，一般蛋白质排泄量＜ 1 g/d。

（2）肾小球性蛋白尿：肾小球滤过膜受损，通透性增高，血浆蛋白滤出并超过肾小管重吸收能力所致的蛋白尿。轻症多以中小分子量的白蛋白为主，称为选择性蛋白尿；如包含大分子量蛋白质，如 IgG 等，称为非选择性蛋白尿，可见于病情较重的肾小球肾炎。

（3）肾小管性蛋白尿：当肾小管结构或功能受损时，肾小管对正常滤过的小分子量蛋白质（如 $\beta 2$ 微球蛋白、溶菌酶等）重吸收障碍，导致蛋白质从尿中排出，称之为肾小管性蛋白尿。

（4）溢出性蛋白尿：血中小分子量蛋白质，如多发性骨髓瘤的轻链蛋白、血红蛋白、肌红蛋白等异常增多，从肾小球滤出，超过了肾小管重吸收阈值所致的蛋白尿。

2. 血尿　分为肉眼血尿和镜下血尿两种。新鲜尿离心沉渣检查每高倍镜视野红细胞超过 3 个，称为镜下血尿。尿外观呈洗肉水样、酱油样或有血凝块时，称为肉眼血尿。

3. 管型尿　管型是尿中蛋白质或细胞成分在肾小管内凝固和聚集形成的。其形成与尿蛋白的性质和浓度、尿液酸碱度以及尿量有密切关系。肾小球或肾小管性疾病均可引起管型尿，但在发热、运动后偶可见透明管型，此时不一定代表肾脏有病变。但若有细胞管型或较多的颗粒管型与蛋白尿同时出现，则具有临床意义。

4. 白细胞尿、脓尿和细菌尿　新鲜尿离心沉渣检查每高倍镜视野白细胞超过 5 个，称为白细胞尿。因蜕变的白细胞称为脓细胞，故白细胞尿亦称为脓尿。清洁外阴后无菌技术下采集的中段尿标本，如涂片每高倍镜视野均可见细菌，或培养菌落计数超过 10^5/ml 时，称为细菌尿，是诊断尿路感染的重要证据。

（二）肾功能

1. 肾小球滤过功能检查　单位时间内双肾生成原尿的量称为肾小球滤过率（GFR）。目前多用肌酐清除率、血清肌酐及尿素氮来评估 GFR，其中肌酐清除率较为敏感，正常值平均在（100±10）ml/（min·1.73 m²），女性较男性略低。但是留取 24 h 尿液较为繁琐和不便。近年来，基于血清肌酐的估测肾小球滤过率（eGFR）已经广泛用于流行病学研究和临床随访。另外，测定胱抑素 C（cystatin C）也能反映肾小球滤过功能。必要时利用核素直接测定肾小球滤过率，不但准确可靠，还能分别测定双肾的滤过功能。

2. 近端肾小管功能检查　临床常用尿 $\alpha 1$ 微球蛋白、$\beta 2$ 微球蛋白或视黄醇结合蛋白测定来反映近端肾小管重吸收功能。

3. 远端肾小管功能检查　临床常用禁水 12 h 尿渗透压来检测远端肾小管重吸收功能，即浓缩功能。

4.肾小管酸化功能检查　　包括检测尿 pH 值、碳酸氢离子（反映近端肾小管重吸收功能）、可滴定酸及铵（反映远端肾小管排泌功能）。

（三）血液生化检查

肾脏疾病常需做血液生化检查。例如，血清总蛋白、白蛋白及蛋白电泳等蛋白质检查；血脂检查；血清钾、钠、氯、钙和磷等电解质检查；以及血气分析等。

（四）血清免疫学检查

血清免疫学检查对免疫介导的肾脏疾病诊断非常重要。例如血清免疫球蛋白、补体及其调节蛋白，以及与肾脏疾病相关的各种特异性自身抗体等。

（五）影像学检查

包括超声、核素扫描、X 线、CT 及磁共振检查等；对测定肾脏大小及结构、肾脏血管，以及除外泌尿系统占位病变、结石、梗阻和尿路畸形等均有价值。

（六）组织病理学检查

肾脏组织病理学检查对许多肾实质疾病的确诊极为重要。包括光学显微镜检查、免疫荧光或免疫组织化学检查，以及电子显微镜检查。

【肾脏疾病的诊断】

肾脏疾病的诊断应尽可能做出病因诊断、病理诊断、功能诊断和并发症诊断，以确切反映疾病的性质和程度，为选择治疗方案和判定预后提供依据。

（一）病因诊断

肾脏疾病分为遗传性、原发性和继发性。遗传性肾脏疾病指基因变异所致的肾脏病；原发性肾脏疾病包括免疫炎症介导的肾炎、泌尿系统感染性疾病、肾血管疾病、肾结石、肾肿瘤及先天性肾脏疾病等；继发性肾脏疾病可继发于肿瘤、代谢、自身免疫性疾病等，也可见于各种药物、毒物等对肾脏造成的损害。

（二）临床诊断

即根据病史、体检、实验室及影像学检查资料做出的疾病诊断，例如肾病综合征，急进性肾小球肾炎等。

（三）病理诊断

肾脏组织病理学可用于明确肾脏病理类型，有助于明确病因、指导治疗和评估预后，例如新月体性肾炎。

（四）功能诊断

临床上对于诊断急性肾损伤（AKI）和慢性肾脏病（CKD）的患者，还要进行肾功能的分期诊断。根据血肌酐和尿量的变化，AKI 分为 1 ～ 3 期，详见本篇第 9 章。根据肾小球滤过率下降程度，CKD 分为 1 ～ 5 期，详见本篇第 10 章。

（五）合发症诊断

肾脏疾病可引起多种合并症，如肾病综合征时可合并感染、血栓栓塞、急性肾损伤和脂代谢异常等。

【肾脏疾病防治原则】

肾脏疾病应依据病因、发病机制、肾脏病理和肾功能诊断来制订治疗方案。治疗原则包括一般治疗，针对病因和发病机制的治疗，合并症和并发症的治疗和肾替代治疗。

（一）一般治疗

急性肾脏疾病如急性肾小球肾炎、急性肾损伤和急进性肾小球肾炎等应适当休息，根据容量负荷调整出入量。积极寻找并去除感染等诱因，避免接触肾毒性药物或毒物，改善生活方式，如戒烟、限制饮酒、适量运动以及合理的饮食。

肾脏疾病的饮食调整十分重要，主要包括：

1. 食盐入量 水肿患者应限盐至 3 g/d，无水肿的高血压患者应限盐至 4 ~ 6 g/d。对肾脏疾病，特别是水肿及体腔积液的患者，还应综合考虑水、电解质和酸碱平衡。

2. 蛋白质入量 肾病综合征患者蛋白质入量可达 1 g/（kg·d），也可在充分保证热量情况下限制蛋白质入量至 0.8 g/（kg·d）；CKD 3 期以上［eGFR < 60 ml/（min·1.73 m²）］患者应在充分保证热量情况下限制蛋白质入量至 0.6 g/（kg·d）。

3. 热量 在限制蛋白质入量或进低蛋白饮食时，需保证热量，达到 125.5 ~ 146.4 kJ/（kg·d）［30 ~ 35 kcal/（kg·d）］，以避免出现负氮平衡。

肾脏疾病常出现蛋白尿、血尿、水肿、高血压等症状和体征，慢性肾脏病还常出现肾性贫血。在肾功能允许的情况下，常用肾素-血管紧张素-醛固酮系统（RAAS）阻滞剂降压和减少尿蛋白；使用利尿剂消肿利尿；使用促红细胞生成素改善贫血等。

（二）针对病因和发病机制的治疗

1. 针对免疫发病机制的治疗 肾脏疾病尤其是原发性肾小球疾病和部分继发性肾小球疾病，如狼疮性肾炎和系统性血管炎等，其发病机制涉及异常的免疫反应，治疗常包括免疫抑制疗法，例如糖皮质激素、免疫抑制剂和新型生物制剂的治疗。环磷酰胺和硫唑嘌呤较为常用，环孢素 A、他克莫司、吗替麦考酚酯、来氟米特等也常用于免疫性肾脏疾病的治疗。新型生物制剂如利妥昔单抗，拮抗补体异常活化制剂如抗 C5 单抗等也进入肾小球疾病的治疗领域。血液净化治疗如血浆置换可清除体内自身抗体、致病性免疫复合物和炎症因子，可用于治疗重症免疫性肾脏疾病，如抗肾小球基底膜病、重症狼疮性肾炎和系统性血管炎肾损害。

2. 针对非免疫发病机制的治疗 高血压、代谢异常（如高脂血症、高血糖、高尿酸血症、肥胖）、长期蛋白尿、RAAS 过度激活等都是肾脏疾病发生和发展的促进因素，所以针对这些非免疫因素的治疗也是肾脏疾病治疗的重要组成部分。使用血管紧张素转化酶抑制剂（angiotensin conversing enzyme inhibitor，ACEI）或血管紧张素 Ⅱ 受体阻滞剂（angiotensin II receptor blocker，ARB），以及盐皮质激素受体拮抗剂（mineralocorticoid receptor antagonist，MRA）均可抑制肾内过度活跃的 RAAS，既能够降低系统血压，又能够降低肾小球内压，减少尿蛋白排泄。目前，RAAS 阻滞剂已成为延缓肾脏疾病进展最重要的治疗措施之一。

（三）合并症及并发症的治疗

肾脏疾病患者常存在多种合并症，如高血压、糖尿病等代谢异常性疾病；其他系统的疾病，如冠心病、心力衰竭、病毒性肝炎、肝硬化等都可能加重肾脏疾病的进展并影响肾脏疾病的治疗，故应该积极治疗合并症。

部分肾脏疾病也可发生并发症，可涉及全身各个系统，如肾病综合征可继发感染、血栓栓塞、急性肾损伤和脂质紊乱等；慢性肾脏病可继发肾性高血压、肾性贫血、肾性骨病、水和电解质及酸碱平衡紊乱。这些并发症不仅影响肾脏疾病患者的生活质量和生命，还可能进一步加重肾脏疾病，形成恶性循环，严重影响患者预后，也应该积极预防和治疗。

（四）肾替代治疗

肾替代治疗是终末期肾脏病患者的有效治疗方法。主要包括血液透析、腹膜透析和肾移植。肾替代治疗既要考虑提高患者的存活率，也要提高患者的生活质量。

1. 透析治疗

（1）血液透析：血液透析是当前最主要的肾替代治疗方法。通过扩散、对流及吸附清除体内积聚的毒性代谢产物，清除体内潴留的水分，纠正酸中毒，达到治疗目的。随着透析设备和透析模式的改进，透析治疗效果正不断改善。

（2）腹膜透析：包括连续性和间歇性腹膜透析两种。由于腹膜透析连接系统的持续改进及自动腹膜透析机的应用，腹膜透析相关的感染并发症显著减少。腹膜透析可居家操作，简便易行，对血流动力学影响小，以及保护残存肾功能较好的特点在肾替代治疗中起了重要作用。

2. 肾移植　肾移植是终末期肾脏病患者达到生活质量较好状态的肾替代治疗方法。肾移植可以使患者恢复正常的肾功能，包括内分泌和代谢功能。肾移植后需要长期使用免疫抑制剂以防止排斥反应。近年来随着新型免疫抑制剂的应用，肾移植的存活率明显改善。

【回眸与展望】

自 20 世纪 50 年代以来，肾脏疾病的诊断与治疗水平取得了很大进步。在 1950 年 Perez Ara 及 1951 年 Iverson 和 Brun 首先报道肾穿刺活检技术后，肾脏组织病理检查在世界范围逐渐推广，从光学显微镜，发展到免疫荧光（或免疫组化）与电子显微镜超微结构相结合的检查技术，显著提高了肾脏疾病诊断水平。20 世纪 70 年代免疫分析技术与 80 年代兴起的分子生物学技术在肾脏疾病领域中的应用，使得肾脏疾病的科研和诊断水平上了一个新台阶。

在药物治疗上，1949 年开始应用盐酸氮芥、1950 年开始应用肾上腺糖皮质激素治疗肾病综合征，开辟了免疫抑制剂治疗肾脏疾病的新纪元。此后，新的糖皮质激素衍生物及新的细胞毒药物和免疫抑制剂不断涌现。20 世纪 80 年代初环孢素及 20 世纪末吗替麦考酚酯又先后从器官移植抗免疫排斥治疗，扩展到肾脏疾病的治疗，增加了免疫抑制治疗的手段。进入新世纪以来，以 CD20（B 细胞表面分子）单抗和补体 C5 单抗等为代表的多种生物制剂已经成为部分肾脏疾病治疗的一线药物。

急性肾损伤和终末期肾脏病患者须依靠肾替代治疗作为治疗手段和维持存活。1950 年 Odel 等首先将腹膜透析应用于临床，其后腹膜透析液、透析管路及透析技术一直在不断改进。同样，从 20 世纪 50 年代起血液透析技术也开始应用于临床。随后，血液透析器、透析机及透析技术也一直在不断发展。目前，血液净化治疗已发展成了一套完整的治疗体系；其适应证也不再仅限于肾衰竭，它还能通过清除多种致病因子在某些疾病，如自身免疫性疾病的治疗中发挥重要作用。

21 世纪是生命科学的世纪。生命科学和基础医学研究发展迅速，多组学、生物信息学和单细胞测序等研究方法和理念在肾脏病学领域得到推广和普及，这些研究有助于阐明多种肾脏疾病的发病机制，不仅将不断为我们增添新的疾病诊断方法，还将帮助我们发现新的治疗和干预靶点，开阔疾病精准治疗的思路。同样，近些年在基因治疗、干细胞治疗及异种器官移植等方面，研究也在不断深入，未来它们的成功及其在肾脏病学领域中的应用，也必将会为肾脏疾病的治疗提供更多、更有效的手段，乃至在某些方面出现革命性突破。微型化血透和腹透装置、可穿戴式人工肾已从梦想成为现实，其临床应用前景值得进一步探索。

新世纪以来，随着慢性肾脏病和急性肾损伤概念的提出，慢性肾脏病已经成为国内外的公共卫生问题，也已成为影响人类健康的重大慢性疾病之一，因此慢性肾脏病的防控日益得到重视。随着我国社会经济的快速发展、环境的变化和生活方式的改变，我国肾脏疾病谱也随之发生了重大改变：从与感染相关的急性和慢性肾小球肾炎为主转变为与代谢性疾病相关的糖尿病肾病、高血压肾损害和梗阻性肾病为主。因此，肾脏疾病的防治策略也应随之改变以适应新的形势。

肾脏疾病既需要根据其病理生理机制开发精准治疗的方法，也要从整体上考虑以改善患者的长期预后为目的，还要尽可能减少治疗药物带来的副作用，从而为患者带来最大的获益。

（赵明辉）

第2章

原发性肾小球疾病

第1节 概　述

肾小球疾病是病因、发病机制、临床表现、病理改变、病程和预后不尽相同的主要累及双肾肾小球的一组疾病，可分原发性、继发性和遗传性。原发性肾小球疾病常病因不明，继发性肾小球疾病系指全身性疾病造成的肾小球损害，遗传性肾小球疾病为遗传所致。原发性肾小球疾病曾占我国肾小球疾病的大多数。但近年来随着疾病谱的变迁，代谢性疾病如糖尿病肾病，已经超过了原发性肾小球疾病，成为慢性肾脏病的首要病因。

【原发性肾小球疾病分类】

（一）原发性肾小球疾病的临床分类

1. 急性肾小球肾炎（acute glomerulonephritis）

2. 急进性肾小球肾炎（rapidly progressive glomerulonephritis，RPGN）

3. 慢性肾小球肾炎（chronic glomerulonephritis）

4. 无症状性血尿和（或）蛋白尿（隐匿性肾小球肾炎）（asymptomatic hematuria and/or proteinuria，latent glomerulonephritis）

5. 肾病综合征（nephrotic syndrome，NS）

（二）原发性肾小球疾病的病理分类

1. 轻微性肾小球病变（minor glomerular abnormalities）　包括微小病变肾病（minimal change disease，MCD）。

2. 局灶性节段性病变（focal segmental lesions）　包括局灶性肾小球肾炎和局灶节段性肾小球硬化（focal segmental glomerulosclerosis，FSGS）。

3. 弥漫性肾小球肾炎（diffuse glomerulonephritis）　包括：

（1）膜性肾病（membranous nephropathy，MN）。

（2）增生性肾小球肾炎（proliferative glomerulonephritis）：①系膜增生性肾小球肾炎（mesangial proliferative glomerulonephritis）；②毛细血管内增生性肾小球肾炎（endocapillary proliferative glomerulonephritis）；③系膜毛细血管性肾小球肾炎（mesangiocapillary glomerulonephritis），又称膜增生性肾小球肾炎（membranoproliferative glomerulonephritis，MPGN）；④新月体性和坏死性肾小球肾炎（crescentic and necrotizing glomerulonephritis）。

（3）硬化性肾小球肾炎（sclerosing glomerulonephritis）。

4. 未分类的肾小球肾炎（unclassified glomerulonephritis）　临床和病理类型之间有一定联系，但并不是一一对应，同一病理类型可呈现不同的临床表现，而相同的临床表现可来自不同的病理类型，它们都是疾病诊断的重要组成。

【病因】

近年来关于肾小球疾病发病机制取得很大进展，根据病因/发病机制将肾小球疾病（包括原发性和继发性）分为以下5类（表8-2-1），由梅奥诊所和肾脏病理学会推荐、并被改善全球肾脏病预后组织（KDIGO）国际肾小球肾炎共识所采纳。

表 8-2-1　肾小球疾病病因/发病机制分类

病因分类	肾小球疾病		常见病理类型
	原发性	继发性	
免疫复合物介导肾炎	IgA 肾病 感染后肾炎	IgA 血管炎 狼疮肾炎 纤维肾小球疾病伴多克隆 　免疫球蛋白沉积	增生性肾小球肾炎（包括弥漫性或局灶性）
寡免疫复合物性肾炎		MPO-ANCA 肾炎 PR3-ANCA 肾炎 ANCA 阴性的肾炎	新月体性或坏死性肾小球肾炎（弥漫或局灶性）
抗 GBM 病	抗 GBM 肾炎		新月体性或坏死性肾小球肾炎（弥漫或局灶）
C3 肾小球病	C3 肾小球肾炎 致密物沉积病（DDD）		膜增生性肾小球肾炎
单克隆免疫球蛋白肾炎		单克隆免疫球蛋白沉积病 增生性肾炎伴单克隆免疫 球蛋白沉积病 免疫触须性肾小球病 纤维肾小球疾病伴多克隆 　免疫球蛋白沉积	膜增生肾小球肾炎 增生性肾小球肾炎（弥漫或局灶性）

【发病机制】

多数肾小球疾病是免疫介导性炎症疾病。一般认为，免疫机制是肾小球疾病的始发机制，在此基础上由炎症介质（如补体、细胞因子、活性氧等）参与，最后导致肾小球损伤和产生临床症状。在慢性进展过程中也有非免疫非炎症机制参与。

遗传因素在肾小球疾病的易感性、疾病的严重性和治疗反应上的重要性，近年来已受到关注。此外，自身免疫导致或参与各种肾小球疾病的证据也引起了广泛重视。

（一）免疫反应

体液免疫主要指循环免疫复合物（circulating immune complex，CIC）和原位免疫复合物（in situs immune complex，in situs IC）。其在肾小球疾病发病机制中的作用已得到公认，细胞免疫在某些类型肾小球疾病中的重要作用也得到肯定。

1. 体液免疫　可通过下列两种方式形成肾小球内免疫复合物（IC）。

（1）循环免疫复合物沉积：某些外源性抗原（如致肾炎链球菌的某些成分）或内源性抗原（如天然 DNA）可刺激机体产生相应抗体，在血循环中形成 CIC，CIC 在某些情况下沉积或为肾小球所捕捉，并激活炎症介质后导致肾小球肾炎产生。多个抗原、抗体分子（> Ag2Ab2）交叉连接所构成的网络样 IC，单核巨噬细胞系统吞噬功能和（或）肾小球系膜清除功能降低及补体成分或功能缺陷等原因使 CIC 易沉积于肾小球而致病。一般认为肾小球系膜区和（或）内皮下 IC 常为 CIC 的发病机制，多数系膜增生性肾小球肾炎属于循环免疫复合物性肾炎。

（2）原位免疫复合物形成：指血循环中游离抗体（或抗原）与肾小球固有抗原（如肾小球基底膜抗原或足细胞上的磷脂酶 A2 受体）或已种植于肾小球的外源性抗原（或抗体）相结合，在肾脏局部形成 IC，并导致肾小球肾炎。一般认为肾小球基底膜（GBM）上皮细胞侧 IC 主要是由于原位 IC 发病机制，膜性肾病和急进性肾小球肾炎 I 型，即抗肾小球基底膜型肾炎（抗原为自身的肾小球基底膜成分）均被认为是典型的原位免疫复合物性肾炎。原位 IC 形成或 CIC 沉积所致的肾小球免疫复合物，如被单核巨噬细胞、局部浸润的中性粒细胞吞噬，或肾小球系膜细胞所清除，病变则多可恢复。若肾小球内 IC 持续存在或继续沉积和形成，则可导致病变持续和进展。

2. 细胞免疫　微小病变肾病肾小球内无 IC 证据，但有研究显示患者淋巴细胞在体外培养可释放血管通透性因子。近年来利用利妥昔单抗（CD20 阳性的 B 淋巴细胞单抗）治疗微小病变的临床试验提示，B 淋巴细胞在该病种发病中起到了重要作用。急进性肾小球肾炎早期肾小球内常可发现较多的单核细胞。近年来的研究显示，细胞免疫在肾小球肾炎尤其是新月体性肾小球肾炎中起到了重要作用。例如在抗肾小球基底膜病的动物模型中，将抗原特异性的 T 细胞被动转移给实验动物，可使实验动物在没有产生抗体的情况下诱发新月体性肾小球肾炎，从而提供了 T 细胞直接致病的证据。不同的 T 细胞亚群的活化，如 Th1/Th17，与肾小球肾炎的发生也密切相关。

3. 补体激活　补体系统是机体天然免疫的重要组成部分，包括 30 余种血浆及膜结合蛋白。补体系统主要通过三条途径活化，包括经典途径、凝集素途径和替代途径，在肾小球疾病免疫炎症反应介导的肾脏损伤中发挥重要作用。其中 C3 肾小球病是一种主要由补体过度激活介导的肾小球疾病，其主要缺陷是替代途径的补体过度激活，导致肾小球损伤。补体替代途径通过 C3 自发裂解为 C3b 自动激活，C3b 通过与 B 因子和备解素结合形成 C3 转化酶，进而裂解 C3、启动补体激活的瀑布反应。正常情况下，这条途径的活性受到严格调控，其中 H 因子通过直接促进 C3 转化酶和 C5 转化酶的降解来调节替代途径的活性。H 因子还可与调节 I 因子联合作用，与游离 C3b 结合并快速使之失活。C3 肾小球病发病机制主要涉及两种异常的补体调节机制：①产生一种稳定 C3 转化酶的自身抗体：该抗体称为 C3 致肾炎因子（C3 nephritic factor，C3NeF），通常属于 IgG 类，导致 C3 持续活化。② H 因子的功能丢失：由于 H 因子的基因变异或存在 H 因子的循环抗体，导致 H 因子功能下降，导致 C3 转化酶和激活的 C3（C3b）不受抑制。

（二）炎症反应

临床及实验研究显示始发的免疫反应需引起炎症反应，才能导致肾小球损伤及其临床症状。炎症介导系统可分成炎症细胞和炎症介质两大类，炎症细胞可产生炎症介质，炎症介质又可趋化、激活炎症细胞，各种炎症介质间又相互促进或制约，形成一个十分复杂的网络关系。

1. 炎症细胞　主要包括单核巨噬细胞、中性粒细胞、嗜酸性粒细胞及血小板等。炎症细胞可产生多种炎症介质，造成肾小球炎症病变。近年来，人们进一步认识到肾小球固有细胞（如系膜细胞、内皮细胞和上皮细胞）具有多种免疫球蛋白和炎症介质受体，能分泌多种炎症介质和细胞外基质，它们在肾小球免疫介导性炎症中并非单纯的无辜受害者，而有时是主动参加者。肾小球细胞自分泌、旁分泌在肾小球疾病的发生、发展中具有重要意义。

2. 炎症介质　近年来，一系列具有重要致炎作用的炎症介质，已证实在肾炎发病机制中起到了重要作用（表 8-2-2）。炎症介质可通过收缩或舒张血管影响肾脏局部的血流动力学，分别作用于肾小球及间质小管等不同细胞，促进（或抑制）细胞的增殖，促进细胞的自分泌、旁分泌，并可促进细胞外基质（extracellular matrix，ECM）的分泌或抑制 ECM 的分解，从而介导炎症损伤及硬化病变。

3. 非免疫机制的作用　免疫介导性炎症在肾小球疾病中起主要作用和（或）启动作用。在其慢性进展过程中则存在着非免疫机制参与，是病变持续、恶化的重要因素，如肾脏剩余的健存肾单位可产生血流动力学改变，促进肾小球硬化。另外，大量蛋白尿可作为一个独立的致病因素参与肾损伤的过程。此外，高脂血症也是加重肾小球损伤的重要因素之一。

表 8-2-2　与肾炎相关的炎症介质

血管活性肽
内皮素、心房肽、血管紧张素 II、缓激肽等

生长因子和细胞因子
表皮生长因子（EGF）、血小板源性生长因子（PDGF）、转化生长因子（TGF）、成纤维细胞生长因子（FGF）等
白细胞介素（IL）类：以 IL-1、IL-6、IL-17 等
其他细胞因子：肿瘤坏死因子（TNF）、干扰素（IFN）

趋化因子
单核细胞趋化因子 1（MCP1）等

生物活性酯
前列腺素类：环氧化酶产物（PGI2、PGE2、PGF2a、TXA2），脂氧化酶产物（白三烯）

血小板活化因子（PAF）

血管活性胺
组胺、5- 羟色胺等

补体
C3a（过敏毒素作用），C5a（中性粒细胞趋化作用），C5b9（膜攻击复合物）等

酶类
各种中性蛋白酶、胶原酶

凝血及纤溶系统因子
凝血酶、组织纤溶酶原激活物（tPA）、纤溶酶原激活物抑制剂 -1（PAI-1）等

细胞黏附分子
选择素家族（selectins）、钙黏素（cadherins）、免疫球蛋白超家族［细胞间黏附分子（ICAM）、血管细胞黏附分子（VCAM）等］、整合素（integrins）等

活性氧
超氧阴离子等

活性氮
一氧化氮（NO）

【临床表现】

1. 蛋白尿　正常的肾小球滤过膜允许分子量＜ 2～4 万（单位 dalton）的蛋白质顺利通过。因此，经肾小球滤过的原尿中主要为小分子蛋白（如溶菌酶、β2 微球蛋白、轻链蛋白等），白蛋白（分子量 6.8 万）及分子量更大的免疫球蛋白较少。原尿中 95% 以上的蛋白质被近曲小管所重吸收，故正常人终尿中蛋白质含量低，其中约一半蛋白质成分来自远曲小管和髓袢升支分泌的 Tamm Horsfall 蛋白及其他尿道蛋白，另一半蛋白质成分为白蛋白、免疫球蛋白、轻链、β2 微球蛋白和多种酶等血浆蛋白。正常人尿蛋白质含量低，尿常规定性阴性。当成人尿蛋白质超过 150 mg/d，尿蛋白定性阳性，称为蛋白尿。

根据形成机制不同，蛋白尿可以分为：①肾小球性蛋白尿：由于肾小球滤过屏障异常引起的蛋白尿，见于多种肾小球疾病，其特点是肾病水平蛋白尿较常见，成分以白蛋白等中大分子为主。②肾小管性蛋白尿：由于肾小管病变，重吸收蛋白的能力下降，使得正常时从肾小球滤过的小分子蛋白没能有效地被肾小管重吸收，从而出现的蛋白尿称为肾小管性蛋白尿，一般蛋

白量 < 2 g/d。③溢出性蛋白尿：血液循环中存在大量的可以从肾小球自由滤过的小分子蛋白质，超过了肾小管的重吸收极限，从而出现的蛋白尿。见于多发性骨髓瘤时的轻链尿，横纹肌溶解时的肌红蛋白尿，血管内溶血时的血红蛋白尿。④组织性蛋白尿：见于肾盂肾炎、尿路肿瘤时，向尿液中分泌蛋白质而产生的蛋白尿。尿蛋白一般 < 0.5 g/d，很少 > 1 g/d。

　　肾小球滤过膜由肾小球毛细血管内皮细胞、基底膜和脏层上皮细胞构成，滤过膜屏障作用包括：①分子屏障：肾小球滤过膜仅允许一定大小的分子通过；②电荷屏障：内皮及上皮细胞膜含涎蛋白，而基底膜含硫酸类肝素，共同组成了肾小球滤过膜带负性电荷。通过同性电荷相斥原理，阻止含负电荷的血浆蛋白（如白蛋白）滤过。上述任一屏障的损伤均可引起蛋白尿，肾小球性蛋白尿常以白蛋白为主。光镜下肾小球结构正常的微小病变肾病（MCD）患者大量蛋白尿（白蛋白为主）主要为电荷屏障损伤所致；当分子屏障被破坏时，尿中可出现除白蛋白以外更大分子的血浆蛋白，如免疫球蛋白、C3 等，提示肾小球滤过膜有较严重的结构损伤。

　　2. 血尿　离心后尿沉渣镜检每高倍镜视野红细胞超过 3 个为血尿，1 L 尿含 1 ml 血即呈现肉眼血尿。肾小球源性血尿，可呈镜下或肉眼血尿，无血块或血丝，可伴蛋白尿、管型尿。如伴较大量蛋白尿和（或）管型尿（特别是红细胞管型），提示肾小球源性血尿。可用以下两项检查帮助区分血尿来源：①新鲜尿沉渣相差显微镜检查。变形红细胞血尿为肾小球源性，均一形态正常红细胞尿为非肾小球源性。②尿红细胞容积分布曲线。肾小球源性血尿常呈非对称曲线，其峰值红细胞容积小于静脉峰值红细胞容积；非肾小球源性血尿常呈对称性曲线，其峰值红细胞容积大于静脉峰值红细胞容积。

　　肾小球源性血尿产生的主要原因为肾小球基底膜（glomerular basement membrane，GBM）断裂，红细胞通过该裂缝时受血管内压力挤出而受损。受损的红细胞通过肾小管各段又受不同渗透压和 pH 作用，呈现变形红细胞血尿，红细胞容积变小，甚至破裂。

　　3. 水肿　肾性水肿的基本病理生理改变为水钠潴留。肾小球疾病导致的水肿可基本分为两大类：①肾病性水肿：主要由于长期、大量蛋白尿造成血浆蛋白过低，血浆胶体渗透压降低，液体从血管内渗入组织间隙，产生水肿；此外，部分患者因有效血容量减少，刺激肾素-血管紧张素-醛固酮活性增加和抗利尿激素分泌增加等，可进一步加重水钠潴留和水肿。此外某些原发于肾脏的钠、水潴留因素在肾病性水肿中起一定作用，这种作用与血浆肾素-血管紧张素-醛固酮水平无关。②肾炎性水肿：主要是由于肾小球滤过率下降，而肾小管重吸收功能基本正常造成"球管失衡"和肾小球滤过分数（肾小球滤过率 / 肾血浆流量）的下降，导致水钠潴留。肾炎性水肿时，血容量常扩张，伴肾素-血管紧张素-醛固酮活性抑制、抗利尿激素分泌减少，因高血压、毛细血管通透性增加等因素而使水肿持续和加重。肾病性水肿组织间隙蛋白含量低，水肿多从下肢部位开始；而肾炎性水肿（如急性肾小球肾炎）组织间隙蛋白含量高，水肿多从眼睑、颜面部开始。

　　4. 高血压　肾小球疾病常伴高血压，慢性肾脏病患者 90% 可出现高血压。持续存在的高血压会加速肾功能恶化。肾小球疾病高血压的发生机制：①钠、水潴留：由于各种因素导致钠、水潴留，使血容量增加，引起容量依赖型高血压；②肾素分泌增多：肾实质缺血刺激肾素-血管紧张素分泌增加，小动脉收缩，外周阻力增加，引起肾素依赖型高血压；③肾实质损害后肾内降压物质分泌减少：肾内激肽释放酶-激肽系统和前列腺素等生成减少，也是肾性高血压的原因之一。肾小球疾病所致的高血压多数为容量依赖型，少数为肾素依赖型。但两型高血压常混合存在，有时很难截然分开。

　　5. 肾功能损害　急进性肾小球肾炎常导致急性肾损伤，部分急性肾小球肾炎患者可有一过性肾功能损害。慢性肾小球肾炎及蛋白尿控制不好的肾病综合征患者随着病程进展至晚期常发展为慢性肾脏病。

第2节　急性肾小球肾炎

急性肾小球肾炎（acute glomerulonephritis，AGN）简称急性肾炎，是以急性肾炎综合征为主要临床表现的一组原发性肾小球肾炎。其特点为急性起病，血尿、蛋白尿、水肿和高血压，可伴一过性氮质血症，具有自愈倾向。多见于链球菌感染后，而其他细菌、病毒及寄生虫感染亦可引起。本节主要介绍链球菌感染后急性肾小球肾炎。

【病因与发病机制】

本病常因 β 溶血性链球菌"致肾炎菌株"感染所致，常见于上呼吸道感染、猩红热、皮肤感染等链球菌感染后。感染的严重程度与急性肾炎的发生和病变轻重并不完全一致。本病主要是由感染所诱发的免疫反应引起，例如针对链球菌致病抗原蛋白酶外毒素 B 等的抗体可能与肾小球内成分发生交叉反应，循环或原位免疫复合物于肾脏沉积并诱发补体异常活化，导致肾小球内皮及系膜细胞增生，并吸引中性粒细胞及单核细胞浸润，导致肾脏病变。新近发现链球菌感染可以诱发一过性、旁路补体成分 B 因子的自身抗体，也是导致补体激活的重要因素。

【病理】

为毛细血管内增生性肾小球肾炎，其特征是光镜下毛细血管内细胞增多，主要是中性粒细胞浸润；免疫荧光可见 C3 及 IgG 呈粗颗粒状、不规则地沿毛细血管壁、系膜区沉积（呈"满天星"样）；电镜可见肾小球上皮细胞下有驼峰状、大块电子致密物沉积。有关光镜及免疫荧光病理图谱见二维码数字资源 8-2-1。

数字资源
8-2-1

【临床表现与实验室检查】

急性肾炎多见于儿童、男性。通常于前驱感染后 1 ～ 3 周起病，潜伏期相当于致病抗原初次免疫后诱导机体产生免疫复合物所需的时间。呼吸道感染者的潜伏期较皮肤感染者短。本病起病较急，病情轻重不一，轻者呈亚临床型（仅有尿常规异常），典型者呈急性肾炎综合征表现，重症者可发生急性肾损伤。本病大多预后良好，常可在数月内临床自愈。

本病典型者具有以下表现：

1. 尿检异常　几乎全部患者均有肾小球源性血尿，约 30% 患者可有肉眼血尿，常为起病首发症状。可伴有轻、中度蛋白尿，约 20% 患者呈肾病综合征范围的大量蛋白尿。尿沉渣除红细胞外，早期尚可见白细胞和上皮细胞增多，并可有颗粒管型和红细胞管型等。

2. 水肿　80% 以上患者发生水肿，常为起病的初发表现，典型表现为晨起眼睑水肿或伴有下肢轻度可凹性水肿，少数严重者可波及全身。

3. 高血压　约 80% 患者出现一过性轻、中度高血压，常与其钠水潴留有关，利尿后血压可逐渐恢复正常。少数患者可出现严重高血压，甚至高血压脑病。

4. 肾功能异常　患者起病早期可因肾小球滤过率下降、钠水潴留而出现尿量减少，少数患者甚至出现少尿（＜ 400 ml/d），肾功能可一过性受损，表现为轻度氮质血症。多于 1 ～ 2 周后尿量逐渐增多，肾功能于利尿后数日可逐渐恢复正常。仅有极少数患者可表现为急性肾损伤，易与急进性肾炎混淆。

5. 充血性心力衰竭　常发生在急性期，水钠严重潴留和高血压为主要诱因，需紧急处理。老年患者发生率较高（可达 40%），儿童患者少见（＜ 5%）。

6. 免疫学检查异常　一过性血清补体 C3 下降，多于起病 2 周后下降，8 周内逐渐恢复正常，对诊断本病意义很大（有别于狼疮性肾炎随疾病活动的波动性下降和 C3 肾炎的持续性下降）。患者血清抗链球菌溶血素"O"滴度可升高，提示近期内曾有过链球菌感染。

【诊断与鉴别诊断】

根据链球菌感染后 1～3 周潜伏期、肾炎综合征表现、一过性血清 C3 下降，可临床诊断本病，典型病例不需要肾活检诊断，对于疾病诊断困难时需考虑进行肾活检确诊（有关肾活检的具体指征见表 8-2-3）。

表 8-2-3　表现为急性肾炎综合征的患者肾活检的指征

少尿 1 周以上
肾功能持续恶化
病情超过 2 个月无好转
出现肾病综合征
补体 C3 持续不恢复
无法用血液系统疾病解释的贫血

【鉴别诊断】

该病应与以下疾病鉴别（表 8-2-4）。

1. 本病需要与其他表现为急性肾炎综合征的肾小球疾病鉴别

（1）其他病原体感染后的急性肾炎，应寻找其他病原菌感染的证据，病毒感染后常不伴血清补体降低，少有水肿和高血压，肾功能一般正常，临床过程自限。

（2）C3 肾小球病：该病以旁路途径补体异常激活导致肾脏损伤，临床上常伴肾病综合征，多数患者有持续性低补体血症，8 周内不恢复。

（3）IgA 肾病：部分患者有前驱感染，感染后 1～3 日内出现肉眼血尿，部分患者血清 IgA 升高，血清 C3 一般正常，病情无自愈倾向。

2. 急进性肾小球肾炎　起病与急性肾炎相似，但肾功能进行性恶化。重症急性肾小球肾炎呈现急性肾损伤者与该病鉴别困难时，应及时进行肾活检以明确。

3. 全身系统性疾病肾脏受累　狼疮性肾炎、过敏性紫癜肾炎、细菌性心内膜炎肾损害、原发性冷球蛋白血症肾损害、血管炎肾损害等均可呈现急性肾炎综合征表现；根据其他系统受累的典型临床表现和实验室检查，可资鉴别。

表 8-2-4　表现为急性肾炎综合征的常见肾小球疾病及其鉴别

疾病	前驱感染	临床过程	低补体血症	其他
链球菌感染后肾小球肾炎	有	自限性	一过性（8 周）	抗链 "O" 升高
其他病原体感染后肾小球肾炎	有	多自限性	多无	可有抗病毒抗体阳性
IgA 肾病	有	反复发作	无	血 IgA 可升高
C3 肾小球病	不定	持续进展	持续存在	常合并肾病综合征
急进性肾小球肾炎	可有	持续进展	可有	ANCA 或抗 GBM 抗体阳性
狼疮性肾炎	不定	持续进展反复发作	活动时有	抗核抗体、抗双链 DNA 抗体和 Sm 抗体阳性
IgA 血管炎肾损害	不定	反复发作可有自限性	无	可有皮肤、关节和肠道受累

【治疗】

支持及对症治疗为主，多数病例呈现自限过程，不需要应用激素及免疫抑制剂。

1. 一般性治疗　急性期卧床休息，静待肉眼血尿消失、水肿消退及血压恢复正常。同时限盐，利尿消肿以降血压和预防心脑并发症的发生。

2. 治疗感染灶　如存在感染应予以相应治疗，但是急性肾小球肾炎发作时感染灶多数已经得到控制，如无现症感染证据，不需要使用抗生素。反复发作慢性扁桃体炎，病情稳定后可考虑扁桃体摘除。

3. 透析治疗　少数发生急性肾损伤而有透析指征时，应及时透析帮助患者度过急性期。

【预后】

本病为自限性疾病，多数患者预后良好。约 6% ～ 18% 病例遗留尿检异常和（或）高血压而转为"慢性"，或于"临床痊愈"多年后又出现肾小球肾炎的表现。一般认为老年、持续高血压、大量蛋白尿或肾功能不全者预后较差；散发者较流行者预后差。

第 3 节　急进性肾小球肾炎

急进性肾小球肾炎（rapidly progressive glomerulonephritis，RPGN）是指在急性肾炎综合征基础上，肾功能在数日到数月内出现快速进展的一组疾病，病因多样，但是共同病理特征为新月体性肾小球肾炎。

【病因与发病机制】

根据免疫病理分为三型，每型病因和发病机制各异：① Ⅰ型，又称抗肾小球基底膜（glomerular basement membrane，GBM）型，因循环抗 GBM 抗体与 GBM 抗原结合诱发补体活化而致病，也称之为 Goodpasture 病，接触某些有机化学溶剂、碳氢化合物如汽油，可能诱发本病的发作。② Ⅱ型，又称免疫复合物型，因为免疫球蛋白或补体在肾小球沉积致病，多种病因均可导致本型病变，例如狼疮性肾炎、IgA 肾病、C3 肾小球病、冷球蛋白血症等，少数情况下急性感染后肾炎也可以出现。③ Ⅲ型，为少免疫沉积型，肾小球内无或仅微量免疫球蛋白沉积，多与中性粒细胞胞质抗体（anti-neutrophil cytoplasmic autoantibody，ANCA）相关小血管炎相关。

【病理】

病理类型为新月体性肾小球肾炎。在我国定义为光镜下多数（50% 以上）肾小球大新月体（> 50% 肾小囊面积）形成（图 8-2-1），可伴有肾小球节段性纤维素样坏死，病变早期为细胞新月体，后期为纤维新月体。另外，Ⅱ型常伴有肾小球毛细血管内细胞增多和系膜细胞增生。免疫病理学检查是分型的主要依据，Ⅰ型 IgG 及 C3 呈线条状沿肾小球毛细血管壁分布；Ⅱ型免疫球蛋白及补体呈颗粒状或团块状沉积于系膜区及毛细血管壁；Ⅲ型肾小球内无或仅有微量免疫沉积物。电镜下Ⅱ型可见电子致密物在肾小球沉积，Ⅰ型和Ⅲ型无电子致密物。

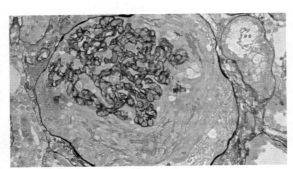

图 8-2-1　肾小球新月体形成

有关三种类型新月体性肾小球肾炎免疫病理图谱见二维码数字资源 8-2-2。

数字资源
8-2-2

【临床表现与实验室检查】

我国以Ⅱ型略为多见。Ⅰ型好发于中青年，Ⅲ型常见于中老年患者，男性略多。

多数患者起病急，病情可急骤进展。在急性肾炎综合征基础上，早期出现少尿或无尿，肾功能往往在数日到数月内快速进展甚至进展至终末期肾脏病。患者可伴有不同程度贫血，Ⅱ型约半数伴肾病综合征，Ⅲ型常有发热、乏力、体重下降等系统性血管炎的表现，Ⅰ型和Ⅲ型可以累及肺引起肺出血，又称为 Goodpasture 综合征。

免疫学检查主要有抗 GBM 抗体阳性（Ⅰ型）和 ANCA 阳性（Ⅲ型）。此外，Ⅱ型患者的血液循环免疫复合物及冷球蛋白可呈阳性，并可伴血清 C3 降低。

三种类型急进性肾小球肾炎临床、病理及实验室检查特点见表 8-2-5。

表 8-2-5　**RPGN 临床、病理及实验室检查特点**

	Ⅰ型	Ⅱ型	Ⅲ型
病理特点			
免疫荧光	IgG/C3 沿肾小球毛细血管襻线条样沉积	免疫球蛋白和补体沿毛细血管襻或系膜区颗粒样或团块样沉积	阴性或微量
光镜	无细胞增生，可见肾小球毛细血管襻断裂	内皮、系膜细胞增生，嗜复红蛋白沉积	无细胞增生，可见肾小球毛细血管襻坏死
电镜	GBM 断裂	电子致密物在上皮下、内皮下和系膜区沉积	阴性或微量
临床表现			
年龄/性别	青年男性	青中年	老年男性
少尿	+++	+	+
肾病综合征	+	+++	++
多系统受累	+	++	+++
实验室检查			
自身抗体	抗 GBM 抗体阳性	可有 ANA、循环免疫复合物、冷球蛋白等	多数 ANCA 阳性
C3 下降	无	可有	无

【诊断与鉴别诊断】

急性肾炎综合征伴肾功能急剧恶化均应怀疑本病，并及时进行肾活检以明确诊断，诊断思路见图 8-2-2。急进性肾炎应与下列疾病鉴别。

（一）引起急性肾损伤的非肾小球疾病

1. 急性肾小管坏死　常有明确的肾缺血（如休克、脱水）和中毒（如肾毒性抗生素）等诱因，实验室检查以肾小管损害为主（尿钠增加、低比重尿及低渗透压尿）。

2. 急性过敏性间质性肾炎　常有用药史，部分患者有药物过敏反应（低热、皮疹等，血和尿嗜酸性粒细胞增加），必要时肾活检确诊。

3. 梗阻性肾病　常突发无尿，影像学检查可协助确诊。

（二）引起急进性肾炎综合征的其他肾小球疾病

1. 原发性肾小球疾病　重症急性肾炎或重症膜增生性肾小球肾炎病理损伤重时也可发生急

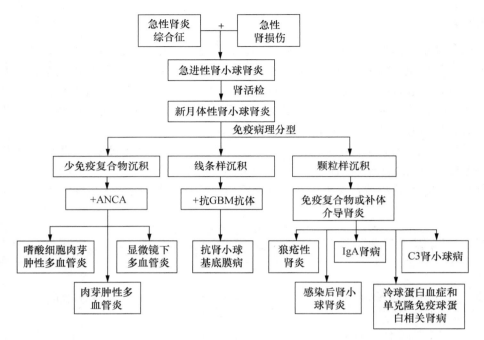

图 8-2-2 RPGN 临床诊断及分型
ANCA：抗中性粒细胞胞质抗体；GBM：肾小球基底膜

性肾损伤，但肾脏病理不一定为新月体性肾小球肾炎，肾活检可明确诊断。

2. 原发性肾小球疾病合并其他原因导致的急性肾损伤 其他肾小球疾病合并恶性高血压导致严重血管病变，或药物性、红细胞管型导致的急性肾小管损伤等，这些患者临床可以出现在原肾炎基础上合并的急性肾损伤，但是病理上没有大量新月体形成。

【治疗】

应及时明确病因诊断和免疫病理分型，尽早开始强化免疫抑制治疗。

（一）强化疗法

一经诊断，符合治疗指征的应当尽快启动强化治疗，具体包括：

1. 血浆置换疗法 每日或隔日 1 次，每次置换血浆 2～4 L，直到血清自身抗体（如抗 GBM 抗体）转阴或肾功能好转，一般需 7 次以上。适用于 I 型和Ⅲ型，特别是合并肺出血的患者，应首选血浆置换治疗。

2. 甲泼尼龙冲击 甲泼尼龙 0.5～1.0 g 静脉点滴，每日或隔日 1 次，3 次为一疗程。一般 1～3 个疗程。该疗法主要适用于Ⅱ、Ⅲ型。

上述强化疗法均需配合糖皮质激素［泼尼松口服 1 mg/（kg·d），6～8 周后渐减量］及细胞毒药物［环磷酰胺口服 2～3 mg/（kg·d），或静脉点滴每月 0.6～0.8 g，累积量一般不超过 8 g］。

（二）支持对症治疗

凡是达到透析指征者，应及时透析。对强化治疗无效的晚期病例或肾功能已无法逆转者，则有赖于长期维持透析。肾移植应在病情静止半年，特别是 I 型患者，血中抗 GBM 抗体转阴后半年进行。

【预后】

及时明确的诊断和早期强化治疗，可改善预后。影响预后的主要因素：①免疫病理类型：

Ⅲ型较好，Ⅰ型差，Ⅱ型居中；②早期强化治疗：少尿、血肌酐大于 600 μmol/L，病理显示广泛慢性病变时预后差；③老年患者预后相对较差。

第 4 节 慢性肾小球肾炎

慢性肾小球肾炎（chronic glomerulonephritis）简称慢性肾炎，临床以血尿、蛋白尿、水肿、高血压为基本临床表现，病情迁延，呈现肾功能慢性进展，最终发展为慢性肾功能不全的一组肾小球疾病。由于本组疾病的病理类型及病期不同，主要临床表现呈多样化。

【病因与发病机制】

仅有少数慢性肾炎是由急性肾小球肾炎发展所致（直接迁延或临床痊愈若干年后再现），大部分慢性肾炎的发病机制是免疫介导的炎症。另外，非免疫、非炎症机制在疾病发展过程中也发挥了重要作用：①健存肾单位长期代偿处于血流高灌注、高滤过和高跨膜压的"三高"状态，久之导致健存肾小球硬化、肾小管萎缩、肾间质纤维化，肾功能持续恶化；②高血压可引起肾小动脉硬化性损伤，同时也会增加肾小球的球内压；③蛋白尿可以加重肾小管和肾小球损伤，引起肾功能损害进展。而一些能降低球内压的治疗措施如限制蛋白摄入、使用血管紧张素转化酶抑制剂（angiotensin-converting enzyme inhibitors，ACEI）或血管紧张素Ⅱ受体阻滞剂（angiotensin receptor blockers，ARB）、钠-葡萄糖协同转运蛋白 2（sodium-glucose cotransporter 2，SGLT-2）抑制剂则可以通过降低肾小球的球内压而发挥肾脏保护效应（图 8-2-3）。

【病理】

病理类型多样，常见的有系膜增生性肾小球肾炎（包括 IgA 肾病和非 IgA 系膜增生性肾小球肾炎）、C3 肾小球病、膜性肾病及局灶节段性肾小球硬化等。其中 IgA 肾病最为常见，另外少数非 IgA 系膜增生性肾小球肾炎可由毛细血管内增生性肾小球肾炎（临床上急性肾小球肾炎）转化而来。病变进展至后期，所有上述病理类型均可转化为程度不等的肾小球硬化，相应肾单位的肾小管萎缩、肾间质纤维化。疾病晚期肾体积缩小、肾皮质变薄，病理类型均可转

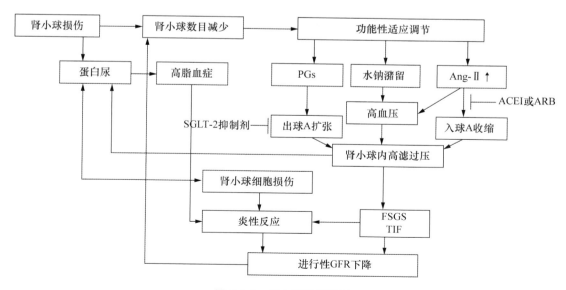

图 8-2-3 肾功能恶化机制

Ang-Ⅱ：血管紧张素Ⅱ；A：小动脉；FSGS：局灶节段性肾小球硬化；TIF：肾小管萎缩，肾间质纤维化；GFR：肾小球滤过率；PGs：前列腺素

化为硬化性肾小球肾炎。

【临床表现与实验室检查】

慢性肾炎可发生于任何年龄，但以青中年为主，男性多见。多数缓慢、隐袭起病，临床表现呈多样性，以血尿、蛋白尿、高血压和水肿为其基本临床表现，可有不同程度肾功能减退，病情时轻时重，但总体呈现慢性进展性，并逐渐发展为慢性肾功能不全。

实验室检查多为轻度尿异常，尿蛋白定量常在 1～3 g/d，尿沉渣镜检红细胞可增多，可见管型，肾功能正常或轻度受损（肾小球滤过率下降或轻度氮质血症）。这种情况可持续数年，甚至数十年。多数慢性肾炎患者肾功能呈慢性渐进性损害，病理类型为决定肾功能进展快慢的重要因素（如膜增生性肾小球肾炎进展较快，膜性肾病进展常较慢），但也与是否合理治疗相关，其中血压控制不良和持续性蛋白尿是导致肾功能损害进展的主要危险因素。

有的患者除上述慢性肾炎的一般表现外，血压持续性中等以上程度升高，甚至出现恶性高血压（舒张压超过 130 mmHg），患者可有眼底出血、渗出，甚至视乳头水肿。如血压控制不好，肾功能恶化较快，预后较差。

另外，部分患者因感染、劳累呈急性发作，或用肾毒性药物后病情急骤恶化，经及时去除诱因和适当治疗后病情可一定程度缓解，但也可能由此而进入不可逆慢性肾功能不全阶段。

【诊断与鉴别诊断】

凡尿化验异常（蛋白尿、血尿、管型尿）、水肿及高血压病史达 3 个月以上，无论有无肾功能损害均应考虑此病，在除外继发性肾小球肾炎及遗传性肾小球肾炎后，临床上可诊断为慢性肾炎。

慢性肾炎主要应与下列疾病鉴别（表 8-2-6）。

表 8-2-6　慢性肾炎的鉴别诊断

病因	全身表现	肾脏表现	化验检查
继发性肾炎 狼疮性肾炎 IgA 血管炎肾损害	具有相应疾病的系统表现	慢性肾炎综合征	特异性自身抗体和免疫学指标异常
Alport 综合征	常青少年起病，有眼（球型晶状体等）、耳（高频神经性耳聋）损害；阳性家族史（多为性连锁显性遗传）	血尿，轻、中度蛋白尿及进行性肾功能损害	
急性肾小球肾炎	前驱感染距肾炎 1～3 周	急性肾炎综合征，自愈倾向	一过性补体 C3 下降
高血压肾损害	长期高血压病史，常有其他靶器官（心、脑）损害	尿检轻微：微量至轻度蛋白尿；无明显血尿	常伴有肾小管损伤
慢性肾盂肾炎	反复泌尿系感染症状史	轻度蛋白尿、血尿	尿沉渣白细胞或白细胞管型、尿细菌学证据；可伴有肾功能异常；影像学显示肾盂或肾盏变性，肾包膜不平

【治疗】

以防止或延缓肾功能恶化、防治严重合并症为主要目的。可采用下列综合治疗措施（表8-2-7）。

表 8-2-7　慢性肾炎患者一般性治疗措施

措施	内容
生活方式改善	严格限制盐分摄入（每日氯化钠摄入低于 5 g，即尿钠小于 90 mmol/d） 适当控制饮食蛋白及磷摄入 戒烟、限制饮酒 减肥 适当运动
血压控制	强化降压目标＜ 130/80 mmHg
RAAS 阻滞剂	足量使用 ACEI 或 ARB 类药物
SGLT-2 抑制剂	新近证据显示可以延缓非糖尿病肾病患者的肾功能进展

（一）积极控制高血压和减少尿蛋白

高血压和尿蛋白是引起肾功能进展的最重要的危险因素，因此良好地控制血压和减少尿蛋白是延缓肾功能进展的主要措施。

1. 降压目标　对于合并蛋白尿的患者采取强化降压的目标，血压应当控制到 130/80 mmHg 以下，以延缓肾功能进展和减少心血管并发症。

2. 降压措施　慢性肾炎常有钠水潴留引起容量依赖型高血压，故肾炎患者应严格限制盐分摄入（氯化钠＜ 5 g/d，尿钠检测可用于指导患者，尿钠应小于 90 mmol/d）；可选用噻嗪类利尿剂，如氢氯噻嗪 12.5 ～ 25 mg/d；GFR ＜ 30 ml/min 时，噻嗪类无效应改用袢利尿剂，但一般不宜过多、长久使用。

大量循证医学研究证实，ACEI 或 ARB 除具有降低血压作用外，还可以减少尿蛋白，具体机制如图 8-2-3 所示，其可以通过降低肾小球内压以及抑制炎性反应发挥作用，具有独立于降压以外的肾脏保护效应，因此应当作为慢性肾炎治疗高血压和（或）减少尿蛋白的首选药物。为了更好地降低蛋白尿，应用剂量通常需高于常规降压剂量，以达到患者能够耐受的最大剂量（足量使用）。肾功能不全患者应用 ACEI 或 ARB 要防止高钾血症，并监测血肌酐变化。首次应用 2 周左右时监测血肌酐较基础升高超过 30%，应当考虑减量甚至停用；GFR ＜ 30 ml/min 时应当谨慎使用。

常用 ACEI 类药物如雷米普利 5 ～ 10 mg/d，贝那普利 10 ～ 20 mg/d，应用 ACEI 类药物少数患者可能出现干咳不耐受，可以选择 ARB 类药物如氯沙坦 50 ～ 100 mg/d。对于足量使用 ACEI 或 ARB 类药物仍然血压不达标患者，可以联合其他类型降压药物。

3. 降低蛋白尿措施　慢性肾炎患者应当尽量降低蛋白尿，力争达到蛋白尿完全缓解（＜ 0.3 g/d），如上所述严格限制盐分摄入、积极控制血压、足量使用 ACEI 或 ARB 类药物均为有效降低蛋白尿措施（表 8-2-6）；此外新近发现降糖药物 SGLT-2 抑制剂（如卡格列净或达格列净）亦可以降低肾小球内压（如图 8-2-3 所示），从而有效地降低糖尿病肾病患者的蛋白尿、延缓肾功能进展，对于肾炎患者也同样有效。

（二）限制食物中蛋白及磷的入量

肾功能不全氮质血症患者应适当限制蛋白及磷的入量，采用优质低蛋白饮食，可加用必需氨基酸或 α 酮酸。

（三）糖皮质激素和免疫制剂 / 细胞毒药物

鉴于慢性肾炎包括多种疾病，故此类药物是否应用需根据疾病类型区别对待，具体可以参照相关章节具体疾病关于使用免疫抑制治疗的策略。

（四）避免加重肾损害的因素

感染、劳累、妊娠及肾毒性药物（如氨基糖苷类抗生素、大量使用非甾体抗炎药、含马兜铃酸中药等）均可能损伤肾脏，导致肾功能恶化，应予以避免。

【预后】

慢性肾炎病情迁延，进展缓慢，最终将至慢性肾功能不全。其进展速度个体差异很大，病理类型或病因为重要因素，但也与是否重视保护肾脏、治疗是否恰当及是否避免加重肾损害的因素有关。

第 5 节　肾病综合征

肾病综合征（nephrotic syndrome，NS）诊断标准是：①尿蛋白大于 3.5 g/d；②血浆白蛋白低于 30 g/L；③水肿；④高脂血症。其中①②两项为诊断所必需。

【病因】

分为原发性、继发性和遗传性三大类。原发性肾病综合征属于原发性肾小球疾病，由多种病理类型构成（表 8-2-8）。

表 8-2-8　原发性和继发性肾病综合征的常见病因

分类	儿童	少年及青年	中年及老年
原发	微小病变肾病 局灶节段性肾小球硬化	微小病变肾病 膜性肾病 IgA 肾病 C3 肾小球病	膜性肾病
继发	过敏性紫癜肾炎 乙型肝炎病毒相关性肾炎 狼疮性肾炎	狼疮性肾炎 过敏性紫癜肾炎 乙型肝炎病毒相关性肾炎	糖尿病肾病 肾淀粉样变性 骨髓瘤性肾病 淋巴瘤或实体肿瘤性肾病

【病理生理】

（一）大量蛋白尿

正常生理情况下，肾小球滤过膜具有分子屏障及电荷屏障。这些屏障作用受损时，原尿中蛋白含量增多，当远超过近曲小管回吸收量时，会形成大量蛋白尿。原发性肾病综合征共同的超微结构表现是滤过膜最外侧的足细胞病变：足突融合消失、裂孔隔膜破坏以及足细胞相对或绝对减少，从而导致大量蛋白尿漏出。在此基础上，凡增加肾小球内压力及导致高灌注、高滤过的因素（如高血压、高蛋白饮食或大量输注血浆蛋白）均可加重尿蛋白的排出。

（二）血浆蛋白变化

肾病综合征时大量白蛋白从尿中丢失，促进白蛋白肝脏代偿性合成和肾小管分解的增加，而另一方面原发性肾病综合征可能存在某些抑制肝脏合成白蛋白的细胞因子。当肝脏白蛋白合成的增加不足以补充丢失和分解时，患者会出现低白蛋白血症。此外，肾病综合征患者因胃肠道黏膜水肿导致食欲减退、吸收不良，也是加重低白蛋白血症的原因。除血浆白蛋白外，血浆的某些免疫球蛋白（如 IgG）和补体成分、抗凝及纤溶因子、金属结合蛋白及内分泌素的结合蛋白也可减少，在大量蛋白尿、肾小球病理损伤严重和非选择性蛋白尿时更为显著。患者易产生感染、高凝、微量元素缺乏、内分泌紊乱和免疫功能低下等并发症。

（三）水肿

肾病综合征时水肿存在两方面机制：①由于低白蛋白血症、血浆胶体渗透压下降，使水分从血管腔内进入组织间隙，血管内容量不够（充盈不足），常见于严重低白蛋白血症患者；②约一半的患者存在原发性钠、水潴留因素，血管内容量过多（充盈过度），主要见于存在肾小球滤过率明显下降、高血压和白蛋白下降不太显著的患者。因此针对不同水肿机制，利尿的措施也应有所差别。

（四）高脂血症

高胆固醇和（或）高甘油三酯血症，血清中 LDL、VLDL 和脂蛋白（a）浓度增加，常与低蛋白血症并存。其发生机制与肝脏合成脂蛋白增加和脂蛋白分解减弱相关，其中后者可能是造成甘油三酯升高的主要原因。

【病理与临床表现】

引起原发性肾病综合征的主要病理类型有微小病变肾病、系膜增生性肾小球肾炎、膜性肾病及局灶节段性肾小球硬化。它们的病理及临床特征如下：

（一）微小病变肾病（minimal change disease，MCD）

光镜下肾小球基本正常，近曲小管上皮细胞可见脂肪变性。免疫病理检查阴性、无免疫球蛋白沉积，特征性改变和本病的主要诊断依据为电镜下广泛的肾小球脏层上皮细胞足突融合。微小病变肾病占儿童原发性 NS 的 80% ～ 90%，成人原发性 NS 的 10% ～ 20%。本病男性多于女性，儿童高发，成人发病率降低，但 60 岁后发病率又呈现一小高峰。典型的临床表现为 NS，急性起病，15% 左右的患者伴有镜下血尿，一般无持续性高血压及肾功能减退。可因严重钠水潴留导致一过性高血压和肾功能损害。90% 的患者对糖皮质激素治疗敏感，治疗后 2 周左右开始利尿，尿蛋白可在数周内迅速减少至阴性，血浆白蛋白逐渐恢复正常水平，最终可达临床完全缓解。但本病复发率高达 60%，若反复发作或长期大量蛋白尿未得到控制，少数可能转变为局灶节段性肾小球硬化。一般认为，成人的治疗缓解率和缓解后复发率均较儿童低。

（二）局灶节段性肾小球硬化（focal segmental glomerulosclerosis，FSGS）

光镜下可见病变呈局灶、节段分布，表现为受累节段的硬化（系膜基质增多、毛细血管闭塞、球囊粘连等），相应的肾小管萎缩、肾间质纤维化。免疫病理检查阴性或 IgM 和 C3 在肾小球受累节段非特异性沉积。电镜下可见肾小球上皮细胞足突广泛消失、节段足突与基底膜（glomerular basement membrane，GBM）分离。该病理类型占我国原发性 NS 的 5% ～ 10%。好发于青少年男性，常常突发起病，表现为大量蛋白尿及肾病综合征（可达 50% ～ 75%），约 3/4 患者伴有血尿，部分可见肉眼血尿。本病确诊时患者约半数有高血压，约 1/3 有肾功能减退。FSGS 对糖皮质激素治疗效果差于微小病变肾病，大约 50% 患者有效，并且起效较慢，平均缓解期为 4 个月。NS 能否缓解与预后密切相关，缓解者预后好，不缓解者 10 年内超过半数患者进入终末期肾脏病。

（三）系膜增生性肾小球肾炎

光镜下可见肾小球系膜细胞和系膜基质弥漫增生。免疫病理检查可将本组疾病分为 IgA 肾病及非 IgA 系膜增生性肾小球肾炎。前者以 IgA 沉积为主，后者以 IgG 或 IgM 沉积为主，目前已经非常少见，二者均常伴有 C3 于肾小球系膜区或毛细血管壁呈颗粒样沉积。电镜下在系膜区可见电子致密物。本病男性多于女性，好发于青少年。约 50% 患者有前驱感染，可于上呼吸道感染后急性起病，甚至表现为急性肾炎综合征。部分患者隐匿起病。本组疾病中，非 IgA 系膜增生性肾小球肾炎者约 50% 表现为 NS，约 70% 伴有血尿；而 IgA 肾病者几乎均有血尿，约 15% 出现 NS。随肾脏病变程度由轻至重，肾功能不全及高血压的发生率逐渐增加。本组疾病呈 NS 者，对糖皮质激素的治疗反应与其病理改变轻重相关，轻者疗效好，重者疗效差。

（四）膜性肾病（membranous nephropathy，MN）

光镜下可见肾小球基底膜增厚、钉突形成（嗜银染色）。免疫病理显示 IgG（主要是 IgG4 亚型）和 C3 呈细颗粒状沿肾小球毛细血管壁沉积。电镜下早期可见 GBM 上皮侧有排列整齐的电子致密物，常伴有广泛足突融合。该病属于自身免疫性肾病，大约 2/3 的原发性膜性肾病与足细胞上的磷脂酶 A2 受体（phospholipase A2 receptor，PLA2R）的自身抗体有关，本病是构成成人原发性 NS 的主要类型，而且在我国近年来呈现逐渐增多的趋势。男性多于女性，好发于中老年，但年轻人也不少见。通常起病隐匿、进展缓慢，约 80% 表现为 NS，约 30% 伴有镜下血尿，一般无肉眼血尿。常在发病 5 ～ 10 年后逐渐出现肾功能损害。本病极易发生血栓栓塞并发症，肾静脉血栓发生率可高达 40% ～ 50%。大约 1/3 的患者可自发缓解，但约 40% 的患者病情会缓慢进展、15 年内发展至终末期肾脏病。该病基础治疗是支持治疗，包括使用 ACEI 或 ARB 类等药物。自发缓解通常发生在 12 ～ 24 个月，如果肾病综合征仍然持续存在或肾功能进行性下降，则需要免疫抑制治疗。约 70%NS 患者经糖皮质激素联合环磷酰胺或 B 淋巴细胞单克隆抗体（利妥昔单抗）或环孢素治疗后可达临床缓解（包括完全缓解和部分缓解）。NS 不缓解者未来肾功能不全的发生率明显增高。对于病情急性加重的患者需要考虑是否合并抗 GBM 病、急性间质性肾炎或深静脉血栓形成。

（五）系膜毛细血管性肾小球肾炎

又称之为膜增生性肾小球肾炎（membranoproliferative glomerulonephritis，MPGN），是一组由内皮下免疫复合物沉积引起的病变。光镜下常见的病理改变为系膜细胞和系膜基质弥漫重度增生，可插入肾小球基底膜和内皮细胞之间，使毛细血管袢呈"双轨征"。该病理类型不是单一的疾病，而是多种病因引起具有相似病理表现的一组疾病，根据免疫病理分为免疫复合物介导和补体介导两型。免疫复合物介导的类型又包括病毒感染（详见第 3 章第 4 节）、自身免疫性疾病（第 3 章第 1 节）和有肾脏意义的单克隆丙种球蛋白血症（第 3 章第 5 节）；补体介导的类型主要是旁路途径补体过度激活导致的肾损伤，常见为 C3 肾小球病。该组患者病因不同其临床表现具有很大差异，共同特点是常伴有低补体血症、一半以上患者表现为 NS，治疗应当根据不同病因相应予以针对性治疗。

肾病综合征的各类肾小球疾病病理图谱见二维码数字资源 8-2-3。

数字资源
8-2-3

【并发症】

1. 感染　感染是肾病综合征的常见并发症，与蛋白质营养不良、免疫功能紊乱及应用糖皮质激素治疗有关。由于应用糖皮质激素，其临床征象常不明显，导致治疗不及时或不彻底。因此，感染仍是肾病综合征复发和疗效不佳的主要原因之一，甚至会造成死亡，应高度重视。

2. 血栓、栓塞并发症　由于血液浓缩（有效血容量减少）及高脂血症造成血液黏稠度增加。此外，因某些蛋白质从尿中丢失，及肝代偿性合成蛋白增加，引起机体凝血、抗凝和纤溶系统失衡；加之肾病综合征时血小板功能亢进、应用利尿剂和糖皮质激素等均进一步加重高凝状态。肾病综合征患者容易发生血栓、栓塞并发症。其中，膜性肾病的发生率最高，以肾静脉血栓最为常见（发生率为 10% ～ 50%，其中 3/4 因慢性形成，临床并无症状）；此外，肺血管血栓、栓塞，下肢静脉、下腔静脉、冠状动脉血栓及脑血管血栓也不少见。血栓、栓塞并发症是直接影响肾病综合征治疗效果和预后的重要原因。

3. 急性肾损伤　肾病综合征患者可因有效血容量不足而致肾血流量下降，诱发肾前性氮质血症，经扩容、利尿后可得到恢复。少数病例可出现急性肾损伤，尤以微小病变肾病者居多，发生多无明显诱因，表现为少尿甚或无尿，扩容利尿无效。肾活检病理检查显示肾小球病变轻微，肾间质弥漫重度水肿，肾小管可为正常，或部分细胞变性、坏死，肾小管腔内有大量蛋白管型。急性肾损伤发生的机制尚不明确。

4. 蛋白质及脂肪代谢紊乱　长期低蛋白血症可导致营养不良、小儿生长发育迟缓；免疫球蛋白减少造成机体免疫力低下、易致感染；金属结合蛋白丢失可使微量元素（铁、铜、锌等）缺乏；内分泌素结合蛋白不足可诱发内分泌紊乱（如低 T3 综合征等）；药物结合蛋白减少可能影响某些药物的药代动力学（使血浆游离药物浓度增加、排泄加速），影响药物疗效。高脂血症增加血液黏稠度，促进血栓、栓塞并发症的发生，还会增加心血管系统并发症，并可促进肾小球硬化和肾小管间质病变的发生，促进肾脏病变的慢性进展。

【诊断与鉴别诊断】

诊断包括三个方面：①确诊肾病综合征；②确认病因：必须首先除外继发性病因和遗传性疾病（表 8-2-8），才能诊断为原发性肾病综合征；最好能进行肾活检，做出病理和病因诊断；③判定有无并发症。需进行鉴别诊断的继发性肾病综合征病因主要包括以下疾病（表 8-2-9）。

表 8-2-9　常见的继发性肾病综合征及其特点

疾病	发病年龄	临床特点	病理特点
IgA 血管炎肾损害	青少年	皮肤紫癜、关节痛、腹痛 / 黑便	IgA 为主的免疫复合物沉积；光镜下系膜增生为主
狼疮性肾炎	青少年和中年女性	多系统受累，伴有 ANA、抗双链 DNA 抗体和抗 Sm 抗体阳性，低补体血症	光镜下可见狼疮性肾炎的病变特征，免疫荧光呈现"满堂亮"现象
乙型肝炎病毒相关性肾炎	儿童及青少年	乙肝病毒检测阳性	光镜下表现为不典型膜性肾病（伴细胞增生）及系膜毛细血管性肾小球肾炎等，免疫荧光可呈"满堂亮"现象，肾组织中能检测出乙型肝炎病毒抗原
糖尿病肾病	中老年	NS 多逐渐发展形成，常见于病程 10 年以上的糖尿病患者，可伴糖尿病其他脏器损害	光镜下可见结节性或弥漫性肾小球硬化
肾淀粉样变性	中老年	肾损害是全身多器官受累的一部分，还可累及心血管、消化系统、皮肤和神经。肾受累常体积增大	光镜下可见肾小球及小血管壁有淀粉样物质沉积，刚果红染色阳性，电镜下可见淀粉样纤维
骨髓瘤性肾病	中老年，男性居多	有多发性骨髓瘤的特征性临床表现（参见有关章节）	常见管型肾病，还可有其他多种肾损害

【治疗】

（一）一般治疗

凡有严重水肿、低蛋白血症者需卧床休息。水肿消失、一般情况好转后可适当活动。给予正常量的优质蛋白 0.8 ～ 1.0 g/（kg·d）（富含必需氨基酸的动物蛋白）饮食。热量要充分保证，每日每千克体重不应少于 30 ～ 35 kcal。尽管患者丢失大量尿蛋白，但由于高蛋白饮食会因造成肾小球高滤过而加重蛋白尿，并促进肾脏病变进展，故目前一般不再主张应用。水肿时应低盐（＜3 g/d）饮食。为减轻高脂血症，应少进食富含饱和脂肪酸（动物油脂）的饮食，而多吃富含多不饱和脂肪酸（如植物油、鱼油）及可溶性纤维（如燕麦、米糠及豆类）的饮食。

（二）对症治疗

1. 利尿消肿　对 NS 患者利尿治疗的原则是不宜过快过猛，以免造成血容量不足、加重血液高黏倾向，诱发血栓、栓塞并发症。可以监测体重，每日体重下降不宜超过 1～2 kg。

（1）噻嗪类利尿剂：主要作用于髓袢升支厚壁段和远曲小管前段，通过抑制钠和氯的重吸收，增加钾的排泄而利尿。常用氢氯噻嗪 25 mg、每日 3 次口服。长期服用应防止低钾、低钠血症。

（2）潴钾利尿剂：主要作用于远曲小管后段，排钠、排氯，但潴钾，适用于低钾血症的患者。单独使用时利尿作用不显著，可与噻嗪类利尿剂合用。常用氨苯蝶啶 50 mg、每日 3 次，或醛固酮受体拮抗剂螺内酯 20 mg、每日 3 次。长期服用需防止高钾血症，对肾功能不全患者应慎用。

（3）袢利尿剂：主要作用于髓袢升支，对钠、氯和钾的重吸收具有强力的抑制作用。NS 通常需要使用袢利尿剂，但是往往对于袢利尿剂反应变差，这是由于利尿剂多需要和白蛋白结合运输到肾发挥作用，而低白蛋白血症时蛋白结合的药物进入肾减少，同时蛋白尿在肾小管管腔内结合药物也会影响药物作用，所以常常需要增加剂量使用，或者联合作用于肾单位不同节段的利尿剂。常用呋塞米（速尿）20～120 mg/d，或布美他尼（丁尿胺）1～5 mg/d（同等剂量时作用较呋塞米强 40 倍），分次口服或静脉注射。应用袢利尿剂时需谨防低钠血症、低钾血症及低氯血症性碱中毒的发生。

（4）提高血浆胶体渗透压：对于血容量偏低的肾病综合征患者，应用血浆或血浆白蛋白等静脉输注均可提高血浆胶体渗透压，促进组织中水分回吸收。此时再使用利尿剂有可能获得更好的利尿效果，如胶体输注后使用呋塞米 60～120 mg 加入葡萄糖溶液中缓慢静脉滴注。但由于输入的蛋白均将于 24～48 h 内由尿中排出，可引起肾小球高滤过及肾小管高代谢，造成肾小球脏层及肾小管上皮细胞损伤，促进肾间质纤维化，轻者影响糖皮质激素疗效、延迟疾病缓解，重者可损害肾功能，故应严格掌握适应证，对严重低蛋白血症、高度水肿而又少尿（尿量＜400 ml/d）的 NS 患者，在必需利尿的情况下方可考虑使用，但也要避免过频、过多。心力衰竭患者应慎用。

（5）既往临床中也常常使用渗透性利尿剂，如右旋糖酐 40（低分子右旋糖酐）或淀粉代血浆（706 代血浆），可以提高血浆胶体渗透压，并经过肾小球滤过造成肾小管内液的高渗状态，从而减少水、钠的重吸收而利尿。但是由于其可诱发"渗透性肾病"，导致急性肾损伤，目前已很少使用。

肾病综合征水肿的利尿治疗参见图 8-2-4。

2. 减少尿蛋白　持续大量蛋白尿本身可导致肾小球高滤过、加重肾小管间质损伤、促进肾小球硬化，是影响肾小球疾病预后的重要因素。现已证实减少尿蛋白可以有效延缓肾功能的恶化。血管紧张素转化酶抑制剂（ACEI）（如雷米普利）或血管紧张素 II 受体阻滞剂（ARB）（如氯沙坦），除可有效控制高血压外，还可通过降低肾小球内压、直接影响肾小球基底膜对大分子的通透性来减少尿蛋白，具有不依赖全身血压的治疗作用。用 ACEI 或 ARB 降尿蛋白时，所用剂量一般应比常规降压剂量大（足量使用），才能获得良好疗效。

（三）主要治疗——抑制免疫与炎症反应

1. 糖皮质激素（简称激素）　可以通过抑制炎症及免疫反应、减少醛固酮和抗利尿激素的分泌、改变肾小球基底膜通透性等综合作用而发挥利尿和降低尿蛋白的作用。使用原则和方案

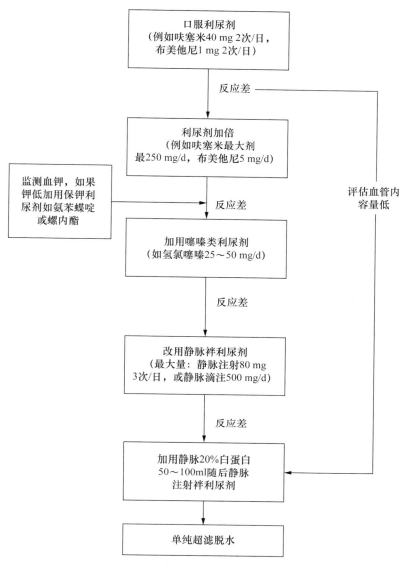

图 8-2-4　肾病综合征水肿的利尿治疗

一般是：①起始足量：常用药物为泼尼松 1 mg/（kg·d），口服 8 ～ 12 周，个别可延长至 16 周；②缓慢减药：足量治疗后缓慢减量，每 1 ～ 2 周减量 5 ～ 10 mg，整个疗程不短于 6 个月。新近研究发现过度延长激素治疗时间并不减少肾病的复发。激素可采取全日量顿服，或在维持用药期间两日量、隔日一次顿服，以减轻激素的副作用。针对不同病因导致的肾病综合征，激素具体使用原则有所差异。水肿严重、有肝功能损害或泼尼松疗效不佳时，可更换为泼尼松龙（等剂量）口服或静脉滴注。地塞米松半衰期长，副作用大，极少用。根据患者对糖皮质激素的治疗反应，可将其分为"激素敏感型"（用药 8 ～ 12 周内肾病综合征缓解）、"激素依赖型"（激素减药到一定程度即复发）和"激素抵抗型"（激素治疗无效）三类，其各自的进一步治疗有所区别。

长期应用激素的患者可出现感染、药物性糖尿病、骨质疏松等副作用，少数病例还可能发生股骨头无菌性缺血性坏死，需加强监测，及时处理。

2. 细胞毒药物　这类药物可用于"激素依赖型"或肾病反复复发的患者，协同激素治疗。若无激素禁忌，一般不作为首选或单独治疗用药。环磷酰胺是国内外最常用的细胞毒药物，在体内被肝细胞微粒体羟化，产生有烷化作用的代谢产物而具有较强的免疫抑制作用。应用剂量为每日每千克体重 2 mg，分 2 次口服；或 200 mg，隔日静脉注射，累积量达 6 ～ 8 g 后停药。主要副作用为骨髓抑制及中毒性肝损害，并可出现性腺抑制（尤其男性）、脱发、胃肠道反应及出血性膀胱炎。

3. 环孢素　是一种常见的钙调素抑制剂，能选择性抑制 T 辅助细胞及细胞毒效应 T 细胞，常用于治疗"激素抵抗型"或"激素依赖型"或反复复发的难治性 NS。常用量为每日每千克体重 3 ～ 5 mg，分两次空腹口服，服药期间需监测并维持其血浓度谷值为 100 ～ 200 ng/ml。服药 2 ～ 3 个月后缓慢减量，疗程半年至一年。副作用有肝肾毒性、高血压、高尿酸血症、多毛及牙龈增生等。停药后易复发。

4. 利妥昔单抗（rituximab）　是一种人鼠嵌合性单克隆抗体，能特异性地与跨膜抗原 CD20 结合。CD20 抗原位于前 B 和成熟 B 淋巴细胞的表面，因此该药可以特异地清除 B 淋巴细胞、抑制抗体形成，已有小样本短期随机对照研究显示其可用于"激素依赖型"或反复复发的肾病综合征，有助于摆脱激素和减少复发次数，但是其长期疗效有待进一步观察。该药常用剂量为 375 mg/m² 体表面积，每周一次，可连用 4 次。常见副作用包括过敏、低血压和感染。

5. 麦考酚吗乙酯（mycophenolate mofetil，MMF）　在体内代谢为霉酚酸，后者为次黄嘌呤单核苷酸脱氢酶抑制剂，抑制鸟嘌呤核苷酸的经典合成途径，故而选择性抑制 T、B 淋巴细胞增殖及抗体形成达到治疗目的。常用量为 1.5 ～ 2 g/d，分 2 次口服，共用 3 ～ 6 个月，减量维持半年。已广泛用于肾移植后排异反应，副作用相对小。尽管尚缺乏大宗病例的前瞻对照研究结果，该药对部分难治性 NS 有效，可以用于环孢素或环磷酰胺无效的患者。在应用该药过程中已有严重贫血和严重感染（多见于肾功能损伤者）的报道，应引起足够重视。

应用激素及细胞毒药物治疗 NS 可有多种方案，原则上应以增强疗效的同时最大限度地减少副作用为宜。对于是否应用激素治疗、疗程长短以及是否使用细胞毒药物等，应结合患者肾小球疾病的病理类型、年龄、肾功能和是否有相对禁忌证等不同情况而区别对待，制订个体化治疗方案。近年来根据循证医学（evidence based medicine，EBM）的研究结果，针对不同的病理类型，提出的相应治疗方案如下。

微小病变肾病：常对激素治疗敏感，初治者可单用激素治疗。因感染、劳累而短期复发者去除诱因后不缓解可再使用激素，疗效差或反复发作者应并用细胞毒药物、钙调素抑制剂、利妥昔单抗或 MMF，力争达到完全缓解并减少复发。

膜性肾病：根据循证医学已有以下共识：①有一定的自发缓解率，因此对于低危或中危人群可以密切观察，控制血压和应用 ACEI 或 ARB 降低蛋白尿，观察 6 个月；②对于发生肾功能不全风险高的人群，例如 NS 持续半年以上不缓解，尤其蛋白尿高于 8 g/d、诊断时肾功能已经受损或短期内快速进展、存在危及生命的并发症（如肺栓塞）者，则需要积极免疫抑制治疗：单用激素无效，常采用方案包括激素联合环磷酰胺、单用利妥昔单抗、钙调素抑制剂单用或联合小剂量激素；③膜性肾病易发生血栓、栓塞等并发症，对于血栓高风险的患者应予以预防抗凝治疗，并权衡出血风险。

局灶节段性肾小球硬化：对于激素治疗反应比微小病变肾病差，循证医学表明部分患者（30% ～ 50%）经激素治疗有效，但显效较慢，建议足量激素治疗 1 mg/（kg·d）应延长至 3 ～ 4 个月，如仍然无效才能称之为激素抵抗。激素效果不佳者可试用钙调素抑制剂（环孢素或他克莫司）。

IgA 肾病：参见本章第 7 节。

（四）中医药治疗

单纯中医、中药治疗 NS 疗效较缓慢，一般主张与激素及细胞毒药物联合应用。

1. 辨证施治　NS 患者多被辨证为脾肾两虚，可给予健脾补肾利水的方剂（如真武汤）治疗。

2. 拮抗激素及细胞毒药物的副作用　久用大剂量激素常出现阴虚内热或湿热,给予滋阴降火或清热祛湿的方剂,可减轻激素副作用;激素减量过程中辅以中药温补脾肾方剂,常可减少病情反跳、巩固疗效;应用细胞毒药物时配合补益脾肾及调理脾胃的中药,可减轻骨髓抑制及胃肠反应的副作用。

3. 雷公藤多苷　10 ～ 20 mg、每日 3 次口服,有降尿蛋白作用,可配合激素应用。国内研究显示该药具有抑制免疫、保护和修护足细胞损伤、抑制肾小球系膜细胞增生的作用,并能改善肾小球滤过膜的通透性。主要副作用为性腺抑制、肝功能损害、外周血白细胞减少和胃肠道反应等,及时停药后常可恢复。本药因有上述副作用,应用时要小心监测。目前也有其他雷公藤制剂,作用相似。

(五)并发症防治

NS 的并发症是影响患者长期预后的重要因素,应积极防治。

1. 感染　通常在激素治疗时无需应用抗生素预防感染,否则不但达不到预防目的,反而可能诱发真菌二重感染。一旦发现感染,应及时选用对致病菌敏感、强效且无肾毒性的抗生素积极治疗,有明确感染灶者应尽快去除。严重感染难以控制时应考虑减少或停用激素,但需视患者具体情况而定。

2. 血栓及栓塞并发症　一般认为,当血浆白蛋白低于 20 ～ 25 g/L 时,伴有其他血栓风险因素(例如蛋白尿 > 10 g/d、肥胖、存在血栓风险的遗传因素、心力衰竭、骨科或腹部手术,以及制动因素),即应考虑开始预防性抗凝治疗,但需要权衡出血风险。对于出血风险低的人群可给予肝素或华法林抗凝。肝素钠可 5000 U 皮下注射,每日 2 次(或可选用低分子量肝素),维持凝血时间于正常水平 1 倍;也可服用华法林或其他香豆素类药物,维持凝血酶原时间于正常水平的 1 倍。对于出血风险高的人群可用阿司匹林 100 mg/d 口服。对已发生血栓、栓塞者应尽早充分抗凝治疗,抗凝药一般应持续应用半年以上或直至肾病综合征缓解。抗凝治疗时均应避免药物过量导致出血。

3. 急性肾损伤　NS 并发急性肾损伤如处理不当可危及生命,若及时给予正确处理,大多数患者可望恢复。可采取以下措施:①原发病治疗:因其病理类型多为微小病变肾病,应予以积极治疗;②袢利尿剂:如出现少尿,对袢利尿剂仍有效者应予以较大剂量有助于减轻水肿,但是对于肾功能本身恢复作用不大;③血液透析:利尿无效、并已达到透析指征者,应给予血液透析以维持生命;④碱化尿液:可口服碳酸氢钠碱化尿液,以减少管型形成。

4. 蛋白质及脂肪代谢紊乱　在 NS 缓解前常难以完全纠正代谢紊乱,但应调整饮食中蛋白和脂肪的量和结构(如前所述),力争将代谢紊乱的影响减少到最低限度。目前不少药物均可用于治疗蛋白质及脂肪代谢紊乱。例如,ACEI 及 ARB 可减少尿蛋白;有研究提示中药黄芪(30 ～ 60 g/d 煎服)可促进肝白蛋白合成,并可能兼有减轻高脂血症的作用。降脂药物可选择降胆固醇为主的羟甲戊二酸单酰辅酶 A(3-hydroxy-3-methyl glutaryl coenzyme A,HMG CoA)还原酶抑制剂,如辛伐他汀等他汀类药物;或降甘油三酯为主的氯贝丁酯类,如非诺贝特(fenofibrate)等。NS 缓解后高脂血症可自然缓解,无需再继续药物治疗。

【预后】

NS 预后的个体差异很大。决定预后的主要因素包括:①病理类型:一般来说,微小病变肾病和轻度系膜增生性肾小球肾炎预后好。微小病变肾病治疗缓解率高,但缓解后易复发。早期膜性肾病仍有较高的治疗缓解率,晚期虽难以达到治疗缓解,但病情多数进展缓慢,发生肾功能不全较晚。影响局灶节段性肾小球硬化预后的最主要因素是尿蛋白程度和对治疗的反应,自然病程中非 NS 患者 10 年肾存活率为 90%,NS 患者为 50%;而 NS 对激素治疗缓解者 10 年肾存活率达 90% 以上,无效者仅为 40%。②临床因素:大量蛋白尿、高血压和高脂血症均可促进肾小球硬化，上述因素如长期得不到控制，则成为预后不良的重要因素。③存在反复感染、血栓栓塞并发症者常预后不佳。

第6节 无症状性血尿和（或）蛋白尿

无症状性血尿和（或）蛋白尿（asymptomatic hematuria and/or proteinuria），既往国内称为隐匿性肾小球肾炎（latent glomerulonephritis），系指无水肿、高血压及肾功能损害，而仅表现为肾小球源性血尿和（或）蛋白尿的一组肾小球疾病，病理类型轻，预后相对良好，但是仍有部分患者会进展至慢性肾炎，甚至出现肾功能不全，因此仍然需要长期监测病情。根据其临床表现分为①单纯性血尿；②单纯性蛋白尿；③两者均有。

【病因与病理】

本组疾病可由多种病理类型的原发性肾小球疾病所致，但病理改变多较轻。如可见于轻微病变性肾小球肾炎（肾小球中仅有节段性系膜细胞及基质增生）、轻度系膜增生性肾小球肾炎及局灶节段性肾小球肾炎（局灶性肾小球病、肾小球内节段性内皮及系膜细胞增生）等病理类型。系膜增生性肾小球肾炎根据免疫病理分为 IgA 肾病和非 IgA 系膜增生性肾小球肾炎。

【诊断与鉴别诊断】

对单纯性血尿患者（仅有血尿而无蛋白尿），需作相差显微镜尿红细胞形态检查和（或）尿红细胞容积分布曲线测定，以鉴别血尿来源。此外，应除外由于尿路疾病（如尿路结石、肿瘤或炎症）所致血尿。确属变形性红细胞的肾小球源性血尿，又无水肿、高血压及肾功能减退时，即应考虑此病。

血尿伴蛋白尿患者，除肾小球源性血尿外，伴有轻度蛋白尿，蛋白定量小于 1 g/d，该组患者病情及预后一般较单纯性血尿患者稍重。以反复发作的血尿为表现者多为 IgA 肾病，诊断本病前还必须小心除外其他肾小球疾病的可能，如：系统性疾病（狼疮性肾炎、IgA 血管炎肾损害等）、Alport 综合征早期、薄基底膜肾病（参见本篇相关章节）及非典型的急性肾小球肾炎恢复期等。应依据临床表现、家族史和实验室检查予以鉴别，必要时需依赖肾活检方能确诊。

对无症状蛋白尿患者，需做尿蛋白定量和尿蛋白电泳以区分蛋白尿性质，必要时应进行尿本周蛋白检查或尿蛋白免疫电泳。只有确定为肾小球性蛋白尿，且患者无水肿、高血压及肾功能减退时，才能考虑本病诊断。此外，还须排除功能性蛋白尿（仅发生于剧烈运动、发热或寒冷时）、体位性蛋白尿（见于青少年，直立时脊柱前凸所致，卧床后蛋白尿消失）等生理性蛋白尿，也需小心排除其他原发性或继发性肾小球疾病（如糖尿病肾病、肾淀粉样变性等）的早期或恢复期。必要时需肾活检确诊。尿蛋白定量 < 1.0 g/d，以白蛋白为主，而无血尿者，称为单纯性蛋白尿，一般预后良好，很少发生肾功能损害。

【治疗与预后】

无症状性血尿和（或）蛋白尿可长期迁延，也可呈间歇性或时而轻微时而稍重，大多数患者的肾功能可长期维持稳定。但是近期研究发现该组患者并非均为良性，例如以色列对单纯血尿患者长达 20 年以上的随访发现，0.7% 的患者进展至终末期肾脏病；而对于血尿伴有轻度蛋白尿的中国 IgA 肾病患者，病理类型并不轻，长期随访发现超过 40% 的患者出现高血压、蛋白尿增多和肾功能减退而转变成慢性肾炎。

因此无症状性血尿和（或）蛋白尿患者并非均为良性，应采取以下措施：①对患者应定期（至少每 3 ～ 6 个月 1 次）检查，监测尿沉渣、尿蛋白、肾功能和血压，女性患者在妊娠前及其过程中更需加强监测；②保护肾功能，避免加重肾损害的因素（参见本章第 4 节）；③对于蛋白尿超过 0.5 g/d 患者，宜加用血管紧张素转化酶抑制剂（angiotensin converting enzyme inhibitors，ACEI）或血管紧张素受体阻滞剂（angiotensin receptor blocker，ARB）类药物控制蛋白尿；④可用中医药辨证施治。

第 7 节　IgA 肾病

IgA 肾病（IgA nephropathy）是一种常见的原发性肾小球疾病，以肾脏免疫病理显示 IgA 为主的免疫复合物沉积在肾小球系膜区为特征。IgA 肾病是肾小球源性血尿最常见的病因，也是国际上最常见的原发性肾小球疾病，尤其在亚太地区（中国、日本、东南亚和澳大利亚等）高发，占原发性肾小球疾病的 40% ～ 50%。IgA 肾病是我国最常见的肾小球疾病，并且是青年人终末期肾脏病（end stage kidney disease，ESKD）最常见的病因。

【发病机制】

IgA 肾病患者常在呼吸道或消化道感染后发病或出现肉眼血尿，因此黏膜免疫与 IgA 肾病发病机制相关。近年来研究证实肾小球系膜区沉积的 IgA 免疫复合物（IgA immune complex，IgAIC）或多聚 IgA 为 IgA1，同时患者循环或肾脏沉积的 IgA1 铰链区存在糖基化缺陷，主要是半乳糖的缺失。目前认为这种糖基化异常的 IgA1 主要来自黏膜系统，且有自发聚合倾向形成多聚 IgA1，并与 IgG 等抗体形成循环免疫复合物，进而沉积在肾小球系膜区，诱导系膜细胞分泌炎症因子、激活补体，导致 IgA 肾病的病理改变和临床症状。

【病理】

IgA 肾病主要病理特点是免疫荧光下可见 IgA 呈颗粒样或团块样在系膜区或伴毛细血管壁分布，常伴有 C3 沉积，一般无 C1q、C4 沉积。也可有 IgG、IgM 相似于 IgA 的分布，但强度较弱。电镜下可见电子致密物沉积于系膜区，有时呈巨大团块样，具有重要的辅助诊断价值。

光学显微镜下该病病理变化多种多样，可涉及增生性肾小球肾炎几乎所有的病理类型，病变程度可轻重不一，主要病理类型为系膜增生性肾小球肾炎。此外，可呈现轻微病变性肾小球肾炎、局灶增生性肾小球肾炎、毛细血管内增生性肾小球肾炎、系膜毛细血管性肾小球肾炎、新月体性肾小球肾炎、局灶节段性肾小球硬化和增生硬化性肾小球肾炎等多种类型。国际上根据影响预后的基本病理改变：系膜增生（M）、毛细血管内细胞增多（E）、节段肾小球硬化（S）、肾小管萎缩（T）和新月体病变（C）进行分型，即牛津病理分型系统（MEST-C）。

有关 IgA 肾病病理特点见二维码数字资源 8-2-4。

数字资源
8-2-4

【临床表现】

IgA 肾病好发于青少年，西方人中男性多见，而东方人中女性相对增多，主要临床特征为血尿，起病前多有感染，常为上呼吸道感染（咽炎、扁桃体炎），其次为消化道、肺部和泌尿道感染。典型的特点是在上呼吸道感染后（24 ～ 72 h，偶可更短）出现突发性肉眼血尿，持续数小时至数日，肉眼血尿发作后，尿红细胞多转为镜下血尿；肉眼血尿可反复发作。更常见的另一类患者起病隐匿，主要表现为无症状尿检异常，常在体检时发现，呈持续性或间断性镜下血尿，伴或不伴蛋白尿。IgA 肾病也是原发性肾小球疾病中呈现单纯性血尿的最常见的病理类型，占 60% ～ 70%。

IgA 肾病可出现原发性肾小球疾病所有的临床表现，包括单纯性血尿、慢性肾炎综合征、肾病综合征、急性肾炎综合征甚至急进性肾炎综合征（表 8-2-10）。但多数患者表现为血尿、蛋白尿，肾功能损害呈现缓慢进展，10 年和 20 年分别有 10% ～ 20% 和 20% ～ 40% 的 IgA 肾病患者进入终末期肾脏病阶段，故粗略估计从 IgA 肾病诊断确立后每年有 1% ～ 2% 的患者发展至终末期肾脏病。IgA 肾病是引起终末期肾脏病（ESKD）的重要病因之一。

少数 IgA 肾病患者（< 5%）可合并急性肾损伤（acute kidney injury，AKI），部分患者伴肉眼血尿发作，肾活检可显示广泛的红细胞管型和急性肾小管损伤，上述患者 AKI 常可自发恢复；部分呈弥漫性新月体形成或伴肾小球毛细血管襻坏死者，肾功能进行性恶化呈现急进性肾炎、预后差，应积极给予免疫抑制治疗，并常需透析配合。部分 IgA 肾病患者可呈现恶性高血压，并可以引起急性肾损伤，为继发性肾实质性恶性高血压的最常见病因之一。

表 8-2-10 IgA 肾病临床表现

临床表现	发生比例
血尿	近 100%
急性肾炎综合征	10% ～ 15%
肾病综合征	10% ～ 20%
高血压	发病初期 5% ～ 10%
急性肾损伤	大约 10%
慢性肾功能不全	发病 10 年内 10% ～ 20%

【实验室检查】

尿沉渣检查常显示尿红细胞增多，相差显微镜显示变形红细胞为主，提示肾小球源性血尿，但有时可见混合性血尿。尿蛋白可阴性，或伴有不同程度的蛋白尿，部分患者可以呈现肾病综合征范围内的蛋白尿（> 3.5 g/d），但是仅有少数会发生低白蛋白血症（< 30 g/L），出现真正的肾病综合征。多次查血 IgA 升高者可达 30% ～ 50%。

【诊断与鉴别诊断】

本病诊断依靠肾活检标本的免疫病理学检查，即肾小球系膜区或伴毛细血管壁 IgA 为主的免疫球蛋白呈颗粒样或团块样沉积。诊断 IgA 肾病时，必须先排除肝硬化、IgA 血管炎（即过敏性紫癜）等继发性 IgA 沉积的疾病后方可成立。有关鉴别诊断见表 8-2-11。

表 8-2-11 IgA 肾病鉴别诊断

疾病	前驱感染	潜伏期	临床特点	肾脏病理
IgA 肾病	可有	3 天以内	感染相关的发作性肉眼血尿，可反复发作	IgA 沉积为主
IgA 血管炎肾损害（过敏性紫癜肾炎）	可有	不定	有皮肤紫癜史及关节、消化道受累症状	IgA 沉积为主
链球菌感染后急性肾炎	有	1 ～ 3 周	一过性 C3 降低（8 周后恢复）疾病有自愈性	IgG、C3 沉积为主
狼疮性肾炎	可有	不定	有狼疮的多系统损害特点，肾炎反复活动进展	满堂亮（免疫球蛋白及补体均阳性）
肝硬化导致肾损害	无	—	慢性肝硬化病史，蛋白尿，血尿不突出	IgA 沉积为主
薄基底膜肾病	无	—	多早年发病，持续性血尿，蛋白尿不明显；多有血尿家族史	免疫荧光阴性，电镜可见肾小球基底膜广泛变薄

【治疗与预后】

IgA 肾病是临床表现、病理改变和预后变异甚大的原发性肾小球疾病，应根据不同的临床、病理表现给予综合合理治疗，通过严格的血压控制和蛋白尿缓解，以实现延缓肾功能进展、减少肾功能不全的发生，具体措施如下（图 8-2-5）。

（一）支持治疗策略

1. 控制感染　皮肤黏膜感染是诱发 IgA 肾病的重要因素，积极治疗口咽部（咽炎、扁桃体炎、龋齿）、上颌窦感染灶，对减少肉眼血尿反复发作可能有益。同时尽可能预防感染。

2. 控制高血压　控制高血压是 IgA 肾病长期治疗的基础，应力求将血压控制到 130/80 mmHg 以下。

3. 足量使用 RAAS 阻滞剂　对于存在高血压和（或）蛋白尿超过 0.5 g/d 者，血管紧张素转化酶抑制剂（angiotensin-converting enzyme inhibitors，ACEI）或血管紧张素 II 受体阻滞剂（angiotensin receptor blockers，ARB）为首选药物。对于合并蛋白尿的患者应当逐渐递加至患者能耐受的最大剂量（足量使用）。低盐饮食有助于增加 ACEI/ARB 类药物降低蛋白尿的疗效（具体参见本章第 4 节慢性肾小球肾炎）。

（二）糖皮质激素

当足量 ACEI/ARB 治疗 3～6 个月，尿蛋白仍然持续在每日 1 g 以上或出现肾功能损害进展时，则考虑加用糖皮质激素治疗。可以选择醋酸泼尼松（龙）口服 0.8～1 mg/（kg·d），6～8 周后规律减量（每 2 周减量 5 mg），总疗程 6～8 个月；亦可以选择第 1、3、5 个月予以大剂量冲击方案，即甲泼尼龙 500～1000 mg/d、冲击 3 天，期间隔日给予 0.5 mg/kg 口服共 6 个月；激素治疗反应存在一定种族差异，我国牵头的国际多中心临床试验 TESTING 研究显示糖皮质激素治疗可以显著减少蛋白尿和肾功能不全的风险，但是严重不良反应尤其重症感染发生率超过 10%，因此应当谨慎选择。

（三）特殊类型 IgA 肾病治疗

1. 肾病综合征　IgA 肾病患者出现肾病综合征相对少见，该组患者常需要使用足量糖皮质激素口服的治疗方案，病理类型轻的患者对于激素治疗反应好，其临床缓解率较高；而病理类型重的患者往往治疗反应差。

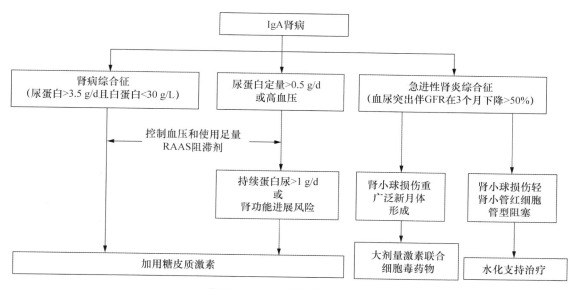

图 8-2-5　**IgA 肾病治疗流程图**

2. 急进性肾炎综合征　　IgA 肾病有明显血尿发作伴有急性肾损伤、临床呈现急进性肾炎综合征时，肾活检病理显示一部分患者是由于红细胞管型阻塞造成的急性肾小管损伤，肾小球病理损伤相对轻，经过积极的支持治疗大部分患者肾功能可以自发恢复；如果肾小球病理损伤重合并大量新月体形成（即新月体型 IgA 肾病）则预后差，该部分患者需要积极免疫抑制治疗，如甲泼尼龙冲击治疗、环磷酰胺冲击治疗等（具体方案参见本章第 3 节急进性肾小球肾炎），必要时配合透析治疗。该类患者预后差，多数患者肾功能不能恢复。

（四）其他治疗

尽管目前有些研究显示扁桃体切除、霉酚酸酯可能对于 IgA 肾病有效，但是在不同种族的研究中仍然存在争议；而针对糖基化异常 IgA1 的产生或阻断补体活化的药物为 IgA 肾病治疗的新希望，目前相关药物正在开展临床试验。

附：IgA 血管炎肾损害

【概述】

IgA 血管炎（IgA vasculitis），过去称之为过敏性紫癜（Henöch Schonlein purpura，HSP）属于系统性小血管炎，主要侵犯皮肤、胃肠道、关节和肾脏，罕见情况下累及肺和中枢神经系统，好发于儿童患者。16 岁以下儿童患者多表现出自愈性，而成人表现更重且容易复发。IgA 血管炎肾损害病理特点与原发性 IgA 肾病相似。

【病因与发病机制】

约 1/4 患者有过敏史，部分患者再次接触过敏原或遇冷后可复发。该病多发于冬季，约 1/3 患者有前驱感染史，但未能证明与链球菌感染相关。本病为免疫复合物性系统性小血管炎。患者血清中可测得含有 IgA 的循环免疫复合物，肾脏和其他受累脏器也有 IgA 沉积。推测本病为 IgA 免疫复合物致病，免疫复合物中的 IgA 分子主要为多聚 IgA。目前认为肾脏损伤与 IgA1 分子铰链区 O 糖的糖基化异常相关，与原发 IgA 肾病具有相似的发病机制。糖基化异常的 IgA1 分子易于聚合形成 IgA 复合物，从而沉积到肾脏致病。

【临床与病理表现】

IgA 血管炎的经典四联征包括皮肤、胃肠道、关节和肾脏受累，但临床上并非均有四联征。发病时患者可有非特异性症状包括发热、不适和乏力。皮疹多发生于四肢，也可见于臀部和躯干。多为略高于皮面的出血性斑点，皮疹可成批出现，也可融合成片。25% ～ 90% 的患者胃肠道受累，表现为腹部绞痛、黑便和鲜血便。关节受累多发生于踝关节和膝关节。

40% ～ 60% 的患者肾脏受累，多为镜下血尿和蛋白尿，近半数患者表现为肾病综合征。IgA 血管炎患者急性期近半数患者血清 IgA 升高，但 IgA 升高与临床表现的严重程度和病程无关。

患者肾活检光镜检查与 IgA 肾病类似，主要表现为系膜增生性肾小球肾炎，并可伴不同程度的局灶毛细血管袢纤维素样坏死和新月体形成，光镜下有时可见系膜区和（或）毛细血管袢嗜复红蛋白沉积。肾小球外血管炎不常见。免疫荧光检查为 IgA 呈颗粒样在系膜区，也可沿毛细血管袢沉积，可伴有 IgG、IgM 和补体 C3。患者病变处和非病变处皮肤活检均可见 IgA 及补体 C3 沿小血管壁沉积，肠道血管炎病变处也可见到 IgA 沉积。电镜检查可见系膜区电子致密物沉积，有时也可在副系膜区和内皮下沉积。这些特点与原发性 IgA 肾病病理相似，但是其活动性病变更为多见。

【诊断与鉴别诊断】

本病诊断依赖于典型的临床表现，如皮肤、关节、胃肠道和肾脏受累以及 IgA 沉积为主的系膜增生性肾小球肾炎。与 IgA 肾病的鉴别取决于临床表现如典型的皮疹。还应与其他临床上出现皮疹和急性肾炎综合征的疾病相鉴别（表 8-2-12）。

表 8-2-12　急性肾炎综合征伴皮疹的鉴别诊断

疾病	临床特点	免疫学检查	肾脏病理
IgA 血管炎肾损害	有皮肤紫癜史及关节、消化道受累症状，肺和中枢神经系统罕有累及	近半数患者血 IgA 水平升高	IgA 沉积为主
狼疮性肾炎	有狼疮的多系统损害特点，肾炎反复活动进展	抗核抗体、抗双链 DNA 及抗 Sm 抗体阳性；低补体血症	满堂亮（免疫球蛋白及补体均阳性）
ANCA 相关性小血管炎肾损害	多系统受累，常累及肺、眼、耳、鼻等	ANCA 阳性	寡免疫复合物沉积性纤维素坏死或新月体形成
冷球蛋白血症肾损害	常合并 HCV 感染，紫癜、关节痛、乏力症状	冷球蛋白阳性，低补体血症	满堂亮（免疫球蛋白及补体阳性），电镜下可见冷球蛋白结晶

【治疗与预后】

（1）对于多数临床表现轻微、一过性尿检异常者，无需特殊治疗而短期内自行好转。糖皮质激素对缓解腹部症状和关节受累有效，但对于预防肾脏损害无效；呈现慢性肾炎综合征表现的患者可以按照原发 IgA 肾病处理原则治疗：严格控制血压、选择足量 ACEI 或 ARB 类药物降低蛋白尿，如蛋白尿仍然持续性大于 1 g/d 或存在肾功能进展风险的患者，可以选择加用糖皮质激素治疗。

（2）临床表现较重、呈现肾病综合征者考虑加用足量糖皮质激素治疗；而临床呈现急进性肾炎综合征、病理表现为较多新月体形成的患者，可应用糖皮质激素联合环磷酰胺等细胞毒药物或免疫抑制剂，严重者特别是合并危及生命的肾外损害时，可采用甲泼尼龙冲击和血浆置换治疗。

对多数儿童患者而言，本病属自限性疾病，95% 的儿童可完全缓解。但是成人预后相对差，超过 20% 的患者进展至终末期肾脏病或肾功能严重受损，仅有 20% 左右可达到肾炎临床缓解。发病时的蛋白尿或肾功能受损的严重程度、肾脏病理（包括肾小球纤维素坏死、肾小球硬化或间质纤维化）是影响肾脏预后的重要危险因素。

（吕继成）

继发性肾小球疾病

第 1 节　狼疮性肾炎

【概述】

系统性红斑狼疮（systemic lupus erythematosus，SLE）是我国最常见的自身免疫性疾病。其突出特点为患者产生多种自身抗体并通过免疫复合物等途径造成全身多系统受累。

狼疮性肾炎（lupus nephritis，LN）是 SLE 常见且严重的并发症。约 60% 的 SLE 患者临床有肾脏受累。狼疮性肾炎是终末期肾脏病（end-stage kidney disease，ESKD）的常见病因之一，也是导致 SLE 患者死亡的重要原因之一。近年来，随着对狼疮性肾炎发病机制的认识深入，狼疮性肾炎治疗方案的选择更加个体化，新的免疫抑制治疗方案和新型生物制剂显著提高了狼疮性肾炎治疗缓解率。

【病因与发病机制】

SLE 病因不清，目前认为是遗传因素、激素、免疫和环境因素等共同作用所致。全基因组关联研究发现了大约 50 个 SLE 易感基因位点的多态性，最常见的遗传易感性来自主要组织相容性基因复合体（major histocompatibility complex，MHC）位点；但遗传因素在 SLE 易感性中仅占 18%，提示非遗传因素对发病的影响可能更大。研究证实雌二醇、睾酮、孕酮、脱氢表雄酮和垂体激素（包括催乳素）等具有免疫调节功能，生理水平的雌激素可促进 SLE 患者 B 淋巴细胞增生和 T 淋巴细胞活化，减少自身反应性 B 淋巴细胞的凋亡，从而促进自身反应性 B 淋巴细胞的选择性成熟。环境因素包括感染、紫外线照射以及一些可导致狼疮样病变的药物（如肼屈嗪、苯妥英钠、普鲁卡因胺和青霉胺等）。

SLE 患者免疫调节的异常可导致"免疫耐受"机制破坏，机体清除免疫复合物、凋亡细胞及坏死细胞来源物质的能力下降，导致抗原及免疫复合物的持续存在，通过 Toll 样受体依赖或非依赖途径激活天然免疫系统，刺激树突状细胞分泌 I 型干扰素（interferon，IFN）。干扰素信号可进一步激活适应性免疫系统。由于 B 细胞活化因子（B cell activating factor，BAFF），也称为 B 淋巴细胞刺激因子，及活化的 T 细胞持续产生促进 B 细胞分化和成熟的因子（如 IL-6、IL-10 和 IL-17 等），导致 B 细胞/浆细胞持续活化，产生自身抗体，形成循环或原位免疫复合物，继而引起补体系统活化造成组织损伤。

肾脏中循环或原位免疫复合物的沉积是狼疮性肾炎患者的特征性表现，可能是肾脏损伤的起始因素。狼疮性肾炎患者的循环免疫复合物水平显著升高。研究发现狼疮性肾炎患者血清中存在可以直接识别肾小球固有抗原的自身抗体，并在肾小球形成原位免疫复合物，如血清抗双链 DNA（ds-DNA）抗体可以直接与肾小球系膜细胞相结合并影响其功能。此外，肾脏自身清除免疫复合物的能力也是决定免疫复合物能否沉积在肾脏的重要因素。补体系统的异常可能参与了狼疮性肾炎的发病，在狼疮性肾炎中补体的三条途径均有活化，但其确切的机制还有待于进一步研究。

【病理表现】

狼疮性肾炎患者肾脏病变的活动性并不一定与全身的活动性相平行，肾活检可为临床诊疗提供有价值的信息。狼疮性肾炎活动性表现就是肾活检的适应证，例如血尿、蛋白尿增加或肾功能下降等。但应注意的是，狼疮性肾炎患者肾活检的目的还在于确定肾脏病理分型和活动性/慢性化程度，以利于指导治疗和判断预后。

肾活检免疫荧光可见多种免疫球蛋白和补体成分在肾小球沉积，称为"满堂亮"，是狼疮性肾炎的病理学特点之一。结合免疫荧光和光镜检查中肾小球固有细胞增生、肾小球基底膜病变以及炎症细胞浸润等指标可分为不同的病理类型。

狼疮性肾炎的病理分型经历了 40 余年的演变，2003 年国际肾脏病学会（International Society of Nephrology，ISN）和肾脏病理学会（Renal Pathology Society，RPS）修订了狼疮性肾炎的病理分型及分型标准，并在 2018 年进行了再次修订（表 8-3-1），已得到国际上普遍认可。

表 8-3-1　狼疮性肾炎的病理分型及分型标准（ISN/RPS，2018）

	病理分型	分型标准
Ⅰ 型	轻微系膜性狼疮性肾炎	肾小球形态学正常，免疫荧光系膜区可见免疫复合物沉积，不伴肾损伤的临床症状
Ⅱ 型	系膜增生性狼疮性肾炎	系膜细胞增生或基质增加，伴系膜区免疫沉积物沉积；电镜或免疫荧光可见孤立性上皮下或内皮下沉积物
Ⅲ 型	局灶性狼疮性肾炎	50% 以下肾小球表现为毛细血管内或血管外节段或球性细胞增生，通常伴有节段内皮下免疫沉积物，伴或不伴系膜区免疫沉积物沉积
Ⅳ 型	弥漫性狼疮性肾炎	50% 以上肾小球表现为毛细血管内或血管外节段或球性细胞增生，伴弥漫内皮下免疫沉积物，伴或不伴系膜区免疫沉积物沉积
Ⅴ 型	膜性狼疮性肾炎	光镜和免疫荧光或电镜检查显示球性或节段上皮下免疫沉积物，伴或不伴系膜病变
Ⅵ 型	严重硬化型狼疮性肾炎	90% 以上肾小球球性硬化，残余肾小球无活动性病变

注：Ⅲ 型或Ⅳ型狼疮性肾炎，如果光镜、免疫荧光或电镜提示肾小球上皮侧有广泛（ > 50% 血管袢）免疫沉积物，诊断为Ⅲ + Ⅴ型狼疮性肾炎或Ⅳ + Ⅴ型狼疮性肾炎

肾脏病理的活动性和慢性化程度与狼疮性肾炎的严重程度、病变的可逆性及对治疗的反应密切相关。新分型方法特别强调了活动性指数（activity index，AI）和慢性化指数（chronicity index，CI）（表 8-3-2），给出了具体评分方法。新分型提出了血管病变和小管间质病变的重要性，也提出了狼疮足细胞病和狼疮血栓性微血管病等特殊病理类型。

表 8-3-2　狼疮性肾炎肾脏病理活动性和慢性化指数

活动性指数	慢性化指数
内皮细胞增生	肾小球硬化
白细胞浸润/核碎裂	纤维性新月体
纤维素样坏死（×2）	肾小管萎缩
细胞/细胞纤维新月体（×2）	间质纤维化
白金耳形成/透明血栓	
间质炎症细胞浸润	

每项的评分从 0 到 3。"纤维素样坏死"和"细胞/细胞纤维新月体"每项乘以 2。活动性指数的最高分是 24，慢性化指数的最高分是 12

　　狼疮性肾炎的病理类型不但可以互相重叠，也可随着疾病活动性和治疗的变化互相转变。例如，病变较轻的Ⅱ型，未经治疗可转变为较严重的Ⅳ型；而Ⅳ型经过治疗也可转化为Ⅱ型或Ⅲ型。病理类型的转变一般伴随相应的血清学和临床表现的变化，部分患者需要重复肾活检以指导进一步的治疗。

【临床表现】

　　大多数 SLE 患者肾脏受累出现在病程早期。狼疮性肾炎患者的年龄和性别分布与 SLE 基本一致，多见于青年女性。但男性 SLE 患者狼疮性肾炎发生率高，病情重。狼疮性肾炎是 SLE 诸多的临床表现之一，也可在起病时是唯一有受累表现的脏器。偶见狼疮性肾炎出现在抗 ds-DNA 抗体阳性等免疫学异常之前，存在典型的肾脏病理表现。

　　血尿、蛋白尿和白细胞尿是狼疮性肾炎常见的表现，约 1/4 表现为肾病水平的蛋白尿。部分患者可发生急性肾损伤。其他临床表现还包括高血压、水电解质和酸碱平衡紊乱以及脂代谢紊乱。狼疮性肾炎也可出现明显的远端和近端肾小管功能异常，如肾小管酸中毒等。

　　狼疮性肾炎患者常同时具有 SLE 的肾外表现，如发热、浆膜炎、淋巴结病、贫血（可能是溶血性贫血）、血小板减少或神经系统异常等。

【实验室检查】

　　尿液分析可发现 SLE 患者肾脏受累，但与肾脏病理学改变无明显相关性。除Ⅰ型狼疮性肾炎，其他的病理类型均可有蛋白尿。大量蛋白尿常见于重度增生性和膜性狼疮性肾炎。镜下血尿特异性不强，但是红细胞管型、白细胞管型常见于严重的增生性狼疮性肾炎。

　　约 50% 以上的增生性狼疮性肾炎患者的血清中可检测到抗 ds-DNA 抗体。补体的活性及其下降的程度与病变活动相关。患者复发时，通常先表现为抗 ds-DNA 抗体水平升高，然后出现补体 C3 水平下降。但应注意单纯的膜性狼疮肾炎往往与血清学的病情活动指标无明显相关性。

　　肾脏超声检查可测量肾脏大小和结构以判断可否进行肾活检。本病可发生肾静脉血栓从而加重蛋白尿和损伤肾功能，特别是在膜性狼疮性肾炎或存在狼疮抗凝物时易发生肾静脉血栓。多普勒超声是诊断肾静脉血栓方便敏感的方法，对可疑病例可应用磁共振血管造影或肾静脉造影确诊。

【诊断与鉴别诊断】

　　狼疮性肾炎属于临床诊断。临床上首先应符合 SLE 的分类诊断标准，目前多应用 1997 年美国风湿病学会（American College of Rheumatology，ACR）修订的标准、2012 年国际狼疮研究临床协作组（Systemic Lupus Erythematosus International Collaborating Clinics，SLICC）或 2019 年欧洲抗风湿病联盟（European Alliance of Associations for Rheumatology，EULAR）/ACR 制定的 SLE 分类标准进行诊断。其中 1997 年 ACR 标准或 2012 年 SLICC 标准中有 4 条符合，或 2019 年 EULAR/ACR 分类标准评分 ≥ 10 分即可诊断 SLE。出现肾脏受累的表现即可诊断狼疮性肾炎。

　　肾活检可进一步明确病理类型，并评估病变的活动性和慢性化指数，以指导制订治疗方案和预后评估。有时肾脏病理符合典型狼疮性肾炎的表现，但临床上不能满足 SLE 的分类诊断标准，如能够除外其他可能的继发性疾病，则应密切观察，随着病情进展部分患者可能发展为典型的 SLE。

　　狼疮性肾炎患者肾功能突然恶化时，不仅应考虑到本病转型、病变活动等因素，也应考虑到在本病发展及治疗过程中其他原因所导致的急性肾小管坏死或急性间质性肾炎的可能性，如药物、溶血、感染和脱水等。必要时应进行肾活检，以明确可能的恶化因素，再予以有针对性的治疗。

　　狼疮性肾炎需要与其他自身免疫性疾病引起的肾损害相鉴别，如抗中性粒细胞胞质抗体

（antineutrophil cytoplasmic antibodies，ANCA）相关性小血管炎。该病多发生于中老年人，无明显性别差异，亦表现为多系统特别是肺、肾以及耳鼻咽喉的受累。肺受累多表现为肺出血；肾脏受累除表现为血尿和蛋白尿外，多可发生急进性肾小球肾炎。患者血清 ANCA 阳性，肾活检多为寡免疫沉积性坏死性新月体肾炎。

此外，狼疮性肾炎应与常见的低补体血症性肾小球肾炎相鉴别，主要包括急性链球菌感染后肾小球肾炎、冷球蛋白血症肾损害、膜增生性肾小球肾炎和 C3 肾小球病等。血清学指标和补体的变化特点等有助于鉴别。

【治疗】

狼疮性肾炎的治疗原则应包括支持治疗、基础治疗和免疫抑制治疗。支持治疗包括控制血压和脂代谢紊乱，其他防治慢性肾脏病的措施如纠正贫血、改善钙磷代谢以及使用血管紧张素转化酶抑制剂（angiotensin-converting enzyme inhibitors，ACEI）或血管紧张素 II 受体阻滞剂（angiotensin receptor blockers，ARB）等。

基础治疗主要是指羟氯喹。羟氯喹的最大治疗剂量一般不超过 5 mg/（kg·d），缓解期可以减量为 0.2 g/d。

肾脏病理类型及病变活动性是选择狼疮性肾炎治疗方案的基础。治疗方案和药物剂量还应根据患者的年龄、营养状态、肝功能、感染风险、肾脏损伤指标（如尿蛋白定量、尿沉渣和血肌酐水平等）、肾外脏器损伤、生育意愿、合并症和既往免疫抑制剂的治疗反应等情况进行个体化选择。

（一）不同病理类型的免疫抑制治疗

1. I 型、VI 型狼疮性肾炎　根据肾外表现决定是否加用糖皮质激素或免疫抑制剂。

2. II 型狼疮性肾炎　对无蛋白尿的 II 型狼疮性肾炎，糖皮质激素和免疫抑制剂的使用根据其他器官的狼疮活动性而定。蛋白尿 0.5 ～ 3.0 g/d 者，采用口服糖皮质激素［如泼尼松 0.5 ～ 0.6 g/（kg·d）］或糖皮质激素联合免疫抑制剂治疗；对于尿蛋白＞ 3 g/d 者应使用糖皮质激素或钙调素抑制剂治疗，具体用药方案同原发性微小病变肾病的治疗；缓解后小剂量糖皮质激素联合免疫抑制剂（如硫唑嘌呤和吗替麦考酚酯）等维持。

3. III 型、IV 型、III ＋ V 型及 IV ＋ V 型　治疗可分成两个阶段，诱导治疗和维持缓解治疗。诱导治疗阶段持续 3 ～ 6 个月，应联合糖皮质激素和免疫抑制剂。诱导治疗目前公认且有循证医学证据的方案是糖皮质激素（如泼尼松）联合环磷酰胺或吗替麦考酚酯。泼尼松起始剂量为 0.8 ～ 1 mg/（kg·d），4 ～ 6 周开始减量，6 个月后减量到 7.5 ～ 10 mg/d。环磷酰胺推荐静脉注射，一般应用 3 ～ 6 个月，每个月 0.6 ～ 1.0 g。吗替麦考酚酯推荐 1 ～ 2 g/d，维持 6 个月。

如果肾脏病理有多数细胞性新月体形成，甚至达到新月体性肾小球肾炎的诊断标准，则可按照新月体性肾小球肾炎采用强化免疫抑制疗法，例如甲泼尼龙冲击疗法，详见本篇第 2 章。

经过以上治疗若患者病情得到控制，治疗即进入维持缓解治疗阶段。维持缓解治疗阶段糖皮质激素应尽可能维持在较小的有效剂量，同时应用毒性相对较小的免疫抑制剂来代替强效但毒性较高的免疫抑制剂，目标是防止疾病的复发，同时尽量减少药物的副作用。此阶段泼尼松维持在 5 ～ 10 mg/d，免疫抑制剂可选用硫唑嘌呤 1.5 ～ 2 mg/（kg·d）或吗替麦考酚酯 1.0 ～ 1.5 g/d。狼疮性肾炎治疗的最终目标是控制疾病活动，防止复发，保护肾功能，并尽可能减少并发症，促进患者的恢复。为达到上述目标，诱导治疗阶段应力争达到完全缓解；维持缓解治疗阶段应坚持长期治疗，并随时警惕治疗药物的副作用，维持缓解治疗时间一般在 2 ～ 4 年以上。

4. V 型狼疮性肾炎　对于单纯膜性狼疮性肾炎，目前也建议糖皮质激素联合免疫抑制剂治疗。单纯膜性狼疮性肾炎的临床缓解率低于弥漫性狼疮性肾炎。因膜性狼疮性肾炎易于发生血栓栓塞合并症，因此应予密切观察，必要时可予溶栓和抗凝疗法。

（二）新的治疗方法

尽管糖皮质激素联合环磷酰胺显著减少了狼疮性肾炎患者 ESKD 的发生率，并极大地改善了患者的长期生存率，但该经典治疗方案也可带来严重并发症，如感染、生殖系统损伤及肿瘤等。如何更合理地使用免疫抑制剂已成为广大临床医生面临的新挑战。近年来一些新的特异性较高的免疫抑制剂和生物制剂为临床医生提供了更多的选择，其中包括来氟米特、他克莫司、利妥昔单抗和贝利木单抗等。

由于 B 淋巴细胞功能异常是 SLE 发生的关键环节。通过抑制甚至清除 B 细胞的生物制剂也被用于治疗 SLE 和狼疮性肾炎。利妥昔单抗是一种人源化（嵌合鼠 / 人）单克隆抗 CD20 抗体，由于 CD20 是 B 细胞表面的特异性分子，故该生物制剂可与 CD20 结合，从而特异性地抑制并清除 B 淋巴细胞，使之不能进一步产生自身抗体。研究表明，利妥昔单抗对顽固性狼疮性肾炎和血液系统受累的患者，可控制病情，减少糖皮质激素用量。贝利木单抗是一种人源化单克隆抗体，能抑制 BAFF，目前已获批用于活动性 SLE 患者。贝利木单抗能改善 SLE 患者的血清学指标，降低复发风险及减少糖皮质激素用量，但有待于大规模临床试验证实。

造血干细胞移植也已经成功用于治疗 SLE，但在狼疮性肾炎中尚需大规模临床试验证实。

【预后】

狼疮性肾炎患者的预后已经得到显著改善。20 世纪 60 年代报告的 5 年生存率只有 70%，而近年报告的 10 年生存率已超过 90%。随着生存率的提高，患者的长期并发症、生活质量及康复得到重视。早期诊断和合理的治疗对获得良好的长期预后十分重要。

（谭　颖　陈　旻）

第 2 节　糖尿病肾病

【概述】

糖尿病肾病（diabetic kidney disease，DKD）是糖尿病（diabetic mellitus，DM）最严重的并发症之一，也是糖尿病患者重要的死亡原因。糖尿病患者一旦发展为显性肾病，则会不断进展，最终成为终末期肾脏病（end stage kidney disease，ESKD）。在世界范围内糖尿病肾病是成为终末期肾脏病最常见的病因；在欧美国家和日本，糖尿病肾病占 ESKD 病因的 30% ～ 50%。随着我国经济的快速发展和生活方式的转变，在过去的数十年间，糖尿病患者的人数随之剧增。随着糖尿病群体的攀升，糖尿病肾病的发病率和患病率也在逐年上升。自 2011 年起，糖尿病肾病已超过了慢性肾小球肾炎，成为我国慢性肾脏病住院患者的首位病因。

由于大多数糖尿病肾病患者均为临床诊断，因此，国际相关组织和指南建议使用 DKD，而既往常用的糖尿病肾病（diabetic nephropathy，DN）则特指为经过肾活检证实的由糖尿病引起的肾小球疾病；近年来，随着对糖尿病肾病认识的不断深入，除了经典的糖尿病肾小球病变之外，以肾间质小管受累或肾血管受累为主要表现者并不少见。

【病因与发病机制】

糖尿病肾病病因和发病机制不清。目前认为系多因素参与，包括基因、表观遗传学、行为、环境和代谢等诸多因素相互作用的结果。

（一）遗传和环境因素

糖尿病肾病呈现的家庭聚集性和种族易感性，提示遗传因素参与了糖尿病肾病的发生发展。随着新技术的不断应用，从连锁分析、候选基因关联分析到全基因组关联分析，已经发现了多个具有致病意义的风险基因，但由于糖尿病肾病是一种复杂的多基因遗传疾病，目前所发现的风险基因对于疾病的预测作用有限。除了基因的作用之外，表观遗传学在糖尿病肾病中亦有重要作用。

此外，环境因素可能参与糖尿病和糖尿病肾病的发病机制。例如久坐的生活方式、吸烟、慢性/复发性感染、高尿酸血症、口服避孕药和维生素 D 缺乏等。

（二）血流动力学因素

糖尿病肾病早期就可以出现肾血流动力学异常，表现为肾小球高灌注、高滤过和高跨膜压，是糖尿病肾病重要的致病因素。在糖尿病患者中，高血糖、多元醇通路过度活化、胰岛素、胰高血糖素、生长激素和胰岛素样生长因子 -1 等多种激素的异常表达，肾素-血管紧张素-醛固酮系统（RAAS）、前列腺素、一氧化氮、内皮素 1 和缓激肽等血管调节因子的紊乱，以及管球反馈失常等因素共同导致了肾小球血流动力学异常。肾小球血流动力学异常改变产生的剪切力和机械牵拉可以刺激肾小球系膜细胞、内皮细胞和足细胞，使其自分泌/旁分泌一些细胞因子和生长因子，从而激活蛋白激酶 C 和丝裂原活化蛋白激酶等信号转导系统，促进某些激素和细胞因子（包括血管紧张素 Ⅱ 和转化生长因子 β 等）的合成，从而促进细胞外基质的产生，最终引起糖尿病肾病的病理结构改变。

糖尿病尤其是 2 型糖尿病常合并存在高血压，在糖尿病肾病的发生发展中起重要作用。

（三）代谢异常

高血糖除了引起肾血流动力学改变之外，还通过代谢异常导致肾脏损害，其中的主要机制包括晚期糖基化终末产物（advanced glycation end products，AGEs）的形成、多元醇通路过度活化、己糖胺通路激活和蛋白激酶 C 激活等引起一系列病理改变。其中氧化应激和 AGEs 在组织的蓄积以及 AGEs 与晚期糖基化终末产物受体（receptor for AGEs，RAGE）的相互作用还会形成"代谢记忆"，导致持续性、进行性组织损伤。

此外，脂代谢异常和高尿酸血症可能是促进糖尿病肾病进展的重要危险因素。在糖尿病肾病中，脂质在肾脏的异位沉积可以刺激多种信号通路，包括导致氧化应激、炎症、内质网应激、纤维化和细胞凋亡的通路，并增加胰岛素抵抗，从而引起肾脏细胞损害和功能障碍。

（四）血管活性物质代谢异常

糖尿病肾病的发生发展过程中可有多种血管活性物质的代谢异常。其中包括 RAAS、内皮素、前列腺素族和生长因子等代谢异常。

（五）免疫炎症

近年来，免疫炎症特别是天然免疫在糖尿病肾病发病机制中的作用日益受到重视，包括模式识别受体、补体激活、细胞因子、黏附分子以及以巨噬细胞和 T 细胞为代表的免疫细胞等。

（六）其他

包括氧化应激、内质网应激、自噬等，是近年来糖尿病肾病发病机制领域研究的热点。

【病理】

糖尿病肾病属于临床诊断，一般不需要肾活检来确诊；但其肾脏病理具有特征性的病理学表现。糖尿病肾病经典的病理表现即糖尿病肾小球病变，光镜早期可见肾小球肥大，肾小球基底膜轻度增厚，系膜轻度增生。随病情进展，肾小球基底膜弥漫增厚，系膜基质增生，少量系膜细胞增生，进而可以形成典型的 Kimmelstiel-Wilson 结节，呈同心圆状排列，常与微血管瘤相邻，称为糖尿病结节性肾小球硬化症。部分患者无明显结节，称为弥漫性肾小球硬化症。有时，在肾小囊基底膜与壁层上皮细胞间可出现均质玻璃样蛋白滴，称之为球囊滴（capsular drop）；在肾小球基底膜和内皮细胞之间可有纤维素样帽状渗出性病变，称之纤维蛋白帽（fibrincap），二者均属于渗出性病变，严重时可导致毛细血管腔狭窄或肾小囊粘连。肾小管上皮细胞空泡变性，肾小管萎缩，肾间质炎症细胞浸润和纤维化。小动脉硬化及玻璃样变常见。免疫荧光可见 IgG、白蛋白沿肾小球毛细血管壁线样沉积，可能是因为血管通透性增加所致的非特异性沉积；还可伴有 IgM 沉积。电镜肾小球基底膜均质性增厚和系膜基质增多，可见足细胞足突广泛融合，无电子致密物沉积。

随着对糖尿病肾病疾病谱的认识深入，特别是 2 型糖尿病患者，除了上述经典的肾小球病变，还有相当一部分患者肾小球病变轻微，而表现为肾间质小管病变或肾血管病变，特别是临床表现为肾小球滤过率下降而不出现蛋白尿的患者。这部分患者的病理和病理生理机制有待于深入研究。

【临床表现与疾病分期】

糖尿病肾病典型临床表现包括蛋白尿、肾功能缓慢下降和高血压。

对于经典的 1 型糖尿病肾病的自然病程已有比较清晰的认识，公认的 Mogensen 分期将其分为 5 期。Ⅰ期为肾小球高滤过期，肾小球入球小动脉扩张，肾小球内压增加，肾小球滤过率（glomerular filtration rate，GFR）升高，伴或不伴肾脏体积增大；Ⅱ期为正常白蛋白尿期，尿蛋白排泄正常或呈间歇性微量白蛋白尿，病理检查可发现肾小球基底膜轻度增厚；Ⅲ期为早期糖尿病肾病期，以持续性微量白蛋白尿为标志，病理检查肾小球基底膜增厚及系膜进一步增宽；Ⅳ期为显性糖尿病肾病期，尿蛋白超过微量且逐步增加，部分可进展为肾病综合征，病理检查肾脏病变更重，如肾小球硬化，灶性肾小管萎缩及间质纤维化；Ⅴ期为 ESKD，需要肾替代治疗。

相形之下，2 型糖尿病引起的糖尿病肾病则有一些明显的不同：①开始时，肾小球高滤过发生率较 1 型少见。②高血压出现早、发生率高。③不一定伴糖尿病视网膜病变。④病程经过呈现多样性，多数患者经由微量白蛋白尿进入肾病综合征直至终末期肾脏病，但有 10%～15% 的患者可在诊断糖尿病同时出现大量蛋白尿，甚至肾功能不全；表现为肾小球滤过率下降而无明显蛋白尿的比例较 1 型高。因此，倾向于对 2 型糖尿病引起的糖尿病肾病不采用 Mogensen 分期。

糖尿病肾病的肾病综合征与一般原发性肾小球疾病所致的肾病综合征相比，其水肿程度常更明显，同时常伴有严重高血压。由于本病肾小球内毛细血管跨膜压高，加之肾小球滤过膜蛋白屏障功能严重损害，因此部分 ESKD 患者亦可有大量蛋白尿。

【诊断与鉴别诊断】

糖尿病患者临床上出现肾脏损害应考虑糖尿病肾病，微量白蛋白尿是临床诊断早期糖尿病肾病的主要线索，糖尿病肾病的早期筛查应通过尿白蛋白肌酐比（urine albumin-to-creatinine ratio，UACR）来进行，即使对于在尿常规检测中尿蛋白阴性的患者，如果 UACR 检测获得阳性结果，应该在 6 个月内重复测量阳性以确诊；若 UACR 正常，也需要每半年至一年复查一次。在排除其他原因导致的慢性肾脏病的前提下，1 型和 2 型糖尿病患者出现微量白蛋白尿（UACR 30～300 mg/g）或者大量白蛋白尿（UACR ≥ 300 mg/g），或者估算的肾小球滤过率（estimated GFR，eGFR）下降 [< 60 ml/（min·1.73 m^2）]，若合并有糖尿病视网膜病变，可以临床诊断糖尿病肾病。

支持糖尿病肾病诊断的线索，除了蛋白尿和肾功能损害的证据外，还包括超声显示的肾脏增大和糖尿病视网膜病变、糖尿病神经病变的存在；然而，没有平行的靶器官损害的糖尿病患者并不能排除糖尿病肾病。糖尿病视网膜病变与糖尿病肾病显著相关，但二者不平行的情况并不少见。

非典型表现的糖尿病患者往往需要肾活检。部分糖尿病患者也可合并非糖尿病性肾脏病，更少见的情况还有糖尿病肾病合并非糖尿病性肾脏病。通过肾活检对这些患者进行鉴别诊断非常重要。我们认为若糖尿病（特别是 2 型）患者出现以下情况，则需要肾脏病理检查予以明确是否存在或合并存在非糖尿病性肾脏病：①糖尿病起病距肾脏病的间隔时间短于 5 年；②肾小球源性血尿突出；③大量蛋白尿时血压正常；④急性肾损伤或急性起病的肾病综合征；⑤出现显性蛋白尿时，血压正常、无糖尿病引起的其他糖尿病靶器官损害。

【治疗】

影响糖尿病肾病患者预后的因素是多方面的，因此，最优的糖尿病肾病管理模式应该是危险因素的全面控制，包括血糖、血压、血脂等危险因素的管理，生活方式的调整（包括戒烟、运动、肥胖人群的减重以及饮食结构调整等）。

（一）控制血糖

对糖尿病患者强化血糖治疗达到接近正常血糖水平，可以显著降低白蛋白尿的发生和发展。在非透析糖尿病肾病人群中的研究发现，积极强化血糖控制的后果是严重低血糖发生率的增加，这样反而带来患者死亡风险的增加。因此，HbA1c 7% 左右对于糖尿病肾病患者可能是适宜的，但需要考虑到个体间差异。

（二）控制血压

降压药物首选血管紧张素转化酶抑制剂（angiotensin-converting enzyme inhibitors，ACEI）或血管紧张素 II 受体阻滞剂（angiotensin receptor blockers，ARB）。该类药物具有改善肾内血流动力学，减少尿蛋白排出，抑制系膜细胞、成纤维细胞和巨噬细胞活性，改善滤过膜通透性等药理作用。即使血压正常的情况下也可产生肾脏保护功能，且不依赖于降压后血流动力学改善。降压的靶目标在伴有蛋白尿者为 130/80 mmHg。针对非透析糖尿病肾病患者，不推荐 RAAS 多重阻断（包括联合使用 ACEI、ARB 或肾素抑制剂的任意两种药物），因为后者容易导致高钾血症和急性肾损伤。β 受体阻滞剂和利尿剂因其潜在的糖脂代谢紊乱作用不主张纳入一线用药，钙通道阻滞剂（calcium channel blocker，CCB）在糖尿病肾病患者中的肾脏保护功能尚不明确。

（三）其他心血管危险因素的管理

糖尿病人群是心血管疾病的高危人群，而糖尿病肾病群体心血管事件和心血管死亡风险更高。除了血糖和血压外，其他导致心血管疾病风险增高的机制包括脂代谢紊乱、肥胖、系统炎症、氧化应激和内皮功能损伤等。

（四）饮食疗法

高蛋白饮食加重肾小球高灌注、高滤过，因此主张以优质蛋白为原则。蛋白质摄入应以高生物效价的动物蛋白为主，早期即应限制蛋白质摄入量至 0.8 g/（kg·d），对已有大量蛋白尿和肾功能不全的患者可降低至 0.6 g/（kg·d）。中晚期肾功能损伤患者，宜补充 α 酮酸。

（五）肾替代治疗

糖尿病肾病患者出现 ESKD 可以进行肾替代治疗，但其预后较非糖尿病患者差。去除年龄和合并症等因素，血液透析与腹膜透析的生存率总体相近。糖尿病肾病患者的糖尿病并发症多见，尿毒症症状出现较早，应适当将透析指征放宽，一般肌酐清除率降至约 15 ml/min 或伴有明显胃肠道症状、高血压和心力衰竭不易控制即可进入维持性透析阶段。

胰肾双器官联合移植有可能使患者糖化血红蛋白和血肌酐水平恢复正常，并改善其他糖尿病合并症，患者的生活质量优于单纯肾移植者。

（六）治疗糖尿病肾病的新药物

1. 钠-葡萄糖协同转运蛋白 -2（sodium-glucose cotransporter-2，SGLT-2）抑制剂　以 SGLT-2 抑制剂为代表的新型降糖药物在 2 型糖尿病中具有潜在的肾脏保护作用。目前达格列净、卡格列净及恩格列净作为 2 型糖尿病降糖药物已在欧美国家和中国上市。SGLT-2 抑制剂可减少近端肾小管对葡萄糖和钠的重吸收，达到降低血糖的作用，并缓解肾小球高灌注、高压及高滤过，提示此类药物可能具有独立于血糖之外的肾脏保护作用；此外，SGLT-2 抑制剂还有减轻体重和降压等改善代谢紊乱的作用。已有随机对照试验显示，SGLT-2 抑制剂可以降低糖尿病患者肾脏和心血管事件的风险。

2. 内皮素受体阻滞剂　早期研究表明，当 2 型糖尿病肾病患者运用标准治疗的同时应用内皮素受体阻滞剂可以进一步减少蛋白尿，但可诱发显著的水钠潴留和充血性心力衰竭。新型的选择性内皮素受体阻滞剂如阿曲生坦可降低蛋白尿并且无明显的水钠潴留作用。

此外，胰高血糖素样肽 -1（glucagon-like peptide-1，GLP-1）受体激动剂、二肽基肽酶 4（dipeptidyl peptidase-4，DPP-4）抑制剂在临床试验中显示有延缓蛋白尿进展和 ESKD 的作用。目前国内上市的 GLP-1 受体激动剂为艾塞那肽和利拉鲁肽，DPP-4 抑制剂包括西格列汀、沙格列汀、维格列汀、利格列汀和阿格列汀，其在糖尿病肾病人群中的临床应用价值仍需更多循证证据。

（陈　旻）

第 3 节　肾淀粉样变性

【概述】

淀粉样变性（amyloidosis）是一组由淀粉样物质沉积于全身不同脏器所致的系统性疾病，在肾脏沉积者则称肾淀粉样变性（renal amyloidosis）。肾脏是淀粉样变性最常受累的器官之一，其主要临床表现是蛋白尿、肾病综合征，晚期肾功能可迅速恶化导致终末期肾脏病，预后不良。在老年患者中，淀粉样变性是继发性肾病综合征常见的病因之一。

【病因与发病机制】

淀粉样变性属于蛋白质构象疾病，其致病的分子基础是蛋白质的构象异常，形成具有 β 片层结构的纤维样蛋白并沉积。继而影响正常细胞和组织的功能并逐渐取代正常结构，最终导致组织器官的功能障碍甚至衰竭。形成淀粉样物质的病因多样，其发病机制也不尽相同。目前已知数十种，其分类和命名主要根据致病的前体蛋白，常见的并且与肾脏受累关系比较密切的淀粉样蛋白包括以下 4 种。

1. AL 蛋白（轻链型）　构成蛋白为单克隆免疫球蛋白轻链。病因不明者为原发性，部分并发于多发性骨髓瘤等浆细胞病，占淀粉样变性的大多数。AL 蛋白来自免疫球蛋白轻链氨基端可变区，可为 λ 或 κ 轻链，但以 λ 轻链居多。推测可能为浆细胞产生异常轻链片段或者轻链被巨噬细胞不正常裂解所致。

2. AA 蛋白　主要见于继发性淀粉样变性，构成蛋白为血清淀粉样蛋白 A。AA 蛋白的前体是一种急性时相反应物，即血清淀粉样蛋白 A，于正常人血清中微量存在，但在感染或炎症反应时可增加 100～1000 倍。源于白细胞的丝氨酸蛋白酶可裂解血清淀粉样蛋白 A 形成 AA蛋白，持续沉积于组织则形成继发性淀粉样变性。AA 型淀粉样变性可继发于慢性感染性疾病及自身免疫性疾病，如结核、慢性化脓性疾病、类风湿关节炎和炎性肠病等。近年来，AA 型淀粉样变性一个重要的流行病学特征是结核和慢性化脓性疾病引起者所占比例较前下降，而慢性炎症性关节炎引起者所占比例显著增加。

3. Aβ2M 蛋白　其蛋白前体为 β2 微球蛋白，Aβ2M 蛋白为晚期糖基化终末产物修饰的β2 微球蛋白。多见于长期维持性血液透析患者，临床上称之为血液透析相关性淀粉样变性。这类患者中 β2 微球蛋白的水平升高，因为这种蛋白分子量较大，不容易被透析器所清除。Aβ2M 蛋白可沉积于患者的关节、肌肉、内脏和滑膜等多种组织中，常呈现腕管综合征。

4. 家族性淀粉样变性　又称家族遗传性淀粉样变性。根据临床主要受累器官分为神经病变型、肾脏病变型和心肌病变型。其相应的淀粉样蛋白为其前体突变所致，如纤维蛋白原 Aα链、溶菌酶和载脂蛋白 A-Ⅱ 等。

【病理】

肾淀粉样变性肾脏体积通常增大，但也可呈正常大小，后期可缩小。

1. 光镜　早期肾小球系膜区呈无细胞性增宽，进而逐步发展为基底膜增厚、血管腔闭塞，形成无结构的淀粉样物质团块。沉积物刚果红染色呈砖红色，偏振光下呈苹果绿色双折光。小动脉壁为淀粉样蛋白常见的沉积部位，肾间质、偶尔肾小管基底膜也可有淀粉样物质沉积。

2. 免疫荧光　临床上常用抗 AA 蛋白、抗 κ 或 λ 轻链、抗 Aβ2 微球蛋白抗体来协助诊断相应的淀粉样变性。

3. 电镜　具有重要的诊断价值，可见特征性细纤维丝样结构，直径为 8～10 nm，僵硬无分支，呈紊乱无规律排列。常见于肾小球系膜区、基底膜、小血管壁和肾间质。在病变早期，有时难以用刚果红染色证实，电镜检查则成为最重要的病理学诊断依据。

【临床表现】

本病好发于中老年人，男性多见。淀粉样蛋白在不同组织器官沉积可以引起相应的临床表现。

（一）肾脏受累的表现

依据肾淀粉样变性的临床表现可以分为 4 个阶段：临床前期、蛋白尿期、肾病综合征期和肾功能不全期。

蛋白尿是肾淀粉样变性早期的临床表现，蛋白尿的多少与肾活检时淀粉样蛋白沉积范围并无相关性。25%～40% 的患者表现为肾病综合征，一旦出现肾病综合征则进展迅速，预后差，平均存活时间仅约 19 个月。部分肾病综合征患者可以合并肾静脉血栓，从而加重肾功能的进展，甚或出现急性肾损伤。血尿一般不突出，如出现明显血尿应注意排查膀胱和输尿管的淀粉样变性。本病进展至慢性肾功能不全时肾病综合征仍可持续，肾脏体积仍然不小甚至增大。本病高血压发生率低，甚至可以出现直立（体位）性低血压，可能与淀粉样病变所致的周围神经病变和（或）自主神经病变有关。

（二）肾外受累的表现

1. AL 型淀粉样变性　可以累及全身多系统。心脏受累可以出现限制型心肌病、充血性心力衰竭、心律失常，也是本病常见的死因。胃肠道受累可以出现胃肠道动力异常、消化道出血、肝大和巨舌。周围神经受累可出现感觉性多发神经病，自主神经受累可以出现直立（体位）性低血压等，皮肤受累可以出现眼周围特征的瘀斑，关节受累可以表现为多发关节肿痛。伴发于多发性骨髓瘤的 AL 型淀粉样变性还可以有多发性骨髓瘤的表现如骨痛等。

2. AA 型淀粉样变性　胃肠道受累是肾外病变最常见的表现，包括腹泻、便秘和消化不良等。还应注意本病的症状容易被原发病如慢性感染等所掩盖。

3. 血液透析相关性淀粉样变性　主要见于长期血液透析的患者，由于透析膜对 β2 微球蛋白清除不足所致。典型临床表现包括腕管综合征，是腕部横韧带或手指屈肌滑膜的 β2 微球蛋白沉积所致。其他可有淀粉样关节炎，而全身性淀粉样变性少见且症状轻。

【诊断与鉴别诊断】

肾脏是淀粉样变性最常见和易早期受累的器官。中老年患者出现大量蛋白尿甚至肾病综合征，血尿不突出者，特别是伴有低血压，肝、脾、舌体肿大，血、尿免疫固定电泳发现单克隆轻链，以及慢性炎症病史者应高度怀疑本病，必要时行肾活检以确诊。肾脏病理学检查是确诊本病最可靠的手段，其特征性表现包括：肾小球内嗜伊红的均质无结构团块状沉积，刚果红染色阳性，偏振光下呈苹果绿色双折光；电镜下为直径 8 ～ 10 nm、不分支的排列紊乱的纤维丝。

区别 AA 型和 AL 型淀粉样变性除根据病史和临床表现外，肾组织免疫荧光或免疫组化可资区别。同样，鉴别不同成分的淀粉样变性，也可应用不同成分的相应抗体予以鉴定。此外，AL 型淀粉样变性属浆细胞病，应用血/尿免疫固定电泳其单克隆轻链的检出阳性率可高达约 80%。近年来，对于难以确定淀粉样变性前体蛋白的病例，应用激光显微切割联合质谱蛋白质组学技术，对肾活检组织中沉积的淀粉样物质分析其多肽链的氨基酸序列有助于淀粉样变性的分型。

该病需与轻链沉积病、纤维样肾小球病、免疫触须样肾小球病等相鉴别，刚果红染色和电镜下纤维丝的形态和分布特征均有助于鉴别。

【治疗】

在支持治疗和对症治疗的基础上，肾淀粉样变性患者的特殊治疗包括药物治疗和自体干细胞移植，终末期肾脏病患者需接受肾替代治疗。

（一）药物治疗

1. AL 型淀粉样变性　目标是减少淀粉样蛋白轻链的生成。目前，AL 型淀粉样变性使用最多的治疗方案包括：①环磷酰胺、硼替佐米和地塞米松，②美法仑和地塞米松，③环磷酰胺、沙利度胺和地塞米松，④来那度胺和地塞米松等联合治疗方案。但至今为止，AL 型淀粉样变性治疗效果欠佳。

2. AA 型淀粉样变性　需要针对原发病进行治疗，如有效控制感染和炎症，常可使继发性淀粉样变性停止发展或好转。秋水仙碱可抑制 AA 蛋白的合成和分泌，对继发性淀粉样变性以及家族性地中海热合并淀粉样变性有较好效果。应用葡聚多糖结合物 eprodisate（1,3 二钠丙胺二磺酸盐），可以竞争性地抑制葡聚多糖与淀粉样纤维的结合，从而抑制前体蛋白在组织中沉积，有延缓慢性炎症继发性 AA 型淀粉样变性肾功能恶化的作用。

3. 血液透析相关性淀粉样变性　选用生物相容性较好的高通量膜有助于增加 β2 微球蛋白的清除。

（二）自体干细胞移植

大剂量美法仑联合自体干细胞移植有较好疗效，可减少蛋白尿，稳定肾功能，改善症状，亦可减少其他脏器受损，如减轻肝脾大等，但是这一治疗对患者要求较高，有严重心脏或自主神经损伤的患者不适用。

（三）肾替代治疗

患者进入终末期肾脏病后需要进行肾替代治疗。血液透析应特别注意心脏合并症（充血性心力衰竭和室性心律失常等）和低血压，前者可能与淀粉样变性累及心脏有关，常为致死原因；后者除神经系统调节紊乱外，也可能与淀粉样变性累及肾上腺相关，血液透析中低血压发生率甚高，部分作者建议肾上腺受累所致低血压者应加用肾上腺皮质激素。腹膜透析对血流动力学影响小，理论上可增加轻链蛋白的排出，似有一定优越性，但是还缺乏循证医学证据。

【预后】

肾淀粉样变性因目前尚无特殊有效的治疗方法，预后不良。原发性 AL 型淀粉样变性患者平均存活时间少于 2 年，而多发性骨髓瘤相关者平均存活时间仅为 5 个月；心脏受累所致心力衰竭、心律失常和猝死是原发性 AL 型淀粉样变性患者主要的死亡原因。继发性 AA 型淀粉样变性患者存活时间一般长于前者，血肌酐升高和血浆白蛋白下降是预后不良的重要指标，其主要的死亡原因是肾衰竭及其透析相关合并症，而不是心脏合并症。

原发性 AL 型淀粉样变性的化疗效果尚不尽如人意；但大剂量美法仑联合自体干细胞移植带来了新的治疗前景。

（陈　旻）

第 4 节　病毒相关性肾炎

多种病毒感染可引起肾脏病。本节主要介绍常见的乙型肝炎病毒（hepatitis B virus，HBV）相关肾炎、丙型肝炎病毒（hepatitis C virus，HCV）相关肾炎、肾综合征出血热（hemorrhagic fever with renal syndrome，HFRS）肾损害和人类免疫缺陷病毒（human immunodeficiency virus，HIV）相关肾病。

一、乙型肝炎病毒相关肾炎

乙型肝炎病毒（HBV）属于 DNA 病毒。我国是 HBV 相关肾炎高发国家，但是随着自 1992 年全国实施乙型肝炎疫苗预防接种纳入计划免疫管理以来，慢性乙型肝炎病毒感染的患病率呈现明显下降趋势，相信今后 HBV 感染人群以及 HBV 相关肾炎也必将随之减少。

【发病机制】

HBV 相关肾炎的发病机制尚未完全明确，目前研究认为免疫复合物沉积可能起主导作用。HBV 相关肾炎主要表现为膜性肾病及膜增生性肾小球肾炎。一般认为膜性肾病是由于小分子的 HBe 抗原先种植于肾小球毛细血管袢的上皮下，带正电荷的抗 HBe 抗体与预先种植在上皮下的 HBe 抗原相结合形成原位免疫复合物所致；膜增生性肾小球肾炎则是由于循环中的大分子表面抗原（HBsAg）及其免疫复合物在肾小球毛细血管袢内皮下沉积所致。此外，细胞免疫异常、HBV 直接感染、患者基因多态性和 HBV 基因型等因素也在发病机制中发挥了一定作用。

【临床表现与病理】

HBV 相关肾炎多见于儿童及青少年，男性多见。临床表现为不同程度的蛋白尿，约 60% 为肾病范围蛋白尿或肾病综合征。常合并镜下血尿，少数患者可以出现肉眼血尿。25%～45% 患者合并高血压。发病初期血清补体 C3、C4 及 C1q 降低，循环免疫复合物增多，且其中含 HBsAg 和 HBeAg。

组织病理学上最常见的表现是膜性肾病，但 HBV 相关的膜性肾病有其特点。光镜下除可见弥漫性肾小球基底膜增厚及钉突外，增厚的基底膜还常呈链环状，并伴有明显的系膜细胞和基质增生；免疫荧光检查除了 IgG 及 C3 呈颗粒样沉积外，也常有 IgM、IgA 及 C1q 沉积于毛细血管壁和系膜区；电镜检查可见大块电子致密物呈多部位分布，见于上皮下、基底膜内、内皮下及系膜区。根据上述表现，有人认为这种 HBV 相关的膜性肾病兼有特发性膜性肾病和系膜增生性肾小球肾炎的病理特点。抗磷脂酶 A2 抗体通常为阴性，也有作者称之为非典型膜性肾病。其次常见的病理类型是膜增生性肾小球肾炎，病理常表现为 I 型膜增生性肾小球肾炎的特点，肾小球呈分叶状，系膜细胞和基质增生，肾小球基底膜增厚并可见双轨征，系膜区、肾小球基底膜内皮下可见电子致密物沉积；也可伴有 III 型膜增生性肾小球肾炎的特点，在上皮下也可见到电子致密物沉积。少见的病理类型包括局灶节段性肾小球硬化、IgA 肾病和结节性多动脉炎肾损害等。

【诊断】

目前国际上对 HBV 相关肾炎并无统一的诊断标准。参照 1989 年北京座谈会的意见，建议国内试用下列三条标准对 HBV 相关肾炎进行诊断：①血清 HBV 抗原阳性；②膜性肾病或膜增生性肾小球肾炎，并除外狼疮性肾炎等继发性肾小球疾病；③肾组织切片上找到 HBV 抗原。其中，第 3 条为最基本条件，缺此不能诊断。

鉴别诊断包括表现为膜性肾病和膜增生性肾小球肾炎的其他肾脏疾病。

【治疗】

HBV 相关肾炎的治疗方案包括以下三个方面：①慢性肾脏病的相关治疗措施，如低盐饮食、使用血管紧张素转化酶抑制剂（angiotensin-converting enzyme inhibitors，ACEI）或血管紧张素 II 受体阻滞剂（angiotensin receptor blockers，ARB）类药物减少尿蛋白等；②抗病毒治疗；③糖皮质激素及免疫抑制剂治疗。

由于 HBV 相关肾炎为 HBV 感染所致，因此有 HBV 活动复制的证据时应积极抗病毒治疗。HBV 复制阴转后，部分 HBV 相关肾炎患者蛋白尿也可减轻甚至阴转。常用的药物有干扰素和核苷类似物，后者包括拉米夫定和恩替卡韦，由于阿德福韦酯有肾损伤的副作用，一般不建议使用此药物治疗 HBV 相关肾炎。

由于诸多免疫因素包括抗原抗体复合物和补体等参与 HBV 相关肾炎的病理生理过程，因此，糖皮质激素及免疫抑制剂对 HBV 相关肾炎可能获益。而免疫抑制治疗可延迟 HBV 中和抗体的产生，促进 HBV DNA 复制而加重病情，因此只有严重低蛋白血症和大量蛋白尿，且 HBV 复制阴性时才可应用免疫抑制治疗。用药时需要监测 HBV 复制指标。可选择的治疗方案包括糖皮质激素、钙调素抑制剂、糖皮质激素联合吗替麦考酚酯等。

二、丙型肝炎病毒相关肾炎

丙型肝炎病毒（hepatitis C virus，HCV）感染是一种世界范围的传染性疾病，其患病率约为 3%。HCV 属于单链 RNA 病毒。有三种不同类型的肾小球肾炎与 HCV 感染相关：冷球蛋白血症肾损害、膜增生性肾小球肾炎和膜性肾病。

【发病机制】

HCV 属于嗜淋巴细胞病毒，其受体是 CD81，可以引起 B 淋巴细胞的多克隆增殖，早期可分泌多克隆的 IgM 类风湿因子，晚期则分泌单克隆 IgMκ 类风湿因子。大量类风湿因子在循环中具有冷球蛋白的特性。冷球蛋白指遇冷沉淀的蛋白，可分为三种类型。I 型指淋巴增殖性疾病产生的单克隆抗体，II 型指具有类风湿因子活性的单克隆 IgM，可与多克隆的 IgG 相结合，III 型指可与多克隆 IgG 相结合的多克隆 IgM 抗体。通常所称混合性冷球蛋白血症即指 II 型和 III 型。目前发现 80%～90% 的 II 型冷球蛋白血症和 30%～50% 的 III 型冷球蛋白血症与 HCV 感染相关。

HCV 感染相关的膜增生性肾小球肾炎并不均为冷球蛋白血症所致，HCV 相关的膜增生性肾小球肾炎也可为免疫复合物介导，由 HCV 抗原和相应抗体组成，但该免疫球蛋白并非单克隆 IgMκ 类风湿因子。HCV 感染也可以导致其他类型的肾小球免疫复合物沉积，例如膜性肾病和 IgA 肾病等。此外，HCV 感染形成的免疫复合物也可沉积于中等动脉血管壁，引起结节性多动脉炎，导致肾缺血及肾梗死。

【临床表现】

肾损害可以作为首发表现，也可以随着疾病的进展逐渐出现，一般呈现慢性反复发作的临床过程。表现为急性肾炎综合征或者肾病综合征，也可以表现为非肾病综合征范围的蛋白尿，可有难治性高血压。肾小球毛细血管管腔内大量血栓形成或血管炎可以导致急性肾损伤。

除上述肾脏表现外，患者还可以存在慢性 HCV 感染引起的混合性冷球蛋白血症血管炎的表现，呈现慢性反复发作的临床过程。可有皮肤受累，表现为皮肤紫癜、荨麻疹，严重者遇冷四肢发凉，可发生指（趾）疼痛甚至坏疽；约 50% 有关节痛，大小关节均可受累；可有口眼干燥而类似干燥综合征、涎腺炎；肺部受累可表现为肺纤维化。

实验室检查主要有冷球蛋白血症、类风湿因子阳性和低补体血症。

【病理】

多数 HCV 相关肾炎呈现膜增生性肾小球肾炎的病理表现，且多数与冷球蛋白血症相关。但冷球蛋白血症所致肾脏损害，特别是肾功能快速恶化的患者，除了膜增生性肾小球肾炎的一般病理表现外，还有一些其他特点：①肾小球细胞严重增生，其中主要为内皮细胞和活化的单核细胞；②约 1/3 患者存在肾小球毛细血管腔内“血栓”形成，其主要成分为沉积的冷球蛋白，严重者可堵塞毛细血管腔而引起急性肾损伤。这些“血栓”在直接免疫荧光检查中可见 IgM 和 IgG 呈强阳性，而电镜检查其超微结构与冷沉淀物一致；③肾小球基底膜增厚和双轨形成，程度较特发性膜增生性肾小球肾炎更为突出；④约 1/3 患者的肾活检可见小动脉和中等动脉的肉芽肿性血管炎；⑤电镜检查可见内皮细胞下沉积物，且可突向血管腔甚至充填毛细血管腔。直接免疫荧光检查可见 IgG、IgM 和 C3 在毛细血管袢沉积，也可在毛细血管内的血栓上沉积。部分 HCV 感染的患者肾脏病理表现为膜性肾病。

【诊断与鉴别诊断】

临床上出现皮肤紫癜、关节痛、类风湿因子阳性和低补体血症应考虑到冷球蛋白血症的可能性。如能检测到冷球蛋白，特别是能进一步分型，则可显著减少鉴别诊断的范围。Ⅱ型和Ⅲ型冷球蛋白血症者应尽快寻找 HCV 感染的证据，血清抗 HCV 抗体和 HCV-RNA 的检测有助于确诊。

鉴别诊断应除外 ANCA 相关性小血管炎，多数患者病情活动期血清抗中性粒细胞胞质抗体（anti-neutrophil cytoplasmic antibodies，ANCA）阳性有助于鉴别诊断。狼疮性肾炎和过敏性紫癜肾炎也可出现皮疹、关节痛等表现，肾脏病理也可以呈现膜增生性肾小球肾炎的表现，但均有其特异性临床、血清学和病理学特征，不难鉴别。此外，由于 HCV 感染与 HIV 感染途径类似，且 HIV 也可引起肾损害，因此疑诊 HCV 相关肾炎的患者应除外 HIV 感染。

【治疗】

HCV 相关肾炎的治疗主要针对以下三个方面：①治疗 HCV 感染；②耗竭 B 细胞，以阻止冷球蛋白的产生；③针对肾炎的非特异性免疫抑制治疗。

抗病毒治疗主要是基于干扰素的使用，可以减少蛋白尿和稳定肾功能，有研究证明 α 干扰素联合利巴韦林可以改善 HCV 相关冷球蛋白血症性肾炎的疗效。随着对 HCV 认识的深入，开发出一些新的抗病毒药物，直接抗病毒药（direct acting antivirals，DAAs）具有良好的抗病毒效果，而且能够清除冷球蛋白血症，避免干扰素和利巴韦林的副作用。

使用利妥昔单抗（Rituximab，RTX）与 B 细胞表面的 CD20 结合，可以使循环和组织中的 B 细胞迅速耗竭，从而阻断冷球蛋白、单克隆 IgM 及循环免疫复合物的形成，对 HCV 相关肾炎起到治疗作用。

冷球蛋白血症性肾损害的传统治疗方法包括糖皮质激素、免疫抑制剂和血浆置换，其适应证包括严重肾脏损害、指（趾）坏疽和严重的神经病变。但治疗均缺乏高质量的循证医学证据。

三、肾综合征出血热肾损害

【病因与发病机制】

肾综合征出血热（hemorrhagic fever with renal syndrome，HFRS），是一类以鼠类为主要传染源、由汉坦病毒（hantavirus）感染引起的急性自然疫源性疾病，又称流行性出血热（epidemic hemorrhagic fever，EHF）。本病病原为汉坦病毒，属于布尼亚病毒科，汉坦病毒属，为 RNA 病毒，储存宿主和传染源为啮齿类动物，我国为黑线姬鼠和褐家鼠。动物感染后，病毒可随其尿液、粪便、唾液及血液排出体外，人可经呼吸道、消化道或皮肤接触污染物被感染。

肾综合征出血热肾损害常见，多表现为急性肾小管坏死，其发病机制主要为肾供血障碍。由于血浆大量外渗造成低血容量、低血压，肾血流灌注差而导致肾小球滤过率下降；肾血流量减少后可刺激肾素分泌，使血管紧张素 II 的分泌增多，进一步收缩肾动脉而加重肾缺血。近一半患者可发生程度不等的弥散性血管内凝血（disseminated intravascular coagulation，DIC），低血压休克和 DIC 导致肾血管微血栓形成，造成肾实质缺血性坏死。肾受累的其他机制还包括免疫损伤以及肾间质出血和水肿对肾小管造成的压迫。

【病理】

大体解剖可见肾脏增大，肾脂肪囊水肿、出血，皮质苍白，髓质充血、出血、肿胀发紫。

光镜下主要病变在肾脏小血管、肾间质和肾小管，肾小球病变较为轻微。小血管内皮细胞肿胀，变性和坏死。管壁呈不规则收缩和扩张，最后呈纤维素样坏死和崩解。管腔内可有微血栓形成。血管周围可有单核细胞浸润。肾髓质间质水肿、出血及炎症细胞浸润，病程后期可有轻度纤维化。肾小管上皮细胞发生不同程度的变性，严重者出现广泛肾小管坏死，其管腔内有较多红细胞和管型。免疫荧光可见免疫球蛋白和补体成分在肾小球、肾小管和肾血管沉积。电镜下有时可以观察到肾小管上皮细胞胞质内的内质网中存在病毒样颗粒。

【临床表现】

肾综合征出血热的突出表现是发热、出血和肾损害。该病潜伏期 1～2 周，典型者将经历如下五个疾病阶段：发热期、低血压期、少尿期、多尿期及恢复期，全程一般 4～6 周。该病早期的特征性表现包括全身中毒症状称为"三痛"：头痛、腰痛和眼眶痛，甚至全身肌肉关节酸痛；以及毛细血管的中毒症状表现为"三红"：颜面、颈部和上胸部皮肤显著充血、潮红，似醉酒貌。

肾损害轻重不一，但贯穿疾病始终。①发热期 3～5 天即可出现尿蛋白，可伴有镜下血尿，有肾小球滤过功能和肾小管功能受损。②低血压期和少尿期，患者可出现少尿、无尿，重症可出现肾病水平蛋白尿。尿沉渣可有红白细胞和管型，严重者可出现肉眼血尿，肾小球和肾小管功能受损，严重者可出现尿毒症。由于发生少尿和急性肾损伤，患者易发生代谢性酸中毒、高钾血症及肺水肿，重症者可致死。③多尿期患者尿量增多，然后进入恢复期，多数患者病情逐渐缓解。

【诊断】

该病确诊需要特异性血清抗体或病毒抗原的检查。血清中特异性 IgM 抗体在发病第 2 天即可呈阳性，1 周左右达高峰，而 IgG 抗体出现较晚。IgM 抗体阳性或 IgG 抗体 1 周后滴度上升 4 倍或以上具有诊断价值。

【治疗与预防】

肾综合征出血热需采取综合治疗，其基本原则是早发现、早休息、早治疗和就近治疗。如疾病早期的抗病毒治疗，维持体液平衡；低血压期的治疗主要以补充血容量和纠正酸中毒为主，对出血、休克和 DIC 的积极防治，有利于减轻肾损害、减少急性肾损伤的发生；少尿期则尽早开始透析；多尿期主要注意维持患者水、电解质平衡并防止继发感染。

肾综合征出血热的预防措施包括防鼠和灭鼠，以及应用灭活疫苗等。

四、人类免疫缺陷病毒相关肾病

获得性免疫缺陷综合征（acquired immune deficiency syndrome，AIDS）即艾滋病，是由人类免疫缺陷病毒（human immunodeficiency virus，HIV）引起的传染病。HIV 阳性者可发生多种肾小球疾病，其中一种特殊的硬化型肾小球病与该病毒感染相关，称为 HIV 相关肾病（HIV associated nephropathy，HIVAN）。该病多发于感染 HIV 的黑人，黑人与白人发病比率为12：1，也是成年黑人中继糖尿病和高血压外引起终末期肾脏病的第三位原因。

HIVAN 临床上主要表现为蛋白尿和肾功能不全，多为肾病水平的蛋白尿，部分患者出现典型的肾病综合征；部分患者可有高血压；另有部分患者仅表现为非肾病水平的蛋白尿、镜下血尿和无菌性白细胞尿。肾脏 B 超多提示回声较强，可能与肾小管和肾间质的病变相关，即使已达到严重肾功能不全，其肾脏体积仍不小。黑人患者的 HIVAN 临床表现也较为严重，更多表现为大量蛋白尿、肾病综合征和肾功能不全。

肾脏病理上 HIVAN 特指塌陷型局灶节段性肾小球硬化（focal and segmental glomerulosclerosis，FSGS），其突出的特点是肾小球明显肥大，肿胀的足细胞聚集在塌陷的肾小球毛细血管袢周围形成细胞帽，肾小球毛细血管袢皱缩、管腔狭窄或关闭，肾小管常严重扩张呈微囊样，内含蛋白管型，可见小管退变和再生、间质水肿、纤维化和炎症细胞浸润。免疫荧光检查可见 IgM 和 C3 沉积，但电镜下未见电子致密物沉积。HIVAN 患者肾活检组织中肾小球和血管内皮细胞可见大量包涵体，呈现管网状结构。除了经典的 HIVAN，HIV 感染者发生的其他肾小球疾病包括：膜增生性肾小球肾炎、微小病变肾病、淀粉样变性、局灶节段性肾小球硬化（非塌陷型）和血栓性微血管病等。

HIV-1 可直接感染肾固有细胞，原位杂交试验发现，肾小管上皮细胞、肾小球上皮细胞（脏层和壁层）、肾间质细胞中均可检测到 HIV-1 的 RNA。肾小管上皮细胞可能是 HIV 的重要储存场所，在这里进行病毒复制。

HIVAN 确诊后不经治疗者多在 1 年内进展至终末期肾脏病。目前，HIVAN 的发生是应用抗病毒治疗的一个指征，随着高活性抗逆转录病毒疗法的使用，HIVAN 造成的终末期肾脏病的进展速率明显减慢。针对肾脏病理上病变较轻、蛋白尿相对较少和肾功能轻度受损的 HIVAN 患者而言，抗病毒治疗是迄今为止最有效的方法。应用血管紧张素转化酶抑制剂（angiotensin-converting enzyme inhibitors，ACEI）或血管紧张素 II 受体阻滞剂（angiotensin receptor blockers，ARB）药物治疗可以获益，但同时应注意高钾血症和血肌酐上升的副作用。应用糖皮质激素或环孢素等免疫抑制治疗应权衡利弊。

（陈　旻）

第5节　恶性肿瘤相关性肾小球疾病

恶性肿瘤与肾脏疾病之间存在复杂的关系。恶性肿瘤患者中发生的肾脏疾病具有许多独特的表现；此外，水、电解质紊乱以及各种原因所致急性肾脏损伤和慢性肾脏病也很常见。本节主要介绍恶性肿瘤所致肾小球疾病，包括血液系统肿瘤和实体肿瘤等；在节末介绍有肾脏意义的单克隆丙种球蛋白血症（monoclonal gammopathy of renal significance，MGRS），此类疾病已经受到广泛关注。

【病因与发病机制】

恶性肿瘤细胞分泌的产物如抗原、激素、生长因子和细胞因子等，是副肿瘤性肾小球疾病的主要发病机制。不同恶性肿瘤细胞导致肾小球疾病的机制有所交叉，但是有些恶性肿瘤细胞由于其特殊的损伤机制，更容易导致某些特异类型的肾小球疾病。

1. 肿瘤相关性抗原-抗体复合物介导的肾小球疾病　肿瘤抗原刺激机体产生抗肿瘤的相关抗体，肿瘤抗原又可种植于肾小球上皮细胞下，进而与相应抗体结合形成原位免疫复合物。足细胞某些抗原与肿瘤抗原相同或者相似，也可与相应抗体结合，形成原位免疫复合物。肿瘤相关性抗原还可在循环中与抗肿瘤抗体形成可溶性抗原抗体复合物，沉积于肾小球，激活补体系统而致病。例如胃癌患者的肾组织中可有癌胚抗原（carcinoembryonic antigen，CEA）和抗 CEA 抗体形成的免疫复合物沉积。肿瘤发生坏死时可以产生肿瘤细胞 DNA，使体内产生抗 DNA 抗体，并形成免疫复合物沉积于肾脏，引起肾损害。

2. 病毒抗原-抗体复合物介导　某些肿瘤相关性肾病的患者，在诊断肾脏疾病时未发现任何肿瘤的证据，推测这些患者的肾脏疾病和肿瘤是在某些病毒慢性感染过程中，通过不同机制分别导致，如乙型肝炎病毒、丙型肝炎病毒、巨细胞病毒、EB 病毒、人类免疫缺陷病毒（human immunodeficiency virus，HIV）和细小病毒 B19 等慢性感染均具有致癌作用，可引发恶性肿瘤；同时，病毒慢性感染后，病毒抗原-抗体复合物在肾小球沉积、激活补体系统可导致肾小球疾病。

3. 肿瘤产生自身抗体　浆细胞病如 Castleman 病的肿瘤细胞本身可产生自身抗体而导致肾病。产生的自身抗体包括抗中性粒细胞胞质抗体（antineutrophil cytoplasmic antibodies，ANCA）、抗肾小球基底膜（glomerular basement membrane，GBM）抗体和抗核抗体等，自身抗体可以通过不同机制导致肾小球疾病。

4. 冷球蛋白血症肾损害　慢性淋巴细胞白血病的肿瘤细胞可分泌大量免疫球蛋白而形成混合性（Ⅱ型和Ⅲ型）冷球蛋白血症。多发性骨髓瘤的肿瘤细胞可分泌单克隆的免疫球蛋白产生Ⅰ型冷球蛋白血症。冷球蛋白沉积在肾脏可导致肾损害。

5. 特殊蛋白沉积性肾损害　多发性骨髓瘤等浆细胞病可产生单克隆免疫球蛋白轻链或者重链的片段，后者沉积在肾脏可导致轻/重链沉积病以及肾淀粉样变性等，少数患者可发生免疫触须样肾小球疾病。

6. 细胞免疫异常致病　淋巴系统肿瘤如慢性淋巴细胞白血病可出现 T 辅助细胞（Th）/T 抑制细胞比例异常，导致 T 细胞免疫功能紊乱；霍奇金淋巴瘤的 T 辅助细胞分化异常，可表现为 Th2/Th1 比例失调，出现 Th1 细胞介导的迟发型细胞免疫功能缺陷，从而引起微小病变肾病。而在肿瘤抗原刺激下，Th1 为主的 T 细胞反应也可能引起增生性和新月体性肾小球肾炎。

7. 细胞因子致病　某些肿瘤可以导致血管内皮生长因子（vascular endothelial growth factor，VEGF）水平异常，进而发生微小病变肾病、局灶节段性肾小球硬化或血栓性微血管病样损伤。某些骨髓增殖性肿瘤相关的肾病可能与血小板源性生长因子的产生有关。

【病理】

肿瘤相关性肾小球疾病可表现为多种不同的肾脏病理类型，因此其临床表现也多种多样，多数呈大量蛋白尿或肾病综合征，也可有血尿和轻度肾功能异常，表现为急进性肾炎者相对较少。常见的肾脏病理类型如下：

1. 膜性肾病 是实体肿瘤肾损害最常见的病理类型，可见于 44% ~ 69% 的实体肿瘤，其中以肺癌和胃肠道肿瘤最为常见。与特发性膜性肾病相比，实体肿瘤继发的膜性肾病以 50 岁以上男性多见，多表现为肾病综合征；40% ~ 45% 的患者肾损害在肿瘤确诊之前出现，约 40% 与肿瘤同时确诊，另有 15% ~ 20% 在肿瘤确诊后出现；绝大多数患者两种疾病发生的间隔时间在 1 年以内。肾脏病理表现与特发性膜性肾病相似，免疫病理学检查可见免疫复合物沉积于肾小球基底膜上皮细胞下，少数患者免疫复合物可沉积于内皮下和系膜区。肾脏疾病随肿瘤的有效治疗而缓解，随着肿瘤的复发而加重。

2. IgA 肾病 60 岁以上的 IgA 肾病患者应该除外恶性肿瘤相关性肾小球疾病。文献报道可见于小细胞型肺癌和肾癌。在少数 IgA 肾病患者的肿瘤和肾小球中可见到 IgA 和肾癌相关抗原（von Hippel Lindau，VHL）蛋白的沉积。多数患者表现为无症状性血尿和（或）蛋白尿，约半数患者在术后 2 ~ 3 个月尿检可恢复正常。

3. 微小病变肾病 是淋巴瘤相关肾小球疾病最常见的病理类型，也可见于白血病，但实体肿瘤较少见。临床表现为肾病综合征，多数患者的肾功能正常。肿瘤治疗缓解后蛋白尿可好转甚至消失。

4. 膜增生性肾小球肾炎 常见于慢性淋巴细胞白血病和非霍奇金淋巴瘤。约 50% 的患者肾脏疾病和白血病同时出现，而 40% 出现于淋巴瘤确诊之前。多数患者表现为肾病综合征合并肾炎综合征，部分患者可有不同程度的肾功能异常。经过有效的化疗后，多数患者的肾脏表现可获缓解。

5. 新月体性肾小球肾炎 7% ~ 9% 的新月体性肾小球肾炎可能为实体肿瘤肾损害，其临床和病理表现与特发性新月体性肾小球肾炎相似，部分患者可出现 ANCA 相关性小血管炎或抗 GBM 病的相应表现，及时治疗可使半数患者肾脏疾病缓解。

6. 其他病理类型 肾淀粉样变性等异常蛋白沉积病可见于血液系统恶性肿瘤。溶血尿毒症综合征-血栓性血小板减少性紫癜（hemolytic uremic syndrome-thrombotic thrombocytopenic purpura，HUS-TTP）可见于少数实体肿瘤患者。

【临床表现与实验室检查】

恶性肿瘤相关性肾小球疾病临床表现多样，可出现水肿、高血压、大量蛋白尿或肾病综合征表现，可有镜下血尿和肾功能减退。合并新月体性肾小球肾炎者可表现为急进性肾炎综合征。部分以肾脏疾病为首发表现的患者，接受原发性肾小球疾病的相关治疗而效果欠佳，进一步检查时发现恶性肿瘤。除肾脏疾病常规检查外，部分恶性肿瘤患者可能合并免疫系统的异常，因此需要同时进行免疫指标的评估。

对于肾脏疾病患者，如临床存在可疑提示，需要进行实验室以及影像学检查，排查血液系统肿瘤或实体肿瘤的可能。

【诊断与鉴别诊断】

（一）诊断

对于肾脏疾病患者出现以下几种情况之一者，应仔细除外实体肿瘤肾损害：① 50 岁以上的肾脏疾病患者；②临床有浅表淋巴结肿大或胸（腹）腔淋巴结肿大者；③水肿合并消瘦者；④体检发现有肿物者；⑤病理表现为膜性肾病；⑥血清冷球蛋白阳性或有单克隆免疫球蛋白。

确诊恶性肿瘤相关性肾小球疾病，须满足如下标准：①手术彻底切除实体肿瘤或经放化疗肿瘤完全缓解后，肾脏疾病的临床与病理表现亦获缓解；②肿瘤复发后肾脏疾病再次出现或加重；③肾组织上检测到实体肿瘤抗原和（或）抗体阳性（多难以发现），或肾小球毛细血管腔内造血干细胞浸润。

（二）鉴别诊断

恶性肿瘤相关性肾小球疾病应与以下疾病相鉴别。

1. 其他疾病所继发的肾小球疾病　免疫系统疾病可以出现肾脏受累，同时此类患者是肿瘤的好发人群，需要警惕免疫性疾病合并肿瘤的可能。此外，某些肿瘤可以模拟某些免疫系统疾病的临床表现。因此，当患者出现多系统受累，且出现免疫指标异常时，需要仔细鉴别肾小球疾病的病因。

2. 其他原发性肾小球疾病　尤其是当患者病理表现为膜性肾病时，需要鉴别原发性膜性肾病或肿瘤相关性膜性肾病。原发性膜性肾病发病年龄相对年轻，血清抗磷脂酶 A2 受体抗体阳性，电镜下免疫复合物仅见于上皮下，免疫荧光以 IgG4 沉积为主，常规免疫抑制治疗有效。

3. 肿瘤治疗药物所致肾小球疾病　某些肿瘤治疗药物可能导致肾小球疾病，因此在肿瘤治疗过程中出现肾小球疾病损害的表现，要注意除外药物所致可能，例如抗血管生成药物可以导致血栓性微血管病。

【治疗】

恶性肿瘤相关性肾损害应以治疗肿瘤为主、治疗肾病为辅。但应注意预防肿瘤治疗相关的肾损害，尤其是随着生物制剂和靶向药物的广泛使用，此类药物导致的肾小球疾病越来越多，需要引起重视。对于临床表现为肾病综合征者，可参考肾病综合征的一般治疗措施；对于肾功能不全者，可给予保护肾功能的措施及适时进行肾替代治疗。多数患者在肿瘤治愈或缓解后，肾脏疾病表现可逐渐好转甚至消失。某些血液系统肿瘤继发的肾小球疾病可能对激素或免疫抑制剂有效，如胸腺瘤继发的微小病变肾病。对此类患者，需要充分权衡肿瘤进展风险、患者的生存预期以及免疫抑制治疗的风险，确定治疗方案。

附：有肾脏意义的单克隆丙种球蛋白血症

有肾脏意义的单克隆丙种球蛋白血症（monoclonal gammopathy of renal significance，MGRS）为一组疾病的总称，是指良性或癌前克隆性 B 细胞或浆细胞分泌的单克隆免疫球蛋白（M 蛋白）引起的肾损伤。

【病因与发病机制】

MGRS 肾脏病变的主要原因为单克隆丙种球蛋白在肾脏的异常沉积，或其活性异常所致。其来源可能是良性或癌前克隆性小浆细胞或 B 细胞，可为轻链、重链或完整的免疫球蛋白。

【病理】

MGRS 病理类型多样，具体可见表 8-3-3。

表 8-3-3　**MGRS 肾小球病变类型**

沉积物	结构类型或免疫球蛋白	病理类型
结构型沉积物	微丝	淀粉样变性、纤维样肾小球疾病
	微管	免疫触须样肾小球疾病、I 型冷球蛋白血症肾损害
	晶体或者包涵体	晶体储积病（足细胞）
非结构型沉积物	存在免疫球蛋白	单克隆免疫球蛋白沉积病（轻链型、重链型或轻重链型沉积病） 增生性肾小球肾炎伴单克隆免疫球蛋白沉积
	不存在免疫球蛋白	与单克隆相关的 C3 肾小球病
无沉积物	不存在免疫球蛋白	血栓性微血管病

【临床表现与实验室检查】

对于疑诊 MGRS 患者，需要进行以下检查与评估。

M 蛋白的检测与评估包括：血清或尿蛋白电泳、免疫固定电泳以及血 / 尿游离轻链检测。血清蛋白电泳与免疫固定电泳有助于发现单克隆免疫球蛋白。而血清游离轻链（free light chain，FLC）分析能够定量测定循环中 κ 和 λ 游离轻链的浓度，FLC 增高伴 κ / λ 比值异常通常提示存在单克隆浆细胞增殖，FLC 分析检测的敏感性高于免疫固定电泳。此外，还需要进行骨髓检查，明确产生 M 蛋白的 B 细胞或浆细胞性质，并除外 B 细胞或浆细胞肿瘤；检查内容包括浆细胞比例、形态学、免疫表型和细胞遗传学等。

如果没有明确禁忌证，疑似 MGRS 的患者应接受肾活检。如肾活检证实肾脏有 M 蛋白沉积则可确诊 MGRS。肾活检免疫荧光检查能够发现单克隆沉积物仅由一种轻链和（或）重链组成，进而证明 M 蛋白的肾脏致病性。而仅在血清或尿液中检出 M 蛋白并不能证明肾脏疾病是由该蛋白导致。有学者认为下列两种情况可以暂缓肾活检：已通过其他组织的活检确诊为 AL 型淀粉样变性，考虑肾脏病也为 AL 型淀粉样变性所致；患者实验室检查结果符合范科尼（Fanconi）综合征，临床考虑诊断为轻链近端肾小管病。在部分 C3 肾小球病的患者中，常规免疫荧光技术可能无法检测出 M 蛋白沉积，需要对组织进行蛋白酶消化，暴露隐藏的免疫球蛋白抗原表位，再进行石蜡免疫荧光检查，以提高阳性率、降低误诊率。此外，部分实验室可以利用患者的血清进行体外补体活化干预检测，进一步证实 M 蛋白可通过干扰补体系统导致肾脏疾病。

部分 MGRS（尤其是 AL 型淀粉样变性）患者可以出现肾脏以外其他脏器或组织受累，需要适当的检查与评估。其中包括：①心肌受累：可以表现为限制型心肌病，超声心动图可见室间隔和室壁增厚，从而引起收缩或舒张功能障碍、心力衰竭症状，血清 B 型利钠肽（B-type natriuretic peptide）升高是心脏受累的标志物；②肝脏受累：肝大伴或不伴脾大，可见淤胆型肝脏指标升高伴肝酶升高；③周围神经病变：可出现混合性感觉和运动周围神经病变和（或）自主神经病变，常有麻木、感觉异常和疼痛的症状，自主神经系统受损可能导致大小便功能障碍和直立性低血压；④紫癜或其他皮肤受累表现：可进行组织活检明确；⑤巨舌；⑥出血倾向：M 蛋白可能会导致凝血因子 X 缺乏，或发生获得性血管性血友病。

【诊断与鉴别诊断】

MGRS 的诊断标准为克隆增生的浆细胞或 B 细胞产生单克隆免疫球蛋白或其片段（轻链或重链），直接在肾沉积或通过间接作用引起肾脏损害，但血液系统损害不符合多发性骨髓瘤、淋巴瘤等恶性疾病诊断标准。MGRS 病理复杂多样，需要肾活检明确病理类型。

【治疗】

MGRS 的治疗目标主要是保护远期肾功能。其治疗方法主要取决于临床病情的轻重、肾脏损伤病理类型、产生 M 蛋白的细胞的性质（浆细胞、B 细胞等）。针对病情合理选择化疗方案，不仅可以达到 M 蛋白血液学缓解，还可以改善肾脏结局。原则上需要优选针对致病性克隆细胞的化疗方案。化疗中通常采用针对浆细胞或其他 B 细胞肿瘤的药物，例如蛋白酶体抑制剂、单克隆抗体（如利妥昔单抗）、细胞毒药物，以及免疫调节药物（如沙利度胺和来那度胺等）。部分患者可能还需要自体造血干细胞移植。应与擅长使用此类药物的血液科医生或肿瘤科医生共同探讨、选择并实施治疗方案。

（刘立军　陈　旻）

第4章 间质性肾炎

肾间质与肾小管在解剖结构与功能上关系紧密，二者常在疾病情况下同时受累或相互影响，继而常被统称为肾小管间质（tubulointerstitium）。肾间质疾病常伴随不同程度的肾小管疾病，因此，间质性肾炎又称肾小管间质性肾炎（tubulointerstitial nephritis，TIN）。间质性肾炎是几乎各种进展性肾脏疾病最终通向终末期肾脏病的共同通路，可以为由肾小管间质始发的疾病，也可继发于原发性肾小球或肾血管疾病、梗阻性肾病等。

本章讨论原发于肾小管间质的 TIN（原发性间质性肾炎），包括急性间质性肾炎（acute interstitial nephritis，AIN）及慢性间质性肾炎（chronic interstitial nephritis，CIN），前者主要呈现肾间质炎细胞浸润及水肿，后者主要表现为肾间质纤维化。

第1节 急性间质性肾炎

AIN 又称急性肾小管间质性肾炎，是由多种原因引起的急性肾间质损伤，是急性肾损伤的常见原因之一。AIN 的病因多样，常见的原发于肾脏的原因包括药物、感染及特发性 AIN。此外，AIN 还可以继发于系统性疾病，如自身免疫性疾病（如干燥综合征、系统性红斑狼疮、结节病、IgG4 相关性疾病）和肾移植排异等。

本节主要阐述原发于肾脏的 AIN，按照病因重点讨论如下。

一、药物过敏性急性间质性肾炎

【病因与发病机制】

药物是造成 AIN 最主要的原因，多种药物可造成 AIN（表 8-4-1）。药物导致 AIN 最主要为过敏反应，此类药物以青霉素/头孢菌素类、非甾体抗炎药（non-steroid anti-inflammatory drugs，NSAIDs）等最为常见。

致病药物作为半抗原，与血清蛋白或细胞蛋白结合，形成具有免疫原性的完全抗原，继而模拟肾间质的内源性结构，改变免疫系统调节平衡，诱发机体免疫反应致病。涉及该过程的免疫反应，主要为细胞免疫反应，经上述抗原呈递淋巴细胞诱导 T 细胞活化、分化和增殖，导致延迟型超敏反应（Ⅳ型超敏反应）或细胞毒性 T 淋巴细胞损伤（即Ⅱ型超敏反应）。

晚近发现的免疫检查点抑制剂导致的 AIN，非直接由过敏因素导致，而为该药物导致的原有机体对于某些药物或肾脏组织的免疫耐受丧失所致。

【病理】

光学显微镜检查：肾间质弥漫性或灶状分布的单个核细胞（淋巴及单核细胞）浸润，尤其是肾皮质部；伴轻重不等的嗜酸性及少量嗜中性粒细胞浸润及水肿，偶见肾间质肉芽肿。有时可发现间质炎症细胞侵入肾小管壁及管腔，引起肾小管炎。重症者可有局灶性肾小管坏死，

表 8-4-1　AIN 常见相关药物

抗生素	非甾体抗炎药	利尿剂	抑酸剂	神经科用药	其他
青霉素类 头孢菌素类 利福平、乙胺丁醇 磺胺、甲氧苄啶– 磺胺甲噁唑 万古霉素 环丙沙星 红霉素 阿昔洛韦	选择性和非选择性 的 NSAIDs 环氧合酶 -2（COX- 2）抑制剂	噻嗪类 呋塞米 氨苯蝶啶	雷尼替丁 西咪替丁 （甲氰咪胍） 法莫替丁 奥美拉唑 兰索拉唑 泮托拉唑	苯巴比妥 苯妥英 丙戊酸钠 卡马西平	卡托普利 别嘌呤醇 干扰素 白细胞介素 -2 环孢素 全反式维甲酸 免疫检查点抑制剂 硫唑嘌呤 丙基硫氧嘧啶

其范围常与肾功能损害程度相关。肾间质常有水肿，但无明显纤维化；此外，还可出现间质肉芽肿的形成，在 AIN 中的肉芽肿稀疏，其中无坏死且巨细胞少见。肾小球及肾血管正常（图 8-4-1）。

免疫荧光检查：一般均阴性。但当由甲氧西林诱发抗肾小管基底膜抗体致病者，可见 IgG 及 C3 沿肾小管基底膜呈线样沉积。

电子显微镜检查：与光镜所见表现基本一致。NSAIDs 导致的 AIN 同时诱发肾小球微小病变肾病时，可见到肾小球脏层上皮细胞足突广泛消失、融合，与肾小球微小病变病理相似。

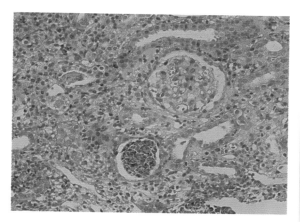

图 8-4-1　急性间质性肾炎 HE 染色

【临床表现、实验室与影像学检查】

急性药物过敏性 AIN 起病较为急骤，AIN 者出现"皮疹、发热、嗜酸性粒细胞增多"三联征的全身过敏表现，完整三联征同时出现的比例不到 10%，常仅出现其中 1 ～ 2 项。此外，可见淋巴结肿大、关节痛。NSAIDs 类药物导致的 AIN 过敏表现不明显。

AIN 肾功能损害表现为急性肾损伤，肌酐升高常是肾损伤的首发实验室异常，肾功能不全过程历时数天到数周。患者可能出现不同程度的血压改变，但明显的少尿及水肿并不常见，尿钠排泄分数（FENa）> 1.0。同时，患者常伴随肾小管功能障碍，可出现肾小管酸中毒、肾性糖尿、氨基酸尿、低磷血症、血尿酸降低等，上述症状严重者可表现为范科尼综合征。

尿液检查：血尿表现不突出，可出现无菌性白细胞尿，尿液中嗜酸性粒细胞的出现更支持过敏性 AIN 的诊断。24 h 蛋白量通常在 1 g 以下，仅当 NSAIDs 类药物引起 AIN 合并微小病变肾病时会出现肾病范围蛋白尿。

影像学检查对于 AIN 诊断价值不大，肾脏在超声或 CT 图像上通常正常或略增大，皮质回声增强可能与弥漫性肾间质浸润有关。

【诊断】

典型病例常具备如下特点：①近期可疑药物应用史；②药物过敏三联征表现、药物热；③急性肾损伤（acute kidney injury，AKI）；④尿检异常：无菌性白细胞尿、血尿及轻度蛋白尿、肾性糖尿、低渗透压尿。一般认为符合上述表现中前两条，加上后两条中任何一条，即可以临床诊断本病。

但是，值得注意的是，临床中不少药物过敏性 AIN 病例呈非典型表现，尤其是由 NSAIDs 致病者，缺乏临床药物过敏典型表现，从而给诊断造成困难。此类非典型病例的确诊必须依靠肾活检病理检查，只有病理表现符合药物过敏性 AIN 时，诊断才能成立。

【鉴别诊断】

由于 AKI 是 AIN 最常见的异常，故本病主要需与其他可导致 AKI 的病因鉴别，包括肾前性或肾后性因素导致的 AKI、急性肾小管坏死（ATN）及急进性肾小球肾炎（RPGN）。其中，肾前性与肾后性因素导致的 AKI 可从病史是否存在容量不足过程、影像学是否存在泌尿系统梗阻，及对症补液或解除梗阻的治疗反应上进行鉴别；RPGN 则具有典型临床表现（见相关章节）。而药物导致的 ATN 与 AIN 在临床表现及疾病过程方面有诸多相似之处，需要重点鉴别（表 8-4-2）。此外，药物过敏性 AIN 还需要与其他原因导致的 AIN 进行鉴别。

表 8-4-2　药物过敏性急性间质性肾炎与药物导致急性肾小管坏死的鉴别诊断

	药物过敏性 AIN	药物导致 ATN
药物	常无肾毒性，发病与药物剂量无关	具有肾毒性，剂量大者易发病
全身表现	常有药物过敏表现	无药物过敏表现
尿液检查	尿蛋白量为少至中等量，但 NSAIDs 引起者有时可出现大量蛋白尿； 易出现肾性尿糖； 常有无菌性白细胞尿	尿蛋白量低； 很少出现肾性尿糖； 不出现无菌性白细胞尿

【治疗】

1. 积极去除病因是根本　积极寻找并停用可疑药物。

2. 支持治疗　监测生命体征及尿量，保持体内容量平衡，纠正水、电解质紊乱，适当的营养支持治疗；必要时可给予短期肾替代治疗。

3. 免疫抑制治疗　轻症病例停用致敏药物后，AIN 即能自发缓解。对于停药后肾功能无明显改善者，短期给予糖皮质激素治疗，如泼尼松 0.5 ～ 0.8 mg/（kg·d）、持续 1 ～ 2 周。如肾功能改善则使用 4 ～ 6 周后缓慢减量；如肾功能无变化，可加用环磷酰胺［1 ～ 2 mg/（kg·d）口服］。糖皮质激素使用 6 周时仍无明显效果，则提示病变已慢性化，继续使用激素无进一步获益，可停用。

【预后】

如能及时发现致敏药物，停药并给予相应治疗，大多数药物过敏性 AIN 预后良好，肾功能可完全恢复，其中血清肌酐及尿素氮常先恢复正常，数月内肾小管功能（如远端肾小管浓缩功能）亦能逐渐完全恢复正常。但诊断及治疗偏晚的重症病例，尤其是老年人，肾脏常难以完全恢复，肾功能可遗留不同程度的永久性损害。

二、感染相关性急性间质肾炎

感染相关性 AIN 可分两类：系统感染引起的 AIN、细菌直接感染肾导致的肾间质化脓性炎症（如急性肾盂肾炎、肾间质内有多形核白细胞浸润及微脓肿形成）。后者主要为感染性疾病，不在本章阐述。本章主要分析前者。

【发病机制】

多种病原体感染可导致 AIN（表 8-4-3），其中钩端螺旋体、巨细胞病毒、EB 病毒、组织胞浆菌、白喉杆菌、军团菌、结核分枝杆菌是公认的常见致 AIN 病原体。随着抗生素的广泛应用，细菌感染引起的 AIN 已经少见。近期病毒感染相关性 AIN 发病率在显著上升，应予以关注。

表 8-4-3　可导致 AIN 病原体

细菌	病毒	其他病原体
军团菌	EB 病毒	支原体
布鲁氏菌杆菌	巨细胞病毒	立克次体
白喉杆菌	汉坦病毒	钩端螺旋体
链球菌	单纯性疱疹病毒	结核分枝杆菌
葡萄球菌	乙型肝炎病毒	湄公血吸虫
耶尔森菌		弓形虫
沙门氏菌		衣原体
大肠杆菌		
弯曲杆菌		

病原体可引起肾脏单个核细胞浸润或激活肾小管上皮细胞上的 Toll 样受体，继而导致肾间质的适应性免疫反应，但是病毒感染也可能通过直接细胞病变效应（direct cytopathic effects）致病。

【临床与病理表现】

感染相关性 AIN 的临床及病理表现与药物过敏性 AIN 十分相似。感染引起的急性间质性肾炎也会出现发热和偶见的肾区侧腹痛、腰部疼痛，有时可为单侧性，由肾包膜被牵拉引起，但该症状并无特异性。患者具有系统性或局部的感染表现，有时能在病理检查中见到肾小管上皮细胞中出现病毒包涵体（viral inclusion bodies），或发现病毒抗原（免疫荧光或免疫组化检查）和（或）病毒基因（病毒 DNA 或 RNA，原位杂交检查）。此外，军团菌、血吸虫、疟原虫及汉坦病毒感染者光镜下还可见系膜增生改变，免疫荧光存在 IgG、IgM 或 C3 在肾小球系膜区团块样沉积。

但感染相关性 AIN 无过敏相关的临床及病理改变，如无血嗜酸性粒细胞增多及嗜酸性粒细胞尿，肾间质中嗜酸性粒细胞浸润较少见。

【诊断与鉴别诊断】

诊断感染相关性 AIN，需明确的系统感染史（病原学或血清学检查证实）、临床表现及病理表现符合 AIN。当病理中发现肾小管上皮细胞中病毒包涵体（viral inclusion bodies）、病毒抗原或基因，则更加支持该诊断。

本病主要需与药物过敏性 AIN 鉴别（表 8-4-4），临床上感染治疗过程中常使用多种可致过敏性 AIN 的药物，导致鉴别困难。药物过敏性 AIN 经典临床情景为发热患者在感染过程中服用抗生素后退烧，但数天后再次出现反复性发热，应结合过敏表现与感染证据、停用可疑药物后的治疗反应等鉴别。

【治疗与预后】

1. 感染性 AIN 同样应首先积极去除病因　即尽快控制感染，随着感染控制 AIN 常随之好转。

表 8-4-4　药物过敏性、感染相关性及特发性急性间质性肾炎的鉴别

	药物过敏性 AIN	感染相关性 AIN	特发性 AIN
发病诱因	药物	感染	不明
临床表现：全身过敏表现	常有	无	无
眼葡萄膜炎	无	偶见	常见
化验检查：高 γ 球蛋白血症	少见	少见	多见
血嗜酸性粒细胞增多	多见	常无	常无
嗜酸性粒细胞尿	可见	常无	常无
病理检查：肾间质嗜酸性粒细胞浸润	多见	少见	少见
肉芽肿	肾间质可见	少见	骨髓或淋巴结可见
自发缓解	停止用药后	感染控制后	可能

2. 激素治疗尚未明确　某些重症病例，感染控制后肾功能仍不见明显恢复，对这些病例是否应予激素治疗认识尚未统一。但临床上可见此类后者激素治疗后的获益，可避免患者进展至慢性肾脏病。

3. 支持治疗　治疗方案与过敏性 AIN 一致。对于肾功能受损的病例，当其达到急诊透析指征时应及时启动透析治疗。

三、特发性急性间质肾炎

【病因与发病机制】

此类疾病为经仔细排查，除外了药物、感染及系统性疾病等因素后，仍不能确定病因的一类 AIN。其发病机制同样仍不明确，但普遍认为其为免疫机制介导，肾脏的免疫反应为 T 淋巴细胞驱动。

【临床与病理表现】

此类疾病好发于青年、女性，常伴色素膜/葡萄膜炎〔可先于、同时或后于肾脏疾病出现，此时称为"肾小管间质性肾炎葡萄膜炎（tubulointerstitial nephritis and uveitis syndrome，TINU）综合征"〕。临床表现为全身非特异症状，包括发热、体重减轻、乏力、不适、厌食、虚弱、腹痛和腰痛、关节痛、肌痛、头痛、多尿和（或）夜尿，但无全身过敏表现，AKI 程度较轻、少尿不明显。葡萄膜炎患者表现为眼部疼痛或发红；通常是双侧发病，但也可观察到单侧的或交替发生的葡萄膜炎。葡萄膜炎还可能伴有畏光和视力下降。

实验室检查中高 γ 球蛋白血症常见，但无血嗜酸性粒细胞增多及嗜酸性粒细胞尿。

病理表现与药物过敏性 AIN 相似，但肾间质中嗜酸性粒细胞浸润少见。同时，可存在骨髓或淋巴结肉芽肿。

【诊断与鉴别诊断】

葡萄膜炎及高 γ 球蛋白血症提示特发性 AIN。但确诊本病还需首先除外其他有明确原因的 AIN，继发于系统性疾病的 AIN 鉴别并不困难，需重点鉴别的应为药物过敏性 AIN 及感染性 AIN（表 8-4-4）。

【治疗与预后】

多数患者单用糖皮质激素治疗即常能获得显著疗效，激素使用方法与药物过敏性 AIN 建议一致。疾病早期及时诊断并治疗后肾功能恢复正常，但需注意部分患者（尤其是 TINU 综合征患者）可能复发。病情慢性化或反复发作者，可能逐渐进展至慢性肾脏病。

第 2 节　慢性间质性肾炎

慢性间质性肾炎（chronic interstitial nephritis，CIN），也称慢性肾小管间质性肾炎（chronic tubulointerstital nephritis，CTIN），是一组由多种病因引起（表 8-4-5），以轻度蛋白尿、肾小管功能障碍及慢性肾衰竭为主要表现的临床综合征。CIN 起病隐匿，病程长且病情缓慢进展。病理也以慢性病变为主要表现，包括肾小管萎缩、肾间质纤维化，正常肾小球最终会被纤维化组织包绕而发生节段性或球性硬化，肾内小血管最终也表现出慢性血管增厚。

表 8-4-5　慢性间质性肾炎病因

药物和毒素	代谢紊乱	自身免疫性疾病	感染	血液系统异常	梗阻性肾病	其他
止痛剂	高钙血症，肾钙质沉着症	肾移植物排异	复杂性肾盂肾炎	骨髓瘤，轻链	肿瘤	线粒体基因突变
马兜铃酸（草药）	高草酸尿症	肉芽肿性多血管炎	人体免疫缺损病毒（HIV）感染	淋巴瘤	结石	年龄相关性血管病
金属：镉、铅、锂	低钾血症	IgG4 相关性肾小管间质性肾炎	EB 病毒感染	镰状细胞疾病	出口梗阻	高血压
环孢素，他克莫司	高尿酸血症	干燥综合征	软化斑		膀胱输尿管反流	缺血
顺铂，甲氨蝶呤	胱氨酸病	系统性红斑狼疮，血管炎	黄色肉芽肿性肾盂肾炎			放射性肾炎
亚硝基脲	甲基丙二酸血症	结节病				

一、慢性马兜铃酸肾病

【病因】

此类疾病是由马兜铃酸（aristolochic acid，AA）暴露引起的一种间质性肾炎。AA 是马兜铃科植物都含有的共同化合物，马兜铃科植物包括马兜铃属（Aristolochia）和细辛属（Asarum）（又称为 birthwort 或 Dutchman's pipe）。AA 具有强的肾毒性及致癌性，除可导致 CIN 外，还可导致尿路上皮恶性肿瘤，WHO 国际癌症研究机构将其归为人类（Ⅰ级）致癌物。

我国有许多中草药均含有 AA。其中关木通、广防己、青木香中 AA 含量高，已于 2003—2004 年被国家食品药品监督管理局禁用；但其他一些仍在使用的中草药如马兜铃、细辛、汉中防己、天仙藤、朱砂莲、寻骨风、淮通等也含有少量 AA，故而国内的慢性马兜铃酸肾病（chronic aristolochic acid nephropathy，CAAN）主要是长期小量服用含上述中草药的制剂引起的。此外，国外曾经报道服用含 AA 的草药减肥方案发病。

欧洲东南部的巴尔干地区曾经出现的地方性肾病——巴尔干肾病（Balkan endemic nephropathy，BEN），也与 AA 有关。当地生长一种名为铁线莲马兜铃的植物，其种子含有

AA，在小麦收割时此种子混入麦粒中，然后与麦粒一同加工成面粉，当地居民长期食用这种面粉做成的面包而患病。所以，巴尔干肾病实际上就是 CAAN。BEN 进展缓慢，这可能与 AA 暴露水平较低有关。近年间，农业和面粉生产环境都有显著改善，面粉污染得到控制，因此减少了 AA 暴露，BEN 发病率有所降低。

【发病机制】

1. AA 导致肾间质纤维化机制　AA 主要作用于肾小管上皮细胞及肾间质成纤维细胞。AA 刺激肾小管上皮细胞分泌转化生长因子 β1（TGFβ1）、结缔组织生长因子（GTGF）、金属蛋白酶 1 组织抑制物（TIMP1）及纤溶酶原激活物抑制剂 -1（PAI-1）等活性物质，并通过旁分泌途径作用于间质成纤维细胞，促进其合成细胞外基质并抑制基质降解，最终导致肾间质纤维化。同时，AA 还能诱导肾小管上皮细胞向肌成纤维细胞转化，并使其移行至肾间质大量分泌细胞外基质，进一步促进了纤维化发生。此外，AA 还可以自身直接刺激活化肾间质成纤维细胞，参与上述纤维化过程。

2. 基因倾向性　来自 BEN 患者的研究发现，若患者同时存在 *P53* 抑癌基因 A：T → T：A 突变，则可在肾皮质和尿路上皮肿瘤组织中存在马兜铃内酰胺 -DNA 加合物。AA 可直接损伤细胞 DNA 致基因突或与 DNA 形成马兜铃内酰胺 -DNA 加合物致癌。当存在 *P53* 抑癌基因 A：T → T：A 突变的患者，暴露于 AA 后则马兜铃内酰胺 -DNA 加合物发现比例进一步升高，尿路移行上皮肿瘤发生风险增加。

【病理】

典型肾脏病理改变为寡细胞性肾间质纤维化。

1. 光学显微镜检查　病变主要分布于肾皮质，广泛或多灶状分布的间质纤维化，肾小管萎缩、消失，肾间质细胞浸润较少。肾小球呈现硬化或缺血性皱缩；小叶间动脉和入球小动脉管壁增厚、管腔狭窄。肾小球及血管病变在疾病晚期更明显。

2. 免疫荧光检查　阴性。

3. 电子显微镜检查　与光镜表现一致，肾间质出现大量束状胶原纤维，肾小管基底膜增厚、分层，部分肾小球缺血性皱缩、硬化。无电子致密物。

【临床表现、实验室与影像学检查】

本病起病隐匿、逐渐进展。常在追溯病时发现存在较长期间断小量服用含 AA 的草药史或食用含 AA 的食物史（主要指巴尔干肾病患者）。

患者主要表现为肾功能不全、肾小管功能损害表现。肾小管功能异常出现较早，如远端肾小管浓缩功能损害（夜尿多及低渗透压尿）、近端肾小管重吸收功能损害（肾性糖尿或范科尼综合征），还可能出现肾小管酸中毒；随着疾病进展可能出现肾小球功能损害，肾功能逐渐恶化，数年后逐渐进入终末期肾衰竭。在明显血肌酐升高前，患者的血压正常或仅轻度升高，无水肿表现。

尿液检查显示：中少量尿蛋白（＜ 1 ～ 2 g/d），尿沉渣检查偶有少量红细胞，通常无白细胞。尿蛋白电泳显示小管源性蛋白比例升高。肾性贫血出现较同等慢性肾脏病（chronic kidney disease，CKD）分期水平的肾小球疾病早，这与合成红细胞生成素的肾间质细胞早期被毁坏相关。

影像学改变无特异性，在疾病晚期超声或 CT 等检查可发现双肾对称性萎缩，肾脏外形可呈不规则状。

此外，慢性马兜铃酸肾病（CAAN）常并发尿路上皮细胞癌（包括肾盂、输尿管及膀胱癌等），对此必须高度警惕。可定期复查尿细胞学，及时发现有无尿路上皮细胞异型性。当 CAAN 患者出现明显的镜下血尿或肉眼血尿时，进一步完善相差显微镜检查提示为均一红细胞血尿时，应及时转泌尿外科做癌症相应检查。

【诊断】

本病诊断要点为：

（1）存在长期间断服用（或食用）过含 AA 的中药（或食物）病史。

（2）肾小管功能损害（夜尿多及低渗透压尿，肾性糖尿）出现较早，后期逐渐出现肾小球功能损害（肌酐清除率下降及血清肌酐升高）。

（3）中少量尿蛋白，有或无少量变形红细胞及管型。

（4）贫血出现较早。

（5）超声检查双肾缩小且常不对称。

（6）肾活检病理检查呈现寡细胞性肾间质纤维化，伴肾小球缺血性改变及肾小管萎缩。

【鉴别诊断】

主要与可造成 CKD 的其他原因进行鉴别：

1. 慢性肾小球肾炎（chronic glomerulonephritis，CGN）　CGN 导致的 CKD 在梳理其病情进展的过程中，可发现慢性肾炎综合征表现（尿蛋白量常较多，尿中肾小球源性红细胞也多，不同程度水肿），肾小球功能损害（肌酐清除率下降）在先，而后逐渐出现肾小管功能损害（夜尿增多，尿渗透压减低）。肾活检病理检查以肾小球病变增生 / 硬化为主，肾小球病变重时可伴肾小管萎缩及肾间质灶状炎细胞浸润、纤维化。上述特点可与 CAAN 鉴别。

2. 高血压良性肾小动脉硬化症（肾硬化症）　此类患者有长期高血压病史在先，高血压持续约 10 年才出现肾损害，常伴高血压眼底病变和（或）心、脑血管并发症。尿化验、肾功能损害符合肾小管间质疾病改变，但是进展很慢，且不出现范科尼综合征及肾小管酸中毒、肾性糖尿等；贫血出现晚。肾活检病理检查以小动脉壁增厚（入球小动脉玻璃样变，小叶间动脉及弓状动脉肌内膜增厚）及缺血性肾小球病变（缺血性皱缩及硬化）为主。

3. 其他原因造成的 CIN　临床表现可能与 CAAN 相似，鉴别重点在于梳理病史，排查有无系统性疾病，特殊毒物、药物或感染的暴露史。

【治疗与预后】

CAAN 尚无特异性治疗方法，主要采取延缓疾病进展的策略和治疗 CKD 的并发症。但有非对照研究提示皮质类固醇或许可延缓肾功能减退的速度。当患者进展至 ESKD 时，则应适时开始肾替代治疗。

同时 CAAN 患者应定期监测尿细胞学有无异常，若患者进入 ESKD 后接受肾移植时，建议同时考虑双侧自体肾输尿管切除术。

二、镇痛药肾病

经典的镇痛药肾病（analgesic nephropathy）以肾乳头坏死和慢性间质性肾炎为特征，在 20 世纪 90 年代前，镇痛药肾病曾经是欧美、澳大利亚地区常见致 CKD 原因之一。

这类疾病由长期服用止痛药所致。有学者认为任意一种止痛药长期服用均可致镇痛药肾病，非那西丁曾被认为是造成本病的最主要药物。但 20 世纪 60 年代非那西丁撤市、复方止痛药中的非那西丁被其他药物替代后，该病发病率有所下降，但并未消失，直至复方止痛药也被禁止后，发病率才有显著改观。因此，多数学者认为诱发镇痛药肾病需至少服用含两种镇痛药的复方药物（常同时含有咖啡因或可待因）。

有研究显示，当患者每天单独或同时服用对乙酰氨基酚、阿司匹林或 NSAIDs 总量达 6 片以上并持续 3 年以上则镇痛药肾病风险增加；而当肾损害发生时，服药累积量常已达 2 ～ 3 kg。镇痛药造成肾损害的发病机制可能与药物的毒性作用有关，具体机制尚不明确。

　　镇痛药肾病的患者常有慢性疼痛病史（头痛、腰痛等）并因此长期服用镇痛药。肾脏本身的临床症状在疾病早期不明显，主要表现为多尿、夜尿增多。患者常因其他疾病就诊时化验意外发现血肌酐升高或尿常规等异常。当患者出现肾乳头坏死脱落或阻塞时，可出现腰痛（甚至为肾绞痛）或血尿；如出现双侧泌尿道梗阻时，患者可出现急性肾衰竭。另外，此类女性患者出现泌尿系感染风险增加。贫血出现较早，在疾病中晚期可出现高血压。同时，这类患者中尿路上皮恶性肿瘤的发生率也有所增加。

　　实验室表现与其他 CIN 相似。血清肌酐缓慢升高，少量蛋白尿（肾小管源性蛋白尿为主）、无菌性脓尿，远端肾小管功能障碍（尿比重低，尿渗透压减低，部分患者可出现远端肾小管酸中毒）。本病肾脏病理改变与其他 CIN 也相似，主要为肾间质纤维化、肾小管萎缩及肾间质单个核细胞浸润，肾小球常呈缺血性皱缩或硬化。

　　典型的镇痛药肾病在 CT 检查中有相对较特异的表现，除肾脏整体缩小外，肾脏呈萎缩性瘢痕、皮质轮廓不规则或呈锯齿状，有时可见肾乳头钙化、坏死。

　　镇痛药肾病的诊断尚无统一标准，依靠临床症状、实验室及病理检查可确定 CIN 的诊断，但对于病因的判断并无特异性。肾脏缩小伴锯齿状外形或肾乳头钙化的特殊影像学发现对于本病诊断一定帮助，但更重要的是发现镇痛药滥用史。

　　停止镇痛药使用可能有助于减缓病情进展，但无法逆转 CKD。因此，本病重在预防，应当普及避免滥用镇痛药的观念。当疾病已经发生后，按照 CKD 进行相应治疗。

（郑　可　李雪梅）

数字资源
8-4-1

间质性肾炎教学幻灯片见二维码数字资源 8-4-1。

肾小管酸中毒

1935 年 Lightwood 首先描述了 1 例儿童肾小管酸中毒病例。1945 年 Bain 报道了首例成人病例。在 1946 年 Albright 定义其为"肾小管疾病",并于 1951 年将这一综合征命名为肾小管酸中毒(renal tubular acidosis,RTA),1958 年瑞金医院董德长等在国内首次报道 RTA,1967 年 Soriano 等提出远端及近端肾小管酸中毒两型,瑞金医院 1984 年陈庆荣等在国内首次报道了 IV 型 RTA。

肾小管酸中毒(renal tubular acidosis,RTA)是由于各种病因导致肾酸化功能障碍引起的以阴离子间隙(anion gap,AG)正常的高氯性代谢性酸中毒为特点的临床综合征,可因远端肾小管泌 H^+ 障碍所致,也可因近端肾小管对 HCO_3^- 重吸收障碍所致,或者两者皆有。其临床特征为高氯性代谢性酸中毒,水、电解质紊乱,可有低钾血症或高钾血症、低钠血症、低钙血症及多尿、多饮、肾性佝偻病或骨软化症、肾结石等。

RTA 有很多分类方法,例如根据病变部位分为近端 RTA 及远端 RTA;根据血钾浓度分为高血钾型 RTA 及低血钾型 RTA;根据病因分为原发性 RTA 和继发性 RTA,原发性 RTA 多与遗传有关,为肾小管先天性功能缺陷,继发性 RTA 多与某些累及肾小管间质的疾病相关,其中以干燥综合征、系统性红斑狼疮等自身免疫性疾病和肾盂肾炎较为多见。此外,以马兜铃酸为代表的肾毒性药物也是引起继发性 RTA 的重要原因。

按部位和机制临床上分为 4 型:远端肾小管酸中毒(I 型,即 distal renal tubular acidosis,dRTA),近端肾小管酸中毒(II 型,即 proximal renal tubular acidosis,pRTA),混合型肾小管酸中毒(III 型 RTA),高血钾型肾小管酸中毒(IV 型 RTA)。部分 RTA 患者虽已有肾小管酸化功能障碍,但是临床尚无酸中毒表现,它们被称为不完全性 RTA。

【 发病机制 】

(一)肾小管在维持机体酸碱平衡中的作用

远端肾小管的泌氢功能主要是由 A 型闰细胞完成的。在 A 型闰细胞内,CO_2 在碳酸酐酶 II 的作用下与 H_2O 结合,生成 H_2CO_3,而后 H_2CO_3 解离生成 H^+ 和 HCO_3^-。H^+ 由位于闰细胞管腔侧膜的 H^+-ATP 酶转运至小管腔,同时 HCO_3^- 由位于基底膜的 Cl^-/HCO_3^- 转运体 AE1(anion exchanger 1)转运回血液。泌入管腔后的 H^+ 与管腔中的磷酸盐和 NH_3 结合;与磷酸氢根(HPO_4^{2-})结合为磷酸二氢根($H_2PO_4^-$);近端小管分泌的 NH_4^+ 在髓袢升支粗段重吸收后进入髓质间质,之后分解为 NH_3,NH_3 弥散进入集合管管腔,H^+ 在集合管管腔与 NH_3 结合为 NH_4^+。NH_4^+ 被主动重吸收后解离成为 H^+ 和 NH_3,H^+ 可以作为 H^+-ATP 酶的底物,而 NH_3 可弥散进入管腔。远端肾单位 H^+ 分泌的异常可以同时导致尿液酸化程度降低,NH_4^+ 分泌减少。在管腔液与管周液间不能产生与维持一个大的氢离子梯度(正常时 H^+ 浓度差可达 1000 倍以上),在酸中毒时却不能酸化,尿 $pH > 5.5$,净酸排量下降。

正常情况下,近端肾小管能重吸收 80% 肾小球滤过的 HCO_3^-,剩余的 20% 将通过髓袢、远端肾小管及集合管进一步重吸收。此过程依靠刷状缘膜的 Na^+-H^+ 交换体、基底膜的 Na^+-HCO_3^- 协同转运体和刷状缘膜上及细胞内的碳酸酐酶协同作用来完成。抑制近端小管钠的转运或肾小管液无钠，都能使近端肾小管对 HCO_3^- 的重吸收减少约 80%。

（二）肾小管酸中毒的病因及发病机制

1. 远端肾小管酸中毒　dRTA 根据病因分为原发性和继发性：原发性为远端肾小管先天性功能缺陷，常与遗传有关；继发性可见于多种疾病，其中以干燥综合征、系统性红斑狼疮等自身免疫性疾病、肝炎病毒感染和肾盂肾炎较为多见，此外马兜铃酸为代表的肾毒性药物也是引起继发性 RTA 的重要原因。

遗传性肾小管酸中毒以往未受到重视，随着分子生物学理论和技术的发展，多种与 dRTA 相关的基因及其突变被陆续报道。dRTA 根据遗传方式主要分为三种：常染色体显性遗传性 dRTA，常染色体隐性遗传性 dRTA 伴早发性耳聋，常染色体隐性遗传性 dRTA 伴迟发性或无耳聋。这三种遗传方式所涉及的基因各不相同。

目前已明确的遗传性 dRTA 的致病基因有：① *SLC4A1* 基因，编码 Cl^--HCO_3^- 交换体（即 kAE1），其突变可引起 dRTA，多数表现为常染色体显性遗传，少数亦表现为常染色体隐性遗传；该基因突变同时可引起遗传性球形红细胞增多症。② *ATP6V1B1* 和 *ATP6V0A4* 基因，分别编码 H^+-ATP 酶的 B1 和 α4 亚单位，其突变除能导致常染色体隐性遗传性 dRTA，还可导致感音神经性耳聋（表 8-5-1）。

表 8-5-1　**遗传性 dRTA 的临床表现及相关基因**

遗传方式	临床表现	蛋白	基因
AD（dRTA Ⅰ型）	轻度或代偿性酸中毒 低血钾、高尿钙 低柠檬酸尿、肾结石肾钙化、佝偻病 骨软化	AE1	*SCL4A1*
AR	代谢性酸中毒合并溶血性贫血 仅见于东南亚报道	AE1	*SCL4A1*
AR 伴早发性耳聋 （dRTA Ⅱ型）	代谢性酸中毒 早发性肾钙化、呕吐、脱水 佝偻病，双侧感音性耳聋	H^+-ATP 酶的 B1 亚单位	*ATP6V1B1*
AR 伴迟发性耳聋 （dRTA Ⅲ型）	同上，但为迟发性耳聋 少数听力不受损	H^+-ATP 酶的 α4 亚单位	*ATP6V0A4*

2. 近端肾小管酸中毒　根据病因可分为原发性和继发性。原发性者为遗传性近端肾小管功能障碍，多为常染色体隐性遗传，与基底侧的 Na^+-HCO_3^- 协同转运蛋白（NBCe1）的突变相关。继发性者见于各种获得性肾小管间质病变，最常见的病因为药物性，如乙酰唑胺、异环磷酰胺、丙戊酸、抗逆转录病毒药物（如阿德福韦、替诺福韦）等，其他病因有：①系统性遗传性疾病如 Lowe 综合征、糖原贮积病、Wilson 病、Dent 病等；②获得性疾病如重金属中毒、维生素 D 缺乏、多发性骨髓瘤及淀粉样变性等。但继发性 pRTA 多合并范科尼（Fanconi）综合征，单纯表现为继发性 pRTA 的少见，常为碳酸酐酶抑制剂所致。

pRTA 由近端肾小管重吸收 HCO_3^- 功能障碍导致。主要机制有：①肾小管上皮细胞管腔侧 Na^+-H^+ 交换障碍，从而影响近端肾小管对 HCO_3^- 的重吸收；②肾小管上皮细胞基底侧 Na^+-HCO_3^- 协同转运（从胞内转运入血）障碍；③碳酸酐酶活性异常；④近端小管复合性转运功能缺陷。

3. 混合性肾小管酸中毒　混合性肾小管酸中毒的特点是同时存在 Ⅰ 型和 Ⅱ 型 RTA，因此其高氯性代谢性酸中毒明显，尿中同时存在 HCO_3^- 的大量丢失和 NH_4^+ 排出减少。其症状较严重。可以由碳酸酐酶Ⅱ（carbonic anhydrase Ⅱ，CA Ⅱ）突变导致，为常染色体隐性遗传。破骨细胞、近端和远端肾单位都能表达 CA Ⅱ，故 CA Ⅱ基因突变可导致混合型 RTA，且常常伴随一种常染色体隐性遗传骨硬化症，被称为 Guibaud-Vainsel 综合征。该综合征的特征为尿液酸化功能障碍和碳酸氢盐过度丢失，临床上表现为骨折、身材矮小症、智力发育迟缓、牙咬合不正、视神经压迫引起的视力缺损，可能会出现基底神经节钙化。

4. Ⅳ型肾小管酸中毒　Ⅳ型 RTA 又称为高血钾型肾小管酸中毒，是由于醛固酮分泌绝对不足或相对减少（肾小管对醛固酮反应减弱），导致集合管排出 H$^+$及 K$^+$同时减少从而发生高血钾和高氯性 AG 正常的代谢性酸中毒。根据发病机制可分为以下几种。

（1）醛固酮绝对不足：①低醛固酮低肾素性：多见于糖尿病，以及可导致间质性肾病的多种疾病，如淀粉样变性、单克隆免疫球蛋白增多、非甾体抗炎药导致的间质性肾病等；②低醛固酮血症，肾素可正常或升高：见于肿瘤、外科手术及出血引起的肾上腺损伤，艾迪生（Addison）病，21- 羟化酶缺乏，3β- 羟类固醇脱氢酶缺乏，ACEI/ARB 治疗后等。

（2）醛固酮分泌相对不足：多见于遗传性Ⅳ型 RTA，药物性因素（如螺内酯、环孢素等），某些肾小管–间质疾病（如梗阻性肾病、肾移植排异、镰状细胞贫血肾病等）。

Ⅳ型 RTA 根据病因可分为先天性和继发性。先天遗传性Ⅳ型 RTA 较少见，又分为 2 型。

（1）假性醛固酮减少症Ⅰ型主要表现为肾素–醛固酮系统的激活，同时伴有高血钾和酸中毒，又包括 2 种类型：①常染色体隐性遗传性疾病，是由于编码 ENaC（epithelial sodium channel）蛋白的基因发生突变使 ENaC 失功能导致的，表型通常较重。②常染色体显性遗传性疾病，是由于盐皮质激素受体基因 *NR3C2* 异常导致的，通常表型较轻。

（2）假性醛固酮减少症Ⅱ型，又称为 Gordon 综合征，表现为氯离子依赖的钠离子潴留。血清醛固酮水平正常或偏低，钾分泌异常，提示肾脏存在醛固酮拮抗。是由编码 WNK（with no lysine kinase）激酶，包括 WNK4 或者 WNK1 激酶的基因突变所致。WNK1 广泛表达于机体各组织器官，对 WNK4 激酶有抑制作用，WNK4 激酶在肾仅表达于远端肾单位。WNK4 本身可以抑制表达于远曲小管细胞的 Na$^+$-Cl$^-$协同转运体（NCCT）的转运 Na$^+$和 Cl$^-$的功能，并通过 ROMK2 通路抑制集合管主细胞的钾离子外流。

【临床表现与诊断】

（一）Ⅰ型（低钾性远端）肾小管酸中毒

1. 临床表现

（1）一般表现：代谢性酸中毒和血钾降低可以使 dRTA 患者出现多种临床表现。最常见的临床表现包括乏力，夜尿增多，软瘫和多饮多尿。低血钾可致乏力、软瘫，心律失常，严重者可致呼吸困难和呼吸肌麻痹。

（2）肾脏受累的表现：dRTA 长期低血钾可导致低钾性肾病，以尿浓缩功能障碍为主要特征，表现为夜尿增多，个别患者可出现肾性尿崩症。dRTA 时肾小管对 Ca^{2+}重吸收减少，从而出现高尿钙，容易形成肾结石和肾钙化。

（3）骨骼系统表现：酸中毒时肾小管对 Ca^{2+}重吸收减少，患者出现高尿钙，低血钙，继发甲状旁腺功能亢进，导致高尿磷，低血磷。故 dRTA 患者长期的慢性代谢性酸中毒及钙磷代谢紊乱可以累及骨骼系统。儿童可表现为生长发育迟缓，佝偻病；成人可以表现为骨痛，骨骼畸形，骨软化或骨质疏松症。

2. 实验室检查　尿常规、血尿同步测电解质、尿酸化功能试验、影像学检查、阴离子间隙计算、氯化铵负荷试验。

3. 诊断　根据患者病史、临床表现、相关肾小管功能及尿酸化功能检查即可诊断 dRTA，应排除其他引起低钾血症的疾病及继发性因素。

（1）AG 正常的高氯性代谢性酸中毒。

（2）可伴有低钾血症（血 $K^+ < 3.5$ mmol/L）及高尿钾（当血 $K^+ < 3.5$ mmol/L 时，尿 $K^+ > 25$ mmol/L）。

（3）即使在严重酸中毒时，尿 pH 值也不会低于 5.5（尿 pH > 5.5）。

（4）尿总酸（TA）和 NH_4^+ 显著降低（尿 TA < 10 mmol/L，$NH_4^+ < 25$ mmol/L）。

（5）动脉血 pH 值正常，怀疑有不完全性 dRTA 时作氯化铵负荷试验（酸负荷试验，有肝病时改为氯化钙负荷试验），如血 pH 和二氧化碳结合力明显下降，而尿 pH > 5.5 为阳性，有助于 dRTA 的诊断。

（二）Ⅱ型（近端）肾小管酸中毒

1. 临床表现　pRTA 主要表现为 AG 正常的高氯性代谢性酸中毒。由于尿钾排出增加，故低钾血症常见，伴有多尿，烦渴，多饮等。长期慢性高氯性代谢性酸中毒，可导致小儿营养不良与生长发育迟缓，成人可表现为骨密度降低。

与 dRTA 不同，由于远端小管酸化功能正常，pRTA 患者的尿 pH 值可以维持正常，甚至在严重代谢性酸中毒的情况下，尿 pH 值可降至 5.5 以下。

继发性 pRTA 的患者多数还可合并范科尼（Fanconi）综合征的表现，如肾性糖尿，肾性氨基酸尿等。由于 pRTA 患者无高尿钙，因此肾结石或者肾钙化的发生率低。

2. 诊断　出现 AG 正常的高氯性代谢性酸中毒、低钾血症，化验尿液 HCO_3^- 增多，可滴定酸和 NH_4^+ 正常，尿 pH 常 < 5.5，Ⅱ型 RTA 诊断即成立。如果同时出现范科尼综合征（肾性糖尿、氨基酸尿及磷酸盐尿），则更支持诊断。

对不完全性Ⅱ型 RTA 应做碳酸氢盐重吸收试验，给予碳酸氢钠后患者尿 HCO_3^- 排泄分数 > 15% 即可诊断（详见下文）。

（三）Ⅲ型（混合型）肾小管酸中毒

Ⅲ型 RTA 较少见。它兼有Ⅰ型及Ⅱ型 RTA 的表现，被认为是Ⅰ型及Ⅱ型的混合型，但是也有学者认为它不是一个独立的类型，而是Ⅰ型或Ⅱ型中的一个亚型。Ⅲ型 RTA 的远端肾小管酸化功能障碍比Ⅰ型还重，而且尿排出 HCO_3^- 也多，故其酸中毒程度常比单纯Ⅰ型或Ⅱ型都重，并发症也较多。

（四）Ⅳ型（高血钾性远端）肾小管酸中毒

1. 临床表现及辅助检查　与其他类型 RTA 相比，Ⅳ型 RTA 临床表现常不明显，偶可有肌肉乏力或心律失常表现，通常通过实验室检查被发现。多见于某些轻、中度肾功能不全的肾脏病（以糖尿病肾病、梗阻性肾病及慢性间质性肾炎最常见）患者。先天性假性醛固酮减少症Ⅰ型主要表现为低血压，低血钠和高血钾，其中 *NR3C2* 基因突变所致者临床表现通常较 *EnaC* 突变所致者轻。先天性假性醛固酮减少症Ⅱ型，又称为 Gordon 综合征，其临床表现与 Gitelman 综合征呈"镜像"表现，即表现为高血钾高氯性代谢性酸中毒，合并血压升高。

主要的实验室检查异常为：①AG 正常的高氯性代谢性酸中毒；②高钾血症：Ⅳ型 RTA 患者的代谢性酸中毒及高钾血症严重程度通常与肾功能不全严重程度不成比例，提示它们并非主要由肾功能不全引起；③血清醛固酮水平减低或正常醛固酮分泌减少引起的Ⅳ型 RTA 患者血清醛固酮水平将减低，而肾小管对醛固酮反应减弱者血清醛固酮水平可正常。

2. 诊断　AG 正常的高氯性代谢性酸中毒及高钾血症，可合并轻、中度肾功能不全，患者血清醛固酮水平降低或正常。遗传性Ⅳ型 RTA 可以通过基因筛查明确诊断。

（五）常用诊断试验

1. 不完全性Ⅰ型肾小管酸中毒的诊断试验　疑诊不完全性Ⅰ型 RTA 时，应选择进行下述试验帮助确诊。

（1）氯化铵负荷试验：氯化铵负荷试验又称为酸负荷试验，是诊断不完全性 I 型 RTA 的最常用方法。试验前 2 天应停服碱性药物，检查方法包括：

1）三日法：氯化铵 0.1 g/（kg·d），分 3 次口服，连续 3 天，第三天服完药后每隔 1 h 收集尿液 1 次，共 5 次，若血 pH 和二氧化碳结合力下降，而尿 pH > 5.5 为阳性，有助于 dRTA 的诊断。

2）一日法：氯化铵 0.1 g/（kg·d）在 3 ～ 5 h 内服完，之后每小时收集尿液 1 次，共 5 次，若血 pH 和二氧化碳结合力下降，而尿 pH > 5.5 为阳性，有助于 dRTA 的诊断。对有肝病或患者不能耐受氯化铵如出现恶心、呕吐时，可改服氯化钙，试验方法与氯化铵相同。

（2）尿及血二氧化碳分压测定

1）碳酸氢钠负荷试验：试验前 3 天应停服碱性药物。试验时静脉滴注 7.5% 碳酸氢钠，2 ～ 3 ml/min，并每 15 ～ 30 min 直立排尿 1 次，测尿 pH 及尿二氧化碳分压（PCO_2），当连续 3 次尿 pH > 7.8 时，在两次排尿中间抽血测血 PCO_2。正常人尿 PCO_2 会比血 PCO_2 高 2.66 ～ 3.99 kPa（20 ～ 30 mmHg），而 I 型 RTA 泌 H^+ 障碍患者此差值小于 2.66 kPa（20 mmHg）。用碳酸氢钠碱化尿液时，正常状态时远端肾小管排泌的 H^+ 与管腔中的 HCO_3^- 反应生成 H_2CO_3。由于远端肾小管缺乏碳酸酐酶，不能使 H_2CO_3 脱水形成 CO_2，逸入胞内，H_2CO_3 需随尿流至较远部位特别是到达肾盂后，才能分解成 CO_2 及 H_2O，此处 CO_2 不能被细胞吸收，所以尿 PCO_2 会明显升高。I 型 RTA 患者远端肾小管泌 H^+ 障碍时，管腔内 H^+ 减少，生成的 H_2CO_3 也少，故尿 PCO_2 不升高。

2）中性磷酸盐负荷试验：试验时先静脉滴注 0.9 mol/L 的 $NaHCO_3$，保持尿 pH 值于 6.8 左右。然后以 1 ～ 1.5 ml/min 的速度静脉滴入 0.2 mol/L 中性磷酸盐溶液，持续 1 ～ 2 h。在开始静脉滴注后第 2、3、4 h 分别留取血及尿标本检测 PCO_2。当尿磷酸盐浓度超过 20 mmol/L 时，正常人尿 PCO_2 会比血 PCO_2 高 3.33 kPa（25 mmHg）或更多，而 I 型 RTA 泌 H^+ 障碍者此差值 < 3.33 kPa（25 mmHg）。在中性磷酸盐负荷后，正常状态下大量 HPO_4^{2-} 到达远端肾小管，与 H^+ 结合生成 $H_2PO_4^-$，后者再与 HCO_3^- 反应生成 CO_2，使尿 PCO_2 升高。I 型 RTA 患者远端肾小管泌 H^+ 障碍时，$H_2PO_4^-$ 生成少，故尿 PCO_2 不会升高。Ⅱ型 RTA 由于难吸收负离子，阻止了 H^+ 回扩散，使尿中 PCO_2 升高。此试验意义与碳酸氢钠负荷试验相似，对确诊泌 H^+ 障碍的不完全性 I 型 RTA 有意义。

2. 不完全性 Ⅱ 型肾小管酸中毒的诊断试验　可做碳酸氢盐重吸收试验，方法如下：①口服法：给酸中毒患者口服 $NaHCO_3$，从 1 mmol/（kg·d）开始，逐渐增加剂量，直至 10 mmol/（kg·d），当酸中毒被纠正后，同时测血和尿的 HCO_3^- 及肌酐，按公式计算尿 HCO_3^- 排泄分数。②静脉滴入法：给酸中毒患者静脉点滴 500 ～ 700 mmol/L 浓度的 $NaHCO_3$，速度 4 ml/min，每隔 30 ～ 60 min 收集尿标本 1 次，间隔中间收集血标本，而后检测血和尿的 HCO_3^- 及肌酐，计算尿 HCO_3^- 排泄分数。正常者此排泄分数为零；Ⅱ型 RTA > 15%。

【治疗】

首先积极明确病因，治疗原发病。例如应用免疫抑制剂治疗自身免疫性疾病，停用致病药物，停止接触毒物等。针对各型 RTA 本身应予如下治疗：

（一）I 型肾小管酸中毒

（1）dRTA 多以低钾血症为首要表现，因 dRTA 患者多伴有高血氯，口服补钾应使用枸橼酸钾，严重低钾血症者可静脉补钾。

（2）推荐使用枸橼酸合剂（含枸橼酸、枸橼酸钠及枸橼酸钾）纠正酸中毒。酸中毒严重时或无法获得枸橼酸合剂情况下也可使用口服碳酸氢钠纠正代谢性酸中毒，严重时可静脉滴注碳酸氢钠。需注意纠正酸中毒过程中，可能会加重低钾血症。

（3）肾结石及骨病的治疗：口服枸橼酸合剂可以增加钙在尿液中的溶解度，从而预防肾结石及肾钙化。使用中性磷酸盐合剂纠正低血磷。对于已发生骨病的患者可以谨慎使用钙剂（推荐使用枸橼酸钙）及骨化三醇治疗，同时密切监测血钙，避免因药物过量引起高钙血症。

（二）Ⅱ型肾小管酸中毒

（1）纠正酸中毒与电解质紊乱：口服碳酸氢钠进行碱替代治疗，必要时可静脉使用碳酸氢钠。可加用噻嗪类利尿剂，通过减少细胞外液容量来减少近端小管 HCO_3^- 的重吸收，但碳酸氢钠与噻嗪类利尿剂合用可能会加重低钾血症，因此必须严密监测血钾。口服补钾应使用枸橼酸钾，严重低钾血症者可静脉补钾。

（2）继发性 pRTA 患者应首先进行病因治疗。碳酸酐酶抑制剂所致 pRTA 通常较轻且为可逆性。有肾功能损害的患者使用碳酸酐酶抑制剂需谨慎，因其可导致严重的代谢性酸中毒。

（三）Ⅲ型肾小管酸中毒

Ⅲ型肾小管酸中毒的特点是同时存在Ⅰ型和Ⅱ型 RTA。因此其高氯性代谢性酸中毒明显，尿中同时存在 HCO_3^- 的大量丢失和铵排出减少。症状较严重。可以由碳酸酐酶Ⅱ突变导致，为常染色体隐性遗传，除Ⅲ型 RTA 外还表现为脑钙化、智力发育障碍和骨质疏松。治疗主要为对症治疗，参照Ⅰ型和Ⅱ型 RTA。

（四）Ⅳ型肾小管酸中毒

此型 RTA 治疗除纠正酸中毒与以上各型相同外，其他治疗存在极大差异。

1. 纠正酸中毒　应服用碳酸氢钠，纠正酸中毒也将有助于降低高血钾。

2. 降低高血钾　应进低钾饮食，口服离子交换树脂聚苯乙烯磺酸钠（sodium styrenesulfonate）/环硅酸锆钠促粪钾排泄，并口服袢利尿剂呋塞米促尿钾排泄。一旦出现严重高钾血症（> 6.5 mmol/L）应及时进行透析治疗。

3. 盐皮质激素治疗　因绝对或相对醛固酮缺乏的存在，盐皮质激素的治疗理论上是可行的，但是很多Ⅳ型 RTA 患者同时合并高血压和心功能不全。因此对于无严重高血压及心功能不全的患者，可以给予口服 9α- 氟氢可的松（fludrocortisone），低醛固酮血症患者每日服 0.1 mg，而肾小管对醛固酮反应减弱者应每日服 0.3 ～ 0.5 mg。服用氟氢可的松时，常配合服用呋塞米以减少其水钠潴留副作用。

4. 噻嗪类利尿剂　对 Gordon 综合征患者有效。

（陈　楠）

第6章

肾血管疾病

第1节 高血压肾硬化症

一、良性高血压肾硬化症

良性高血压肾硬化症（benign hypertensive nephrosclerosis）是长期控制不好的良性高血压引起的慢性肾损害。其病变主要在肾小球前的动脉血管（包括入球小动脉、小叶间动脉及弓状动脉），导致小动脉管壁增厚、管腔狭窄，从而继发缺血性肾实质病变。来自美国肾脏病数据库的报告显示该病是导致终末期肾病的第二位常见原因，在我国也已经成为第三位病因。

【病理特征】

本病的肾脏病理表现主要为小动脉硬化，包括入球小动脉、小叶间动脉及弓状动脉中层的血管平滑肌细胞被结缔组织取代，还常有透明样物质（血浆蛋白）在内膜下蓄积（玻璃样变性）。作为与小动脉病变相关的肾小球和肾间质小管则出现缺血，表现为肾小球毛细血管基底膜缺血性皱缩，肾小管上皮细胞空泡变性及颗粒变性，灶状或片状萎缩及肾间质纤维化。免疫荧光检查阴性。

【临床表现与实验室检查】

1. 蛋白尿 大部分表现为微量白蛋白尿，少数表现为非肾病范围的蛋白尿；除非有急剧进展的高血压，罕见有肾病范围蛋白尿。微量白蛋白尿的出现代表全身内皮系统功能的受损，是高血压患者心脑血管预后不良的标志之一；临床显性蛋白尿的出现则提示肾小球毛细血管对大分子物质的通透性增加，常常由于肾小球继发受损所致。

2. 肾功能受损 轻到中度原发性高血压患者已经存在血流阻力的增加，肾血流量减少，而肾小球滤过率（glomerular filtration rate，GFR）可正常或者升高。严重的高血压或者原发性高血压晚期阶段则可出现 GFR 下降，这预示着出现了功能肾单位的丢失及不可逆的组织学损伤（局灶肾小球硬化）。高血压晚期常有远端肾小管尿浓缩功能（对抗利尿激素反应）受损，表现为夜尿增多，尿浓缩试验检查异常。

3. 高血压其他靶器官损害 如高血压眼底血管病变（可见小动脉痉挛、硬化，严重时眼底出血和渗出），左心室肥厚，脑血管病变等。

【诊断与鉴别诊断】

（一）诊断思路

临床有高血压伴肾损伤的患者出现以下几条时，应考虑良性高血压肾硬化症的诊断：①高血压病史长且血压控制不佳；②尿检改变轻微，尿蛋白定性 < 2 ＋或定量 < 0.5 g/24 h，尿沉渣无明显细胞成分；③客观检查有心、脑、眼等高血压靶器官损害的证据，如超声心动图或心

电图检查证实左心室肥厚，眼底检查见到动脉硬化等；④临床无肾毒性物质暴露史、遗传或先天性肾脏病，或有其他系统疾病可能导致肾损害的证据；⑤有高血压家族史（一级直系亲属）。需指出的是，高血压肾损害的诊断主要基于临床表现，不常规进行肾活检经病理证实。当不能排除肾小球疾病伴肾性高血压时应考虑肾活检。

（二）鉴别诊断

1. 动脉粥样硬化性肾动脉狭窄和胆固醇结晶栓塞　是两种临床与高血压肾损害表现相似（以高血压为主要表现，可伴有不同程度的肾功能损伤，还常同时合并有动脉粥样硬化性疾病的表现），并可在其基础上发生的疾病，应注意鉴别。

（1）动脉粥样硬化性肾动脉狭窄：的诊断线索包括 50 岁以后新发高血压且无家族史；原高血压控制尚可，近期血压变得难以控制或呈难治性高血压；不能耐受利尿剂及血管紧张素转化酶抑制剂降压治疗，出现血压不降反升或急性肾衰竭；反复发作肺水肿或不能解释的充血性心力衰竭；存在全身动脉粥样硬化性血管疾病的证据，腹部查体可闻及血管杂音，B 超检查双侧肾脏不等大时，高度考虑该诊断。可进行肾动脉彩色多普勒超声、螺旋 CT 血管造影和核磁血管成像，必要时行动脉造影确诊。

（2）胆固醇结晶栓塞：的诊断线索包括高血压患者出现肾功能快速进行性衰退和（或）高血压恶化，尤其是有动脉粥样硬化的病史或表现、近期进行过血管介入性操作，如动脉造影、动脉手术或抗凝及溶栓等。在查体时应仔细检查有无外周皮肤网状青斑、发绀、坏疽或溃疡等表现，眼底有无视网膜血管病变——Hollenhorst 斑，化验检查可发现外周血嗜酸性粒细胞增高。确诊有赖于病理找到胆固醇结晶栓塞的证据。

2. 肾小球疾病继发的高血压　是最常见的继发性高血压原因，两者常难以鉴别。肾小球疾病患者血压升高常在发现肾脏病之后或同时发现，尿检变化常较明显，可有血尿、中到大量蛋白尿，以及与原发病相应的临床和实验室检查证据等。临床难以鉴别时，可行肾活检帮助做出正确诊断。

【治疗】

本病重在预防，积极治疗高血压是关键。

1. 血压控制目标　对于那些没有已知心血管疾病（cardiovascular disease，CVD）或靶器官损害，无糖尿病者，血压控制目标值为 < 140/90 mmHg，对于合并 CVD 及靶器官损害，或有糖尿病者，血压控制目标值为 < 130/80 mmHg。

2. 合理的治疗方案

（1）生活方式和饮食的调整：饮食限盐、戒烟、限酒，肥胖患者减轻体重，均有助于血压的控制及减少与其相关的 CVD 风险。推荐目标为每日饮食盐的摄入量 5 ～ 6 g/d（相当于钠 < 2.4 g 或 100 mmol/L），保持体重指数 < 25 kg/m^2。

（2）药物治疗：降压药物的选择、应用剂量、配伍及其服用方法对于充分控制血压都是十分必要的。研究显示，合并肾功能损害的高血压患者常需多药联合以达到目标血压。联合用药选择药物的原则是：与当前用药联合更有效，减轻当前用药的不良反应，对减少合并症有益，同时考虑对生活质量、费用及依从性的影响。

具体药物选择上，不同种类的降压药物均有其不同的强适应证（表 8-6-1）。

血管紧张素转化酶抑制剂（angiotensin-converting enzyme inhibitors，ACEI）、血管紧张素 Ⅱ 受体阻滞剂（angiotensin receptor blockers，ARB）是高血压肾损害的首选治疗药物。研究显示，使用肾素-血管紧张素-醛固酮系统（renin-angiotensin-aldosteorne system，RAAS）阻滞剂不但有降压的作用，还有非血压依赖性的肾脏保护作用。同时，已有一些大型研究显示，应用 RAAS 阻滞剂还可减少高血压心血管并发症。因此，如无禁忌证，首选 RAAS 阻滞剂进行治

表 8-6-1　**JNC-8 各类药物的强适应证**

强适应证的高风险疾病	噻嗪类利尿剂	β 受体阻滞剂	ACEI	ARB	CCB
糖尿病	×		×	×	×
慢性肾脏病			×	×	

注：JNC-8 美国预防 / 监测评估与治疗高血压全国联合委员会第 8 次报告

疗。如果血压不能达标，则可联合应用利尿剂、β 受体阻滞剂或钙通道阻滞剂进行治疗。但目前尚无大型前瞻对照研究就最佳联合用药方案进行过研究，临床可根据患者具体情况联合选用。需强调的是，无论采用哪种单药或联合治疗方案，血压控制达标都是第一位的。

二、恶性高血压肾硬化症

恶性高血压（malignant hypertension，MHPT）是指以严重高血压及眼底视网膜出血渗出和（或）视乳头水肿为表现的一种临床综合征。MHPT 常累及肾，可导致严重的肾小动脉及肾实质病变，被称为恶性高血压肾硬化症（malignant hypertension nephrosclerosis）。

【病因】

MHPT 是一组由多种病因引起的临床综合征，病因包括原发性高血压和继发性高血压。后者由各种肾实质性疾病、肾血管性疾病、内分泌疾病及药物等引起，占 MHPT 的60% ～ 80%，其中以肾实质疾病（如 IgA 肾病）最常见。

【病理特征】

本病的肾脏病理改变以小血管内皮细胞损伤为核心。包括以下几个方面：

1. 肾小动脉病变　小动脉的增生性动脉内膜炎和入球小动脉壁纤维素样坏死是恶性高血压的特征性病理表现。典型的小动脉病变可表现为"洋葱皮"样改变，血管腔狭窄，少数病例管腔内纤维蛋白血栓形成可造成血管完全闭塞。

2. 肾小球病变　取决于恶性高血压的病因。原发性高血压所致的恶性高血压其肾小球多表现为缺血皱缩；肾实质疾病所致者则同时具有缺血性病变和基础肾小球疾病的特点，且以 IgA 肾病为主。多数 IgA 肾病患者表现为增生硬化性肾小球肾炎，但少数也可为轻度系膜增生性肾小球肾炎。

3. 肾小管间质病变　通常较严重。肾小管可出现上皮细胞脱落、再生等急性肾小管坏死样病变；可有不同程度的肾小管萎缩。间质可出现水肿、炎症细胞浸润和肾间质纤维化。

【临床表现】

本病多见于中青年男性。

首发症状多表现为头痛和视物模糊，就诊时可有严重高血压，其中舒张压大于 130 mmHg。高血压视网膜病变 KW 分级的 Ⅲ 级（出血和渗出）和 Ⅳ 级眼底病变（视乳头水肿）是本病的眼底表现特征，35% ～ 60% 患者可出现视力障碍，经过积极降压治疗以后，患者视力可逐渐恢复正常。

肾脏受累多表现为血尿、蛋白尿和肾功能不全。其中 20% 可出现肉眼血尿；非肾小球疾病所致的 MHPT 一般蛋白尿小于 1 g/d，而肾小球疾病如 IgA 肾病相关的 MHPT 则可达 2 ～ 3 g/d以上；75% 的患者有白细胞尿，85% ～ 90% 的患者在就诊时就有不同程度的肾功能损害，严重者需依赖透析。

该病可累及多个脏器，可发生脑血管意外、急性左心衰竭和肺水肿等心脑血管急症以及溶血、贫血和血小板减少等血栓性微血管病表现。

约 50% 的 MHPT 患者可出现低钾性代谢性碱中毒，也可有低钠血症。

【诊断与鉴别诊断】

（一）诊断

只要具备如下两个条件，临床即可诊断 MHPT：①舒张压 ≥ 130 mmHg；②眼底病变呈现出血、渗出（眼底Ⅲ级病变）和（或）视乳头水肿（眼底Ⅳ级病变）。确诊后还应进一步确定病因及心、脑、肾受累程度以及有无血栓性微血管病并发症。

（二）鉴别诊断

1. 急进性肾炎　同样可有血尿、蛋白尿和肾功能急剧受损以致依赖透析。但急进性肾炎患者肾脏受累表现更严重，可出现少尿、无尿，虽多数患者可有高血压，但很少舒张压达到130 mmHg，部分患者血清抗中性粒细胞胞质抗体和（或）抗肾小球基底膜抗体阳性，及时肾活检可以鉴别。

2. MHPT 病因的鉴别　原发性和肾实质性恶性高血压是 MHPT 最常见的原因，其鉴别要点见表 8-6-2。

表 8-6-2　原发性与肾实质性恶性高血压的鉴别要点

鉴别要点	原发性	肾实质性
尿蛋白定量	较少，多为 1 g/d 左右 随血压控制逐步减少	常较大，甚至 ≥ 3.5 g/d 血压控制后变化不大
高血压家族史	多数	少数
肾病理小动脉洋葱皮样改变	常见，典型	可不典型
肾小球病变的特点	急性缺血性病变为主，可为局灶分布	具有基础肾小球疾病的特点，常弥漫、呈球性分布
肾小管间质病变特点	可有间质炎症细胞浸润，小管萎缩和间质纤维化	常见相应肾单位的间质炎症细胞浸润、慢性小管间质病变为主

高血压时伴有心悸、多汗或乏力症状，同时合并低钾血症的患者应考虑内分泌性高血压的可能；上下肢血压明显不一致、腰腹部血管杂音和（或）肾脏影像学检查发现双侧肾脏长径相差大于 1 ～ 1.5 cm 的患者应考虑肾血管性高血压的可能性，需做进一步检查鉴别。

（三）恶性高血压患者肾活检的指征

①表现为急性肾炎综合征时，不能除外新月体性肾小球肾炎或急性肾炎者。②蛋白尿量大，不除外肾实质性疾病时。

【治疗】

（一）降压治疗目标与策略

初始目标：静脉输注降压药，1 h 使平均动脉血压迅速下降但不超过 25%，在以后的 2 ～ 6 h 内血压降至 160/100 ～ 110 mmHg。如果这样的血压水平可耐受、临床情况稳定，在以后 24 ～ 48 h 逐步降低血压达到正常水平。切忌降压过快过猛，以免引起肾、脑或冠状动脉缺血。

最终目标：待血压稳定以后，逐渐加用口服降压药并调整药物剂量，待口服药发挥作用后，方可逐渐将静脉药物减量至停用。然后逐渐使血压达到低于 140/85 ～ 90 mmHg 水平。

（二）静脉使用的降压药物

临床上常用硝普钠和盐酸乌拉地尔。

1. 硝普钠　是直接作用于血管的强效无选择性血管舒张药，用药后数秒起效，作用时间很短（2 ～ 3 min）。起始剂量为 0.25 ～ 0.5 μg/（kg·min），根据病情逐渐加量，最大量可用到 8 ～ 10 μg/（kg·min），但是使用最大剂量的时间不应超过 10 min。对于肾衰竭患者，此药物不宜长期使用，否则易造成氰化物中毒。

2. 盐酸乌拉地尔　为 α₁ 受体阻滞剂，起始剂量 1 μg/（kg·min），同样根据病情逐渐加量，可以用到 10 ～ 20 μg/（kg·min）。

3. 尼卡地平　是一种直接扩张小动脉的钙通道阻滞剂。对外周血管、冠状动脉和脑血管均有较强的扩张作用。静脉持续输注，起始剂量为 5 mg/h，可逐渐加量，最大剂量 15 mg/h。

4. 拉贝洛尔　拉贝洛尔兼有 α₁ 受体和 β 受体阻滞作用。对 β 受体的作用比对 α₁ 受体的作用强，作用比率为（3 ～ 7）∶1。静脉使用可采用间断注射或持续输注两种方法。间断注射法：首剂 20 mg，每 10 min 注射 20 ～ 80 mg，每日总量为 300 mg。若采用持续输注法，剂量为 0.5 ～ 2 mg/min。

（三）口服降压药物使用原则

目前多主张采用两种或两种以上抗高血压药物联合应用。因为 RAAS 高度活化是恶性高血压发生机制中的重要环节，故优先选用 RAAS 阻滞剂和 β 受体阻滞剂，可以有效地抑制 RAAS 作用，控制血压，促使肾功能恢复。但在治疗过程中，应注意监测肾功能与血钾。

恶性高血压时可发生压力性利尿，此时患者可能存在血容量不足，不宜使用利尿剂；否则，会加重血容量不足状态，进一步激活 RAAS，不利于患者恢复。当肾功能受损出现水钠潴留或心力衰竭时，可联合使用利尿剂。

（四）肾替代治疗

当恶性高血压患者合并尿毒症时要接受肾替代治疗。目前，还缺乏关于不同肾替代治疗方式对患者肾功能恢复的对比研究。有人认为腹膜透析较为适用，因其对血流动力学影响较小，有利于肾功能的恢复。发生血栓性微血管病时进行血液透析可能造成血小板和红细胞进一步丢失。血液透析时应注意不可过多脱水，因其可延缓肾功能的恢复。

部分患者，特别是非肾实质性疾病继发的恶性高血压患者在接受肾替代治疗后仍有可能脱离透析，但是所需时间较长，一般需要 2 ～ 4 个月，部分患者需要 12 个月。若经过积极治疗 1 年以上，患者仍不能摆脱透析，方可断定其必须依赖肾替代治疗。

第 2 节　肾动脉狭窄

肾动脉狭窄（renal artery stenosis，RAS）是最常见的肾血管疾病，在年龄大于 65 岁的老年高血压人群中患病率约 6.8%。常见病因为动脉粥样硬化、纤维肌性发育不良及大动脉炎。本节主要介绍动脉粥样硬化性肾动脉狭窄（atherosclerotic renal artery stenosis，ARAS）。随着我国人口老龄化及生活水平提高所致心血管疾病发病率的上升，ARAS 也成为我国肾动脉狭窄的首要病因，其在冠心病人群患者中的患病率为 10% ～ 30%，在糖尿病人群中患病率为 8.3% ～ 50%。而 ARAS 本身也是发生慢性肾脏病及终末期肾病的主要原因。

【病因与发病机制】

与肾动脉狭窄密切相关的临床表现主要包括肾血管性高血压和缺血性肾脏病，以下将分别就二者的发病机制进行介绍。

1. 肾血管性高血压　肾血管性高血压是指由于肾血管的损伤或狭窄造成肾灌注压下降，出现继发性高血压。其病理生理机制主要是源于当肾动脉狭窄到一定的严重程度（一般认为应 > 70%），影响到肾血流量，刺激肾小球球旁器的致密斑，促进球旁细胞释放肾素，进一步激活肾素-血管紧张素-醛固酮系统（renin-angiotensin-aldosteorne system，RAAS），导致外周阻力升高和水钠潴留，导致血压升高。但双侧肾动脉狭窄或者孤立肾动脉狭窄时，缺乏健侧肾脏对高血压的利钠反应，水钠潴留更为突出，容量扩张反而会抑制肾素分泌，此时高血压非肾素依赖。另外，交感神经系统激活也参与了高血压的发生。

2. 缺血性肾脏病　当肾动脉狭窄程度显著影响了肾血流动力学，并造成肾小球滤过率下降的时候，称之为缺血性肾脏病。与肾血管性高血压类似，RAAS 的异常激活在缺血性肾脏病的发生发展中起到了关键作用，特别是血管紧张素 II 可以作为一种前炎症因子介导肾小管-间质损伤，其还可以与其他因子如转化生长因子 - β（transforming growth factor- β，TGF- β）、超氧负离子等交互作用，促进肾脏纤维化。其他如缺氧状态、内皮素等也参与了缺血性肾脏病的进展。肾小管和肾小球的缺血性损伤，最终可能导致肾小球硬化、肾小管萎缩及间质纤维化。

【病理】

肾动脉粥样硬化常伴全身动脉粥样硬化病（如冠心病、脑卒中、外周动脉粥样硬化等），粥样硬化斑块常位于肾动脉开口处（它可能是主动脉粥样硬化斑块向肾动脉的直接延伸）或近端 1/3 段。

纤维肌性发育不良最常侵犯血管壁中层，但也可侵犯内膜层、外层，或多层同时受累，主要病理改变为纤维组织异常增生。中层纤维肌性发育不良常使动脉呈"串珠样"外观（动脉壁形成一串环状狭窄，而狭窄环之间动脉呈瘤样扩张）。该病变常发生在肾动脉中段或其分支处，偶尔身体其他部位动脉如颈动脉也可伴发纤维肌性发育不良。

大动脉炎常全身多处动脉受累，肾动脉是常受累部位之一。病变常累及动脉全层，呈广泛纤维组织增生，致管腔严重狭窄。肾动脉各段均可累及，但开口处病变往往更重。

【临床表现与实验室检查】

（一）临床表现

1. 缺血性肾病的临床特点　肾脏的主要表现为进行性肾功能减退；尿常规化验无明显的有形成分；尿蛋白阴性或者有小到中等量的蛋白尿，但如果患者出现新发的恶性高血压，蛋白尿定量可达肾病综合征水平；肾小管功能化验提示尿浓缩功能减退，临床有夜尿增多、低比重尿。肾脏 B 超检查发现两侧肾脏长径大小不一致（相差 1.0 ～ 1.5 cm 及以上）。

2. 提示存在肾血管性高血压的临床线索　①高血压患者年龄小于 30 岁或者大于 50 岁，多无高血压家族史；②持续高血压达 2 级或以上，伴有明确的冠心病、四肢动脉狭窄、颈动脉狭窄等；③高血压伴肾动脉血管杂音；④既往高血压可控制，降压药未变情况下突然血压难以控制；⑤顽固性高血压（3 种足量降压药治疗仍不能控制）或恶性高血压（舒张压大于 130 mmHg 合并 3 ～ 4 级高血压眼底病变）；⑥高血压患者左心室射血分数正常但反复出现一过性肺水肿；⑦高血压合并持续的轻度低钾血症；⑧服用血管紧张素转化酶抑制剂（ACEI）或血管紧张素 II 受体阻滞剂（ARB）治疗后出现血肌酐明显升高或伴有血压显著下降。

（二）影像学检查

1. 超声检查　肾脏超声能准确测定双肾大小，肾动脉狭窄患者肾体积常渐进缩小，单侧狭窄或两侧狭窄程度不一致时，两肾体积常不对称。彩色多普勒超声检查（Doppler ultrasonography，DUS）还能观察肾动脉主干及肾内血流变化，提供肾动脉狭窄的间接信息，是目前诊断肾动脉狭窄最常用的筛查方法。其缺点是其受操作者的水平及患者的身体状态如肠胀气及肥胖等影响较大，故有 10% ～ 20% 的操作失败率。

2. 计算机断层血管成像（CT angiography，CTA）　能清楚显示肾动脉及肾实质影像，并可三维成像，对诊断肾动脉狭窄敏感性及特异性均高（可高达 95% 以上），不过该检查显示的肾动脉狭窄程度有一定程度夸张，故不能用它来判断血管狭窄程度。另外，由于其需用造影剂，中、重度肾功能不全 $[GFR < 30\ ml/(min \cdot 1.73\ m^2)]$ 患者应慎用。

3. 磁共振血管成像（MR angiography，MRA）　目前，造影剂增强的 MRA 诊断肾动脉狭窄的敏感性及特异性可达到 90% 以上，有较好的应用前景。但其缺点是不易显示肾动脉分支，且由于其需使用含钆造影剂，对于中、重度肾功能不全患者会增加肾源性系统性纤维化的风险。

4. 放射性核素肾显像　仅做核素肾显像意义不大，阳性率极低。需做卡托普利肾动态显像。肾动脉狭窄可激活 RAAS，通过血管紧张素 Ⅱ 受体（angiotensin Ⅱ receptor，AT Ⅱ）对出球小动脉的收缩作用有助于维持肾小球内压及肾小球滤过率；使用卡托普利抑制 AT Ⅱ 生成，则可降低肾小球内压及肾小球滤过率。因此，在服用卡托普利前后用放射性核素技术能够更敏感地检测单侧肾脏的缺血情况，表现为狭窄侧肾脏 GFR 下降。卡托普利试验的诊断敏感性为 71% ～ 92%，特异性为 72% ～ 98.2%。由于该方法存在一定局限性，目前主要用于评价分肾功能，并预测肾血管重建术的治疗效果，如术前该法阳性，则提示术后血压将得到较好控制，而阴性则提示手术效果不会太好。

5. 肾动脉造影（digital subtraction angiography，DSA）　该法是诊断肾动脉狭窄的"金标准"，可反映肾动脉狭窄的部位、范围、程度、病变性质、远端血流情况及侧支循环，也是介入治疗的必要手段。但是该检查是有创性检查并需用碘造影剂，可能出现造影剂过敏、造影剂肾病、胆固醇结晶栓塞等并发症，故有一定局限性。但随着数字减影血管造影技术的成熟及发展，如使用细导管、等渗造影剂及减少造影剂用量等已大大减少相关并发症的发生。

表 8-6-3 列出了目前临床工作中诊断肾动脉狭窄的几种常用影像检查方法，并对其优点及不足作了简要说明。

表 8-6-3　肾动脉狭窄的影像检查方法

方法	原理	优点	不足
DUS	显示肾动脉，测量血流速度及波型	无创，无放射线，便宜，普遍开展，无肾毒性	依赖操作者技术，影响因素多，敏感性欠佳
CTA	显示肾动脉及腹主动脉	无创，图像质量好，可看清分支，支架不影响图像	放射线剂量较大，造影剂有肾毒性，钙化影响图像
MRA	显示肾动脉及腹主动脉	无创，无放射线，图像质量好，无肾毒性	严重钙化和金属支架置入后有伪影，难以看清分支血管，高估狭窄程度
DSA	显示肾动脉及腹主动脉	图像质量好，可看清分支，钙化和支架不影响图像	有创，放射线剂量较大，造影剂有肾毒性

【诊断与鉴别诊断】

（一）诊断

当临床怀疑肾血管性高血压和（或）缺血性肾脏病时，即应做肾动脉狭窄的相关检查。对高度疑诊者，或已有肾功能不全不宜进行计算机断层血管成像及磁共振血管成像者，可以直接进行肾动脉造影。但是一般患者，仍宜先进行初筛检查（如彩色多普勒超声检查、计算机断层及磁共振血管成像），高度疑诊后再行肾动脉造影。当确定肾动脉狭窄的诊断后，应进一步寻找狭窄的病因，三种常见病因的临床表现与造影检查特点如表 8-6-4 所示。

表 8-6-4　引起肾动脉狭窄常见病因的临床表现与造影检查特点

鉴别要点	ARAS	纤维肌性发育不良	大动脉炎
临床表现	老年，男性多见，存在动脉粥样硬化的危险因素（如肥胖、高脂血症、长期吸烟），合并多种动脉粥样硬化性血管疾病，如冠心病、周围血管疾病，糖尿病等	儿童多见，成人多为女性，颅外脑血管（如颈动脉和椎动脉）常见受累，除高血压以外，可表现为头痛、颈痛、短暂性脑缺血发作或卒中	＜40 岁女性，活动期可有乏力、低热、纳差、红细胞沉降率（血沉）增快、C 反应蛋白增高等全身炎症表现
造影检查	病变位于肾动脉开口、近端，成偏心性狭窄，合并腹部其他血管动脉粥样硬化	肾动脉中、远段串珠样狭窄	肾动脉开口或近段节段性狭窄，主动脉及分支、四肢动脉亦有受累

（二）鉴别诊断

1. 肾血管性高血压的鉴别　肾血管性高血压应与其他病因引起的继发性高血压相鉴别，包括①肾实质性高血压：发病年龄较轻，可有慢性肾脏病史，水肿、蛋白尿（以白蛋白为主，可以是大量蛋白）、血尿，肾活检提示肾小球肾炎。②内分泌性高血压：包括原发性醛固酮增多症、嗜铬细胞瘤、库欣（Cushing）综合征，有各自的临床表现和检查特点，不难排除。另外，还需要与重度原发性高血压（尤其导致了恶性高血压时）鉴别，而原发性高血压多有高血压家族史，有长期的高血压病史。不过，以上疾病与肾血管性高血压鉴别的关键点均是影像学（造影）检查有无肾动脉或其分支的狭窄。

2. 缺血性肾脏病的鉴别　本病应与良性高血压肾硬化症鉴别。两者均有高血压，均有缺血性肾病相似的临床表现（尿沉渣检查无明显异常，肾小管浓缩功能受损早，肾小球滤过率下降出现晚，慢性肾脏病进展缓慢及可能存在动脉粥样硬化性血管疾病的证据），但是只有存在上文提及的提示存在肾血管性高血压的临床线索时，才提示有肾血管性高血压。

【治疗】

本节主要介绍动脉粥样硬化性肾动脉狭窄的治疗。主要治疗方法包括药物治疗和血运重建治疗。治疗的目的是降血压、延缓肾脏病进展和降低心血管疾病的风险。

（一）药物治疗

是基础治疗，无论是否需行血运重建，药物治疗是必不可少的。

1. 动脉粥样硬化的二级预防治疗　主要包括干预危险因素如戒烟、限酒、控制血脂、血糖、抗血小板聚集及控制血压。

2. 控制血压

（1）降压目标：尚未通过循证医学研究确立最佳的降压目标。可参考慢性肾脏病临床实践指南（Kidney Disease Outcomes Quality Initiative，KDOQI）关于慢性肾脏病患者的降压目标：< 130/80 mmHg。

（2）降压药物的选择：各种降压药均可使用。单侧肾动脉狭窄所致高血压是肾素依赖性高血压，抗 RAAS 阻滞剂（renin-angiotensin system inhibitors，RASI）如 ACEI 或 ARB 类降压药为首选。RASI 对肾动脉狭窄的降压作用是一把"双刃剑"，合理使用可以改善患者预后，而不恰当应用反而会加重肾功能损害进展。目前大多数学者认为对于双侧肾动脉狭窄以及孤立肾的肾动脉狭窄患者应避免使用 RASI，因其造成急性肾损伤及高钾血症的概率较高；而对于单侧 ARAS 患者，在严密监测情况下应尝试使用 RASI，以达到降压及延缓肾功能进展的目的。在使用该药 7～10 天后应重新评价肾功能及血钾，如肌酐较基础值升高 30% 以下，则可继续应用；如升高在 30% 以上，则应减量或者停用，并寻找危险因素（评估患者是否存在全身血容量不足的状态，如心力衰竭、脱水、使用利尿剂或 NSAIDs 药物等）；如出现高钾血症，应随时停用。

（二）血运重建治疗

对于满足以下 4 项标准中 1 项或以上的单侧肾动脉狭窄患者，建议行血运重建而非单纯药物治疗：①在诊断为肾血管性疾病之前血压曾短期升高，这是肾血运重建后血压下降的最强临床预测因子；②最佳内科治疗无法控制血压；③不耐受最佳内科治疗；④反复发作的速发型肺水肿和（或）难治性心力衰竭。

1. 介入血管成形术　经皮腔内肾动脉球囊扩张术（percutaneous transluminal renal angioplasty，PTRA）及支架置入术比手术创伤小，能有效恢复肾脏血流灌注，降低血压，改善肾功能，已经成为肾动脉狭窄的重要治疗方法。纤维肌性发育不全患者推荐使用球囊扩张术，但是大动脉炎及动脉粥样硬化性肾动脉狭窄患者扩张术后常发生再狭窄，导致治疗失败，故这些患者在扩张术后宜放置血管支架。短期并发症主要包括穿刺部位出血、肾动脉撕裂、肾动脉血栓形成、造影剂肾病以及胆固醇结晶栓塞等；远期并发症主要是再狭窄。

2. 外科手术　主要包括对狭窄段建立旁路，或切除动脉几乎完全闭塞的萎缩肾。适用于介入治疗无效或者再狭窄的患者以及有复杂解剖结构（如多分支狭窄或伴有主动脉瘤形成等）的患者。手术对患者的高血压有较好的控制，对于肾功能的恢复取决于患者术前的基础状态。由于手术并发症及围术期死亡率较高，故限制了其广泛应用。

第 3 节　肾动脉栓塞及血栓形成

肾动脉栓塞与血栓形成（renal artery embolism and thrombosis）指肾动脉主干及其分支的血栓形成或栓塞，致肾动脉管腔狭窄或闭塞，引起相关病理生理改变及临床表现。

【病因】

肾动脉血栓可因血管壁病变（创伤、动脉粥样硬化、血管炎等）或血液高凝状态而产生。肾动脉栓塞的栓子 90% 以上来自心脏，特别见于风湿性心脏瓣膜疾病患者，如合并心房颤动、心内膜炎等更易发生，偶有心脏外的来源（如肿瘤栓子或脂肪栓子）。

【临床表现与实验室检查】

本病临床表现取决于肾动脉堵塞的速度、程度和范围。肾动脉主干及其大分支堵塞易出现以下典型的临床表现：

1. 急性肾梗死　首发表现为剧烈的腰痛、腹痛或背痛；也可出现系统性表现如发热、恶心等。实验室检查可见外周血白细胞升高、蛋白尿、血尿、白细胞尿及肌酶谱增高等。

2. 肾功能损害　急性双侧或孤立肾肾动脉栓塞时，可表现为少尿型急性肾衰竭。一侧的急性肾动脉栓塞仅在患者存在慢性肾脏疾病基础或对侧肾血管发生痉挛时出现急性肾损伤。

3. 高血压　超过一半的本病患者由于肾缺血引起继发性 RAAS 激活而发生高血压，甚至可以表现为恶性高血压。

4. 部分可出现肾外栓塞的表现　如局灶性神经功能障碍、肠系膜和肢体缺血等。

【影像学检查】

1. 无创伤性检查　多普勒彩色超声可作为初筛，可发现肾动脉主干或大分支的血栓，但其敏感性差，较大程度依赖于操作者的经验，故有较高的误漏诊率，如临床上高度怀疑本病，还可行静脉肾盂造影、放射性核素、CT 或 MRI 等检查。

2. 有创伤性检查　选择性肾动脉造影是目前诊断该病的"金标准"，典型改变为造影剂充盈缺损或呈截断性改变。

【诊断】

由于现代影像技术水平的提高，诊断该病并不难。关键在于对高危人群的警惕，如外伤后、风湿性心脏病和大血管炎等患者，结合相应的临床表现，能早期发现。特别是已有基础肾脏疾病患者，如突然出现尿蛋白量增多，新发生的血尿及无菌性白细胞尿，血肌酐水平较前增高等，更要及时进行影像学检查。

【治疗】

本病治疗的关键在于一旦诊断明确后，应尽快恢复患肾血流。

1. 外科治疗　对于急性双侧肾动脉血栓或孤立肾肾动脉血栓形成患者，特别是外伤者，首选腔内血管成形术、动脉内溶栓治疗，甚至血管重建术。

2. 局部动脉溶栓治疗　推荐发病 12 h 以内溶栓效果较好。经动脉导管注入尿激酶或链激酶，操作方法简便，尤其适合于危重患者，且起效快，药量小，全身出血风险较低，故目前已取代全身静脉溶栓，较为广泛使用。

3. 抗凝治疗　无论外科治疗或局部动脉溶栓后，都应把序贯抗凝药作为基础治疗，特别是对于那些高凝因素不能去除者，旨在预防新发血栓的形成。目前多推荐使用低分子量肝素或口服华法林，对于伴有非瓣膜性心房颤动的患者，通常优选非维生素 K 拮抗剂新型口服抗凝药（non-vitamin K antagonist oral anticoagulants，NOAC），但重度肾损伤的患者（eGFR < 30 ml/min）谨慎使用。另外，由于肾动脉血栓形成中血小板具有重要作用，故抗血小板治疗也可考虑。

4. 对症治疗　如控制血压、及时透析治疗等。需注意的是，虽然本病高血压的发生多为肾素依赖型，但由于较多患者会同时出现肾功能损伤，故此时若考虑使用 RASI，应严密监测肾功能及血钾水平，以防出现严重的并发症。

【预后】

本病的预后多与致病因素、栓塞速度及范围以及早期治疗等有关。预后较差者包括：外伤性肾动脉血栓（因常合并多脏器损害）、心脑血管系统疾病、肿瘤患者等。

第 4 节　肾静脉血栓形成

　　肾静脉血栓（renal vein thrombosis，RVT）指肾静脉主干和（或）分支内血栓形成，导致肾静脉部分或全部阻塞而引起一系列病理生理改变和临床表现。除了其他高凝状态（例如肿瘤、抗磷脂综合征），成年人发生肾静脉血栓主要与肾病综合征有关，特别是膜性肾病，故本节主要介绍肾病综合征时的肾静脉血栓。

　　既往报道肾病综合征患者合并肾静脉血栓的发病率为 5% ～ 62%，其差别的原因可能与人种、肾脏病理类型、检测手段不同等有关。

【病因与发病机制】

　　肾静脉血栓的发生主要与肾病综合征患者的高凝状态有关，而肾病综合征时高凝状态主要由于体内大量蛋白质从尿中排出，肝代偿性合成增加，引起凝血、抗凝、纤溶系统成分改变及血小板功能紊乱。

　　需要注意的是，若临床上对肾病综合征患者处理不当，也可造成医源性高凝状态，如大量使用利尿剂、RASI、NSAIDs、糖皮质激素等，可能会加重高凝状态，促进血栓形成。

【临床表现与实验室检查】

（一）临床表现

　　因血栓形成的速度不同及是否建立侧支循环，RVT 的临床表现可分为急性，慢性。

　　1. 急性表现　急性肾静脉血栓多见于年轻的肾病综合征患者，可表现为发热、恶心、呕吐，腰痛或腹痛，部分患者疼痛较为剧烈。实验室检查可有肉眼血尿，血肌酐升高，血清乳酸脱氢酶显著升高（转氨酶无变化）以及影像学检查显示肾脏增大。

　　2. 慢性表现　慢性肾静脉血栓多见于中老年肾病综合征患者，因其会形成侧支循环，故往往无较明显的临床表现，但此类患者更易形成其他部位的血栓，甚至肺栓塞，故更应引起重视，以免误漏诊。实验室检查可出现血尿、白细胞尿、尿蛋白量增加及肾功能损伤的表现，需要和患者基础肾脏指标相比较，可能会帮助早期甄别。

（二）影像学检查

　　1. 无创性检查　多普勒超声检查是目前诊断肾静脉血栓最常用的方法，部分学者推荐其可以作为初筛的选择。但其受操作者的技术水平影响较大，敏感性虽高，但特异性不足。其他如 CT 及 MRI 也可考虑使用，但这些方法对肾静脉主干血栓的诊断意义较大，而对肾静脉分支血栓的形成则显示不满意。

　　2. 有创性检查　目前诊断深静脉血栓的"金标准"是经皮股静脉穿刺选择性肾静脉造影。造影下病变的表现为管腔内充盈缺损或管腔截断，而特征性表现为"杯口状"缺损。急性肾静脉血栓时，无侧支循环形成；而慢性肾静脉血栓时，往往可见侧支循环形成。

　　需要注意的是，肾静脉造影也可出现相关并发症，甚至是致命的，如造影剂肾病，血栓脱落引起肺栓塞等，这需要临床经验丰富的介入科医生及必要的预防措施。

【诊断】

　　对于急性肾静脉血栓者，由于其临床表现典型，往往容易诊断。但对于慢性者，由于起病隐匿，往往需要结合病史及高危因素，特别是第一手的临床资料，进一步进行相关辅助检查。

　　如操作者经验丰富，超声检查可作为首选；但如怀疑有慢性肾静脉血栓或有分支血栓形成的患者，则应考虑肾静脉造影，对于鉴别诊断及制订治疗方案非常重要。

【治疗】

1. 溶栓治疗　肾静脉血栓急性期可考虑溶栓治疗，可以全身用药，也可局部用药。关于"急性期"的界定目前并不统一，部分学者推荐认为出现临床表现 4 天内为最佳溶栓时期。

（1）尿激酶：临床上多采用尿激酶 2 万单位稀释于葡萄糖液中静脉滴注，每天一次，2 周为一疗程，必要时可重复治疗。

（2）重组组织型纤溶酶原激活剂（reconstituted tissue plasminogen activator，rt-PA）：其安全性高于尿激酶，前景看好。

2. 抗凝治疗　抗凝治疗为肾静脉血栓的基础治疗，并且可以预防新的血栓形成，特别是危险因素未能去除者，应该积极使用。目前肾病综合征患者临床的抗凝治疗指征如下：①白蛋白＜ 20 g/L（膜性肾病者应为＜ 25 g/L）；②血浆纤维蛋白原浓度＞ 6 g/L；③抗凝血酶Ⅲ活性＜ 70%；④ D- 二聚体浓度＞ 1 mg/L。

（1）普通肝素（unfractionated heparin，UFH）：25 ～ 50 mg 静滴或皮下注射，每 8 h 一次，2 周后可应用华法林替代。

（2）低分子量肝素（low molecular weight heparin，LMWH）：与普通肝素相同，低分子量肝素可以灭活 Ⅹa 因子，但因大多数分子无足够的糖单位结合形成三联复合物，进而同时结合凝血酶和抗凝血酶Ⅲ，因此其对于凝血酶的作用弱于肝素，故其造成出血及血小板减少症的风险低于普通肝素。但价格较贵限制了其广泛使用。治疗剂量为 100 AxaIU/kg，每日 2 次，预防治疗时 4000 AxaIU 每日 1 次。

（3）华法林：如患者有长期抗凝指征，应在肝素治疗过程中替换用华法林，国际标准化比值（INR）的目标值为 2 ～ 3，但老年人及有出血倾向者可降为 1.5 ～ 2。由于华法林可以与很多药物发生交互作用，而肾病综合征患者往往会服用多种药物，故应严格掌握服药时间，并注意合并用药的药代动力学及药效动力学特点，以防影响其他药物的作用。

（4）其他新型抗凝药物（非肝素类）：重组水蛭素，达比加群（pradaxa，一种直接凝血酶抑制剂）及两种 Ⅹa 因子抑制剂——利伐沙班（xarelto）及阿哌沙班（eliquis）等均在临床验证阶段，值得期待。

3. 手术去除血栓　本法仅适用于急性肾静脉主干大血栓形成而药物治疗无效者。

【预后】

本病患者的长期预后取决于原发病的控制，短期之内是否合并肺栓塞以及是否影响肾功能等；另外，及时诊断，合理治疗，最大限度地规避治疗相关的副作用也非常关键。

（于　峰）

遗传性肾脏疾病

遗传性肾脏疾病约占成人慢性肾脏病的 10%，而儿童尿毒症的病因 70% 归结于遗传性肾脏疾病。遗传性肾脏疾病根据肾脏疾病的表现分为以下几类：①遗传性肾小球疾病：如以血尿为主的 Alport 综合征、薄基底膜肾病，以蛋白尿为主的多种遗传性肾病综合征；②遗传性肾小管间质疾病：如 Bartter 综合征、Dent 病、Liddle 综合征、范科尼（Fanconi）综合征、肾性尿崩症、肾小管酸中毒、髓质囊性病等；③遗传性肾结构病变：肾囊性病变如多囊肾（常染色体显性遗传性多囊肾和常染色体隐性遗传性多囊肾）、膀胱输尿管反流等；④遗传代谢性疾病肾脏受累：如法布里（Fabry）病、糖原贮积病等。

遗传性肾脏疾病并非一种疾病，而是累及肾脏生理调控多个环节的至少 150 种少见疾病，其中单基因遗传肾脏疾病定义为受一对等位基因控制的遗传性肾脏疾病，按孟德尔遗传方式，分为常染色体显性、常染色体隐性、X 连锁显性和 X 连锁隐性 4 种。

遗传性肾脏疾病的诊断应包括以下几个步骤：①家系调查：包括家族中直系亲属肾脏疾病的筛查（尿检、血肌酐、超声等）；家族史信息收集（达到三代或三代以上），对于家族史阳性患者，应详细记录每个患者的表型信息（发病年龄、严重程度、有无肾外表现等）。②肾脏临床表现的调查：肾小球、肾小管、肾小管-间质、血管、发育结构、囊肿、肿瘤的相应表现和检查。③肾外临床表现：眼、耳、皮肤等。④确证检验结果：组织病理、生化、基因检测等。

本章重点介绍临床相对常见的，并且近年已明确染色体定位的遗传性肾小球疾病、遗传性肾小管疾病和遗传性囊肿性肾脏病。

第 1 节　遗传性肾小球疾病

在儿童期，大量遗传性疾病可累及肾小球。成年人中以 Alport 综合征最为常见，其次为薄基底膜肾病，而指甲-髌骨综合征、法布里病等多数于儿童期起病。近年在一些呈家族聚集性发病的肾小球疾病家系中，定位了相应致病基因，并确定了这些基因突变与疾病伴随、在家族成员中垂直传递，符合经典孟德尔遗传性疾病的特点，大部分家族性肾病综合征即属于此范畴。

一、Alport 综合征

Alport 综合征（Alport syndrome）又称遗传性肾炎，是由编码Ⅳ型胶原不同 α 链的基因发生不同的突变，使基因编码蛋白的结构及功能异常，导致包括肾、眼、耳蜗等基底膜（富含Ⅳ型胶原）结构发生变化。临床主要表现为血尿和进行性肾功能减退，并常伴有感音神经性耳聋和眼部异常等肾外表现。患病率约为 1/5 万，占终末期肾脏病（end stage kidney disease，ESKD）的 0.3% ～ 2.3%，是 ESKD 中仅次于成人型多囊肾的常见遗传性肾脏疾病。

【遗传方式】

Alport 综合征具有遗传异质性，现已证实至少存在三种遗传方式：X 连锁显性遗传、常染色体隐性遗传和常染色体显性遗传。① X 连锁显性遗传：最为常见，约占 85%，因编码Ⅳ型胶原（collagen）α5 链的 COL4A5 基因突变，或 COL4A5 和 COL4A6 两个基因突变所致。此种遗传型男女均可患病，但男性较女性患者病情重；男性患者的女儿都将发病，儿子都正常，即没有父传子现象；而女性患者的子女，无论男女都将有 1/2 发病。②常染色体隐性遗传型：约占 15%，因 COL4A3 或 COL4A4 基因突变所致。其遗传学特点为患儿双亲无病，但为携带者；患儿同胞中 1/4 发病，男女发病机会相等；患者子女多不发病。③常染色体显性遗传型：少见，目前仅有少量报道表明该遗传型 Alport 综合征有 COL4A3 或 COL4A4 基因的突变。其遗传学特征为患儿双亲之一也是患者，患儿同胞中 1/2 发病，男女患病机会均等。④有报告部分 Alport 综合征来自于患者新发突变，即这部分患者父母不携带致病突变。

【临床表现】

血尿为本病最突出的肾脏受累表现，常为首发症状，表现为镜下肾小球性血尿，也可有发作性肉眼血尿的表现。蛋白尿早期微量但随年龄增长不断加重，甚至发展至肾病综合征。肾功能进行性恶化，X 连锁显性遗传的男性患者 90% 在 40 岁之前发展至 ESKD，而女性携带者 18% 在 40 岁后发生 ESKD。常染色体隐性遗传患者发生 ESKD 的中位年龄为 22.5 岁。常染色体显性遗传患者症状相对较轻。

肾外表现主要是感音神经性耳聋（占全部患者的 30%～50%）和眼部病变（占全部患者的 10%～20%）。早期感音神经性耳聋常为高频区听力障碍，不影响日常交流而被忽视，需纯音测听检查发现。眼部的典型病变为特征性前圆锥形晶状体病变，需裂隙灯检查发现；并可有黄斑周围点状和斑点状视网膜病变，表现为进行性视力下降。其他肾外表现包括血管平滑肌瘤（可累及食管、气管、生殖道）等。

【病理】

肾活检病理检查：①光学显微镜下常无明确具有诊断意义的病理表现。②常规免疫荧光检查：无特异性变化，甚至完全阴性，有助于与 IgA 肾病等免疫介导的肾小球肾炎相鉴别。应用抗Ⅳ型胶原不同 α 链抗体的特殊免疫荧光方法，检测肾脏及皮肤活检组织Ⅳ型胶原 α 链的表达，Alport 综合征患者呈阴性反应，部分基因携带者仅节段性浅染，此项检查有助于明确诊断和确定遗传型。③电子显微镜下可见特征性表现，典型患者肾小球基底膜（glomerular basement membrane，GBM）致密层薄厚不均，并有分层、断裂。但在疾病早期（如儿童患者）及基因携带者，有时电镜下仅表现为 GBM 弥漫变薄，需与薄基底膜肾病（见后文）鉴别。

【诊断思路】

Alport 综合征的诊断依据是临床表现、阳性家族史以及电镜下肾组织的特征性病理变化。因此，对于血尿、伴或不伴蛋白尿、肾功能进行性减退的患者，要详细询问家族史并进行纯音测听和眼部检查，肾活检组织电镜检查显示 GBM 增厚伴有分层样变化可以确诊；对于确诊患者可进一步行肾或皮肤活检组织的Ⅳ型胶原染色，可辅助明确患者家系的遗传方式：① X 连锁遗传：α3（Ⅳ）、α4（Ⅳ）、α5（Ⅳ）链在 GBM、小管基底膜和包氏囊均消失，α5（Ⅳ）链在皮肤基底膜消失；②常染色体隐性遗传型：α3（Ⅳ）、α4（Ⅳ）在 GBM、小管基底膜和包氏囊消失，α5（Ⅳ）链在 GBM 消失，但仍存在于小管基底膜、包氏囊和皮肤基底膜；最终在上述基础上还可以进行Ⅳ型胶原不同 α 链的基因分析，可进一步确定基因携带者和进行产前诊断。诊断思路见图 8-7-1。

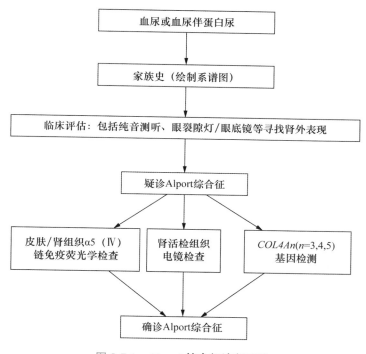

图 8-7-1　**Alport 综合征诊断思路**

COL4An（*n* ＝ 3，4，5）：编码Ⅳ型胶原 α3、α4、α5 链基因

【鉴别诊断】

Alport 综合征主要需与其他可导致持续性家族性血尿的疾病相鉴别，如薄基底膜肾病、指甲-髌骨综合征以及家族聚集性 IgA 肾病、家族聚集性局灶节段性肾小球硬化（focal segmental glomerulosclerosis，FSGS）等。

【治疗与预后】

Alport 综合征为基因突变所致，目前尚无特效治疗。治疗主要目的为延缓病程进展、改善生存质量。患者应避免劳累、感染，禁用肾毒性药物。RAAS 阻滞剂能够减少蛋白尿，保护患者肾功能、延缓慢性肾脏病进展，治疗用药可选用血管紧张素转化酶抑制剂（ACEI）或血管紧张素Ⅱ受体阻滞剂（ARB）以及醛固酮受体拮抗剂。既往报道还有提及环孢素 A 等药物降低蛋白尿，因缺少严格的临床对照研究以及病例数相对较少，疗效尚无定论。目前尚有旨在延缓肾脏疾病进展的甲基巴多索龙（bardoxolone）、抗 microRNA-21 药物（Lademirsen）等新药正在进行Ⅱ / Ⅲ期临床试验中。

若已发生肾功能不全，应按照慢性肾脏病治疗原则处理，如控制肾性高血压、肾性贫血等。若进入 ESKD，则应进行透析或肾移植替代治疗。总体来说，Alport 综合征有很好的移植效果。但应注意少数肾移植患者可能产生抗 GBM 抗体，进而发生移植肾抗 GBM 肾炎，致使移植失败，发生率为 3% ～ 5%，且大多数（约 75%）均在肾移植后 1 年内发生，故应密切追踪。

二、薄基底膜肾病

薄基底膜肾病（thin basement membrane nephropathy，TBMN）是以肾小球源性血尿为唯一或主要临床表现的一种遗传性肾脏疾病，因其呈家族遗传、预后良好，既往又称之为良性家族性血尿或良性再发性血尿。针对用于移植肾供体进行的研究表明，薄基底膜肾病在一般人群中的发生率可高达 5% ～ 9%。然而，临床上仅不到 1% 的人群诊断存在 TBMN。该病可发生于任何年龄，男女比例为 1 :（2 ～ 3）。

【遗传方式】

TBMN 发病与Ⅳ型胶原基因突变相关，大多数符合常染色体显性遗传，致病基因为 α3 或 α4 链的基因（*COL4A3* 或 *COL4A4*），也有部分患者符合 X 连锁显性遗传。近年的研究表明 TBMN 具有明显的基因型和表型遗传异质性。由于 *COL4A3* 或 *COL4A4* 的两个等位基因均突变就可引起常染色体隐性遗传 Alport 综合征，所以 TBMN 患者可以认为是常染色体隐性遗传 Alport 综合征的"携带者"，近年来也有观点把 Alport 综合征、TBMN、部分 FSGS 等笼统归类为Ⅳ型胶原相关肾病。

【临床表现】

30% ～ 50% 的 TBMN 患者具有血尿家族史。通常以持续性镜下血尿（变形红细胞尿）为唯一或主要临床表现，上呼吸道感染或剧烈运动后可呈现肉眼血尿。成人患者 45% ～ 60% 合并轻度蛋白尿，以蛋白尿为主要表现者偶见。绝大多数患者肾功能可长期维持在正常范围，预后良好。无眼、耳等肾外受累表现。

【病理】

TBMN 患者肾活检病理的光镜检查基本正常，常规免疫荧光检查亦不具有诊断意义的病理学指标，而且患者肾脏或皮肤基底膜Ⅳ型胶原 α 链的荧光染色及分布与正常人没有差别。最具诊断意义的是电镜下均一性、弥漫性 GBM 变薄（GBM 厚度通常为 150 ～ 225 nm，而正常 GBM 厚度为 300 ～ 400 nm），为该病唯一的或最重要的病理特征。

【诊断】

电镜观察肾组织超微结构的改变是 TBMN 诊断的关键。一般认为临床表现为持续性血尿、肾功能正常、无肾外症状，结合电镜下 GBM 弥漫性变薄，免疫组化 GBM 的Ⅳ型胶原 α3、α4、α5 链染色正常，有血尿家族史（无肾衰竭家族史），并排除其他肾脏疾病，即可诊断为薄基底膜肾病。

【鉴别诊断】

本病主要应与 Alport 综合征鉴别，两者主要的不同点为 Alport 综合征患者肾功能进行性减退，常合并眼、耳病变，电镜下 GBM 薄厚不均。另外 TBMN 和 IgA 肾病是引起潜在的无症状性血尿最常见的疾病，结合病理表现可鉴别，部分患者可两者并存。

【治疗与预后】

大部分患者预后良好，对于仅表现为血尿、血压正常、肾功能正常的患者，无需特殊药物治疗，定期监测血压、尿常规、肾功能即可。对于具有蛋白尿或慢性肾衰竭家族史的患者，应关注病情进展风险，对于 TBMN 合并蛋白尿（大于 0.5 ～ 1 g/d）的患者，建议给予 ACEI 或 ARB 治疗。

三、指甲-髌骨综合征

指甲-髌骨综合征（nail-patella syndrome，NPS）也称遗传性骨-甲发育不良（hereditary osteo-onychodysplasia，HOOD）综合征。该病致病基因 *LMX1B*（LIM-homeobox transcription factor 1β）编码的蛋白对Ⅳ型胶原的表达有重要的调节作用，故 *LMX1B* 功能发生改变，会影响基底膜的正常发育，是一种罕见的常染色体显性遗传病。

【临床表现】

指甲-髌骨综合征的特征有肢体和骨盆的骨骼畸形（如髌骨发育不全或缺如）、甲和远节指（趾）畸形，以及肾脏病表现。可对称性累及指甲、骨骼。指甲表现为：三角形的新月体是 NPS 的特征性指甲变化，无甲症、指甲发育不良、指甲纵行劈裂状及变薄易碎也可见到；指甲发育异常出生时即存在，但是易被忽略。骨骼表现为：髌骨发育不全或缺如，易引起髌骨反复脱位，膝盖疼痛及功能不良；NPS 患者也可合并其他骨骼受累，最常见的是骨盆、肘及足受累。

肾受累者占 30%～50%。多在儿童期出现无症状蛋白尿，慢性进展，5%～10% 的患者可有肾病水平的蛋白尿。血尿少见，10%～20% 表现为镜下血尿。随着年龄增长逐渐出现高血压及肾功能损害，30 岁左右进入终末期肾脏病（可有 2%～15% 的患者进展至终末期肾脏病）。不同的家系间，甚至同一家系内部肾受累的发生率及症状的严重程度有很大的差异。

另可有其他系统受累，如眼部病变（开角型青光眼）、感觉神经病、感音神经性耳聋、胃肠道病变（肠易激综合征表现）。

【病理】

光镜及免疫荧光下变化不特异。电镜表现有诊断意义，肾小球基底膜节段性增厚，增厚的区域有电子致密物沉积，致密层有不规则的胶原纤维束沉积，沉积的严重程度与肾脏临床表现不平行。

【诊断】

指甲发育异常，髌骨发育不良或无发育是诊断 NPS 的基本条件。家族史结合典型的指甲骨骼表现，可诊断该疾病。对有尿检异常的患者进行肾活检有助于诊断，但必须依靠电镜检查。

【治疗与预后】

该病尚无针对性的治疗方法。髌骨发育不良引起的临床症状可考虑手术治疗。肾受累进展缓慢，可对症处理，个别研究证实 ACEI 对 NPS 患者也许有一定延缓肾功能进展的作用。终末期肾脏病的患者可考虑透析或肾移植，通常肾移植效果较好，但供肾者应除外 NPS 的可能。

四、法布里病

法布里病（Fabry 病，又称 Anderson-Fabry 病），是一种罕见的 X 连锁遗传溶酶体贮积病。由 *GLA* 基因（Xq22）突变导致，其编码的 α-半乳糖苷酶 A（α-Gal A）为一种溶酶体水解酶，基因突变导致其活性降低，从而无法水解三己糖酰基鞘脂醇（globotriaosylceramide，Gb3）及脱乙酰基的 Gb3（globotriaosylsphingosine，lyso-Gb3）为主的鞘糖脂，导致这些底物在人体各器官组织中贮积，最终导致脏器病变。

【临床表现与病理】

由于 X 连锁遗传，男性症状比女性重，女性杂合子可终身无症状，或 40 岁以后出现症状，症状较轻，但是可遗传给儿子。而 α-Gal A 底物 Gb3 的沉积是一个渐进的过程，因此法布里病的临床表现也随着年龄的变化而有所不同。根据临床表现，通常将法布里病分为两型：①经典型：见于绝大多数男性患者和极少数女性患者，α-Gal A 活性明显下降甚至完全缺失，症状出现早，有广泛的系统受累；②迟发型（可进一步分为"肾脏型"和"心脏型"）：见于多数女性患者，α-Gal A 酶活性部分下降，往往限于心脏或肾脏受累，症状出现晚。

　　常见受累脏器包括：①神经系统：外周神经系统受累，表现为周期性发作的疼痛，多为首发症状，发生在手、足、关节、肌肉和腹部，典型症状发生于手掌和足底，表现为感觉异常或烧灼感，发热、温度变化等可诱发，每次发作可持续几分钟到几天不等。自主神经系统受累可表现为无汗。中枢神经系统受累表现为早发卒中，可有血栓形成引起的惊厥、失语及偏瘫；非特异性症状包括注意力不集中、头痛、认知功能障碍等。②皮肤血管角质瘤为常见的皮肤表现，多见于腰部及坐浴区，暗红色或紫黑色皮疹。皮肤血管角质瘤高度提示法布里病。③眼：裂隙灯检查角膜，可见放射状分布的灰色或棕色沉积，但不影响视力。④耳：听力下降和前庭功能障碍。⑤心脏：表现为传导异常、心脏瓣膜疾病和左心室功能衰竭。⑥胃肠道：多表现为腹泻、恶心、呕吐、腹胀、痉挛性腹痛、胃肠道吸收不良和便秘等。

　　肾受累出现症状的时间约在 30 岁，主要表现为轻到中度蛋白尿（0.5 ～ 2 g/d），可有肾病水平的蛋白尿，多在 40 ～ 50 岁出现高血压和终末期肾脏病。肾功能不全较常见于男性患者，女性杂合子也不少见。光镜下肾小球足细胞和小血管内皮细胞高度肿胀和呈泡沫状，随着疾病进展，可出现局灶节段性肾小球硬化或球性硬化。免疫荧光无特异性表现。电镜下可见足细胞内大量髓样小体，为其特征性改变（图 8-7-2）。

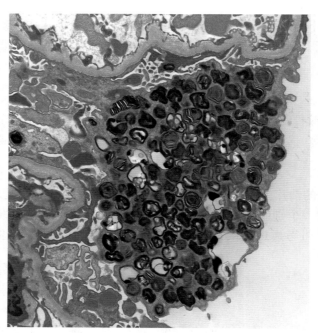

图 8-7-2　法布里病患者肾脏电镜表现
足细胞内可见大量髓样小体

【诊断与鉴别诊断】

　　家族史阳性的患者容易诊断。对于怀疑法布里病的患者，应进行详细的病史采集和体格检查，寻找提示性临床症状（周期性疼痛，少汗，以 X 连锁遗传的不明原因神经系统疾病或肾脏疾病家族史）及特殊体征（皮肤血管角质瘤等）。辅助检查应包括尿液分析（查找蛋白尿）、肾功能评估以及心电图。

　　进一步行如下检查确诊（图 8-7-3）：① α-Gal A 活性检测：疑似患者应进行 α-Gal A 活性的检查，该方法简易快速，可采取外周血白细胞、血浆、血清进行检测。男性患者血浆和白细胞的 α-Gal A 活性通常较低，无症状的女性杂合子血浆 α-Gal A 活性可接近正常。②血、尿 Gb3 和血浆 lyso-Gb3 测定：患者明显高于正常人，比酶活性检测敏感性高，更适用于女性患者。③病理检查：皮肤、肾脏或结膜等组织活检可帮助诊断。④ *GLA* 基因突变检测：可提

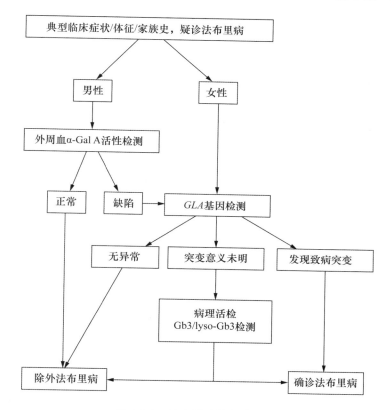

图 8-7-3　法布里病诊断流程图

α-Gal A：α-半乳糖苷酶 A；Gb3：三己糖酰基鞘脂醇；lyso-Gb3：脱乙酰基的三己糖酰基鞘脂醇

取外周血 DNA、RNA 或毛囊 DNA 进行基因检测。根据阳性家族史，典型的临床表现，异常降低的 α-Gal A 活性或升高的 Gb3、lyso-Gb3 水平，电子显微镜下发现特征性髓样小体即可诊断，而 GLA 基因检出突变可明确诊断。

家族史阴性的患者较易误诊，对于家族史阴性的早期患者，特别是疼痛为主要表现时，易误诊为其他疾病，如生长痛、神经精神性疼痛、雷诺现象、系统性红斑狼疮、多发性硬化、多神经病等。典型患者具有特征性表现，理论上不易与其他疾病混淆，但由于本病为罕见病，很多医生缺乏认识而易误漏诊，患者往往反复周转于神经科、肾内科、心内科、风湿免疫科、骨科、精神心理科等，故应提高对该病的认识。

【治疗】

酶替代治疗（enzyme replacement treatment，ERT）：目前已有两种酶可用于 α-Gal A 的替代治疗，分别为阿加糖酶 α（agalsidase-α，Replagal®）和阿加糖酶 β（agalsidase-β，Fabrazyme®）。Ⅰ、Ⅱ、Ⅲ期临床研究已证实该治疗可缓解疼痛，改善生活质量，减少鞘糖脂在内皮细胞的沉积。酶替代治疗应尽早开始。

其他治疗：①酶增强治疗：盐酸米加司他（migalastat）作为化学伴侣与突变酶蛋白结合，稳定其构象或协助蛋白正确折叠、成熟、运输，进而清除沉积底物。②底物减少疗法，如lucerasta、venglustat 等，抑制 Gb3 为主的鞘糖脂合成，减少底物蓄积程度。③基因编辑疗法等。这些新方案尚有待于进一步研究验证及转化。

对症治疗：对于疼痛明显的患者普通的镇痛药或非甾体抗炎药常无效，抗惊厥类镇痛药（如苯妥英类药物）可部分缓解疼痛。有脑血管意外病史的患者可考虑使用抗血小板药和抗凝药。出现大量蛋白尿可考虑使用 ACEI 类药物。有高血压的患者应控制血压。终末期肾脏病患者可考虑透析或肾移植，但是应同时给予酶替代治疗，以保护移植肾。

五、先天性肾病综合征

先天性肾病综合征（congenital nephrotic syndrome，CNS）由一组疾病构成，主要的临床特点是出生后即出现肾病综合征，主要由遗传因素导致，也可继发于感染（如梅毒、弓形虫病、巨细胞病毒感染、麻疹病毒感染和人类免疫缺陷病毒感染）、毒素（如汞暴露）、线粒体细胞病等。先天性肾病综合征的临床症状及发生时间在不同的疾病之间有很大的差异，以往由于该类疾病真正的致病机制并不十分清楚，因此多根据肾病综合征发生的早晚及严重程度进行分型。肾活检显示的形态学特征通常不能区分遗传性与非遗传性。因为大多数先天性和婴儿性肾病综合征病例由基因突变所致，并对糖皮质激素及免疫抑制治疗无反应，所以开始这类治疗前均应进行基因筛查。近些年，随着基因研究的进展，临床分型的应用有逐渐淡化的趋势，更多学者倾向于根据致病基因进行分型。

大部分先天性肾病综合征（CNS）为常染色体隐性遗传，其中以下 5 种不同的基因突变是 80% 以上 CNS 的病因：① $NPHS1$ 基因编码 nephrin 蛋白（足细胞裂隙隔膜的关键组分），其突变导致先天性肾病综合征芬兰型。② $NPHS2$ 基因编码 podocin 蛋白（与 nephrin 在裂孔膜相互作用的蛋白质），其突变导致家族性局灶节段性肾小球硬化（FSGS）。③ $PLCE1$ 基因（即 $NPHS3$ 基因）编码磷脂酶 C ε（许多 G 蛋白偶联受体的信号蛋白，影响足细胞成熟），其突变导致早发型肾病综合征。④ $WT1$ 基因编码转录抑癌因子（参与肾脏发育的蛋白质），其突变导致 Denys-Drash 综合征。⑤ $LAMB2$ 基因编码层粘连蛋白 β 2（肾小球基底膜的成分），其突变导致 Pierson 综合征。

（一）先天性肾病综合征芬兰型——$NPHS1$ 突变

先天性肾病综合征芬兰型（congenital nephrotic syndrome of the Finnish type，CNF）的致病基因为 $NPHS1$（19q13.1），其编码的 nephrin 是肾小球上皮细胞足突之间裂隙隔膜的重要组成部分。为常染色体隐性遗传，男女性别受累概率均等，杂合个体没有该病的表现，芬兰人群中发病率为 0.9 ～ 1.2 例 /10 000 例出生，在全世界范围内不同族群中也有报道。

在芬兰，94% 的 $NPHS1$ 基因突变为 Fin- 主要型和 Fin- 次要型。这两种突变可使 nephrin 表达缺失，引起严重的临床症状。肾脏病理没有特异性改变，电镜可见裂隙隔膜消失，足细胞足突消失、广泛融合。大多患婴为早产儿（35 ～ 38 周），相对胎龄而言出生体重偏低。胎盘增大，超过出生总体重的 25%。胎儿窘迫常见，颅缝因延迟骨化而较宽。半数病例在出生时即存在或出生后第 1 周便出现水肿；伴显著腹水的严重肾病综合征几乎总是出现于生后 3 个月内，并常合并肾病综合征并发症。血尿不常见。患者对糖皮质激素和免疫抑制剂抵抗，且可能加重患者感染风险。携带这两种突变的患儿接受肾移植后，20% 会产生抗 nephrin 抗体，导致移植肾再次出现大量蛋白尿。血浆置换联合环磷酰胺和抗 CD20 抗体（利妥昔单抗）可用于治疗抗 nephrin 抗体所致的肾病复发。

（二）先天性肾病综合征——$NPHS2$ 突变

该疾病为常染色体隐性遗传，目前公认的致病基因为 $NPHS2$（1q25-32），编码 podocin，与 nephrin 共同构成裂隙隔膜的主要成分。多在 3 个月到 5 岁时出现肾病综合征，肾脏病理早期为微小病变样改变，随后可出现局灶节段性肾小球硬化（FSGS）。糖皮质激素治疗无效，出现症状后，迅速进展到终末期肾脏病，需肾替代治疗，肾移植后很少复发。对具有该型临床特点的患儿应进行突变筛查，可避免过度治疗。

（三）先天性疾病综合征——$PLCE1$ 基因突变

常染色体隐性遗传，$PLCE1$ 基因（10q23.33）编码磷脂酶 C ε，对于足细胞的成熟是必需的。其突变所导致的先天性肾病综合征临床表型不完全相同：$PLCE1$ 无义突变（截断蛋白）时会在孕期完全阻断肾小球的发育成熟，临床表现为肾脏病理以弥漫性系膜硬化（diffuse mesangial sclerosis，DMS）为特征的先天性肾病综合征；而 *PLCE1* 有义突变时尚有低水平的磷脂酶 C 活性或仅为功能失调，临床表现为肾脏病理以 FSGS 为特征的先天性肾病综合征。

（四）Denys-Drash 综合征（DDS）——*WT1* 突变

与 *WT1* 基因（11p13）突变有关，患者几乎均为突变杂合子，该病认为是常染色体显性遗传。*WT1* 基因编码的转录因子在肾脏和性腺的发育中起关键作用。可表现为先天性肾病综合征合并男性假两性畸形（XY）和 Wilms 瘤，表型为女性的婴儿合并 DDS 的情况也有报道。肾脏症状多在出生后或几个月内发生，特征性的改变为系膜区硬化。激素耐药，肾移植是唯一有效的治疗手段。

（五）Pierson 综合征——*LAMB2* 突变

主要因编码层粘蛋白 β2（laminin-β2）的基因 *LAMB2*（3p21.31）突变所致。该病为常染色体隐性遗传，临床多以先天性肾病综合征伴有小瞳孔、晶状体形状异常、白内障等眼部异常为主要特征，通常快速进展至 ESKD。另外，如果患者能活过婴儿期，常会出现失明和严重的神经系统缺陷。典型病例的肾脏病理类型为弥漫性系膜硬化。

第 2 节　遗传性肾小管疾病

遗传性肾小管疾病种类繁多，大多数由参与肾小管分泌、排泄、代谢等功能的多种酶类、离子通道转运蛋白、细胞受体等的基因异常所致，可表现为各种临床综合征。因绝大多数为隐性遗传，遗传性肾小管疾病临床少见或罕见，故在发现肾小管疾病时，首先需要考虑和排除继发性的肾小管损害。目前大部分原发性肾小管疾病尚不能确定病因，随着基因研究的发展，可能会发现越来越多的基因与肾小管疾病有关。

遗传性肾小管疾病通常按照临床症状进行分类（表 8-7-1），如：①近端小管功能广泛异常：遗传性范科尼（Fanconi）综合征；②糖代谢异常：肾性糖尿；③氨基酸代谢异常：肾性氨基酸尿，如胱氨酸尿（cystinuria）、Hartnup 病；④尿酸代谢异常：家族性肾性低尿酸血症；

表 8-7-1　**遗传性肾小管疾病举例**

疾病名称	遗传方式	致病基因	编码蛋白
肾性糖尿			
家族性肾性糖尿	AD，AR	*SLC5A2*	钠-葡萄糖协同转运蛋白 -2（SGLT-2）
葡萄糖-半乳糖吸收不良	AR	*SLC5A1*	钠-葡萄糖协同转运蛋白 -1（SGLT-1）
肾性氨基酸尿			
胱氨酸尿	AD，AR	*SLC3A1/SLC7A9*	胱氨酸和中性氨基酸转运子
Hartnup 病	AR	*SLC6A19*	中性氨基酸转运子
尿酸代谢异常			
家族性肾性低尿酸血症	AR	*SLC22A12*	肾脏尿酸盐-阴离子交换蛋白 URAT1
水平衡异常			
肾性尿崩症	XR	*AVPR2*	抗利尿激素受体 2
	AR，AD	*AQP2*	水通道蛋白 2

（续表）

疾病名称	遗传方式	致病基因	编码蛋白
钠钾氯平衡异常			
Gitelman 综合征	AR	SLC12A3	噻嗪敏感 Na$^+$-Cl$^-$协同转运体（NCCT）
Bartter 综合征			
1 型 Bartter 综合征	AR	SLC12A1	Na$^+$-K$^+$-2Cl$^-$协同转运蛋白 2
2 型 Bartter 综合征	AR	KCNJ1	肾髓质外层钾通道 1
3 型 Bartter 综合征	AR，DR	CLCNKB	氯通道-肾脏 B 型
4a 型 Bartter 综合征	AR	BSND	Barttin（氯通道 Ka 和氯通道 Kb 的 β 亚单位）
4b 型 Bartter 综合征	DR	CLCNKA 和 CLCNKB	氯通道 Ka 和氯通道 Kb
5 型 Bartter 综合征	XR	MAGED2	黑色素瘤相关抗原 D2
Liddle 综合征	AD	SCNN1A/B/G	上皮细胞钠通道 α/β 或 γ 亚基
假性醛固酮减少症 I 型	AR	SCNN1A/B/G	上皮细胞钠通道 α、β 或 γ 亚基
	AD	NR3C2	盐皮质激素受体
Gordon 综合征	AD	WNK1	丝氨酸-苏氨酸蛋白激酶 1
		WNK4	丝氨酸-苏氨酸蛋白激酶 4
钙磷镁平衡异常			
家族性低尿钙性高钙血症（FHH）			
FHH1	AD	CASR	CaSR
FHH2	AD	GNA11	GNA11
FHH3	AD	AP2S1	AP2S1
肾性磷酸盐尿			
遗传性低磷血症性佝偻病伴高尿钙	AR	SLC34A3	溶质载体家族蛋白
家族性低镁血症合并高尿钙和肾钙沉着症（FHHNC）	AR	CLDN16/CLDN19	Claudin-16，Claudin-19，
酸碱平衡异常			
肾小管酸中毒			
远端肾小管酸中毒	AD	SLC4A1	Cl$^-$/HCO$_3^-$阴离子交换蛋白 1
	AR	ATP6V1B1	H$^+$-ATP 酶 β1 亚基
	AR	ATP6V0A4	H$^+$-ATP 酶 α4 亚基
近端肾小管酸中毒	AD	SLC4A4	Na$^+$/HCO$_3^-$协同转运蛋白
	AD	SLC9A3	Na$^+$/HCO$_3^-$协同转运蛋白
混合型肾小管酸中毒	AR	CA2	碳酸酐酶 Ⅱ

AD：常染色体显性遗传；AR 常染色体隐性遗传；XR：X 连锁隐性遗传；DR（Digenic recessive）双基因隐性遗传

⑤水平衡异常：肾性尿崩症；⑥钠钾氯平衡异常：Gitelman 综合征、Bartter 综合征、Liddle 综合征、假性醛固酮减少症 I 型、Gordon 综合征；⑦钙磷镁平衡异常：家族性低尿钙性高钙血症、肾性磷酸盐尿、家族性低镁血症合并高钙尿和肾钙沉着症（familial hypomagnesemia with hypercalciuria and nephrocalcinosis，FHHNC）；⑧酸碱平衡异常：遗传性肾小管酸中毒。本节对主要的遗传性肾小管疾病综合征进行简述。

一、遗传性范科尼（Fanconi）综合征

范科尼综合征临床表现为近端肾小管磷酸盐、葡萄糖、氨基酸及碳酸氢盐丢失过多、电解质紊乱及其引起的各种代谢性继发症，如：代谢性酸中毒、低磷血症、低钙血症、低钾血症等，有时伴有肾小管性蛋白尿、多尿、佝偻病、骨质疏松及生长发育迟缓，肾小球功能一般正常或与酸中毒不平行。范科尼综合征病因包括遗传性及获得性，可引起范科尼综合征的遗传性疾病包括 Dent 病（X 连锁隐性肾结石）、胱氨酸病、Lowe 综合征（眼脑肾综合征）、肝豆状核变性等。获得性病因包括药物（氨基糖苷、顺铂、异环磷酰胺、丙戊酸）、重金属（铅、镉、汞）、自身免疫性疾病、肿瘤等。对于遗传性范科尼综合征目前尚无有效治疗方法，需饮食及对症治疗。

二、肾性尿崩症

肾性尿崩症（nephrogenic diabetes insipidus）是指肾对精氨酸加压素（arginine vasopressin，AVP）即抗利尿激素（antidiuretic hormone，ADH）作用的抵抗，导致肾小管对水的重吸收能力障碍引起的一组临床综合征。关于尿崩症的详细介绍见第六篇第 3 章。本节主要介绍遗传性肾性尿崩症。

大约 90% 的遗传性肾性尿崩症为 X 连锁遗传，由 *AVPR2* 基因（Xq28）突变导致精氨酸加压素 V2 受体功能障碍所致。另一部分遗传性肾性尿崩症患者由 *AQP2* 基因（12q13）缺陷导致，该基因编码集合管细胞中对 ADH 敏感的水通道蛋白，这种突变存在常染色体隐性或常染色体显性两种遗传模式。其他遗传性疾病如 Bardet-Biedl 综合征、肾消耗病（肾单位肾痨）、胱氨酸尿等也可导致肾性尿崩症表现。

遗传性肾性尿崩症常于婴幼儿期起病，多数有家族史，多为男性发病。出生后即有多尿多饮，在婴幼儿期可能因表现不明显被忽略，如未及时发现，多因严重失水、高钠血症及高渗性昏迷而夭折。如能幸存，可有生长缓慢、智力迟钝。未经治疗的患者因长期大量尿液的排出，可能出现肾盂积水或巨大膀胱症。

遗传性肾性尿崩症以对症支持治疗为主。当患者出现脱水或休克情形时，需及时补液及纠正电解质平衡紊乱。对于尚不会表达饮水需求的婴儿，需注意补充水分。关于 AVPR2 拮抗剂、前列腺素受体激动剂、分泌素受体激动剂等新药尚有待进一步研究。

三、Gitelman 综合征和 Bartter 综合征

根据临床特点，肾小管处理钠钾氯离子异常的疾病可分为四大类：①低血钾血压正常的 Gitelman 综合征（GS）和 Bartter 综合征（BS）；②低血钾伴高血压的 Liddle 综合征等；③高血钾血压正常的假性醛固酮减少症 I 型等；④高血钾伴高血压的 Gordon 综合征（即假性醛固酮减少症 II 型）。

Gitelman 综合征和 Bartter 综合征是常染色体隐性遗传病（除外 5 型 Bartter 综合征为显性遗传），具有一些特征性的代谢异常，包括低钾血症、代谢性碱中毒、继发性高肾素血症及醛固酮增多。其中，Gitelman 综合征是最常见的遗传性肾小管疾病，患病率为 1/40 000，而 Bartter 综合征的患病率为 1/1 000 000。

【病因】

Gitelman 综合征和 Bartter 综合征的主要缺陷分别为远曲小管和髓袢中参与氯化钠重吸收的某一转运蛋白受损。Gitelman 综合征致病基因为 *SLC12A3*，其编码位于远曲小管的 Na$^+$-Cl$^-$协同转运体（NCCT，为噻嗪类利尿剂的靶点），基因突变导致 NCCT 的结构和（或）功能异常，从而引起肾远曲小管对钠氯重吸收障碍。Bartter 综合征可由多种基因缺陷引起，至少有 5 个亚型（表 8-7-1），涉及的离子转运蛋白包括位于髓袢升支粗段管腔膜上的 Na$^+$-K$^+$-2Cl$^-$协同转运蛋白 2（NKCC2，为袢利尿剂的靶点，由 *SLC12A1* 编码）、管腔钾通道 ROMK（*KCNJ1* 编码）、基底外侧膜氯通道 ClC-Kb（*CLCNKB* 编码）等，均可引起肾髓袢升支粗段对钠氯重吸收障碍。两者的病理生理表现与长期摄入噻嗪类利尿剂（类似 Gitelman 综合征）或袢利尿剂（类似 Bartter 综合征）病例相似。氯化钠重吸收受损导致容量不足，肾素-血管紧张素-醛固酮系统（RAAS）激活。因近端肾小管重吸收水钠减少导致远端肾小管水钠输送增加，且由于继发性醛固酮增多，均会增强集合管对钾和氢的分泌，导致低钾血症和代谢性碱中毒。

【临床表现】

多数 Gitelman 患者于青少年或成年发病，约 1/3 的患者可有明确的家族史。常见的临床症状多为非特异性，常与电解质紊乱及 RAAS 激活等有关，包括以下表现：①全身症状：肢体乏力、疲劳、运动耐量下降、口渴、多饮、嗜盐；②心血管系统：血压正常或偏低、心悸、QT 间期延长、室性心律失常；③消化系统：发作性腹痛、便秘、呕吐；④泌尿系统：多尿、夜尿、遗尿、蛋白尿（正常或轻度升高，一般为中小分子蛋白）、低钾性肾病；⑤神经-肌肉系统：头晕、眩晕、共济失调、假性脑瘤、肢体麻木、感觉异常、肌肉痉挛、抽搐、横纹肌溶解；⑥骨关节系统：关节痛、软骨钙质沉着症；⑦生长发育：发育停滞、生长迟缓、青春期延迟。

Bartter 综合征存在临床异质性，与基因突变类型及后天饮食习惯等因素均相关。1 和 2 型通常较严重，可导致妊娠期间羊水过多（由胎儿多尿导致）和早产，婴儿期存活下来的患者可发生低钾血症、代谢性碱中毒、多尿症和高钙尿症。4 型和 4b 型 Bartter 综合征存在联合缺陷，通常有产前表现和先天性听力损失。3 型 Bartter 综合征是经典型表现，与 Gitelman 综合征表现类似，两者均有肾性失钾、低氯性代谢性碱中毒、RAAS 激活但血压不高，其主要区别是发病年龄、尿钙水平、血镁水平及是否合并生长发育迟缓，详见表 8-7-2。

表 8-7-2　Gitelman 综合征与经典型 Bartter 综合征的临床表现

临床表现	Gitelman 综合征	经典型 Bartter 综合征
发病时间	青少年或成年	儿童期
低钾血症	有	有
低氯性代谢性碱中毒	有	有
高肾素活性	有	有
低镁血症	有	无
尿钙水平	降低	正常或升高
前列腺素 E 水平	正常	升高
生长发育迟缓	少见	常见

【诊断与鉴别诊断】

对于存在不明原因低钾血症、代谢性碱中毒且血压正常或偏低的患者，常怀疑存在 Gitelman 综合征或 Bartter 综合征。临床诊断主要依靠排除法，若排除了无法解释的低钾血症和代谢性碱中毒的其他更常见病因（图 8-7-4），则可临床诊断 Gitelman 综合征或 Bartter 综合征。

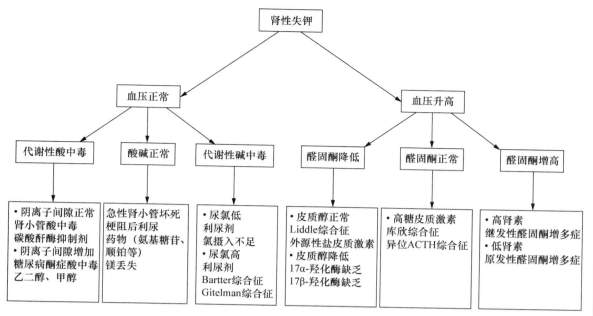

图 8-7-4　肾性失钾的鉴别诊断思路

　　可通过氯离子清除试验鉴别 Gitelman 综合征及 Bartter 综合征。由于 Gitelman 综合征患者的病变部位在远曲小管（氢氯噻嗪作用部位），故氯离子清除试验中，呋塞米能使 Gitelman 综合征患者的氯离子排泄明显增加，而氢氯噻嗪则对患者的氯离子清除影响不大，从而可以鉴别 Gitelman 综合征与 Bartter 综合征（病变部位在髓袢升支粗段，为呋塞米作用部位）。但氯离子清除试验过程较为复杂，且存在加重低血钾的风险。随着基因检测技术的不断成熟，已不推荐该试验作为常规检查。

　　所有患者均应行家系调查，并推荐在有条件的机构行基因检测以确诊。对于 Gitelman 综合征，目前世界范围内已有超过 400 个不同的 *SLC12A3* 基因致病突变被报道，我国患者中以 T60M 和 D486N 位点突变较为多见。

【治疗】

　　Gitelman 综合征及 Bartter 综合征现阶段无法根治。目前以电解质替代治疗为主，主要目的是缓解症状，提高生活质量，避免严重并发症。推荐高盐饮食、进食富含钾的食物。加强宣教，在大量出汗、腹泻或呕吐时需及时补充电解质，避免发生严重并发症。个体化及终身补钾治疗，口服氯化钾、枸橼酸钾口服液、门冬氨酸钾镁等药物，紧急情况下可静脉输注钾盐。当患者持续存在低钾血症伴有相关症状、补钾治疗效果不好或不能耐受副作用时，可考虑应用下述药物：①保钾利尿剂如螺内酯、依普利酮等，有利于减少尿钾排泄；② RAAS 抑制剂可抑制 RAAS 活化，但在低血压时慎用；③前列腺素合成酶抑制剂：有助于减少补钾药物的剂量，改善低钾相关症状，但需注意监测相关药物副作用。

　　其他可引起肾小管处理钠钾氯离子异常的疾病还包括：

　　Liddle 综合征：为常染色体显性遗传疾病，因远端肾小管及皮髓交界处集合管上皮细胞 Na^+ 通道（ENaC）的 α、β 或 γ 亚单位基因突变（*SCNN1A/B/G*）导致钠重吸收增加所致。主要特点为家族性的容量依赖性高血压、低血钾、代谢性碱中毒、血浆肾素-血管紧张素-醛固酮减低。无法根治，治疗目标是减少水钠潴留、补钾，可限盐及应用阿米洛利或氨苯蝶啶。

　　Gordon 综合征：常染色体显性遗传疾病，已知的致病基因为丝氨酸-苏氨酸激酶家族的两个成员 *WNK4* 和 *WNK1*，基因突变使得它们对远曲小管上 Na^+-Cl^- 协同转运体（NCCT）的抑制减弱，引起钠和氯的重吸收增加。主要特点为高血压、高血钾、高氯性代谢性酸中毒、血浆醛固酮和肾素水平正常或偏低，又被归为假性醛固酮减少症Ⅱ型。尿钙排出增加，骨密度往往偏低，均与 Gitelman 综合征恰恰相反，但血镁水平一般在正常范围。由于长期的酸中毒影响生长发育，患者往往身材矮小。治疗主要使用噻嗪类利尿剂，能够有效纠正高容量状态和电解质紊乱，并维持正常生长发育。

四、遗传性肾小管酸中毒

肾小管酸中毒（renal tubular acidosis，RTA）是一个临床综合征，共同的表现为阴离子间隙正常的高氯性代谢性酸中毒。RTA 具体发病机制、临床分型、诊断及治疗详见本篇第 5 章，本节主要介绍遗传性肾小管酸中毒。

遗传性远端肾小管酸中毒有常染色体显性和隐性遗传两种形式，前者是由于编码 CI^-/HCO_3^- 协同转运蛋白的基因 *SLC4A1*（位于 17q21.31）突变，后者是由于编码 H^+-ATP 酶 β1 亚单位的基因 *ATP6V1B1*（位于 2p13.3）或编码 α4 亚单位的基因 *ATP6V0A4*（位于 7q34）突变。常染色体显性遗传者发病较晚，临床表现较轻，由于肾结石发作而偶然发现。常染色体隐性遗传者婴幼儿期即起病，症状有呕吐、腹水、肾结石或肾钙化、佝偻病，且常有生长迟缓。患者同时伴有感音神经性耳聋，血清 HCO_3^- 及 K^+ 明显降低。无有效的治疗方法，多为纠正代谢异常，改善症状。

遗传性近端肾小管酸中毒主要机制为 *CA2* 基因（位于 8q21.2）突变导致Ⅱ型碳酸酐酶失活，多为常染色体隐性遗传。由于该酶在近端和远端肾小管均存在，除碳酸氢钠重吸收障碍外，一些与钠重吸收相关的物质其重吸收也受影响。主要临床表现为骨硬化、肾小管酸中毒、大脑钙化及严重的精神迟缓。肾小管酸中毒常伴低钾血症，亦可伴有范科尼综合征。尚无有效治疗药物，对症补钾及纠正酸中毒可改善症状。

第 3 节 遗传性囊肿性肾脏病

囊肿性肾脏病（cystic kidney disease）是指肾出现单个或多个囊肿的一大组疾病。囊肿性肾脏病分为遗传性和非遗传性两大类。前者根据遗传特点，分为常染色体显性、隐性和 X 连锁遗传三种；后者根据先天发育异常与否，分为先天发育异常和获得性肾囊肿（表 8-7-3）。常染色体显性遗传性多囊肾（autosomal dominant polycystic kidney disease，ADPKD）是最常见的遗传性肾脏病，常染色体隐性遗传性多囊肾（autosomal recessive polycystic kidney disease，

表 8-7-3 囊肿性肾脏病分类

遗传性	非遗传性
常染色体显性遗传	先天性发育异常
常染色体显性遗传性多囊肾	髓质海绵肾
von Hipple-Lindau 综合征（VHL 综合征）	囊肿性肾发育不良
结节性硬化症（Bourneville 病）	
髓质囊性肾病	
常染色体隐性遗传	获得性
常染色体隐性遗传性多囊肾	单纯性肾囊肿
肾消耗病（肾单位肾痨）	获得性肾囊肿病
X 连锁遗传	
口-面-指综合征 Ⅰ 型	

ARPKD）相对少见。近年来根据致病基因及遗传方式，把髓质囊性肾病等又统称为常染色体显性遗传性小管间质肾病（autosomal dominant tubulointerstitial kidney disease，ADTKD）。

一、常染色体显性遗传性多囊肾

常染色体显性遗传性多囊肾（autosomal dominant polycystic kidney disease，ADPKD）是最常见的遗传性肾脏病，发病率为 1/（500 ～ 1000），可占终末期肾脏病（end stage kidney disease，ESKD）病因的 2% ～ 5%。多数患者到成年才出现症状，故又称为成人型多囊肾（adult polycystic kidney disease，APKD）。

ADPKD 最常见致病基因有 *PKD1*（定位于 16p13.3）和 *PKD2*（4q22.1），分别约占发病人群的 85% 和 15%，另有不足 1% 与其他少数基因突变相关，如 *GANAB* 基因等。*PKD1* 和 *PKD2* 基因的蛋白产物分别为多囊蛋白 -1（polycystin-1，PC1）和多囊蛋白 -2（polycystin-2，PC2），二者在肾小管初级纤毛上形成复合体，参与调节离子跨膜运输及信号转导，对维持正常肾小管形态发生和分化起重要作用。

【临床表现】

成人型多囊肾为多系统受累的疾病，肾是其主要受累器官，表现为：①肾脏体积增大：可大于正常的 5 ～ 10 倍；②肾多发囊肿：肾内密布大小不一的囊肿（图 8-7-5）；③腰、腹局部不适、隐痛；④镜下或肉眼血尿（常呈发作性）；⑤轻度蛋白尿（< 1 g/d）和白细胞尿；⑥高血压：平均起病年龄 30 岁，50% ～ 70% 在肾功能下降之前出现；⑦肾功能损害，60 岁以上的患者约 50% 进入 ESKD；⑧并发症：常见并发症包括尿路和囊肿感染、肾结石和肾内钙化等，少见并发症包括囊肿癌变，与一般人群相比发病风险无增加。

除累及肾，常见肾外表现包括：①其他部位囊肿性病变：如多囊肝、胰腺囊肿、脾囊肿、精囊囊肿。②非囊肿性病变：腹部疝、结肠憩室、腹主动脉瘤、颅内动脉瘤、心瓣膜异常（二尖瓣脱垂或三尖瓣脱垂、主动脉瓣关闭不全等）。

【诊断】

对于有明确 ADPKD 家族史的患者，主要依靠肾脏影像学方法进行诊断。ADPKD 超声和磁共振检查诊断标准和排除标准见表 8-7-4。存在肾外囊肿有助于诊断。需注意 10% ～ 15% 的 ADPKD 患者无家族史，原因包括自发突变、镶嵌型变异、*PKD2* 轻症型、*PKD1* 的非截断突变、亲代数据不可获得等，因此对于双肾增大和双肾多发囊肿的患者即使无阳性家族史也需警

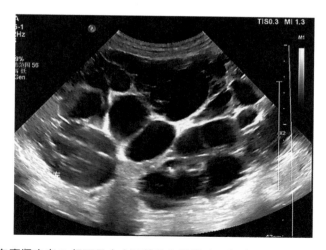

图 8-7-5　多囊肾患者 B 超可见大小不等的多发囊肿，肾脏扩大，皮髓质无明显分界

惕 ADPKD 可能。对于无 ADPKD 家族史患者，如果影像学检查结果不明确，或需要准确的诊断（如制订产前计划等），则应尽量进行基因诊断。

表 8-7-4　ADPKD 的影像学诊断及排除标准

检测方法		诊断标准	排除标准
超声	15～39 岁	单 / 双侧肾囊肿≥3 个	无
	40～59 岁	每侧肾囊肿≥2 个	每侧肾囊肿＜2 个
	≥60 岁	每侧肾囊肿≥4 个	每侧肾囊肿＜2 个
磁共振检查		肾囊肿总数≥10 个	肾囊肿总数＜5 个

ADPKD 的基因诊断主要采用长片段 PCR 联合二代测序（next-generation sequencing，NGS）技术进行检测。以下情况应进行 ADPKD 突变筛查及基因诊断：无家族史散发的 ADPKD 患者；特殊类型 ADPKD（如早期和严重 ADPKD、肾囊肿明显不对称、影像表现不典型、肾衰竭而无明显肾脏增大、家庭成员病情差异显著）；胚胎植入前遗传诊断等。

ADPKD 患者诊断明确后，应对患者的肾功能、肾外受累情况和并发症进行评估，明确有无需要外科干预的并发症，如：囊肿出血、感染、结石所致的剧烈腰痛，囊肿出血破入后腹膜引起的大出血，反复发作及迁延不愈的囊肿感染，危及生命的颅内动脉瘤（直径大于 10 mm）等；其次要对患者家系进行细致的家族史调查和遗传咨询，必要时应对 ADPKD 家系成员进行基因诊断，达到症状前和产前诊断。

【鉴别诊断】

ADPKD 应与其他囊肿性肾脏疾病鉴别（表 8-7-3），患者年龄、遗传病家族史及遗传方式、相关临床表现都有助于鉴别诊断。

非遗传性囊肿性肾脏病：①单纯性肾囊肿：成人常见的良性病变，囊肿数量随着年龄增长而增加，通常不影响肾功能及肾脏大小，极少需要治疗。②获得性肾囊肿病：常见于 ESKD 尤其是维持性透析患者，通常没有 ADPKD 家族史且双侧肾脏偏小或正常。

先天性囊肿性肾脏病：①髓质海绵肾：特征是集合管畸形扩张引起弥漫性肾髓质囊肿，通常无症状或表现为反复肾结石伴肾钙质沉着，常为影像学检查偶然发现，长期预后佳。②囊肿性肾发育不良：指无功能性肾脏发育不良伴多个囊肿，一般常规产前筛查中检出，多为单侧病变，而对侧肾则往往代偿性增生肥大。

其他遗传性囊肿性肾脏病：①常染色体隐性遗传性多囊肾（ARPKD）：多为婴幼儿起病，常出现先天性肝纤维化，多无肾外囊肿表现。② Bourneville 病：又名结节性硬化症（tuberous sclerosis complex，TSC），亦为常染色体显性遗传，表现为多器官系统的多发良性错构瘤，可累及肾、脑、眼、心脏、肺、肝和皮肤。③ Lindau 综合征：又名 von Hippel-Lindau 综合征（VHL 综合征），亦为常染色体显性遗传，临床表现为肾及其他脏器的多种良性或恶性肿瘤，可出现视网膜血管瘤、小脑和脊髓血管母细胞瘤、肾细胞癌等。

【治疗与预后】

目前 ADPKD 的治疗原则包括保护肾功能，延缓 ADPKD 进展，缓解肾脏相关症状，治疗肾外并发症及终末期肾病的治疗。

基本肾脏保护治疗：控制高血压［18～50 岁，eGFR＞60 ml/（min·1.73 m^2），血压应≤110/75 mmHg；其他患者≤130/85 mmHg］、饮食治疗（低盐饮食、热量限制、蛋白及磷摄入限制等）、足量饮水（尿渗透浓度应≤280 mmol/L）、控制体重、控制血脂、纠正酸中毒等。

近年来，几项大型临床随机对照试验表明，血管加压素 2 受体（V2R）拮抗剂托伐普坦

（tolvaptan）能抑制 ADPKD 患者肾囊肿生长，延缓肾功能恶化，在一些国家已批准该药用于治疗快速进展型成年 ADPKD 患者，但需充分权衡托伐普坦治疗的疗效、副作用及费用。其他旨在抑制囊肿生长的药物，如：生长抑素（somatostatin）类似物、mTOR 抑制剂（雷帕霉素）、酪氨酸激酶抑制剂等疗效和副作用尚未明确，尚有待进一步临床研究。

缓解肾脏相关症状及治疗肾外并发症：积极防治尿路感染和结石；避免剧烈活动和腹部创伤，对症止痛等。肾外并发症的治疗包括监测及制订颅内动脉瘤治疗方案，多囊肝的外科干预等。如已进入终末期肾脏病（ESKD）阶段，则治疗原则同非 ADPKD 患者，包括选择合适的肾替代治疗方式、纠正肾性贫血等。

多种因素影响 ADPKD 患者的预后，包括基因型、性别、年龄、发病时间、高血压、血尿、蛋白尿、尿路感染、肾脏及囊肿大小等。此外，症前和产前的基因诊断对于患者的遗传咨询，提高患者的生活质量及优生、优育具有重要意义。

二、常染色体隐性遗传性多囊肾

常染色体隐性遗传性多囊肾（autosomal recessive polycystic kidney disease，ARPKD）临床较罕见，发病率为 1/（6000 ～ 12 000），一般在婴儿期即有明显的临床表现，故既往又称为婴儿型多囊肾（infantile polycystic kidney disease，infantile PKD）。

绝大多数 ARPKD 患者（95%）由位于 6p12 的 *PKHD1*（polycystic kidney and hepatic disease 1）基因变异所致，该基因编码的纤维囊蛋白（fibrocystin）分布于肾皮质和髓质集合管及髓袢升支粗段的原纤毛，以及肝内胆管的上皮细胞中，病变特征是肾集合管扩张和先天性肝纤维化。由于父母双方均携带 ARPKD 的遗传基因才有可能使子女发病，因此家族史常不明确。

【临床表现】

ARPKD 临床表现多样，症状可出现在围生期、新生儿期、婴儿期、青少年期甚至成年后。①胎儿期：表现为母体羊水过少，胎儿膀胱空虚，肾脏体积增大、回声增强，常因患儿肾脏体积巨大而难产。②新生儿期：除肾脏增大外，患儿常伴有肾衰竭和肺发育不良导致的呼吸衰竭，30% ～ 50% 患儿在出生后数小时至数天内死于呼吸衰竭或肾衰竭。③婴儿期：约 2/3 的 ARPKD 患儿会在出生后 1 个月内发生高血压，且通常难以控制，可导致心脏肥大、心力衰竭和中枢神经系统并发症。患儿总是存在肝脏受累，表现为胆管发育不全、先天性肝纤维化和肝内胆管扩张。④青少年期：对于存活的患者，肾功能逐渐恶化，约一半 ARPKD 患者会在儿童期因 ESKD 而需要肾替代治疗，肾衰竭常导致儿童生长迟缓、贫血及肾性骨病。⑤成年期：部分成年患者保持正常肾功能，但随着年龄增长，肝脏症状和体征逐渐明显，包括肝脾大、门脉高压、脾功能亢进、肝内胆管扩张等。

【诊断要点】

ARPKD 的诊断主要依靠临床表现、常染色体隐性遗传规律和影像学检查。超声检查表现为两肾增大，轮廓模糊，皮髓质回声增强，集合系统界限不清。因常染色体显性遗传性多囊肾（ADPKD）在婴幼儿时亦可出现囊肿，伴发高血压和肾功能不全，故需与 ARPKD 相鉴别：ADPKD 通常比 ARPKD 发病晚；ADPKD 是一种全身性疾病，囊肿不仅存在于肾，也存在于其他器官（肝、胰腺、精囊等），并且有非囊肿性异常（腹部疝、结肠憩室、腹主动脉瘤、颅内动脉瘤、心瓣膜异常等）；而在 ADPKD 中很少观察到先天性肝纤维化。

【治疗与预后】

目前 ARPKD 的治疗以对症处理为主，没有根治疾病的有效措施或药物。对于已发现相关突变的家族，可以行产前遗传筛查。ARPKD 的预后取决于肾和肝受累的程度，新生儿期发病的严重肾受累患者死亡率最高，能度过婴儿期的患者预后相对较好，50%～80%的患者存活期超过15年。随着年龄增长，肾功能逐渐受损，肝脏系统症状加重，尚缺乏长期存活的统计资料。

三、常染色体显性遗传性小管间质肾病

常染色体显性遗传性小管间质肾病（autosomal dominant tubulointerstitial kidney disease，ADTKD）包括一组以肾小管间质病变为主、无肾小球受累、肾功能进行性下降的遗传性疾病。既往曾命名为家族性青少年高尿酸血症性肾病、髓质囊性肾病（medullary cystic kidney disease，MCKD）等，但后来发现大多数病例无肾髓质囊肿表现。目前改善全球肾脏病预后组织（KDIGO）建议摒弃髓质囊性肾病这一术语，并依据该组疾病的致病基因及遗传方式，将其统称为ADTKD。

ADTKD根据致病基因分为以下几类：① ADTKD-*UMOD*：由编码尿调蛋白（uromodulin，即Tamm-Horsfall蛋白）的*UMOD*基因突变所致，是最常见的ADTKD亚型，约占70%；② ADTKD-*MUC1*：由编码黏蛋白-1（mucin-1）的*MUC1*基因突变所致，约占ADTKD的30%；③ ADTKD-*REN*：由编码肾素（renin）的*REN*基因突变所致，相对少见，约占5%；④其他亚型：如ADTKD-*HNF1B*，由编码肝细胞核因子1β（hepatocyte nuclear factor 1β）的*HNF1B*基因突变所致。新近发现的致病基因还包括*SEC61A1*等。

【临床表现】

ADTKD的常见临床特征：①常染色体显性遗传，患者双亲之一可有慢性肾脏病（chronic kidney disease，CKD）临床表现。②可有夜尿增多、儿童期遗尿等肾小管浓缩功能受累表现。③无明显血尿（尿沉渣无明显异常），没有或仅有轻微的蛋白尿。早年无严重高血压。④肾功能进行性下降，肾功能受损通常出现在青少年期，而ESKD的发病差异很大，通常20～70岁之间。⑤无可导致肾小管间质病的用药史。⑥超声：肾脏大小正常或偏小，可能发现髓质囊肿，但大多数病例无该病变。⑦肾脏病理：常无特征性病变，光镜可见小管萎缩、间质纤维化，免疫荧光通常无免疫复合物或补体沉积。

除了进展性CKD，不同类型的ADTKD也有一些特殊表现：① ADTKD-*UMOD*：痛风早期发作，有时甚至出现在青少年期。② ADTKD-*MUC1*：可有痛风、高尿酸表现，但痛风为晚期表现，且高尿酸血症与肾功能不全程度相符。③ ADTKD-*REN*：可早期出现高尿酸血症、痛风，可有血压偏低、CKD发病前的儿童期贫血以及轻度高钾血症。④ ADTKD-*HNF1B*：可有肾外脏器受累，如青少年发病的成年型糖尿病（maturity-onset diabetes of the young，MODY）等。

【诊断与鉴别诊断】

根据相关临床表现（不明原因肾功能下降、尿沉渣无明显异常），尤其是有早发高尿酸血症/痛风、CKD家族史的患者，应考虑ADTKD可能，基因检测可确诊。主要需与其他原因导致的小管间质肾病相鉴别，需注意无家族史不能除外ADTKD诊断。若影像学检查发现髓质囊肿，则鉴别诊断包括累及肾髓质的其他肾脏病，如肾消耗病（肾单位肾痨）、获得性肾囊肿等。

【治疗】

本病无特效治疗，应控制可导致CKD进展的危险因素（高血压、糖尿病、肥胖、吸烟）等，避免NSAIDs类药物，每年监测肾功能变化。对症支持包括治疗痛风及降尿酸等。如进展至终末期肾脏病，可考虑肾移植，通常不会复发。

（周绪杰　张　宏）

尿路感染

尿路感染（urinary tract infection，UTI）简称尿感，是指病原体在尿路中生长、繁殖而引起的感染性疾病。病原体可包括细菌、真菌、支原体、衣原体、病毒等。本章主要叙述由细菌（不包括结核）引起的尿路感染。

尿路感染的分类：根据感染发生部位可分为上尿路感染和下尿路感染，前者主要为肾盂肾炎，后者主要为膀胱炎；根据患者的基础疾病，可分为复杂性和非复杂性（单纯性）尿感。复杂性尿感指患者同时伴有尿路功能性或结构性异常或免疫功能低下（表 8-8-1）。非复杂性尿感主要发生在无泌尿生殖系统异常的女性，多数为膀胱炎，偶尔可为急性肾盂肾炎。男性很少发生非复杂性尿感，如发生尿感，应检查是否为复杂性尿感；根据发作频次，分为初发或孤立发作尿感和反复发作尿感。反复发作尿感指一年发作至少 3 次以上或 6 个月发作 2 次以上。反复发作可为复发或再感染。复发时可检出相同病原体，多发生于停药 2 周内。再感染时病原体通常不相同，多发生在停药 2 周以后；如仅尿病原体检查阳性，但无临床症状称为无症状性菌尿。对于尿感患者，了解感染部位，是否反复发作，是否有复杂感染的危险因素，有无尿感的症状，对治疗及预后判断有重要意义。

表 8-8-1　复杂性尿路感染的危险因素

结构性尿路梗阻	结石 先天异常 尿路狭窄 前列腺增大 肿瘤 外源性梗阻
功能性梗阻	神经源性膀胱（糖尿病，截瘫等） 膀胱输尿管反流 怀孕
泌尿道介入	放置导尿管 放置输尿管支架 膀胱镜
先天性疾病	多囊肾 髓质海绵肾 肾钙化
免疫抑制	肾移植等

【病因与发病机制】

（一）病原微生物

革兰氏阴性杆菌为尿感最常见致病菌，其中以大肠埃希菌最为常见，占非复杂性尿感的 75% ～ 90%，其次为克雷伯杆菌、变形杆菌、柠檬酸杆菌属等。5% ～ 15% 的尿感由革兰氏阳性细菌引起，主要是肠球菌和凝固酶阴性的葡萄球菌。无症状性菌尿、非复杂性尿感或首次发生的尿感以大肠埃希菌最常见。医院内感染、复杂性或复发性尿感、尿路器械使用或膀胱导管后发生的尿感，则多为肠球菌、变形杆菌、克雷伯杆菌和铜绿假单胞菌所致。其中变形杆菌常见于伴有尿路结石者，铜绿假单胞菌多见于尿路器械检查或导尿患者，金黄色葡萄球菌则常见于血源性尿感。腺病毒可以在儿童和一些年轻人中引起急性出血性膀胱炎，甚至引起流行。此外，结核分枝杆菌、衣原体、真菌等也可导致尿感。近年来，由于抗生素和免疫抑制剂的广泛应用，革兰氏阳性菌和真菌性尿感增多，耐药甚至耐多药现象呈增加趋势。

（二）发病机制

1. 感染途径

（1）上行感染：病原菌经由尿道上行至膀胱，甚至输尿管、肾盂引起的感染称为上行感染，约占尿感的 95%。正常情况下阴道前庭和尿道口周围定居着少量肠道菌群，但并不致病。某些因素如性生活、尿路梗阻、医源性操作、生殖器感染等可导致上行感染的发生。

（2）血行感染：指病原菌通过血运到达肾脏和尿路其他部位引起的感染。此种感染途径少见，不足 2%。多发生于患有慢性疾病或接受免疫抑制剂治疗的患者。常见的病原菌有金黄色葡萄球菌、沙门菌属、假单胞菌属和白色念珠菌属等。

（3）直接感染：泌尿系统周围器官、组织发生感染时，病原菌偶可直接侵入泌尿系统导致感染。

（4）淋巴道感染：盆腔和下腹部的器官感染时，病原菌可从淋巴道感染泌尿系统，但罕见。

2. 机体防御功能

正常情况下，进入膀胱的细菌很快被清除，是否发生尿感与细菌的数量、毒力和机体的防御功能有关。机体的防御机制包括：①排尿的冲刷作用；②尿道和膀胱黏膜的抗菌能力；③尿液中 Tamm-Hosfall 蛋白、高浓度尿素、高渗透压和低 pH 值等；④前列腺分泌物中含有的抗菌成分；⑤感染出现后，白细胞很快进入膀胱上皮组织和尿液中，起清除细菌的作用；⑥输尿管膀胱连接处的活瓣具有防止尿液、细菌进入输尿管的功能；⑦女性阴道的乳酸杆菌菌群对限制致病病原体的繁殖有重要作用。

3. 易感因素

（1）尿路梗阻：任何妨碍尿液自由流出的因素，如结石、前列腺增生、狭窄、肿瘤等均可导致尿液积聚，细菌不易被冲洗清除，而在局部大量繁殖引起感染。尿路梗阻合并感染可使肾组织结构快速破坏，因此及时解除梗阻非常重要。

（2）膀胱输尿管反流：输尿管壁内段及膀胱开口处的黏膜形成阻止尿液从膀胱输尿管口反流至输尿管的屏障，当其功能或结构异常时可使尿液从膀胱逆流到输尿管，甚至肾盂，导致细菌在局部定植，发生感染。

（3）机体免疫力低下：如长期使用免疫抑制剂、糖尿病、长期卧床、严重的慢性病和艾滋病等。女性糖尿病患者尿感、无症状性菌尿的发病率较无糖尿病者增加 2～3 倍。

（4）神经源性膀胱：支配膀胱的神经功能障碍，如脊髓损伤、糖尿病、多发性硬化等疾病，因长时间的尿液潴留和（或）应用导尿管引流尿液导致感染。

（5）妊娠：2%～8% 妊娠妇女可发生尿感，与孕期输尿管蠕动功能减弱、暂时性膀胱-输尿管活瓣关闭不全及妊娠后期子宫增大致尿液引流不畅有关。

（6）性别和性活动：女性尿道较短（约 4 cm）而宽，距离肛门较近，开口于阴唇下方是女性容易发生尿感的重要因素。性生活时可将尿道口周围的细菌挤压入膀胱引起尿感。避孕药的主要成分壬苯聚醇可破坏阴道正常微生物环境而增加细菌尿的发生。前列腺增生导致的尿路梗阻是中老年男性尿感的一个重要原因。包茎、包皮过长是男性尿感的诱发因素。

（7）医源性因素：导尿或留置导尿管、膀胱镜和输尿管镜检查、逆行性尿路造影等可致尿路黏膜损伤，如将细菌带入泌尿道，易引发尿感。据文献报道，即使严格消毒，单次导尿后，尿感发生率为 1%～2%，留置导尿管 1 天感染发生率约 50%，超过 3 天者，感染发生率可达 90% 以上。

（8）泌尿系统结构异常：如肾发育不良、肾盂及输尿管畸形、移植肾、多囊肾等，也是尿感的易感因素。

（9）遗传因素：越来越多的证据表明，宿主的基因影响尿感的易感性。反复发作尿感的妇女中，有尿感家族史的显著多于对照组，这类患者由于阴道和尿道黏膜细胞具有特异的、更多数目可与大肠埃希菌结合的受体，结合大肠埃希菌的数量是非反复发作尿感妇女的 3 倍。另外，编码 Toll 样受体、IL-8 受体等宿主应答基因的突变也与尿感反复发作有关。

4. 细菌的致病力　细胞的致病力是决定能否引起尿感，是导致症状性尿感还是无症状性尿感，膀胱炎还是肾盂肾炎的重要因素。并不是所有大肠埃希菌菌株都可引起症状性尿感。能引起侵入性、有症状尿感的大肠埃希菌通常表达高水平的表面黏附素，后者与尿道上皮细胞上的相应受体结合。病原体附着于膀胱或肾脏后激活机体固有免疫反应，释放细胞因子，如白介素 6 和白介素 8，并募集白细胞，导致脓尿以及局部或全身症状。致病性大肠埃希菌还可产生溶血素、铁载体等对人体杀菌作用具有抵抗能力的物质。

【流行病学】

尿感是最常见的细菌感染性疾病之一。1 ～ 50 岁人群中，女性尿感发病率明显高于男性。一半以上的女性一生中至少有过一次症状性尿感，每年 2% ～ 10% 的女性患至少发生一次尿感，其中 20% ～ 30% 患者尿感反复发作。成年男性，除非伴有泌尿生殖系统异常等易感因素，极少发生尿感，但 65 岁以上男性尿感明显增加，几乎与女性相近，主要与前列腺肥大或前列腺炎有关。婴儿中，因男性先天性尿路异常发生率高于女性，故尿感的发病率高。伴有泌尿生殖系统异常或免疫低下等危险因素的患者，尿感的发生率明显增加。患糖尿病的女性比无糖尿病女性尿感的发生率高 2 ～ 3 倍。如同时有膀胱功能异常、尿流受阻等因素时，尿感的危险性进一步增加。

【病理解剖】

急性膀胱炎的病理变化主要表现为膀胱黏膜血管扩张、充血、上皮细胞肿胀、黏膜下组织充血、水肿及炎症细胞浸润，重者可有点状或片状出血，甚至黏膜溃疡。

急性肾盂肾炎可单侧或双侧肾脏受累，表现为肾盂、肾盏黏膜局灶或广泛的充血、水肿，表面有脓性分泌物，黏膜下可有细小脓肿，在肾乳头可见大小不一、尖端指向肾乳头、基底伸向肾皮质的楔形炎症病灶。病灶内可见不同程度的肾小管上皮细胞肿胀、坏死、脱落，肾小管腔中有白细胞管型、脓性分泌物。肾间质水肿、白细胞浸润和小脓肿形成。炎症剧烈时可有广泛性出血，较大的炎症病灶愈合后局部形成瘢痕。肾小球一般无形态学改变。合并有尿路梗阻者，炎症范围常广泛。

慢性肾盂肾炎双侧肾脏病变常不一致，肾脏体积缩小，表面不光滑，有肾盂、肾盏粘连，变形，肾乳头瘢痕形成，肾小管萎缩及肾间质淋巴-单核细胞浸润等慢性炎症表现。

【临床表现】

（一）膀胱炎

占尿感的 60% 以上，分为急性单纯性膀胱炎和反复发作性膀胱炎。主要表现为尿频、尿急、尿痛（尿路刺激征）。可有耻骨上方疼痛或压痛，部分患者出现排尿困难。尿液常混浊，约 30% 出现血尿。一般无全身感染症状。致病菌多为大肠埃希菌，占 75% 以上。

（二）肾盂肾炎

1. 急性肾盂肾炎　可发生于各年龄段，育龄女性最多见。临床表现与感染程度有关，通常起病较急。

（1）全身症状：发热、寒战、头痛、全身酸痛、恶心、呕吐等，体温多在 38.0℃以上，多为弛张热，也可呈稽留热或间歇热。部分患者出现革兰氏阴性杆菌菌血症。

（2）泌尿系统症状：尿频、尿急、尿痛、排尿困难等。部分患者泌尿系统症状不典型或缺如。

（3）腰痛：腰痛程度不一，多为钝痛或酸痛。体检时可发现肋脊角或输尿管点压痛和（或）肾区叩击痛。

2. 慢性肾盂肾炎　临床表现较为复杂，全身及泌尿系统局部表现可不典型，有时仅表现为无症状性菌尿。半数以上患者可有急性肾盂肾炎病史，后出现程度不同的低热、间歇性尿频、排尿不适、腰部酸痛及肾小管功能受损表现，如夜尿增多、低比重尿等。肾盂肾炎一般不发展至慢性肾功能不全，但如合并尿路梗阻，且病情持续可发展为慢性肾衰竭。急性发作时患者症状明显，类似急性肾盂肾炎。

（三）无症状性菌尿

无症状性菌尿是指患者有真性菌尿，而无尿感症状，可由症状性尿感演变而来或无急性尿感病史。20～40岁女性无症状性菌尿的发病率低于5%，而老年女性及男性发病率为40%～50%。致病菌多为大肠埃希菌，患者可长期无症状，尿常规可无明显异常或白细胞增加，但尿培养有真性菌尿。

（四）复杂性尿感

在伴有泌尿系统结构/功能异常（包括异物），或免疫功能低下的患者中发生的尿感。复杂性尿感显著增加治疗失败的风险，增加疾病的严重性。患者的临床表现可多样，从轻度的泌尿系统症状，到膀胱炎、肾盂肾炎，严重的可导致菌血症、败血症。

（五）导管相关性尿感

导管相关性尿感是指留置导尿管或先前48 h内留置导尿管者发生的感染。导管相关性尿感极为常见。导管上生物膜的形成为细菌定植和繁殖提供了条件，是其重要的发病机制。全身应用抗生素、膀胱冲洗、局部应用消毒剂等均不能将其清除，最有效的减少导管相关性尿感的方式是避免不必要的导尿管留置，并尽早拔出导尿管。

【并发症】

尿感如能及时治疗，并发症很少，但伴有糖尿病和（或）存在复杂因素的肾盂肾炎未及时治疗或治疗不当可出现下列并发症。

1. 肾乳头坏死　指肾乳头及其邻近肾髓质缺血性坏死，常发生于伴有糖尿病或尿路梗阻的肾盂肾炎，为其严重并发症。主要表现为寒战、高热、剧烈腰痛或腹痛和血尿等，可同时伴发革兰氏阴性杆菌败血症和（或）急性肾衰竭。当有坏死组织脱落从尿中排出，阻塞输尿管时可发生肾绞痛。静脉肾盂造影（intravenous pyelography，IVP）可见肾乳头区有特征性"环形征"。

2. 肾周围脓肿　为严重肾盂肾炎直接扩展而致，多伴有糖尿病、尿路结石等易感因素。致病菌常为革兰氏阴性杆菌，尤其是大肠埃希菌。除原有症状加剧外，常出现明显的单侧腰痛，且在向健侧弯腰时疼痛加剧。超声、X线腹部平片、CT、MRI等检查有助于诊断。治疗主要是加强抗感染治疗和（或）局部切开引流。

【实验室与其他检查】

（一）尿液检查

1. 常规检查　有白细胞尿、血尿、蛋白尿。尿沉渣镜检白细胞＞5/HP称为白细胞尿，几乎所有尿感都有白细胞尿，对尿感诊断意义较大；部分尿感患者有镜下血尿，少数急性膀胱炎患者可出现肉眼血尿；蛋白尿多为阴性至微量。尿中发现白细胞管型提示肾盂肾炎。

2. 白细胞排泄率　准确留取3 h尿液，立即进行尿白细胞计数，所得白细胞计数按每小时折算，正常人白细胞计数＜2×10^5/h，白细胞计数＞3×10^5/h为阳性，介于（2～3）×10^5/h

为可疑阳性。

3. 细菌学检查

（1）涂片细菌检查：未离心新鲜中段尿沉渣涂片，若平均每高倍镜视野下可见 1 个以上细菌，提示尿感。本法设备简单、操作方便，检出率达 80% ～ 90%，可初步确定是杆菌或球菌、是革兰氏阴性还是革兰氏阳性细菌，对及时选择抗生素有重要参考价值。

（2）细菌培养：尿细菌培养对诊断尿感有重要价值。可采用清洁中段尿、导尿及膀胱穿刺尿进行细菌培养。细菌培养菌落数≥ 10^5 CFU/ml（菌落形成单位/毫升），为有意义菌尿。如临床上无尿感症状，则要求做两次中段尿培养，细菌培养菌落数均≥ 10^5 CFU/ml，且为同一菌种，可诊断为尿感；在有典型膀胱炎症状的妇女，中段尿培养大肠埃希菌、腐生葡萄球菌 ≥ 10^2 CFU/ml，也支持尿感诊断。耻骨上膀胱穿刺尿细菌定性培养有细菌生长，即为真性菌尿。

尿细菌定量培养可出现假阳性或假阴性结果。假阳性主要见于：①中段尿收集不规范，标本被污染；②尿标本在室温下存放超过 1 h 才进行接种；③检验技术错误等。假阴性主要原因为：①近 7 天内使用过抗生素；②尿液在膀胱内停留时间不足；③收集中段尿时，消毒药混入尿标本内；④饮水过多，尿液被稀释；⑤感染灶排菌呈间歇性等。

4. 硝酸盐还原试验　大肠埃希菌等革兰氏阴性细菌含硝酸盐还原酶，可使尿中的硝酸盐还原为亚硝酸盐，此法对诊断尿感有很高的特异性，但敏感性较差。该试验需要尿中有一定量硝酸盐存在，同时需要尿液在膀胱内有足够的停留时间，否则易出现假阴性。革兰氏阳性菌不含硝酸还原酶，所以为阴性。该方法可作为尿感的过筛试验。

5. 白细胞酯酶试验　中性粒细胞可产生白细胞酯酶，该试验可检测尿中是否存在中性粒细胞，包括已经被破坏的中性粒细胞。

（二）血液检查

1. 血常规　急性肾盂肾炎时血白细胞常升高，中性粒细胞增多，核左移。红细胞沉降率（血沉）可增快。

2. 肾功能　慢性肾盂肾炎肾功能受损时可出现肾小球滤过率下降，血肌酐升高等。

（三）影像学检查

影像学检查包括 B 超、X 线腹平片、CT、静脉肾盂造影（IVP）、排尿期膀胱输尿管反流造影、逆行性肾盂造影等，目的是了解尿路情况，及时发现有无尿路结石、梗阻、反流、畸形等导致尿感反复发作的因素。尿感急性期不宜做静脉肾盂造影，可做 B 超检查。对于反复发作的尿感或急性尿感治疗 7 ～ 10 天无效的女性应行影像学检查。男性患者无论首发还是复发，在排除前列腺炎和前列腺肥大之后均应行尿路影像学检查以排除尿路解剖和功能异常。

【诊断】

有尿感的症状和体征，如尿路刺激征（尿频、尿痛、尿急），耻骨上方疼痛和压痛，发热，腰部疼痛或叩击痛等，尿细菌培养菌落数均≥ 10^5 CFU/ml，即可诊断尿感。如尿细菌培养菌落数不能达到上述指标，但可满足下列一项指标时，也可帮助诊断：①硝酸盐还原试验和（或）白细胞酯酶阳性；②白细胞尿（脓尿）；③未离心新鲜尿液革兰氏染色发现病原体，且一次尿细菌培养菌落数均≥ 10^3 CFU/ml。

对于留置导尿管的患者出现典型的尿感症状、体征，且无其他原因可以解释，尿标本细菌培养菌落数＞ 10^3 CFU/ml 时，应考虑导管相关性尿感的诊断。

1. 尿感的定位诊断

（1）根据临床表现定位：下尿路感染（膀胱炎），常以尿路刺激征为突出表现，一般少有发热、腰痛等。上尿路感染（肾盂肾炎）常有发热、寒战，甚至出现毒血症症状，伴明显腰痛，输尿管点和（或）肋脊点压痛、肾区叩击痛等，伴或不伴尿路刺激征。

（2）根据实验室检查定位：出现下列情况提示上尿路感染，膀胱冲洗后尿培养阳性；尿沉渣镜检有白细胞管型，并排除间质性肾炎、狼疮性肾炎等疾病；肾小管功能不全的表现。

2. 复杂性尿感　伴有泌尿道结构／功能异常（包括异物）或免疫功能低下的患者发生尿感。对治疗反应差或反复发作的尿感，应检查是否为复杂性尿感。

3. 无症状性菌尿　患者无尿感症状，两次尿细菌培养菌落数均 $\geqslant 10^5$ CFU/ml，均为同一菌种。

4. 慢性肾盂肾炎的诊断　除反复发作尿感病史之外，尚需结合影像学及肾脏功能检查。

（1）肾外形凹凸不平，且双肾大小不等。

（2）静脉肾盂造影可见肾盂、肾盏变形，缩窄。

（3）持续性肾小管功能损害。

具备上述第（1）、（2）条的任何一项再加第（3）条可诊断慢性肾盂肾炎。

【鉴别诊断】

不典型尿感要与下列疾病鉴别。

1. 尿道综合征　常见于女性，患者有尿频、尿急、尿痛及排尿不适等尿路刺激症状，但多次检查均无真性菌尿。部分可能由于逼尿肌与膀胱括约肌功能不协调、妇科或肛周疾病、神经焦虑等引起，也可能是衣原体等非细菌感染造成的。

2. 肾结核　本病膀胱刺激症状更为明显，一般抗生素治疗无效，尿沉渣可找到抗酸杆菌，尿培养结核分枝杆菌阳性，而普通细菌培养为阴性。尿结核分枝杆菌 DNA 的 PCR 检测、尿结核菌素 IgG 测定等快速诊断方法已逐渐用于临床，但尚需改进和完善。IVP 可发现肾实质虫蚀样缺损等表现。部分患者伴有肾外结核，抗结核治疗有效，可资鉴别。但要注意肾结核常可能与尿感并存，尿感经抗生素治疗后，仍残留有尿感症状或尿沉渣异常者，应高度注意肾结核的可能性。

3. 慢性肾小球肾炎　慢性肾盂肾炎当出现肾功能减退、高血压时应与慢性肾小球肾炎相鉴别。后者多为双侧肾脏受累，且肾小球功能受损较肾小管功能受损突出，并常有较明确的蛋白尿、血尿和水肿病史；而前者常有尿路刺激征，细菌学检查阳性，影像学检查可表现为双肾不对称性缩小。

【治疗】

（一）一般治疗

急性期注意休息，多饮水，勤排尿。尿路感染反复发作者应积极寻找病因，及时去除诱发因素。

（二）抗感染治疗

用药原则：①根据尿感的位置，是否存在复杂性尿感的因素选择抗生素的种类、剂量及疗程。②选用致病菌敏感的抗生素。无病原学结果前，一般首选对革兰阴性杆菌有效的抗生素，尤其是首发尿感。治疗 3 天症状无改善，应按药敏结果调整用药。③选择在尿和肾内浓度高的抗生素。④选用肾毒性小、副作用少的抗生素。⑤单一药物治疗失败、严重感染、混合感染、耐药菌株出现时应联合用药。

1. 急性膀胱炎　对女性非复杂性膀胱炎，SMZ-TMP（800 mg/160 mg 2 次／日，3 天）、呋喃妥因（50 mg 每 8 h 5 ~ 7 天）、磷霉素（3 g 单剂）被推荐为一线药物。这些药物效果较好，对正常菌群的影响相对小。但由于细菌耐药不断出现，且各地区可能有差别，应根据当地细菌的耐药情况选择药物。其他药物，如阿莫西林、头孢菌素类、喹诺酮类也可以选用，疗程一般 3 ~ 7 天。不推荐喹诺酮类中的莫西沙星，因为该药不能在尿中达到有效浓度。

停服抗生素 7 天后，需进行尿细菌定量培养。如结果阴性表示急性细菌性膀胱炎已治愈；如仍有真性菌尿，应继续给予 2 周抗生素治疗。

2. 肾盂肾炎　首次发生的急性肾盂肾炎的致病菌 80% 为大肠埃希菌，在留取尿细菌检查标本后应立即开始治疗，首选对革兰氏阴性杆菌有效的药物。72 h 显效者无需换药，否则应按药敏结果更改抗生素。

（1）病情较轻者：可在门诊口服药物治疗，疗程 10 ～ 14 天。常用药物有喹诺酮类（如氧氟沙星 0.2 g，2 次 / 日；环丙沙星 0.25 g，2 次 / 日或左氧氟沙星）、半合成青霉素类（如阿莫西林 0.5 g，3 次 / 日）、头孢菌素类（如头孢呋辛 0.25 g，2 次 / 日）等。治疗 14 天后，通常 90% 可治愈。如尿菌仍阳性，应参考药敏试验选用有效抗生素继续治疗 4 ～ 6 周。

（2）严重感染全身中毒症状明显者：需住院治疗，静脉给药。常用药物，如氨苄西林 1.0 ～ 2.0 g，每 4 h 一次；头孢噻肟钠 2.0 g，每 8 h 一次；头孢曲松钠 1.0 ～ 2.0 g，每 12 h 一次；左氧氟沙星 0.2 g，每 12 h 一次。必要时联合用药。氨基糖苷类抗生素肾毒性大，应慎用。经过上述治疗若好转，可于热退后继续用药 3 天再改为口服抗生素，完成 2 周疗程。治疗 72 h 无好转，应按药敏结果更换抗生素，疗程不少于 2 周。经此治疗，仍有持续发热者，应注意肾盂肾炎并发症，如肾盂积脓、肾周脓肿、感染中毒症等。

慢性肾盂肾炎治疗的关键是积极寻找并去除易感因素。急性发作时治疗同急性肾盂肾炎。

3. 反复发作尿感　包括再感染和复发。

（1）再感染：多数病例有尿感症状，治疗方法与首次发作相同。对半年内发生 2 次以上者，可用长程低剂量抑菌治疗，即每晚临睡前排尿后服用小剂量抗生素 1 次，如复方磺胺甲唑 1 ～ 2 片或呋喃妥因 50 ～ 100 mg 或氧氟沙星 200 mg，每 7 ～ 10 天更换药物一次，连用半年。

（2）复发：复发且为肾盂肾炎者，特别是复杂性肾盂肾炎，在去除诱发因素（如结石、梗阻、尿路异常等）的基础上，应按药敏结果选择强有力的杀菌性抗生素，疗程不少于 6 周。反复发作者，给予长程低剂量抑菌疗法。

4. 复杂性尿感　因基础疾病不同，感染的部位、细菌种类和疾病的严重程度不一样，因此需要个体化对待，同时尽量根据尿培养结果选择用药。如采用经验治疗，48 ～ 72 h 后应对疗效进行评估，根据尿培养结果调整用药。同时积极治疗基础疾病。

5. 无症状性菌尿　是否治疗目前有争议，一般认为不需治疗，但有下述情况者应予治疗：①妊娠期无症状性菌尿；②学龄前儿童无症状性菌尿；③肾移植、尿路梗阻及其他尿路有复杂情况者。根据药敏结果选择有效抗生素，主张短疗程用药。

6. 妊娠期尿感　宜选用毒性小的抗菌药物，如阿莫西林、呋喃妥因或头孢菌素类等。孕妇的急性膀胱炎治疗时间一般为 3 ～ 7 天。孕妇急性肾盂肾炎应静脉滴注抗生素治疗，可用半合成广谱青霉素或第三代头孢菌素，疗程为 2 周。反复发生尿感者，可用呋喃妥因行长程低剂量抑菌治疗。

（三）疗效评定

1. 治愈　症状消失，尿菌阴性，疗程结束后 2 周、6 周复查尿菌仍阴性。

2. 治疗失败　治疗后尿菌仍阳性，或治疗后尿菌阴性，但 2 周或 6 周复查尿菌转为阳性，且为同一种菌株。

【预防】

（1）多饮水、勤排尿，是最有效的预防方法。

（2）注意会阴部清洁。

（3）尽量避免尿路器械的使用，必须应用时，严格无菌操作。

（4）如必须留置导尿管，前 3 天给予抗生素可延迟尿感的发生。

（5）与性生活有关的尿感，应于性交后立即排尿，并口服一次常用量抗生素。

（郝传明）

第 9 章

急性肾损伤

【概念】

急性肾损伤（acute kidney injury，AKI）并非某种特定的疾病，而是由各种不同原因引起肾滤过功能短期内（数小时至数天内）急性减退而导致的临床综合征。实验室检查以血尿素氮和（或）血肌酐上升为特征，常伴有尿量的减少。临床表现与代谢废物蓄积及体液潴留有关，常见容量超负荷、电解质紊乱、酸中毒等，严重时需要透析治疗。

AKI 是涉及各科的常见危重综合征。全球估计每年约有 1330 万 AKI 患者，发达国家中综合医院住院患者 AKI 的发病率为 6.4% ~ 18.5%。我国综合医院住院患者 AKI 发病率约为 2.03%，全国每年约 290 万住院患者罹患 AKI。住院患者如果发生 AKI，死亡风险将显著升高，发生 AKI 的入住重症监护室患者住院死亡率可超过 50%。

急性肾损伤既往曾被称为急性肾衰竭，2005 年以来，肾脏病专业及危重症医学专业提出了 AKI 的概念，代表肾滤过功能从急性轻度减退至完全丧失的全部过程，其核心目的是早期诊断、早期治疗 AKI，从而改善预后。AKI 诊断与分期标准经过数次修订，目前通用的标准是 2012 年改善全球肾脏病预后组织（The Kidney Disease：Improving Global Outcomes，KDIGO）制定的，AKI 定义为：48 h 内血清肌酐上升 ≥ 26.5 μmol/L（0.3 mg/dl），或 7 天内血清肌酐升至 ≥ 1.5 倍基线值，或连续 6 h 尿量 < 0.5 ml/（kg·h），其急性肾损伤的分期标准见表 8-9-1。

表 8-9-1　急性肾损伤的分期

分期	血清肌酐	尿量
1	升高达基础值的 1.5 ~ 1.9 倍； 或增高 ≥ 0.3 mg/dl（26.5 μmol/L）	< 0.5 ml/（kg·h），持续 6 ~ 12 h
2	升高达基础值的 2.0 ~ 2.9 倍	< 0.5 ml/（kg·h），持续 ≥ 12 h
3	升高达基础值的 3.0 倍； 或升高达 ≥ 4.0 mg/dl（353.6 μmol/L）； 或开始肾替代治疗； 或年龄 < 18 岁的患者，肾小球滤过率下降至 < 35 ml/（min·1.73 m²）	< 0.3 ml/（kg·h），持续 ≥ 24 h； 或无尿 ≥ 12 h

虽然 AKI 诊断与分期标准几经修订，但仍存在一定的局限性：① AKI 诊断依赖于血肌酐短期内的变化，但血肌酐水平受尿液排出、产生速度和分布状态等多种因素影响，而且 AKI 是一个不稳定状态，且肾脏有一定储备功能，因此血肌酐不能准确、及时地反映肾小球滤过水平。②尽管 AKI 诊断及分期定义被用于各种病因导致的 AKI，但它更适用于急性肾小管坏死，而对肾小球疾病引起的 AKI 则不够合适。有鉴于此，2012 年 KDIGO 提出了急性肾脏病（acute kidney disease，AKD）的概念来涵盖那些达不到 AKI 诊断标准的各种急性肾脏疾病，该诊断标准如下：符合急性肾损伤定义，或 3 个月内：肾小球滤过率（glomerular filtration rate，GFR）< 60 ml/（min·1.73 m²），或 GFR 降低 ≥ 35%，或血肌酐增加 > 50%。2017 年国际急性透析质量倡议组织（Acute Dialysis Quality Initiative，ADQI）发布了共识，建议将急性肾

脏病定义为暴露于急性肾损伤各类病因事件后，持续达 7 ~ 90 天的急性或亚急性肾功能损害和（或）丧失。该共识对急性肾脏病的结局也进行了定义，包括痊愈、急性肾损伤复发、急性肾脏病进展和（或）死亡，其中急性肾脏病持续 90 天以上者则为慢性肾脏病（chronic kidney disease，CKD）。急性肾损伤与急性肾脏病应视作彼此相关的连续性整体。急性肾脏病概念的提出，提示对那些急性肾损伤后肾功能不能在 7 天内恢复的患者以及肾损伤表现不能满足急性肾损伤抑或慢性肾脏病诊断的患者应给予充分重视。

【病因与发病机制】

根据肾损伤是在医院外或医院内发生，AKI 可分为社区获得性和医院获得性。社区获得性 AKI 的常见病因包括血容量不足、肾毒素及尿路梗阻等；医院获得性 AKI 的常见病因为肾毒性药物以及各种危重症等。AKI 是危重症患者的常见合并症，往往作为危重症患者多器官功能障碍综合征的表现之一，是患者院内死亡的独立危险因素。各种危重症疾病中，AKI 最常见于脓毒症，其他疾病状态包括低血容量，大型手术，严重心、肝、肺等重要器官疾病，创伤，烧伤，急性重症胰腺炎等。

根据发病机制，AKI 分为肾前性、肾性和肾后性三大类，即广义的 AKI；而狭义的 AKI 仅指急性肾小管坏死，后文将有专文论述。下面对广义 AKI 的三类病因分别论述。

（一）肾前性急性肾损伤

又称肾前性氮质血症，是由于有效血容量不足、肾血管收缩等原因使肾血流量下降、肾小球内静水压不足，从而引起肾小球滤过功能急性下降，占全部 AKI 的 40% ~ 55%，是最常见的 AKI 类型。

常见肾前性病因包括：血容量不足，如失血、腹泻、利尿等导致细胞外液丢失，以及烧伤、肾病综合征等导致的细胞外液重新分布；各种原因导致的心排血量减少；脓毒症等引起外周血管扩张；药物导致的肾血管收缩 / 扩张失衡等。非甾体抗炎药可抑制前列腺素产生及其对入球小动脉的舒张作用，血管紧张素转化酶抑制剂和血管紧张素受体阻滞剂可抑制出球小动脉的收缩，NSAIDs 类药物与血管紧张素转化酶抑制剂（ACEI）或血管紧张素 II 受体阻滞剂（ARB）类药物联合应用，特别是存在基础肾脏低灌注状态时（如双侧肾动脉狭窄），肾前性 AKI 的发生风险显著升高。

肾前性 AKI 未发生肾实质组织破坏，及时改善血流灌注可使肾功能快速恢复。如不及时去除病因，造成严重或持续的肾脏低灌注，则会引起急性肾小管坏死（acute tubular necrosis，ATN），从而发生肾性 AKI。

（二）肾性急性肾损伤

又称肾实质性 AKI。是由于肾实质结构发生急性病变所导致的急性肾功能减退。占 AKI 的 28% ~ 50%。依据病变部位的不同。分为以下几类：①肾小球和肾微血管疾病：包括各种急进性肾小球肾炎、急性感染后肾小球肾炎、血栓性微血管病等。②肾小管坏死：各种缺血性、肾毒性因素导致肾小管上皮细胞发生急性损伤、坏死，是最常见的肾性 AKI。后文有详细论述。③肾间质疾病：常见原因为药物、感染、自身免疫性疾病、肿瘤细胞浸润等。④肾血管疾病：肾动脉粥样硬化斑块、血栓形成、主动脉夹层、大动脉炎、肾静脉血栓形成等。

（三）肾后性急性肾损伤

由于尿路梗阻导致的急性肾功能减退，可发生于肾盂至尿道的任何部位。占 AKI 的 5% ~ 10%。最常见的梗阻部位为膀胱颈部，可由前列腺疾病引起机械性梗阻，或者由于抗胆碱能药物、神经源性膀胱等导致功能性梗阻。双侧输尿管梗阻、单肾患者或者慢性肾功能不全患者发生的单侧输尿管梗阻均可引起肾后性 AKI。输尿管梗阻的原因可来自管腔内（例如输尿管纤维化狭窄、结石、肿瘤、血块、脱落组织块），亦可由管腔外病变压迫导致梗阻（包括腹腔肿瘤、肿大淋巴结、腹膜后纤维化）。尿路梗阻时，尿路内反向压力传导至肾小球囊腔，可引起 GFR 下降，发生肾后性 AKI。

尿路梗阻多有典型的影像学表现，诊断比较容易，且大部分肾后性梗阻可以经过干预永久或暂时性解除，从而使肾功能好转。因此，对于 AKI 患者应该常规排查肾后性因素，及早明确诊断，避免长时间梗阻导致肾实质损伤。

【诊断与鉴别诊断】

急性肾损伤的诊断和鉴别诊断包括以下 4 个方面。

1. 鉴别是急性肾损伤抑或慢性肾衰竭　对于任何肾功能不全的患者都应该首先鉴别是急性或者慢性。鉴别要点有：①病史：如有慢性肾脏病史，长期有蛋白尿、血尿，或平时有多尿、夜尿增多，则倾向于慢性肾衰竭，但应注意慢性肾衰竭基础上发生 AKI 的可能性；如果有明确导致 AKI 的病因，短期内血肌酐迅速升高或出现少尿、无尿，则可确立 AKI 的诊断。②肾脏体积：如 B 超显示双肾缩小、实质变薄则支持慢性肾衰竭；肾脏体积增大多为 AKI，但要注意糖尿病肾病、肾淀粉样变性、多囊肾、多发性骨髓瘤即使发生慢性肾衰竭肾脏体积也往往不缩小甚至增大；肾脏体积在正常范围则难以辨别。③指甲肌酐：指甲由甲根部生长至顶端甲缘大约需要 3 个半月，因此可以通过甲缘肌酐来估算 3～4 个月前的水平，因此如果指甲肌酐升高则支持慢性肾衰竭的诊断。④实验室检查：慢性肾衰竭多表现为贫血、高磷、低钙血症以及甲状旁腺激素升高，但是 AKI 时也可以出现上述异常，因此这些指标鉴别 AKI 和慢性肾衰竭并不可靠。⑤如果通过上述要点仍难以鉴别，必要时需行肾活检。

2. 急性肾损伤的病因判断　诊断 AKI 后要尽快明确病因。任何 AKI 患者都应首先评估肾脏的灌注状态及尿路情况，一定要除外了肾前性与肾后性因素，才可以考虑单纯肾性 AKI 的诊断。

（1）肾前性 AKI：需要与缺血导致的急性肾小管坏死相鉴别，因为两者的病因学相同，区别在于是否发生肾的器质性损伤。详细询问有无引起血容量不足的诱因对于鉴别诊断有重要意义。肾前性 AKI 时，肾脏血流灌注减低，而肾小管功能未受损，由于流经肾小管的原尿减少，速率减慢，对尿素氮、水、钠的重吸收相对增加，引起血尿素氮升高，尿量减少，尿钠排泄相对少及尿比重、尿渗透压相对高，这些特点有助于鉴别肾前性 AKI 与急性肾小管坏死（表 8-9-2）。需要注意的是，这些指标可能受到一些因素影响，例如，服用利尿剂的肾前性 AKI 患者，因利尿剂的利钠作用，钠排泄分数（fractional excretion of sodium，FENa）可 > 1%；肾后性因素时，血尿素氮 / 血肌酐也可升高，因此，需要结合多种检查指标及病史、症状、查体综合判断。

表 8-9-2　急性肾小管坏死和肾前性急性肾损伤的鉴别诊断

	急性肾小管坏死	肾前性急性肾损伤
尿常规	少量尿蛋白，尿沉渣可见肾小管上皮细胞、管型	正常
尿比重	< 1.010	> 1.020
尿渗透压（mOsm/kg·H_2O）	< 350	> 500
尿肌酐（mg/dl）/ 血肌酐（mg/dl）	< 20	> 40
血尿素氮 / 血肌酐（mg/dl）	< 10～15	> 20
尿钠（mmol/L）	> 40	< 20
尿钠排泄分数（FENa，%）	> 1	< 1
肾衰竭指数（mmol/L）	> 1	< 1
尿低分子量蛋白	升高	不升高
尿酶	升高	不升高

钠排泄分数（%）=（尿钠 × 血肌酐）/（血钠 × 尿肌酐）×100%；肾衰竭指数＝尿钠 /（尿肌酐 / 血肌酐）

（2）肾后性 AKI：主要临床特点如下：①有导致尿路梗阻的器质性或功能性疾病；②突发无尿、无尿与多尿交替出现，常可伴有肾绞痛；③尿液检查一般没有明显异常或者表现为正常形态红细胞尿，影像学检查可发现双侧肾盂、输尿管扩张。

3. 肾脏病变的定位诊断　对于肾性 AKI 要进一步判断病变发生在肾小球、肾小管、肾间质或者肾血管。肾小球或微血管性 AKI 临床表现为急性肾炎综合征，尿检表现为变形红细胞尿和肾小球源性蛋白尿。急性肾小管坏死和急性间质性肾炎往往有明确的诱因，尿检多无明显蛋白尿及红细胞尿，而表现为明显的肾小管功能受损，包括低比重尿、肾性糖尿、氨基酸尿、肾小管源性蛋白尿、尿酶升高，以及肾小管酸化功能异常。肾脏大血管病变往往有相应的影像学异常。判断病变定位的同时必须对具体疾病做出诊断，例如感染后肾炎、狼疮性肾炎、药物过敏性急性间质性肾炎、血栓性微血管病等，需要结合临床（病史、症状、体检、尿检、特殊化验和检查）与肾脏病理并经过综合分析进行判断。

4. 并发症诊断　对于 AKI 患者要全面评估是否发生并发症。要特别关注水、电解质酸碱平衡紊乱，感染，其他重要脏器功能以及营养状态，及时处理，以避免发生威胁生命的严重疾病状态。

【**辅助检查**】

1. 尿液检查　可辅助判断病因和病变定位。例如尿比重升高、尿蛋白阴性、尿沉渣镜检无明显异常，提示肾前性 AKI。尿比重降低、尿沉渣镜检发现肾小管上皮细胞、上皮细胞管型、棕色颗粒管型，提示急性肾小管坏死。

2. 生化检查　监测血肌酐和尿素水平，有助于早期诊断 AKI 和及时发现重症患者。对于 AKI 患者，需监测血电解质和碳酸氢根水平，及时发现和处理电解质酸碱平衡紊乱。

3. 其他化验检查　病情需要时，需行血液系统、自身抗体、补体、感染等相关检查，以辅助判断病因及疾病严重程度。

4. 影像学检查　超声对于 AKI 的诊断和鉴别诊断非常重要。可判断肾脏大小、结构，辅助鉴别急、慢性肾损伤，并筛查是否存在肾后性 AKI（泌尿系统梗阻）。

5. 肾活检　肾前性、肾后性 AKI 和临床表现典型的急性肾小管坏死及药物过敏性急性间质性肾炎，一般不需行肾活检。AKI 的肾活检指征包括：①临床怀疑重症肾小球疾病导致 AKI；②临床表现符合急性肾小管坏死，但是少尿期超过 2 周；③怀疑药物过敏性急性间质性肾炎，但临床证据不充分；④有慢性肾脏病的患者，肾功能恶化速度与基础肾脏病的发展规律不符；⑤ AKI 原因不明或无法用单一疾病解释的 AKI。

【**早期识别 AKI 的标志物**】

血肌酐并非反映肾功能下降的敏感指标，而现有估测 GFR 的公式也不适合在血肌酐不稳定的情况下使用。因此，早期识别 AKI 的新型生物学标志物成为研究热点。目前已经广泛用于临床的标志物是胱抑素 C（Cystatin C），它是半胱氨酸蛋白酶抑制剂，体内有核细胞均可产生，分子量 13 KD，可经肾小球自由滤过，被肾小管完全重吸收后分解，不被肾小管分泌，用于 GFR 评价时优于血清肌酐。AKI 时血胱抑素 C 早于血清肌酐升高 1 ～ 2 天，但目前其诊断 AKI 的阈值尚不统一。

其他比较有前景的生物学标志物包括以下几类：

（1）近端肾小管损伤相关蛋白：①中性粒细胞明胶酶相关脂质运载蛋白（neutrophil gelatinase-associated lipocalin，NGAL）：在人类许多组织中低表达，AKI 时近端肾小管显著高表达并从尿液中排出。尿 NGAL 水平在 AKI 发生 2 ～ 3 h 后即可升高，6 h 达高峰，是早期发现 AKI 的敏感指标。但在尿路感染、脓毒症时尿 NGAL 排出亦增加，需要注意鉴别。②肾脏损伤分子 -1（kidney injury molecule 1，KIM-1）：正常肾组织不表达，AKI 时近曲小管细胞高表达并脱落于尿中，尿 KIM-1 在 AKI 发生后 6 ～ 12 h 上升，比血肌酐升高提早 2 ～ 3 天。而且肾脏以外其他组织器官损伤均不引起尿 KIM-1 明显升高，因此尿 KIM-1 升高对于识别肾脏损伤的特异性最高，并且可以鉴别肾前性 AKI 与急性肾小管坏死。③肝脂肪酸结合蛋白（liver-type fatty acid-binding protein，L-FABP）：主要由肝产生，亦表达于人近端小管细胞，参与游离脂肪酸在肾小管内的代谢，AKI 时作为内源性抗氧化剂在肾小管缺氧 / 再氧化过程中起保护作用，尿 L-FABP 水平与肾小管间质损伤严重程度密切相关。

（2）炎症因子：白细胞介素 -18（IL-18）表达于单核巨噬细胞、树突状细胞和肾小管上皮细胞，在许多器官炎症反应和缺血性损伤中起重要作用。AKI 后主要在近端小管产生，参与 AKI 的病理生理过程，在血肌酐升高之前 24 ～ 48 h 尿 IL-18 即可升高。

（3）细胞周期阻滞蛋白：胰岛素样生长蛋白结合因子 7（insulin like growth factor binding protein 7，IGFBP-7）和金属蛋白酶组织抑制剂 -2（tissue inhibitor of metalloproteinases 2，TIMP-2）。二者均可由肾小管上皮细胞表达，病理生理功能推测为介导 DNA 损伤时 G1 期细胞周期阻滞，防止细胞在 DNA 受损的情况下分裂，在 AKI 时表达显著升高，可能与应激反应和肾脏保护有关。美国食品药品监督管理局 2014 年已批准将 IGFBP-7 和 TIMP-2 的尿液浓度乘积（又称为 NephroCheck）用于预测严重 AKI 的发生（KDIGO 2 期和 3 期），但强调诊断或预测 AKI 不应局限于此检测。

上述标志物对于早期诊断 AKI 更有优势，但缺乏大样本、多中心的临床试验验证，没有形成统一的检测评价体系，尚未广泛应用于临床。此外，一些学者提出使用电子预警系统识别早期 AKI 或可能发生 AKI 的高危患者，但其临床应用还有待进一步研究探讨。

【急性肾小管坏死】

急性肾小管坏死是最常见的肾性 AKI，狭义的 AKI 即指急性肾小管坏死。

（一）ATN 的病因及发病机制

ATN 的病因主要有缺血性因素和肾毒性因素两大类。

（1）缺血性：正常肾脏皮质血流丰富、氧分压高，而髓质血流少、氧分压低，但耗氧量相对高。而且，当肾灌注压降低时，肾皮质可通过自身调节来维持血流量相对恒定，但髓质却缺乏这种机制，因此髓质更易缺氧。由于皮髓质交界部的血管主要向肾小管供氧及提供营养物质，所以该部位缺血会引起肾小管损伤，尤其对耗氧量较大的近曲小管直段和髓袢升支厚壁段影响显著。前述引起肾前性 AKI 的各种因素如未能及时去除，肾组织持续缺血、缺氧，会发生肾小管细胞损伤和坏死。

（2）肾毒性：肾脏血流丰富，占心排血量的 20% ～ 25%，因而药物易达到肾脏，肾小管上皮细胞含有多种酶类和离子通道，参与药物吸收和代谢，药物易在肾小管上皮细胞内外聚集。肾髓质可使尿液浓缩，使得药物及其代谢产物在该部位浓度更高，肾小管、肾间质暴露于高浓度的肾毒性物质中，因此肾对毒性物质高度敏感。肾毒性物质可分为外源性或内源性，前者最常见为肾毒性药物，此外还有化学毒素、生物毒素以及感染相关（微生物或代谢）毒素（表 8-9-3），内源性肾毒性物质包括肌红蛋白、血红蛋白、尿酸结晶、钙盐（草酸钙、磷酸钙）结晶、骨髓瘤轻链等。

临床上仅部分 ATN 患者存在较为明确的单一病因，如横纹肌溶解或某种肾毒性药物导致的 ATN。多数 ATN 发生在多种因素综合作用的基础上，一方面，患者本身具有易感因素：如高龄，贫血，营养不良，肿瘤，慢性肾脏病，严重心、肺、肝疾病，糖尿病等；另一方面，存在一种或多种导致 ATN 的病因，如脓毒症、失血、脱水、循环障碍、手术、创伤、烧伤、应用造影剂、潜在肾毒性药物等，需要仔细排查。

（二）肾脏病理表现

光镜下，肾小球无明显病变，肾小管上皮刷毛缘脱落、细胞扁平、管腔扩张。常见细胞重

表 8-9-3　引起急性肾小管坏死的常见外源性肾毒性物质

类型	名称
肾毒性药物	
抗微生物药	
氨基糖苷类	庆大霉素、卡那霉素、阿米卡星、妥布霉素、链霉素等
多肽类	多黏菌素 B、万古霉素等
头孢类	头孢菌素（Ⅰ代、Ⅱ代）等
磺胺类	磺胺嘧啶等
抗结核药	利福平、卷曲霉素等
抗真菌药	两性霉素 B、灰黄霉素等
抗病毒药	阿昔洛韦、更昔洛韦、西多福韦、茚地那韦、替诺福韦等
免疫抑制药	环孢素、他克莫司等
抗肿瘤化疗药	顺铂、卡铂、丝裂霉素、甲氨蝶呤、秋水仙碱、依他尼酸钠等
水溶性造影剂	泛碘酸盐、泛碘酸、泛影葡胺等
麻醉药	甲氧氟烷、氟甲氧氟烷、恩氟烷、苯丙胺、海洛因等
中药	斑蝥、蟾酥、雄黄、生草乌、生白附子、含马兜铃酸中药等
其他	磷酸盐泻药等
农药或灭鼠药	有机磷农药、杀虫剂、灭鼠药（如毒鼠强）等
重金属或化学毒素	汞、镉、砷、铬、锂、铅、金、银、铜、钛等
	一氧化碳、氯化汞、氰化物、四氯化碳、甲醇、乙醇、二甘醇、氯仿、酚、苯、甲苯等
生物毒素	鱼胆、毒蕈、蛇毒、蝎毒、蜘蛛毒、蜂毒等
微生物或代谢毒素	金黄色葡萄球菌、革兰氏阴性杆菌、军团菌、汉坦病毒等

度空泡和（或）颗粒变性，弥漫性或多灶状细胞崩解、脱落，裸基底膜形成。损伤严重时可见肾小管基底膜断裂（病理图片见二维码数字资源 8-9-1）。脱落的肾小管上皮细胞、细胞碎片、刷毛缘成分与 Tamm-Horsfall 糖蛋白结合在一起，在远端肾小管腔内形成经典的泥棕色颗粒管型，可能导致管腔堵塞。肾间质常见水肿，伴有灶性淋巴细胞和单核细胞浸润。

数字资源
8-9-1

　　ATN 绝大多数为近端肾小管损伤。在近端肾小管的 S1、S2、S3 段中，缺血性 ATN 主要累及 S3 段，即位于皮髓质交界部位的近端肾小管，其原因为该节段肾小管由直小动脉供血，处于相对乏氧状态，对于缺血耐受性差。肾毒性 ATN 则主要累及 S1、S2 段，即位于肾皮质部的近端肾小管，因其为重吸收功能最为活跃的肾小管节段，并且具有多种药物转运相关蛋白，故而药物及其代谢产物以及其他肾毒性物质在肾小管上皮细胞内浓度增高，进而产生细胞毒性。

　　部分特定的病因可具有特征性表现：例如，磺胺类或阿昔洛韦引起的 ATN 易在肾小管观察到沉淀和结晶；氨基糖苷类药物引起的 ATN 电镜下可在肾小管上皮细胞内观察到髓样小体（含磷脂的溶酶体）。

（三）临床表现

　　急性肾小管坏死根据临床经过可分为起始期、维持期和恢复期。起始期常存在急性肾小管坏死的病因，如低血压、脓毒症、肾毒素，但尚无实质性损伤。如能及时去除病因，AKI 往往可以预防。否则，随着肾小管上皮细胞出现明显损伤，进入维持期。维持期 GFR 明显降低，常出现尿量变化等一系列症状（详见下述）。此期如能及时去除病因并予以合适的支持治疗，随着肾小管的修复，可进入恢复期。恢复期 GFR 逐渐升高，少尿者尿量逐渐增多甚至多尿。与 GFR 相比，肾小管上皮细胞功能恢复相对慢，常需数月才能恢复，部分患者遗留不同程度的肾脏结构和功能损伤，进入慢性肾脏病阶段。少数患者由于病因难以去除或肾脏损伤严重，GFR 持续下降不恢复，进入终末期肾脏病阶段。ATN 的具体表现如下：

　　（1）尿量变化：根据病程中尿量是否减少可分为少尿性和非少尿性 ATN。经典的少尿性

ATN 根据其临床经过分为少尿（或无尿）期、多尿期和恢复期三个期。少尿性 ATN 患者在致病因素作用后数小时或数日尿量明显减少达少尿（< 400 ml/d）甚至无尿（< 100 ml/d）。少尿期一般持续 1 ～ 2 周，也可长达 3 ～ 4 周甚至数月。如果肾脏修复良好，少尿期后尿量增加，典型患者可以出现多尿期，尿量达 4000 ～ 6000 ml/d，多尿期一般持续 1 ～ 3 周，尿量逐渐恢复正常，进入恢复期。然而，近年来由于 ATN 的病因谱趋于复杂化、肾毒性药物所占比例增多、老年患者增多以及早期应用利尿剂等原因，表现为上述典型临床经过的少尿性 ATN 病例明显减少。非少尿性 ATN 患者尿量可正常、轻度减少（通常 > 500 ml/d），甚至增多。非少尿性 ATN 通常较少尿性 ATN 临床表现轻，并发症发生率相对低。

（2）氮质血症：血清肌酐和尿素氮水平明显升高。如果每日血尿素氮升高 > 10.1 mmol/L（> 30 mg/dl）和（或）血清肌酐升高 > 176.8 μmol/L（> 2 mg/dl）和（或）血钾升高 > 1.0 mmol/L 和（或）HCO_3^- 下降 > 2 mmol/L，称为高分解型急性肾小管坏死，主要见于严重感染、大面积烧伤、广泛组织创伤等严重疾病状态，往往病情危重，进展快速，死亡率很高。

（3）水、电解质及酸碱平衡紊乱

1）水钠潴留：急性肾小管坏死患者，特别是少尿性急性肾小管坏死患者，极易发生水钠潴留，引起高血压、急性肺水肿，甚至脑水肿。

2）高钾血症：是急性肾小管坏死患者最严重和常见的并发症。可引起恶性心律失常甚至心室颤动、心脏停搏、呼吸肌麻痹等，是少尿期的首位死因。

3）代谢性酸中毒：急性肾小管坏死时肾小球滤过率降低致使酸性物质在体内蓄积，血 HCO_3^- 有不同程度降低。在高分解型急性肾小管坏死时可发生严重的代谢性酸中毒，患者出现恶心、呕吐、呼吸深大、低血压以至休克、嗜睡、昏迷。

4）其他代谢紊乱：常见有高磷血症、低钙血症、高镁血症。

（4）并发症：①感染：是急性肾小管坏死最常见的并发症，是导致患者死亡的主要原因之一，在老年人及营养不良患者更为多见。常见的感染部位依次为肺、泌尿道、腹腔、手术部位、全身。动静脉留置导管是病原体感染和扩散的重要途径。②各器官系统受累表现：老年人、少尿性和高分解型急性肾小管坏死患者更易发生多器官系统功能异常。心血管系统表现常见为高血压、心力衰竭、心律失常，亦可见心包炎、低血压以至休克；神经系统表现常有头痛、嗜睡、意识模糊、抽搐、癫痫等；消化系统表现常见厌食、恶心、呕吐、肠梗阻以及腹痛，重症急性肾小管坏死患者常发生应激性溃疡，导致上消化道出血，有时出血严重可危及生命；呼吸系统表现多发生肺水肿、肺部感染，导致低氧血症甚至呼吸衰竭，需要机械通气的急性肾小管坏死患者死亡率可高达 80%；血液系统表现常见贫血、白细胞升高、血小板功能缺陷和出血倾向。③营养和代谢异常：包括不同程度的营养不良和应激性高血糖。

其他病因导致的 AKI 尽管病程不同，且伴有各自原发病的表现，但与肾功能下降相关的临床表现及其他器官系统的并发症与 ATN 类似，不再另述。

【治疗】

1. 非透析治疗 AKI 并非单一疾病，不同病因的 AKI 治疗方法也不同。总体原则及措施如下：

（1）严密监护，早期诊断：识别 AKI 的高风险人群，对这些患者采取预防措施，纠正可逆的危险因素（如低血容量、贫血、低蛋白血症等），严密监测肾功能（血肌酐、尿量、尿液标志物），以早期发现和诊断 AKI。发生 AKI 的患者，应根据肾功能及时调整治疗药物的剂量。

（2）去除可逆病因：主要措施包括：①及时停止影响肾血流灌注和肾毒性的药物。②评估容量和循环灌注情况，维持血流动力学稳定，保证肾脏灌注。③评估尿路引流情况，以避免发生持续性梗阻。④继发于肾小球肾炎、血管炎、急性过敏性间质性肾炎的 AKI 应根据病情需要及时给予激素和（或）免疫抑制剂治疗。

容量管理对 AKI 患者非常重要。一方面，部分 AKI 患者存在低血容量状态，是 AKI 发病或进展的病因；另一方面，少尿或无尿 AKI 患者往往容量负荷过重，可出现肺水肿、急性左心衰竭，甚至危及生命。因此要认真评估患者的循环灌注情况（如血压、外周静脉充盈、肢端血液供应、水肿、心肺体征等），严密监测血流动力学指标（如平均动脉压、中心静脉压等）并及时予以纠正。容量不足（非失血性休克）患者应首选等张晶体液扩容治疗；肝功能衰竭患者、烧伤患者可应用胶体液；由于潜在的肾毒性，应慎用羟乙基淀粉、右旋糖酐。存在容量负荷过重、肺水肿、急性左心衰竭的患者，可应用袢利尿剂，以连续静滴或缓慢推注为宜。袢利尿剂有助于维持体液平衡、纠正高钾血症和高钙血症，然而没有证据显示利尿剂能够预防、减轻 AKI，或降低死亡率，因此不推荐应用利尿剂预防 AKI。除纠正容量负荷外，也不建议应用利尿剂治疗 AKI。既往认为小剂量多巴胺可改善肾脏灌注，然而其对 AKI 的预防作用未获循证医学证据支持，不推荐应用。

（3）营养支持：AKI 任何分期的患者总能量摄入应为 20 ～ 30 kcal/（kg·d），能量供给应由碳水化合物（3 ～ 5 g/kg，最高 7 g/kg）和脂肪（0.8 ～ 1.0 g/kg）组成。尽管 AKI 患者的最佳蛋白质补充量尚不明确，但考虑到营养不良增加重症 AKI 患者的死亡率，因此不能将限制蛋白质补充作为降低血清尿素氮的手段。非高分解、不需要透析的 AKI 患者摄入蛋白质应为 0.8 ～ 1.0 g/（kg·d），而需要透析治疗的患者为 1.0 ～ 1.5 g/（kg·d）。考虑到连续性肾替代治疗过程中可能丢失氨基酸以及高分解状态时蛋白加速分解，此两类患者蛋白质摄入最高可达 1.7 g/（kg·d）。营养支持应优先使用胃肠内方式。

（4）纠正电解质及酸碱平衡紊乱：一旦发现高钾血症要紧急处理：停用含钾药物及可引起血钾升高的药物（如 RAAS 阻滞剂、潴钾利尿剂）、避免高钾食物、避免输库存血；应用 10% 葡萄糖酸钙（10 ～ 20 ml 静脉缓慢注射）拮抗钾对心肌的毒性作用；输注 5% 碳酸氢钠（200 ～ 250 ml）纠正代谢性酸中毒促进钾向细胞内转运、输注高糖溶液和胰岛素促使糖原合成和钾离子转移至细胞内；应用排钾利尿剂以及口服降钾树脂等；如药物治疗效果不佳需要透析治疗。AKI 时常出现阴离子间隙增大的代谢性酸中毒，轻度无需特殊处理；如果血清 HCO_3^- 浓度 < 15 mmol/L 或动脉血 pH < 7.2，应静脉补充碳酸氢钠并监测血气。严重代谢性酸中毒需要透析治疗。

（5）防治感染：要提高对感染的警惕性，加强各种导管和有创通路的护理，避免长期卧床，避免误吸导致肺部感染，预防褥疮发生，密切观察临床征象和血象改变。如有感染发生，及时采样、应用广谱抗生素经验性治疗，并根据培养和药敏试验结果及时调整治疗。

2. 肾替代治疗 急性肾损伤时，由于肾功能在短期内快速下降，机体难以充分代偿，因此肾替代治疗的指征与终末期肾脏病时有很大不同，其意义不仅在于肾替代，也在于支持治疗。当患者出现威胁生命的高钾血症、肺水肿、严重的代谢性酸中毒和尿毒症并发症时，应紧急开始肾替代治疗。需要注意的是，评估 AKI 患者是否需要开始透析，不应只根据尿素氮和血清肌酐的水平，还需综合评估临床情况。例如，在脓毒症需清除炎症介质时，合并充血性心力衰竭时，为保证营养支持、液体复苏而同时需清除过多水分时，即使尿素氮和血清肌酐并不很高，也有肾替代治疗的必要。

肾替代治疗的时机、模式、剂量尚不明确。常用的模式是连续性肾替代治疗和间歇性肾替代治疗。对血流动力学不稳定、急性脑损伤或其他原因导致颅内压增高、脑水肿的患者，建议使用连续性肾替代治疗，高剂量［35 ml/（kg·h）或 45 ml/（kg·h）］和低剂量连续性肾替代治疗［20 ml/（kg·h）］孰优孰劣，研究结果并不一致，现有指南推荐目标置换液流量 20 ～ 25 ml/（kg·h），为保证达到这一目标，实际操作中处方剂量应酌情设置更高一些。实行间歇性肾替代治疗时，需要监测尿素清除率（urea reduction ratio，URR）或尿素的清除指数（Kt/V），并根据结果调整透析剂量，以保证透析充分性。

（徐大民　杨　莉）

第10章 慢性肾脏病

慢性肾脏病（chronic kidney disease，CKD）是各种肾脏疾病进展的共同转归。综合各国流行病学研究显示，CKD 患病率为 10% ～ 14%。据 2012 年数据，我国慢性肾脏病总患病率为 10.8%，据此估计我国现有成年 CKD 患者 1.2 亿。对于 CKD 的定义，目前公认为各种原因导致出现肾脏损伤标志物，具体包括下面一种或多种表现：白蛋白尿、尿沉渣异常、肾小管病变导致电解质或其他异常、组织病理学异常、影像学异常、有肾移植史；或者肾小球滤过率（glomerularfiltration rate，GFR）＜ 60 ml/（min · 1.73 m²）而无论有无肾脏损害。需要说明的是，"对健康产生影响"旨在强调并非所有肾脏结构或功能异常都会对个体健康产生影响，需个体化诊断。

慢性肾功能不全代表 CKD 中 GFR 下降至失代偿期以下的患者群体（表 8-10-1），主要为 CKD 4 ～ 5 期，是各种 CKD 持续进展的共同结局，也是 CKD 的终末阶段。尿毒症（uremia）指慢性肾脏病的晚期，大致相当于 CKD5 期。终末期肾脏病（end stage kidney disease，ESKD）与尿毒症的概念类似，是指 GFR ＜ 15 ml/（min · 1.73 m²）的患者。

表 8-10-1　**CKD 基于 GFR 分期**

分期	描述	GRF ml/（min · 1.73 m²）
G1	正常或升高	≥ 90
G2	轻度下降	60 ～ 89
G3a	轻-中度下降	45 ～ 59
G3b	中-重度下降	30 ～ 44
G4	重度下降	15 ～ 29
G5	肾衰竭	＜ 15

CKD 涵盖了肾脏病发展的整个过程，因此 CKD 分期非常重要，对于临床工作具有指导作用。既往 CKD 分期仅依据 GFR 水平（表 8-10-1），研究发现肾功能恶化的风险与尿白蛋白水平密切相关，因此新的分期将尿白蛋白水平纳入其中（表 8-10-2）。GFR 可根据内生肌酐清除率、双肾放射性核素显像等方法测出或根据 MDRD（modification of diet in renal disease）、CKD-EPI（chronic kidney disease epidemiology collaboration）等公式计算得出。尿蛋白水平则可通过尿白蛋白排泄率（albumin excretion rate，AER）或尿白蛋白肌酐比值（albumin creatinine ratio，

表 8-10-2　**CKD 基于尿白蛋白分期**

分期	尿白蛋白排泄率（AER）mg/24 h	尿白蛋白肌酐比值（ACR）mg/g	描述
A1	＜ 30	＜ 30	正常或轻度增加
A2	30 ～ 300	30 ～ 300	中度增加
A3	＞ 300	＞ 300	中度-重度增加

ACR）来反映。最新 CKD 指南推荐基于 CKD 的病因（Cause）、GFR（G1 ～ G5）和尿白蛋白水平（A1 ～ A3）对 CKD 进行分期（CGA 分期）。

【病因与发病机制】

（一）慢性肾脏病高危因素及病因

目前认为 CKD 发生的危险因素包括年龄（老年）、种族（非白种人）、出生时低体重、系统性高血压、糖尿病、心血管疾病、白蛋白尿、肥胖或代谢综合征、血脂异常、高尿酸血症等。

慢性肾脏病的病因在西方国家以继发性因素为主，目前已公认糖尿病肾病、高血压肾小动脉硬化是慢性肾脏病的主要病因。既往认为我国慢性肾脏病病因以原发性肾小球肾炎最多见，但是根据 2016 年我国流行病学研究最新数据，糖尿病肾病已经成为我国肾脏内科住院患者中慢性肾脏病的首要病因，其次为原发性肾小球肾炎及高血压肾小动脉硬化。慢性肾脏病的其他常见病因还包括小管间质疾病、肾血管疾病、遗传性肾病（多囊肾、遗传性肾炎）等。

（二）慢性肾脏病发病机制

慢性肾脏病的病理生理过程包括两大类发病机制：

1. 特定病因所致的原发性肾损害，包括：

（1）免疫复合物沉积和炎症反应所致的某些类型肾小球肾炎。

（2）有毒物质所致的肾小管和间质损伤等。

2. 其他机制，包括：

（1）肾小球滤过率增高（高滤过）、血浆流量增高（高灌注）、毛细血管跨膜压增高（高压力）导致肾小球扩张，刺激肾小球系膜细胞增殖和细胞外基质增加，同时损伤内皮细胞，增加血小板聚集，引起炎性细胞浸润、系膜细胞凋亡等，这一机制是肾小球硬化及长期残余肾功能丢失的共同原因。

（2）在某些生长因子和炎症因子的介导下，肾脏固有细胞向肌成纤维细胞转分化，导致肾间质纤维化、肾小球硬化，从而使肾单位数目减少，之后健存肾单位由肥大和高滤过变成失代偿，引起肾单位压力和血流量增加，进一步诱发肾小球结构异常，最终导致残余肾单位的硬化和废弃。

（3）某些血管活性物质、细胞因子及生长因子（如 TGF-β1、白细胞介素 -1、单个核细胞趋化蛋白 -1 等）促进细胞外基质（extracelluar matrix，ECM）沉积，在肾小球硬化和肾间质纤维化过程中也起重要作用。

（4）肾内肾素 - 血管紧张素系统（renin-angiotensinsystem，RAS）的激活，RAS 激活不仅参与了最初肾小球代偿性高滤过，也参与了后期肾小球失代偿的增生和硬化。这一过程是肾单位的减少导致多年后肾功能进行性下降的可能原因。

在病理生理方面，由于炎症细胞的浸润，肾脏固有细胞增生或丢失，肌成纤维细胞、成纤维细胞或细胞转分化，以及各种因素导致细胞外基质沉积等共同作用，慢性肾脏病渐进性发展，最终走向肾脏纤维化，肾单位正常结构被破坏，取而代之的是细胞外基质沉积和增多的胶原纤维。肾组织纤维化主要表现为肾小球硬化、肾小管间质纤维化和血管硬化。

（三）慢性肾脏病渐进性进展及急性加重的高危因素

根据改善全球肾脏病预后组织（Kidney Disease：Improving Global Outcomes，KDIGO）定义，GFR 降低超过基线 25% 即为 CKD 进展。对于已经诊断的 CKD，亦有很多因素可导致 CKD 进展。目前认为 CKD 进展的危险因素有高血糖、高血压、高尿酸血症、高脂血症、蛋白尿、吸烟、贫血、老年等因素。导致 CKD 急性加重的危险因素有：①肾小球肾炎、高血压、糖尿病、缺血性肾病等累及肾脏的疾病复发或加重；②低血压、失血、呕吐、腹泻等原因导致肾脏有效血容量不足；③氨基糖苷类抗生素、造影剂、非甾体抗炎药、含有马兜铃酸的中草药等肾毒性药物使用；④泌尿道梗阻；⑤其他：感染、心力衰竭等因素。

【临床表现】

CKD1～2期常不表现出GFR下降导致的临床症状，或仅有轻微乏力、食欲下降、夜尿增多等不适。较多患者是通过常规体检发现肾脏受损。CKD3～4期后临床症状趋于明显，进展至CKD5期时，可出现急性左心衰竭、高钾血症、消化道出血、中枢神经系统障碍等，严重者危及生命。

1. 水、电解质失衡

（1）代谢性酸中毒：CKD中晚期患者常有酸碱平衡失调，其中尤以代谢性酸中毒最为常见。最常见原因是乳酸酸中毒，常由于组织需氧量增加、灌注不足，或一些药物使用等原因引起。在部分轻中度CKD、主要以肾小管-间质损伤为主的患者中，由于肾小管分泌氢离子的功能缺陷或肾小管HCO_3^-的重吸收能力下降，因而可发生正常阴离子间隙的高氯性代谢性酸中毒，即肾小管酸中毒。随着病情进展，CKD早期出现的正常阴离子间隙型代谢性酸中毒可发展为高阴离子间隙型代谢性酸中毒。

（2）钾代谢紊乱：远端肾单位是钾的代谢部位，钾的代谢也受醛固酮调节。CKD患者GFR的降低并不伴随尿钾排泄平行性下降。应当警惕钾摄入过多、药物、感染、创伤、输血、溶血、代谢性酸中毒等因素导致的高钾血症，特别是RAS阻滞剂及保钾利尿剂的使用导致的高钾血症。当CKD进展到3～4期时肾排钾能力逐渐下降，此时更应警惕高钾血症的出现。有时由于钾摄入不足、胃肠道丢失过多偶会出现低钾血症。

（3）钠和水代谢紊乱：情况稳定的CKD患者，其水和钠总体含量略有增加。随着疾病进展，人体从饮食摄入的钠多于肾排泄的钠，从而引起体内钠潴留和细胞外液增加。细胞外液增加同时可导致高血压，而高血压又进一步加重肾脏的损伤。水钠潴留严重时还可导致心力衰竭或脑水肿。低钠血症在CKD中不常见，可由于细胞外液过多导致稀释性低钠，限制水的摄入可改善。

（4）钙、磷代谢紊乱：钙缺乏主要与钙摄入不足、活性维生素D缺乏、高磷血症、代谢性酸中毒等因素有关。血磷浓度由肠道对磷的吸收及肾的排泄来调节。一般在CKD3～4期会出现低钙血症和高磷血症。

2. 物质代谢紊乱

（1）糖代谢异常：主要表现为糖耐量减低，表现为空腹血糖或餐后血糖升高，也可表现为低血糖。

（2）蛋白质代谢紊乱：表现为蛋白质代谢产物蓄积（氮质血症），最主要由于蛋白质分解增多和（或）合成减少、负氮平衡等因素造成。

（3）脂代谢异常：高脂血症，多数表现为轻到中度高甘油三酯血症，少数患者表现为轻度高胆固醇血症。

（4）维生素代谢紊乱：常由于饮食摄入不足、某些酶活性下降等原因出现维生素B_6及叶酸等缺乏。

3. 心血管系统表现　GFR轻度下降或伴有白蛋白尿已被认为是心血管疾病的主要危险因素。心血管事件是CKD患者最常见的死因，特别是进入CKD的终末阶段，心血管事件及动脉粥样硬化性心血管疾病的发生比普通人群高15～20倍，占尿毒症死因的45%～60%。

（1）高血压：常在CKD早期出现，主要由水钠潴留、肾素-血管紧张素增多等原因引起。高血压导致左心室肥大和扩张型心肌病，后两者是心血管死亡的最强危险因素。

（2）左心室肥厚：除了高血压导致左心室肥厚，由于贫血及血液透析动静脉内瘘的建立引起心脏每搏量增加，也可导致左心室肥厚。

（3）缺血性心血管疾病：包括冠状动脉闭塞、脑血管以及外周血管疾病。CKD 患者的贫血、高磷血症、甲状旁腺功能亢进症等都是缺血性心血管疾病的危险因素。CKD 患者在没有急性心肌缺血的情况下也常常出现肌钙蛋白升高，肌钙蛋白升高后几小时内肌钙蛋白的动态变化比单次肌钙蛋白升高更具诊断意义。透析患者常合并动脉粥样硬化快速进展，冠心病急性发作常为致命原因。

（4）尿毒症性心肌病：高血压、高脂血症、贫血、代谢废物潴留等多种因素综合作用可导致患者出现尿毒症性心肌病，也可出现心律失常、心力衰竭。

（5）心力衰竭：是尿毒症患者最常见的死亡原因之一。由 CKD 引起的水钠潴留、贫血及心肌缺血皆可导致心力衰竭。心力衰竭时出现呼吸困难、不能平卧、肺水肿等症状。

（6）心包炎：晚期尿毒症患者常伴有心包炎，但随着透析开始，心包炎的发病率降低。对于透析不充分的患者，出现胸痛、呼吸困难，同时伴有心包摩擦音可考虑该诊断，常为血性心包积液。

4. 呼吸系统表现

（1）胸腔积液：由于体液过多、心功能不全导致。

（2）深大呼吸：CKD5 期患者出现代谢性酸中毒时可出现深大呼吸。

（3）尿毒症性肺水肿：由于体液过多、体内代谢产物蓄积导致肺泡毛细血管通透性增加，继而肺充血引起尿毒症性肺水肿，此时肺部 X 线检查可出现"蝴蝶翼"征。

（4）肺部感染：CKD 患者由于抵抗力下降，容易发生感染，在各系统感染中，以肺部感染（肺炎、支气管炎、肺结核等）最多见。

5. 胃肠道表现

（1）纳差、恶心、呕吐：常常是 CKD 早期首发症状。到 CKD 晚期由于体内蓄积的尿素分解产生氨，部分患者口腔可有氨味。

（2）消化道出血：多是由于胃黏膜糜烂导致，也可见于消化性溃疡，也与血小板因子Ⅲ活性减低、血小板聚集和黏附异常以及凝血酶原异常消耗有关。

6. 血液系统表现　主要为肾性贫血、出血倾向和血栓形成倾向。

（1）肾性贫血：常为正细胞性轻-中度贫血。主要与促红细胞生成素缺乏、红细胞寿命缩短有关，缺铁、营养不良、慢性出血等因素也可加重肾性贫血。

（2）出血倾向：与血小板功能异常、凝血因子缺乏、透析时使用抗凝剂有关。还要警惕肝素诱导的血小板减少症导致的出血。

（3）血栓形成倾向：CKD 终末期患者血栓形成最大的风险就是血管通路的闭塞及心脑血管事件的发生。血栓形成可能与抗凝血酶Ⅲ活性下降、纤维溶解不足有关。

7. 神经肌肉系统表现

（1）中枢神经系统：早期多有乏力、失眠、记忆力减退、注意力不集中等表现。CKD 晚期则有呃逆、痉挛等不适，甚至还可出现扑翼样震颤、肌阵挛、癫痫和昏迷等严重表现。

（2）周围神经病变：感觉神经障碍显著，肢端袜套样感觉丧失最常见。神经肌肉兴奋性增加，可出现不宁腿综合征。

8. 内分泌功能紊乱　由于排泄减少、分解下降、调节异常，多种激素如甲状旁腺激素（parathyroid hormone，PTH）、成纤维生长因子 -23（fibroblast growth factor-23，FGF-23）、胰岛素、胰高血糖素、类固醇类激素（包括维生素 D、性激素和催乳素）的血浆水平都可出现异常。

（1）肾脏本身内分泌功能紊乱：促红细胞生成素、$1,25-(OH)_2$ 维生素 D_3 分泌不足，肾素-血管紧张素Ⅱ增多。

（2）内分泌腺功能紊乱：PTH 上升，出现继发性甲状旁腺功能亢进症状。

9. 矿物质和骨代谢紊乱　慢性肾脏病患者存在钙、磷等矿物质代谢及内分泌功能紊乱〔如 PTH 升高、$1,25-(OH)_2$ 维生素 D_3 不足等〕，导致矿物质异常、骨病、血管钙化等临床综合征，称之为慢性肾脏病-矿物质和骨异常（CKD-mineral and bone disorder，CKD-MBD）。主要原因是肾功能不全导致骨化三醇减少引起血清钙降低，GFR下降导致磷排泄减少，刺激PTH分泌。

（1）高转化骨病（纤维囊性骨病）：临床最多见。与高PTH升高相关，破骨细胞过度活跃引起骨盐溶解、骨质重吸收增加，骨胶原基质破坏，而代以纤维组织，形成纤维囊性骨炎，是继发性甲状旁腺功能亢进症的典型病变。

（2）低转化骨病：PTH降低或正常。透析患者如长期过量应用活性维生素D、钙剂或透析液钙含量偏高或甲状旁腺切除后，均可能使血PTH浓度相对偏低。

低转化骨病分为非动力性骨病和骨软化症：

1）非动力性骨病：表现为骨量减少，易发生骨折、骨痛和血管钙化增多。常见于糖尿病和老年患者，主要与血PTH分泌被抑制、某些成骨因子不足而不能维持骨的再生有关。

2）骨软化症：骨矿化障碍。主要原因是铝中毒，1,25-(OH)$_2$D$_3$缺乏也是主要原因之一。骨组织钙化障碍，导致未钙化骨组织堆积，成人以脊柱和骨盆表现最早且突出，可有骨骼变形。

3）血管钙化：高磷血症和高钙血症都与血管钙化相关。在CKD5期，甚至是较早期的患者中，高磷血症都与心血管事件死亡率增加有着较强的相关性。有研究发现CKD患者冠状动脉中层和心脏瓣膜钙化的程度明显较无肾病的患者严重。钙化的严重程度与患者年龄、血磷水平成比例，并且与低PTH水平、低骨转化相关（图8-10-1）。

（3）钙化性周围关节炎：CKD5期患者，由于关节内磷酸钙晶体沉积，发生关节周围钙化，常见于肩、腕、指关节，常因疼痛而被发现，X线检查可见关节周围钙化（图8-10-2）。

（4）钙化防御：由于大量的血管和软组织钙化引起的血管闭塞，常见于CKD晚期患者，主要见于小腿、大腿、腹部和前胸壁，早期表现为皮肤网状青斑，随后可出现缺血性坏死性斑块。

10. 皮肤异常

（1）瘙痒：是尿毒症期患者较为常见的症状之一。目前认为瘙痒并不是单纯的皮肤病，而是感觉神经病变的临床表现。

（2）色素沉着：晚期CKD患者，无论是否开始透析治疗都可能出现色素沉着，这可能是由于残留的色素代谢产物或尿色素沉积导致。

【实验室与影像学检查】

实验室检查应侧重于寻找诱发CKD的病因和导致CKD急性加重的因素，同时评估肾损伤程度及影响CKD预后的因素。患者诊断为肾小球肾炎时，应排查系统性红斑狼疮、血管炎等自身免疫性疾病，以及乙肝、丙肝等潜在感染。所有35岁以上、原因不明的CKD患者，

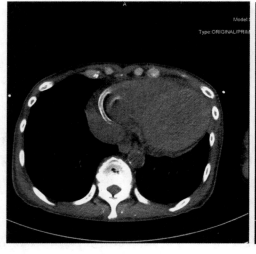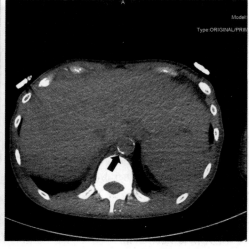

图 8-10-1　**CKD患者冠状动脉及腹主动脉血管钙化**

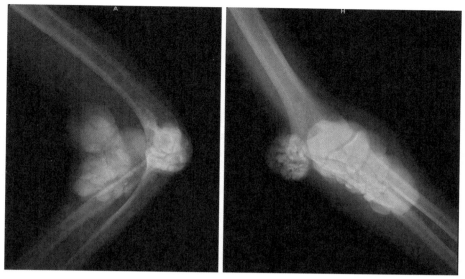

图 8-10-2　CKD 患者关节周围钙化

尤其伴有贫血和高钙血症时，均应进行 M 蛋白检测以排查多发性骨髓瘤。在检测肌酐水平的同时，血红蛋白（hemoglobin，Hb）浓度、铁蛋白、转铁蛋白饱和度水平也应进行评估。同时还应当定期监测血清钙、磷、维生素 D 和 PTH 浓度来评估代谢性骨病。

泌尿系超声是最常用的影像学检查。肾皮质变薄、实质回声增强、肾脏萎缩变小都提示肾脏的慢性病变（图 8-10-3）。超声还可以发现肾脏占位、泌尿系梗阻、多囊肾等病变。放射性核素技术可用于分肾 GFR 测定。CT 可用于诊断某些肾血管性疾病。

如无禁忌，可尽早行肾活检以明确导致 CKD 的基础肾脏病。若一旦 CKD 进展，肾缩小伴瘢痕形成，特定病因诊断意义不大，且患者行肾活检的风险增加。

【诊断与鉴别诊断】

（一）慢性肾脏病诊断流程

应当指出，单纯 GFR 轻度下降 $[60 \sim 89 \; ml/(min \cdot 1.73 \; m^2)]$ 而无肾损害表现者，可能为老龄或婴幼儿等原因，不能认定存在 CKD；只有当 $GFR < 60 \; ml/(min \cdot 1.73 \; m^2)$ 时，才可按 CKD 分期对待。

CKD 的诊断需要包括下列几项内容（图 8-10-4）：①病因诊断：如糖尿病肾病、膜性肾病等。②肾功能评估：即 CKD-CGA 分期。③与肾功能水平相关的并发症诊断：如肾性贫血、肾性高血压等。④合并症诊断：如糖尿病等。

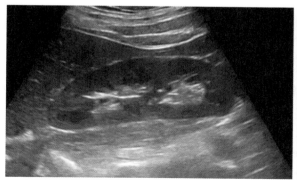
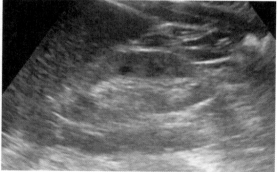

图 8-10-3　泌尿系超声示正常人肾脏图像（左）及慢性肾脏病患者晚期肾脏萎缩，实质回声增强、皮髓质分界不清图像（右）

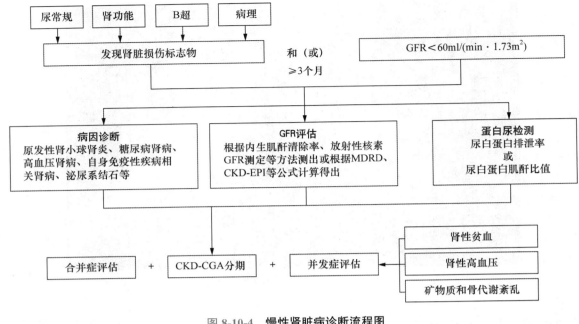

图 8-10-4　慢性肾脏病诊断流程图

（二）鉴别诊断

1. 慢性肾功能不全与急性肾功能不全的鉴别　初次诊断慢性肾功能不全最重要的是区分慢性肾功能不全和急性肾功能不全，因为后者对特定的治疗可能有效。多数情况下二者鉴别并不困难，往往根据病史即可鉴别。在病史欠详时，可借助影像学检查（如超声）结果进行分析，如双肾明显缩小（糖尿病肾病、淀粉样变性相关肾病、多囊肾等疾病肾脏往往不缩小），则支持慢性肾功能不全的诊断。出现肾性贫血或出现矿物质和骨代谢异常也支持慢性肾功能不全的诊断（表 8-10-3）。

表 8-10-3　慢性肾功能不全和急性肾功能不全的鉴别诊断

	慢性肾功能不全	急性肾功能不全
病史	长（数月到数年）	短（数天到数周）
肾性贫血	有（轻-中度，正细胞性）	无（但可因原发疾病合并免疫性溶血出现）
肾性骨病	常有低钙、高磷血症，血 PTH 升高	无
血清肌酐	慢性升高，一般不可逆转	急性升高，部分可逆转
肾脏大小	缩小，伴皮髓质分界不清	正常，部分肾脏可变大
尿量变化	尿量可无明显变化，常伴夜尿增多	多伴有尿量减少

2. 慢性肾功能不全与肾前性氮质血症的鉴别　慢性肾功能不全与肾前性氮质血症的鉴别并不困难，在有效血容量补足 48 ～ 72 h 后肾前性氮质血症患者肾功能即可恢复，而慢性肾功能不全功能则难以恢复。

3. 慢性肾脏病基础上的急性肾损伤和慢性肾脏病急性加重　如果慢性肾功能不全较轻，而急性肾损伤相对突出且其病程发展符合急性肾损伤演变过程，则可称为"慢性肾脏病基础上的急性肾损伤"，其处理原则基本上与急性肾损伤相同。如果慢性肾功能不全本身已相对较重，或其病程加重过程未能反映急性肾损伤的演变特点，则一般称之为"慢性肾脏病急性加重"。

【治疗】

CKD 的治疗主要分为两个方面：病因治疗及危险因素干预、CKD 的一体化防治。

（一）病因治疗及危险因素干预

CKD 病因的治疗是延缓慢性肾脏病进展的关键。包括糖尿病患者的优化血糖控制，系统性红斑狼疮和血管炎的控制，肾小球肾炎的免疫抑制治疗等，特别是大量蛋白尿或肾病综合征患者，一般应规律、足量应用糖皮质激素类药物，必要时可联合应用免疫抑制药。同时，也应当积极寻找导致慢性肾脏病进展或加重的各种诱因并及时合理纠正，使病变趋于稳定。

（二）CKD 的一体化防治

目前认为一体化防治是改善 CKD 预后的重要保障。一体化防治指在肾脏内科专科医师指导下，由多学科医师共同参与，患者及家属共同努力，从早期预防、延缓肾功能进展到后期肾替代治疗进行系统、规范的防治，以提高 CKD 患者生存率及生活质量。

部分患者，尤其是老年人，其 GFR 值相当于 CKD2 期，但是大部分患者肾功能稳定，未进行性降低。此时应建议患者定期复查 GFR，若患者肾功能稳定且不伴有蛋白尿，不需特殊处理。当患者出现 GFR 下降、不可控制的高血压或蛋白尿时，应当积极治疗。

CKD 的一体化防治的具体措施如下。

1. 一般治疗　避免劳累，避免肾毒性药物，采取健康生活方式，戒烟限酒，合理饮食。

2. 控制蛋白尿　将蛋白尿控制在 0.5 g/24 h 内，或使微量白蛋白尿明显减轻，可延缓病程进展和提高生存率。

3. 血糖管理

（1）最新 KDIGO 推荐 CKD 合并糖尿病患者糖化血红蛋白（HbA1c）靶目标控制在 6.5%～8.0%。需根据患者的年龄、肾功能情况、低血糖风险等，个体化制定 HbA1c 的靶目标值。需要强调的是，对于 CKD4～5 期患者，特别是接受透析治疗的患者，HbA1c 检测的可靠性较低。

（2）糖尿病合并 GFR ＞ 30 ml/min 的 CKD 患者，将会受益于二甲双胍联合一种钠-葡萄糖协同转运蛋白 -2 抑制剂（sodium-glucose cotransporter2 inhibitors，SGLT-2i）的用药方案。当 GFR ＜ 45 ml/min 时二甲双胍应当减量；GFR ＜ 30 ml/min 时应当停止使用二甲双胍。GFR ＜ 30 ml/min 时不应启动 SGLT-2i 治疗。

（3）虽然大多数胰高血糖素样肽 -1 受体激动剂（glucagon-like peptide-1 receptor agonists，GLP-1RA）不建议用于 CKD4～5 期的患者，但度拉糖肽（dulaglutide）在 GFR ＞ 15 ml/min 的 CKD 患者中无需调整剂量，因此对于已使用二甲双胍和 SGLT-2i 但仍未达到个体化血糖目标或者无法使用二甲双胍和（或）SGLT-2i 的患者，推荐使用 GLP-1RA 控制血糖。

（4）需要根据患者 GFR 水平调整降糖药物剂量。糖尿病合并 CKD 患者由于肾降解胰岛素减少，也需要调整胰岛素的用量。

4. 降压达标

（1）所有 CKD 患者血压均应控制在 140/90 mmHg 以下。对于尿蛋白＞ 1 g/24 h 或尿白蛋白排泄≥ 30 mg/24 h 的 CKD 患者，血压则应控制在 130/80 mmHg 以下。但需注意降压治疗的个体化，避免因过度降压带来的不良反应。

（2）限制钠盐的摄入是控制血压的一线治疗。

（3）血管紧张素转化酶抑制剂（ACEI）或血管紧张素Ⅱ受体阻滞剂（ARB）类药物、利尿药、钙通道阻滞剂（calcium channel blocker，CCB）、β 受体阻滞剂等均可作为降压药物使用。联合用药可最大程度地提高降压效果和耐受性，同时减少不良反应。临床研究表明，ACEI/ARB 与 CCB 联用在降压和靶器官保护方面显著优于其他药物的联合方案。其中，ACEI/ARB

类药物除了降低全身动脉压，还具有非血压依赖性的肾保护作用：ACEI/ARB 具有扩张出球小动脉强于入球小动脉的特点，可直接降低肾小球内"三高"，从而延缓 CKD 患者肾功能的下降，同时 ACEI/ARB 还具有抑制系膜细胞增生、减少细胞外基质沉积、改善肾小球滤过屏障通透性、减少蛋白尿产生、抑制肾组织炎症及纤维化标志物表达等作用。因此，CKD 合并尿白蛋白＞ 300 mg/24 h 应当首选 ACEI/ARB。CKD 合并糖尿病时，也应首选 ACEI/ARB。但应注意双侧肾动脉狭窄、明显血容量不足的情况下应避免使用此类药物。用药后密切监测肾功能及血钾水平，1 ～ 2 周内血清肌酐上升＞ 30% 或出现高钾血症应当立即停药。不推荐 ACEI 和 ARB 联合使用预防 CKD 进展。

5. 血脂管理   对于年龄＜ 50 岁的成年 CKD 未透析患者，如果伴有冠状动脉疾病、糖尿病、有卒中史或非致命性心肌梗死 10 年风险＞ 10%，应当使用他汀类药物治疗。年龄≥ 50 岁的患者，若 CKD1 ～ 2 期应当使用他汀类药物治疗，若 CKD3 ～ 5 期但未透析，应当使用他汀类药物或他汀类药物联用依折麦布治疗。对于透析患者，不推荐透析患者启动他汀类药物或他汀类药物联用依折麦布治疗，但如果在透析开始前已经接受他汀类药物或他汀类药物联用依折麦布治疗，可继续使用上述药物。对维持透析患者，高脂血症的标准宜放宽，血胆固醇水平保持在 6.5 ～ 7.8 mmol/L（250 ～ 300 mg/dl），血甘油三酯水平保持在 1.7 ～ 2.3 mmol/L（150 ～ 200 mg/dl）为宜。在降脂药物使用过程中应警惕降脂药物所致肌病。

6. 营养治疗

（1）限制蛋白饮食：①非糖尿病肾病患者在 CKD1 ～ 2 期推荐蛋白入量 0.8 g/（kg·d）。从 CKD3 期起蛋白入量应调整为 0.6 g/（kg·d）。②糖尿病肾病患者则从出现蛋白尿起就应该限制蛋白摄入，推荐蛋白入量 0.8 g/（kg·d）。一旦出现 GFR 下降，蛋白入量需降至 0.6 g/（kg·d）以下。③在低蛋白饮食中，约 50% 的蛋白质应为高生物价蛋白，如蛋、瘦肉、鱼、牛奶等。与完全由动物蛋白构成的饮食相比，包含大豆蛋白的饮食减少蛋白尿的作用更显著。如有条件，在 0.6 g/（kg·d）低蛋白饮食的基础上，可同时补充适量［0.1 ～ 0.2 g/（kg·d）］的必需氨基酸和（或）α - 酮酸。

（2）保证能量摄入：选择多样化、营养合理的食物，无论应用何种饮食治疗方案，都必须摄入足量热量。CKD1 ～ 3 期患者，能量摄入以达到和维持目标体重为准。对于 CKD4 ～ 5 期患者，能量摄入需维持在 146 kJ/（kg·d）［35 kcal/（kg·d）］（年龄≤ 60 岁）或 125.6 ～ 146.5 kJ/（kg·d）［30 ～ 35 kcal/（kg·d）］（年龄＞ 60 岁），再根据患者身高、体重、性别、年龄、活动量、合并疾病等情况进行调整，以免发生蛋白质-热能营养不良。

（3）对于 CKD3 ～ 5 期患者，每日钠的摄入不应超过 2.3 g，即氯化钠 5.8 g。

（4）注意补充维生素及叶酸等营养素以及控制钾、磷等的摄入。

7. 维持内环境稳定

（1）代谢性酸中毒：绝大多数患者代谢性酸中毒并不严重，血 pH 值很少低于 7.35。KDIGO 建议，如果没有禁忌证，CKD 患者血清 HCO_3^- 浓度低于 22 mmol/L 时可口服碳酸氢钠 0.5 ～ 1 g 3 次 / 日纠正，必要时可静脉输入。但是，补碱可增加体内钠负荷，因此需密切关注容量负荷的变化，必要时口服或静脉使用利尿剂呋塞米 20 ～ 200 mg/d，防治水钠潴留。

（2）高钾血症：对于高钾血症，减少钾的摄入尤为重要，若持续高钾，可予以 5% 碳酸氢钠静脉滴注纠正酸中毒，比例糖水［葡萄糖（g）：胰岛素（U）＝（4 ～ 6）：1］促进钾离子向细胞内流动，钙剂拮抗钾对心肌毒性，口服降钾树脂、使用降钾利尿剂（呋塞米、布美他尼等）促进钾从尿液及肠道排出等处理。血液透析是高钾血症最有效的处理方法，对内科治疗不能纠正的严重高钾血症（血钾＞ 6.5 mmol/L），应及时给予血液透析治疗。

（3）水和钠代谢紊乱：CKD 晚期出现利尿剂抵抗并伴有顽固性水肿和高血压，是患者开始透析的指征。严重水钠潴留导致的肺水肿、急性左心衰竭若经内科药物处理无效应当及时行血液透析治疗。

8. 纠正肾性贫血　CKD 患者的血红蛋白目标值为 ≥ 110 g/L，但不推荐 > 130 g/L。

（1）铁剂使用：①铁是合成血红蛋白的基本原料，在使用红细胞生成刺激素（erythropoiesis-stimulating agents，ESA）之前，应评估铁状态，以保证有充足的可利用铁和铁储备。转铁蛋白饱和度（transferrin saturation，TSAT）指血清铁与转铁蛋白结合的能力，即血清铁除以总铁结合力。TSAT < 20% 且铁蛋白 < 100 μg/L 称为绝对铁缺乏，TSAT < 20% 而铁蛋白 > 100 μg/L 称为相对铁缺乏，均应补充铁剂。②对于未开始透析或腹膜透析的 CKD 患者，可尝试 1 ～ 3 个月口服铁剂治疗，每日 200 mg 元素铁。对于已经开始血液透析的患者，首选静脉补铁，常用为蔗糖铁，初始补充量约 1 g。当患者合并重症感染时应当避免静脉补铁。

（2）红细胞生成刺激素（ESA）的使用：①当肾性贫血患者 TSAT > 20% 且铁蛋白 > 200 μg/L，表示不缺铁，提示 EPO 缺乏，是 ESA 治疗强指征。对于非透析的 CKD 患者，Hb ≥ 100 g/L 不建议使用 ESA；Hb < 100 g/L 可个体化评估是否使用 ESA。对于已经开始透析患者，Hb < 100 g/L 应当予以 ESA 治疗以防止 Hb 下降至 90 g/L。成年 CKD 患者 ESA 治疗应维持 Hb 的靶目标为 110 ～ 115 g/L。②ESA 治疗期间每 3 个月（非透析患者）或每 1 个月（透析患者）监测 Hb 水平，每 3 个月监测 TSAT 和铁蛋白。需要注意的是 ESA 会升高血压，应当从小剂量开始，并且监测血压。对于合并恶性肿瘤的 CKD 患者应当谨慎使用 ESA。

（3）除非存在需要快速纠正贫血的合并症（如急性出血、急性冠脉综合征等），慢性肾衰竭贫血患者通常不建议输注红细胞治疗。

（4）低氧诱导因子（hypoxia inducible factor-1，HIF）可以使红细胞生成素表达增加，还能使红细胞生成素受体表达增加，近年来低氧诱导因子脯氨酰羟化酶抑制剂（hypoxia-inducible factor prolyl hydroxylase inhibitors，HIF-PHI）类药物已被用来治疗肾性贫血。

（5）肾性贫血患者还应当注意红细胞生成底物如维生素 B_{12} 和叶酸的补充。

9. 低钙、高磷及肾性骨营养不良的治疗

（1）对于成人 CKD 患者，从 CKD3 期开始就应当检测血清钙、磷、PTH 及碱性磷酸酶水平。

（2）血钙的监测及处理：CKD3 ～ 5 期患者血钙水平应当维持在正常范围。对于低钙血症患者，应当口服骨化三醇。

（3）血磷的监测及处理：CKD3 ～ 5 期未透析患者血磷水平应当维持在正常范围。CKD 透析患者应当尽量将升高的血磷降低，使之接近正常范围。降磷可通过"3D"原则，即控制饮食摄入（Diet）、使用降磷药物（Drug）、透析（Dialysis），若同时伴有高钙血症则应停用钙剂或含有钙的磷结合剂。司维拉姆和镧制剂是不含钙的高分子多聚物，也可作为磷结合剂。CKD 患者使用它们不会引起高钙血症，而且可减少钙在血管壁的沉积。

（4）全段甲状旁腺激素（intact parathyroid hormone，iPTH）的监测及处理：① CKD3 ～ 5 期未透析患者，如果 iPTH 超过正常上限，可采用减少饮食中磷的摄入、服用磷结合剂、补钙和（或）天然维生素 D 等措施。若 PTH 仍持续高于上限，可使用骨化三醇或维生素 D 类似物。② CKD 透析患者，iPTH 应当维持在 150 ～ 300 pg/ml。③骨化三醇可直接抑制 PTH 的分泌，也可通过增加血清游离钙的浓度间接抑制 PTH 的分泌。但是，骨化三醇治疗可以通过增加胃肠道吸收钙和磷导致高钙血症和（或）高磷血症。因此，对于 iPTH 明显升高（> 500 pg/ml）时，如无高磷高钙，可考虑行骨化三醇冲击治疗。④某些骨化三醇的类似物（如帕立骨化三醇）可以通过与维生素 D 受体结合，引发维生素 D 反应通路的选择性活化，降低 PTH 水平，但同时可能导致高钙血症的发生。⑤增强甲状旁腺细胞对钙抑制作用敏感性的拟钙剂（如西那卡塞）可剂量依赖性地降低 PTH 和血钙浓度，可用于合并高磷高钙的患者。

10. 预防感染　感染是导致 CKD 急性加重的因素之一，也是导致慢性肾衰竭患者死亡的第二主要病因。平时应注意预防各种病原体感染。若无禁忌，CKD 患者应每年接种流感疫苗，必要时可接种多价肺炎疫苗。如果 CKD 患者出现感染，应尽量选择肾毒性小的抗感染药物，药物剂量需要根据 GFR 水平调整。

11. 血液系统并发症的治疗　由于出血倾向和血栓形成的共存是 CKD 患者所独有的，故抗凝治疗在晚期 CKD 患者中可能不适用。给予患者充分透析、清除毒素，可以改善凝血功能，减少出血风险。对于有严重出血倾向患者，临床可输注冷沉淀来补充凝血因子。

12. 神经系统症状的干预　CKD 终末期认知与记忆障碍是开始肾替代治疗的指征，若开始透析治疗后症状持续不缓解，增加透析频率可改善临床症状。无其他原因（糖尿病）导致的周围神经病变也是开始肾替代治疗的指征。加巴喷丁可用于缓解患者周围神经病变，但 CKD 患者应注意减量使用。

13. 其他　皮肤瘙痒时局部保湿、少量外用糖皮质激素、口服抗组胺药和紫外线照射是有效的，控制高磷血症及强化透析对部分患者有效。

14. 肾替代治疗（kidney replacement therapy，KRT）　肾替代治疗包括血液透析、腹膜透析和肾移植。血液透析和腹膜透析疗效相近，各有优缺点，临床上可互为补充。肾移植是目前最佳的肾替代疗法，成功的肾移植可恢复正常的肾功能（包括内分泌和代谢功能）。

（1）紧急肾替代治疗：CKD 患者开始肾替代治疗的明确指征包括：容量负荷过重所致心力衰竭、内环境和电解质紊乱（尤其是严重代谢性酸中毒或高钾血症）、尿毒症脑病，出现上述情况且其他治疗措施无效时，肾替代治疗是非常有效的方法。

（2）择期肾替代治疗：①当 CKD 缓慢进展至 CKD 晚期，GFR 在 < 20 ml/min 或预计 6 个月内需要接受透析治疗时，可进行肾替代治疗准备，包括社会、心理和身体准备以及透析治疗的最佳开始时机选择。准备行血液透析的患者，应提前评估建立动静脉内瘘的可能性。②当 GFR < 10 ml/min 并有明显尿毒症表现和体征，则应进行肾替代治疗。③糖尿病肾病患者进入 ESKD 阶段选择肾替代治疗的时机与非糖尿病肾病 ESKD 患者一致，均需根据患者个体情况适时开始肾替代治疗。

（李　玲　付　平）

第11章

肾替代治疗

一、概述

（一）肾脏的三大功能

1. 排泄代谢废物　当血液流经肾小球毛细血管袢时，受跨肾小球毛细血管基底膜压力差驱动，血液中的液体成分携带溶质自血液侧跨膜进入肾小球鲍曼囊。这个过程称为对流，进入鲍曼囊的液体称为原尿。原尿中含大量水溶性代谢废物（尿素、肌酐等）和有用物质（葡萄糖、氨基酸等）。原尿流经肾小管时，有用物质和绝大多数水分被重吸收；代谢废物则经肾盂、输尿管流入膀胱，最终被排出体外。

自体肾的代谢废物清理能力十分强大。假定一个成年个体的肾小球滤过率（glomerular filtration rate，GFR）为 100 ml/min，每日经肾小球滤过的液体量高达 144 L，每周则超过 1 吨；若该成年个体的体液量为 40 L，则其体液每周可被自体肾脏清理 25 遍。

肾脏对代谢废物的清理作用几乎无选择性，相对分子质量小于白蛋白的水溶性代谢废物几乎均可从肾小球自由滤过（筛系数＝1，后述）而被清除。由于经肾小球毛细血管基底膜的对流量很大，那些蛋白结合率较高的物质中仍未与蛋白结合的部分也能被持续缓慢地清除，从而维持了这些物质在机体内环境中的较低水平。

当肾受损、功能下降时，其清理代谢废物的能力下降，出现代谢废物潴留。

2. 调节水、电解质和酸碱平衡

（1）原尿中大部分的水在肾小管被重吸收，一般重吸收比例为 99% 左右，最终每日尿量 1500 ml 左右。水的重吸收比例并不固定，当机体水平衡状态发生变化时，在抗利尿激素、心房利钠肽等物质的作用下，肾小管增加或减少水的重吸收，从而保持机体的水平衡。

（2）原尿中的钠、钾、氯、钙、镁、磷酸根等离子大部分在肾小管被重吸收，重吸收比例受多种因素调节，最终维持机体电解质平衡。

（3）机体代谢产生的氢离子，亦在肾脏通过多种机制排出体外。肾脏是维持机体酸碱平衡的重要器官。

当肾脏受损、功能下降时，其调节水、电解质和酸碱平衡的能力下降，出现水潴留、电解质紊乱和代谢性酸中毒。

3. 内分泌功能　肾脏有重要的内分泌功能，例如可通过 1α（OH）羟化酶活化维生素 D，可合成和分泌红细胞生成素（erythropoietin，EPO）等。当肾脏受损、功能下降时，出现活性维生素 D 缺乏和骨病，EPO 相对不足和贫血。

（二）肾替代治疗（kidney replacement therapy，KRT）的时机

1. 慢性肾脏病的 KRT 时机　随着肾功能的逐渐下降、代谢废物和水潴留、电解质和酸碱平衡紊乱逐渐加重，患者相应的临床症状和体征逐渐明显。当肾功能缓慢不可逆地下降到一定程度后，包括生活方式调整、饮食控制和药物治疗在内的保守治疗措施效果逐渐变差、无效，不能维持内环境稳定。尤其是难以纠正水负荷过重、高钾血症、代谢性酸中毒等危及患者生命

的并发症时，就需要实施 KRT。

20 世纪 70 年代，当血液透析（hemodialysis，HD）技术刚刚成熟并应用于临床时，患者往往已出现尿毒症脑病、充血性心力衰竭、严重高钾血症或酸中毒等严重并发症时才启动 KRT，因此死亡率较高。根据这些观察性资料，当时提倡应尽早开始 KRT，以降低终末期肾脏病（end stage kidney disease，ESKD）患者死亡率。此后，启动 KRT 的时机逐渐提前。到本世纪初期，全球（尤其是经济发达国家和地区）范围内，启动血液净化时 GFR 高于 10 ml/（min·1.73 m²）的患者比例接近 50%。此后，又有不少观察性研究发现，当用 GFR 来判断血液净化时机时，血液净化开始越早患者死亡率越高。如果考虑到早开始血液净化治疗的患者尚有"早进入"偏差，则观察到的早开始血液净化治疗的患者的死亡风险可能是被低估了的。但考虑到早开始血液净化治疗的患者可能存在不依赖 GFR 的病情偏重，这也是观察到这些患者死亡率偏高的重要原因。

为了解决早进入偏差问题，有专家对慢性肾脏病队列进行了回顾性分析，从 GFR 20 ml/（min·1.73 m²）开始随访，发现过早或过晚接受血液净化治疗的患者的死亡风险一致。

为了进一步探讨延迟启动血液净化治疗是否安全，2004 年开始了一项随机对照研究，该研究入选不可逆的 GFR 在 10 ~ 15 ml/（min·1.73 m²）之间的慢性肾脏病患者，分别在 GFR 下降到 10 ~ 14 ml/（min·1.73 m²）和 5 ~ 7 ml/（min·1.73 m²）时开始血液净化治疗。但是，早启动组中有 19% 的患者 GFR 低于计划值、晚启动组中有 75.9% 的患者 GFR 高于计划值，最终导致开始血液净化治疗时两组 GFR 仅相差 2.2 ml/（min·1.73 m²），该研究未观察到两组死亡风险差异。

虽然这些观察性资料和随机对照试验未能得到确定性结论，但至少可以说明，只要患者病情稳定，适当延迟血液净化治疗是安全的。2015 年美国肾脏病基金会发布的肾脏病质量预后指南建议，在判断是否开始血液净化治疗时，应综合考虑与 ESKD 相关的症状、体征和实验室检查，以及作为非生理过程的 HD 或腹膜透析（peritoneal dialysis，PD）带来的风险，而不应仅仅依靠 GFR 数值。例如，当出现保守治疗无效的与 ESKD 相关的消化道症状、营养状况不能维持、危及生命的水潴留、高钾血症或代谢性酸中毒时，即使 GFR 尚可，也应考虑开始 KRT；另一方面，若保守治疗措施可维持内环境稳定和营养状态，即使 GFR 较低也可适度延迟开始透析治疗。但一般认为，当 GFR 下降至小于 5 ml/（min·1.73 m²）时，即使患者病情稳定，也应择期启动血液净化治疗。

2. 急性肾损伤（acute kidney injury，AKI）的 KRT 时机　终末期肾脏病进行 KRT 的目的是维持患者生命，并为肾移植创造条件。与此不同，AKI 的 KRT 治疗除了清除过多的水分及毒素、维持酸碱平衡外，还为用药及营养治疗创造条件，避免出现多脏器功能衰竭和死亡，为 AKI 的恢复创造条件。

像 ESKD 一样，当患者出现严重水潴留、脑病、高钾血症、代谢性酸中毒时，应当紧急透析。如果是非高分解型 AKI，少尿 3 天或无尿 2 天以上，或肌酐 ≥ 442 μmol/L，或尿素氮 ≥ 21.4 mmol/L，应当开始 KRT。AKI 患者往往存在高分解状态，高分解状态时血清代谢废物蓄积较快，可很快达到致命水平，因此对于高分解型 AKI，应尽早开始 KRT。下面指标提示患者存在高分解状态：①每日尿素氮上升 ≥ 14.3 mmol/L，②每日肌酐上升 ≥ 177 μmol/L，③每日血钾上升 > 1 mmol/L，④每日碳酸氢根下降 ≥ 2 mmol/L。

（三）KRT 治疗模式的选择

1. 概述　当前的 KRT 模式包括 HD、PD 和肾移植（kidney transplant）。

间歇性血液透析（intermittent hemodialysis，IHD）和 PD 被用于不可逆的肾功能丢失，以维持生命等待肾移植机会到来；或用于肾功能的急性下降，以维持生命、等待肾脏恢复功能。作为 KRT 的重要手段，IHD 和 PD 可部分替代肾脏的代谢废物清除功能，以及水、电解质和酸碱平衡的调节功能。当前技术尚不能替代肾脏的内分泌功能。

肾移植用于不可逆的肾功能丢失。成功的肾移植可使患者摆脱 IHD 和 PD，获得更高的生活和生命质量。

当需要 KRT 的患者合并多脏器功能障碍、高分解状态、病原微生物或自身免疫性疾病导致的暴发性炎症时，往往需要实施持续性肾替代治疗（continuous kidney replacement therapy，CKRT）。

2. KRT 模式的选择　肾移植是身体状况较好、预期寿命较长的年轻 ESKD 患者的最佳 KRT 模式。但受供肾来源限制，适合肾移植的患者往往需要先接受 IHD 或 PD 治疗，等待可用的肾源。

对于大多数 ESKD 患者，IHD 和 PD 都是适合的。应与患者或其法定代理人充分沟通，协助患者做出最适合的选择。

（1）IHD：IHD 无绝对禁忌证，但①需将体循环系统接入体外循环，不能配合的精神病或躁动患者可发生循环管路断开而发生体外循环出血；②需将体循环血液引入体外循环，可加重原本存在的低血压；③为避免体外循环凝血需要使用抗凝剂，可加重原有出血倾向患者的出血风险；④治疗过程可导致内环境剧烈变化，在某些情况下实施 IHD 可增加治疗过程风险，例如心肌梗死急性期、不稳定型心绞痛、心律失常。即使如此，当其他 KRT 模式不可及而 KRT 又是必需时，应与患者或其代理人充分沟通，做出最有利于患者的决策。

（2）PD：与 IHD 不同，PD 是利用患者自身的天然腹膜实施血液净化。某些情况导致这个治疗模式不可行，这包括①腹腔的广泛感染，腹部皮肤烧伤或皮肤病；②腹膜的机械缺损；③腹膜功能丧失或腹腔粘连；④患者因种种原因缺乏自理能力，且无长期稳定的助手协助其完成 PD 操作。

除上述不适合 PD 的情况，下述情况可能导致 PD 风险增加或治疗失败可能性增加，在其他 KRT 措施不可及时，可与患者或其代理人充分沟通后使用：①重度肥胖；②重度营养不良；③肺功能不全；④炎性肠病或缺血性肠病；⑤腹腔巨大占位；⑥新近的腹部手术或腹腔介入治疗术后。

（3）肾移植：因肾移植术后需要使用免疫抑制剂抗排异治疗，有活动性感染、消化性溃疡、未能控制的恶性肿瘤、活动性肝炎或肝功能异常的患者不适合肾移植。另外，当导致 ESKD 的原发病未能得到有效控制时，例如抗肾小球基底膜抗体仍呈阳性的患者，也不适合肾移植。

二、HD

（一）人工肾

人工肾是 HD 的中心部件，可分为透析器（hemodialyzer，dialyzer）和滤过器（hemofilter）。

最早的透析器是中空纤维透析器。将数根中空纤维浸泡在透析液中，血液在纤维丝内从入口到出口单向流动，透析液从透析液入口到出口与血液呈逆向流动。通过具有侧孔和半透膜功能的中空纤维侧壁（透析膜）实现血液与透析液之间的物质交换。当时的透析器内可容纳的中空纤维根数少、直径粗、面积小，导致透析效率低下。经过近几十年的尝试和改进，现代的中空纤维透析器内可装配上万根中空纤维丝，纤维丝内径减少到不足 200 μm，在不增加体外循环血量的情况下，血液、透析液与透析膜的接触面积得到很大提升，大大提高了溶质的交换效率。

（二）HD 和血液滤过（hemofiltration，HF）治疗的基本原理

虽然部分透析器对溶质有吸附功能，但透析器清除溶质的基本原理是弥散和对流。透析器清除水分的基本原理是静水压。

1. 溶质清除原理——弥散（diffusion）　血液中的溶质相对分子质量大小不等，包括尿素、肌酐、尿酸等小分子溶质；β2 微球蛋白、免疫球蛋白的轻链等中分子溶质；白蛋白以及相对分子质量更大的溶质。透析时，溶质随血液在中空纤维丝内定向流动，同时溶质也朝各个方向做不规则的布朗运动。小分子溶质的布朗运动幅度较大，可穿过透析膜进入透析液侧并被逆向

流动的透析液清除，小分子溶质的这种跨膜运动称为弥散，是 HD 治疗清除小分子溶质的基本原理，通过弥散清除血液中的小分子物质，从透析液补充人体需要的物质。透析膜两侧溶质浓度差越大弥散速度越快；如果血液侧和透析液侧某溶质浓度相等，则由于该溶质跨膜双向弥散速度相同，双侧浓度会保持不变。

除了受到膜两侧溶质浓度差的影响，弥散速度还受以下因素影响：①溶质相对分子质量越大，其布朗运动幅度越小，弥散速度越慢。②纤维丝的内径越大、厚度越厚则溶质成功跨膜运动需要克服的距离越大；侧孔越小或侧孔数量越少，则溶质穿过透析膜的可能性越小，弥散速度越慢。③透析膜面积越大则侧孔越多，但更大的面积往往对应透析器内更多的血容量，因此面积不能无限扩大。④血液流速或透析液流速越快，透析过程中的某个时间点的溶质跨膜浓度差越大，弥散效率越高，但这个关系在速度达到一定程度后呈现平台现象，且考虑到安全问题，需要在临床中选择适合患者的最佳血流速和透析液流速。

2. 溶质清除原理——对流（convection） 由于相对分子质量越大的溶质的布朗运动幅度越小，通过弥散清除它们的可能性就越小，必须使用透析膜侧孔较大的透析器，在透析液侧施加负压，使液体在压力作用下跨膜进入透析液侧。随着液体的跨膜运动，溶质被携带进入透析液侧的过程称为对流。对流是清除相对分子质量较大的溶质的基本原理。

HD 治疗时超滤量较少，通过对流清除的溶质很少；另外，HD 治疗使用的透析器的透析膜孔径较小时，较大相对分子质量的溶质也不能成功弥散。因此，引入了 HF 治疗模式。HF 不使用透析液，是典型的只利用对流原理的血液净化模式，也被用来测量透析膜对溶质的筛选系数。HF 时，以一定的速度从血液中清除液体，同时再以同样的速度向血液中补充液体。对流量越大，则溶质的清除越充分，但受患者自身因素或技术限制、安全性限制，对流量不能无限增加。

3. 水清除原理——静水压 初期的 HD 治疗装置，其透析液与空气直接接触，无法在血液和透析液之间建立压力梯度，靠向透析液中添加渗透性物质（一般使用葡萄糖），使透析液渗透压高于血液，靠渗透压梯度清理患者体内多余的水分。现代透析装置是将透析液与空气隔绝，并向透析液侧施加负压形成血液侧和透析液侧之间的压力梯度（跨膜压），血液中的水分在跨膜压作用下跨膜进入透析液侧。

对于特定的透析器，跨膜压越大，单位时间内的超滤速度越快。虽然理论上可以通过设定固定的跨膜压来达到精确的超滤速度（称为压力控制型超滤），但因①透析器在出厂时的性能与其标称值可能不一致，②透析过程的血流速不同于离体测量超滤系数时的血流速，而血流速影响跨膜压，③在透析过程中透析膜内侧可能有蛋白或血液有形成分附着，阻挡侧孔从而影响其超滤性能，故在数小时治疗结束后，往往发现透析过程的实际超滤量与预先计算的值存在差异，甚至差异很大。由于压力控制型的超滤量的不确定性，在使用时，需要根据治疗过程中患者体重变化不断调整跨膜压。

现代血液透析机多使用容量控制原理来控制超滤速度。根据 HD 治疗前确定的超滤量和透析时间计算出超滤速率，控制装置调整跨膜压以此恒定速率实现精准超滤。但容量控制超滤方式在治疗过程中可出现跨膜压波动，因跨膜压过高可导致透析膜破裂，故须根据透析膜性能设定其能耐受的跨膜压限值。

4. 透析器的特性 透析器的纤维丝在成型后就具有了固定的结构，决定了透析膜的一个重要特性，即对不同相对分子质量溶质的筛选系数。透析膜对溶质的筛选系数是指滤过液中与血液中溶质浓度的比值。一般将对 β2 微球蛋白的筛选系数超过 0.6 的膜称为高通量透析膜。

当用特定数量的具有一定筛选系数特征的中空纤维丝组装成透析器后，透析器的特性也就确定了。筛选系数是组装透析器所使用的纤维丝的特性决定的，是透析器的重要特性之一。

（1）溶质清除率：人体的 GFR 是指单位时间内自血液中滤出的液体量（单位：ml/min）。由于肾小球基底膜对非蛋白结合、相对分子质量小于白蛋白的溶质的筛选系数均为 1 或接近

1，所以 GFR 即为溶质的清除率，例如肌酐清除率。HD 治疗的溶质清除率可类比 GFR，但肾小球清除溶质是靠对流原理，而 HD 治疗是结合利用了弥散和对流原理，且透析膜对不同相对分子质量溶质的筛选系数不同，因此单位时间内的对流量不可能等于某溶质的清除率，可在治疗过程中实际测得。

对于不同型号的透析器，由于透析器内中空纤维数量、内径、厚度、面积和侧孔数量和大小等不同，对同一溶质的清除率是不同的；因不同溶质的筛选系数不同，使用同一支透析器的单次治疗对它们的清除率是不同的；使用同一支透析器的单次治疗过程中，血流速或透析液流速的变化也会导致清除率的变化。

（2）超滤系数：在健康者，系统血压虽有波动，但肾灌注压稳定，这保证了跨肾小球基底膜的压力恒定，GFR 几乎不受系统血压的影响。HD 治疗时，跨膜压与单位时间的超滤量在一定范围内呈线性关系。在此线性范围内，跨膜压-单位时间的超滤量曲线的斜率即为超滤系数［单位：ml/（min·mmHg）］。一般将超滤系数超过 20 ml/（min·mmHg）的透析器称为高通量透析器，反之为低通量透析器；滤过器的超滤系数通常超过 20 ml/（min·mmHg）。

5. 透析器和滤过器的临床使用

（1）透析器：当前，按照透析器所使用的透析膜对 β2 微球蛋白的筛选系数，将透析器分为低通量透析器和高通量透析器。一般认为 β2 微球蛋白的筛选系数超过 0.6 者为高通量透析器。

使用低通量透析器时，主要靠弥散原理实现溶质交换，现代透析器对小分子溶质的清除率可超过 160 ml/min；超滤对溶质的清除十分有限。

使用高通量透析器时，虽然透析液侧压力总体低于血液侧以实现超滤的目的，但因透析膜的侧孔较大，治疗过程中透析液入口处的压力会高于血液侧，透析液侧液体可反向进入血液侧（反超滤）；而在透析液出口处，与经反超滤入血的等量的液体会跨膜进入透析液中。高通量透析器的这种特性很自然就实现了对流，单次治疗的对流量可达 5 ～ 10 L，可清除相对分子质量较大的溶质。血流速越快、透析膜侧孔越大，则通过反超滤实现的对流量越大。因此，使用高通量透析器不但可清除相对分子质量小的溶质，也能清除相对分子质量较大的溶质。

使用高通量透析器可衍生一种更高效的清除中大分子物质的治疗模式，即血液透析滤过（hemodiafiltration，HDF）。为了提高对流量，在实施 HD 治疗时，通过体外循环管路输入一定量的液体（置换液），同时从透析液侧清除等量的液体，把这种治疗模式称为 HDF。可在血液进入透析器之前输入置换液（前稀释），或在透析器之后输入置换液（后稀释）。前稀释输入的置换液中的一部分直接被透析器清除，未起到从全身携带溶质的作用，因此比使用等量置换液的后稀释模式的效率低。每周 3 次、每次后置换液量达到 20 L 以上的 HDF 治疗可显著改善患者的长期预后。

（2）滤过器：由于中大分子溶质跨膜移动的主要动力是对流，加之低通量透析器对中大分子的筛选系数小甚至接近 0、可实现的超滤量少，因此低通量透析器对中大分子的清除能力几乎可忽略不计。滤过器均使用高通量膜，HF 治疗过程不使用透析液，靠对流原理清除溶质。实施 HF 治疗时，溶质的相对分子量越小、膜面积越大则溶质清除效率越高。对于筛选系数为 1 的溶质，后稀释 HF 治疗时，经滤过器的超滤速度即为其清除率，例如超滤速度为 100 ml/min，则尿素的清除率为 100 ml/min，因此 HF 治疗模式对小分子溶质的清除率远远低于依赖弥散原理的 HD 治疗模式。

粗略计算，当使用后稀释模式实施 HF 时，溶质的清除率（ml/min）等于超滤速度乘以溶质的筛选系数。例如超滤速度为 100 ml/min，β2 微球蛋白的筛选系数为 0.6，则该治疗模式下，β2 微球蛋白的清除率为 60 ml/min。

（三）HD 治疗方案的制订

1. 血管通路　如果患者适合并选择 HD 治疗，血管通路的最佳选择是动脉静脉内瘘。由于动脉静脉内瘘自建立至成熟通常需要 2～6 个月，因此应当在预期开始透析的 2～6 个月前建立动脉静脉内瘘。人造血管动脉静脉内瘘在术后较早可以使用，建议提前 3～6 周建立。如果因各种原因导致上述方法不可行，预期短期内需要开始透析的患者，可选择带袖套经隧道的中心静脉双腔导管作为血管通路，通常置入并确认位置后很快即可使用。由于中心静脉双腔导管和人造血管内瘘的并发症多，所以日后仍需尝试建立动脉静脉内瘘。

对于需紧急透析不能择期建立上述类型血管通路者，可使用无袖套中心静脉双腔导管实施治疗。若预估患者肾功能有恢复可能但需较长时间，应择期更换为带袖套经隧道的中心静脉双腔导管；若预估患者肾功能不可恢复，应尽早建立动脉静脉内瘘。

2. 治疗模式　日常交流中提到"血液透析"时，包含了下面任何一种治疗模式，并无特指。但在制订治疗方案时，医嘱中提到的治疗模式是特定的：血液透析特指使用透析器和透析液但不使用置换液的治疗模式。

（1）诱导透析：HD 治疗可致机体内环境剧烈变化，因此需实施诱导透析使初始进入 HD 治疗的患者逐渐耐受 HD 过程。一般采用小面积透析器，并联合采用降低血液和透析液流速、缩短透析治疗时间等措施，以降低跨膜溶质交换速度和溶质的血浓度变化速度。经过数次诱导透析，使患者逐渐适应。

一般使用低通量透析器实施诱导透析。由于 HF 对小分子溶质的清除率更低且可控性更好，当患者不能耐受采用低通量透析器的诱导透析时，可考虑试行 HF 诱导。

（2）低通量透析：此模式当前在我国采用最多。以尿素清除率 160 ml/min 计算，4 h 的单次治疗可清理体液 38.4 L。当以中大分子溶质清除为治疗目标时，不应选择此模式。

（3）高通量透析：此模式的使用在全球呈增长趋势。此治疗模式不但可清理小分子溶质，亦可通过反超滤清除中大分子溶质。但反超滤量较小且不可精确控制。

（4）HF：此模式现较少常规使用。此治疗模式可精确控制置换液量，达到较高的对流量。但受通路可提供的血流量的限制，置换液量不能无限增加。此模式对小分子溶质的清除率和清除总量低于基于弥散原理的 HD 治疗模式。

（5）HDF：此模式的使用在全球呈增长趋势。此模式不但基于弥散原理实现小分子溶质的高效清除，也基于对流原理实现中大分子的高效清除，并能精确控制对流量。

3. 透析液　透析液的主要成分为钠、钙、钾、镁、氯离子，并加少量醋酸调整 pH 值，有的透析液以其他酸性物质替代醋酸。有的透析液中含葡萄糖，可减少透析过程中的症状性低血糖的发生。可根据患者实际病情选择适合的透析液，一般原则是，应保持血钠、氯和镁的稳定，并避免血钙和钾的剧烈波动。

4. 抗凝剂　血液在体外循环时，与管路和透析膜接触可激活凝血系统，并导致体外管路凝血，因此必须采用抗凝技术。常使用非裂解肝素实施全身肝素化。非裂解肝素过量可增加出血风险，故临床采用边缘肝素化策略，即使用的非裂解肝素剂量是能阻止体外循环凝血的最小剂量，低于此剂量将发生体外循环凝血。

低分子量肝素比非裂解肝素更集中作用于凝血因子 X，出血风险相对较小。对存在凝血功能障碍的患者，可试行体外循环局部抗凝，甚至在透析过程中可尝试不使用抗凝剂。

5. 干体重　因少尿或无尿，ESKD 患者往往存在水负荷过重。透析间期水负荷蓄积，透析前水负荷最重，严重时可导致肺水肿。因此应通过宣教帮助透析患者控制透析间期体重增长，如因特殊原因控制不理想，可缩短透析间隔，避免透析间期出现肺水肿。

除了清除作为溶质的代谢废物，HD 治疗的重要目的之一是清除透析间期积蓄的水分，达到干体重。目前尚无广泛接受的干体重的定义，笼统来说，干体重是在无额外水负荷也无容量不足状态时的体重。

临床上常常结合患者症状（例如呼吸困难等）和体征（例如血压升高、颈静脉充盈、水肿、肺部啰音等）以及患者对透析治疗的反应（例如症状是否缓解、体征是否改善等）来综合评估干体重。症状和体征对干体重判断往往不敏感也不特异，结合某些生化指标（例如脑钠肽）和辅助检查（例如下腔静脉宽度和对呼吸的反应的超声检查、体表生物电阻抗测量、透析过程中血容量下降速度等）可提高对干体重判断的准确性。

（四）HD 治疗的充分性

1. 单次透析治疗的尿素清除指数（spKt/Vurea） 一般用尿素的清除指数（Kt/Vurea）来评价透析对小分子溶质的清除充分性。由于透析过程中透析器清除率（K）的不可知性和尿素分布容积（V）的变化，使得使用透析器标称 K 来计算 Kt/Vurea 不可行。现普遍采用由单室可变体积尿素动力学模型推导出的 Daugirdas 公式来计算 spKt/Vurea：

$$\text{spKt/Vurea} = -\ln(R - G \times t) + (4 - 3.5 \times R) \times UF/BW$$

式中 R 为透析后与透析前尿素的血清浓度比值，G 为尿素产生速度系数，t 为透析时长，UF 为超滤量，BW 为透析后体重。对于每周 3 次透析治疗的标准方案，①如果于周内第二次治疗时评估 spKt/Vurea，则 G 为 0.008；②单次治疗使 spKt/Vurea 达到至少 1.2 则表明小分子溶质清除充分，进一步提高 spKt/Vurea 无临床获益。

2. 标准化尿素清除指数（stdKt/Vurea） 事实上，单次治疗 spKt/Vurea 达到 1.2 并不能说明透析充分，尤其是每周治疗次数少于 3 次且无尿的患者。通常用 stdKt/Vurea 来评价整个治疗方案对小分子溶质清除的充分性，stdKt/Vurea 可理解为 HD 治疗每周清理体液的遍数。

可通过计算 1 周来 HD 治疗的尿素清除率（K，透析液尿素总量除以 1 周来血液尿素的时间平均浓度，再除以 1 周经历的时间长度），然后可轻松计算 stdKt/Vurea。但此方法需要收集废透析液，需要多次采血，且患者体液总量在不断变化，因此这种方法在日常工作中可行性差。实际上，可用下列经验公式由 spKt/Vurea 来估计 stdKt/Vurea：

$$\text{stdKt/Vurea} = \frac{10\,080 \times \dfrac{1 - e^{-eKt/V}}{t}}{\dfrac{1 - e^{-eKt/V}}{eKt/V} + \dfrac{10\,080}{Ft} - 1}$$

式中 F 表示每周透析次数，t 表示每次透析时长，eKt/V 表示平衡状态的 spKt/Vurea。

由于尿素并非单室分布，spKt/Vurea 实际上高估了尿素清除指数。eKt/V 表示使用透析后尿素在体内各室间分布平衡状态时的血液浓度来计算的 spKt/Vurea。由于尿素在体内室间转运有一定规律，故可从 spKt/Vurea 估计 eKt/V。

$$eKt/V = \text{spKt/Vurea} - \left(0.6 \times \frac{\text{spKt/Vurea}}{t}\right) + 0.03$$

一般认为 stdKt/Vurea 达到 2.0 以上代表小分子溶质清除充分。对于每周 3 次治疗，每次 spKt/Vurea 可达到 1.2 的患者，其 stdKt/Vurea 可达到 2.0 以上。

3. 注意事项 spKt/Vurea 和 stdKt/Vurea 只代表小分子溶质清除的充分性，不能代表中大分子清除的充分性。在伴高分解状态的 AKI 或慢性透析患者中，代谢废物产生速度快，不适合使用 spKt/Vurea 或 stdKt/Vurea 来评价透析充分性。

（五）HD 治疗的急性并发症

HD 治疗是非生理性过程，在治疗期间和间期可发生多种急性并发症，可分类为与体外循环有关的并发症和不良事件（体外循环出血、凝血、溶血；空气进入体循环引起空气栓塞等），与内环境剧烈变化有关的并发症（失衡综合征、血压变化、心律失常等），抗凝剂相关并发症（脑或其他脏器出血、肝素诱导的血小板抗体形成等），生物不相容性相关并发症（补体激活、血小板激活、透析膜或体外循环残留消毒剂过敏等）。

（六）HD 治疗过程中的监测

透析过程中需要定时记录患者的症状和体征、透析机治疗参数和监测结果。为了保证透析过程的安全，透析机对多种参数进行监测，包括实时监测体外循环动脉端压力、静脉端压力、透析液电导度和温度、已达成的超滤量等，并能发现透析膜破裂、空气进入血液等。当透析机发现异常时，发出声光报警，提示工作人员及时处理。

三、PD

PD 是将配制好的透析液灌入腹腔，利用腹膜的弥散和超滤作用，排出蓄积的代谢废物和多余水分，并调节电解质和酸碱平衡的疗法。此法已成功用于临床达半个世纪，与 HD 治疗相比具有操作简单、不需要特殊设备、易于家庭开展，且对患者血流动力学影响小的优点。

（一）PD 原理

成人腹膜表面积为 $1.5 \sim 2 \ m^2$，$80\% \sim 90\%$ 为脏层腹膜。脏层腹膜和壁层腹膜形成密闭的腹腔，灌入腹腔的透析液与脏层腹膜下的毛细血管内流动的血液发生溶质和液体交换。这个交换需要跨越 6 层障碍，即毛细血管内表面的液体滞留层、毛细血管内皮细胞、毛细血管基底膜、腹膜间质、间皮细胞和脏层腹膜表面的液体滞留层，其中毛细血管壁是主要的转运屏障，间质也被证明是重要的转运屏障之一。在进一步讨论 PD 转运的原理之前，需要先了解 40 年来出现的两个关于 PD 转运的基本模型，即三孔模型（three pore model）和分布模型（distribution model）。三孔模型认为，溶质和水的转运是通过腹膜毛细血管不同大小的孔分别进行的：最小的孔称为超微孔（ultra pore），直径 $4 \sim 6$ 埃（1 埃等于一亿分之一厘米），为内皮细胞水通道，仅转运水，不转运溶质；稍大的孔称小孔（small pore），直径 $40 \sim 60$ 埃，为内皮细胞间裂隙，同时转运水和小分子溶质；最大的孔称为大孔（large pore），直径 $100 \sim 200$ 埃，也是内皮细胞间裂隙，数量较少，与大分子物质（例如白蛋白）转运有关。分布模型认为，患者间腹膜转运特性相异的根本原因不是因为不同患者的腹膜面积不同，而是因为间皮细胞下的毛细血管的量和深度不同。毛细血管丰富的患者具有较好的溶质转运特性，因此引入有效腹膜面积的概念。

PD 的主要目的是清除水分和代谢废物，主要通过三种方式：弥散、对流和重吸收。

1. 弥散　溶质的弥散速度与血液侧和透析液侧之间的浓度差有关。刚灌入透析液时，腹膜血液侧和透析液侧的浓度差大，弥散速度也快，随着留腹时间延长，透析液中的溶质浓度也升高逐渐接近血浆浓度，则弥散速度逐渐降低。缩短透析液留腹时间可提高弥散效能；增加留腹液量，也可提高弥散效能。

2. 水清除　HD 的水清除是靠血液侧和透析液侧的净水压力差，而 PD 的水清除主要是靠透析液侧和血液侧的渗透压力差。理想的透析液中用于维持其渗透性的物质应当不进入血液，以保证此物质能在留腹期间一直保持高渗透性，从而实现理想的水清除。当前常用葡萄糖作为渗透物质，但在其留腹期间逐渐弥散入血，渗透梯度逐渐减小。目前正寻找葡萄糖的替代物。

3. 液体的吸收　正常情况下，腹腔内的淋巴重吸收率为 $1.0 \sim 1.5 \ ml/min$。在一次 4 h 的标准 PD 留腹期间，有 $250 \sim 500 \ ml$ 透析液经淋巴途径被重吸收，这将导致溶质和水分转运效率下降。当重吸收率 $> 3.0 \ ml/min$ 时，可导致超滤失败。

（二）腹膜平衡试验

腹膜平衡试验（peritoneal equilibration test，PET）通过计算溶质透析液浓度（D）与血浆浓度（P）的比值来评价腹膜的转运特性，以肌酐的 D/P 比值最为常用。在一次 4 h 的留腹过程中，如果透析液中的尿素或肌酐快速上升，或透析液葡萄糖浓度快速下降，则为高转运型腹膜。PET 可用于协助制定和调整 PD 处方，例如针对高转运型腹膜可以缩短留腹时间，而针对低转运型腹膜可适当延长留腹时间。PET 也是用于诊断溶质清除不足或超滤不足的重要依据。高转运型患者的预后往往较差，推测可能与溶质快速平衡、导致水分清除不充分有关。

（三）PD 充分性

PD 患者的溶质清除由两部分构成，即 PD 部分与残余肾功能部分。随着自体肾残余功能下降，患者预后变差；调整方案以增加 PD 对毒素的清除可改善患者预后。但并不是 PD 对毒素的清除率越高患者存活越好。当 PD 达到一定的溶质清除水平后，进一步提高溶质清除并不能改善患者预后。

像 IHD 一样，用 Kt/V 评估 PD 对小分子溶质的清除充分性。Kt/V 中的 K 代表 PD 和残余肾功能合计的尿素清除率和肌酐清除率的平均值，t 代表时长（每日或每周），V 代表尿素分布容积。Kt/V 每周应达到 1.7 以上，进一步增加 Kt/V 不能明显改善患者预后。

与 HD 一样，维持合适的干体重是控制血压、减少心脑血管并发症、改善患者预后的重要手段。对于无尿的患者，维持合适的超滤量是维持干体重的关键。如果使用 4.25% 的含葡萄糖透析液 2 L 留腹 4 h，超滤量少于 400 ml 称为超滤衰竭。超滤衰竭大多发生于开始 PD 2 年后，这是因为透析液刺激毛细血管增生，使有效腹膜面积增大，称为 I 型超滤衰竭，可适当增加干腹时间，减少高渗葡萄糖对腹膜的刺激；II 型超滤衰竭是由于水通道蛋白功能丧失所致；III 型超滤衰竭是由于各种原因导致的腹膜粘连（例如腹膜炎后）和有效腹膜面积减少，需转换为 HD；IV 型超滤衰竭是由于腹腔淋巴重吸收增加所致。

（四）PD 并发症

1. 腹膜炎（peritonitis）　腹膜炎是 PD 的重要并发症，可导致技术失败，甚至死亡。2018年"维持性腹膜透析专家协作组"制定了腹膜炎的诊断标准，具备以下 3 项中的 2 项即可诊断腹膜炎：①腹痛、PD 引出液混浊，伴或不伴发热；② PD 引出液中 WBC 计数 > 100/μl，中性粒细胞 > 50%；③ PD 引出液培养有病原微生物的生长。在治疗前应先进行腹水常规检验、涂片革兰氏染色、细菌培养和药物敏感试验。应在细菌培养结果回报前即行经验治疗以取得较好的效果，减少技术失败；待细菌培养结果回报后，根据药敏试验结果有针对性地选择抗生素。大多数腹膜炎治疗 3 ～ 5 天可见效，根据病原体不同，应继续治疗至 2 ～ 3 周。如果合适的抗生素治疗 5 天后，引流液未能转清亮，应考虑难治性腹膜炎。对于难治性腹膜炎、真菌性腹膜炎、复发性腹膜炎，除非有临床禁忌证，否则应拔除 PD 导管。

2. 机械性并发症（mechanical complications）

（1）由于腹腔压力增加，大约 10% 的 PD 患者发生疝。没有症状的疝，不需要特殊处理，一旦出现急性疼痛应及时就医；有慢性症状的疝或者巨大疝，需择期手术处理。减少每次灌入腹腔透析液量可预防疝的发生。

（2）PD 导管周围渗漏，通常发生于 PD 开始的几周内。通过减少透析液灌入量可预防管周渗漏的发生，或暂时改为 HD 数周后重新开始 PD 治疗。最好的预防办法是，置入 PD 导管 4 周后再正式使用。

（3）开始 PD 的数周，透析液也可以漏入胸腔，称为胸腹瘘。胸腹瘘往往是先天性膈肌发育问题或后天性膈肌薄弱问题，在透析液存腹、腹腔内压力升高的情况下发生。液体往往漏入右侧胸腔。如通过休息、减少透析液量不能解决，且患者仍需坚持 PD 治疗，则应先手术修补胸腹瘘。

（4）其他机械性并发症包括腹胀、背痛、食管反流等。通过减少透析液存腹量可改善症状，使患者逐渐适应。

3. 包裹性腹膜硬化（encapsulating peritoneal sclerosis，EPS）　EPS 发病机制不明，已知与透析龄有关。透析 10 年的患病率为 6%，15 年以上者高达 20%。表现为进行性腹膜纤维样增厚，腹膜硬化和钙化，包裹小肠，导致小肠狭窄和梗阻，并可有系统性炎症表现，例如低热、C反应蛋白升高等。EPS诊断后1年内死亡率高达50%，与肠梗阻和营养不良有关。早年的治疗主要集中于支持治疗和手术解除梗阻。近年有人试用皮质类固醇激素、他莫昔芬、免疫抑制剂等治疗，部分获得成功，但未经随机对照试验证实。

4. 代谢异常　由于透析液中葡萄糖被大量吸收，出现血糖升高和高脂血症。由于系统炎症和白蛋白自透析液丢失，导致低白蛋白血症。

四、CKRT

与IHD不同，CKRT是缓慢、连续清除水和（或）溶质的治疗方式。CKRT与IHD相比具有以下优点：①血流动力学稳定：在IHD治疗中溶质和水分变化迅速，因血浆渗透压和机体容量负荷快速下降而出现血流动力学不稳定，可加重或诱发低血压或组织灌注不足、急性肺水肿、脑水肿。因此，原有严重心功能不全、休克或严重低氧血症患者对IHD耐受差。CKRT则连续缓慢地清除水和溶质，更容易保持血流动力学的稳定性。②为营养支持创造条件：接受IHD治疗的患者需限制营养物质和水分的摄入，以控制治疗间期代谢废物和水分的蓄积。对于危重和处于高分解状态的患者，为满足溶质交换和保证营养支持，需摄入或静脉输入大量液体，CKRT能满足这种需求。

除用于AKI，CKRT也被用于不能耐受IHD的危重患者。①由于持续治疗的特点，CKRT被用于高分解型AKI，例如挤压综合征。②由于对血流动力学影响小的特点，CKRT被用于心肌本身损害导致的充血性心力衰竭，通过缓慢持续的超滤治疗，可改善充血性心力衰竭，为治疗原发的心脏病赢得时间。③由于能清除炎症介质的特点，CKRT可用于败血症和多脏器功能障碍。④CKRT还用于治疗肝衰竭、药物蓄积中毒和伴有多脏器功能障碍的AKI。

五、肾移植

自60多年前第一例肾移植至今，肾移植技术日渐成熟。尤其是近30年来，随着免疫抑制剂的广泛使用，尸体肾移植的一年存活率超过了90%。

（一）肾移植的禁忌证

肾移植的绝对禁忌证较少，除了活动性感染、恶性肿瘤、持续凝血功能异常和患者拒绝等，肾移植始终是ESKD患者第一选择。但受到可用肾源的限制，大部分患者需先接受透析治疗等待机会。①儿童或老年人、肥胖、前次肾移植失败、糖尿病和心脏病等因素可能预示肾移植预后不良，但不是肾移植的绝对禁忌证。②系统性疾病导致的ESKD，如果系统性疾病不能有效控制，则移植肾可再次病变，例如抗肾小球基底膜肾病、肾淀粉样变性、糖尿病肾病、原发性草酸盐血症导致的肾损害、风湿性疾病导致的肾损害等。③遗传性肾病中的多囊肾的肾移植几乎没有特别问题；而Alport综合征不同，由于此征患者肾小球基底膜的Ⅳ型胶原缺乏α5链，部分受者可针对移植物中的相应成分产生抗体，形成抗肾小球基底膜病。④几乎所有类型的慢性肾炎导致的ESKD，肾移植后都有复发的报道，总体复发率10%左右，但因慢性肾炎复发导致的移植失败率不足3%。

另一个问题是活体供肾者的禁忌证（制定这些禁忌证一则是为了保证肾移植成功，二则是为了保证供者的身体健康），见表8-11-1。

（二）肾移植术前准备

除非原有的肾脏是感染或恶性疾病的潜在病灶，一般不需要在移植前切除原有肾脏。由于免疫抑制剂的广泛使用，移植前输血对减少急性排异反应的效果显得也不那么明显了。

表 8-11-1　供肾者的排除标准

年龄＜ 18 或＞ 65 ～ 70 岁
肥胖（超过理想体重 30%）
慢性肾脏病
急性肾损伤
糖尿病（糖耐量检测或糖化血红蛋白异常）
高血压（＞ 140/90 mmHg 或需要服药）
严重感染
乙型肝炎感染
明显的躯体疾病（如心血管 / 肺部疾病，近期恶性肿瘤）
血栓或血栓栓塞史
静脉吸毒者
供肾尿路或血管结构异常

肾移植术前最重要的准备是配型。移植肾供者和受者间存在的抗原差异是肾移植后排异反应的发生基础。排异反应的发生、性质和程度直接影响移植肾的存活。与移植后排异反应有关的主要有红细胞 ABO 血型抗原系统和人类白细胞抗原（human leukocyte antigen，HLA）系统。为了避免或减少肾移植后发生排异反应的可能、获得肾移植的成功和移植肾的长期存活，肾移植前必须进行包括血型、淋巴细胞毒试验、人类白细胞抗原（HLA）系统和群体反应性抗体（panel reactive antibodies，PRA）等在内的多种检验。

1. ABO 血型　施行肾移植手术前必须进行严格的血型化验，使供肾者与受肾者血型相符。

2. 淋巴细胞毒试验（交叉配合试验）　淋巴细胞毒试验也称补体依赖淋巴细胞毒试验。它是检查器官移植受者体内有无针对供者，或者供者针对受者的 HLA 抗体。其正常值小于 10%，大于 15% 为阳性。此试验是现有试验中最主要的参考指标，数值越高，发生排异的机会越大。

3. 人类白细胞抗原（HLA）　HLA 在同种移植中起着十分重要的作用，有 6 个 HLA 位点与移植直接相关。应当有尽可能多的 HLA 位点相合，相合的位点越多，排异反应的发生机会也越小。其中供受者的 HLA-DR 抗原是否相合最为重要，HLA-A 和 HLA-B 抗原次之。

4. 群体反应性抗体（PRA）　PRA 是一组特定 HLA 反应抗体，用于判断肾移植受者的免疫状态和致敏程度，是移植术前筛选致敏受者和移植术后监测排异反应的重要指标，PRA 升高是移植肾功能丢失的危险因素。

（三）肾移植术后免疫抑制剂的使用

随着新型免疫抑制剂和生物制剂不断出现，使肾移植的成功率不断改善。肾移植的标准免疫抑制治疗方案包括基础抗排异治疗和采用大剂量甲泼尼龙、单克隆抗体或多克隆抗血清如抗淋巴细胞球蛋白（antilymphocyteglobulin，ALG）和抗胸腺细胞球蛋白（antithymocyte globulin，TG）进行的短疗程抗排异治疗。基础治疗涉及了多种药物，包括转录抑制剂、核苷合成抑制剂、生长因子信号转导抑制剂等。

免疫抑制剂可导致机体免疫力低下，增加重症感染的发生机会；钙调磷酸酶抑制剂尚有肾毒性，可导致急性或慢性肾损伤。理想的治疗方案应是尽量减少免疫抑制剂剂量至能有效应对排异反应即可，以最大程度地减少免疫抑制剂相关的不良反应。

（四）肾移植后的并发症

1. 移植肾急性肾损伤（acute kidney injury，AKI）　移植肾可因多种原因出现 AKI，见表 8-11-2。急性肾小管坏死很大程度上与热缺血或冷缺血时间过长有关。临床表现为在手术后 12 ～ 24 h 内出现少尿或无尿，使用钙调磷酸酶抑制剂的病例中常见。

移植物排异可分为超急排异、加速排异、急性排异和慢性排异。①超急排异较为罕见，与受者具有预先形成的抗体有关。这些抗体可能为反复输血或多次妊娠以及之前接受过移植的结

表 8-11-2　移植肾 AKI 病因

肾前性
血容量不足
动脉狭窄或血栓栓塞
静脉血栓
肾性
急性肾小管坏死
超急排异 / 加速排异反应
急性排异
肾毒性药物
肾后性
输尿管梗阻
尿液渗漏
囊性淋巴管瘤
血肿

果。超急排异临床表现为血管吻合完成后打开血管夹即刻出现肾衰竭，肾脏起初变硬，然后迅速青紫、出现花斑和坏死。肾活检标本中见到肾小球和肾小管周围毛细血管内出现多数中性粒细胞能够确诊。②加速排异出现在术后第 2 天或第 3 天，先前存在抗 HLA 抗体的患者易出现，曾有过移植经历的患者也是危险人群，临床表现与超急排异类似。③急性排异一般出现于术后 1～4 周。典型的临床表现为肾肿胀、有触痛并且出现少尿和血清肌酐的升高，可伴发热。急性排异的发生时段与钙调磷酸酶抑制剂肾损伤的时段常常重叠，且临床表现相似，导致鉴别诊断困难，需要借助影像学检查、尿有形成分和生化分析、血药浓度监测以及必要时进行移植肾肾活检来协助鉴别诊断。④慢性排异被认为是没有被控制的反复出现的急性排异或缓慢进展的炎症反应的结果，可以发生在移植后数周之内或此后的任何时间。临床上主要表现为高血压、蛋白尿和肾功能进行性下降。肾功能的逐渐丢失被认为是由免疫和非免疫因素所致，包括由抗体介导的组织破坏、由肾单位逐渐减少导致的肾小球内高压和高滤过所致的进行性肾小球硬化。

2. 移植肾肾炎　可分为复发性肾炎、新生性肾炎（或原发性肾炎）和携入性肾炎。①移植后复发性肾炎的发生率与导致受者 ESKD 的肾脏病理类型有很大关系，总体发生率 8%～18%。所有类型的肾小球肾炎在移植肾均可复发，IgA 肾病、膜增生性肾小球肾炎、局灶硬化性肾小球肾炎、过敏性紫癜性肾炎、膜性肾病、溶血性尿毒症、抗肾小球基底膜肾炎等有较高的复发率。由复发性肾炎导致的移植肾功能丢失约占全部移植肾功能丢失的 2%。②移植后新生性肾炎是移植肾功能丢失的原因之一，与原位肾脏病理类型不同，疾病谱构成亦不同于发生于普通人群的肾炎。③携入性肾炎指待植入的供肾已有肾炎，通过移植携入受者。携入性肾炎大多为 IgA 肾病，可造成早期的移植肾功能不良。

六、展望

针对肾脏病的免疫抑制剂、生物制剂不断涌现。其广泛应用有可能降低 ESKD 的发生率。

HD、PD 和肾移植是互为补充的三种 KRT 方式。选择 IHD 治疗的患者需要定期往返治疗机构；PD 可居家治疗但腹膜功能会逐渐丢失且腹膜炎的发生风险较高、技术失败率较高。随着生物技术和其他学科的技术进展，便携式 KRT、置入式 KRT 技术日渐成熟，将极大改善 ESKD 患者的生活质量。

与透析治疗相比，成功的肾移植可使患者获得更好的生活质量和生命周期。四十余年以来，肾移植取得了令人瞩目的进展。虽然移植物和患者存活率逐年提高，但移植物功能下降速度仍然较快，长期使用免疫抑制剂带来的不良后果仍然较多。

近年来，有关再生肾脏的研究逐渐增多，有望在不久的将来逐渐成熟。无抗原性再生肾脏的植入有望摆脱免疫抑制剂，并大大减少移植肾相关并发症、提高患者生活质量和生命周期。

（左　力）

第八篇推荐阅读

理化因素所致疾病

第1章 总论

理化因素所致疾病是指人类所处的生活环境中，不利的物理因素、有害的化学因素和生物因素等危害人类身体健康所致的疾病。常见理化因素及其引起的疾病如下：

【物理因素】

在特殊环境下，引起发病的主要物理因素如下：

1. 高温 作用于人体引起中暑（heat illness）或烧伤（burn）。

2. 低温 在低温环境中意外停留时间较长，易发生冻僵（frozen rigor，frozen stiff）。

3. 高气压 水下作业，气压过高，返回地面速度太快时，常易发生减压病（decompression sickness），此时血液和组织中溶解的氮气释放形成气泡，发生栓塞，导致血液循环障碍和组织损伤。

4. 低气压 在高山或高原停留或居住，空气中氧分压降低，引起缺氧，常发生高原病（diseases of high altitude）。

5. 电流（electrical current） 意外接触强度不同的电流后可引起不同临床表现的电击（electrical injuries）。

此外，由于颠簸、摇动和旋转等引起的晕车、晕船和晕机（即晕动病），主要与前庭神经功能障碍等因素有关。

【化学因素】

毒物（poison）可通过呼吸道、消化道或皮肤黏膜等途径进入人体引起中毒（poisoning）。

1. 农药（pesticide） 能杀灭有害的动植物。人体意外摄入可中毒致死。

2. 药物 常见过量使用麻醉镇痛药、镇静催眠药和精神兴奋药等引起的中毒。长期滥用（abuse）镇静催眠或麻醉镇痛药会产生药物依赖（drug dependence），突然停药或减量会发生戒断综合征（abstinence syndrome），表现为神经精神异常。

3. 乙醇 一次或短时间大量饮酒可发生急性乙醇中毒（acute alcohol poisoning），甚至死亡。

4. 其他 误服清洁剂或有机溶剂等中毒；毒蛇等咬伤中毒；一氧化碳（carbon monoxide，co）、氰化物和硫化氢为窒息性化合物，能使机体发生缺氧性中毒；强酸或强碱能引起接触性组织损伤；工业生产排出的有毒化学物质污染空气和水源，长期接触会发生慢性中毒；汞和砷等摄入引起中毒；有毒化学物品意外泄露和军用毒剂引起中毒等。

【理化因素所致疾病的防治研究进展与展望】

在远古，人类已经知道自然界有些因素可以致命，但对这一范畴的认识经历了漫长的历史过程。由于20世纪毒理学的兴起以及临床医学，特别是急救医学的发展，抢救中毒患者从一般的清除毒物和支持治疗发展到根据毒理进行对因解毒、引入血液净化技术清除毒物、利用高新医疗技术进行生命监护与器官功能支持。研究已经从器官水平到分子水平，21世纪发展至基因水平阐明发病机制。我国对中药解毒机制的研究为探索新的解毒疗法开拓了更多新路。物理因素所致疾病的研究起步较晚，对患者的治疗仍然有赖于脱离有害环境、对症处理和器官功能支持。近年，有关自然环境及生产环境中不利物理因素对人体的生理影响、人的适应性、适应不全所受伤害等方面的研究取得很大进展。例如发现高原居民在稀薄空气环境下，DNA 各自进化出不同的排序以"应对缺氧"等。随着对发病机制研究的深入，探索针对性防治技术，提高诊治水平将是临床研究的方向。

【理化因素所致疾病的发病机制】

1. 环境变化超过了机体的耐受能力 人类在长期的进化过程中，对周围的自然环境形成了良好的适应。只有在适宜的自然环境中，人类才能得以生存，如果环境因素（如气温、气压、氧浓度等）在短时间内发生较大的变化。超过了人体的耐受能力，就有可能导致疾病的发生，如中暑、冻伤、减压病、缺氧等。

2. 阻碍机体对氧的摄入和利用 在正常情况下，自然环境中存在的水、氮气、一氧化碳、二氧化碳等液体和气体，并不会对人体造成危害，当其达到较高的浓度，或者在人体的呼吸道蓄积过多而影响气道的通畅，则会影响人体对氧气的摄入、运输和利用，如溺水、一氧化碳中毒等。

3. 造成机体中毒 自然环境中存在的重金属、有毒气体、有毒动植物，或者人工生产的药物、化工产品等，如果摄入过多，均有可能造成人体的中毒，导致器官功能障碍，甚至造成死亡。

4. 能量变化导致的直接或间接损伤 自然界或日常生活中的风、雨、雷电、泥石流、地震、火灾、车祸等，可以在短时间内释放出巨大的能量，直接或间接造成人体的损伤，如电击伤、烧伤、各种外伤。

【理化因素所致疾病的特点】

1. 理化因素导致的疾病多为急性病变，发病迅速 如不及时处理，往往造成生命危险，也有一部分患者在长期接触的过程中造成机体的慢性损害。

2. 病因明确 此类疾病一般均有明确的病因，患者可出现与该病因一致的临床表现，如长期在高温环境下工作导致的中暑，接触有机磷农药导致的中毒。

3. 化学因素导致的中毒多有相关的靶器官损害 损害严重程度与化学药物呈现剂量-效应关系。

【理化因素所致疾病的诊断原则】

理化因素所致疾病的发生往往与环境因素有关，有特定的临床表现，如果检测技术所及，大多能找到确切的病因，因此，诊断时应重视下列问题。

（一）注意病因检测

目前对大部分理化因素都有检测方法，可以利用原子吸收分光光度法、气相色谱分析法或高效液相色谱分析法等检测环境中和人体体液中的毒物浓度以助确诊。此外，环境温度、海拔高度、海平面下深度、噪声强度、振动频率、辐射强度、放射剂量等都能测定。

（二）掌握靶器官受损情况

各种理化因素都有其作用的靶部位，靶部位可以是一个或多个。有机磷杀虫药的靶分子是神经系统的乙酰胆碱酯酶，而生鱼胆的靶器官是肾和肝；加速运动主要作用于前庭神经。诊治时需要弄清楚靶器官受损程度。危重患者常见多脏器损害。

（三）了解剂量-效应关系

剂量-效应规律是理化因素作用的基本规律，临床以接触剂量与疾病严重程度的相关性作为病因诊断的依据。

（四）流行病学调查分析

由于不少理化因素所致疾病是环境病或公害病，可能同一时间有多人发病。因而，当发现起病在同一时间，同一地点，具有同一临床表现的患者，俗称"三同人员"时，利用研究人群发病情况的流行病学调查方法，有助于查明环境中存在的致病因素和发病个体的诊断。

结合接触史，综合临床表现，加上实验室检查证据，排除其他有类似临床表现的疾病，方可以做出诊断。

【理化因素所致疾病的防治原则】

（一）迅速脱离有害环境和危害因素

这是治疗理化因素所致疾病的首要措施。急性中毒时，尽快脱离毒物接触和清除体内或皮肤上的毒物，如处理局部污染、洗胃，对吸收入血的毒物采用血液净化疗法等。发现中暑或电击伤患者，立即将其转移到安全环境，再施行急救复苏措施。平时，应加强教育，防患于未然。

（二）稳定患者生命体征

理化因素所致疾病患者易出现神志、呼吸和循环障碍或衰竭，生命体征常不稳定，急救复苏主要目的是稳定生命体征，加强监护，为进一步处理打下基础。

（三）针对病因和发病机制治疗

急性中毒时，首先应用解毒药，如用于有机磷杀虫剂中毒时磷酰化胆碱酯酶（organophosphate-ChE）复活的碘解磷定；抑制毒蕈碱样症状的阿托品治疗；一氧化碳中毒时的氧治疗等。

物理因素所致疾病的病因治疗：中暑高热时降温；冻僵时复温；急性高原病（acute mountain sickness）主要发病机制是缺氧，给氧是主要治疗措施；减压病主要是由高气压环境快速返回到低气压环境减压过速所致，治疗方法是进入高压氧舱（hyperbaric oxygen chamber）重新加压，再缓慢减压。

（四）对症治疗

理化因素所致疾病有特效疗法的为数有限，多采取对症治疗，减少患者痛苦，促进患者康复。

总之，人类在生存过程中不断受到环境有害因素影响致病，如各种中毒、中暑、高原病等，无不给人类健康带来危害。因此应学习有关理化因素所致疾病，对可以预测的有害因素做好预防；对已罹病者，要尽快诊断和进行有效治疗。

（郭树彬）

第 1 节　概　述

进入人体的化学物质达到中毒量产生组织和器官损害引起的全身性疾病称为中毒（poisoning）。引起中毒的化学物质称毒物（poison）。根据毒物来源和用途分为：①工业性毒物；②药物；③农药；④有毒动植物。学习中毒性疾病目的在于了解毒物中毒途径和引起人体发病的规律。掌握和运用这些知识，可以指导预防和诊治疾病。

根据接触毒物的毒性、剂量和时间，通常将中毒分为急性中毒和慢性中毒两类：急性中毒是由短时间内吸收大量毒物引起，发病急，症状严重，变化迅速，如不积极治疗，可危及生命；慢性中毒是由长时间小量毒物进入人体蓄积引起，起病缓慢，病程较长，缺乏特异性中毒诊断指标，容易误诊和漏诊。因此，对于怀疑慢性中毒者要认真询问病史和查体。慢性中毒多见于职业中毒。

【病因和中毒机制】

（一）病因

在美国，99% 急性中毒毒物为药物。我国急性中毒毒物依次为镇静催眠药、抗精神病药、一氧化碳、腐败变质食物、酒精等。城市人口急性中毒毒物常为镇静催眠药，农村多为有机磷杀虫剂（organophosphorous insecticides，OPI）。

1. 职业中毒　常为慢性中毒。主要在农药、化肥、药物、化学试剂或工业原料等生产过程中接触有毒原料、中间产物或成品所致。在对有毒物品保管、运输、发放和使用过程中违反安全防护制度，极易发生中毒。

2. 非职业性中毒或生活中毒　常为急性中毒。常见原因有：①意外中毒：过量或误服；②蓄意中毒或自杀；③非蓄意中毒：滥用（abuse）或成瘾（addiction）；④谋害。

（二）中毒机制

1. 毒物的代谢　毒物可通过下列途径进入人体：①皮肤黏膜：皮肤表面有一层类脂质层，一些脂溶性毒物可经过完整的皮肤黏膜吸收；有些可经球结膜吸收。皮肤多汗或破损时吸收加速，如毒蛇咬伤时，毒液可经伤口进入血液。②呼吸道：有毒的气体、粉尘、烟雾、气雾胶颗粒等，可经呼吸道进入血液循环，因肺泡毛细血管丰富，吸收较快，病情发展迅速。③消化道：是生活中毒的常见途径，一般毒物在口腔、食管和胃内吸收很少，主要在小肠吸收，经肝解毒后分布到全身各个脏器。④注射：用药过量、自杀或谋杀时，毒物通过注射直接进入血液循环，病情危重，死亡率高。

毒物吸收入血后，分布到全身各组织、器官，与血液中某些成分结合或干扰人体正常的生理功能，产生毒性作用。毒物主要在肝经过氧化、还原、水解、结合等作用进行代谢。多数毒物代谢后毒性减低，少数代谢后毒性反而增强。毒物代谢后可排出体外，水溶性毒物主要由肾排出；重金属和生物碱主要由消化道排出，而铅、汞、砷等毒物可经乳汁排出，引发哺乳的婴儿中毒；挥发性毒物可以原形经呼吸道排出；一些脂溶性毒物可经皮脂腺和乳腺排出。

2. 毒物对人体的损害方式

（1）腐蚀作用：强酸和强碱可吸收组织中的水分，与蛋白质或脂肪结合，造成细胞变性和坏死。

（2）引起机体组织和器官缺氧：一氧化碳、氰化物、亚硝酸盐等通过阻碍氧的吸收、转运和利用造成机体缺氧。对缺氧敏感的脑和心肌，易发生中毒损伤。

（3）对机体的麻醉作用：有机溶剂和吸入性麻醉药等亲脂性强的毒物易通过血-脑屏障进入含脂量高的脑组织，抑制其功能。

（4）抑制酶的活力：酶是生命活动的重要活性物质，许多毒物通过抑制酶活性影响机体功能而引起人体中毒，如有机磷杀虫药通过抑制胆碱酯酶引起中毒；氰化物通过抑制细胞色素氧化酶引起中毒。

（5）干扰细胞或细胞器的功能：二硝基酚、五氯酸等酚类物质可作用于线粒体，阻碍三磷酸腺苷的形成和贮存，造成发热；四氯化碳在体内经酶催化形成三氯甲烷自由基，后者作用于肝细胞线粒体及内质网使之坏死。

（6）竞争相关受体：如阿托品过量时通过竞争性阻断毒蕈碱受体导致机体中毒。

（7）其他：如毒蛇咬伤引起凝血功能障碍导致出血。

3. 影响毒物作用的因素

（1）毒物的理化性质：化学物质的毒性与其化学结构及理化性质密切相关，空气中毒物颗粒越小，挥发性越强，肺吸入越多，毒性也越大。

（2）接触毒物的量和时间：接触毒物的量越大，时间越长，毒性作用就越大，接触毒物的量、时间和作用有较严格的量效关系。

（3）毒物进入机体的途径：中毒的程度和结果与毒物进入机体的途径有关，如金属汞口服时，毒性较小，但汞的蒸气由呼吸道吸入时，其毒性作用就很大。

（4）个体的易感性：中毒的轻重与个体对毒物的敏感性有关，常与年龄、性别、营养及健康状况等因素有关。

（5）毒物的相互作用：同时摄入两种或两种以上毒物时，有可能产生毒物相加或抵消的作用。例如一氧化碳可增强硫化氢的毒性作用，酒精可以增强四氯化碳或苯胺的毒性作用，曼陀罗可抵消 OPI（有机磷杀虫剂）的毒性作用。

【临床表现】

（一）皮肤黏膜表现

1. 皮肤及口腔黏膜灼伤　见于强酸、强碱、甲醛、苯酚、甲酚皂溶液（来苏儿）等腐蚀性毒物灼伤。硝酸灼伤皮肤黏膜痂皮呈黄色，盐酸灼伤痂皮呈棕色，硫酸灼伤痂皮呈黑色。

2. 发绀　麻醉药抑制呼吸中枢，引起血液氧合血红蛋白减少。亚硝酸盐、苯胺或硝基苯等中毒时，血高铁血红蛋白含量增加。以上均可引起发绀。

3. 黄疸　毒蕈、鱼胆或四氯化碳中毒损害肝会出现黄疸。

4. 皮肤潮红　酒精及阿托品中毒，由于血管扩张，可使皮肤潮红。一氧化碳、氰化物中毒，口腔黏膜可呈现樱桃红色。

（二）眼部表现

1. 瞳孔散大　见于抗胆碱药（阿托品、莨菪碱类）、肾上腺素类（肾上腺、去甲肾上腺素、麻黄素等）、乙醇等中毒。

2. 瞳孔缩小　见于 OPI、氨基甲酸酯类杀虫药、安眠药、氯丙嗪、吗啡等中毒。

3. 视神经炎 见于甲醇中毒。

（三）神经系统表现

1. 昏迷 见于催眠、镇静或麻醉药中毒；有机溶剂中毒；窒息性毒物（如一氧化碳、硫化氢、氰化物）中毒；高铁血红蛋白生成性毒物中毒；农药（如 OPI、有机汞杀虫药、拟除虫菊酯杀虫药、溴甲烷）中毒。

2. 谵妄 见于阿托品、乙醇或抗组胺药中毒。

3. 肌纤维颤动 见于 OPI、氨基甲酸酯类杀虫药中毒。

4. 惊厥 见于窒息性毒物或异烟肼中毒，有机氯或拟除虫菊酯类杀虫药等中毒。

5. 瘫痪 见于蛇毒、三氧化二砷、可溶性钡盐或磷酸三邻甲苯酯等中毒。

6. 精神失常 见于一氧化碳、酒精、阿托品、二硫化碳、有机溶剂、抗组胺药等中毒，成瘾药物戒断综合征等。

7. 抽搐 见于士的宁、樟脑、氰化物、氯丙嗪、有机磷农药中毒。

（四）呼吸系统表现

1. 呼吸气味异常 乙醇中毒呼出气有酒味；氰化物中毒时有苦杏仁味；OPI、黄磷、铊等中毒时有蒜味；苯酚、甲酚皂溶液中毒时有苯酚味。

2. 呼吸加快 水杨酸类、甲醇等兴奋呼吸中枢，中毒后呼吸加快；刺激性气体中毒引起脑水肿时，呼吸加快。

3. 呼吸减慢 催眠药或吗啡中毒时过度抑制呼吸中枢导致呼吸麻痹，使呼吸减慢。

4. 肺水肿 刺激性气体、OPI 或百草枯等中毒常发生肺水肿。

（五）循环系统表现

1. 心律失常 洋地黄、夹竹桃、蟾蜍等中毒时兴奋迷走神经，拟肾上腺素药、三环类抗抑郁药等中毒时兴奋交感神经和氨茶碱中毒等通过不同机制引起心律失常。

2. 心搏骤停 ①心肌毒性作用：见于洋地黄、奎尼丁、锑剂或依米丁（吐根碱）等中毒；②缺氧：见于窒息性气体毒物（如甲烷、丙烷和二氧化碳等）中毒；③严重低钾血症：见于可溶性钡盐、棉酚或排钾利尿药中毒等。

3. 休克 三氧化二砷中毒引起剧烈呕吐和腹泻；强酸和强碱引起严重化学灼伤致血浆渗出；严重巴比妥类中毒抑制血管中枢，引起外周血管扩张。以上因素都可通过不同途径引起有效循环血容量相对和绝对减少而发生休克。

（六）泌尿系统表现

中毒后泌尿系统表现有肾小管堵塞（如砷化氢中毒产生大量红细胞破坏物堵塞肾小管）、肾缺血或肾小管坏死（如头孢菌素类、氨基糖苷类抗生素、毒蕈和蛇毒等中毒）导致急性肾衰竭，出现少尿或无尿。

（七）血液系统表现

血液系统表现如砷化氢中毒、苯胺或硝基苯等中毒可引起溶血性贫血和黄疸；水杨酸类、肝素或双香豆素过量、敌鼠和蛇毒咬伤中毒等引起止凝血功能障碍致出血；氯霉素、抗肿瘤药或苯等中毒可引起白细胞减少。

（八）消化系统表现

很多毒物都可引起恶心、呕吐、腹痛、呕血、腹胀、便秘等症状，如砷、尼古丁、毒蕈碱、有机磷、棉籽、抗凝剂等中毒。

（九）其他

发热见于阿托品、二硝基酚或棉酚等中毒。

【诊断】

临床诊断中毒需要有明确的毒物接触史，结合特定临床表现及实验室检测结果，病史的询问非常重要，有时需要向患者同事、家属、保姆、亲友或现场目击者了解情况。蓄意中毒患者，往往不能正确提供病史。因此，中毒诊断通常要根据毒物接触史、临床表现、实验室毒物检查分析和调查周围环境有无毒物存在，还要与其他症状相似的疾病进行鉴别诊断后再进行诊断。临床上对不明原因的突然昏迷、呕吐、惊厥、呼吸困难和休克患者或不明原因的发绀、周围神经麻痹、贫血、白细胞减少、血小板减少及肝损伤患者都要想到中毒。

（一）病史

病史通常包括接触毒物时间、中毒环境和途径、毒物名称和剂量、初步治疗情况和既往生活及健康状况。

毒物接触史可为急性中毒的诊断提供重要依据，主要包括中毒环境，毒物接触途径、时间，毒物名称、剂量，初步治疗情况和既往健康状况等。职业性中毒应询问患者工种、工作环境、防护措施及毒物接触种类、剂量和时间等；生活中毒应了解患者的精神状态、生活环境、中毒途径及毒物种类、剂量；食物中毒应了解同餐人员情况；一氧化碳中毒应了解有无使用煤、煤气等情况。

（二）临床表现

急性中毒起病急，变化快，可产生发绀、惊厥、呼吸困难、休克、昏迷、心搏呼吸骤停等严重表现。不同的毒物中毒常呈现某些特殊表现，对提示诊断有重要意义。例如：呼气呈大蒜味提示有机磷农药中毒；口唇呈樱桃红色提示一氧化碳中毒；皮肤呈黑色痂皮提示浓硫酸烧伤；瞳孔扩大提示阿托品和莨菪碱类中毒；瞳孔缩小可提示有机磷农药等中毒。慢性中毒多见于职业性中毒和地方病。出现某些表现时应想到慢性中毒的可能。例如：痴呆可见于四乙铅、一氧化碳中毒；周围神经异常表现可见于铅、砷、铊、二硫化碳等中毒；贫血表现可见于苯、三硝基甲苯等中毒。

（三）实验室检查

中毒的辅助检查主要是实验室检查。一方面常规留取剩余毒物或可能含毒的标本（患者的呕吐物、胃内容物、血、尿等）通过化验确定毒物种类；另一方面通过对血液等标本的检查发现某些中毒的特异性改变，如有机磷杀虫药中毒时血清胆碱酯酶活力降低、一氧化碳中毒时血液碳氧血红蛋白浓度升高。

【治疗】

（一）治疗原则

①立即终止毒物接触；②紧急复苏和对症支持治疗；③清除体内尚未吸收的毒物；④应用解毒药；⑤预防并发症。

（二）现场急救

急性中毒现场急救的目的是帮助患者离开有毒环境，避免毒物的进一步吸收，维持生命体征的稳定，为后续治疗争取时间。对于易燃、易爆、有毒气体导致的中毒，首先应将患者带到安全的环境中进行施救；对于心搏骤停的患者，必须现场进行心肺复苏；对于严重呼吸抑制或者呼吸衰竭的患者，要注意保持气道通畅，有条件的可采取球囊面罩通气或者机械通气，对于口服毒物导致中毒的清醒患者，可以现场采取催吐的方式减少毒物的进一步吸收。现场急救时，还应注意患者是否存在外伤骨折、出血等问题，现场紧急处理后需尽快将患者送到就近的有条件的医院进行治疗。

（三）急性中毒治疗

1. 立即终止毒物接触 吸入或皮肤接触中毒时，要迅速将患者撤离中毒现场，移到空气新鲜的地方，立即脱去被污染的衣物。

2. 紧急复苏和对症支持治疗 复苏和支持治疗目的是保护和恢复患者重要器官功能，帮助危重症患者度过危险期。对急性中毒昏迷患者，要保持呼吸道通畅、维持呼吸和循环功能；观察神志、体温、脉搏、呼吸和血压等情况。严重中毒出现心搏骤停、休克、循环衰竭、呼吸衰竭、肾衰竭、水电解质和酸碱平衡紊乱时，立即采取有效急救复苏措施，稳定生命体征。惊厥时，选用抗惊厥药，如苯巴比妥钠、异戊巴比妥（阿米妥钠）或地西泮等；脑水肿时，应用甘露醇或山梨醇和地塞米松等。给予鼻饲或肠外营养。

3. 清除体内尚未吸收的毒物 经口中毒者，早期清除胃肠道尚未吸收的毒物可使病情明显改善，越早越彻底越好。

（1）催吐：适用于能合作的患者，此法易引起误吸和延迟活性炭的应用，目前临床上已不常规应用。昏迷、惊厥、休克、腐蚀性毒物摄入和无呕吐反射者禁用。

1）物理法刺激催吐：对于神志清楚的合作患者，嘱其用手指、压舌板或筷子等刺激咽后壁或舌根诱发呕吐。未见效时，饮温水 200 ～ 300 ml，然后再用上述方法刺激呕吐，如此反复进行，直到呕出清亮胃内容物为止。

2）药物催吐：传统的催吐药依米丁已很少应用。意外中毒不能洗胃者，可用阿扑吗啡，本品为吗啡衍生物，是半合成中枢性催吐药，一次 2 ～ 5 mg，皮下注射，5 ～ 10 min 后即发生催吐作用。为增强催吐效果，给药前先饮水 200 ～ 300 ml。本品不宜重复应用或用于麻醉药中毒者。

处于昏迷、惊厥状态或吞服石油蒸馏物、腐蚀剂的患者，催吐可能引起出血或食管撕裂、胃穿孔，禁忌催吐。

（2）鼻胃管抽吸（nasogastric aspiration）：用小口径的鼻胃管经鼻放置于胃内，抽吸出胃内容物，用于口服液体毒物者。

（3）洗胃（gastric lavage）：如催吐无效，患者神志清醒，毒物是水溶性，洗胃最为适宜。患者取坐位，危重患者取平卧位，头偏向一侧。正确掌握洗胃技术。密切观察患者反应，防止窒息或胃内容物反流入肺。操作要轻巧迅速，不得过分用力，以免部分胃内容物进入小肠，影响洗胃效果。每次灌洗液量为 300 ～ 400 ml（神志不清者可减为 100 ～ 300 ml）。胃内容物要尽量抽净，反复灌洗，直至洗出胃液清晰为止。一般成人共需洗胃液 5 ～ 10 L。灌洗液要稍加温，近 37℃，防止洗胃后体温过低和水中毒。否则患者可突然发生阵挛性抽搐。洗胃过程中，万一患者发生惊厥或窒息，应立即停止洗胃，并予以相应治疗。

常用洗胃液有以下几种；

1）鞣酸：有效浓度为 30 ～ 50 g，鞣酸溶解在 100 ml 水中，以沉淀阿扑吗啡、藜芦碱、士的宁、辛可芬生物碱、铝、铅及银盐等。

2）高锰酸钾：是氧化剂，可与各种有机物相作用，能较好中和士的宁、毒扁豆头碱、奎宁及烟碱等化学物。由于化学物本身有刺激作用，其浓度以 1 : 10 000 ～ 1 : 5000 为好。切勿使高锰酸钾直接接触口腔及胃黏膜。

3）牛奶与水：等量混合可缓和硫酸铜、氯酸盐等化学物的刺激作用。鸡蛋白可吸附砷，并沉淀汞。

4）2% ～ 5% 碳酸氢钠溶液：可沉淀生物碱，也可结合某些重金属及降解有机磷农药杀虫剂毒性。

5）钙盐（10% 葡萄糖酸钙或 5% 氯化钙）：稀释 5 ～ 10 倍后，用于氟化物或草酸盐中毒，使之沉淀为氟化钙或草酸钙。

6）氧化镁（氢氧化镁）：可中和酸性物质如阿司匹林、硫酸、草酸及其他矿物质等。

7）淀粉溶液（米汤、面糊和 1% ～ 10% 淀粉）：对中和碘有效，用其彻底洗胃，直至洗出液清晰，不显现蓝色为止。

8）氯化钠：1% ～ 2% 溶液常用于毒物不明的急性中毒。生理盐水可用于砷化物及硝酸银中毒，形成腐蚀性较小的氯化银。

9）活性炭混悬液（0.2% ～ 0.5%）：为强力吸附剂，可阻滞毒物吸收，适用于有机及无机毒物。在洗胃结束后，即将活性炭稀释搅拌后从胃管内灌入（1 ～ 2 g/kg）。对氰化物无效。

应在催吐、洗胃后尽快给患者硫酸钠 15 g，以加速毒物从肠道排出。

洗胃禁忌证：①深度昏迷，洗胃时可引起吸入性肺炎；②估计服毒时间已超过 4 h 以上，此时胃内容物极少，洗胃意义不大，除非为抗胆碱能药物中毒，因此类毒物可延迟胃内容物进入小肠；③强腐蚀剂中毒，有可能引起食管及胃穿孔；④挥发性烃类化学物（例如汽油）口服中毒，如果反流吸入，可引起类脂质性肺炎；⑤休克患者血压尚未纠正者。上述禁忌证都不是绝对的，应针对个别情况，酌情处理。例如三氧化二砷呈粒状，易进入胃肠皱襞，4 h 后可能还残留在胃内；镇静和麻醉药物均可减少胃肠蠕动，使毒物在胃肠存留时间较长。昏迷患者如必须洗胃，可用细的胃管自鼻孔插入，用注射器抽吸胃内容物，再注入少量液体（100 ～ 300 ml），反复灌洗。

（4）导泻：洗胃后，灌入泻药以清除肠道内毒物。一般不用油脂类泻药，以免促进脂溶性毒物吸收。导泻常用硫酸钠或硫酸镁，15 g 溶于水内，口服或由胃管注入。镁离子吸收过多对中枢神经系统有抑制作用。肾或呼吸衰竭、昏迷和磷化锌、OPI 中毒晚期者不宜使用。

（5）灌肠：除腐蚀性毒物中毒外，用于口服中毒 6 h 以上、导泻无效及抑制肠蠕动毒物（巴比妥类、颠茄类或阿片类）中毒者。应用 1% 温肥皂水连续多次灌肠。

4. 促进已吸收毒物排出

（1）强化利尿和改变尿液酸碱度：

1）强化利尿：目的在于增加尿量和促进毒物排出。主要用于毒物以原形由肾排出的中毒。根据血浆电解质和渗透压情况选用静脉液体，有心、肺和肾功能障碍者勿用此疗法。方法为：①快速大量静脉输注 5% ～ 10% 葡萄糖溶液或 5% 糖盐水溶液，每小时 500 ～ 1000 ml；②同时静脉注射呋塞米 20 ～ 80 mg。

2）改变尿液酸碱度：根据毒物溶解后酸碱度不同，选用相应能增强毒物排出的液体改变尿液酸碱度：①碱化尿液：弱酸性毒物（如苯巴比妥或水杨酸类）中毒，静脉应用碳酸氢钠碱化尿液（pH ≥ 8.0），促使毒物由尿排出；②酸化尿液：碱性毒物（苯丙胺、士的宁和苯环己哌啶）中毒时，静脉输注维生素 C（4 ～ 8 g/d）或氯化铵（2.75 mmol/kg，每 6 h 一次）使尿液 pH < 5.0。

（2）供氧：一氧化碳中毒时，吸氧可促使碳氧血红蛋白解离，加速一氧化碳排出。高压氧治疗是一氧化碳中毒的特效疗法。

（3）血液净化：一般用于血液中毒物浓度明显增高、中毒严重、昏迷时间长、有并发症和经积极支持疗法病情日趋恶化者。

1）血液透析（hemodialysis）：用于清除血液中分子量较小和非脂溶性的毒物（如苯巴比妥、水杨酸类、甲醇、茶碱、乙二醇和锂等）。短效巴比妥类、格鲁米特（导眠能）和 OPI 因具有脂溶性，一般不进行血液透析。氯酸盐或重铬酸盐中毒能引起急性肾衰竭，是血液透析的首选指征。一般中毒 12 h 内进行血液透析效果好。如中毒时间过长，毒物与血浆蛋白结合，则不易透出。

2）血液灌流（hemoperfusion）：血液流过装有活性炭或树脂的灌流柱，毒物被吸附后，再将血液输回患者体内。此法能吸附脂溶性或与蛋白质结合的化学物，能清除血液中巴比妥类（短效、长效）和百草枯等，是目前最常用的中毒抢救措施。应注意，血液灌流时，血液的正常成分如血小板、白细胞、凝血因子、葡萄糖、二价阳离子也能被吸附排出，因此需要认真监测和必要的补充。

3）血浆置换（plasmapheresis）：本疗法用于清除游离或与蛋白结合的毒物，特别是生物毒（如蛇毒、蕈中毒）及砷化氢等溶血毒物中毒。一般需在数小时内置换 3 ～ 5 L 血浆。

5. 解毒药

（1）金属中毒解毒药：此类药物多属螯合剂（chelating agent），常用的有氨羧螯合剂和巯基螯合剂。①依地酸钙钠（disodium calcium ethylene diamine tetraacetate，EDTA Ca-Na2）：本品是最常用的氨羧螯合剂，可与多种金属形成稳定而可溶的金属螯合物排出体外。用于治疗铅中毒。1 g 加于 5% 葡萄糖液 250 ml，稀释后静脉滴注，每日一次，连用 3 天为一疗程，间隔 3 ～ 4 天后可重复用药。②二巯丙醇（dimercaprol，BAL）：此药含有活性巯基（− SH），巯基解毒药进入体内可与某些金属形成无毒、难解离但可溶的螯合物由尿排出。此外，还能夺取已与酶结合的重金属，使该酶恢复活力，从而达到解毒效果。用于治疗砷、汞中毒。急性砷中毒治疗剂量：第 1 ～ 2 天，2 ～ 3 mg/kg，每 4 ～ 6 h 一次，肌内注射；第 3 ～ 10 天，每天 2 次。本药不良反应有恶心、呕吐、腹痛、头痛或心悸等。③二巯丙磺钠（二巯基丙磺酸钠，sodium dimercaptopropansulfonate，DMPS）：作用与二巯丙醇相似，但疗效较好，不良反应少。用于治疗汞、砷、铜或锑等中毒。汞中毒时，用 5% 二巯丙磺钠 5 ml，每天 1 次，肌内注射，用药 3 天为一疗程，间隔 4 天后可重复用药。④二巯丁二钠（sodium dimercaptosuccinate，DMS）：用于治疗锑、铅、汞、砷或铜等中毒。急性锑中毒出现心律失常时，首次 2.0 g，以注射用水 10 ～ 20 ml 稀释后缓慢静脉注射，此后每小时一次，每次 1.0 g，连用 4 ～ 5 次。

（2）高铁血红蛋白血症解毒药：亚甲蓝（美蓝）：小剂量亚甲蓝可使高铁血红蛋白还原为正常血红蛋白，用于治疗亚硝酸盐、苯胺或硝基苯等中毒引起的高铁血红蛋白血症。剂量：1% 亚甲蓝 5 ～ 10 ml（1 ～ 2 mg/kg）稀释后静脉注射，根据病情可重复应用。药液注射外渗时易引起组织坏死。

（3）氰化物中毒解毒药：中毒后，立即吸入亚硝酸异戊酯。继而，3% 亚硝酸钠溶液 10 ml 缓慢静脉注射。随即，用 50% 硫代硫酸钠 50 ml 缓慢静脉注射。适量的亚硝酸盐使血红蛋白氧化，产生一定量的高铁血红蛋白，后者与血液中氰化物形成氰化高铁血红蛋白。高铁血红蛋白还能夺取已与氧化型细胞色素氧化酶结合的氰离子。氰离子与硫代硫酸钠作用，转变为毒性低的硫氰酸盐排出体外。

（4）甲吡唑（fomepizole）：它和乙醇是治疗乙二醇（ethylene glycol）和甲醇（methanol）中毒的有效解毒药。甲吡唑和乙醇都是乙醇脱氢酶（ADH）抑制剂，前者较后者作用更强。乙二醇能引起肾衰竭，甲醇能引起视力障碍或失明。在暴露于甲醇和乙二醇后未出现中毒表现前给予甲吡唑，可预防其毒性；出现中毒症状后给予甲吡唑可阻滞病情进展。乙二醇中毒患者肾损伤不严重时，应用甲吡唑可避免血液透析。静脉负荷量 15 mg/kg，加入 100 ml 以上生理盐水或 5% 葡萄糖溶液输注 30 min 以上。维持量 10 mg/kg，每 12 h 一次，连用 4 次。

（5）奥曲肽（octreotide）：它能降低胰岛 β 细胞作用，用于治疗磺酰脲（sulfonylurea）类药物过量引起的低血糖。它抑制胰岛素分泌较生长抑素强 2 倍。有过敏反应者禁用。成人剂量 50 ～ 100 μg，每 8 ～ 12 h 皮下注射或静脉输注。

（6）高血糖素（glucagons）：能诱导释放儿茶酚胺，是 β 受体阻滞剂和钙通道阻滞剂中毒的解毒剂，也可用于普鲁卡因、奎尼丁和三环类抗抑郁药过量。主要应用指征是心动过缓和低血压。首次剂量 5 ～ 10 mg 静脉注射。上述剂量可以反复注射。维持用药输注速率 1 ～ 10 mg/h。常见不良反应为恶心和呕吐。

（7）中枢神经抑制剂解毒药

1）纳洛酮（naloxone）：是阿片类麻醉药的解毒药，对麻醉镇痛药引起的呼吸抑制有特异性拮抗作用。近年来临床发现，纳洛酮不仅对急性酒精中毒有催醒作用，对各种镇静催眠药，如地西泮（diazepam）等中毒也有一定疗效。机体处于应激状态时，促使腺垂体释放 β - 内啡肽，可引起心肺功能障碍。纳洛酮是阿片受体拮抗剂，能拮抗 β - 内啡肽对机体产生的不利影响。纳洛酮 0.4 ～ 0.8 mg 静脉注射。重症患者 1 h 后重复一次。

2）氟马西尼（flumazenil）：是苯二氮䓬类中毒的解毒药。

（8）OPI 中毒解毒药：应用阿托品和碘解磷定（pralidoxime iodide，PAM）。

6. 其他 预防并发症惊厥时，保护患者避免受伤；卧床时间较长者，要定时翻身，以免发生坠积性肺炎、压疮或血栓栓塞性疾病等。

（四）慢性中毒的治疗

1. 解毒疗法 慢性铅、汞、砷、锰等中毒可采用金属中毒解毒药。用法详见上文"急性中毒的治疗"部分。

2. 对症疗法 有周围神经病、震颤麻痹综合征、中毒性肝病、中毒性肾病、白细胞减少、血小板减少、再生障碍性贫血的中毒患者，治疗参见有关章节。

【预防】

（一）加强防毒宣传

在厂矿、农村、城市居民中结合实际情况，因时、因地制宜地进行防毒宣传，向群众介绍有关中毒的预防和急救知识。在初冬宣传预防煤气中毒常识；喷洒农药或防鼠、灭蚊蝇季节，向群众宣传防治农药中毒常识。

（二）加强毒物管理

严格遵守有关毒物管理、防护和使用规定，加强毒物保管。防止化学物质跑、冒、滴、漏。厂矿中有毒物车间和岗位者，加强局部和全面通风，以排出毒物。遵守车间空气中毒物最高允许浓度规定，加强防毒措施。注意废水、废气和废渣治理。

（三）预防化学性食物中毒

食用特殊的食品前，要了解有无毒性。不要吃有毒或变质的动植物性食物。不易辨认有无毒性的蕈类，不可食用。河豚、木薯、附子等经过适当处理后，可消除毒性，如无把握不要进食。不宜用镀锌器皿存放酸性食品，如清凉饮料或果汁等。

（四）防止误食毒物或用药过量

盛药物或化学物品的容器要加标签。医院、家庭和托儿所的消毒液和杀虫药要严加管理。医院用药和发药要进行严格查对制度，以免误服或用药过量。家庭用药应加锁保管，远离儿童。精神病患者用药，更需由专人负责。

（五）预防地方性中毒病

地方饮水中含氟量过高，可引起地方性氟骨症。经过打深井、换水等方法改善水源可以预防。有的地方井盐中钡含量过高，可引起地方性麻痹病。井盐提出氯化钡后，此病随之消除。棉子油中含有棉酚，食用后可引起中毒。棉子油加碱处理，使棉酚形成棉酚钠盐，即可消除毒性。

（郭树彬）

第 2 节　农 药 中 毒

一、急性有机磷杀虫药中毒

有机磷农药（organophosphorus pesticides，OPs）的主要品种是杀虫剂，也称为有机磷酸酯类杀虫剂，其他少数品种有杀菌剂、杀鼠剂、植物生长调节剂或除草剂，有机磷杀虫剂是应用最广泛的农药，急性有机磷杀虫剂中毒（acute organophosphorus pesticides poisoning，AOPP）也是目前世界上最常见的农药中毒，是指进入机体的有机磷酸酯类农药迅速抑制乙酰胆碱酯酶活性，进而引起效应部位乙酰胆碱蓄积，使胆碱能神经持续发放冲动，导致先兴奋后衰竭的一系列人体器官功能紊乱表现，严重时导致患者死亡。有机磷杀虫剂市售品种繁多，根据毒性分为：①剧毒类：如甲拌磷、内吸磷、对硫磷；②高毒类：如甲基对硫磷、甲胺磷、敌敌畏、氧乐果、马拉氧磷等；③中毒类：乐果、敌百虫、久效磷、毒死蜱等；④低毒类：马拉硫磷、辛硫磷等。随着剧、高毒类杀虫剂禁用，中低毒类有机磷杀虫剂急性中毒更为常见，尽管不同品种毒理机制和中毒表现不完全一致，胆碱能神经过度兴奋导致的胆碱能危象却是共同表现，军用毒剂梭曼、沙林、塔崩及诺维乔克有相似的毒理机制，其他非有机磷酸酯类农药中毒一般不包括在内。

【病因】

（一）生活性中毒

主要由于自服或误服农药或污染食物，是临床病因中最常见的一种，也可见于农药稀释液浸湿衣物大面积污染或市售原液涂抹皮肤吸收中毒。

（二）生产性中毒

在农药生产、包装、保管、运输或使用过程中操作错误或防护不当引起，多经呼吸道或皮肤途径吸收中毒。

【毒物的理化性质与代谢】

有机磷杀虫剂大多呈油状或结晶状，淡黄色或棕色，挥发性强，具有脂溶性、蒜臭味，但对硫磷的纯品无臭无味，毒死蜱仅有微弱的硫醇味。一般难溶于水，易溶于有机溶剂，在碱性条件下易分解失效，但敌百虫易溶于水，遇碱可转变为毒性更大的敌敌畏。常用剂型有乳剂、油剂，常用溶剂是苯、甲苯和二甲苯。

OPs 经完整皮肤、胃肠道和呼吸道均可吸收入血，经胃肠道和呼吸道进入机体时，吸收完全且迅速，经皮肤吸收缓慢。此类毒物进入血液后迅速随血液及淋巴循环分布于全身各脏器，穿透血脑屏障能力较强，也可通过胎盘屏障进入胎体，尤其以肝中浓度最高，其次为肾、肺、脾等重要器官，胃肠黏膜和皮下脂肪组织（也称毒物贮存库）可以储存并有缓慢再释放的特点。主要在肝内代谢，分为氧化和降解两种形式。一般情况下氧化后的代谢产物大多数比原来的毒性增强。如敌百虫在代谢过程中其侧链脱去氯化氢转化为敌敌畏，使其毒性由中毒类转化为高毒类；对硫磷经肝细胞微粒体的氧化酶系统氧化后转变成对氧磷，后者对胆碱酯酶活性的抑制比前者强 300 倍；内吸磷的硫酯部分氧化后首先形成枫、亚枫结构，其毒性可较原化合物毒性增加 5～10 倍；乐果在肝内也被缓慢转化为毒性更强的抑制胆碱酯酶的物质。这些经氧化或转化毒性增强的有机磷农药中毒，其间接毒性作用略缓慢，但其对生命的危害性可能更大。降解多使有机磷杀虫剂的毒性减弱，其过程主要是在肝内经某些酯酶水解，即使上述经氧化或转化毒性增强的品种亦需经水解使其毒性下降。有机磷农药在体内经代谢转化后一般数日内排出体外，排出形式多数是体内转化后的代谢产物，为离子化合物，水溶性强，主要经肾排出，偶见少许原形，小量经粪便排泄，个别品种也可经呼吸道微量排出。但有些 OPs 如剧毒类等，在体内及血液中存留时间可高达 7 天以上甚至数周。

【毒理机制】

毒物的毒性主要由其化学结构及理化性质决定，有机磷杀虫剂能抑制机体内多种酶类，但对人体的毒性主要表现在对胆碱酯酶的抑制。体内胆碱酯酶有两种，即真性胆碱酯酶（也称乙酰胆碱酯酶，acetylcholinesterase，AChE）和假性胆碱酯酶（也称丁酰胆碱酯酶，butyrylcholinesterase，BuChE）。AChE 主要存在于中枢神经系统灰质、红细胞、交感神经节和运动终板中，对乙酰胆碱作用的特异性高，水解作用强；BuChE 广泛存在于神经胶质细胞、血浆、肝、肾、肠黏膜下层和一些腺体中，对乙酰胆碱作用的特异性低，水解丁酰胆碱能力强，生理功能尚未完全明确。进入血液的有机磷酸酯类通常首先与血浆中的 BuChE 结合，抑制其活性，也进入红细胞，抑制其 AChE 活性，随血液循环进入靶部位，抑制 AChE 活性，产生毒理效应。

有机磷杀虫剂中的有机磷酸酯基团较乙酰胆碱与胆碱酯酶有更强大的亲和力，主要通过与体内胆碱酯酶酯解部位的丝氨酸羟基结合，形成难以水解的磷酰化胆碱酯酶，从而使胆碱酯酶失去水解乙酰胆碱的能力，见图 9-2-1。磷酰化胆碱酯酶通常有自动重活化、老化、药物重活化三种转归。绝大多数有机磷农药其磷酰化胆碱酯酶自动重活化很少，也很慢。老化即自身催化脱烷基反应，发生结构改变，不能释出自由胆碱酯酶，使胆碱酯酶分子永远失去水解乙酰胆碱的活性，随着时间的推移老化不可逆转，一般认为超过 48～72 h 就会发生老化，不同种类的农药其老化时间有异。药物重活化只能将尚未老化的磷酰化胆碱酯酶脱去磷酰基，使之重活化，一旦老化，则任何复能剂均无效。

乙酰胆碱是中枢神经系统、自主神经系统和交感神经系统的一种重要神经递质。胆碱能神经包括全部副交感神经的节后纤维、自主神经节前纤维、小部分交感神经节后纤维和运动神经。AChE 被抑制后失去水解乙酰胆碱的能力，导致乙酰胆碱在上述效应部位蓄积，引起胆碱能神经兴奋性冲动效应，出现一系列毒蕈碱（muscarine，M）样、烟碱（nicotine，N）样和中枢神经系统功能异常等临床症状。

【临床表现】

急性有机磷杀虫剂中毒的临床表现与接触品种的毒性、剂量及侵入途径等有密切关系，经胃肠道和呼吸道途径中毒于数分钟到 2 h 内发病，肌肉和静脉途径发病更加迅速凶险，经皮肤吸收缓慢，易发生漏诊或误诊。无论何种途径中毒，从暴露到发病罕有超过 12 h 者，有机磷农药中毒一旦出现症状则快速进展。根据中毒后症状和体征出现顺序可分为三种临床表现，即急性胆碱能危象、中间综合征、迟发性多发神经病。

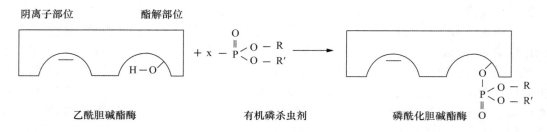

图 9-2-1　乙酰胆碱酯酶形成磷酰化胆碱酯酶示意图

（一）急性胆碱能危象（acute cholinergic crisis，ACC）

1. 毒蕈碱样症状　这是急性有机磷杀虫剂中毒出现最早的一组症状，主要表现为副交感神经末梢兴奋引起平滑肌痉挛和腺体分泌增加。临床表现为瞳孔缩小、视物模糊、流泪、流涕、流涎、大汗；咳嗽、气短、胸闷、呼吸困难、发绀、心跳减慢；恶心、呕吐、腹痛、腹泻、尿频、大小便失禁等。在此组症状中，临床上出现最早的通常为消化系统症状。

2. 烟碱样症状　有机磷毒物作用于交感神经节和肾上腺髓质，引起兴奋，表现为皮肤苍白，血压升高，心率增快，心律失常，但心率和血压升高常被心血管受抑制出现的心动过缓、血压下降所掩盖。乙酰胆碱在横纹肌的神经肌肉接头处过度蓄积引起肌束颤动，首先发生在小肌群，如眼睑、面部、舌肌，逐渐发展可引起四肢及躯干肌肉强直性痉挛，全身紧缩和压迫感。中毒严重或较长时间未得到处理时肌肉群的上述兴奋症状可转为抑制，临床表现为肌无力、肌反射减弱或消失，呼吸肌麻痹可引起周围性呼吸衰竭。

3. 中枢神经系统症状　中枢神经系统受乙酰胆碱刺激后轻者表现为头晕、头痛、抑郁或烦躁不安、言语不清或谵妄，重者可出现共济失调、阵发性抽搐、惊厥、昏迷。特别严重者可因呼吸循环中枢麻痹而呼吸循环衰竭致死。

典型的胆碱能危象表现有流涎、大汗、瞳孔缩小和肌束震颤、呼吸困难、神志改变等，血浆及全血胆碱酯酶活力下降，严重者出现肺水肿、脑水肿、呼吸肌无力、循环衰竭，早期呼吸衰竭成为最常见死亡原因。

（二）中间综合征（intermediate syndrome，IMS）

多发生在急性胆碱能危象消失后 1～4 天，个别可在中毒后 9 天，以肢体近端肌肉、颅神经支配的肌肉以及呼吸肌的无力和麻痹为突出表现的症候群，因其发生在急性胆碱能危象之后，迟发性多发神经病之前，故称之为"中间综合征"。其临床表现为：意识清醒、抬头无力、肩外展和屈髋困难、睁眼无力、眼球活动受限、复视、声音嘶哑和吞咽困难。部分患者出现呼吸肌无力和麻痹，开始诉说呼吸困难，表现呼吸浅快以及由于缺氧导致的口唇面部发绀、烦躁，如不及时有效给予呼吸支持，患者很快死亡。胆碱酯酶活力一般低下，神经肌电图检查类似重症肌无力表现。几乎均见于重度有机磷农药中毒，其发生机制尚未完全阐明，可能为神经肌肉接头突触后传递功能障碍所致，与复能剂应用不足有关。

（三）迟发性多发神经病（organophosphate induced delayed polyneuropathy，OPIDP）

多见于重度中毒患者，在 ACC 消失 2～4 周左右出现肢体末梢神经炎、下肢瘫痪、四肢肌肉萎缩等神经系统症状，临床称之为迟发性多发神经病。患者有感觉障碍、站立不稳和拿物困难等。检查可见足下垂、腕下垂、肌肉塌陷、痛觉消失。肌电图呈失神经样表现。可能因有机磷导致神经靶酯酶失活进而老化所致。经营养神经、针灸、按摩等治疗多在半年到一年内恢复。

（四）局部损害及其他

一些有机磷农药品种如敌敌畏、对硫磷等对皮肤和黏膜刺激作用较强，可致皮肤糜烂、渗出和水疱。经口服中毒者可引起胃肠黏膜损伤，发生腐蚀性胃炎、上消化道出血。污染眼睛时可引起瞳孔极度缩小、视物模糊、结膜充血和眼部疼痛。剧毒类原液溅入眼睛可致全身症状。出现急性胰腺炎可能与胆碱能神经兴奋导致 Oddi 括约肌痉挛有关。OPs 对心肌有直接毒性，是 AOPP 出现心功能受损和心律失常的原因之一。

（五）反跳与猝死

有机磷中毒患者经积极抢救治疗，在症状明显缓解的恢复期，病情突然反复，再次出现胆碱能危象并且加重。这种临床现象称为"反跳"。反跳后病情凶险，病死率高，多见于中、重度中毒患者，中毒后 2 ~ 8 日发生，乐果、氧化乐果、马拉硫磷和剧毒类农药易发生反跳。通常认为反跳的主要原因为：①解毒剂特别是复活剂早期用量不足、减量过快、停药过早；②毒物清除不彻底，皮肤胃肠黏膜残毒继续吸收，毒物贮存库（皮下脂肪和胃肠黏膜）再释放毒物；③有机磷肝内氧化增强了毒性，代谢产物随胆汁贮存于胆囊，过早进食或受神经反射刺激毒物随胆汁进入肠道而再吸收中毒。

有机磷农药中毒"猝死"是指在临床症状体征完全消失数日，甚至 1 周以后，患者无有机磷农药中毒症状体征复现，而突然心搏呼吸停止，其原因可能与有机磷农药对心肌的直接损伤有关，多见于年龄偏大和中毒程度严重的患者，防治困难。

【实验室及其他辅助检查】

（一）胆碱酯酶活性测定

全血胆碱酯酶活性包括红细胞中胆碱酯酶活性和血浆胆碱酯酶活性，以水解乙酰胆碱能力论，红细胞胆碱酯酶活性约占全血的 60% ~ 80%，而血浆胆碱酯酶活性约占 20% ~ 40%。全血胆碱酯酶活性和红细胞胆碱酯酶活性一直被认为是诊断有机磷杀虫剂中毒的特异性实验室指标，对中毒程度、药物疗效判定和预后评估均有重要意义，全血胆碱酯酶活性以正常人 100% 为对照，轻度 AOPP 通常降低至正常人的 50% ~ 70%，中度降至 30% ~ 50%，重度降至 30% 以下，而接触反应则在 70% 以上（表 9-2-1）。血浆 BuChE 作为肝功能指标被广泛应用，由于检测客观、准确、简捷，随着重用复能剂理念的普及，有更多研究认同血浆 BuChE 活性是 AOPP 特异性指标，能较好反映神经突触 AChE 活性受抑程度，反映中毒程度，指导治疗，但需动态观察。无论是全血、红细胞还是血浆胆碱酯酶活性，均是间接反映神经突触 AChE 活性受抑程度。

表 9-2-1　AOPP 程度的分级

	轻度中毒	中度中毒	重度中毒
主要临床表现	轻度中枢神经系统症状和毒蕈碱样症状	在轻度基础上出现烟碱样症状	中度基础上出现重要脏器功能不全，如发生昏迷、脑水肿、呼吸衰竭、肺水肿之一
全血或红细胞胆碱酯酶活性	70% ~ 50%	50% ~ 30%	低于 30%

（二）毒物检测分析及尿中有机磷杀虫剂分解产物测定

可靠的消化道和血液毒物检测分析是 AOPP 确立诊断的实验室"金标准"，对硝基酚是多种有机磷杀虫药的代谢产物，可在尿中检出，敌百虫中毒时尿中出现三氯乙醇，有机磷代谢产物的检测对诊断有一定提示作用。毒物检测分析及 OPs 分解产物测定目前在临床上难以普遍开展。

（三）其他辅助检查

重度中毒患者胸部 X 线检查能发现肺水肿，头颅影像学有脑水肿及中毒性脑病改变，发生迟发性神经病时肌电图提示神经传导功能异常，严重患者心电图和超声心动图可见心律失常及心功能受损。

【诊断与鉴别诊断】

AOPP 的诊断主要是临床诊断，依据包括毒物接触史、胆碱能兴奋为主的临床表现和 ChE 活性下降，诊断内容应包括中毒途径、农药名称、中毒程度、并发症四个方面。一般情况下，根据有机磷农药接触史，呼气及呕吐物中特殊的蒜臭味、大汗、瞳孔明显缩小以及其他相关临床表现即可做出诊断，如胆碱酯酶活性降低，多可明确诊断，毒物检测分析通常是不必要的。需鉴别诊断的疾病主要是有部分或完全胆碱能兴奋表现的疾病和中毒，如与氨基甲酸酯类、沙蚕毒素类、新型乙酰胆碱受体拮抗剂等中毒进行鉴别诊断；赤霉菌性食物中毒、毒蕈中毒也可出现胆碱能兴奋表现，但胆碱酯酶活性多在正常范围，可资鉴别，尤其毒物接触史难以明确或临床表现不典型时，进行鉴别诊断十分必要，AOPP 的临床表现与就诊阶段和临床干预有关，既要避免将其他疾病和中毒误诊为 AOPP，也要避免将 AOPP 误诊为其他中毒和疾病，鉴别困难时毒物检测分析有重要作用。

【救治】

AOPP 的救治原则：准确评估病情，稳定生命体征，彻底清除毒物，及早适量应用特效解毒药。保持患者呼吸循环功能稳定是抢救成功的关键，无论是早期的中枢性呼吸衰竭，还是随后发生的周围性呼吸肌麻痹，一旦出现呼吸衰竭应首先气管插管，机械辅助通气，然后再进行细致查体及排、解毒治疗。

（一）迅速消除毒物

环境中毒应立即脱离现场，脱去污染的衣物。用清水或肥皂水清洗污染的皮肤、毛发和指甲。口服中毒者需及时进行洗胃，家庭急救或不具备洗胃条件时可先行催吐，用筷子等钝物刺激咽后壁或舌根诱发呕吐（昏迷、惊厥时禁用，严防误吸），口服市售原液中毒需要尽早洗胃。

1. AOPP 洗胃注意事项 ①洗胃越早、越彻底，效果越好。洗胃应本着"先出后入，快出快入，出入相当"的原则。每次洗胃液注入量不超过 300 ml，总量通常 1 ～ 2 万 ml。液温与人体温度相当，洗胃时要注意变动体位，不遗留"盲区"。②凡口服中毒者，无论时间长短、病情轻重，只要症状存在，均应尽早彻底洗胃。③有条件时以电动洗胃机洗胃效果更好，首次洗胃可用生理盐水（紧急时可用清水）、2% 碳酸氢钠溶液（敌百虫忌用）或 1：5000 高锰酸钾溶液（对硫磷忌用）反复清洗直至液体清亮无味为止。也可用 8 mg% 去甲肾上腺素生理盐水溶液洗胃，使胃黏膜血管收缩，减缓毒物吸收，尤其适用于合并上消化道出血患者的反复洗胃。⑤首次彻底洗胃后宜保留软胃管，并用 1% 碳酸氢钠溶液或生理盐水 200 ～ 300 ml 多次间断洗胃，开始每 1 ～ 2 h，以后视病情改为每 3 ～ 4 h，一般中、重度中毒患者 3 ～ 5 天后引流液中无农药味时拔除胃管。通过胃管可监测消化道出血、胃内注药、鼻饲。⑥对于极重度中毒，有插胃管禁忌证或插管困难患者，可行胃造瘘置管洗胃或剖腹洗胃。⑦洗胃应与阿托品、胆碱酯酶复活剂同时应用。当出现呼吸衰竭时应首先气管插管机械通气，然后洗胃。

AOPP 患者导泻效果多不理想，目前主张洗胃后可从胃管注入硫酸钠 20 ～ 40 g，或注入 20% 甘露醇 250 ml。

（二）特效解毒药物的应用

重用复能剂辅以适量的阿托品应成为 AOPP 的救治原则。

1. 胆碱酯酶复能剂　常用的药物有碘解磷定（PAM）和氯磷定（M-CL），此外还有双复磷（DMO4）和双解磷（TMB4）、甲磺磷定（P4S）等。肟类复能剂不仅能复活磷酰化酶（中毒酶），也直接对抗有机磷所致肌无力、肌麻痹，尚有较弱的阿托品样作用。作为治"本"措施，使用原则为早期、足量、足疗程。复能剂的常见副作用有头晕、视物模糊、血压升高，剂量过大也可引起神经肌肉传导阻断及抑制胆碱酯酶活力。氯磷定因其使用简单（肌注）、安全（其抑制胆碱酯酶的有效剂量比重活化剂量大 2 个数量级）、高效（是碘解磷定的 1.5 倍），应作为复能剂的首选。氯磷定的有效血药浓度为 4 mg/L 以上，只有首次静脉注射或肌内注射才能达到有效血药浓度，半衰期为 1.0 ～ 1.5 h，日总量不宜超过 12 g。常用复能剂首次剂量见表 9-2-2。

表 9-2-2　常用复能剂首次剂量

药物名称	轻度中毒	中度中毒	重度中毒
氯磷定	0.5 ～ 1.0 g	1.0 ～ 2.0 g	2.0 ～ 2.5 g
双复磷	0.25 ～ 0.5 g	0.5 ～ 0.75 g	0.75 ～ 1.0 g

碘解磷定的剂量按氯磷定剂量折算，1 g 氯磷定相当于 1.5 g 碘解磷定

　　复能剂用药注意事项：①上述药物一般稀释后缓慢静脉注射或肌内注射。由于半衰期短，经肾排泄快、无蓄积作用，为维持有效血药浓度，应重复给药。②复能剂只有达到有效血液浓度才对中毒酶有较好重活化作用，避免缓慢滴注，出现周围性呼吸麻痹时应加大氯磷定用量，突击量氯磷定疗效确切并能缩短机械通气时间。③此类药物脂溶性低，不易透过血脑屏障，中枢神经系统症状明显时可加大给药剂量，才能起到一定作用。④碘解磷定水溶性差、副作用大、药理作用弱，国内氯磷定已逐渐取代碘解磷定，血液复能剂只要达到有效的活化浓度，对敌敌畏、乐果、马拉硫磷中毒均有效。⑤根据临床症状和体征，以及胆碱酯酶活力监测指导用药。氯磷定可采用多部位肌内注射，重度中毒者给予首次剂量后 1 h 再次给予氯磷定 1 g 肌内注射，每 1 h；连续 2 次后改为 1 g 肌内注射，每 2 h；连续 3 次后改为 1 g 肌内注射，每 3 h；连续 3 次，以后 1 g 肌内注射，每 3 ～ 6 h；中度中毒者应用氯磷定 1 g 肌内注射，每 3 ～ 4 h；轻度中毒者应用氯磷定 1 g 肌内注射，每 4 ～ 6 h；后酌情延长用药间隔时间，也可相当剂量微量泵持续静脉泵注，避免肌内注射疼痛，疗程一般应用 5 ～ 7 天，严重病例可适当延长用药时间。⑥不能代替阿托品的快速治"标"作用，当阿托品过量或中毒时大量复活剂的应用会加重阿托品毒性。⑦禁与碱性药物配伍，配液必须 24 h 内应用完毕，以免长时间静置药物分解，维生素 B_1 抑制解磷定和氯磷定从肾小管排泄。

　　2. 抗胆碱药的应用　此类药物通过阻断乙酰胆碱的 M 样作用，减轻或消除毒物所致的毒蕈碱样症状，对抗 AOPP 所致的呼吸中枢抑制、肺水肿、循环衰竭，挽救生命，起到快速治"标"的作用。阿托品是经典代表药物，使用原则为早期、适量、反复、高度个体化，直至毒蕈碱样症状明显好转或达到"阿托品化"。抢救时多提倡静脉给药，病情恢复维持治疗时可皮下或肌内注射。使用方法：一般情况下阿托品静脉注射 1 ～ 4 min 即可发挥作用，8 min 可达高峰，全身性作用可维持 2 ～ 3 h。如抢救时给药 10 min 未见症状缓解即可重复给药，特别严重患者每 5 min 即可重复给药，重复剂量采用中度、轻度量，达"阿托品化"后减量延时，维持量一般为轻度中毒：0.5 mg 每 4 ～ 6 h；中度中毒：0.5 ～ 1 mg 每 4 ～ 6 h；重度中毒：0.5 ～ 1 mg 每 2 ～ 6 h；3 h 以上多采用皮下注射。长托宁（盐酸戊乙奎醚）是具有选择作用的抗胆碱能药，能透过血脑屏障，主要作用于 M1、M3 受体，对 M2 作用弱，心率影响小，生物半衰期长，重复用药次数少，但中枢副作用如谵妄、烦躁多见，首次用药半小时如中毒症状无明显改善再用首剂的半量。常用抗胆碱药物首次剂量见表 9-2-3。

表 9-2-3　常用抗胆碱药物首次剂量

药物	轻度中毒	中度中毒	重度中毒
阿托品	2 ～ 4 mg	4 ～ 10 mg	10 ～ 20 mg
东莨菪碱	0.3 ～ 0.5 mg	0.5 ～ 1.0 mg	2.0 ～ 4.0 mg
苯那辛	2 ～ 4 mg	4 ～ 10 mg	10 ～ 15 mg
苯甲托品	1.0 ～ 2.5 mg	2.5 ～ 5.0 mg	5.0 ～ 10 mg
长托宁	1 ～ 2 mg	2 ～ 4 mg	4 ～ 6 mg

　　（1）阿托品化的指标：阿托品化是指临床出现皮肤干燥、口干、心率加快达 90 ～ 100 次 /分，瞳孔较前扩大并不再缩小，颜面潮红，肺部啰音显著减少或消失，意识状态好转。目前临

床推荐的判别标准已不将后四项作为必备指标，但仍不失为可参考指标。

（2）阿托品中毒的表现：当抢救治疗过程中患者出现下列表现时应考虑阿托品中毒：①瞳孔明显扩大，颜面绯红，皮肤干燥；②原意识清楚的患者出现神志模糊、谵妄、幻觉、狂躁不安、抽搐或昏迷；③心动过速，同时伴有明显尿潴留。

（3）阿托品应用注意事项：①阿托品用量不足或中毒均影响预后，特别在胆碱能危象开始阶段要重视阿托品应用，不能因害怕中毒而用量不足，尽早达阿托品化可明显降低病死率。②当阿托品中毒与有机磷中毒并存时阿托品化难以判断，盲目大量应用阿托品可使毒蕈碱受体上调，形成阿托品依赖，膈肌功能抑制。严重的阿托品中毒并不出现典型的阿托品过量或早期中毒表现，可直接呈现中枢抑制，皮肤苍黄，瞳孔回缩等"阿托品化翻转现象"。儿童对阿托品敏感，正常致死量为 11 mg。③明显发绀、低血钾的患者应在纠正缺氧和电解质紊乱同时使用阿托品，否则有引起心室颤动的危险。④部分复能剂有轻度阿托品样作用，增加阿托品作用，足量应用后可明显减少阿托品用量。⑤对心动过速或高热的患者在使用中等以上剂量药物时应特别慎重，并注意观察。⑥注意纠正酸中毒，否则很难达到阿托品化。⑦阿托品停药宜逐渐减量延时，可以由静脉改为肌内注射或皮下注射，再口服，直至全血胆碱酯酶活力达正常 60% 以上，临床症状和体征消失才可停药，特别对乐果、氧乐果中毒者停药后仍需密切观察一定时间。

（4）阿托品试验治疗：对不能及时明确诊断的患者，必要时可进行阿托品试验治疗。具体方法为：静脉注射阿托品 1 mg，观察 10 min。如患者出现瞳孔散大，颜面潮红，口鼻干燥，心动过速为阳性表现，多不支持有机磷杀虫剂中毒。

（三）血液净化清除毒物

作为有特效解毒剂的中毒通常血液净化措施不作为首选，要掌握指征，慎重选择，应有血液毒物持续存在的证据，结合毒代动力学特点选择合适的时机。有机磷杀虫剂多为脂溶性，不推荐血液透析排毒，血液灌流因可以清除血液中有机磷农药而广泛应用，当合并肾功能不全或多脏器功能障碍时可结合持续床旁血滤或血液透析治疗。血液灌流应用指征：①经规范的常规和解毒药治疗不见好转的重度或可能发展为重度的中毒；②混合其他可能被有效吸附的毒物严重中毒；③肝肾功能受损尤其肝功能障碍影响有机磷农药降解代谢者；④解毒剂早期用量不足或延迟应用的重度 AOPP；⑤重度 AOPP 同时合并严重的阿托品中毒，或难以鉴别是否合并阿托品中毒，血液灌流有助于减轻阿托品的毒性及帮助鉴别。在血液灌流时因解毒剂可同时被吸附，应注意继续应用阿托品及胆碱酯酶复能剂，以维持阿托品化，行血液灌流后，因毒物及解毒剂的清除，应调整解毒剂的用量。中毒初期病情危重多变，血液净化应在急诊抢救室床旁进行，并备好气管插管等抢救药械。

（四）器官功能支持及对症治疗

呼吸衰竭是急性有机磷杀虫剂中毒的第一致死因素，维持呼吸功能正常应始终作为 AOPP 的救治要点。监测血压、心电、血氧饱和度，给予吸氧，保持呼吸道通畅，转运患者要有能熟练进行气管插管的医师陪同。随着机械通气的普及，脑水肿及心搏骤停已成为 AOPP 的重要死亡因素，脑水肿时应根据病情选用脱水剂、利尿剂及肾上腺糖皮质激素等。同时注意控制感染，营养心肌，及时纠正心律失常，维持循环功能稳定，维持水、电解质平衡，特别注意纠正酸中毒；早期给予静脉营养，当彻底洗胃、胃肠功能恢复后给予肠内营养。特别危重的患者也可以给予输血或换血疗法，以补充胆碱酯酶。

（五）中间综合征预防及治疗

足量复能剂应用减少 IMS 的发生率，IMS 发生时常有先兆，往往先有肢体近端肌肉和屈颈肌无力如不能抬头，进一步发展出现呼吸困难，需对骨骼肌力定时评估，一旦出现呼吸浅快、烦躁、发绀等缺氧表现，多在 5 ~ 10 min 内呼吸心搏停止。及时维持有效通气，保证供氧是首选救治措施，一般需建立人工气道有创机械通气。

（六）反跳的预防和治疗

彻底清除毒物，避免解毒剂减量或停药过早、过快，反跳之后病情凶险，可重新按胆碱能危象处理并适当加大解毒剂用量。

【出院标准】

临床症状、体征消失，停药 2 ～ 3 天后无复发；精神、食欲正常；全血胆碱酯酶活力达 50% ～ 60% 以上或血浆胆碱酯酶活力正常而不再下降；无心、肝、肾等脏器的严重并发症。

【预后】

AOPP 总体病死率在 10% 以上，一旦循环呼吸衰竭预后恶劣，剧毒类农药消化道摄入发病凶险，数滴入口可致死亡，常进展迅速，恢复较慢；早期抗胆碱药物应用不足持续昏迷者及头颅 CT 显示脑肿胀者常死于脑水肿；并发急性肾功能不全或急性胰腺炎者病程迁延；阿托品中毒与 AOPP 并存使临床表现复杂化，极大增加病死率。

（田英平）

二、急性百草枯中毒

百草枯（paraquat，PQ），化学名 1,1′- 二甲基 -4,4′- 联吡啶阳离子盐，商品名又称克芜踪、一扫光等，是目前使用最广泛的除草剂之一，也是中毒后病死率最高的农药之一，人经口服致死量 1 ～ 3 g，急性百草枯中毒（acute paraquat poison，APP）多见于亚洲和加勒比地区，因该农药在我国已禁止使用，中毒呈现下降趋势，百草枯中毒无特效解毒剂。

【病因】

生产和使用过程中可通过呼吸道和皮肤吸收，严重者多为自服或误服经消化道途径吸收中毒。

【理化性质及毒代动力学】

PQ 一般为其二氯化物（分子式为 $C_{12}H_{14}N_2 \cdot 2Cl$，分子量 257.2），或二硫酸甲酯，纯品为白色结晶，易溶于水，微溶于低分子量的醇类（如酒精）以及丙酮，不溶于烃类。在酸性及中性溶液中稳定，可被碱水解。百草枯原药对铁、铝等金属有腐蚀作用，但商品制剂含有腐蚀抑制剂，进入泥土很快失活。市售溶液按规定加入臭味剂及催吐剂，加入着色剂多呈蓝色。

百草枯经呼吸道、皮肤、消化道及腹腔均可吸收，按要求稀释使用百草枯喷洒作业通常不会造成下呼吸道吸收损伤，会阴部皮肤原液污染和稀释液大面积皮肤接触也可造成严重中毒甚至致死，百草枯在人体的毒代动力学多根据动物实验或已有临床资料推测，百草枯经口摄入后在胃肠道中吸收率为 5% ～ 15%，主要吸收部位在小肠，大部分经粪便排泄，吸收后 0.5 ～ 4 h 内达血浆浓度峰值，在体内分布广泛，几乎可分布到各个器官，分布容积 1.2 ～ 1.6 L/kg，分布相中的血浆半衰期约 5 h，清除相中的血浆半衰期约 84 h。百草枯与血浆蛋白结合很少，且不经过代谢，在肾小管中不被重吸收，以原形从肾排出。肾是中毒开始浓度最高的器官，也是百草枯排泄的主要器官，当肾功能受损，百草枯清除率可以下降 10 ～ 20 倍，血浆半衰期可延长至 120 h，甚至更长。随着肺组织主动摄取和富集百草枯，口服后约 15 h 肺中浓度达峰值，百草枯进入肺组织的可能机制是由于百草枯和二胺、多胺及二胺二硫胺具有结构上特殊的相似性，肺泡上皮 II 型、I 型细胞和气管的 Clara 细胞通过耗能的主动转运系统将百草枯摄入细胞内，使肺组织百草枯浓度达血浆浓度的 10 ～ 90 倍。富含血液的肺和肌肉组织中百草枯浓度较高，成为毒物储存库，达峰后可缓慢释放进入血液，一些患者可在中毒后数天或数周在尿中测到百草枯。在中毒早期，血液中的百草枯与血运丰富的器官如肝、肾、心脏中的百草枯存在快速的交换达到平衡，而在随后的较长时间内与肺组织中百草枯存在缓慢的交换平衡。孕妇百草枯中毒可影响胎儿，使胎儿肺脏受损。

【毒理机制】

中毒机制目前尚不完全清楚。一般认为百草枯为一种电子受体，作用于细胞内的氧化还原反应，生成大量活性氧自由基，引起细胞膜脂质过氧化，使线粒体功能紊乱，造成组织细胞的氧化性损害。此外还会使体内超氧化物歧化酶、过氧化氢酶及还原型谷胱甘肽过氧化物酶活性减低，从而加重病理损害。由于Ⅰ型、Ⅱ型肺泡上皮细胞主动摄取和蓄积百草枯，故肺损伤为最突出的表现，病理改变早期肺泡充血、水肿、炎性细胞浸润，晚期为肺间质纤维化。肝、肾、循环系统、神经系统、血液、肾上腺和雄性生殖系统亦可受影响。

【临床表现】

百草枯中毒临床表现为多脏器损伤甚至衰竭，以肾、肝和肺为最重要靶器官，死亡主要原因是呼吸衰竭，病情进展与摄入量有关，早期症状多表现温和，可仅有消化道症状，一旦出现脏器功能受损表现，进展迅速。

1. 消化系统　经口中毒者有口腔烧灼感，口腔、食管黏膜糜烂溃疡、恶心、呕吐、腹痛、腹泻，甚至呕血、便血等。严重者发生中毒性肝病，表现为肝区疼痛、肝脏肿大、黄疸和肝功能异常、肝衰竭等。

2. 中枢神经系统　表现为头晕、头痛、肌肉痉挛、抽搐、幻觉、恐惧、昏迷等。

3. 心脏　可见心肌炎、心包出血，心电图表现有窦性心动过速和过缓、心律紊乱、QT 间期延长、ST 段下移等。

4. 肾脏　表现为肾区叩痛，尿蛋白阳性，血 BUN、Cr 升高。严重者发生急性肾衰竭。

5. 肺脏　肺损伤是最突出和最严重的改变，表现为呼吸困难、发绀，甚至胸痛，早期多为刺激性咳嗽，呼吸音减低，两肺可闻及干湿啰音，大量口服者，24 h 内可出现肺水肿、出血，常在 1～3 天内因 ARDS 及多器官衰竭而死亡。非大量摄入或经皮缓慢吸收者多呈亚急性经过，服药后有一个相对无症状期，于 3～5 天出现胸闷、憋气，2～3 周呼吸困难达高峰，患者往往在此期死于肺功能衰竭。少数患者可发生气胸、纵隔气肿等并发症。胸部 X 线表现可随时间的改变而改变。中毒早期（3 天至 1 周），主要为肺纹理增多，肺野呈毛玻璃样改变，严重者两肺广泛高密度影，形成"白肺"，同时出现肺实变，部分小囊肿。中毒中期（1～2周），肺大片实变，肺泡结节，同时出现部分肺间质纤维化。中毒后期（2 周后）呈局限或弥漫性网状纤维化，动脉血气分析呈低氧血症。

6. 皮肤、黏膜　接触浓缩液可以引起皮肤的刺激、烧灼，1～3 天后逐渐出现皮肤烧伤，表现为红斑、水疱、溃疡等。高浓度百草枯接触指甲后，可使指甲出现白点，甚至横断、脱落。眼结膜、角膜接触百草枯后，可引起严重的炎性改变，24 h 后逐渐加重，形成溃疡，甚至继发虹膜炎，影响视力，另外可有鼻、喉刺激，鼻出血等。

7. 其他　可有白细胞升高、发热、肾上腺坏死等。也可出现贫血、血小板减少和高铁血红蛋白血症。

【实验室及其他辅助检查】

1. 血、尿百草枯含量测定　血浆百草枯的定量分析可预测病情的严重程度和预后，指导血液净化治疗。所采取样本要保存在塑料试管内，不可用玻璃试管，首次检测阴性应于 4 h 后复测。放射免疫测定法血浆百草枯最小检出量是 6 ng/ml；固相提取和硫代硫酸钠浓缩后的分光光度测定法最小检出量为 5 ml 样本，测出 45 ng/m。碱和硫代硫酸钠试管法定性测定尿百草枯简便易行，该法可测出尿中 2 mg/L 以上的百草枯，尿检测阴性时可于摄入百草枯 6 h 时再次检测，如仍为阴性，则表明出现严重损害的可能性较小。放射免疫测定法尿中百草枯最小检出量是 30 ng/ml，固相提取柱原位浓缩高灵敏法测定尿中百草枯最小检出量约为 250 ng/ml。尿百草枯定性、定量测定也可作为病情和预后判断指标。

2. 重要脏器功能监测   定期检测血、尿常规，肺、心、肝、肾功能及肺部影像，需动态评估。

【诊断与鉴别诊断】

根据明确服毒史及典型临床表现诊断通常不难，由于百草枯中毒后有相对稳定时期，加之中毒检测方法远未普及，百草枯接触史不明时诊断困难，特别是难以早期做出诊断，血、尿百草枯定性、定量测定有助于临床明确诊断。儿童及幼儿毒物接触史常不明确，漏诊、误诊并不少见。

【治疗】

急性百草枯中毒尚无特效解毒药物，尽早、积极地采取措施清除进入体内的毒物是成功救治的基础，救治流程见图 9-2-2。

1. 经口中毒者，立即催吐，尽早彻底洗胃，可用清水或 2% 碳酸氢钠溶液，洗毕可口服或经洗胃管给予吸附剂，如 15% 漂白土或 70% 的膨润土溶液 1 L（每 100 g 漂白土或膨润土水溶液可吸附百草枯 6 g），间断频服，亦可用活性碳 50 ～ 100 g 作吸附剂，再行导泻。导泻剂可用硫酸镁、硫酸钠或甘露醇，大便排出漂白土或活性炭为导泻成功。呕吐剧烈者可用中枢止吐剂昂司丹琼及胃肠动力药促进排除。皮肤污染者，立即脱去衣服，用肥皂水彻底清洗。眼睛污染者立即用流动清水冲洗，时间不少于 15 min。

2. 清除已吸收的毒物   血液灌流（HP）、血液透析（HD）能清除血液中的百草枯，前者对百草枯的清除率为后者的 5 ～ 7 倍，一般二者联合应用，越早效果越好，应反复多次，以清除血中百草枯为目的的血液净化疗程通常不超过 72 h，肾是百草枯排泄的主要途径，肾功能受损者要结合血液透析，延长血液净化疗程。血浆置换可以试用，每天或隔天一次，直至病情缓解。可适量补液，使用利尿剂加速排出，注意心肺功能。

3. 免疫抑制剂及抗炎药物   早期应用糖皮质激素和免疫抑制剂可能对中重型患者有效，肾上腺皮质激素和环磷酰胺联用的冲击疗法降低了百草枯中毒的病死率，推荐环磷酰胺 15 mg/（kg·d），甲泼尼龙 15 mg/kg 或等效剂量其他糖皮质激素，疗程 3 ～ 5 天，根据肺部和全身情况进行调整，肾上腺皮质激素的总疗程一般不少于 3 周。长春新碱、硫唑嘌呤也可应用，应用过程中宜注意其毒副作用。

4. 对症及综合治疗   普萘洛尔可与结合于肺组织的毒物竞争，使其释放出来，用法为每天 10 ～ 30 mg；及早应用自由基清除剂，如维生素 C、维生素 E、维生素 A，还原型谷胱甘肽等；一般不主张氧疗，以免加重肺损伤，除非 PaO_2 < 40 mmHg 或发生 ARDS 时可吸入 > 21% 氧气或用 PEEP 机械通气；中医中药丹参、川芎、银杏叶提取物、大黄等能对抗自由基、抑制纤维化，可以试用。

5. 其他   保护胃黏膜，防治感染，对症、支持治疗。

【预后】

百草枯中毒目前尚无特效治疗，总体病死率在 50% ～ 70% 以上，预后与摄入百草枯的量有关，20% 原液通常一口量摄入不加干预足以致死，近年不断有口服超致死量百草枯抢救成功的报道。

1. 轻型   百草枯摄入量 < 20 mg/kg，患者除胃肠道症状外，其他症状不明显，多数患者能够完全恢复。

2. 中到重型   百草枯摄入量 20 ～ 40 mg/kg，患者除胃肠道症状外可出现多系统受累表现，1 ～ 4 天内出现肾功能、肝功能损伤，数天至 2 周内出现肺部损伤，多数在 2 ～ 3 周内死于肺

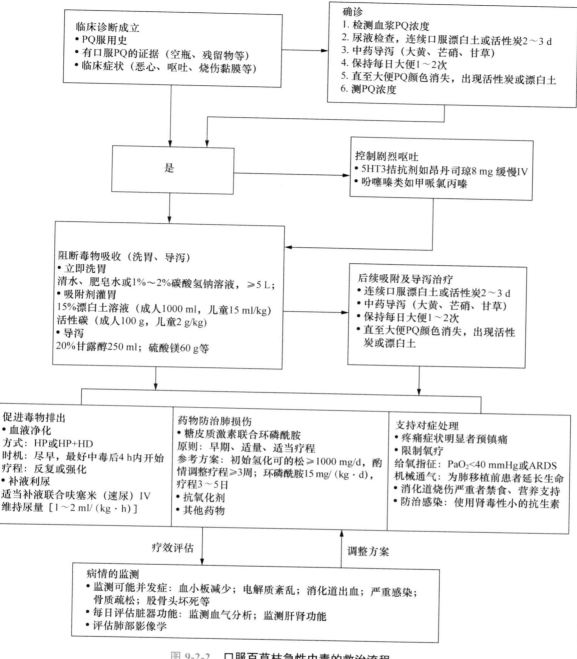

图 9-2-2 口服百草枯急性中毒的救治流程

IV，静脉注射

功能衰竭。

3. 暴发型 百草枯摄入量＞ 40 mg/kg，有严重的胃肠道症状，1 ～ 4 天内死于多器官功能衰竭，极少存活。

【**注意事项**】

（1）原液污染会阴部皮肤及稀释液大面积污染皮肤可造成系统性损害甚至致命，以下情况通常不引起严重危害：食用了喷洒过百草枯稀释液的植物；服用了喷洒过百草枯的土壤；误服一口喷雾器喷出的百草枯稀释液；稀释液小面积皮肤如手接触。

（2）急性百草枯中毒早期缺乏简单、实用的中毒程度划分方法，初始多根据服毒量划分，服毒量也被认为是急性百草枯中毒预后最重要的影响因素，而服毒量常判定困难，主观因素影响较大，经验显示，普通一口原液的量足以致死，如果患者入口但声称未咽下，通常需按中毒处理，并检测血、尿百草枯含量，不少此类患者血中仍可检测到高浓度的百草枯，甚至致死。

（3）血浆百草枯浓度是判断预后的主要依据，通常认为，患者血百草枯浓度任何时间超过 3 mg/L，几乎无生存可能。毒物清除时间包括洗胃等急救措施也可影响其预后，患者空腹服毒，血常规白细胞升高，肝、肾功能障碍及代谢性酸中毒、肺损伤出现较早，特别是服毒24 h 出现者预后不良。

（4）注意观察免疫抑制剂应用的毒副作用，如感染、股骨头坏死等，应获家属知情同意。

（5）敌草快（diquat）与 PQ 同属联吡啶杂环类除草剂，毒理机制与百草枯中毒相似，但不容易在肺蓄积，随着 PQ 的禁用，近年中毒有增多趋势，可参照急性百草枯中毒处理，通常不主张免疫抑制剂等抗炎药物冲击治疗。

（田英平）

三、杀鼠剂中毒

杀鼠剂又名灭鼠药。近年来由于经济利益的驱动，我国鼠药市场管理非常混乱，误食、蓄意投毒引起的人畜伤亡事件时有发生。由于不明成分杀鼠剂混杂其中，加之毒物溯源技术困难，诊治规范标准少，中毒诊治的专业医师十分缺乏，给杀鼠剂中毒的诊疗带来极大困难。杀鼠剂种类较多，毒理作用机制不一，一般来讲毒性较强，对人体的危害较大，严重威胁着患者的生命。根据杀鼠剂的作用机制不同，杀鼠剂主要分为致惊厥杀鼠剂、抗凝血杀鼠剂、硫脲类杀鼠剂、干扰代谢类杀鼠剂、有机磷类杀鼠剂、氨基甲酸酯类杀鼠剂、植物类杀鼠剂、无机化合物类杀鼠剂等。目前市场上较为流行的杀鼠剂主要是致惊厥杀鼠剂和抗凝血杀鼠剂。自从2003 年国家对毒鼠强、氟乙酰胺等剧毒类致惊厥杀鼠剂禁用后，其市场占有率显著下降，而抗凝血杀鼠剂的运用日益广泛，因此，抗凝血杀鼠剂中毒事件时有发生并呈上升趋势，尤其是在不发达的地区更明显。

（一）抗凝血杀鼠剂中毒

抗凝血杀鼠剂是目前最常用的一类杀鼠剂。依据抗凝血杀鼠剂的发展历程，可将其分为第一代和第二代抗凝血杀鼠剂。第一代抗凝血杀鼠剂有敌鼠钠盐、杀鼠灵、杀鼠迷（立克命）、杀鼠酮、氯敌鼠等，现已较少应用。20 世纪 70 年代出现第二代抗凝血杀鼠剂，因急性毒力相对较强，目前已成为广泛用于农业、餐饮业及其他行业的灭鼠防鼠工作毒物，主要有溴敌隆、溴鼠灵、杀它仗、鼠得克等。抗凝血杀鼠剂无色、无味，呈脂溶性，半衰期长，在人体内完全代谢长达 2 ～ 3 个月，甚至 1 年之久，抗凝作用比华法林强 100 余倍。抗凝血杀鼠剂中毒可引起多个器官的广泛出血，严重者可导致死亡，部分患者因症状不典型、中毒史隐匿，加之接诊医师未及时选择毒检，使得误诊率居高不下。

【病因与发病机制】

误服、自杀和投毒是临床上抗凝血杀鼠剂中毒的主要原因。

抗凝血杀鼠剂的化学结构与维生素 K 相似，毒物进入人体后竞争性抑制维生素 K，主要通过阻止体内肝对维生素 K 的利用，影响凝血因子（Ⅱ、Ⅶ、Ⅸ、Ⅹ）在肝的合成，影响凝血活酶和凝血酶原的合成，使凝血时间和凝血酶原时间延长，从而达到抗凝目的，并导致凝血障碍和出血症状。维生素 K 是参与肝细胞微粒体羧化酶的辅酶，传递羧基使依赖维生素 K 凝血因子Ⅱ、Ⅶ、Ⅸ、Ⅹ和蛋白 C、蛋白 S 前体分子氨基端的谷氨酸残基羧基化，形成 γ - 羧基谷氨酸，图 9-2-3。另外，第二代抗凝血杀鼠剂的分解产物亚苄基丙酮还可进一步损害毛细血

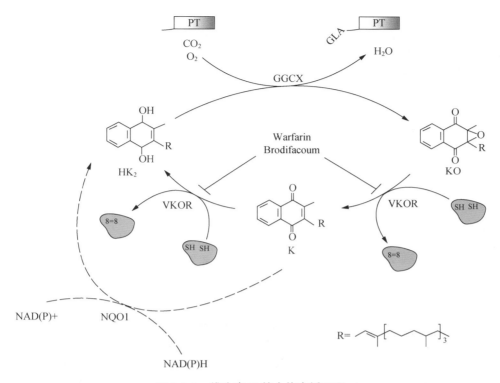

图 9-2-3 维生素 K 的人体内循环图

注：GGCX：γ- 谷胺酰羧化酶；VKOR：维生素 K 环氧化物还原酶

管壁，使血管壁脆性及通透性增强，从而更易出血。

人体内维生素 K 的贮存量有限，人体最低需要量约 $0.03 \sim 1.5$ μg/（kg·d），在体内交换率较快，血液循环中的生物半存期呈双相，相应为 25 min 和 190 min。含绿叶蔬菜的正常饮食每日可提供 $300 \sim 500$ μg 维生素 K，可以满足成人每日 1 μg/kg 体重的要求。其次，正常的胃肠道菌群亦可合成维生素 K。一般当维生素 K 的每日摄入量低于 20 μg 时可出现低凝血酶原血症。抗凝血杀鼠剂仅作用于未活化的凝血因子，当体内的维生素 K 依赖凝血因子用尽或明显不足时，就会因凝血因子缺乏而导致出血。

【临床表现】

患者中毒后经 $3 \sim 7d$ 的潜伏期后，出现恶心、呕吐、腹痛、食欲减退、精神不振、低热等症状，中毒量小者无出血现象，可不治自愈。达到一定中毒量后，患者除出现上述症状外，还可表现为广泛出血，常见于尿血、鼻出血、牙龈出血、口腔血疱、肌肉血肿、皮下出血（图 9-2-4），重者出现咯血、呕血、便血、阴道出血及其他重要脏器出血，并可并发休克，甚至因

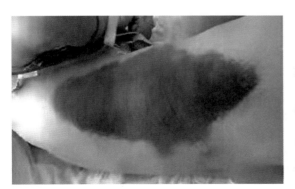
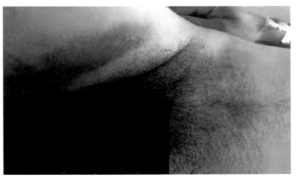

图 9-2-4 右侧腰背部及腹股沟皮下出血

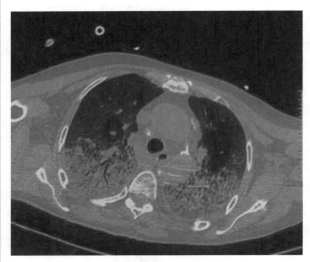

图 9-2-5　鼠药中毒肺出血 CT

肺出血（图 9-2-5）、脑出血（图 9-2-6）、心肌出血等导致死亡。

【实验室检查】

1. 血细胞分析　血红蛋白不同程度下降，尿常规、便常规可见潜血试验阳性或红细胞。

2. 凝血功能　可见出血时间延长、凝血时间和凝血酶原时间延长，凝血酶原活动度下降，凝血因子检测显示第 Ⅱ、Ⅳ、Ⅸ、Ⅹ 凝血因子减少。

3. 毒物检测　血液、尿液、呕吐物、洗胃液及浆膜腔积液中均可检出抗凝血杀鼠剂。

4. CT 或超声检查　偶见重要脏器、腹腔及肌间出血或血肿。

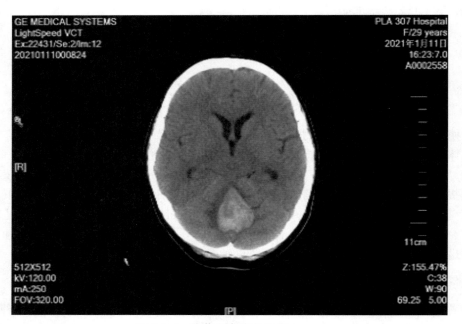

图 9-2-6　鼠药中毒脑出血 CT

【诊断与鉴别诊断】

1. 诊断　目前抗凝血杀鼠剂中毒尚无统一的诊断标准，主要凭借毒物接触史、临床特征和相关实验室检查，毒物检测可明确诊断。①临床有广泛性多部位出血表现；②有明确或可疑杀鼠剂接触史；③凝血酶原时间（PT）、活化部分凝血活酶时间（APTT）延长，纤维蛋白原、肝功能、血小板、D- 二聚体正常；④维生素 K_1 治疗有效；⑤Ⅱ、Ⅶ、Ⅸ、Ⅹ凝血因子活性减低；⑥血液、呕吐物和（或）食物等样品中检出抗凝血杀鼠剂成分。满足上述第①～③条即可拟诊，加第④条可临床诊断，加第⑤和（或）⑥条可确诊。另外，如果血中检测到维生素 K-2,3 环氧化物有利于早期诊断。

基层医院检查手段缺乏，当患者出现 PT、APTT 明显延长，无出血性疾病史及家族史，无慢性肝病史，未服用华法林等抗凝药物，无导致弥漫性血管内凝血（diffuse intravascular coagulation，DIC）的基础疾病，输注正常血浆能够纠正机体凝血功能，维生素 K 依赖凝血因子活性明显降低时，应高度怀疑抗凝血杀鼠剂中毒，经维生素 K_1 治疗有效更支持该病的诊断。

2. 鉴别诊断　抗凝血杀鼠剂中毒早期凝血功能障碍特点以凝血酶原时间明显延长、凝血酶原活动度下降为主要表现。抗凝血杀鼠剂中毒所致凝血功能障碍需要与血小板减少症、脓毒症、肝功能损害、DIC、遗传性凝血功能障碍等出血性疾病所致凝血功能障碍相鉴别。

【误诊原因与防范措施】

误诊主要原因：①问诊及体格检查不细致；②患者主述或代述病史不确切；③经验不足、缺乏对该病的认识；④患者故意隐瞒病情；⑤诊断思维方法有误。

防范误诊启示：①加强抗凝血杀鼠剂中毒等常见中毒性疾病的宣传教育；②做好临床医师培训，提高对本病的认识和鉴别诊断能力；③认真询问病史和仔细体格检查，抓住本病特征性表现；④加强医院软硬件建设，完善检测项目及提高检查水平；⑤建立诊疗规范，指导本病的快速诊治。

【治疗】

1. 基础治疗　清除未吸收毒物，对于早期发现口服中毒患者，立即清水洗胃，催吐，导泻，胃管内注入活性炭 50～100 g 吸附毒物。

2. 维生素 K_1 治疗　①维生素 K_1 为治疗抗凝血杀鼠剂中毒的特效药物，误服毒物后如果无明显出血表现，且 PT 正常，可予一般对症治疗，并继续观察 4～5 日。②如果轻微出血且 PT 轻度异常可予维生素 K_1 注射液 10 mg 肌注，1～3 次 / 日或者 10～30 mg/d 稀释后静脉滴注；严重出血患者给予维生素 K_1 注射液 40～100 mg/d 稀释后缓慢静脉滴注，待凝血功能指标好转后可渐减量，直到 PT 恢复正常。维生素 K_1 治疗要足量、足疗程，维生素 K_1 具体用量及疗程需根据患者凝血功能指标及体内毒物代谢情况来逐渐调整，疗程过短会造成病情复发。需要警惕维生素 K_1 注射液的过敏反应，输液时应避光，输液速度不宜过快，必要时给予抗过敏治疗。③目前维生素 K_1 的口服制剂在国内尚无普遍生产和销售，部分患者在出院后自行口服维生素 K_1 注射液，通过回访发现此方法亦可以改善凝血功能，且无明显不良反应，但其吸收率和生物利用度尚不明确，且为超药品说明书途径用药，故临床上亦无法正常开展。

3. 血液净化　血液灌流作为清除体内毒物的一种血液净化方式广泛用于中毒领域，尤其是对于中大分子、蛋白结合率高、脂溶性毒物清除效果明显。溴敌隆的分子量为 527.41 Da，溴鼠灵的分子量为 523.42 Da，其侧链有极强的脂溶性，理论上抗凝血杀鼠剂中毒是血液灌流的适应证。对于体内毒物浓度较高患者，可考虑行血液灌流清除体内毒物，但临床观察在血液浓度较低时血液灌流效果不显著。

4. 其他治疗　对于严重出血患者，还可以短期内补充新鲜冰冻血浆、凝血酶原复合物或凝血因子等，但作用不持久。对于重度贫血患者适时给予补充红细胞，以提高组织氧输送。亦可给予维生素 C、曲克芦丁保护血管通透性，乙酰半胱氨酸保护肝功能，提高凝血酶原活动度。此类中毒患者应避免使用血浆增容剂，如右旋糖苷和羟乙基淀粉，因其可干扰机体正常的凝血功能。

5. 定期监测血细胞分析、凝血功能、毒物检测等相关化验指标　及时调整治疗方案。

【预后】

抗凝血杀鼠剂中毒如能早期发现，并及时、足量、足疗程给予维生素 K_1 治疗，一般预后良好，无明显后遗症。

（二）致惊厥杀鼠剂中毒

杀鼠剂是一类可杀死啮齿类动物的药物，常用杀鼠剂可分为急性杀鼠剂和慢性杀鼠剂两大类。急性杀鼠剂指鼠进食后在 24 h 内毒性发作死亡的杀鼠剂，以致惊厥杀鼠剂为主。致惊厥杀鼠剂中毒起病急，进展快，以抽搐、意识障碍等为主要临床表现。

致惊厥杀鼠剂主要包括有机氟类杀鼠剂和中枢神经系统兴奋类杀鼠剂,前者常见有氟乙酰胺和氟乙酸钠,后者常见有毒鼠强、鼠特灵、毒素硅、鼠立死等。致惊厥杀鼠剂毒性强,人误服后病死率高,国内外早已禁用,但因该药价格便宜且杀鼠效果好,民间仍有该类药物流传及使用,从而造成误服或自杀中毒者仍为数不少。

【病因与发病机制】

误服、自杀和投毒是致惊厥杀鼠剂中毒的主要中毒原因,另极少原因为环境污染所致。误服致惊厥杀鼠剂类毒药毒死的动物肉或内脏可引起二次中毒。

1. 有机氟类杀鼠剂　有机氟类杀鼠剂主要指氟乙酰胺(fluoroacetamide,FCH_2CONH_2,又名敌蚜胺、氟素儿、AFL-1081 等)和氟乙酸钠(sodium flouroacetate,FCH_2COONa,又名1080、氟醋酸钠)两种,纯品为白色粉末或结晶,无臭、无味,有吸水性,残效期长,化学性质稳定,煮沸亦不能使之分解,毒饵的含药量一般为 0.2%。人畜几乎都是因误服而导致急性中毒,氟乙酸钠还可在生产过程中经皮肤接触或呼吸道进入人体。毒理作用主要为氟乙酰胺(或氟乙酸钠)进入人体后脱胺(钠)而形成氟乙酸,该酸在体内与三磷酸腺苷和辅酶接触,进而与草酰乙酸作用生成氟柠檬酸,破坏三羧酸循环,干扰氧化磷酸化过程。此外,体内氟柠檬酸的堆积和丙酮酸代谢受阻,终致心肌、脑、肝、肾等重要组织器官细胞产生难以逆转的病理改变。体内氟柠檬酸、氟乙酸对神经系统有直接的毒性作用,对心脏亦有明显损害。病理组织学形态变化主要为心肌、肝、肾近曲小管细胞的变性、坏死,并常有明显的脑水肿、肺水肿出现。氟离子还可与体内钙离子相结合,使血钙下降,引起电解质紊乱和低钙血症。

2. 中枢神经系统兴奋类杀鼠剂　该类毒物为一种中枢神经兴奋剂,其作用机制不是十分清楚,临床上以中枢神经系统兴奋、抽搐、痉挛为特征,具有强烈的致惊厥作用,伴有脏器的损害。目前认为其致惊厥作用是拮抗 γ-氨基丁酸(GABA)的结果。GABA 是脊椎动物中枢神经系统的抑制性物质,对中枢神经有强力而广泛的抑制作用。拮抗 γ-氨基丁酸(GABA)、阻断 GABA 受体,GABA 被抑制后中枢神经呈现过度兴奋状态而导致惊厥。人急性中毒症状主要为四肢抽搐、惊厥,如不能得到及时治疗,中毒者可因强烈的强直性惊厥迅速呼吸衰竭而死亡。

其中毒鼠强(tetramine)是一种对人畜有强烈剧毒的药物,其毒性约为士的年的 5 倍,化学名为四亚甲基二砜四胺(tetramethylene-disulfo-tetramine),是有机氮化合物,为白色粉末,极少溶于水,可溶于冰醋酸和丙酮,商品有 0.5% 粉剂。毒性极大,对长爪沙鼠的 LD50 为0.66 mg/kg,大白鼠为 0.22 mg,以 0.1% 溶液浸泡大米后,鼠吃毒米一粒即可致死,对人的致死量为 12 mg,化学性质稳定,吸收后长期残留于植物体内。该药被动植物摄取后常以原形存留于体内,造成二次中毒。由于以上特性及毒鼠强中毒无特效解毒药,国内外早已限制其使用。结构十分特殊,极难排出体外,在中毒患者的血、尿中 3 个月后仍能检出四亚甲基二砜四胺成分。中毒后患者病情反复,同体内毒物残留量密切相关。

【临床表现】

1. 有机氟类杀鼠剂中毒　临床以中枢神经系统兴奋、抽搐、痉挛为特征,伴有重要脏器损害。主要经消化道误服引起中毒,毒物吸收甚快,起病急,潜伏期短,轻者在 2～15 h 内发病,重者在 1 h 内出现中毒症状。主要特征为恶心、呕吐、胸骨后或上腹部疼痛、头晕,重者抽搐、尖叫、意识不清或心搏骤停。依据临床症状的轻重,可分为三型:轻型头晕、头痛,视物模糊,疲乏无力,四肢麻木,肢体小抽动,恶心、呕吐,口渴,上腹部烧灼感,腹痛,窦性心动过速,体温下降。中型除上述症状外,尚有分泌物增多,呼吸困难,烦躁不安,肢体间歇性痉挛,血压下降,心电图有心肌损害的表现。重型昏迷,惊厥,心律失常,心力衰竭,呼吸衰竭,肠麻痹,大小便失禁,瞳孔缩小,常有严重的心肌损害。严重者出现全身阵发性或强直性抽搐,并可反复发作,进行性加重,终因呼吸衰竭死亡。病程较长者多伴有心律失常、心肌损害,部分患者出现发音困难、中毒性脑病。

2. 中枢神经系统兴奋类杀鼠剂中毒 可通过口腔和咽部黏膜迅速吸收，导致惊厥和脑干刺激作用，出现阵挛性惊厥。潜伏期：大多在 30 min 至 2 h 内，最快可在 5～10 min 内猝死。中毒表现：轻者表现为头痛、头晕、乏力、恶心、呕吐、口唇麻木、酒醉感、谵妄；重者表现为突然晕倒，癫痫样发作，发作时全身抽搐、口吐白沫、尿失禁、意识丧失，心肌损害者可致中毒性心肌炎。阵发性全身抽搐呈癫痫样大发作持续状态，角弓反张，恐怖面容，惊恐不安，屏气，发绀，面色苍白，呼吸暂停，两眼向上凝视，瞳孔散大，出汗，心动过速，甚则呼吸麻痹、心搏停止而死亡。

【实验室与辅助检查】

1. 怀疑中毒者可尽快完善血、尿、呕吐物毒物检测 查出氟乙酰胺或氟乙酸钠的代谢产物氟乙酸，也可用气相色谱分析的方法检出氟乙酸钠的存在。

2. 代谢物检查 血柠檬酸增高（正常人全血柠檬酸值为 2.5 mg%，血清为 3.426 mg%），尿中的柠檬酸含量明显增高；血氟［正常值为 0.105～0.263 mmol/L（0.2～0.5 mg%）］、尿氟［正常值为 0.087±0.074 mmol/L（1.66±1.4 mg/L）］增高，血钙降低。

3. 心脏检查 可出现心律失常，心电图示 QT 间期延长，ST-T 改变及心肌酶谱变化，其中 CK 的增高尤为明显。

4. 血生化 可见肝功能不同程度的损害。

5. 脑电图 改变类似一般癫痫大发作。

【诊断与鉴别诊断】

本病诊断主要依据毒物接触病史或职业病史、临床表现和实验室检查：①有致惊厥杀鼠剂食入史和接触史；②神经系统表现：轻者有头晕、头痛、肌颤、烦躁、意识恍惚、易激动等症状，重者则出现昏迷、阵发性抽搐、呼吸衰竭等；③心血管系统表现：常有心悸、心动过速，部分患者可出现致命性心律失常，心电图显示 QT 间期延长、ST 段改变等以及心肌酶谱的变化；④消化系统表现：口服中毒者有恶心、呕吐、消化道不适等症状，部分患者有肝损伤；⑤其他表现：重者可伴有心、肝、肾、脑等多脏器功能障碍；⑥实验室检查：有机氟类杀鼠剂中毒者血氟、尿氟增高，血柠檬酸增高，血钙、血糖降低。患者血、尿、胃液毒理学检查检出毒物可明确诊断。

致惊厥杀鼠剂中毒患者无特异性临床表现，重者以抽搐为主要症状，常误诊为神经系统疾病，应予以鉴别。接诊医师常先入为主、主观臆断，妨碍客观而全面地收集、分析和评价临床资料，尤其是神经内科、神经外科医师，遇到昏迷、抽搐患者容易先入为主。常见误诊疾病包括：癫痫、颅内感染、脑炎、脑血管病、脑挫裂伤、高热惊厥、破伤风、低钙血症、有机磷中毒等。

【治疗原则】

1. 基础治疗 皮肤污染者，要及时清洗。口服中毒者及时清除胃内毒物（催吐、洗胃）。可用 1：5000 高锰酸钾溶液洗胃，后用活性碳灌胃、导泻。

2. 解毒药 有机氟类杀鼠剂中毒可用解毒药乙酰胺又名解氟灵，成人每次 2.5～5 g，2～4次/日，肌内注射。儿童按 0.1～0.3 g/（kg·d），分 2～4 次肌内注射，首次量可为全量的一半。危重患者可静脉滴注，连用 5～7 日。该药注入后水解成乙酸并与氟乙酸产生竞争性作用，从而限制氟柠檬酸的生成，可有效地减少毒物对三羧酸循环的恶性影响。但该药不能立即控制抽搐，可用地西泮、米达唑仑、苯巴比妥钠或亚冬眠疗法控制抽搐。

3. 重点是控制抽搐 抗惊厥以苯巴比妥钠的疗效较好，地西泮效果较差，一般持续用药 1～3 天，多需 3～14 天方可见疗效，所需剂量应根据病情确定，可重复多次肌内注射或静脉滴注，直到惊厥控制为止。为防大剂量用药引起的呼吸抑制，可在辅助呼吸控制下进行。可给予巴比妥类和地西泮类药物联用，必要时可用丙泊酚麻醉剂。

4. 血液净化 对危重者考虑血液灌流、血液透析等血液净化方式以清除毒物。活性炭血液灌流可使血中浓度明显减低，在灌流后的活性炭粒的提取液中可检测到毒鼠强。

5. 二巯基丙磺酸钠   有人报道二巯基丙磺酸钠（Na-DMPS）对毒鼠强中毒有治疗效果，首剂 0.125 ～ 0.25 g 肌内注射，10 min 后可能见效，动物实验也证实有一定效果。一般用 5 ～ 8 支可于 3 ～ 8 h 内控制抽搐，推测其药理作用机制可能是 Na-DMPS 能与毒鼠强竞争性解除其对 GABA 受体的影响，但其确切的药理作用与疗效尚待进一步研究证实。

6. 对症支持治疗   吸氧，密切心电监护，给予保护肝肾等重要脏器功能，营养心肌，减轻心脏负荷，积极防治脑水肿，以及给予止痉剂、降颅压、能量合剂，维持水、电解质及酸碱平衡，预防感染，营养支持。保持呼吸道通畅，呼吸衰竭者给予呼吸机辅助通气。有意识障碍者可给予高压氧治疗。

【预后】

致惊厥杀鼠剂中毒，如能早期诊断，及时治疗，则预后良好；若诊断不及时或误诊，全身脏器损害加重，一旦合并多脏器功能衰竭，病死率较高。

（董建光   邱泽武）

四、氨基甲酸酯类杀虫剂中毒

氨基甲酸酯类（carbamates）杀虫剂是继有机氯、有机磷农药后的一种较新型的有机杀虫剂，是有机氮农药的一种。具有选择性强，杀虫效力大，对有机磷有抗药性的害虫也有效，作用迅速，对人畜毒性低，多属中、低毒类。以呋喃丹最为常用，纯品为白色结晶、无臭、溶于脂肪，易溶于苯、乙醇等有机溶剂，难溶于水，遇碱易水解，无腐蚀性，可从呼吸道、皮肤及消化道吸收中毒。

常见的氨基甲酸酯类杀虫剂：克百威（呋喃丹、虫螨威、呋灭威、卡巴呋喃），灭多威（虫特威），甲萘威（西维因、胺甲萘），速灭威，仲丁威（害扑威、扑东威、速丁威、巴沙），异丙威（叶蝉散、异灭威、速死威），涕灭威，兹克威，抗蚜威，混灭威（杀灭威），呋喃威，猛捕因，硫双威，残杀威。

【发病机制】

（1）氨基甲酸酯类杀虫剂可经呼吸道、消化道及皮肤吸收，侵入体内后主要分布在肝、肾、脂肪和肌肉中，其他组织中的含量较低。在体内代谢迅速，部分经水解、氧化或与葡萄糖醛酸结合而解毒，一部分以原形或其他代谢产物随尿排泄，24 h 可排泄 90% 以上。

（2）这类农药的中毒作用机制与有机磷农药相似，毒物进入人体后主要是抑制体内的胆碱酯酶活性，以整个分子的形式与胆碱酯酶的阴离子点和酶点结合形成复合物，使乙酰胆碱酯酶活性中心上丝氨酸的羟基被氨基甲酰化，从而使胆碱酯酶失去水解乙酰胆碱的能力，引起体内乙酰胆碱蓄积，刺激胆碱能神经兴奋和产生一系列与有机磷中毒类似的临床表现。

（3）由于氨基甲酸酯类杀虫剂与胆碱酯酶结合，仅是一种复合物，不是真正的化学结合，所以很易水解，使胆碱酯酶恢复活性。因而对胆碱酯酶的抑制是可逆的，抑制后的胆碱酯酶因去氨基甲酰化快，活性较易恢复，故其中毒症状较有机磷农药中毒为轻，持续时间也短。

（4）一次接触该类农药中毒后，血胆碱酯酶活力在 15 min 下降至最低水平，30 ～ 40 min 后可恢复到 50% ～ 60%，60 ～ 120 min 后胆碱酯酶基本恢复正常，反复接触这类农药，血胆碱酯酶活力可抑制到 50%，而临床可无中毒症状。

【临床表现】

急性氨基甲酸酯类杀虫剂中毒临床表现与有机磷中毒相似，具有胆碱能神经过度兴奋的一系列表现。但其具有潜伏期短、恢复快、病情相对轻，只要彻底清除毒物，病情通常无反复等特点。因生产或喷药所致中毒，一般症状轻，发病快，最快为半小时，口服中毒多在 10 ～ 30 min 发病。

轻度中毒表现为毒蕈碱样症状与轻度中枢神经系统障碍，如头痛、头晕、乏力、视物模糊、恶心、呕吐、流涎、多汗、瞳孔缩小、血压升高等。有的患者可伴有肌束震颤等烟碱样表现，在脱离接触并适当处理后，一般 24 h 内恢复。全血胆碱酯酶活力往往在 70% 以下。重度中毒多为口服患者，除上述症状加重外，可出现昏迷、心肌损害、脑水肿、肺水肿及呼吸衰竭，全血胆碱酯酶活力一般在 30% 以下。

【实验室检查】

（1）测定红细胞或全血胆碱酯酶活力下降，但红细胞胆碱酯酶的亲和力明显大于血浆胆碱酯酶。

（2）胃内容物检出氨基甲酸酯类有毒物质。

（3）尿中检出酚类代谢产物。甲萘威中毒尿中可检出萘酚，超过 400 mg/L 则有诊断意义。残杀威中毒尿中可测出间甲酚；仲丁威中毒尿中可检出邻萘酚。

【诊断与鉴别诊断】

根据短时间接触较大量氨基甲酸酯杀虫剂农药史，迅速出现胆碱能神经过度兴奋的一系列表现，结合全血或红细胞胆碱酯酶活力的及时测定，进行综合分析，排除其他疾病后方可诊断。必要时可取患者呕吐物、洗胃液、血液或尿液进行毒物或代谢产物测定。诊断分级以临床表现为主，血液胆碱酯酶活力可作为参考。

需要进行鉴别诊断的疾病有急性有机磷农药中毒、中暑、急性胃肠炎、食物中毒和心脑血管疾病等。根据接触史、临床特征和血液胆碱酯酶测定及动态观察一般不难做出鉴别，必要时可测定生物材料中农药或其代谢产物含量。目前农药混配应用较多，可同时存在氨基甲酸酯与有机磷或其他农药混合中毒问题，在诊断与鉴别诊断时要注意。

【治疗】

1. 现场处理　尽快让患者脱离中毒环境，终止毒物吸收。生产性中毒者应迅速脱离现场脱去污染衣服，用肥皂水彻底清洗污染的皮肤、头发和指甲。

2. 清除体内未吸收毒物　口服中毒者，及时用温水或 2% ～ 3% 碳酸氢钠溶液彻底洗胃，并给予静脉输液以促进毒物代谢。

3. 解毒治疗　以阿托品、长托宁等抗胆碱能药物为主，具体用量根据患者心率、瞳孔大小、肺部啰音、腺体分泌等整体情况而定。轻度中毒给予阿托品 0.5 mg 静脉注射或长托宁 0.5 ～ 1 mg 肌内注射，酌情重复应用，但不必达到阿托品化。重度中毒者应达到阿托品化，但用量比有机磷农药中毒用药剂量小，用药间隔适当延长，避免阿托品中毒。单纯氨基甲酸酯类杀虫剂中毒不需要用氯解磷定等肟类复能剂。

4. 对症支持治疗　吸氧，心电监护，补液促排，及时纠正水、电解质和酸碱平衡失调，营养支持，保护肝肾等重要脏器功能，预防感染，对重度中毒患者要保持呼吸道通畅，积极防治呼吸衰竭。对脑水肿患者，应限制进水量，给予甘露醇和糖皮质激素。抽搐者，可用地西泮等，不宜用抑制呼吸的镇静药。

【预后】

氨基甲酸酯类杀虫剂中毒，如服毒量不是特别大，能及时救治，及时给予催吐或洗胃，解毒、抗毒等对症支持治疗，预后一般良好，无中毒性周围神经损伤、迟发性脑病等并发症。

（董建光　邱泽武）

第3节　急性毒品中毒

一、概述

毒品（narcotics）是指国家规定管制能使人成瘾的麻醉（镇痛）药和精神药，具有药物依赖性（drug dependence）、危害性和非法性的特点。短时间内滥用、误用或故意使用大量毒品产生相应临床表现被称为急性毒品中毒（acute narcotics poisoning）。

毒品滥用是全球共同的社会问题，危害极大。《2019世界毒品报告》显示，全球每年约有2.7亿人吸毒，近3500万人成瘾，近60万人直接死于毒品滥用。毒品使用对健康造成的不良后果比此前认为的更为严重和广泛。报告指出，2017年，全球有数百万人注射毒品，其中140万人感染人类免疫缺陷病毒（艾滋病病毒），560万人感染丙型肝炎病毒。《2019中国毒品形势报告》显示，"金三角"毒源地和国际贩毒集团对中国渗透毒品不断加剧，成为中国毒品犯罪面临的主要外部威胁。截至2019年，中国现有吸毒人员214.8万名；其中，滥用冰毒者占55.2%；其次是海洛因，占37.5%，氯胺酮占4.9%。35岁以上占51%；18～35岁占48.7%；18岁以下占0.3%。虽然国家加大了打击力度，取得了一定成效，但形势仍然很严峻。

二、毒品分类

毒品的种类非常多，根据联合国的有关规定，受管制的天然或人工合成的毒品和能够使人成瘾的药物多达600多种，大量人工合成毒品已经成为21世纪的主流毒品；其毒力、成瘾性、精神影响力较传统毒品更强。毒品的分类方法较多，WHO将毒品分为八大类；联合国麻醉药品委员会将毒品分为六大类；按药理作用可分为麻醉（镇痛）药和精神药；按来源可分为天然毒品、半人工合成毒品和人工合成毒品；按对中枢神经系统的作用结果可分为抑制剂、兴奋剂和致幻剂；按流行的时间可分为传统毒品和新型毒品。需要注意的是，分类并不是绝对的，有些毒品具备多种特性，如苯环己哌啶既有致幻作用也有镇静作用；而大麻、亚甲基双氧甲基苯丙胺等也有一定致幻作用。具体分类见表9-2-4。

表 9-2-4　毒品的分类

分类	种类	来源	代表药
麻醉、镇静药	阿片	天然	鸦片、吗啡
		半合成	海洛因、羟考酮、二氢可待因及埃托啡
		人工合成	哌替啶（杜冷丁）、芬太尼、曲马多、喷他佐辛、美沙酮、二氢埃托啡及布桂嗪
	可卡因		可卡因、古柯叶和古柯膏
	大麻	天然大麻	大麻叶、大麻树脂和大麻油
		合成类	四氢大麻酚、大麻二酚及大麻酚
精神药	中枢抑制药	镇静安眠药	苯二氮䓬类、巴比妥类、非苯二氮䓬非苯巴比妥类、酚噻嗪类
	中枢兴奋药	苯丙胺及其衍生物	苯丙胺、甲基苯丙胺（冰毒）、右旋苯丙胺、二甲氧基苯丙胺（DMA）及亚甲基双氧甲基苯丙胺（MDMA，俗称"摇头丸"）、甲卡西酮（俗称"丧尸粉"、"浴盐"）
		非苯丙胺类	哌醋甲酯，苯二甲吗啉
	致幻剂		苯环己哌啶（俗称"天使粉"）、氯胺酮（俗称"K粉"）、麦司卡林（三甲氧苯乙胺）、二甲基色胺、麦角酰二乙胺（又称LSD）

三、病因

绝大多数毒品中毒与滥用有关，且多为青少年；少数为误食、误用或故意使用中毒；也包括治疗用药过量或过频超过人体耐受而致中毒；贩毒人体内藏毒导致中毒。毒品使用者伴随以下情况时更易发生中毒：①严重肝、肾疾病；②严重肺部疾病；③胃排空延迟；④严重甲状腺或肾上腺皮质功能减退；⑤阿片类与酒精或镇静催眠药同时服用；⑥体质衰弱的老年人。

滥用方式包括口服（加入饮料或酒中饮用）、吸入（包括鼻吸、烟吸或烫吸）、注射（如皮下、肌内、静脉或动脉）或黏膜摩擦（如口腔、鼻腔或直肠）。大部分毒物吸收后经肝代谢，经肾排泄。

四、临床表现

根据患者摄入毒品的种类、剂量、时间和摄入途径不同其临床表现多样。呈现先兴奋后抑制，甚至产生耗竭综合征，极度兴奋后的极度疲劳以及长期的抑郁状态。死亡多见于恶性高热、呼吸抑制、严重心律失常、循环衰竭、多脏器功能衰竭等情况。

1. 中枢神经系统症状　头晕、谵妄、嗜睡、昏睡、昏迷等意识障碍；情绪激动、欣快多语、思维混乱、幻觉、失去时间和空间感觉、惊恐、焦虑等精神症状；肌颤、癫痫、平衡失调、痴呆等。

2. 心血管系统症状　先兴奋后抑制，血压升高或降低、心率增快、心律失常、心前区疼痛、心肌缺血、心肌梗死等。

3. 呼吸系统　喉、支气管水肿或痉挛、呼吸紊乱、呼吸抑制，甚至呼吸衰竭，肺水肿等。

4. 消化道症状　恶心、呕吐、腹胀、腹痛、腹泻。

5. 其他　高热、多汗、面色潮红、瞳孔增大或变小；血糖增高。

五、实验室与影像学检查

1. 毒物检测　及时留取胃内容物、呕吐物或尿液、血液进行毒物定性或定量检测非常重要，有助于明确诊断、评估中毒严重程度和指导治疗。

2. 其他检查

（1）动脉血气分析：意识障碍、呼吸功能不全的患者均应行血气分析检查，了解呼吸衰竭和酸碱平衡情况以及血乳酸水平，有助于诊断和鉴别诊断。

（2）生化、血常规检查：需要了解血糖、电解质、肝肾功能等脏器功能及并发症情况。

（3）影像学检查：胸部 CT 有助于发现肺水肿；头颅 CT 有助于鉴别其他脑血管疾病。

（4）心肌酶、心电图、心脏超声检查：及时发现心律失常、心肌损伤以及心脏结构功能情况，有助于诊断和鉴别诊断。

六、诊断与鉴别诊断

1. 诊断　通常根据滥用相关毒品史、临床表现、实验室检查及解毒药试验治疗有效来诊断，同时吸食几种毒品中毒者或意识障碍者诊断较为困难。

（1）用药或吸食史：麻醉类药治疗中毒者病史较清楚。滥用中毒者不易询问出病史，经查体可发现应用毒品的痕迹，如经口鼻烫吸者可见鼻中隔溃疡或穿孔，静脉注射者，皮肤可见注射痕迹。精神药品滥用常见于经常出入特殊社交和娱乐场所的青年人。

（2）有急性麻醉类或精神类药物中毒的临床表现，包括特征性的中毒症状和体征。

（3）实验室检查发现毒物药物证据可明确诊断；通过肺部影像学检查有助于评价疾病状态及有无肺水肿。

2. 鉴别诊断　有谵妄、精神症状的患者应与脑卒中、颅内感染相鉴别。瞳孔缩小患者应与镇静催眠药、有机磷中毒或脑桥出血相鉴别。呼吸抑制的患者应与呼吸系统疾病、镇静安眠药中毒相鉴别；有心律失常、高血压、心肌缺血的患者需与冠心病心肌缺血、原发高血压、高血压急症相鉴别；有消化道症状的患者应与急性胃肠炎等相鉴别。

七、治疗

治疗原则包括：评估生命体征、抢救生命；尽快明确毒物种类、清除体内毒物；解毒治疗、支持对症治疗。

1. 评估生命体征、抢救生命　对所有来诊患者首先评估生命体征，对心跳呼吸骤停者立即给予心肺复苏；紧急处理呼吸衰竭、休克、严重心律失常、中毒性肺水肿、严重癫痫等急性、严重威胁患者生命的情况。

2. 清除体内毒物

（1）对经口服用毒物的患者给予洗胃、导泻。

（2）对于毒物已经吸收的患者根据毒物的药代动力学特征给予利尿、血液净化治疗等。

（3）有特殊解毒药的毒品中毒要及早给予特殊解毒药。

3. 支持对症治疗　给予呼吸、循环支持，抗心律失常、维持脏器功能；镇静、降压、降温、抗癫痫，纠正低血糖，维持水、电解质及酸碱平衡；治疗并发症。

八、常见毒品的诊治

毒品的中毒机制因毒品类型、摄入途径不同而有差异。

（一）阿片类（opioids）

天然阿片（opium）也称鸦片，是由未成熟的罂粟菊果浆汁风干获取的干燥物，具有强烈的镇痛、止咳、止泻、麻醉、镇静和催眠等作用。天然阿片含有二十余种生物碱，含有吗啡、可待因、蒂巴因等有效成分。通过人工改变有效成分的化学结构可形成半人工合成阿片，如海洛因、羟考酮、二氢可待因及埃托啡等。人工合成阿片广泛应用于临床镇痛，如哌替啶、芬太尼、曲马多、喷他佐辛、美沙酮、二氢埃托啡及布桂嗪等。其中海洛因（二乙酰吗啡）是阿片类毒品的代表，其滥用比例占据我国吸毒人员的第二位，为 37.5%。

【中毒机制及毒物代谢】

阿片类药物类似于脑啡肽、内啡肽和强啡肽 3 个内源性阿片肽家族。体内阿片受体主要有 3 个亚型（μ、κ 和 δ），各种阿片受体还有不同亚型。阿片受体广泛存在于中枢和周围神经系统中，并且与多种神经递质有关联，阿片类药物通过激动和部分激动阿片受体，产生多种不同的临床效应；阿片类药物作用于疼痛信息传导的多个位点，产生镇痛作用；作用于中脑边缘系统使多巴胺释放增加产生致幻、欣快感；作用于蓝斑内的去甲肾上腺素能神经元产生缓解焦虑的作用（表 9-2-5）。

阿片类药物易于从胃肠道、鼻黏膜、肺吸收，皮下、肌内注射吸收迅速，主要在肝代谢，80%～90% 24 h 内经肾排泄，小部分以原形经尿及胆汁随粪便排出。脂溶性阿片类药（如吗啡、海洛因、丙氧酚、芬太尼和丁丙诺啡）入血液后很快分布于组织，包括胎盘组织，贮存于脂肪组织。海洛因的水溶性和脂溶性皆强于吗啡，体内吸收更快，更易于通过血脑屏障。高纯度的海洛因镇痛作用是吗啡的 4～8 倍，对人体的毒性是吗啡的 5 倍，具有更强的中枢抑制作用和

表 9-2-5　　三种阿片受体亚型激动效应的作用比较

受体亚型	μ 受体	κ 受体	δ 受体
激动时效应	镇痛（脊髓以上） 抑制呼吸 欣快 成瘾	镇痛（脊髓水平） 镇静 缩瞳	烦躁不安、焦虑 幻觉 心血管、呼吸系统兴奋
激动剂	吗啡、杜冷丁、美沙酮、芬太尼和可待因等	吗啡、杜冷丁、喷他佐辛、丁丙诺啡和布托啡诺等	
部分激动剂	丁丙诺啡	丙烯吗啡	
拮抗剂	纳洛酮	纳洛酮	纳洛酮

成瘾性。中毒出现的时间因毒物种类、摄入途径以及是否产生药物依赖而不同。阿片类物质中毒时间：口服 1 ～ 2 h、鼻腔黏膜吸入 10 ～ 15 min、静脉注射 10 min、肌内注射 30 min 及皮下注射约 90 min。海洛因口服无效；静脉注射 1 ～ 3 min 即产生最大效应，持续 45 min；肌内注射 5 ～ 10 min 产生最大效应，持续 2.5 ～ 3 h。

【临床表现】

阿片类物质中毒的典型"三联征"包括：意识障碍、呼吸抑制、瞳孔缩小。需要注意的是，哌替啶中毒瞳孔变化不大，或同时摄入拟交感神经药或抗胆碱能药瞳孔可正常或变大。研究显示，预测阿片类物质中毒的最佳指标是呼吸频率 < 12 次 / 分；根据该指标应用纳洛酮，几乎所有患者均有效。患者可出现低氧血症、发绀、低血压、低体温、肠鸣音减弱等症状。精神状态可从欣快到昏迷，也可接近正常。除上述一般特征以外，一些阿片类物质还具有特定的毒性。丁丙诺啡亦引起戒断症状；芬太尼作用持续时间非常短；过量使用时可能引起急性遗忘综合征、胸壁肌强直；洛哌丁胺过量时导致 QRS 间期和 QT 间期延长、宽 QRS 波心动过速；曲马多和他喷他多易引起癫痫发作；美沙酮作用时间很长，可出现 QT 间期延长、尖端扭转型室性心动过速；海洛因中毒还可出现非心源性肺水肿；哌替啶中毒时可出现抽搐、惊厥或谵妄、心动过速及瞳孔扩大；急性阿片类中毒者，如未及时治疗，大多于 12 h 内死于呼吸衰竭，存活 48 h 以上者预后较好。

【治疗】

阿片类中毒的最初治疗是保持气道通畅和呼吸支持，根据情况给予吸氧、无创通气；经口摄入患者应积极洗胃，即使中毒较久仍应在保证气道安全的情况下进行，禁用阿扑吗啡催吐。皮下注射患者应立即在近心端捆扎止血带，及局部冷敷，延缓吸收。

及早使用短效阿片受体拮抗药纳洛酮，首选静脉途径，如果静脉通道建立困难，也可经肌内注射给药。当存在自主通气时，纳洛酮初始剂量 0.4 ～ 0.8 mg，视呼吸情况，2 ～ 3 min 重复给予，直到呼吸频率达到 ≥ 12 次 / 分，心搏骤停患者应该接受不少于 2 mg 的剂量，总剂量超 10 mg 之后还没有临床效果，应该重新考虑诊断。丁丙诺啡相关呼吸抑制患者，通常需要较高剂量纳洛酮（首剂 0.4 ～ 0.8 mg 后，单剂量最高至 2 mg 重复，总剂量 10 mg）。纳洛酮对吗啡的拮抗作用是烯丙吗啡的 30 倍，较烯丙吗啡南强 6 倍。1 mg 纳洛酮能对抗静脉 25 mg 海洛因的作用。纳洛酮对芬太尼中毒肌肉强直有效，但不能拮抗哌替啶中毒引起的癫痫发作和惊厥，对海洛因、美沙酮中毒的非心源性肺水肿无效。阿片中毒量大时可考虑血液透析及血液灌流。

支持对症治疗：出现中毒性肺水肿可给予机械通气，采取小潮气量，适当 PEEP 的策略；抗癫痫治疗、纠正心律失常及电解质紊乱等；有合并肺炎时给予抗感染治疗。

如治疗及时一般预后良好。

（二）可卡因（cocaine）

可卡因（化学名苯甲酰甲基芽子碱，benzoylmethylecgonine）是最强的天然兴奋剂，从古柯植物（古柯属古柯，是南美安第斯高地的本土植物）的叶片中提取而来，包括可卡因、古柯叶和古柯膏等。

【中毒机制】

急性可卡因中毒的机制包括：引起多巴胺、肾上腺素、去甲肾上腺素和5羟色胺（5-HT）释放，这些神经递质作用于不同受体而产生多种效应。其中肾上腺素和去甲肾上腺素能分别引起心率增快、心肌收缩力增加和血压升高；可卡因对心肌细胞钠通道阻滞作用类似于ⅠA类抗心律失常药，急性可卡因中毒时偶见心脏传导异常。大剂量中毒时抑制呼吸中枢，静脉注射中毒可使心脏停搏；可卡因还可增加中枢神经系统中兴奋性谷氨酸和天冬氨酸的浓度。滥用者常有很强的精神依赖性，反复大量应用还会产生生理依赖性，断药后可出现戒断症状，但成瘾性较吗啡和海洛因小。

【毒物吸收、代谢和排泄】

可卡因是脂溶性物质，可卡因经口、鼻、胃肠、直肠和阴道黏膜的吸收良好，而吸入后经肺泡吸收也良好，容易通过血脑屏障，有很强的中枢兴奋作用，是西方国家急性药物相关的急诊就诊的常见原因。经口抽吸的生物利用度约为90%，鼻内使用约为80%，经吞咽进一步降低。可卡因在体内蛋白结合率大约90%，血清半衰期为0.5～1.5 h。绝大部分以代谢产物苯甲酰芽子碱（benzoylecgonine，BE）及芽子碱甲酯（ecgonine methyl ester，EME）的形式通过尿液排出，少量以原形经尿液排出。代谢产物的血清半衰期分别为5～8 h和3.5～6 h。急性中毒剂量和致死量个体差异较大，中毒剂量为20 mg，致死量为1200 mg。但有时70 kg重的成年人摄入纯可卡因70 mg即可立刻死亡。

【临床表现】

可卡因中毒：急性重症中毒时，表现为奇痒难忍、肢体震颤、肌肉抽搐、癫痫大发作、体温和血压升高、瞳孔扩大、心率增快、呼吸急促和反射亢进等。可卡因中毒还有一些特殊症状，如可卡因相关性胸痛、出血性肺泡炎综合征（crack肺）。

【治疗】

可卡因常见的使用方法是非肠内给药（即吸入、静脉内和鼻内），因此洗胃及导泻并不常用。发热患者应迅速物理降温，严重者可用冰浴。可卡因的中毒通常引起高血压，严重高血压按高血压急症控制目标处理，可使用酚妥拉明拮抗可卡因的α肾上腺素能效应。低血压患者以输注2～3 L生理盐水进行治疗，效果欠佳时可给予去甲肾上腺素或去氧肾上腺素。使用β肾上腺素能拮抗剂治疗可卡因相关心血管并发症是有争议的，确需使用时，应先给予酚妥拉明。心电图检查一旦出现QRS波增宽（提示钠通道阻滞）的征象，应单次快速静脉给予高渗碳酸氢钠。

（三）大麻类（cannabis）

大麻是世界上种植、贩卖和滥用最为广泛的非法物质。天然大麻类包括大麻叶、大麻树脂和大麻油等。合成大麻类是以化学方式合成的天然大麻类物质的类似物，其临床作用与天然大麻类物质类似，但可能导致更严重、危及生命的症状，包括四氢大麻酚（delta-9-tetrahydrocannabinol，Δ^9-THC）、大麻二酚及大麻酚。

【中毒机制】

中毒机制不完全清楚，目前认为与四氢大麻酚（THC）作用于体内大麻素受体有关。大麻素受体有两种：位于中枢神经系统基底节、黑质、小脑、海马和大脑皮质的 CB1，和位于外周免疫系统组织、外周神经末梢和输精管等的 CB2。大麻素受体可以抑制一些神经介质的释放，包括乙酰胆碱、L- 谷氨酸、γ - 氨基丁酸（gamma amino butyric acid，GABA）、去甲肾上腺素、多巴胺和 5- 羟色胺，还可以调节免疫应答和炎症反应。急性中毒时与酒精中毒相似，产生神经、精神、呼吸和循环系统损害。长期应用产生精神依赖性，而非生理依赖性。

【 毒物代谢 】

吸入大麻的烟雾后，精神兴奋作用迅速发生，在 15 ～ 30 min 时达到高峰，可持续达 4 h。口服摄入大麻精神兴奋作用出现较晚，需要 30 min 到 3 h 不等，临床效果可能会持续达 12 h。THC 是脂溶性物质，蛋白结合率很高（95% ～ 99%），THC 可通过胎盘，胎儿血浆浓度是母体的 10% ～ 30%。其也会在母乳中聚积，浓度高达母体血浆浓度的 8 倍。在代谢后，THC 主要作为羟化和羧化代谢产物通过粪便（65%）和尿液（20%）排出体外，THC 的清除半衰期较长，约为 25 ～ 36 h。

对于青少年和成人，吸入 2 ～ 3 mg δ -9 THC 和口服 5 ～ 20 mg THC 就会损害注意力、专注力、短期记忆和执行能力。大量摄入 THC 会出现恶心、直立（体位）性低血压、谵妄、惊恐发作、焦虑和肌阵挛甚至昏迷和呼吸抑制。

【 临床表现 】

大麻中毒的发生率不高，一次大量吸食会引起急性中毒，剧吐（大麻剧吐综合征）及精神行为异常，如兴奋、高热谵妄、惊恐、躁动不安、意识障碍或昏迷。有的出现短暂抑郁状态，悲观绝望，有自杀念头。少部分无冠心病史患者出现胸痛伴心肌梗死。检查可发现球结膜充血、心率增快和血压升高等。

【 治疗 】

对口服大麻的患者可使用洗胃及导泻的方法，一般不用活性炭。有阿片类中毒特征的患者，应给予纳洛酮，但纳洛酮不能改善大麻所致昏迷。出现明显焦虑或激惹状态时，给予苯二氮䓬类药物通常有效。大麻剧吐综合征的处理：以对症治疗为主，包括静脉补液，使用昂丹司琼等止吐药，以及使用苯二氮䓬类镇静药物。

（四）苯丙胺类

苯丙胺类是当今国内外广泛流行的毒品之一，是一种非儿茶酚胺的拟交感神经胺，主要包括苯丙胺、甲基苯丙胺（冰毒）、右旋苯丙胺及二亚甲基苯丙胺（摇头丸）——最具致幻作用的一种；还包括甲卡西酮（丧尸粉、浴盐）及非苯丙胺类的中枢兴奋类药，如哌醋甲酯、苯二甲吗啉等。

【 毒物作用机制及代谢 】

苯丙胺类的主要作用机制是促进脑内多巴胺和去甲肾上腺素释放，减少抑制性神经递质 5-HT 的含量，产生神经兴奋和欣快感。急性中毒剂量个体差异很大。成年人口服致死量为 20 ～ 25 mg/kg。甲基苯丙胺毒性是苯丙胺的 2 倍，经口、鼻、肺、肌内、静脉、直肠和阴道途径使用后极易吸收，吸入或注射后的几秒内即开始产生作用，鼻内使用 5 min 内，口服后 20 min 内可观察到药效。在静脉或肌内给药后 30 min 左右、口服后 2 ～ 3 h 血浆浓度达峰值。尽管甲基苯丙胺的血浆半衰期为 12 ～ 34 h，但其药效一般可持续 24 h 以上。通常甲基苯丙胺 2 mg 即可中毒，而吸毒者静注 30 ～ 50 mg、耐药者 1000 mg 以上才能发生中毒。

【 临床表现 】

苯丙胺类中毒：以中枢神经系统表现为主，情绪激动、欣快、多语、焦虑不安、兴奋躁动、幻想谵妄、神志混乱等；由于多巴胺受体激动可引起药物渴求和觅药行为以及精神症状。严重者出现大汗、高血压或低血压、心动过速或室性心律失常、呼吸急促、高热、震颤、肌肉抽搐、惊厥或昏迷、脑水肿及颅内出血，常见死亡原因为 DIC，肝、肾或循环衰竭，猝死。甲基苯丙胺中毒者可出现瞳孔轻度散大，长期吸食可引起大范围龋齿，又称"冰毒嘴（methmouth）"。

【治疗】

苯丙胺类中毒无特效解毒药，对症支持为主。活性炭和洗胃仅用于罕见大量摄入的情况，如体内藏毒等。急性中毒可给予酸化尿液：口服或鼻饲氯化铵，每次 1 ~ 2 g；或维生素 C 8 g/d 静脉滴注促进毒物排泄。对极度兴奋或烦躁的患者需要积极治疗，可用苯二氮䓬类，由于氟哌啶醇可能干扰散热，应作为备选；显著高血压时应使用血管扩张药如硝普钠、酚妥拉明等，出现心律失常可用 β 受体阻滞剂，高温处理方式同"中暑高热"。

（五）氯胺酮（ketamine）

氯胺酮俗称"K 粉""摇头丸"，是一种分离性麻醉药，20 世纪 70 年代初应用于临床，20 世纪 90 年代后期在全球滥用，属于新型毒品，中毒地点多在酒吧、迪厅等娱乐场所，青少年为主要滥用群体。

【毒物作用机制及代谢】

氯胺酮为中枢兴奋性氨基酸递质甲基-天冬氨酸（N-methyl-D-aspartate，NMDA）受体特异性阻断药，有调控多巴胺能、去甲肾上腺素能和 5- 羟色胺能神经元的作用。选择性阻断痛觉冲动向丘脑-新皮质传导，具有镇痛作用，对脑干和边缘系统有兴奋作用，能使意识与感觉分离。对交感神经有兴奋作用，快速大剂量给予时抑制呼吸。

大部分吸食，也可溶于饮料或酒中饮用；静脉给药后首先进入脑组织发挥麻醉作用；绝大部分氯胺酮在肝内代谢转化为去甲氯胺酮，然后进一步代谢为具有活性的脱氢去甲氯胺酮。此外，在肝内尚可与葡萄糖醛酸结合。绝大部分以代谢物，少部分以原形通过肾排泄。

【临床表现】

氯胺酮具有剂量相关性特点，医疗剂量下出现意识保持清醒的麻醉状态，伴有高血压、心动过速、谵妄、不自主运动等表现。大剂量可见神志及精神改变（如精神错乱、语言含糊不清、谵妄、肌颤和木僵等），偏执性幻想、幻觉、古怪行为及易激惹，类似于急性精神病。严重时可发生癫痫、支气管喉痉挛、心肌损害、恶性高热、高血压、心动过速和多方向眼球震颤甚至死亡。

【诊断】

根据发病场所、临床表现及吸毒史可以快速做出临床诊断，结合血、尿的毒物检测可以明确诊断。需要注意的是有些患者隐瞒吸毒史，常以"醉酒"为主诉来急诊，有时难于快速诊断；有些患者鼻腔中有白色粉末残留，有助于诊断。

【治疗】

对于头晕、胸闷、嗜睡、幻觉等轻度中毒者可给予补液、利尿、镇静、纠正代谢紊乱等对症治疗；对于有意识障碍、肢体运动障碍、心律失常等中度中毒者，可给予纳洛酮促醒，心电监护纠正低钾、纠正心律失常；对于深昏迷、高热综合征、呼吸循环衰竭者需立即抢救生命体征、降温、心电监护、维持重要脏器功能，避免猝死。

（王　晶）

第 4 节　急性乙醇中毒

急性乙醇中毒（acute ethanol intoxication）是指由于较短时间内摄入过量的酒精或含酒精饮料后出现的中枢神经系统功能紊乱状态，表现为行为和意识异常，严重者损伤脏器功能，导致呼吸循环衰竭，进而危及生命，也称为急性酒精中毒（acute alcoholic intoxication），俗称醉酒（drunkenness）。

【病因】

乙醇是一种烃类羟基衍生物，为在常温常压下易燃和易挥发的无色液体，具有醇香气味，伴有辛辣刺激的味道，低毒性，纯液体不可直接饮用，是酒类的主要成分。日常饮用的各类酒是由制作原料中的糖类通过发酵制成的，都含有不同量的乙醇，啤酒含乙醇 3%～5%，黄酒含乙醇 16%～20%，果酒含乙醇 16%～28%，葡萄酒含乙醇 18%～23%，白酒含乙醇 40%～65%，低度白酒也含乙醇 24%～38%。酒中的乙醇含量越高，吸收越快。

乙醇也是重要的溶剂，广泛用于工业、医药等领域，工业乙醇中含有甲醇，误服也可引起乙醇中毒，并可能合并甲醇中毒。日常生活中，酒作为人们经常饮用的饮料，过量饮用含乙醇高的烈性酒易发生急性中毒，多发生于节假日、庆典或心情不佳饮酒时。此外，误服或误用也可引起急性乙醇中毒。偶有因接触吸入大量乙醇蒸气而致中毒者，但甚为罕见。

【发病机制】

（一）乙醇代谢

饮酒后乙醇 25% 由胃吸收，75% 由小肠吸收。乙醇吸收速度受酒类饮料的类型、含乙醇浓度、饮酒速度和胃排空状态等因素影响。空腹饮酒后 5 min 血中即有乙醇，30～60 min 吸收达高峰。胃内食物能延迟胃对乙醇的吸收。胃内乙醇浓度过高能引起幽门痉挛，使胃乙醇排空减慢、肠吸收延迟。胃内乙醇排空加速使小肠吸收速度加快。长期饮酒者，乙醇吸收更快。摄入乙醇量为 1 g/kg 时，2 h 后血液中乙醇浓度可达 100 mg/dl。在性别方面也有差异，摄入相同量的乙醇时，女性血乙醇浓度较男性水平更高，可能与女性分布容积（0.6 L/kg）较男性（0.7 L/kg）小、肝首过代谢效应和胃黏膜乙醇脱氢酶活性低有关；此外，女性较男性血乙醇峰浓度高，可能与女性肝首过代谢效应和胃黏膜乙醇脱氢酶活性低有关。

乙醇吸收入血后，迅速分布于全身组织。90%～98% 乙醇在肝代谢分解，其余由肾、肺及皮肤以原形排出体外，约 3% 乙醇由尿液排出。饮酒 8 h 后尿液中即无乙醇。乙醇在肝内由乙醇脱氢酶氧化为乙醛，再由胞质或线粒体内乙醛脱氢酶氧化成乙酸。乙酸转化为乙酰辅酶 A 进入三羧酸循环，代谢为水和二氧化碳。约 10% 乙醇由微粒体乙醇氧化系统氧化，极少部分由过氧化氢酶氧化。长期大量饮酒者，体内还原型烟酰胺腺嘌呤二核苷酸 / 烟酰胺腺嘌呤二核苷酸（NADH/NAD）比值增高，微粒体乙醇氧化系统活性增强，乙醇代谢加速。

性别、年龄、体重、长期酗酒、营养状况、饮食、吸烟、胃肠及肝脏功能状态都不同程度影响乙醇代谢。不同的个体乙醇代谢速度有明显差异，非嗜酒者为 100～200 mg/（L·h），嗜酒者代谢速度更快，为 360 mg/（L·h）。健康人一次摄入乙醇 70～80 g 即可出现急性中毒症状，如果一次摄入量达 250～500 g 即可致死。非嗜酒者血乙醇中毒浓度为 50～150 mg/dl，达 500 mg/dl 可致命；嗜酒者，血乙醇浓度 300～400 mg/dl 也无明显镇静作用。

（二）急性中毒机制

1. 中枢神经系统抑制作用　乙醇具有脂溶性，过量乙醇进入人体超过肝氧化代谢能力，即在体内蓄积，易通过血-脑屏障进入大脑，使患者处于先兴奋后抑制的状态。轻度中毒时出现兴奋作用，可能与乙醇抑制 γ-氨基丁酸（GABA）有关。血乙醇浓度逐步增高，其毒性程度也进一步增加，作用于小脑，引起共济失调；血乙醇浓度达 200 mg/dl 以上时，可影响网状结构，出现昏睡和昏迷；超过 300 mg/dl 时，抑制延髓中枢，引起呼吸、循环功能衰竭或死亡。乙醇代谢产物乙醛可引起神经兴奋和行为改变。大量乙醛可引起脑和其他组织器官损伤。此外，由于血管扩张及缺氧可导致脑水肿。

2. 心脏作用　急性酒精中毒后，由于乙醇对心肌细胞的机械和电生理影响，可使心率增快、心排血量增加，收缩压升高和舒张压下降，脉压加大。严重者，心肌耗氧量增多，加重心肌损害，使左心室收缩功能下降。冠心病者，即使摄入中等量乙醇（血浓度 50 mg/dl）也可引起心排血量和血压下降。嗜酒者发生急性乙醇中毒时，心肌抑制作用更为明显。心力衰竭者，可出现心房颤动或室性心律失常。

3. 代谢异常　进入体内的乙醇在肝细胞内代谢生成大量还原型烟酰胺腺嘌呤二核苷酸（NADH），使之与氧化型的比值（NADH/NAD）增高，可超过正常值的 2 ~ 3 倍，影响依赖烟酰胺腺嘌呤二核苷酸的代谢反应，发生糖原异生作用障碍。如果急性酒精中毒患者体内糖异生发生障碍，常出现严重的低血糖反应、血乳酸浓度增高和血酮体蓄积，发生代谢性酸中毒。

4. 消化系统损害　大量摄入乙醇可导致胃肠黏膜糜烂。重症患者可出现应激性溃疡导致消化道出血。乙醇代谢产物乙醛对肝有直接毒性作用，作用于线粒体、微管及质膜等可引起肝细胞退变；与各种蛋白质结合，形成乙醛复合体，引起肝细胞变性、坏死。乙醛代谢产物乙酸，通过黄嘌呤氧化酶转化为超氧化物，导致脂质过氧化，破坏细胞膜脂质，促进肝损伤。乙醇中毒的肝损害主要表现为肝功能异常等。

【临床表现】

急性乙醇中毒的临床表现与乙醇的摄入量、血乙醇浓度及个人耐受性有关。常见的症状和体征包括言语模糊、眼球震颤、脱抑制行为、中枢神经系统抑制、运动协调性和控制性下降；血压降低，也可以出现反射性心动过速。出现低血压时，尚应寻找乙醇中毒以外原因。急性中毒死亡通常是由意外伤害引起的，如酒后驾车导致的车祸。中毒程度分级以临床表现为主，血中乙醇浓度可供参考，血乙醇浓度因不同种族及个体耐受性差异较大，有时与临床表现并不完全一致。根据中毒程度，临床上分为三期：

1. 兴奋期　血乙醇浓度达到 50 mg/dl 时，表现为头痛、头晕、欣快感；浓度超过 75 mg/dl 时，出现健谈、情绪不稳定，易激怒，可有粗鲁或攻击行为，也可能沉默、孤僻或嗜睡。浓度进一步增高达到 100 mg/dl 时，如驾驶车辆易发生车祸。

2. 共济失调期　血乙醇浓度达 150 mg/dl 时，出现言语不清、视物模糊、复视、眼球震颤、行动笨拙、步态不稳等共济失调表现。浓度在 200 mg/dl 时出现恶心、呕吐和困倦。

3. 昏迷期　血乙醇浓度达 250 mg/dl，出现昏睡，颜面苍白，皮肤湿冷，心率增快，瞳孔散大等。血乙醇浓度进一步升高至 400 mg/dl 时，血压下降、呼吸减慢伴有鼾音，严重者呈深昏迷，可出现呼吸、循环衰竭而危及生命。中毒后因咽部反射减弱，饱餐后易出现呕吐，导致吸入性肺炎或窒息而死亡。酒精抑制糖原异生，使肝糖原明显下降引起低血糖导致昏迷加重。

酒精耐受者，醉酒清醒后常无明显不适。无酒精耐受者醉酒清醒后，可发生头痛、头晕、无力、恶心和震颤等症状。对于重症酒精中毒患者，应注意低血糖表现。急性酒精中毒后发生急性肌病的患者，可表现为肌肉肿胀、疼痛或伴有肌球蛋白尿。

【实验室及影像学检查】

1. 血乙醇浓度测定　血乙醇浓度有助于判断病情及预后。在嗜酒者与非嗜酒者中，因其对乙醇耐受情况不同，血乙醇浓度与中毒表现差异较大。非嗜酒者，血乙醇浓度 400 ~ 500 mg/dl 可抑制呼吸致死；嗜酒者，血乙醇浓度 400 ~ 500 mg/dl 仅有轻度中毒。呼出气中乙醇浓度水平可反映血乙醇浓度。

2. 动脉血气分析　急性乙醇中毒可出现轻度代谢性酸中毒，不伴有阴离子间隙增大。如为严重代谢性酸中毒或合并阴离子间隙增大时，需注意甲醇或乙二醇中毒可能。

3. 血清 β - 内啡肽水平　急性乙醇中毒时血清 β - 内啡肽水平可以升高。

4. 血液生化检查　可见低血糖、低钾血症、低钙血症、低镁血症和肝功能异常等。

5. 心电图　轻症者可出现窦性心动过速，重症者可出现心律失常或心肌损害的心电图改变。

6. 头颅 CT　严重酒精中毒昏迷者及发生头部外伤或有局部神经病学体征时，应进行 CT 检查除外颅内病变。

【诊断与鉴别诊断】

（一）诊断

1. 有明确的过量酒精或含酒精饮料摄入史。

2. 呼出气体及呕吐物中有酒精气味。

3. 有乙醇中毒的临床表现及发病经过，由兴奋期转入共济失调期至昏迷期。

4. 从血、尿、胃内容物及呼出气体中可定性检测出乙醇。

（二）鉴别诊断

急性乙醇中毒通常比较容易诊断。发生昏迷者需与镇静催眠药或阿片类药物中毒、一氧化碳中毒、低血糖昏迷、肝性脑病、中枢神经系统感染、颅脑外伤和脑血管疾病相鉴别。在确诊后应考虑到有隐蔽性头部创伤及伴随代谢紊乱的可能性。应注意询问有无合并服用其他药物和毒物出现合并中毒的可能。血液或呕吐物毒理检测有助于鉴别诊断。

【治疗】

（一）一般处理

轻症者一般无需特殊处理。有共济失调者，注意严格限制活动，由专人陪护，防止发生意外损伤；有呕吐者，注意保持气道通畅，采取侧卧位，以防止误吸。重症者注意保暖，维持正常体温，并给予足够的热量营养支持。

（二）洗胃或导泻

由于乙醇摄入后吸收较快，洗胃和导泻一般意义不大。清醒者可用催吐法；如饮酒后 2 h 内且无呕吐，评估病情有可能恶化的昏迷者，可考虑洗胃；神志障碍或昏睡者，行气管内插管后洗胃，以预防吸入性肺炎。洗胃液一般选用 1% 碳酸氢钠或温开水，每次入量不超过 200 ml，总量一般不超过 2000 ~ 4000 ml，洗至胃内容物吸出干净即可，洗胃时注意气道保护。如同时合并服用其他药物或毒物者，可予以活性碳吸附或导泻处理。

（三）昏迷者应迅速治疗，严密监测各项生命体征

如监测神志、血压、脉搏、呼吸和体温，注意维持重要器官功能，并注意有无同时服用其他药物的可能。

1. 维持呼吸功能　保持气道通畅供氧，必要时人工呼吸、气管插管或机械通气辅助呼吸。

2. 维持循环功能　注意血压、心率情况及有无心律失常或心肌损害，给予静脉输液维持有效循环血容量。

3. 应用纳洛酮　纳洛酮为阿片受体拮抗剂，有特异性拮抗内源性 β - 内啡肽的作用，使血乙醇浓度明显下降，逆转乙醇中毒对中枢的抑制作用，可作为急性酒精中毒昏迷患者的非特异性催醒药，促醒和减少病死率。急性中毒兴奋期，纳洛酮 0.4 mg 静脉注射；共济失调期 0.4 ~ 0.8 mg 静脉注射；昏睡或昏迷期，0.8 ~ 1.2 mg 静脉注射。30 min 后可重复给药。或将纳洛酮加

入生理盐水或葡萄糖溶液 250 ～ 500 ml 静滴，每 30 min 用量 0.4 ～ 0.8 mg，直至神志清醒。

（四）血液透析

血液透析可以直接迅速将乙醇和乙醇代谢产物从血中清除。饮酒后 2 h 内无呕吐，评估病情可能恶化的昏迷者；血乙醇浓度超过 500 mg/dl，伴有酸中毒或同时服用甲醇或其他可疑药物时，应考虑血液透析。

（五）镇静剂

急性乙醇中毒应慎重使用镇静剂。对烦躁不安或过度兴奋有攻击行为者，可用小剂量地西泮，注意观察呼吸和血压，避免用吗啡、氯丙嗪、苯巴比妥等对呼吸有抑制作用的药物。

（六）胃黏膜保护剂

胃黏膜 H_2 受体拮抗剂或质子泵抑制剂可常规应用于重度中毒，特别是消化道症状明显的患者，质子泵抑制剂可能有更好的胃黏膜保护效果。

（七）对症支持治疗

注意保暖，给予足够热量和 B 族维生素及保肝药物，维持水、电解质和酸碱平衡。

（八）防治并发症

对合并脑水肿、心律失常、肺部感染及其他疾病患者进行相应治疗。

【预后】

急性酒精中毒多数患者预后良好，经治疗生存超过 24 h 多能恢复。有心、肺、肝、肾病变者，昏迷长达 10 h 以上，或血中乙醇浓度 > 400 mg/dl 者，预后较差。并发重症胰腺炎、横纹肌溶解可导致病程迁延。酒后驾车易发生车祸导致死亡。

（曹秋梅）

第 5 节　镇静催眠药中毒

镇静催眠药是中枢神经系统抑制药，具有消除躁动情绪，镇静、催眠作用，过大剂量可麻醉全身，包括延髓。一次服用大剂量可引起急性镇静催眠药中毒（acute sedative-hypnotic poisoning）。长期滥用催眠药可引起耐药性和依赖性而导致慢性中毒。突然停药或减量可引起戒断综合征（withdrawal syndrome）。

【病因】

1950 年以前常用的镇静催眠药是巴比妥类。20 世纪 50 年代以后开始使用非巴比妥类药，但缺点也不少。1960 年开始用抗焦虑药物苯二氮䓬类，目前此类药物几乎取代了其他镇静催眠药。镇静催眠药分为以下几类。

（一）苯二氮䓬类

1. 长效类（半衰期 > 30 h）　氯氮䓬（chlordiazepoxide，利眠宁）、地西泮（diazepam，安定）、氟西泮（flurazepam，氟安定）。

2. 中效类（半衰期 6 ～ 30 h）　阿普唑仑、奥沙西泮（oxazepam，去甲羟基安定）、替马西泮。

3. 短效类（半衰期 < 6 h）　三唑仑（triazolam）、三唑苯二氮和替马西泮。

（二）巴比妥类（barbiturates）

根据服药后睡眠时间分为以下三类：

1. 长效类　巴比妥和苯巴比妥（鲁米那）。

2. 中效类　戊巴比妥、异戊巴比妥（阿米妥）、布他比妥。

3. 短效类　司可巴比妥（速可眠）、硫喷妥钠（戊硫巴比妥钠）。

（三）非巴比妥非苯二氮䓬类（中效-短效）

水合氯醛、格鲁米特（glutethimide，导眠能）、甲喹酮（methaqualone，安眠酮）、甲丙氨酯（meprobamate，眠尔通）。

（四）吩噻嗪类抗精神病药（antipsychotics）

是指能治疗各类精神病及各种精神症状的药物，又称强安定剂或神经阻滞剂。按化学结构共分为五大类，其中吩噻嗪类药物按侧链结构的不同，又可分为三类：

1. 脂肪族　例如氯丙嗪（chlorpromazine，冬眠灵）。

2. 哌啶类　如硫利达嗪（甲硫达嗪）。

3. 哌嗪类　如奋乃静（羟哌氯丙嗪）、氟奋乃静（氟非拉嗪）和三氟拉嗪（甲哌氟丙嗪）。

【药代动力学】

镇静催眠药均为脂溶性，其吸收、分布、代谢、排出过程及起效时间和作用时间，都与药物的脂溶性有关。脂溶性强的药物易通过血脑屏障，作用于中枢神经系统，起效快，药效短。多数镇静催眠药及其代谢产物可以通过胎盘屏障，也可由乳汁排泄。已有报告哺乳期妇女反复使用较大剂量镇静催眠药，药物可在乳儿体内积蓄，乳儿会出现嗜睡和体重减轻等不良反应。

苯二氮䓬类口服吸收较快，约 1 h 达血药浓度峰值，肌内注射吸收缓慢且不规则。药物血浆蛋白结合率较高，脑脊液中浓度约与血清游离药物浓度相等。此类药物主要在肝进行生物转化，在体内的代谢过程易受肝功能影响，老年人或同时饮酒可以使药物半衰期延长。苯二氮䓬类及其代谢产物最终均与葡萄糖醛酸结合而失活，经肾排出。

口服巴比妥类，自肠道吸收较快。脂溶性高者（如司可巴比妥）容易进入脑组织，起效快；脂溶性低者（如苯巴比妥）则起效慢。中及短效类药物主要经肝代谢，因此作用维持时间短。苯巴比妥主要经肾排出，因肾小管的再吸收，排泄较慢，故作用较持久。发生毒性作用时，中、短效巴比妥类血药浓度 > 30 mg/L，长效巴比妥类血药浓度为 80 ～ 100 mg/L。

吩噻嗪类药物口服后肠道吸收很不稳定，吸收后分布于全身组织，以脑及肺组织中含量最多，主要经肝代谢。药物大部分以葡萄糖醛酸盐或硫氧化合物形式排泄，排泄时间较长，半衰期为 10 ～ 20 h，作用可持续几天。

【发病机制】

如上文所述，镇静催眠药均具有脂溶性，其吸收、分布、蛋白结合、代谢、排出以及起效时间和作用时间，都与药物的脂溶性有关。脂溶性强的药物易通过血脑屏障，作用于中枢神经系统，起效快，作用时间短，称为短效药。

（一）中毒机制

苯二氮䓬类中枢神经抑制作用与增强 GABA 能神经的功能有关。在神经突触后膜表面有由苯二氮䓬类受体、GABA 受体和氯离子通道组成的大分子复合物。苯二氮䓬类与苯二氮䓬类受体结合后，可加强 GABA 与 GABA 受体结合的亲和力，使与 GABA 受体偶联的氯离子通道开放而增强 GABA 对突触后的抑制功能。

巴比妥类对 GABA 能神经具有与苯二氮䓬类相似的作用，但由于两者在中枢神经系统的分布不同，作用也有所不同。苯二氮䓬类主要选择性作用于边缘系统，影响情绪和记忆力。巴比妥类分布广泛，但主要作用于网状结构上行激活系统而引起意识障碍。巴比妥类对中枢神经系统的抑制有剂量-效应关系，随着剂量的增加，由镇静、催眠到麻醉，以至延髓麻痹。非巴比妥非苯二氮䓬类镇静催眠药物对中枢神经系统有与巴比妥类相似的作用。

吩噻嗪类药主要作用于网状结构，能减轻焦虑紧张、幻觉妄想和病理性思维等精神症状。这类作用是药物抑制中枢神经系统多巴胺受体，减少邻苯二酚氨生成所致。该类药物又能抑制脑干血管运动和呕吐反射，具有阻断 α 肾上腺素能受体，抗组胺及抗胆碱能等作用。

（二）耐受性、依赖性和戒断综合征

各种镇静催眠药均可产生耐受性和依赖性，因而都可引起戒断综合征。发生机制尚未完全阐明。长期服用苯二氮䓬类使苯二氮䓬类受体减少，是发生耐受的原因之一。长期服用苯二氮䓬类突然停药时，发生苯二氮䓬类受体密度上调而出现戒断综合征。巴比妥类、非巴比妥类发生耐受性、依赖性和戒断综合征的情况更为严重。发生依赖性的证据是停药后发生戒断综合征。戒断综合征的特点是出现与药理作用相反的症状，如停用巴比妥类出现躁动和癫痫样发作；停用苯二氮䓬类出现焦虑和睡眠障碍。镇静催眠药间可有交叉耐受。致死量不因产生耐受性而有所改变。吩噻嗪类药物临床用途较多，以氯丙嗪使用最广泛。本组药物口服后肠道吸收很不稳定，有抑制肠蠕动作用，于肠内常可滞留很长时间，吸收后分布于全身组织，以脑及肺组织中含量最多，主要经肝代谢，大部分以葡萄糖醛酸盐或硫氧化合物形式排泄。药物排泄时间较长，半衰期为 10～20 h，作用持续数天。

【临床表现】

（一）急性中毒

1. 巴比妥类中毒　一次服大剂量巴比妥类，引起中枢神经系统抑制，症状严重程度与剂量有关。

（1）轻度中毒：嗜睡、情绪不稳定、注意力不集中、记忆力减退、共济失调、发音含糊不清、步态不稳和眼球震颤。

（2）重度中毒：进行性中枢神经系统抑制，由嗜睡到深昏迷。呼吸抑制由呼吸浅而慢到呼吸停止，可发生低血压或休克，常见体温下降、肌张力下降、腱反射消失、胃肠蠕动减慢，皮肤可起大疱。长期昏迷患者可并发肺炎、肺水肿、脑水肿和肾衰竭。

2. 苯二氮䓬类中毒　中枢神经系统抑制较轻，主要症状是嗜睡、头晕、言语含糊不清、意识模糊和共济失调。很少出现严重的症状如长时间深度昏迷和呼吸抑制等。如果出现，应考虑同时服用了其他镇静催眠药或乙醇等。

3. 非巴比妥非苯二氮䓬类中毒　其症状虽与巴比妥类中毒相似，但各有其特点。

（1）水合氯醛中毒：过量服用后 2～3 h 出现明显的中毒症状，呼出气体有梨样气味，初期瞳孔缩小，后期可扩大。急性中毒除了中枢神经系统抑制作用表现外，还有抑制血管运动中枢和心脏功能的作用，可有明显的血管扩张、血压下降、体温降低、休克、晕厥及心律失常等表现。病程较长者可出现肝肾功能损害。

（2）格鲁米特中毒：意识障碍有周期性波动，共济失调，严重者可有抽搐、昏迷。有抗胆碱能神经症状，如视物模糊、瞳孔扩大、对光反射迟钝、尿潴留等。循环系统抑制作用突出，多表现为肺水肿、低血压、休克等。

（3）甲喹酮中毒：可有明显的呼吸抑制，出现锥体束征如肌张力增强、腱反射亢进、抽搐，严重者可出现癫痫大发作。部分患者可出现心动过速、血压降低等改变。

（4）甲丙氨酯中毒：中毒表现与巴比妥类药物中毒相似，严重者可出现心动过速、血压降低及休克，甚至昏迷。中毒剂量在不同的患者差别较大。

4. 吩噻嗪类中毒 最常见的为锥体外系反应，临床表现有以下三类：

（1）震颤麻痹综合征。

（2）静坐不能（akathisia）。

（3）急性肌张力障碍反应，例如斜颈、吞咽困难和牙关紧闭等。

此外，在治疗过程中尚有直立性低血压、体温调节紊乱等。对氯丙嗪类药物有过敏的患者，即使治疗剂量也有引起剥脱性皮炎、粒细胞缺乏症及胆汁郁积性肝炎而死亡者。一般认为当一次剂量达 2～4 g 时，可有急性中毒反应。由于这类药物有明显抗胆碱能作用，患者常有心动过速、高温及肠蠕动减少；对 α 肾上腺素能阻滞作用导致血管扩张及血压降低。由于药物具有奎尼丁样膜稳定及心肌抑制作用，中毒患者有心律失常、心电图 PR 间期及 QT 间期延长，ST 段和 T 波变化。一次过量也可有锥体外系症状，中毒后有昏迷和呼吸抑制；全身抽搐少见。

（二）慢性中毒

长期滥用大量催眠药的患者可发生慢性中毒，除有轻度中毒症状外，常伴有精神症状，主要有以下三点：

1. 意识障碍和轻躁狂状态 出现一时性躁动不安或意识朦胧状态。言语兴奋、欣快、易疲乏，伴有震颤、咬字不清和步态不稳等。

2. 智能障碍 记忆力、计算力和理解力均有明显下降，工作学习能力减退。

3. 人格变化 患者丧失进取心，对家庭和社会失去责任感。

（三）戒断综合征

长期服用大剂量镇静催眠药患者，突然停药或迅速减少药量时，可发生戒断综合征。主要表现为自主神经兴奋性增高和轻重度神经和精神异常。

1. 轻症 最后一次服药后 1 日内或数日内出现焦虑、易激动、失眠、头痛、厌食、无力和震颤。2～3 日后达到高峰，可有恶心、呕吐和肌肉痉挛。

2. 重症 突然停药后 1～2 日，有的在药物停用 7～8 日后出现癫痫样发作，有时出现幻觉、妄想、定向力丧失、高热和谵妄，数日至 3 周内恢复，患者用药量多为治疗量 5 倍以上，时间超过 1 个月。用药量大、时间长而骤然停药者症状严重。

滥用巴比妥类者停药后发病较多、较早，且症状较重，出现癫痫样发作及轻躁狂状态者较多。滥用苯二氮䓬类者停药后发病较晚，原因可能与中间代谢产物排出较慢有关，症状较轻，以焦虑和失眠为主。

【实验室检查】

1. 血液、尿液、胃液中药物浓度测定 对诊断有参考意义。苯二氮䓬类血药浓度测定对诊断帮助不大，因其活性代谢物半衰期及个人药物排出速度不同。巴比妥类中毒者呕吐物和尿中可测出巴比妥酸，其血药浓度的测定有助于判断病情。氯丙嗪中毒尿样中加氯化高铁硫酸试液后呈紫色反应。

2. 血液生化检查 如血糖、尿素氮、肌酐和电解质等。

3. 动脉血气分析 了解呼吸抑制程度。

【诊断与鉴别诊断】

（一）诊断

1. 急性中毒

（1）服用大量镇静催眠药史。

（2）意识障碍和呼吸抑制及血压下降。

（3）胃液、血液、尿液中检出镇静催眠药。

2. 慢性中毒　长期滥用大量催眠药，出现轻度共济失调和精神症状。

3. 戒断综合征　长期滥用催眠药突然停药或急速减量后出现焦虑、失眠、谵妄和癫痫样发作。

（二）鉴别诊断

镇静催眠药中毒应与以下疾病相鉴别：

1. 急性中毒与其他昏迷疾病　询问有无原发性高血压、癫痫、糖尿病、肝病、肾病等既往史，以及一氧化碳、酒精、有机溶剂等毒物接触史。检查有无头部外伤、发热、脑膜刺激征、偏瘫、发绀等，再做必要的实验室检查。经综合考虑，可做出鉴别诊断。

2. 慢性中毒与躁郁病　慢性中毒轻躁狂状态患者易疲乏，出现震颤和步态不稳等。结合用药史可资鉴别。

3. 戒断综合征与神经精神病相鉴别　原发性癫痫以往有癫痫发作史。精神分裂症、酒精中毒均可有震颤和谵妄，但前者有既往史，后者有酗酒史。

【治疗】

（一）急性中毒的治疗

1. 维持昏迷患者重要器官功能

（1）保持气道通畅：深昏迷患者应予气管插管，以保证吸入足够的氧和排出二氧化碳。

（2）维持循环功能：急性中毒出现低血压多由于血管扩张所致，应输液补充血容量，如无效，可考虑给予适量多巴胺 $10 \sim 20$ μg/（kg·min）作为参考剂量。应注意在吩噻嗪类中毒时很少使用拟交感神经药物，必要时可考虑重酒石酸间羟胺及盐酸去氧肾上腺素（新福林）等 α 受体兴奋药，并且应避免使用 β 受体兴奋药，如异丙肾上腺素、多巴胺以免加重低血压。

（3）心脏监护：心电图监护，如出现心律失常，酌情给予抗心律失常药。吩噻嗪类中毒所致的心律失常应选用ⅠB类抗心律失常药（如利多卡因等），而避免选用ⅠA类药（如奎尼丁、普鲁卡因等），否则将加重心肌毒性作用。

（4）促进意识恢复：镇静催眠药中毒在洗胃，导泻，纠正水、电解质和酸碱平衡等治疗基础上仍出现以下任一情况时，考虑酌情使用苏醒剂或中枢兴奋药：①患者有深度昏迷，处于完全无反应状态；②有明显呼吸衰竭；③积极抢救 48 h，仍昏迷不醒。具体方法如下：加用纳洛酮，轻度 $0.4 \sim 0.8$ mg，中度 $0.8 \sim 1.2$ mg，重度中毒 $1.2 \sim 2$ mg 静注，可根据病情隔 15 min 重复一次，这样可使患者恢复清醒所需的时间明显缩短，心率加快，血压升高，因此也可作为抢救镇静催眠药急性中毒的首选药。吩噻嗪类中毒中枢神经系统抑制较重时可用苯丙胺、苯甲酸钠咖啡因（安钠加）等。如进入昏迷状态，可用盐酸哌醋甲酯（利他林）$40 \sim 100$ mg 肌内注射，必要时每半小时至 1 小时重复应用，直至苏醒。如有震颤麻痹综合征可选用盐酸苯海索（安坦）、氢溴酸东莨菪碱等；若有肌肉痉挛及肌张力障碍，可用苯海拉明 $25 \sim 50$ mg 口服或 $20 \sim 40$ mg 肌内注射。

（5）保肝治疗：如有肝脏损害，应用葡萄糖醛酸（肝泰乐）$100 \sim 200$ mg，一日 $1 \sim 2$ 次静脉注射；大量维生素 C 静脉输注。

2. 清除毒物

（1）洗胃、催吐、导泻。

（2）活性炭：对吸附各种镇静催眠药有效。

（3）碱化尿液与利尿：用呋塞米和碱化尿液治疗，只对长效巴比妥类中毒有效，对吩噻嗪类中毒无效。

（4）血液净化：血液透析、血液灌流对苯巴比妥和吩噻嗪类药物中毒有效，危重患者可考虑应用之，对苯二氮䓬类无效。

3. 特效解毒疗法 巴比妥类中毒无特效解毒药。氟马西尼（flumazenil）是苯二氮䓬类拮抗剂，能通过竞争抑制苯二氮䓬类受体而阻断苯二氮䓬类药物的中枢神经系统作用。剂量：0.2 mg 静脉注射 30 s 以上，每分钟重复应用 0.3 ～ 0.5 mg，通常有效治疗量为 0.6 ～ 2.5 mg。其清除半衰期约 57 min。此药禁用于已合用可致癫痫发作的药物，特别是三环类抗抑郁药，不用于对苯二氮䓬类已有躯体性依赖和为控制癫痫而用苯二氮䓬类药物的患者，亦不用于颅内压升高者。

4. 治疗并发症

（1）肺炎：昏迷患者应常翻身、拍背和吸痰。发生肺炎时，针对病原菌给予抗生素。

（2）皮肤大疱：防止肢体压迫，清洁皮肤，保护创面。

（3）急性肾衰竭：多由休克所致，应及时纠正休克。少尿期，应注意水和电解质平衡。

（二）慢性中毒的治疗原则

（1）逐步缓慢减少药量，最终停用镇静催眠药。

（2）请精神科医师会诊，进行心理治疗。

（三）戒断综合征

治疗原则是用足量镇静催眠药控制戒断症状，稳定后，逐渐减少药量以至停药。具体方法是将原用短效药换成长效药如地西泮或苯巴比妥。可用同类药，也可调换成另一类药物。地西泮 10 ～ 20 mg 或苯巴比妥 1.7 mg/kg，每小时一次，肌内注射，直至戒断症状消失。然后以其总量为一日量，分为 3 ～ 4 次口服，待情况稳定 2 天后，逐渐减少剂量。在减药时，每次给药前观察患者病情，如不出现眼球震颤、共济失调、言语含糊不清，即可减少 5% ～ 10%。一般在 10 ～ 15 天内可减完，停药。如有谵妄，可静脉注射地西泮使患者安静。

【预后】

轻度中毒无需治疗即可恢复。中度中毒经精心护理和适当治疗，在 24 ～ 48 h 内可恢复。重度中毒患者可能需要 3 ～ 5 天才能恢复意识。其病死率低于 5%。

【预防】

镇静药、催眠药的处方、使用保管应严加控制，特别是对情绪不稳定和精神不正常的人应慎重用药。要防止药物的依赖性。长期服用大量催眠药的人，包括长期服用苯巴比妥的癫痫患者，不能突然停药，应逐渐减量后停药。

（梅 雪）

第 6 节 急性一氧化碳中毒

急性一氧化碳中毒（acute carbon monoxide poisoning，ACOP）是全球最常见的意外中毒原因之一。在我国，其发病率及死亡率居职业和非职业危害前位，每年有大量新发一氧化碳中毒患者，无论老幼，重度者均可出现各种后遗症状甚至死亡。

一氧化碳（CO）是无色、无味、无臭、无刺激性的气体，比重 0.96，略轻于空气，为含碳物质燃烧不完全而产生，属于亲血红蛋白（Hb）类毒物，抑制 Hb 与氧气（O_2）结合，导致组织缺氧。通常在空气内 CO 含量极微，若 CO 浓度超过 0.05% 即可引起人、畜中毒。

国内和国际上，急性一氧化碳中毒是首选高压氧治疗的一种疾病。

【病因与发病机制】

（一）病因

急性一氧化碳中毒事件一般发生在通风不良的密闭空间，可分为职业性中毒、军事中毒及生活中毒。

职业性中毒主要包括①工业中毒：生产环节 CO 泄露，矿难瓦斯爆炸产生大量 CO，操作场所通风不良；②交通运输业中毒：车辆发动机排放的废气，在车内开空调休息；③农牧业中毒：冬季蔬菜大棚中使用煤火取暖。军事中毒包括火药爆炸等。生活中毒在我国常见于室内煤炉取暖、使用有故障的煤气热水器、吃"炭火锅"或炭火烤肉烤串、火灾烟雾、自杀中毒等。

（二）发病机制

CO 吸入机体后，穿过肺泡毛细血管膜，约 90% 弥散到红细胞内，极易与氧气竞争结合血红蛋白，形成 COHb，亲合力是氧与血红蛋白的 250 倍，降低了血红蛋白携氧能力。CO 与 Hb 结合也稳定了血红蛋白松弛又高亲和力的四个亚基状态（R 状态），增加了血红蛋白四聚体内其他位点对氧的亲和力，减少了氧的释放和输送。COHb 没有携氧能力，又不易解离，其解离速度是 HbO_2 的 1/3600 倍，使氧离曲线左移，阻碍组织 CO_2 的排出，加重细胞缺氧。

CO 中毒还导致细胞水平的氧利用障碍。除 Hb 外，6% ～ 7% CO 与心肌和骨骼肌的肌红蛋白结合，形成碳氧肌红蛋白，对于代谢非常活跃的心肌细胞，CO 与心肌的结合力比骨骼肌大 3 倍。2% ～ 3% CO 与线粒体细胞色素 C 氧化酶活性部位的亚铁血红素 a3 结合抑制线粒体呼吸，阻断氧化磷酸化，减少组织中 ATP 合成，造成能量代谢障碍。电子传递链中其他复合物继续传递电子，产生自由基。

过量 CO 通过替换血小板表面血红素蛋白中的 NO 激活血小板，抑制线粒体功能，活化的血小板可刺激中性粒细胞脱颗粒，释放髓过氧化物酶，放大炎症级联反应。外源性 CO 通过血红素加氧酶 -1 的血红素依赖性诱导，在组织中生成 CO，可迅速增加脑细胞溶质血红素水平。

在机体中，脑细胞代谢最活跃，对缺氧最敏感，更易受自由基等损害，临床上，急性 CO 中毒时脑功能损伤最为严重。

脑缺血的发病机制：CO 调节的氧气输送及线粒体氧化磷酸化的减少造成缺血和缺氧性脑损伤。缺血性脑损伤可由兴奋毒性、酸中毒、离子失衡和去极化、氧化应激、氮化应激、炎症和细胞凋亡等引起。由于氧化磷酸化水平的降低和 ATP 生成的减少，导致血浆膜上 Ca^{2+} ATP 酶失活，细胞中大量钙内流，加剧了脑损伤。ATP 的减少激活了细胞内蛋白酶和脂肪酶，产生线粒体膜去极化、细胞死亡、神经递质尤其谷氨酸盐的释放，可致脑皮质、基底节区缺血性坏死及广泛脱髓鞘病变，部分患者出现迟发性脑病。

【病理生理】

CO 为细胞原浆性毒物，对全身细胞有直接毒性作用。当机体接触 CO 后引起细胞内外分子水平变化，COHb 形成，细胞内 H^+ 增多，能量减少，细胞内钙超载，细胞膜上 Na^+-K^+ 泵障碍，细胞内 Na^+ 蓄积 K^+ 减少，血管内皮细胞受损，自由基增多。随着时间推移，机体的中毒变化从分子水平进入到细胞水平，出现细胞内水肿、渗出、破裂死亡，细胞间质水肿，血管痉挛微栓子形成，炎症反应增强。

如果患者仍没有脱离中毒环境，病变将由细胞水平进展到器官水平，如心肌损害、中毒性脑病、颅内压增高、脑血管病、迟发性脑病、肺水肿、ARDS、消化道出血、休克、DIC 和多器官衰竭，最终因心肺功能衰竭、脑疝等死亡。

【病理】

急性 CO 中毒在 24 h 内死亡者，尸检可见血液呈樱桃红色；各器官充血、水肿和点状出血。主要特征为脑组织的区域性坏死，大脑充血，软脑膜脑表面点状出血和坏死灶；基底节病变明显，双侧苍白球弥漫性坏死、软化、囊样变；海马坏死性改变；大脑皮质下白质弥漫性脱髓鞘病灶；以大脑皮质下白质与苍白球最严重。心脏呈鲜红色，充血、水肿，内膜下心肌内坏死灶较多，乳头肌尖端最明显。

【高压氧治疗机制】

我国高压氧医学领域的学者认为高压氧（Hyperbaric oxygen，HBO）是机体在高于 1 个绝对大气压（1.0 ATA）环境中吸入纯氧或高浓度氧气的干预方法。2013 年美国水下与高气压医学会提出高压氧用于临床治疗时应该加压等于或大于 1.4 ATA，同时呼吸接近 100% 氧气。

由于 CO 在体内不蓄积，98.5% 以原形从肺呼出，中毒患者脱离中毒现场后，体内结合的 CO 慢慢解离，溶解在血液里，循环到肺，通过呼吸呼出。CO 排出速度以半排出期计算，CO 半排出期长短与动脉血氧分压成反比。常压下吸空气，人体 PaO_2 为 100 mmHg 左右，CO 半排出期平均为 320 min；常压下吸纯氧（100% normobaric oxygen，NBO），PaO_2 可达 650 mmHg 左右，CO 半排出期则为 74 min；3 ATA 条件下吸纯氧时 PaO_2 可达 2140 mmHg 左右，CO 半排出期仅为 20 min（图 9-2-7），但在实际中 CO 半排出期可能稍长，大约 42 min。

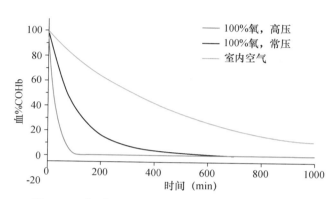

图 9-2-7　经过不同治疗处理后血 COHb 的衰变时程

高压氧治疗急性 CO 中毒主要作用在于迅速排出体内 CO，加快促醒，促进心、脑、肺等重要器官功能恢复，减少迟发性脑病的发生。高压氧可加速 COHb 解离，促进 CO 排出；加速碳氧肌红蛋白解离，恢复细胞色素 a3 活性，改善细胞的生物氧化；改善组织代谢性酸中毒；降低颅内压，控制和治疗肺水肿，减轻细胞水肿；降低钙超载，修复血管内皮细胞；稳定血小板，减轻继发血栓形成；稳定中性粒细胞，减轻炎症反应；减少细胞过度凋亡等。

【临床表现】

主要为缺氧症状，无特异性表现，可出现全身多器官受累。正常人血 COHb 浓度约 5%～10%，一般对于非吸烟者≥ 2%，吸烟者≥ 10% 可考虑为异常并可能出现症状。中毒的轻重程度易受 CO 浓度、肺泡通气量、接触 CO 时间、基础病等因素影响。

一、临床分型

1. 轻度　患者血 COHb 为 10%～30%。中毒时间短，为早期症状，头沉、头痛、眩晕、心悸、恶心、呕吐，劳动时呼吸困难，四肢无力，甚至短暂的昏厥，脱离中毒环境，吸入新鲜空气或吸氧后症状可迅速消失，一般不留后遗症。

2. 中度　患者血 COHb 在 30%～50% 之间，中毒时间稍长，在轻型症状的基础上，有面色潮红，脉速，多汗，全身肌张力增高，肌肉震颤，步态不稳，多数患者有烦躁、谵妄、浅昏迷等轻度意识障碍。如脱离中毒现场，及时抢救，可逐渐恢复。

3. 重度　患者血 COHb 浓度常在 50% 以上，被发现时间晚，吸入 CO 过多，或在短时间内吸入高浓度 CO，中重度昏迷，高热，呼吸急促伴鼾音，口周有呕吐物或白色或血性泡沫，脉搏快，双肺大量水泡音，各种反射随昏迷加深而减弱或消失。四肢肌张力增强，阵发性或强直性痉挛，四肢腱反射活跃或亢进，可引出双侧病理征。严重者可发生脑水肿、肺水肿、休克、心肌损害、心律失常或呼吸抑制，导致死亡。

二、多系统损害

常见于脑和心脏损害。

1. 中枢神经系统　可见中毒性脑病、脑水肿、脑疝、皮质盲、周围神经损害（股外侧皮神经炎、面神经麻痹、正中神经损伤、尺神经损伤、胫腓神经损伤、臂丛神经损伤等）、皮肤自主神经营养障碍（受压部位皮肤出现水疱和红肿，类似烫伤的皮肤改变）。

2. 循环系统　心血管受到严重影响，1/3 以上的中重度患者存在心肌损害，如心肌梗死、休克、心律失常，急性左心衰竭等，增加了远期死亡率。

3. 呼吸系统　急性肺水肿、成人型呼吸窘迫综合征（ARDS）。

4. 泌尿系统　氮质血症、急性肾衰竭。

5. 休克　血压低、脉压缩小、脉搏细数，四肢末梢冰凉、潮湿，皮肤苍白，少尿或无尿。

三、并发症

1. 挤压伤综合征　昏迷状态下患者较长时间受自身压迫，出现受压部位肌肉组织缺血、水肿、坏死，释放大量肌（血）红蛋白、钾等进入血液，引起肌红蛋白尿，急性肾衰竭。

2. 急性筋膜间室综合征　发病机制与挤压伤综合征相似，局部胀痛，感觉异常，桡、尺、足背动脉搏动减弱或消失，极少发生（血）肌红蛋白尿和急性肾衰竭。

3. 脑梗死　多见于有基础病患者，发病率略高于脑出血，可发现患者偏瘫或单肢瘫，运动性失语等，颅脑 CT 或 MRI 可显示病变。

4. 心肌梗死　表现为胸痛、呼吸困难、心律失常、休克等症状，心肌酶升高，心电图动态改变，心脏超声可见室壁运动异常，必要时完善冠状动脉造影，应与中毒后心肌损伤相鉴别。

5. 吸入性肺炎　意识障碍患者，中毒后出现呕吐，进而发热、咳嗽咳痰症状，肺部 CT 可见重力依赖性炎性变化。

6. 深静脉血栓　重症发生比例明显升高，下肢肿胀、D- 二聚体升高时需完善下肢血管超声检查。

7. 癫痫　少数重症患者在急性期可发生抽搐、痫性发作。

四、急性一氧化碳中毒后迟发性脑病

急性一氧化碳中毒患者神志清醒后，经过 2～30 天的"假愈期"，突然出现以痴呆、精神症状和震颤麻痹为主的神经系统疾病。国内重度中毒患者的发病率达 10%～40%。颅脑 CT 或 MRI 以大脑白质脱髓鞘改变为主。

【辅助检查】

1. 血液碳氧血红蛋白测定　血液 COHb 测定是急性 CO 中毒有诊断价值的指标，但是应尽早采集血标本，如果脱离现场数小时或接受氧疗后 COHb 将逐渐趋于正常。定性法：氢氧化钠法、分光度镜法。定量法：脉搏血氧定量法可用于疑似病例筛查，使用双波脉搏血氧仪 / 脉搏光电血氧仪。血气分析法临床应用较广泛。

2. 实验室检查　动脉血气分析、血清酶学测定、血乳酸、血尿素氮、肌酐、C 反应蛋白、血液流变学、血和尿常规检测等。

3. 心电图、超声心动图等检查。

4. 胸片或肺 CT　可显示为水肿及炎症改变。

5. 脑电图　重度呈慢波弥漫性增多，以额颞叶 δ 和 θ 波为主。

6. 头颅影像学检查　头颅 CT：重度可见脑水肿，大脑灰白质界限不清，广泛性白质密度减低，双侧苍白球低密度改变。头颅 MRI：早期显示双侧苍白球长 T_1 长 T_2，双侧大脑半球白质等 T_1、稍长 T_2，DWI 及 FLAIR 为稍高信号。晚期半卵圆中心、侧脑室周围长 T_1 长 T_2，FLAIR 高信号，脑室扩大，脑沟增宽。

【诊断与鉴别诊断】

依据有明确 CO 接触史，群体发病，以中枢神经系统损害为主，血 COHb 定量检测大于 10%，并排除其他病因，按照国家诊断标准（GBZ23-2002），可做出急性一氧化碳中毒诊断。实验室检查、影像学检查有助于诊断。

鉴别诊断：轻度中毒需要与流感、食物中毒、肠胃炎、偏头痛等相鉴别。重度中毒主要与急性脑血管病、脑膜炎、脑震荡、低血糖昏迷、酮症酸中毒、癫痫以及药物或其他气体中毒引起的意识障碍相鉴别。

【治疗】

中华医学会高压氧医学分会、欧洲高气压医学委员会、美国水下及高气压医学会等发布的共识 / 指南公认高压氧或 100% 常压氧治疗急性一氧化碳中毒。

（一）院前急救

1. 现场急救　迅速打开门窗通风换气，尽快脱离环境，户外注意保暖。轻度患者对症处理。重症者立即进行抢救，如保持呼吸道通畅、心肺复苏、维持血压、纠正电解质紊乱等；如果呼吸衰竭患者昏迷逐渐加深，应尽早气管插管，使用简易呼吸器或转运呼吸机进行有创机械通气。

2. 现场氧疗　立即给予高流量高浓度氧气，纠正缺氧，可选择带储气囊面罩、简单面罩、文丘里面罩、鼻导管吸氧；或选择无创 / 有创呼吸机辅助通气；如有条件，也可使用便携式氧舱。应尽快将患者转到有高压氧治疗的医院。

（二）院内治疗

1. 氧疗　总体上，轻度中毒：100% 常压氧吸入，或 1 ～ 2 次高压氧治疗。中重度中毒：在呼吸、循环基本稳定，排除高压氧绝对禁忌证后，应尽快高压氧治疗；对于相对禁忌证需综合考虑，尽可能高压氧治疗；若存在禁忌证无法进行高压氧治疗时，给予 100% 常压氧治疗。

（1）高压氧治疗

1）就诊 24 h 内：中重度患者予 2 ～ 3 次高压氧治疗；两次高压氧治疗间隔至少 8 ～ 12 h；首次治疗压力 2.5 ～ 3.0 ATA，其后为 2.0 ～ 2.5 ATA；稳压吸氧时间 60 min，也可全程吸氧。

2）就诊 24 ～ 72 h：每日 1 ～ 2 次高压氧治疗；治疗压力 2.0 ～ 2.5 ATA；稳压吸氧时间 60 min。

3）就诊 72 h 后：每日 1 次高压氧治疗；治疗压力 2.0 ～ 2.5 ATA；稳压吸氧时间 60 min。对于中重度 CO 中毒患者，可连续高压氧治疗 20 ～ 30 次，通常 10 次为一个疗程，每一个疗程后进行评估，制订下一步治疗方案。

治疗参数：升压 25 ～ 30 min，舱内稳压吸氧时间 60 min，减压 25 ～ 30 min。

（2）常压高流量吸氧

1）高压氧舱内常压高流量吸氧：面罩 / 直排。床旁高流量吸氧：面罩。呼吸机高流量吸氧：有创 / 无创呼吸机。

2）100% 氧浓度；24 h 内，可连续吸氧 2 ～ 6 h；之后建议每日 1 ～ 2 次，每次吸氧 30 ～ 60 min，每日吸氧时间 > 90 min；疗程可参考高压氧治疗。

（3）氧舱内呼吸机：建立人工气道的患者进行高压氧治疗时，使用氧舱专用呼吸机，做好舱内人工气道管理，以及重要脏器功能的监测。

（4）特殊人群的治疗

1）孕妇 CO 中毒患者：无论患者临床表现及入院时 COHb 水平如何，建议高压氧治疗，并产科密切随诊。

2）婴幼儿及儿童 CO 中毒患者：中枢神经系统损害大，症状出现早，但恢复快。轻症患儿可予常压高流量吸氧，直到 COHb 低于 5%；中重度患儿，特别是 COHb 高于 20% ～ 25%，应尽早高压氧治疗。

3）中重度患者：主要指急危重症，以及迟发性脑病高危人群，如果存在意识的改变，伴有临床神经、心脏、呼吸或精神方面症状的患者，无论入院时 COHb 水平如何，均建议高压氧治疗。无禁忌证者，由医护人员陪舱，尽早开始高压氧治疗。心肺复苏成功的患者，在心脏病情稳定后尽早开始高压氧治疗。

2. 药物治疗

（1）防治脑水肿：脱水降颅压治疗，重度中毒后脑水肿可在 24 ～ 48 h 达高峰，20% 甘露醇，初始剂量 1.0 g/kg 快速静脉滴注，之后每次 0.25 ～ 0.5 g/kg，间隔 4 ～ 6 h，当颅压高的征象减轻后逐渐减量。伴心肾功能不全者选择袢利尿药。急性期也可以予小剂量糖皮质激素。

（2）促进脑功能恢复：促醒、抗血小板、清除自由基、营养脑神经、改善脑代谢等治疗。

3. 亚低温治疗　昏迷患者早期持续应用冰毯和冰帽降温，脑温维持在 33 ～ 35℃，降低脑耗氧量，减轻脑水肿，具有脑保护作用。

4. 防治并发症　对症救治，包括保护心肌，改善缺血，抗栓，纠正心律失常；保护胃黏膜，防治应激性溃疡；加强营养支持；预防及控制感染；预防血栓，下肢静脉血栓高风险人群，尽早抗凝治疗；保护肾脏，早期识别挤压伤综合征，碱化尿液、血液滤过、血液透析；加强护理，预防压疮等。

5. 预防一氧化碳中毒后迟发性脑病　对于高危人群，年龄 40 岁以上，昏迷超过 4 ～ 5 h，伴有高血压、糖尿病、高脂血症、高尿酸血症等基础病，建议综合治疗，同时高压氧治疗不少于 3 个疗程。

在假愈期内控制可能的诱发因素，降低发病率或严重程度，尚需关注以下几点：①避免精神刺激；②抗生素预防感染；③保证入量和营养。

【预后】

大多数及时发现并救治的患者可以痊愈；幸存者 15% ～ 40% 遗留永久性神经认知和情感缺陷，部分患者经过 2 ～ 3 周假愈期出现迟发性脑病；少数重症患者进入植物状态；极少数患者死亡。

【预防】

在公共健康方面，依然需要高度重视急性 CO 中毒的科普宣传。

（杨　晶）

第 7 节　急性亚硝酸盐中毒

急性亚硝酸盐中毒是指含有亚硝酸盐（nitrite）的物品进入人体而引起的中毒。常因误食工业用亚硝酸钠，或者食用含亚硝酸盐较高的腌制肉制品、泡菜及变质蔬菜引起。亚硝酸盐为一种强氧化剂，进入人体之后会对神经中枢、循环、消化、呼吸等多系统造成损害，导致人体皮肤、黏膜、甲床发绀，为了和心肺疾病导致的发绀区别，又称为"肠源性发绀"。急性亚硝酸盐中毒是临床上较为常见的一种急危重症，病情凶险，如能及时有效抢救患者可迅速好转。

【病因和发病机制】

亚硝酸盐是一常用的工业试剂，人类食物及饮用水中因含有一定量的硝酸盐，在一系列细菌的硝基还原酶作用下也可转变为亚硝酸盐。亚硝酸盐摄入量达 0.2～0.5 g 即可引起急性中毒，摄入量达 3 g 可直接导致死亡。

（一）病因

误食：工业用亚硝酸盐可用于染料、防锈、防冻剂，最主要用于食品着色剂和防腐剂，因亚硝酸盐可以抑制肉毒芽孢杆菌，并使肉制品呈现鲜红色，同时亚硝酸盐对保持腌肉香味的稳定性有显著作用。同时亚硝酸盐的外观很像食盐、碱面、白糖和发酵粉，口感与食用盐类似，常被人误用而中毒。

食用含有大量硝酸盐/亚硝酸盐的蔬菜：见于腐烂的蔬菜及存放较久的加工后的蔬菜。变质蔬菜、海产品、放置时间过长的剩饭菜、新腌制的蔬菜含有较高的硝酸盐，在硝酸盐还原菌或二价铁离子的作用下，其中的硝酸盐在体外被还原成亚硝酸盐，摄食过多均可发生中毒。

其他：饮用含有硝酸盐、亚硝酸盐的苦井水、蒸锅水。不洁锅盛放的隔夜水、蒸锅水或暖瓶底剩水亦含有较多的硝酸盐或亚硝酸盐，人饮用可引起中毒。

（二）中毒机制

亚硝酸盐为强氧化剂，进入体内后可快速吸收进入血液，将和血红蛋白发生氧化反应，将红细胞中的亚铁血红蛋白（Fe^{2+}）氧化成高铁血红蛋白（Fe^{3+}），红细胞的携氧能力下降，同时阻止正常的血红蛋白释放氧，使人体组织细胞缺氧、发绀，并对周围血管有扩张作用。

当高铁血红蛋白达到血红蛋白总量的 30%～40% 时，使组织缺氧，导致发绀、胸闷、憋气、呼吸麻痹等症状；当达到总量的 60%～70% 时，就会引起血管平滑肌松弛，导致血管扩张，血压下降，出现全身性严重缺氧。

【病理】

亚硝酸盐染毒大鼠皮下血管扩张、瘀血，内脏实质器官均充血、瘀血，心房、心室呈舒张状态，肺、肝、肾瘀血，肝细胞、肾小管出现颗粒样变性，胃肠黏膜瘀血、变性。

对急性亚硝酸盐中毒的猪的病理研究可见心脏外膜点状出血，心肌充血、出血，肺、胃黏膜、肠道广泛充血、出血、淋巴结肿大。

【临床表现和实验室检查】

（一）临床表现

急性亚硝酸盐中毒可群体发病，有一定的潜伏期，潜伏期及临床表现与进入人体的亚硝酸盐的量不同而有差异，一般在食用后 0.5～3 h 内发病，偶有长至 20 h 发病者。如误将工业用盐亚硝酸钠当作食盐摄入，潜伏期最短，一般为 10 min 左右。

临床主要特点是由于组织缺氧引起的发绀，全身皮肤及黏膜呈现不同程度的青紫、蓝灰色，特别是口唇、舌尖、指尖青紫；严重者眼结膜、面部及全身皮肤青紫。消化系统症状可有恶心、呕吐、腹痛、腹泻、腹胀等；神经系统症状可表现为烦躁不安、精神委靡、反应迟钝，重者神志不清、嗜睡，甚至抽搐、昏迷、大小便失禁；循环系统因血管扩张而致血压降低，还会出现头晕、耳鸣、出汗、心跳减慢、心悸，可合并心肌损害，以及心律失常，出现早搏和短阵室速等现象，严重者可能出现心脏停搏；若持续严重缺氧时间较长，可能出现呼吸衰竭或肺水肿，严重者危及生命。

婴幼儿体内由于高铁血红蛋白不足，急性亚硝酸盐中毒的症状特别明显，如心悸、呕吐，严重时会出现血压下降、休克、呼吸麻痹，若持续严重缺氧时间较长，可能出现呼吸衰竭、死亡。

（二）实验室检查

（1）动脉血血气分析检查可见高铁血红蛋白，根据中毒的轻重，高铁血红蛋白升高程度不一，但血气分析氧分压可正常或者轻度降低，血氧饱和度亦可正常或下降。

（2）患者所食用食物、器皿、呕吐物中可检出较高浓度的亚硝酸盐含量。

（3）患者可有白细胞升高。

【诊断与鉴别诊断】

根据患者不洁饮食史，如发病前曾进食腊肉、腌蛋、剩菜或变质蔬菜，急性发病，较为特殊的皮肤及黏膜青紫灰色的发绀，且发绀程度与氧分压值严重不符，血气分析可见高铁血红蛋白明显升高，诊断并不困难。

如若患者存在突发性发绀症状，但又没有明确的误食亚硝酸盐病史，在排除心肺疾病的同时，可以使用小剂量的亚甲蓝静脉推注试验性治疗，一旦发绀快速缓解或好转，则可诊断为急性亚硝酸盐中毒。这种诊断方法适合在没有毒物鉴定以及高铁血红蛋白检查时使用。

急性亚硝酸盐中毒应与下列疾病鉴别。

1. 引起发绀的呼吸系统疾病　常有慢性呼吸系统疾病病史，如咳嗽、咳痰、胸闷、喘憋，急性发病可有明显的诱因，发绀多较轻，查体可见双肺干湿性啰音，肺部影像学检查有助于鉴别诊断。

2. 引起发绀的心血管系统疾病　常有心血管系统疾病病史，可有心慌、胸闷、胸痛，急性发病可有明显的诱因，发绀多较轻，查体可伴有心律失常或瓣膜杂音，可伴有下肢水肿，肺部影像学检查有助于鉴别诊断。

【治疗】

1. 一般治疗　误服中毒后应迅速清除毒物，立即催吐、洗胃，给予硫酸镁导泻，予以吸氧等措施。

2. 应用特效解毒药

（1）亚甲蓝：用法为 1% 亚甲蓝 1～2 mg/kg 体重加入 25% 葡萄糖 20 ml 中，缓慢静脉注射，如 1/2～2 h 或之后症状再现，可重复给予亚甲蓝全量或半量。

（2）其他还原剂：可使用还原型谷胱甘肽、维生素 C 等，可直接还原高铁血红蛋白，起到解毒作用。

3. 对症支持治疗　注意维持水、电解质和酸碱平衡；如危重患者伴有休克、呼吸衰竭、心律失常等严重情况，应及时采取相应的救治措施。

【预后】

如患者诊断、抢救治疗及时，一般预后良好。

（宋玉果）

第 8 节　有机溶剂中毒

有机溶剂（organic solvents），又称为碳氢化合物，主要指那些可溶解但不溶于水的液体物质。有机溶剂广泛用于印刷、电子、工艺品加工、箱包皮具、制鞋、家具、喷漆、装修等多种行业，种类繁多，现工业用有机溶剂的种类已达 30 000 余种，其中最常用的约 500 种，多数对人体有一定毒性。

有机溶剂大致可分为烃类：如烃（如脂肪烃、环烷烃、芳香烃、卤代烷和混合烃）、醇、醛、胺、酯、醚、酮、杂环化物、含氮化合物及含硫化合物类等，其中苯及其混合物、卤代烷（如四氯化碳、三氯甲烷、二氯乙烷、氯乙烯等）、汽油、煤油和柴油等几类化合物是较常见的有机溶剂中毒的主要危险物。有机溶剂可由皮肤黏膜、呼吸道、消化道等途径吸收，临床常常多种有机溶剂混合中毒。近年来中毒事故一直处于高发状态，尤其是卤代烃化合物中毒时有发生。有机溶剂中毒临床可起病隐匿，表现多种多样，存在较高的误诊误治率，提高对有机溶剂中毒的认识极为重要。

【病因和发病机制】

根据有机溶剂的种类不同，各种有机溶剂中毒的病因大致可分为：

①生活性中毒：如使用伪劣的家具、室内装修材料，装修后快速入住。

②职业性中毒：常见于高浓度短期接触或者低浓度的长期密闭环境（如地下室）工作接触，接触多种胶类、稀料、溶剂等。

③其他：如将有机溶剂当饮料误饮、投毒、自杀等原因。

有机溶剂中毒机制，随不同的溶剂而异，较常见的苯与苯胺、卤代烃类的中毒机制如下。

1. 苯中毒机制　苯具有强的脂溶性，多聚集于细胞膜内，使细胞膜的脂质双层结构肿胀，影响细胞膜蛋白功能及其脂质和磷脂代谢，致中枢神经麻醉。苯的代谢产物，如氢醌和苯醌可抑制骨髓基质生成造血干细胞，干扰细胞增殖和分化的调节因子，阻断造血干细胞分化过程而诱发白血病。同时苯的酚类代谢产物，可直接毒害造血细胞，通过巯基作用使谷胱甘肽代谢障碍，抑制含巯基酶活性。

2. 苯胺中毒机制　苯胺吸收入血后，产生大量的高铁血红蛋白，丧失携氧能力并阻碍血红蛋白释放氧，使氧不能释放到组织中去，加重组织缺氧，出现高铁血红蛋白血症。苯胺中毒后同时可使还原型谷胱甘肽减少，导致红细胞破裂，产生溶血性贫血。苯胺的体内代谢产物，还直接毒害珠蛋白分子中的巯基，使珠蛋白产生不可逆性的变性沉淀物，形成红细胞内海因小体，导致红细胞的结构与功能出现缺陷，易于遭受单核巨噬细胞破坏，而致溶血性贫血。同时可对肝、肾和皮肤均有严重损害，导致肝硬化和肾脏损伤，出现一过性肉眼血尿等。

3. 中毒性脑病发病机制　有机溶剂易挥发、亲脂性强，容易通过皮肤黏膜接触及空气吸入进入人体，尤其是进入富含脂质的神经系统，导致中毒性脑病，或伴有其他器官损害，如苯进入中枢神经系统后迅速与含长链脂肪酸的髓鞘结合，破坏髓鞘。中毒性脑病发病机制与神经递质异常、有机溶剂的亲脂性、易感基因携带等密切相关。

【病理】

有机溶剂中毒引起多脏器损伤，不同脏器各有差异，主要表现为各脏器细胞的水肿、充血，细胞变性、坏死。以有机溶剂中毒引起的中毒性脑病为例，急性、亚急性有机溶剂中毒的病理学改变为脑组织弥漫性水肿、充血，细胞变性、坏死以及白质纤维脱髓鞘。

【临床表现和实验室检查】

（一）临床表现

有机溶剂中毒可分为急性、亚急性、慢性中毒，由于种类繁多，损伤靶器官各异，临床表现多种多样，中毒临床表现与毒物进入人体的方式、剂量、环境密切相关，呈现多系统、多器官损伤临床表现，按各系统的主要症状分类，简述如下（表9-2-7）：

1. 一般症状　可有头晕、乏力、恶心、咳嗽、咳痰、头痛、失眠、记忆力下降、皮疹等多种非特异性临床表现，个别毒物如三氯乙烯中毒可引起高热。

2. 神经精神症状　大多数有机溶剂中毒可有不同程度的神经精神症状。急性中毒可有头痛、头昏、眩晕、恶心、呕吐、躁动、谵妄、抽搐、幻觉、妄想、精神异常、昏迷。慢性中毒

表 9-2-7　常见有机溶剂中毒的临床特征

有机溶剂	主要靶器官	临床主要特征	特效解毒剂
苯	血液	白细胞或全血细胞异常	无
苯胺	血液	肠源性发绀、溶血	美蓝
甲醇	神经系统	头痛、失明	甲吡唑 / 乙醇
正己烷	神经系统	肢体肌力下降	无
二氯乙烷	神经、肝脏	神经精神症状	无
溴甲烷	神经系统	神经精神症状	无
三氯乙烯	神经、肝、肾	发热、皮疹、多脏器衰竭	无
二甲基甲 / 乙酰胺	肝脏	黄疸、肝功能异常	无
汽油	神经系统	肌力下降	无
四氯化碳	肝脏	黄疸、肝坏死	无
二硫化碳	神经系统	神经精神症状	无

呈现神经衰弱症候群表现，严重者呈现中毒性脑病，表现为反应迟钝、意识障碍、震颤、活动困难、生活不能自理，认知力、计算能力受损。亦可有脑神经损害：如甲醇可致视神经损伤，三氯乙烯毒害三叉神经，也可导致前庭神经麻痹和听力障碍；小脑功能受损可导致步态不稳、意向性肌颤，多见于卤代烃类有机溶剂中毒；周围神经受损，如二硫化碳、正乙烷中毒损伤周围神经系统，出现手足麻木、感觉过敏，肌力下降、肌肉萎缩以致运动神经传导速度减慢。有机溶剂的中毒（如溴甲烷、溴丙烷中毒等）也常伴有中毒性精神症状。

3. 呼吸系统症状　由于有机溶剂多易挥发，经呼吸道吸入为较常见的中毒方式，可表现为呼吸道的刺激症状，出现咳嗽、咳痰，严重者可导致化学性肺炎、急性肺水肿、呼吸衰竭，如吸入高浓度的酮类、卤代烷类、酯类气体；误吸汽油或煤油进入肺后可致吸入性化学性肺炎，甚至肺脓肿、大量咯血。长时间反复吸入可引起过敏性哮喘、过敏性肺炎，临床表现为咳嗽、喘憋、胸闷、气短等呼吸系统症状。

4. 消化道症状　有机溶剂中毒后可有明显的恶心、呕吐、厌食、乏力、腹痛、皮肤黏膜黄疸等表现。如二甲基甲（乙）酰胺中毒、四氯化碳中毒，主要是对肝的毒害导致肝细胞变性、坏死，临床呈现中毒性肝炎的表现。

5. 肾脏损害　酚类、醇类、卤代烃类中毒后皆可导致急性肾小管坏死、肾小球损害，以致急性肾衰竭，以非少尿型肾衰竭多见，较常见的如乙二醇中毒。

6. 造血功能损害　亚急性或慢性苯中毒致白细胞减少、再生障碍性贫血、白血病。三硝基甲苯、苯胺等可引起高铁血红蛋白血症和溶血。而急性大量接触有机溶剂可引起白细胞升高、嗜酸性粒细胞升高等。

7. 皮肤、黏膜损害　急性损伤包括皮肤丘疹、红斑、水肿、水疱、糜烂及溃疡；慢性皮肤损害可有皮肤角化、白斑、脱屑及皲裂、色素沉着、皮肤黑变病。

8. 其他　苯、二硫化碳或汽油中毒具有生殖毒性，可致女性月经紊乱、性欲减退，受孕功能降低，甚至胎儿畸形；男性表现为性欲降低、阳痿和精子异常。许多溶剂中毒后还可引起急、慢性心肌损害，如苯、汽油、酒精、三氯乙烯、二氯乙烷、四氯化碳和二硫化碳，出现各种类型心律失常。

9. 致癌性　慢性反复接触某些有机溶剂可导致癌症，目前我国法定的有：长期接触苯导致的白血病，长期接触联苯胺、β - 萘胺所致的膀胱癌，接触（双）氯甲醚所致的肺癌，接触氯乙烯所致的肝血管肉瘤等。

（二）实验室检查

1. 毒物检测 特定已知有机溶剂在患者血、尿中的浓度检测可以明确中毒的诊断，判断中毒的严重程度，但由于所需条件高，且大多毒性有机溶剂人体内代谢较快等特点，临床毒物检测常常十分困难。对疑诊中毒患者，临床应尽早留取患者血样或者尿样备检。对未知有机溶剂的毒物筛查临床耗时费力，应根据临床特点尽可能地缩小毒物检测范围，为毒检医师尽可能地提供临床信息。

2. 其他实验室检查 临床许多检查具有重要的中毒提示性意义，如血气分析显示严重的代谢性酸中毒，要考虑到甲醇中毒，高铁血红蛋白升高提示苯胺类化合物的中毒可能；而头颅影像学检查表现为广泛、脑白质病变为主的脑损伤，呈现脑回肿胀，脑沟、脑池变浅，脑室系统变小等特征，多提示二氯乙烷等卤代烃类中毒。

【诊断与鉴别诊断】

有机溶剂种类繁多，急性、慢性中毒后临床表现多种多样而又缺乏特异性，部分中毒患者起病隐匿，临床极易误诊误治，患者因靶器官损伤的不同多就诊于不同专科，如神经科、消化科、血液科、皮肤科等，或者周转于多家医院求治。因此，其诊断关键要特别注意患者毒物的接触史情况。下列情况提示中毒性疾病的可能：

（1）不明原因或常规无法解释的"疑难怪病"。

（2）临床常常表现为多脏器、多系统损伤。

（3）患者可有毒物接触史，生活接触、职业暴露及投毒可能等情况。

（4）同时有多人患病，多见于同工种、同现场，具有类似临床表现。

有机溶剂中毒需要与原发性各脏器疾病鉴别，包括遗传性、代谢性、感染性、药物滥用性中毒引起的疾病鉴别。以中毒性脑病为例，急性、亚急性有机溶剂中毒性脑病需与其他急性起病的脑病相鉴别，包括脑血管病和由于缺氧、外伤、感染、代谢以及其他毒物引起的脑病；慢性有机溶剂中毒性脑病临床表现为痴呆或痴呆前状态，认知功能下降或者精神症状，需要与精神分裂、阿尔茨海默病、血管性痴呆、帕金森综合征等鉴别，前者多见于青年人、发病相对急而经过恰当治疗后可快速明显好转，而后者多见于老年人、发病缓慢、治疗效果差。

【治疗】

目前对有机溶剂中毒大多缺乏特效解毒药物，临床治疗主要依靠对症处理、脏器支持治疗和减少并发症发生。治疗的关键在于脱离毒物接触、早期发现、早期治疗，必要时需要多学科的综合技术辅助支持。

1. 一般治疗 脱离中毒现场，脱去污染衣物，清洗污染皮肤、催吐、洗胃、导泻等。

2. 解毒药物的使用 有机溶剂中毒多无特效解毒药物，如有特效解毒剂应尽早使用，如对急性苯胺中毒可快速使用特效解毒药物亚甲蓝；急性甲醇中毒时可服用 50% 左右乙醇，以阻碍甲醇代谢，减少其有毒代谢产物甲醛、甲酸生成。

3. 非特异性药物 包括含巯基药物如还原型谷胱甘肽、抗氧自由基药物等。

4. 脏器支持与综合治疗 如中毒伴有中毒性脑病、脑水肿、肺水肿、肝肾损伤，应根据情况予以脏器支持及对症处理，必要时使用呼吸机、血液净化技术、人工肝等治疗。

5. 其他 对症支持治疗，纠正电解质紊乱、心理支持治疗等。

【预后】

有机溶剂中毒及时明确的诊断和早期治疗，可改善预后，大多预后良好。中毒严重、诊断及治疗不及时者预后欠佳。

（宋玉果）

第 9 节　毒蛇咬伤中毒

毒蛇咬伤（venomous snake bite）中毒是指毒蛇咬伤引起的局部损伤和蛇毒吸收引起的全身中毒症状。世界范围内有蛇类近 3500 种，毒蛇 660 余种，致命性毒蛇近 200 种。每年有（1.2 ～ 5.5）百万人次的蛇咬伤，（8.1 ～ 13.8）万人死亡，多达 45% 的蛇咬伤受害者为妇女和儿童。我国各省都有蛇分布，大部分集中于长江以南、西南各省，已知蛇类 200 余种，其中毒蛇 60 余种，剧毒类 10 余种。长江以南以眼镜蛇科为主，蝰蛇科南北方均常见，海蛇科主要分布在沿海地区。我国每年有（10 ～ 30）万人被蛇咬伤，其中 70% 以上为青壮年，病死率高达 5%，致残而影响劳动生产者占 25% ～ 30%。

【病因和发病机制】

毒蛇具有毒腺，可分泌蛇毒（snake venom）。新鲜蛇毒多为乳白色或淡黄色半透明黏稠状液体，弱酸性，成分达 100 余种。每种毒蛇含有多种不同的毒性成分，各种毒性组分在不同毒蛇含量有较大差异，同种毒蛇的毒性组分也可因地域分布、季节性、蛇龄等不同而有所差异。毒性组分由酶、多肽、糖蛋白和金属离子等组成，蛋白类占蛇毒总量的 90% ～ 95% 以上。当毒蛇咬伤人体时，由毒腺分泌的毒液经排毒导管、毒牙通过伤口注入人体组织，经淋巴管和循环系统吸收扩散至全身，引起局部和全身中毒症状。根据蛇毒的毒理作用，可大致概括为三类：

（一）神经毒

主要存在于眼镜蛇科和海蛇科的毒液中，包括突触前神经毒素和突触后神经毒素两种。突触前神经毒素，如 β - 神经毒素，主要作用于突触前膜 K^+ 通道，先引起乙酰胆碱（ACh）释放，再抑制其合成，最后阻断神经-肌肉传导。突触后神经毒素，如 α - 神经毒素，竞争性结合突触后膜的 Ach 受体，阻止神经递质发挥作用。二者均可阻断神经-肌肉接头传递，从而导致肌肉松弛。

（二）血液毒

主要存在于五步蛇、蝰蛇、竹叶青蛇、烙铁头蛇的毒液中，眼镜蛇、蝮蛇毒液中也含有此毒素。血液毒素种类繁多，分别作用于血液系统的各个部分。部分蛇毒中含有蛇毒蛋白酶，可损害毛细血管内皮细胞，抑制血小板聚集，引起出血。蛇毒溶血因子可作用于细胞膜，磷脂酶 A 可将卵磷脂水解成溶血卵磷脂，产生溶血作用。而蛇毒促凝因子则可促使血液凝血和微循环血栓形成，继而导致弥散性血管内凝血（DIC）。

（三）细胞毒

存在于很多毒蛇的毒液中，以眼镜蛇毒含量多。蛇毒中含有多种细胞毒素。透明质酸酶可使细胞间质溶解，导致组织通透性增加，促使蛇毒素更易于扩散和吸收，加重中毒症状。心脏毒素（或称为膜毒素、肌肉毒素等）能够引起细胞破坏、组织坏死，甚至引起心肌损害。

【临床表现】

毒蛇咬伤的临床表现各不相同，部分毒蛇咬伤为"干咬"，即只有局部咬痕，不出现中毒症状（毒蛇未释放蛇毒）。毒蛇咬伤后，症状出现的快慢、具体表现和严重程度与蛇毒组分分子量大小、毒蛇大小、咬伤部位、注入蛇毒量等情况有关。

（一）局部表现

毒蛇咬伤牙痕多为 2 个，较深且粗大，呈"八"字形成倒"八"字形。无毒蛇咬伤牙痕数量较多，较浅且细小，呈锯齿状或弧形两排排列。神经毒类毒蛇咬伤，局部症状多不明显，仅有轻微疼痛、麻痒感等。血液毒类毒蛇咬伤，可致局部出现明显肿胀、疼痛，向整个伤肢蔓延，伴瘀斑、出血或局部组织坏死及局部淋巴结肿痛等。细胞毒类毒蛇咬伤主要导致局部剧痛、红肿、水泡和皮肤、软组织坏死。混合毒类毒蛇咬伤，可同时出现神经毒和血液毒的症状。

（二）全身表现

1. 神经毒类　主要表现为神经系统损伤症状，常见于银环蛇、金环蛇和海蛇等咬伤。咬伤后 1～4 h 开始出现症状，进展迅速。表现为眼睑下垂、视物模糊、声嘶、言语和吞咽困难、共济失调、牙关紧闭。严重者发展为四肢瘫痪、呼吸困难、呼吸衰竭，甚至惊厥、昏迷、死亡。

2. 血液毒类　主要为血液及循环系统中毒表现，常见于蝰蛇、竹叶青等毒蛇咬伤。患者可出现发热、心悸、烦躁不安、谵妄、心律失常，也可表现为皮下出血、瘀斑及全身各部位出血，如鼻衄、便血、呕血、血尿，甚至颅内出血。出血和溶血反应可导致贫血、黄疸、血红蛋白尿，重症患者可发生 DIC、休克、急性肾衰竭等。

3. 细胞毒类　伤口肿胀可延及整个患肢甚至躯干，患肢出现溃烂、坏死，严重者可致残。累及心肌可出现心肌损伤、心功能不全。出现横纹肌损伤可表现为肌红蛋白尿、急性肾功能不全。病情严重者可发展至全身炎症反应综合征（SIRS）甚至多器官功能障碍综合征（MODS）。

4. 混合毒类　主要见于眼镜蛇、眼镜王蛇等毒蛇咬伤。患者可同时出现神经毒、血液毒和（或）细胞毒的临床表现。

【实验室与影像学检查】

1. 血液检查

（1）血常规：可见白细胞及中性粒细胞升高；红细胞和血红蛋白可反映患者出血及溶血情况；患者发生出凝血障碍时可见血小板减少。

（2）血生化：血电解质、尿素氮、血肌酐、氨基转移酶、胆红素、心肌酶、脑钠肽等检查有助于评估患者的肝、肾、心脏等器官损伤情况；血气分析及血乳酸有助于评估呼吸功能和组织代谢等情况。

（3）凝血功能：凝血酶原时间（PT）、部分凝血活酶时间（APTT）、纤维蛋白原（Fib）、D-二聚体、抗凝血酶Ⅲ和"3P"试验等，有助于血液毒类毒蛇咬伤中毒的诊断。

2. 尿液检查　急性血管内溶血可见血红蛋白尿；肌肉损伤时可有肌红蛋白尿；尿量、尿蛋白、各种管型、尿液相对密度等指标对于毒蛇咬伤患者肾功能的判断有帮助。

3. 粪便检查　应加做大便潜血试验，有助于判断是否存在消化道出血。

4. 影像学及其他辅助检查　心电图检查有利于判断心脏受累情况；胸部 X 线、超声、CT 及 MRI 可用于评估是否存在肺出血、颅内出血、浆膜腔积血积液等情况。肌电图有助于诊断神经肌肉麻痹。

5. 蛇毒素检测　国内外对于蛇毒素的检测方法尚未形成统一，仍需要进一步的开发研究。目前正在使用的方法有：色谱法、质谱法、紫外线检测法、聚合酶链式反应（PCR）检测法和免疫测定法等，其中比较受欢迎的是酶联免疫吸附法（ELISA）。

【诊断与鉴别诊断】

1. 毒蛇咬伤中毒的诊断　有明确的毒蛇咬伤史，典型的局部伤痕和临床表现，可拟诊为毒蛇咬伤中毒。根据患者临床表现判断毒蛇种类，若患者能够提供毒蛇形态特征、照片、毒蛇标本或能够从毒蛇图谱中识别该毒蛇，则有助于快速明确诊断。

2. 鉴别诊断

（1）与无毒蛇咬伤的鉴别：毒蛇咬伤主要是与无毒蛇咬伤鉴别，具体见表9-2-8。需要注意的是，毒蛇咬伤有时是"干咬"，早期中毒症状不明显，应住院观察12 h以上，以免存在症状延迟出现的情况。

（2）与毒虫咬伤、蜇伤鉴别：毒虫咬伤、蜇伤同样可以表现为局部损伤及全身症状，若患者未看清毒虫，易与毒蛇咬伤混淆。蜈蚣咬伤牙痕呈楔形，无下颌牙痕，一般无麻木感，全身症状较轻。毒蝎蜇伤局部可有小伤口，肿胀明显，疼痛较为剧烈。

表 9-2-8　毒蛇与无毒蛇咬伤的鉴别

	毒蛇咬伤	无毒蛇咬伤
牙痕	多为2个，较深且粗大，呈"八"字形或倒"八"字形排列	数量较多，较浅且细小，呈锯齿状或弧形两排排列
局部症状	麻木或剧痛，逐渐加重，可伴肿胀、出血、瘀斑、溃疡和坏死（神经毒类毒蛇咬伤局部症状可不明显）	疼痛不明显，可有少许出血、肿胀，不伴麻木和坏死，症状逐渐减轻或消失
全身症状	视物模糊、心悸、胸闷、广泛出血等，严重时可发生DIC、急性肾衰竭、休克、昏迷，甚至死亡	一般无全身症状，少数出现头晕、恶心、心悸、乏力等，多为紧张、恐惧所致

【治疗】

毒蛇咬伤的治疗原则：迅速识别是否为毒蛇咬伤，无法确定者按毒蛇咬伤处理；清除局部毒液，阻止毒素进一步吸收；增加已吸收毒素的排泄；条件允许尽早足量应用抗蛇毒血清；对症治疗，防治并发症。

（一）现场处置

1. 原则　条件允许下迅速清除和破坏局部毒液，减缓毒液吸收，尽快送医。

2. 主要措施　脱离危险环境，避免二次咬伤；尽量记住毒蛇形态特征，如条件许可可拍摄照片；安抚伤者，避免恐慌；去除伤肢的各种受限物品，如戒指、手镯、手表、较紧的衣/裤袖等，避免伤肢肿胀导致无法去除，加重损伤；尽量保持伤者全身制动，伤口处于相对低位，可使用宽布条于伤口近心端5～10 cm处缚扎，松紧度以容指为宜，每半小时松开几分钟，并尽快将伤者送至医院。

（二）院内急救

评估生命体征，出现呼吸衰竭、休克、心搏骤停、肺水肿等，立即进行气管插管、机械通气、补液、心肺复苏等抢救。生命体征平稳者按照毒蛇咬伤救治原则进行。

1. 伤口清创　清除残留的断牙、局部坏死组织、污染创面和感染灶，对伤口可采取负压器吸引，也可采用胰蛋白酶局部注射，给予1/1000高锰酸钾溶液于伤口内冲洗等治疗，以达到破坏或排出局部毒液的目的。伤口肿胀明显，有发展为筋膜室综合征风险者，可酌情考虑切开减压。发生肢体坏疽保守治疗无效时，可酌情考虑手术治疗。

2. 特效解毒　抗蛇毒血清是治疗毒蛇咬伤中毒的特效解毒药，其成分为能够对抗一种或多种蛇毒的免疫球蛋白或免疫球蛋白片段。抗蛇毒血清对已造成的脏器损伤无直接保护作用，被毒蛇咬伤后越早使用效果越好。

（1）使用原则：毒蛇种类明确且有特异性抗蛇毒血清，选择对应的抗蛇毒血清，如眼镜蛇咬伤选择抗眼镜蛇毒血清。毒蛇种类不明确，选择同类的抗蛇毒血清，如出现神经毒表现加用抗银环蛇毒血清；出现血液毒表现加用抗蝮蛇毒血清。对于无特异性抗蛇毒血清的毒蛇咬伤，可联合使用同类或相似毒性的抗蛇毒血清。

（2）使用指征：明确或疑似毒蛇咬伤，伴有至少一项及以上全身或局部中毒表现。

（3）使用方法：我国生产的是单价抗蛇毒血清，初始剂量可给予 2 ～ 4 支，根据中毒严重程度决定是否追加剂量。一般选择静脉用药，缓慢静脉推注或静脉滴注均可。抗蛇毒血清为异种蛋白，过敏反应等不良反应发生率高，使用前应常规做过敏试验，备好抢救用品；使用过程中及使用后应密切监测生命体征、症状变化等，及时调整治疗方案。

3. 预防破伤风　毒蛇口腔内可能带有破伤风梭菌，应常规使用破伤风抗毒素或破伤风免疫球蛋白。

4. 糖皮质激素　可减轻蛇毒引起的炎症反应、溶血反应和过敏反应，对降低毛细血管通透性，改善局部肿胀、出血也有一定作用。

5. 中医中药　中医中药治疗蛇伤具有独特的疗效，比如季德胜蛇药片，可选择口服联合溶解后局部敷药治疗。

6. 对症治疗及脏器支持治疗　毒蛇咬伤中毒严重者可出现呼吸衰竭、心力衰竭、DIC、急性肾衰竭、溶血性贫血、水和电解质紊乱等，应注意保护和维持脏器功能。呼吸衰竭时应及时给予机械通气治疗，急性肾衰竭、横纹肌溶解或严重电解质紊乱时可考虑血液净化治疗。

7. 其他　蛇毒喷入眼睛，立即用大量清水、生理盐水冲洗，局部可应用 4% 利多卡因滴眼液止痛；检查是否有角膜擦伤，酌情应用含抗生素和糖皮质激素滴眼液滴眼，防止眼内炎或角膜混浊。

【预后】

自应用抗蛇毒血清以来，毒蛇咬伤中毒总体病死率明显降低。但早期未应用抗蛇毒血清或血液净化治疗的伤者，如出现 DIC、多器官功能衰竭者预后仍然较差。

【预防与自救】

要降低毒蛇咬伤中毒发病率和病死率，预防与自救至关重要。毒蛇咬伤高发地区和高发季节，应加强宣传教育，特别是对于农民、渔民、毒蛇养殖人员、野外工作人员等。了解毒蛇生活习性，远离毒蛇活动区域或做好防护，学会毒蛇咬伤后的自救互救方法。近年来，网购毒蛇作为宠物改变了毒蛇的自然界地域分布规律，已有中毒致死病例的报告，应该引起警惕。

（菅向东　曾　梅）

第3章 中暑

中暑（heat illness）是在高温和湿热天气时发生体温调节中枢（thermotaxic center）功能障碍、汗腺功能衰竭和水电解质代谢平衡失常的一组疾病。通常根据发病机制和临床表现将中暑分为：热痉挛（heat cramp）、热衰竭（heat exhaustion）和热（日）射病（heat stroke）三种临床类型。热痉挛患者主要表现为腓肠肌痛性痉挛，体温（body temperature）正常。热衰竭是热痉挛的继续和发展，由脱水、血容量不足引起循环衰竭，发生虚脱，或称热晕厥（heat syncope）。热（日）射病是在湿热环境中发生的一种急性体温调节衰竭综合征，是热衰竭的后果，表现为高热、昏迷、抽搐及多器官衰竭（multiple organ failure）。

【体温调节与适应】

（一）体温调节

下丘脑体温调节（thermoregulation）中枢能控制产热（heat production）和散热（heat loss）平衡，维持人体体温相对恒定和昼夜节律性。正常直肠温度（rectal temperature）波动于36.9～37.9℃，腋窝温度（axillary temperature）波动于36～37.4℃。

1. 产热　人体产热主要来自体内产热代谢过程，运动和寒战也能产生热量。气温在28℃左右时，静息状态下人体产热主要来自基础代谢（basal metabolism）。基础代谢产热50～60 kcal/（h·m²），躯干及内脏产生的热量占56%。步行时产热350 kcal/h，剧烈运动时产热600～900 kcal/h，运动时肌肉产热占90%。

2. 散热　人体与环境之间存在温差是发生热交换的基础。体表面积、外周血管张力和皮下组织厚度影响热交换。体温升高时，下丘脑刺激自主神经系统引起血管张力降低、皮肤血管扩张，皮肤血流量由正常的0.2～0.5 L/min增加至7～8 L/min，机体深部的热量大量转移到皮肤发生散热。人体皮肤通过以下四种方式散热：①辐射（radiation）：此种散热方式约占散热量的60%，是人体在常温（15～25℃）下散热的主要方式。人体表面温度与周围环境温度差决定散热速度和散热量。②蒸发（evaporation）：常温下蒸发散热约占散热量的25%，是高温环境下人体的主要散热方式。环境湿度超过75%时，蒸发散热减少；湿度在90%～95%时，机体即不能通过蒸发方式来散热。③对流（convection）：约占散热量的12%，是人体皮肤通过空气中水分子流动来散热。此种散热速度取决于空气流速。④传导（conduction）：约占散热量的3%，是两种物体表面相互接触后的散热方式。人体皮肤与温度较低物体接触后，即将热量直接传递给与之接触的温度较低物体。传导散热快慢与物体特性有关，如水较空气热传导性强。人体皮肤与水直接接触后，较空气散热速度增加20～30倍。此外，人体排粪和排尿时也可丢失极少部分热量，但对体温的降低不起主要作用。

辐射、对流和传导被称为"干性"热交换机制。机体既可通过这三种方式散热，也可从环境中吸收热量。蒸发仅起散热作用。

（二）热适应

热适应是人体为能够妥善处理热应激（heat stress）在炎热环境中反复规律锻炼的结果。

正常人每日暴露高温环境 1～4 h，生理性热适应需 7～14 天。生理性热适应后，能够逐渐产生对抗高温环境的代偿能力，表现为心排血量（cardiac output）和出汗量（每小时 1～3 L）增加；醛固酮分泌增加使汗液和尿液钠浓度（20～50 mmol/L）降低以维持有效血容量；有氧代谢增加、能量利用增多，产热减少，完全适应后出汗散热量为正常时的 2 倍。此时，心率减慢、中心体温（core temperature）降低、血浆容量增加、运动耐受时间延长。对高温环境未适应者无上述代偿能力。体力活动时，内源性产热每小时 300～900 kcal，在有利于汗液蒸发情况下，每小时散热 500～600 kcal，在产热增加（如剧烈运动）情况下，体温调节功能健全的年轻人也可发生中暑。精神病、昏迷患者及老年人因体温调节功能障碍及随意调节能力减退，不能灵活躲避高温环境和据情改变生活方式，环境温度升高时易发生中暑。

热适应是暂时的，随着热暴露终止而丧失。

【病因与发病机制】

中暑主要是因患者对高温环境适应能力减退所致。在气温超过 32℃和湿度超过 60% 时，健康青壮年人在无热适应及防暑降温措施情况下，长时间进行强体力活动时极易发生中暑。在室温高、通风不良环境中，年老体弱、久病卧床、肥胖或产褥期妇女也可发生中暑。促发中暑的因素有以下几种。

（一）外源性热量获取过多

多发生在环境温度升高时，常见于老年人、身体衰弱、慢性酒精中毒者。在高热环境长时间从事强体力活动者，如运动员、新兵、矿工、炼钢工人、建筑工人、消防队员及灾难救助人员为中暑高危人群。热浪期、直接日晒、居住在高楼上层和无空调环境的人群，发生中暑危险性明显增加。日光照射时体热可增加 100～150 kcal/h。在美国，1980 年夏季热浪期间，居住在无空调环境的人群中暑发生率为居住在空调环境人群的 49 倍。每日在空调环境停留 2 h，中暑发生率明显降低。

（二）内源性产热增加

体力活动、发热性疾病和药物是内源性产热（endogenous heat production）的三种常见原因。剧烈运动和强体力劳动通过内源性产热使体温迅速升高。运动员进行高强度训练时每小时产热 1033 kcal，使体温升高 0.3℃。癫痫状态、精神抑制药源性恶性综合征（neuroleptic malignant syn-drome）也可使内源性产热增加。

发热性疾病是引起中心体温升高的最常见原因，其与环境高温引起中心体温升高机制完全不同。感染或炎症激活免疫细胞产生致热源，重置下丘脑体温调节中枢调定点（set point），机体通过寒战等产热机制维持新调定点。甲状腺功能亢进症和嗜铬细胞瘤也可导致内源性产热增加。

某些药物可通过各种机制增加产热。苯丙胺和可卡因引起肌肉活动增加；麦角酰二乙胺（lyser-gic acid diethylamide）和苯环已哌啶（phencylidine）作用于中枢神经系统引起高代谢状态；水杨酸盐干扰氧化磷酸化作用，通过氧化脂肪和葡萄糖释放热能。

（三）散热功能障碍

环境温度超过体温和湿度较大时，人体散热减少或停止。脱水、过度肥胖、穿透气不良的衣服、心血管功能障碍、中枢神经系统病变及应用某些药物都可影响散热。

1. 脂肪组织增加　过度肥胖者，血管分布密度下降，皮肤血流减少，限制散热。脂肪组织含水量较少，热交换面积减少。

2. 疾病　慢性心血管疾病患者对高热环境引起的热应激代偿能力降低。热应激可导致心律失常、心肌梗死、心力衰竭加重中暑。

3. 汗腺功能障碍或衰竭　如囊性纤维化、硬皮病、先天性汗腺缺乏症、广泛皮肤烧伤后瘢痕形成、痱子等常可累及汗腺，减少散热。

4. 脱水 脱水会减少皮肤血流和出汗率、损害心血管功能和体温调节，降低机体散热能力。脱水使体重每减轻 1%，体温升高 0.1 ～ 0.5℃。

5. 药物 许多药物影响散热。抗胆碱药损害出汗反应；利尿药引起血容量减少和心排血量降低，出汗减少；酚噻嗪类使中枢性多巴胺耗竭、干扰下丘脑体温调节中枢，并具有拟胆碱能作用；应用能降低心血管系统对热应激反应的药物（如 β 受体阻滞剂、钙通道阻滞剂或 α 受体激动剂），会使外周血流和出汗减少；拟交感神经药使皮肤血管收缩，减少出汗；酒精抑制抗利尿激素（ADH）分泌导致脱水，减少散热。此外，酗酒尚能影响人躲避高温环境的反应能力。内源性内啡肽和糖皮质激素有利于人体热适应，长期滥用海洛因、可卡因或乙醇能破坏内啡肽对高热的反应，易发生中暑。

6. 衣服 是妨碍热交换的重要因素。厚实、透气不良衣服影响热传导和皮肤汗液蒸发，皮肤-衣服-大气环境温度之间的蒸气压梯度决定皮肤汗液蒸发量。

（四）中暑对人体各系统影响

人体中暑时，体温过度升高（如中心体温在 41 ～ 42℃）时，就会对机体组织和细胞产生损伤作用，引起重要组织和器官的细胞酶变性、线粒体功能障碍、细胞膜稳定性丧失和有氧代谢途径中断，发生多器官功能障碍或多器官功能衰竭。

1. 中枢神经系统 中枢神经系统（特别是大脑皮质的灰质）对中暑高热尤为敏感，持续高热能使大脑皮质和脊髓细胞死亡，导致脑水肿、点状出血、颅内压升高，甚至昏迷。高热毒性能使小脑浦肯野细胞功能发生障碍，早期常出现构语障碍、共济失调或辨距不良。日射病患者，其脑脊液外观黄变，蛋白质含量增加和淋巴细胞增多。

2. 心血管系统 中暑患者，由于不同程度脱水、血管扩张和外周血管阻力降低，常发生血压下降或低血压，心率增快，心排血量增多。直肠温度每升高 1℃，心排血量每分钟增加 3 L。体温过高还可引起心肌缺血、坏死，促发心律失常、心功能减退或心力衰竭，进一步影响散热。

3. 呼吸系统 中暑高热患者，呼吸频率增快，通气量增加，持续时间较长时，可出现代偿性呼吸性碱中毒。严重中暑患者，肺血管内皮损伤引起急性呼吸窘迫综合征（acute respiratory distress syndrome，ARDS）。

4. 水和电解质代谢 健康人，出汗量最大速率为 1.5 L/h。人体经过热适应后，出汗速率是正常情况下的 2 倍。大量出汗常会引起体内水分和钠丢失。劳力性热射病患者，由于肌肉细胞严重损伤或溶解，血钾和血磷水平升高；血钙水平降低，2 ～ 3 周后可恢复正常或升高，可能与甲状旁腺激素分泌增多有关。

5. 肾 劳力性和非劳力性热射病患者，发生急性肾衰竭者分别为 35% 和 5%，其患病率随中暑后存活时间延长而增加。急性肾衰竭是由于脱水、横纹肌溶解、低灌注、溶血产物生成过多和尿酸盐肾病所致。

6. 消化系统 热射病时，高热对肠道直接热毒性作用和血流灌注相对减少引起缺血性肠溃疡，也可发生大出血。热射病早期可有血肝转氨酶升高，2 ～ 3 天后几乎每例患者都会发生不同程度肝坏死（hepatic necrosis）和胆汁淤积（cholestasis）。

7. 血液系统 中暑时，血白细胞计数明显升高。由于脱水，会引起血液浓缩和血液黏稠度增加。有报道，24% 患者易发生血栓。严重者，2 ～ 3 天后出现不同程度弥散性血管内凝血，是因高热直接破坏血小板、凝血因子合成减少、血管内皮损伤和坏死细胞产物激活凝血连锁反应所致。弥散性血管内凝血常使心、肺、脑、肾和胃肠道并发症加重或恶化。

8. 内分泌系统 劳力性热射病患者由于代谢消耗增加，可发生低血糖和严重代谢性酸中毒。90% 非劳力性热射病患者血皮质醇和血糖水平升高，血生长激素和醛固酮水平也升高。

9. 肌肉 劳力性热射病患者常出现严重肌肉组织损伤和溶解，血肌酸激酶水平升高。非劳力性热射病患者很少见有肌肉组织损伤。

【病理】

对致死病例尸检发现，小脑和大脑皮质神经细胞坏死。心脏检查，发现局灶性心肌细胞溶解、出血和坏死，心外膜、心内膜和瓣膜组织有出血。劳力性热射病致死者常见肌肉组织变性和坏死。肝细胞有不同程度坏死和胆汁淤积。肾上腺皮质可见出血。

【临床表现】

中暑前驱症状有头痛、眩晕、疲劳，出汗量不一定减少。

（一）热痉挛

在高温环境下进行剧烈运动和大量出汗后出现肌肉痛性痉挛，可在运动期间或停止活动数小时后发生，主要累及骨骼肌，以腓肠肌最常见，持续 1～3 min 后缓解。症状与大量出汗导致严重体钠丢失和过度通气有关。血清钠降低和血液浓缩。热痉挛为一自限性过程，可为热射病的早期表现。该病患者体温无明显升高。

（二）热衰竭

严重热应激时，由于体液和体钠丢失过多，又不能及时补充，以脱水、缺钠或等渗性液丢失伴心血管系统体征为特征。常见于老年人、儿童、慢性疾病患者及长时间在高温环境从事重体力活动而未充分补充水分和钠盐者。患者有明显口渴感、疲乏、无力、眩晕、恶心、呕吐、头痛及多汗。可有心动过速、直立性低血压或晕厥、呼吸增快、肌肉痉挛性疼痛等脱水体征，但神志正常。体温正常，也可高达 40℃。实验室检查均有不同程度血细胞比容增高；轻度氮质血症或肝功能异常。根据脱水程度不同，患者常出现高钠血症。热衰竭可以是热痉挛和热射病的中介过程，如治疗不及时可发展成为热射病。

（三）热射病

是体温调节机制衰竭引起的一种致命性急症。其特征性表现为高热（＞40℃）和神志障碍。根据发病机制不同将热射病分为劳力性热射病和非劳力性或典型性热射病。

1. 劳力性热射病　主要由内源性产热增加所致，多见于健康青、壮年人。常发生在高温、湿度较大和无风天气进行重体力劳动、剧烈运动或新兵军训时。表现为高热、出汗、昏迷，心率可达 160～180 次/分，脉压增大。此种患者常发生急性肝细胞坏死、横纹肌溶解、急性肾衰竭、乳酸酸中毒和致命性高钾血症。热射病是引起运动员死亡的重要原因，仅次于头部和脊髓损伤。

2. 非劳力性（典型性）热射病　主要是在高温环境下获取外源性热增加和散热减少所致。大多数典型性热射病患者原有慢性疾病，如心力衰竭、糖尿病、慢性酒精中毒、应用利尿药或抗胆碱药等。老年人和居住处通风不良者为高危人群。80% 患者年龄在 65 岁以上，城市居民多见，多发生于居住无空调环境者。其他高危人群包括皮肤疾病、精神分裂症、帕金森病及偏瘫或截瘫患者。该病常发生在夏季热浪期，环境温度超过 32℃或室温在 27℃以上和湿度较大时。此类患者早期常感觉疲乏、无力、头痛、头晕、恶心或多汗等，继而发展为典型性热射病，表现高热、无汗和昏迷三联征。直肠温度常在 41℃以上，最高可达 46.5℃，常出现谵妄、昏迷和癫痫发作，瞳孔对称缩小，终末期瞳孔散大。患者常出现低血压、心律失常及心力衰竭，呼吸频率可达 60 次/分。有弥散性血管内凝血者，常在发病后 24 h 左右死亡。热浪期热射病病死率最高。

【实验室和其他检查】

对于中暑患者，应常规进行肝和肾功能、肌酶和动脉血气分析，如谷草转氨酶（AST）、谷丙转氨酶（ALT）、乳酸脱氢酶（LDH）和肌酸激酶。有凝血功能异常时，应考虑弥散性血管内凝血。怀疑颅内出血或感染时，应行脑 CT 和脑脊液检查。

【诊断与鉴别诊断】

（一）诊断

在炎热夏季热浪期，对于任何高热、昏迷和抽搐患者都应首先考虑中暑。直肠温度是医院确诊中暑的黄金标准。该病患者直肠温度常在 41℃ 以上。典型中暑患者，尚有无汗和多器官功能障碍。

（二）鉴别诊断

诊断中暑前，应与中枢神经系统感染、脑血管意外、脓毒症、甲状腺危象、糖尿病酮症酸中毒合并感染、药物热、斑疹伤寒或恶性高热等鉴别。

1. 恶性高热　见于某些遗传性易感者，此种患者常在进行全身麻醉时迅速发生严重高热、肌肉强直和酸中毒。治疗包括：应用 1,8- 二蒽酮降低肌浆网内 Ca^{2+}、降温和支持治疗。

2. 精神抑制药源性恶性综合征　是以自主神经及锥体外系功能障碍和高热为特征的一种罕见情况。表现为呼吸困难、心动过速、血压波动（收缩压从 180 mmHg 到 40 mmHg）、多汗和尿失禁；紧张性精神症行为、严重运动失调、构音障碍、肌肉强直和高热。氟哌啶醇可诱发此综合征，发病与脑多巴胺受体受阻滞有关。氟哌啶醇尚能抑制口渴，加重病情。应用 1,8- 二蒽醌和降体温支持治疗。

3. 药物热　抗胆碱药和拟交感神经药过量可引起致命性高热。

4. 脑血管意外　缺血型脑卒中累及脑体温调节中枢、脑室或蛛网膜下腔出血都可引起体温升高。头颅 CT、MRI 和腰椎穿刺检查有助于鉴别。

【治疗】

不同类型中暑，治疗大致相同。

（一）降温治疗

热射病病死率高达 70%，降温速度决定预后，迅速、有效降温治疗可使病死率降至 5%～18%。最好在 1 h 内使直肠温度降至 37.8～38.9℃。

1. 体外降温　应迅速将患者转移到通风良好的低温环境，脱去衣服，进行皮肤肌肉按摩，促进散热。转运中暑患者的救护车应安装空调。对无循环功能障碍的年轻患者，可用冰水擦浴或将躯体浸入 27～30℃ 水中降温。冰水浸浴是一种古老的降温方法，并不较其他物理降温方法有效。需要心电监护和除颤者禁止浸浴。当中心体温降至 39℃ 时应减慢降温速度，防止发生寒战。对循环虚脱者可采用蒸发散热降温，如用 15℃ 冷水反复擦浴皮肤和同时应用电风扇或空调。

2. 体内降温　应用体外降温方法无效时，改用冰盐水进行胃或直肠灌洗，或用 20℃ 无菌生理盐水进行腹膜腔灌洗、血液透析 / 滤过或体外循环，将自体血液体外冷却后再输入体内。

3. 药物降温　中暑高热时，药物降温无效。但是，对于出现寒战患者应用氯丙嗪能抑制机体产热。氯丙嗪 25～50 mg 加入 500 ml 液体中，静脉输注 1～2 h。用药前，首先保证液体入量和纠正脱水。低血压和肝功能障碍者禁用。用药过程中应严密监测血压。

（二）并发症治疗

1. 昏迷　必要时行气管内插管，保持呼吸道通畅。脑水肿和颅内压增高引起昏迷者，静脉输注甘露醇 1～2 g/kg，30～60 min 内输入。有癫痫发作时，静脉给予地西泮。

2. 低血压　静脉输注生理盐水或乳酸林格液恢复血容量，升高血压。需要时，静脉滴注异丙肾上腺素提高血压。勿用血管收缩药，以防影响皮肤散热和增加心脏后负荷。

3. 肝肾衰竭　应用 H2 受体拮抗药或质子泵抑制剂预防肝肾衰竭时应激性溃疡所致的上消化道出血。急性肾衰竭时，静脉甘露醇保护肾灌注，也可行血液透析治疗。肝衰竭者，有条件时可行肝移植。

（三）监测

1. 体温　在降温治疗期间，应严密监测中心体温下降的速度。治疗后第 1 小时，体温下降的快慢能决定患者的预后。

2. 尿量　患者尿量是一个重要的生命参数，以此来了解肾脏功能。对于危重患者，都应置 Foley 导尿管监测尿量。经治疗后，应使尿流量保持在每小时 30 ml 以上。

3. 凝血功能　中暑高热常易发生弥散性血管内凝血，应严密监测凝血酶原时间（PT）、部分凝血活酶时间（APTT）、血小板计数和纤维蛋白原（fibrinogen）。

（四）高热

是 COVID-19 和中暑的主要症状。从预防 COVID-19 传播和中暑角度来看，在隔离期间应经常检查室内温度，同时要特别关注独居老年人和残障人士，防止社会孤立等。

【预后】

中暑患者的恢复取决于有效的诊断和治疗。体温高于 41.1℃的中暑患者常易发生休克，严重中暑患者病死率为 20% ～ 70%，50 岁以上患者高达 80%。体温高度和持续时间直接影响患者预后。神经系统、肝、肾和肌肉组织损伤程度及血乳酸水平是影响预后的主要因素。昏迷、横纹肌溶解或弥散性血管内凝血者预后不良。通常，中暑患者体温复常后神经功能也很快恢复，有些患者可遗留轻度神经功能障碍。有肌肉组织损伤者，肌无力可持续数月。肝、肾衰竭者可以完全恢复。也有报道，体温超过 46.5℃的中暑患者经积极治疗后存活。

【预防】

夏季应进行防暑宣传教育和普及防暑知识。改善年老多病患者及产褥期妇女居住环境。发现中暑先兆，及时治疗，防止病情进展。

对从事高温作业者应进行健康检查，进入高温环境前要有热适应过程，并要注意改善工作环境和劳动条件，要劳逸结合，充分供给含钾、镁、钙盐的防暑饮料。

暑热天气，尽量减少外出，避免高温时段（10:00 ～ 18:00）在户外活动或作业。注意穿浅色、宽松和透气衣服。注意休息，合理营养膳食，充分补充不含咖啡因或酒精的防暑饮料。

中暑恢复后数周内，应避免烈日下暴晒和剧烈活动。

（柴艳芬）

第4章 冻僵

冻僵（frozen stiff）又称为意外低体温（accidental hypothermia），指机体核心体温（core temperature）低于35℃，由于寒冷环境引起以心血管和中枢神经系统异常为主要改变的全身性疾病。冻僵分为轻度（35～32℃）、中度（32～28℃）和重度（<28℃）。重度冻僵常危及生命。医源性和寒冷导致的冻伤（frostbite）或组织坏死不在其范畴。

【病因和发病机制】

（一）病因

冻僵的病因与严重程度通常与暴露寒冷环境的温度、湿度、风速、暴露时间长短、身体暴露部位情况有关。也取决于机体的状态，与锻炼程度、创伤、饥饿、疲劳、乏氧、衰竭等因素有关。通常发病可分为两种情况：①健康人长时间暴露于寒冷环境发病，比如在寒冷环境中作业、作战、运动（如高海拔登山）、冰雪娱乐运动而缺乏良好自我保护，或是意外事故导致长时间暴露在寒冷环境。②身体虚弱或疾病导致机体内环境紊乱者，在外界温度骤然降低时也容易发生冻僵。多见于老年人、身体衰弱或合并慢性疾病（如肿瘤、脑血管疾病、智力低下、糖尿病、自主神经损伤、甲状腺功能及垂体功能减退、酒精中毒等）者。

（二）发病机制

人体体温在下丘脑体温调节中枢调控下，通过多种因素参与保持相对恒定。正常的温度调节包括热产生和热损失控制之间的动态平衡，提供一个恒定的核心温度（37℃）。部分是通过调节中枢发热作用实现的，部分是通过在身体核心和直接暴露于环境的外围之间保持温差实现的。皮肤有两种感受器：冷感受器和暖感受器，暴露在寒冷环境中，会增加来自冷感受器的传入纤维的活动，从而刺激下丘脑前部的视前核，直接反射性收缩血管减少流向冷皮肤的血液，较冷的血液也到达下丘脑对温度敏感的神经元，然后下丘脑启动各种反应，激活交感神经系统，使皮肤血管收缩，运动活跃和寒战来维持正常体温，防止热损失并提高热量的产生。长时间暴露在寒冷环境中，身体能量储备耗尽时，行动能力下降，饮食不充足，寒战能力反应下降，热效应调节系统不能维持体温的相对稳定，机体核心温度下降低于35℃以下时，各器官功能障碍而出现相应临床表现。体温下降的速度取决于几个因素，包括年龄、体型、寒战或移动的能力、绝缘材料（如服装和皮下脂肪）、适应寒冷、伴随的伤害或疾病、接触的冷介质（空气、雪或水）和环境条件等。

【病理生理】

轻度冻僵时，机体呈现兴奋状态，表现为交感神经兴奋性增强和外周血管收缩，通过寒战提高核心体温。当体温降至32℃以下，体温调节基本失效，需要依靠外界帮助复温，体器官功能及代谢和生理参数呈现进行性降低，导致氧利用和二氧化碳生成减少。剧烈的寒战可以增加5～6倍的静息代谢率和最高代谢率的50%，使每小时体温升高3～4℃，但是消耗大量能量，使机体感觉不适。

1. 心血管系统 在冻僵的最初阶段会出现心动过速、外周血管收缩、心输出量和平均动脉压均升高。当体温降至中等程度时，窦房结细胞自发去极化减弱导致进行性心动过缓、心输出量和血压均降低。体温低于 30℃时，心输出量明显下降，并出现心动过缓、心房颤动、心室颤动。低于 28℃由于酸中毒、低碳酸血症、缺氧等，心率可以降至 30～40 次 / 分，极易引起心脏室颤、心搏骤停。低于 30℃电复律成功可能性极小。复温后 72 h 也有停搏的报道。

心电图可出现复极异常表现的 J（Osborn）波（图 9-4-1），PR 间期增宽，QRS 复合波越来越宽，提示心肌传导减慢，并伴有 ST 段抬高或压低及 T 波倒置，QT 间期延长，心房颤动或扑动，多源性早搏、二、三度房室传导阻滞均可出现，严重时出现心室颤动，可能与酸中毒和缺血加重有关。QT 间期延长可持续数小时及数天，房室传导阻滞在恢复正常体温后数天仍可发生。

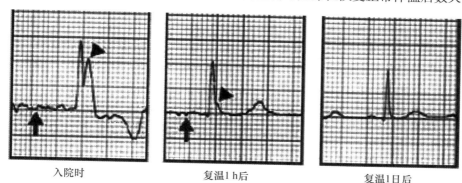

入院时　　　　　　　　　复温 1 h 后　　　　　　　　复温 1 日后

图 9-4-1　该图显示冻僵患者心电图 J 波，复温过程中 J 波波幅逐渐减小，24 h 后消失。由于寒战引起的基线震动现象在患者的核心体温恢复正常后消失

2. 呼吸系统　低体温时，最初表现为呼吸频率增快，发生支气管痉挛，随着体温降低，出现呼吸频率和潮气量进行性下降，支气管黏液分泌增多以及咳嗽反射减少，易导致吸入性肺炎。氧气消耗和二氧化碳的产生会显著减少，在 30℃时，两者都会减少约 50%。严重低体温时，会出现进行性低通气和呼吸暂停，罕见肺水肿。低体温初期使氧离曲线左移，氧释放减少。在严重的低温下，酸中毒严重，氧离曲线整体右移，氧需求下降。

3. 中枢神经系统　随着体温降低，人可以出现易激惹、共济失调和精细运动控制丧失、淡漠、判断力下降、嗜睡，最后昏迷。在 33～34℃时大脑的活动开始下降，30℃意识丧失，25℃脑血管调节能力丧失，严重的低温下，代谢率显著降低，脑对缺血、缺氧耐受性显著增加。低于 28℃瞳孔反射消失，低于 20℃脑电波变平。

4. 泌尿系统　低体温初期，肾浓缩功能降低，尿量增多，导致血容量严重减少。随温度下降，肾血流量减少，肾脏缺血、缺氧，肾素分泌增加，加之其他血管活性物质，肾血管痉挛，血流减少的恶性循环，体温每下降 1℃，肾小球滤过率减少 53%，肾血流量减少 8.2%，出现代谢性酸中毒，氮质血症，肾衰竭。

5. 血液系统　低体温时，血液黏度、纤维蛋白原和血细胞比容增加，导致微循环内血栓形成。寒冷可抑制血小板功能和凝血反应，患者容易合并出血。组织凝血活酶释放入血可引发DIC，这在复温过程中更容易发生。

6. 消化系统　低体温机体会出现胃肠蠕动减慢，并伴有点状出血，淀粉酶升高，尸检报道 30% 合并胰腺炎或胰腺坏死。寒冷时肝功能受到抑制，代谢和解毒作用减弱，从而使药物很容易蓄积，于复温后引起中毒。

7. 内分泌系统及水、电解质　低体温对内分泌功能影响较小。酸碱失衡很常见，但无固定模式，以呼吸性或代谢性酸中毒最为常见，其原因是严重缺氧、二氧化碳潴留以及寒战和组织灌注不良引起的乳酸增多。

【临床表现】

2019 年最新指南"Swiss"分级（简称"HT"），在户外可以通过观察到的临床体征判断核心温度分级，有利于在户外的评估和施救。HT1——意识清楚伴寒战：35℃至 32℃；

HT2——意识朦胧伴寒战：32℃至28℃；HT3——意识丧失：28℃至24℃；HT4——明显死亡：24℃至13.7℃；HT5——不可逆转的死亡：< 13.7℃。

冻僵患者的症状与体征取决于冻僵的严重程度，个体差异较大。

1. 轻度冻僵　早期可出现寒战、心动过速后心动过缓、呼吸急促和周围血管收缩等反应。如低体温持续存在，可出现表情淡漠、构音障碍、共济失调以及判断力降低等。

2. 中度冻僵　患者可出现意识水平明显下降、严重意识丧失，心动过缓、心率可降至30～40次/分，房性心律失常、多源性早搏，甚至心室颤动发生，呼吸减慢，神经反射迟钝及瞳孔散大；此时寒战反应消失，关节变得僵硬，反射减弱。

3. 重度冻僵　患者常出现昏迷、极度心动过缓、呼吸缓慢或呼吸暂停、低血压和难以触及的周围搏动、皮肤冷水肿、瞳孔固定散大等症状，严重者呼吸心搏停止。

【并发症】

冻僵并发症主要有横纹肌溶解、肾衰竭、消化道出血、胰腺炎、心肌梗死、脑血管意外、DIC 等。

【实验室和其他检查】

1. 全血细胞计数　白细胞计数升高，血小板减少，红细胞浓缩，血细胞比容轻度升高。凝血功能异常。由于凝血酶原时间检测要求在37℃条件下进行，低温下检测存在误差，因此不能准确评估低体温引起的凝血障碍。

2. 血液生化指标　血糖降低，复温后血糖升高，高血钾，尿素氮及肌酐升高，心肌酶及肌钙蛋白、肌红蛋白升高，肝功能异常。

3. 心电图　不同阶段可见心动过缓、多源性早搏、房室传导阻滞、ST-T 改变，QT 间期延长等。

4. 动脉血气分析　不同程度的冻僵患者可发生代谢性酸中毒和Ⅰ型或Ⅱ型呼吸衰竭。

【诊断与鉴别诊断】

根据长时间寒冷环境暴露史和临床表现通常容易诊断。"Swiss"分级可以帮助评估低体温状态和诊断。任何低血压、昏迷患者的鉴别诊断均要考虑低体温。

（一）监测体温

体温过低的患者要尽可能靠近心脏或中央血管测体温。因此有以下几种测温度方法：①院外测心温的金标准是食管内测温：从食管下部三分之一处采集的核心温度与心脏温度有很强的相关性，可以实时读取快速变化的温度。②红外传感器的鼓膜温度计测量与留置热敏电阻探头接近鼓膜能可靠反映大脑温度，是一种非侵入性、安全、实用的替代食管内测温方法。③通过导尿管测量，但在冷导致利尿的情况下可能会给出错误的低读数。④直肠测温：将温度计插入距肛门15 cm 深处测定体温。除非在温暖的环境，否则膀胱和直肠测温不宜考虑。在重症监护室或心血管手术中，核心温度通常取自肺动脉。院外除监测体温外，还应对患者、事故地点和情况进行综合评估，其中包括损伤机制、已存在的疾病、环境温度和暴露时间。

（二）临床表现

寒战是轻度和中度低温症的主要症状。寒战通常会在核心温度下降至32℃时停止，在轻度低体温时可出现短暂的神经症状，表现为焦虑、易怒、判断力下降、行为不当、冷漠和共济失调等。在30℃左右时，大多数患者无生理反应，但少数仍可保持警觉。32℃以下心电图可显示各种心律失常，如房性或室性心律失常、窦性心动过速或心动过缓、QT 间期延长、心房颤动、结性心律、室性心动过速、心室颤动等。心电图上亦可以看到 J（Osborn）波。

除非有明显相关的致命疾病、致命创伤或长期窒息等发生，否则在体温过低的患者中，瞳孔散大固定、皮肤苍白、尸僵以及非固定单个尸斑都不是可靠的死亡迹象。对于冻僵患者宣布死亡要慎重。

【治疗】处理流程见二维码数字资源 9-4-1。

评估现场安全，如果现场存在安全隐患，首先将患者转移至安全区域施救。

（一）院外救援

迅速将患者移至温暖环境，监测核心体温。如果轻度冻僵，患者意识清楚有反应，更换湿冷衣服，用毛毯或棉被包裹身体，缩短诊治时间，以防止热量继续丢失。中、重度冻僵患者保持水平位，严禁活动或坐位，避免体温"后降效应"（复温过程中由于外周血管扩张，温度低的外周血液流向中心，使中心体温进一步下降所致）。搬动时需谨慎，避免诱发心室颤动和骨折；发生心搏骤停时，应立即进行复苏措施。由于低体温对大脑具有保护作用，因此对心脏、呼吸停止的冻僵患者尽可能延长复苏时间。在可能吞咽的情况下，可以给予热的、甜的、不含酒精的饮料，创伤的患者现场止血、固定后，尽快转运至有复温条件的医院接受手术治疗。心电图监测应在转运前启动，以监测患者移动过程中引起的心律失常。人与地面要绝缘隔离或分开，防止热的再损失。在外周血管极度收缩的情况下，放置静脉导管是困难的，还会延迟转运，骨内通路法是一种有价值且简单的液体和药物给予方法。

（二）院内治疗

复温只有在心肺复苏已实施后才开始，否则有害无益。

1.急救治疗 心脏、呼吸停止：需要立即心肺复苏，心脏按压同时给予吸入湿热（42～46℃）氧气，如发生心室颤动，立即给予电除颤（360 J），如不成功，积极复温治疗，核心体温达到 30℃后再行除颤。核心体温低于 30℃的患者，使用抗心律失常药物（如胺碘酮）或血管升压药物（如肾上腺素或血管加压素）并无益处，心脏对心血管药物、起搏器及除颤可能无反应。如体温＞ 30℃，可静脉用药，但应延长给药时间间隔，以免复温后蓄积中毒。有条件医院，低温心搏骤停或严重循环不稳定个体的复温治疗主要是选择静脉–动脉体外膜肺氧合（VA-ECMO），由于其快速可用性、较低的肝素化需求以及复温后所需的心肺支持延长的可能性（如持续的心脏不稳定、心律失常和复温后严重呼吸衰竭），VA-ECMO 已成为首选方法。

2.复温 复温的方法有辐射加热，强力空气加热，吸入加热气体，输注加热液体，胃肠、膀胱、腹腔灌洗。临床上通常同时应用一种以上的复温措施，复温安全速率为 1～2℃ /h。

（1）被动复温：也称自然复温，环境保暖，盖上毛毯或棉被，逐渐增加活动，利用自身产热恢复体温，这种缓慢复温更符合生理学原理，主要适用于体温调节机制尚好的轻度冻僵患者。

（2）主动体外复温：热水袋、湿热毛巾等夹放在腋窝、腹股沟部位的体表加温，这种措施可有效、快速地升高体温，但复温过快要防止低血压（周围血管扩张所致）及体温"后降效应"。另外，在复温过程中可能会出现复温性酸中毒或造成组织再灌注损伤。对末梢循环较差的中、重度冻僵患者，特别是心脏停搏者，体外复温可能无效。

（3）主动体内复温：理论上具有优越性，使内部器官（包括心脏）优先复温，降低心肌易激惹性；避免外周血管扩张，降低复温性休克和酸中毒的发生率；但多为有创性操作，如腹腔灌洗液透析（优于血液透析），体外循环（适用于心搏骤停者）。吸入加温气体（空气或氧气）或输注加温液体操作简便，且并发症少，适用于所有低体温患者，但温度最好控制在40～42℃，温度过高（＞42℃）会引起气道灼伤和血管内溶血。

3.支持对症治疗 维持内环境稳定，静脉输注加温的液体既能复温，又能起到扩容纠正脱水作用。冻僵患者肝不能有效代谢，应避免应用乳酸林格液扩容。动脉血 pH 值低于 7.1 时，可静脉输注碳酸氢钠。

【预后】

本病预后与患者基础健康状况和冻僵的严重程度有关。轻度预后较好，中、重度预后个体差异较大，目前冻僵患者核心体温在 13.7℃尚有复苏成功者。

（邓　颖）

第5章

高原病

高原是指海拔 2500 m 以上的地区。高原病（high alittude diseases HAD）是发生于高原低氧环境的一种特发性疾病，高原缺氧是致病的主要因素。脱离低氧环境则病情一般均好转。高原病按发病急缓分为急性高原病和慢性高原病两类。我国有着青藏高原、内蒙古高原、黄土高原和云贵高原，有近 8000 万人口居住在海拔 2500 m 以上，其中约 1200 万人口居住在平均海拔 4000 m 的青藏高原。随着青藏铁路通车、西部经济发展，进入高原地区的人群与日俱增。高原疾病对进入和居住在高原人群的健康造成了不同程度的损伤，故高原健康问题是高原发展需解决的问题之一。

第 1 节　急性高原病

急性高原病（acute high altitude disease，AHAD）是人体突然暴露于高原低氧环境后产生的各种病理生理性反应，是高原地区的常见病。急性高原病包括急性轻症高原病（acute mild altitude disease，AMAD）、高原肺水肿（high altitude pulmonary edema，AHPE）和高原脑水肿（high altitude cerebral edema，AHCE）。急性高原病患病率与上山速度、海拔高度、停留时间以及体质等有关。一般而言，平原人快速进入海拔 3000 m 以上高原时即可出现急性高原病，但经 3～19 天的适应，症状逐渐消失。

一、高原肺水肿

高原肺水肿（high altitude pulmonary edema，HAPE）是急性高原病中最常见和严重的一型，诊治不及时或错误可导致死亡。以发病急、进展快、对机体危害大为特点，如救治不及时，可在较短的时间内发展至昏迷，甚至死亡。

【病因与发病机制】

（一）病因

HAPE 多见于从平原快速进入高原者，也可见久居高原者进入更高海拔地区，或在内地停留一定时间后重返高原时。未经习服的平原人，急速进入高原后的第 1～3 天，或晚至 7～14 天发病。高原肺水肿有明显的再发倾向。HAPE 的发病除与海拔高度有关外还与进入高原的速度、劳动强度、环境气候以及个体易感等因素有关，寒冷、过度劳累和上呼吸道感染是其主要诱因。HAPE 的发病率各国报道不一，本世纪初我国青藏铁路建筑初期 HAPE 的发病率为 9.9%。

（二）发病机制

从发现 HAPE 至今其发病机制一直在研究，目前认为 HAPE 的病理生理机制主要有如下：

1. 肺动脉高压　肺动脉高压是 HAPE 的关键因素，明显高于海拔高度相同的正常人，同时左心房及肺楔压正常。因此，肺动脉高压是发生本病的基本因素。同时，高原低氧导致肺肌性小动脉明显收缩，而肺非肌性小动脉的通路变大，从而引起不均匀的肺局部灌注，即血管痉挛处血流减少，大量血流涌入那些大口径的通道，造成它们供血的那些毛细血管的流体静脉压增高，使液体渗入肺。

2. 肺微血管裂隙　肺泡壁通常由临近肺泡上皮细胞的包浆突起连接形成，肺毛细血管壁亦由内皮细胞的包浆突起构成。发生本病时肺泡上皮和肺血管内皮细胞变性，包浆突起皱缩，基底膜暴露，血管裂隙形成，于是较大的分子，如水、胶体粒子甚至细胞可通孔此孔隙从毛细血管进入肺泡。

3. 肺毛细血管应急衰竭　在动物实验中发生 HAPE 时，超微结构观察到一系列肺毛细血管受损显像，包括毛细血管内皮层或整个壁层崩裂、肺泡上皮层肿胀、红细胞及水肿液进入肺泡壁间质中、肺泡腔内充满蛋白液体及红细胞、内皮细胞突饮突起伸入毛细血管腔内。

【病理】

高原肺水肿时可见肺充血水肿，重量增加，肺的水肿分布常不一致，有些区域明显水肿或出血，有些区域正常或仅过度膨胀。肺部血管甚至毛细血管均与显著扩张充血，导致肺泡隔膜增厚。镜下可见肺泡腔内充满水肿液，有水肿凝块、红细胞、多形核白细胞、巨噬细胞等（图9-5-1）。肺泡腔内常有透明膜形成，与新生儿呼吸窘迫综合征的透明膜相似。

【临床表现与实验室检查】

（一）症状

本病一般在到达高原 24 ～ 72 h 内发病。常在急性高原反应的基础上进一步出现劳累性呼吸困难、咳嗽、体力下降，随着病情进展，咳嗽加剧，出现静息性呼吸困难，有时伴端坐呼吸。咳血性泡沫痰和胸部听到喘鸣音提示病情严重。

（二）体征

最重要的体征为肺部听到捻发音和湿啰音。啰音以双肺底部最多见，但也可只出现在单侧。肺动脉瓣区第二心音亢进，部分患者心前区可闻及 2 ～ 3 级收缩期杂音。右心衰竭时，颈静脉怒张，水肿，肝大并有压痛。

（三）实验室检查

1. 胸部影像学检查　胸部 X 线检查早期表现为肺纹理增粗，边缘模糊不清，肺野透光度减低。随着病情进展可见以肺门为中心向单侧或两侧肺野呈点片状或云絮状浸润阴影，常呈弥漫性、不规则性分布，亦可融合成大片状阴影。心影多正常，但亦可见肺动脉高压及右心增大征象（图 9-5-2，图 9-5-3）。

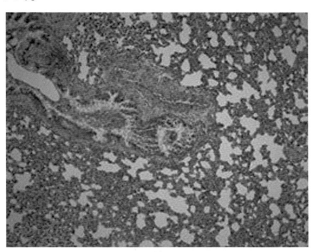

图 9-5-1　小鼠高原肺水肿时的肺组织光镜片

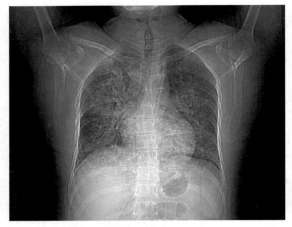

图 9-5-2　高原肺水肿胸部 X 线片

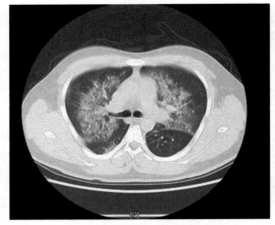

图 9-5-3　高原肺水肿胸部 CT

2. 心电图检查　较常见的改变是：心电轴右偏。尖峰型 P 波常出现在 Ⅱ、Ⅲ、aVF 和 $V_1 \sim V_2$ 导联；不完全性右束支传导阻滞和右心室肥厚。

3. 血流动力学检查　肺动脉压力升高，肺动脉楔压正常或轻度降低，肺小动脉阻力增加。

4. 其他检查　大约 50% 以上患者的白细胞计数及嗜中性粒细胞计数轻度增高。动脉血气分析表现为显著的低氧血症、呼吸性碱中毒等。

【诊断与鉴别诊断】

（一）高原肺水肿诊断

发病近期抵达高原（一般在海拔 3000 m 以上）。静息时呼吸困难，胸闷、压塞感，咳嗽，咳白色或粉红色泡沫痰，中央性发绀，呼吸急、频率快，肺部听诊一侧或双侧肺野出现湿啰音或喘鸣音，可现场诊断。结合胸部 X 线表现，并临床排除肺炎、心肌梗死，心力衰竭等疾病，即可临床诊断。

（二）鉴别诊断

本病易与肺部感染混淆。通常，肺炎常有高热，中毒症状明显，白细胞计数增高，有黄色或铁锈色痰；而高原肺水肿，白细胞计数增高不显著，有典型白色或粉红色泡沫痰，肺部阴影等 X 线典型特征。

【治疗】

早期诊断是有效治疗的关键。一旦发生 HAPE 迅速将患者转移到低海拔地区是最有效的策略，病情可很快好转及自愈。如患病现场地形、交通及其他条件不允许将患者快速转运至低海拔地区，需就地治疗。

（一）迅速转至低海拔处或平原

发生高原肺水肿后立即迅速向低海拔地区转移是最有效的治疗方法，至少争取向下低转 1000 m。低转应由有经验的人来组织实施，做好转运过程的各种准备措施，以便随时采取应对措施。

（二）氧气应用

无论是否转运，都应立即实施氧疗，吸入高流量氧气（4 ~ 6 L/min），严格卧床，加强保温。

（三）机械通气

对于重症 HAPE 或怀疑发生 ARDS 者，可应用机械通气，以纠正低氧，以及防止低氧导致的肺损伤加重。

（四）吸入一氧化氮

一氧化氮（nitric oxide，NO）产生于肺内皮细胞，是一种自然的血管扩张剂，可能通过改善肺血流动力学、改善通气 / 灌注比率、改善心功能而纠正低氧血症。一般吸入量为 20 ～ 40 mg/L，15 min 可改善氧合能力。

（五）综合性用药

1. 氨茶碱　可降低肺动脉压，有强心、利尿、扩张支气管平滑肌的作用。
2. 利尿药　能减少血容量，减轻右心负荷，降低肺血管阻力。
3. 血管扩张药　硝苯地平能阻滞血管平滑肌钙内流，减轻肺动脉高压。西地那非能够扩张肺血管、减轻肺动脉高压，有预防 HAPE 的作用。
4. 糖皮质激素　具有抗炎、稳定细胞膜和溶酶体膜、降低毛细血管通透性、解除支气管痉挛，促进肺内渗出液的吸收等作用。氢化可的松 200 ～ 300 mg 静滴，或地塞米松 10 ～ 20 mg 静滴。

【预防】

HAPE 的预防强调逐步登高。原则上 2000 m 以上时每天升高的高度不超过 350 m；避免抵达高原后的前数日做强烈的体力活动；禁酒及不用安眠药物。药物预防不可替代以上措施。药物预防的原理是促进肺血管扩张，防止肺动脉压增高及改善肺的气体交换。可用的药物有：硝苯地平，西地那非或他达拉非，美沙特罗，地塞米松，乙酰唑胺等。

【预后】

HAPE 如治疗处理及时有效，则恢复快且可痊愈。

二、高原脑水肿

高原脑水肿（high altitude cerebral edema，HACE）是人体由低海拔地区进入高海拔地区因低氧引起的中枢神经系统功能严重障碍。其特点为发病急，临床表现以严重头痛、呕吐、共济失调、进行性意识障碍为特征。高原脑水肿的发生率明显低于高原肺水肿，而且常合并高原肺水肿。

【病因与发病机制】

（一）病因

同高原肺水肿。

（二）发病机制

高原脑水肿发病机制很复杂，多数研究认为主要变化即低氧血症诱发出各种神经体液和血液动力学的反应，引起脑血流量增加，血-脑屏障渗透性改变，最终导致脑间质水肿和脑细胞肿胀：因毛细血管压升高引起血脑屏障机械性损伤而导致血管壁的通透性增加，致液体渗出血管壁外而进入脑间质，发生脑间质的水肿；脑缺氧使脑组织能量代谢发生紊乱，ATP 形成减少，细胞膜上 Na^+-K^+ ATP 酶活性受到抑制，不能维持细胞内外离子浓度差，细胞内钠、氯增多，水随之进入细胞，形成脑细胞肿胀。

【病理】

病理学特点为大脑表面及脑底血管扩张、充血及水肿。脑实质如灰质、白质、胼胝体和小脑有点状出血灶。显微镜下神经细胞肿胀，变形，边缘不清，染色模糊，脑血管壁钙化。

【临床表现与实验室检查】

（一）症状

临床表现为一系列神经精神症状，最常见的症状是精神委靡，头痛，呕吐，嗜睡，共济失调和昏迷。一般同时存在急性轻型高原病及高原肺水肿的临床表现。

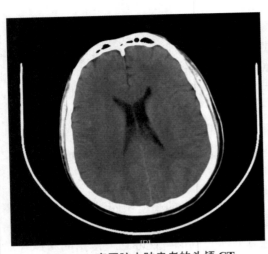

图 9-5-4　高原脑水肿患者的头颅 CT

（二）体征

早期无特殊的神经系统体征，严重患者可出现肢体张力异常，单侧或双侧伸肌趾反射阳性，颈强直，瞳孔不等大，对光反应迟钝或消失等。多数患者同时合并高原肺水肿的临床体征。

（三）辅助检查

1. 眼底检查　大约 85% 的患者有不同程度的眼底改变，表现为静脉扩张、动静脉比例增高，点状、片状或火焰状出血，视网膜水肿、出血和视乳头水肿。

2. 头颅 CT 和 MRI 检查　表现为脑沟变浅，脑室、脑池变小，大脑白质水肿，尤其是胼胝体最明显（图 9-5-4）。

【诊断与鉴别诊断】

（一）诊断

近期抵达高原者一般在海拔 3000 m 以上水平时发病。常先患 AMAD 并为重度 AMAD（严重的头痛或严重的呕吐等），后出现精神状态改变和（或）共济失调，或并未患 AMAD 但同时出现精神状态改变及共济失调，可做现场诊断。结合眼底检查，头颅 CT 检查结果，并除急性脑血管病、急性药物或一氧化碳中毒、癫痫、脑膜炎等可做临床诊断。

（二）鉴别诊断

本病应于急性脑血管病、急性药物或一氧化碳中毒、癫痫、脑膜炎、脑炎等病鉴别。

【治疗】

1. 卧床休息　患者必须绝对卧床休息，减少氧耗。

2. 吸氧　有条件者可使用高压氧舱。高压氧舱氧疗 1～2 h 大部分不适症状可缓解。

3. 迅速转至低海拔处或平原　最有效的措施是在确保安全的前提下，患者病情稳定后立即将其送到低海拔地区进行对症支持治疗。

4. 药物治疗　糖皮质激素（地塞米松）、碳酸酐酶抑制药（乙酰唑胺）、降低颅内压（甘露醇）、利尿剂等。

【预后】

本病发病时间较短，得到及时治疗者在 12～24 h 内苏醒。一般预后良好，无后遗症。

【预防】

本症的预防与高原肺水肿的预防相同。

第 2 节　慢性高原病

慢性高原病（chronic mountain sickness，CMS），曾用名为高原红细胞过多增生症、红细胞增多症、病理性高原红细胞增多症。慢性高原病定义为长期生活在海拔 2500 m 以上高原的世居者或移居者，对高原低氧环境逐渐失去习服而导致的临床综合征。2004 年，在青海召开的第六届国际高原医学大会上，统一了慢性高原病的命名和分型，制订了诊断标准，并命名为"青海标准"。目前将慢性高原病分为慢性高原病（Monge 病）和高原性肺动脉高压（高原心脏病）。

【病因与发病机制】

病因主要为长期生活在海拔 2500 m 以上高原地区。发病机制主要包括：①呼吸驱动减弱：在同一海拔高度，慢性高原病患者与正常人相比，低氧通气反应斜率降低，而呼气末 PCO_2 增高。其原因可能与呼吸驱动减弱有关，即周围和（或）中枢化学感受器对低氧反应减弱。②红细胞生成素作用：缺氧无论是低压性（高原）或血源性（贫血）均可刺激红细胞生成素（erythropoietin，EPO）生成。当肾氧感受器受到低氧刺激后，肾小管间质纤维细胞分泌红细胞生成素，并刺激骨髓的原始细胞，促使核红细胞的分裂，加速红细胞的成熟。一方面增加血红蛋白的携氧能力，提高氧传递，改善组织缺氧；但另一方面则会显著增加血液黏滞度，造成血流缓慢，使氧输送受阻，从而加重组织缺氧，进入恶性循环。③血红蛋白氧亲和力降低：在氧合或氧离过程中，由于 Hb 的构象不同可形成氧离曲线。氧离曲线受 pH、PCO_2、温度和 2,3-二磷酸甘油酸（2,3-DPG）的影响，其中 2,3-DPG 尤为重要。但进入高原后 2,3-DPG 浓度明显升高，这是机体对低氧适应的代偿表现。2,3-DPG 浓度升高虽提高了氧输送，使组织摄氧增多，但它的异常升高可造成肺部游离血红蛋白减少、血氧亲和力显著降低，使血液从肺泡摄氧困难，导致 SaO_2 下降，其结果又促使 2,3-DPG 合成进一步增加，使 SaO_2 进一步降低，由此形成恶性循环。

【病理】

慢性高原病的病理损害十分广泛，其中心和肺的受累最多见。脑的表现是脑底及软脑膜的血管扩张充血，并有脑内点状或片状出血。肺表面呈暗红色，质地较实；肺泡壁增厚，泡腔扩大。肺毛细血管高度扩张淤血，肺小动脉肌层增厚，管腔内血栓形成。其他脏器如肾上腺、消化道、肾及脾等也可发生出血，血栓形成及组织坏死等。

【临床表现与实验室检查】

本病多呈慢性经过，无明确的发病时间，最常见症状是头痛、头晕、心悸、气短、失眠、乏力、记忆力减退。其他症状还包括局部发绀、手脚心发热、静脉曲张、肌肉关节疼痛、厌食。脱离低氧环境返回平原后症状逐渐消失，但再返高原时又可复发。发绀是本症的主要征象，表现在口唇、面颊部、指（趾）甲甲床等部位呈青紫色，面部毛细血管扩张呈紫红色条纹，形成了本症特有的面容，即"高原多血面容"。眼结合膜高度充血，舌质呈紫色舌苔厚而干裂，舌咽黏膜呈黑或青紫色。

血常规：血红蛋白男性 ≥ 210 g/L、女性 ≥ 190 g/L；白细胞总数及分类均在正常范围，血小板与同海拔高度健康人相同；骨髓检查的主要特点为红系增生旺盛，红系占有核细胞的33.3%，以中晚幼红细胞为主；粒细胞及巨核细胞系统无明显变化。血气分析表现为显著的低氧血症和相对性高碳酸血症。

【诊断与鉴别诊断】

（一）诊断

目前国际上对慢性高原病的诊断一律使用 2004 年第六届国际高原医学会议制订的"青海

标准"。该标准包括：

1. 生活在海拔 2500 m 以上地区的人，出现高原环境不适应症状。

2. 根据临床症状进行自身打分，并做症状计分（CMS score），见表 9-5-1。

表 9-5-1　慢性高原病症状计分

1. 气喘和心悸	2. 失眠	3. 发绀	4. 血管扩张
0 无气喘 / 心悸	0 睡眠正常	0 无发绀	0 无血管扩张
1 轻度气喘 / 心悸	1 不能正常入眠	1 轻微发绀	1 轻度血管扩张
2 中度气喘 / 心悸	2 睡眠不足，时睡时醒	2 中度发绀	2 中度血管扩张
3 重度气喘 / 心悸	3 无法入眠	3 重度发绀	3 重度血管扩张
5. 感觉异常	6. 头痛	7. 耳鸣	8. 血红蛋白（Hb）
0 无感觉异常	0 无头痛	0 无耳鸣	0 男性 Hb < 210 g/L
1 轻度感觉异常	1 轻度头痛	1 轻度耳鸣	女性 Hb < 190 g/L
2 中度感觉异常	2 中度头痛	2 中度耳鸣	3 男性 Hb ≥ 210 g/L
3 重度感觉异常	3 重度头痛	3 重度耳鸣	女性 Hb ≥ 190 g/L

根据以上症状和 Hb 的计分等级，对慢性高原病进行诊断及判定其严重度。可计分为：0～5 分，无慢性高原病；6～10 分，轻度慢性高原病；11～14 分，中度慢性高原病；≥ 15 分，重度慢性高原病

（二）鉴别诊断

CMS 应与以下疾病鉴别。

1. 继发性红细胞增多症　主要为慢性气管炎、肺气肿、发绀型先天性心脏病、胸廓畸形等引起的红细胞增多症。

2. 真性红细胞增多症　本病多数为 50 岁以上人群易患，无原发病及病因可查，移居平原不能恢复，血氧饱和度正常，无多血面容；骨髓改变为全造血系增生，脾大。

【治疗】

1. 改善缺氧　①间歇吸氧：可使用鼻导管或面罩行低流量吸氧，一般 1～2 L/min 为宜，每次 2 h，每日 2 次。②高压氧舱：可增加动脉血氧含量，提高血氧饱和度，改善临床症状。

2. 放血疗法　若血红蛋白 > 250 g/L，血细胞比容 > 70% 时，并且有血管栓塞或脑缺血先兆者可考虑放血治疗。一般每次静脉放血 300 ml，每周 1 次，4 次为一个疗程。放血后应输入生理盐水，右旋糖酐或血浆。

3. 中药　中医中药治疗各类高原病是我国特有的优势，用中医治疗慢性高原病也取得了良好的效果。

4. 转至低海拔处或平原　对血液学三项指标（Hb、血细胞比容、红细胞计数）特别高，并有合并症的重症患者，或每次重返高原时病情逐渐加重者，应尽早脱离低氧环境，转至平原或较低海拔地区。

【预后】

单纯高原红细胞增多症预后良好，一般下到平原 3～5 个月后，各项血液学指标和症状可完全恢复。

高原性肺动脉高压

高原性肺动脉高压（high altitud pulmonary hypertension，HAPH）或高原心脏病（high altitude heart disease，HAHD）是指居住在海拔 2500 m 以上的人，静息时肺动脉平均压超过 30 mmHg，或肺动脉收缩压超过 50 mmHg 者。高原性肺动脉高压多发生于平原人移居高原或由中度海拔到更高海拔处的居民，其患病率随海拔高度的升高而增高。

【病因与发病机制】

HAPH 的发病机制为长期持久的低氧性肺血管收缩和肺动脉高压使右心后负荷逐渐加重，并发生右心室代偿性肥厚，当病程继续发展，心脏储备力进一步减退，最终导致右心衰竭。关于低氧性肺血管收缩的机制目前尚未明确，可能为：①血管活性物质：肺血管内皮细胞是分泌和合成血管活性物质的重要场所，高原缺氧可损伤肺血管内皮细胞，抑制舒血管物质（前列环素和一氧化氮）的释放。②细胞膜离子通道：低氧可抑制肺动脉平滑肌细胞膜的 K^+ 内流，细胞膜静息电位去极化及 Ca^{2+} 内流加速，使细胞内游离 Ca^{2+} 浓度增加，从而促使肺血管平滑肌收缩，肺动脉压增高。③肺血管重塑：长期严重缺氧使肺小动脉中层肥厚及无平滑肌的细小动脉（直径＜ 100 μm）肌性化。缺氧可直接损伤内皮细胞，减少内源性血管扩张剂（PGI2、NO 等）的合成，并释放某些生长因子（ET-1、VEGF）促使血管平滑肌细胞增殖。

【病理】

病理学的主要特点是心脏体积增大，重量增加；右心室重量占全心的 67%（正常为 30%），肺小动脉中层增厚，血管内膜纤维化，中小肺动脉广泛阻塞性血栓形成。光镜显示：心肌特别是右心室乳头肌和右心室壁有严重肌纤维变性、坏死、钙盐沉积及瘢痕形成。电镜显示：肌原纤维溶解、破坏、线粒体肿胀空化，有的可见致密颗粒，内质网扩张和糖原颗粒减少等。肺血管的改变，表现在肺小动脉中层肥厚及无平滑肌的细小动脉（直径＜ 100 μm）肌性化。

【临床表现与实验室检查】

小儿早期症状为烦躁不安、夜啼不眠、食欲不振、咳嗽、口唇发绀、呼吸急促、心率加快、水肿、尿少、消化道功能紊乱；成人发病缓慢，症状逐渐加重，早期仅有慢性高原反应及轻度肺动脉高压的表现。随着病情的进一步发展，可出现心悸、胸闷、呼吸困难。

小儿可出现发育差，呼吸急促，鼻翼扇动，口唇发绀明显，心率增快，心界扩大；多数患儿于心前区或三尖瓣区可闻及 2 ～ 3 级收缩期吹风样杂音，肺动脉第二音亢进或分裂。当出现右心衰竭时，可出现肝大，下肢水肿，颈静脉怒张。大部分患者有杵状指，口唇、指甲甲床发绀；心界轻度扩大，心率加快，少数患者心动过缓，心尖部可闻及 2 级吹风样收缩期杂音。

心电图以右心室肥厚为主要表现，电轴右偏，极度顺钟向转位，尖峰形 P 波，完全或不全性右束支传导阻滞等。多普勒超声心动图是最理想的无创伤性定量化诊断肺动脉高压的方法，主要表现为右心室流出道扩张，右心室内径增大，右心室流出道增宽而左心房内径无明显变化，右心室流出道与左心房内径比值增大；右心室前壁厚度也增加。X 线检查提示肺门影扩大，肺纹理增加。心脏改变为肺动脉段凸；右心房和（或）右心室增大，心脏呈二尖瓣型，右下肺动脉外径增宽。个别患者左、右心室都增大。

【诊断与鉴别诊断】

（一）诊断

居住在海拔 2500 m 以上地区的成人和儿童，出现对高原环境不适应的临床症状，肺动脉平均压≥ 30 mmHg 或肺动脉收缩压≥ 50 mmHg（婴幼儿肺动脉平均压≥ 50 mmHg 或肺动脉收缩压≥ 65 mmHg 作为诊断标准），数右心室肥大，有中度低氧血症，血红蛋白轻度增高或处于正常范围。

（二）鉴别诊断

1. 先天性心脏病　高原地区先天性心脏病特别是动脉导管未闭的患病率很高，而且易与小儿高原肺水肿混淆。

2. 肺心病　肺心病和高原肺水肿在某些方面极为相似，在鉴别上有一定困难。但前者有慢性咳嗽史，肺通气功能显著异常，而后者的肺功能基本正常。

3. 原发性肺动脉高压　本病少见，病情呈进行性加重，脱离高原环境病情亦不缓解。

【治疗】

1. 氧疗　吸氧的目的是纠正缺氧，提高血氧饱和度，改善心功能。给氧依病情采用间断或持续低流量吸氧。

2. 强心和利尿　常用强心药包括西地兰及地高辛。常用利尿药包括氢氯噻嗪片和呋塞米注射液。

3. 降低肺动脉压　常用氨茶碱、酚妥拉明、西地那非。

4. 脱离高原环境　对有明显心脏扩大、肺动脉高压和心功能不全者应考虑转至平原或较低海拔地区治疗。

【预后】

高原性心脏病伴有肺动脉高压和右心室肥大者，即使重返平原，一般也不容易恢复。

（杨正平）

［附］

一、急性轻症高原病诊断评分及分度标准

急性轻症高原病症状分度及评分见表 9-5-2，病情分度及标准见表 9-5-3。

表 9-5-2　急性轻症高原病症状分度及评分

症状	分度	评分
头痛		
1. 头痛较轻，无痛苦表情，不影响日常活动。	±	1
2. 头痛较轻，有痛苦表情，服一般止痛药后有明显好转，不影响日常活动。	+	2
3. 头痛较轻，无痛苦表情，服一般止痛药后有所缓解，影响日常活动。	++	4
4. 头痛极重，不能忍受，卧床不起，服一般止痛药无效。	+++	7
呕吐		
1. 每日呕吐（1～2）次，呕吐物以食物为主，服一般止吐药后明显好转，不影响日常活动。	+	2
2. 每日呕吐（3～4）次，最后呕吐物为胃液，服一般止吐药后有所缓解，影响日常活动。	++	4
3. 每日呕吐 5 次以上，卧床不起，服用一般止吐药无效。	+++	7
其他症状		
头昏、恶心、心慌、气短、胸闷、眼花、失眠、食欲减退、腹胀、腹泻、便秘、口唇发绀、嗜睡、手足发麻。	合计 1 分	

表 9-5-3　急性轻症高原病病情分度及标准

分度	标准
基本正常（±）	总计分 1～4 分
轻度（＋）	头痛（＋），或呕吐（＋），或总计分 5～10 分
中度（＋＋）	头痛（＋＋），或呕吐（＋＋），或总计分 11～15 分
重度（＋＋＋）	头痛（＋＋＋），或呕吐（＋＋＋），或总计分 16 分以上

二、高原肺水肿诊断标准

1. 现场诊断标准

（1）发病近期抵达高原（一般在海拔 3000 m 以上）。

（2）症状：静息时呼吸困难，胸闷、压塞感；咳嗽，咳白色或粉红色泡沫痰；无力或活动能力减低。

（3）体征：一侧或双侧肺野出现湿啰音或喘鸣音，中央性发绀，呼吸过速，心动过速。

症状、体征各至少具两项可作诊断。

2. 临床诊断标准

（1）近期抵达高原（一般在海拔 3000 m 以上），出现静息时呼吸困难、咳嗽，咳白色或粉红色泡沫痰。

（2）中央性发绀、肺部湿啰音。

（3）胸部 X 线是诊断的主要依据，可见以肺门为中心向单侧或两侧肺野呈点片状或云絮状浸润阴影，常呈弥漫性、不规则性分布，亦可融合成大片状阴影。心影多正常，但亦可见肺动脉高压及右心增大征象。

（4）经临床及心电图等检查排除心肌梗死、心力衰竭等其他心肺疾患，并排除肺炎。

（5）经卧床休息、吸氧等治疗或将患者转至低海拔处或平原，症状迅速好转，X 线征象可于短期内消失。

三、高原脑水肿诊断标椎

（一）现场诊断标准

（1）近期抵达高原（一般在海拔 3000 m 以上水平发病）。常先患 AMAD 并为重度 AMAD。

（2）患 AMAD 后出现神经精神状态改变和（或）共济失调，或并未患 AMAD 但同时出现神经精神状态改变及共济失调（神经精神状态改变按程度依次分为冷漠/倦怠、定向力障碍/精神混乱、昏睡/半意识、昏迷。共济失调按程度分为反应在平衡技巧失调，步幅出线、跌倒，不能站立）。

（二）临床诊断标准

（1）近期抵高原后发病，在海拔 3000 m 以上。

（2）神经精神症状：剧烈头痛、呕吐、表情淡漠、忧郁或欣快多语、烦躁不安、步态蹒跚、共济失调（Romberg 征阴性）。随之神志恍惚、意识朦胧、嗜睡、昏睡以致昏迷，也可直接发生昏迷。可出现肢体功能障碍、脑膜刺激征和（或）锥体束征阳性。

（3）眼底：可出现视乳头水肿和（或）视网膜出血、渗出。

（4）脑脊液：压力增高，细胞及蛋白无变化。偶有血性脑脊液。

（5）排除急性脑血管病、急性药物或一氧化碳中毒、癫痫、脑膜炎、脑炎。

（6）经吸氧、脱水剂、皮质激素等治疗及转至低海拔处或平原症状缓解。

淹　溺

淹溺（drowning）又称溺水，是指人淹没于水或其他液体介质中，液体充塞呼吸道及肺泡或反射性引起喉、气管、支气管痉挛直至发生窒息和缺氧的临床死亡状态。近乎淹溺（near drowning）指救出后呈暂时性窒息，但尚有大动脉搏动。淹溺后经紧急心肺复苏存活者也归属于近乎淹溺。

淹溺常发生于夏季，多发生于沿海国家和地区，是意外死亡的主要原因之一，常见于儿童和青少年，是 14 岁以下儿童首位致死原因。全球每年溺死者约 37 万余人，我国每年因淹溺致死者近 6 万人。据统计，男女淹溺比例约 3：1。

【病因与发病机制】

（一）病因

淹溺常见于初学游泳者；游泳时间过长发生低血糖或过度换气致呼吸性碱中毒、肌痉挛；癫痫、晕厥及其他心脑血管疾病患者游泳或盆浴时疾病发作；水上运动、跳水或潜水意外（头颈、脊髓损伤或叮咬伤）；划船、冰上活动、钓鱼等意外落水；水上运动前饮酒或游泳前服用某些药物；客车或载有乘客船只等意外落水、水灾或投水自杀等。

（二）发病机制

溺水即刻至数秒内，溺水者并非马上发生意识丧失，而呈现为高度恐慌，屏气呼吸在水中挣扎，称自发性屏气期，引起潜水反射（呼吸暂停、心动过缓、外周血管剧烈收缩），以保证心脏和大脑血液供应；不能屏气后，出现非自发性吸气，水进入气道引起反射性咳嗽，有时发生喉痉挛。气道液体增多导致严重呼吸障碍、缺氧、高碳酸血症和代谢性酸中毒。随着脑缺氧加重，喉痉挛消失，发生窒息和昏迷，继而出现心动过速、心动过缓、无脉性电活动，最终心脏停搏。通常，淹溺过程从溺水到心脏停搏为数秒到数分钟，如在不可逆性脑损害发生前重建通气，有望完全恢复。

根据淹没的介质不同，分为淡水淹溺和海水淹溺。

1. 淡水淹溺（freshwater drowning）　约 90% 淹溺发生于淡水，其中 50% 发生于游泳池。淡水较人体血浆渗透压低，吸入肺泡后经肺毛细血管很快进入血液循环，使血容量迅速增加，严重者发生溶血，导致高钾血症和血游离血红蛋白异常升高。高钾血症可致心脏停搏，过量游离血红蛋白可引起急性肾小管坏死，进而导致急性肾衰竭。淡水吸入最重要的临床意义是肺损伤，使肺泡表面活性物质灭活、肺顺应性下降、肺泡塌陷萎缩、通气 / 血流比例失调。即使迅速复苏，肺损伤过程也继续进展，出现广泛肺水肿或微小肺不张。

2. 海水淹溺（salt water drowning）　由于海水含 3.5% 氯化钠及大量钙盐和镁盐，是高渗性液体。吸入海水较淡水在肺泡内停留时间长，不能被迅速吸收到血液循环。反之，能使血液中的水进入肺泡腔，产生肺水肿、肺内分流，减少气体交换，出现低氧血症。此外，海水对肺泡上皮及肺毛细血管内皮细胞有化学损伤作用，促发肺水肿。海水淹溺后有短暂性血容量减少、血压降低和血液浓缩，但无明显肺泡塌陷。因气道和肺泡内充满液体妨碍正常氧合作用而发生缺氧。

淡水或海水淹溺，均可引起肺顺应性降低、肺水肿、肺内分流、严重低氧血症和混合性酸中毒。

大多数淹溺者猝死原因是严重心律失常。冰水淹溺迅速致死原因常为寒战刺激迷走神经兴奋引起心动过缓、心脏停搏或体温急剧降低引起神志丧失，加速死亡。

【病理】

尸检发现，大多数溺死者吸水量 < 4 ml/kg。溺死者双肺含水量多，重量增加，并伴有不同程度出血、水肿、肺泡壁破裂。约 70% 溺死者肺内吸入有呕吐物、泥沙和水生植物等。部分溺死者还可出现肺泡上皮细胞脱落、出血、透明膜形成和急性炎性渗出以及脑水肿、弥漫性神经源性损害和急性肾小管坏死。

【临床表现】

淹溺患者处于临床死亡状态时，表现为神志丧失、呼吸停止及大动脉搏动消失。近乎淹溺患者临床表现与溺水持续时间长短、吸入液体量及性质、重要器官损害程度及范围有关。

（一）症状

近乎淹溺者可有头痛、视觉障碍、剧烈咳嗽、胸痛、呼吸困难，咳粉红色泡沫样痰。海水淹溺者口渴明显，最初数小时可有寒战、发热。

（二）体征

皮肤发绀、颜面肿胀、球结膜充血、口鼻充满泡沫或血性泡沫样液体和泥污。近乎淹溺者常出现精神状态改变，烦躁不安、抽搐、昏睡、昏迷和肌张力增加；呼吸表浅、急促或停止；肺部可闻及干湿啰音，偶尔有喘鸣音；心律失常、心音微弱、四肢厥冷；胃内积水致胃扩张者，可见上腹部膨隆。如淹溺在冰冷的水中，可发生低温综合征。跳水时意外淹溺者，有时可发现头部或颈椎等部位损伤。溺水获救 24 ～ 48 h 后可并发脑水肿、肺部感染、急性呼吸窘迫综合征、溶血性贫血、弥散性血管内凝血和急性肾衰竭等，出现相应的临床表现。

【实验室和其他检查】

（一）血和尿检查

淹溺者常外周血白细胞总数与中性粒细胞轻度升高。淡水淹溺可出现低钠或低氯血症，溶血时引起血钾增高，血和尿中出现游离血红蛋白。海水淹溺可出现高钠血症或高氯血症。严重者出现弥散性血管内凝血的实验室表现。

（二）动脉血气分析

几乎所有患者都有不同程度低氧血症，大部分患者显示重度低氧血症、高碳酸血症和混合性酸中毒。

（三）心电图检查

心电图多表现为窦性心动过速和非特异性 ST-T 改变、室性心律失常和完全性心脏传导阻滞等。

（四）X 线检查

最初胸部 X 线或 CT 检查可无异常发现，随后常显示斑片状浸润影，有时出现典型肺水肿征象。较早进行胸部 X 线检查可能会低估肺损伤严重性。住院 12 ～ 24 h 吸收好转或进展恶化。怀疑有颈椎或其他部位骨骼损伤时应进行相关部位 X 线检查。

（五）其他影像学和实验室检查

患者精神状态异常，则需行头颅 CT、血糖、乙醇水平检测，甚至毒理学分析或代谢检查等排除其他原因或并存疾病。头颅 MRI、脑电图、血清生物标志物如神经元特异性烯醇化酶（NSE）等可协助预测溺水幸存者的神经系统预后，可反复多次进行多模式神经预测评估。

【治疗】

（一）现场急救

争分夺秒将溺水者尽快从水中救出，采取头低俯卧位行体位引流，迅速清除口鼻腔中污水、污物、分泌物及其他异物，拍打背部促使气道和消化道内液体排出，保持气道通畅，并给予吸氧。心跳呼吸停止者应立即进行心肺复苏（CPR），气管插管和吸氧。复苏期间须注意防止误吸。如患者体温过低，应注意保暖。同时应检查有无头部及脊髓损伤，在抢救同时，应尽快组织转送医院。转运过程中，不应停止 CPR。

（二）院内处理

自主呼吸和心跳未恢复者继续进行心肺复苏，呼吸和心跳已恢复者给予进一步生命支持，必要时可考虑行体外心肺复苏（ECPR）。自主循环恢复（ROSC）者，参照心肺复苏最新指南的复苏后流程，需对气道、呼吸、血流动力学和神经系统进行监测和评估，并持续管理和采取其他紧急措施（如目标温度管理，持续核心体温监测，维持正常血氧、二氧化碳和血糖水平，肺保护性通气，脑电图监测）等，所有近乎淹溺者应收住监护病房至少观察 24 ~ 48 h，预防并发症。无低氧血症或神经系统并发症者，出院随访。溺水的管理需要跨专业多学科团队合作，包括急诊重症医生、神经科医生、麻醉科医生、康复治疗师、护理团队和急救服务人员等。

1. 供氧　吸入高浓度氧或高压氧治疗，视病情采用机械通气。清醒无呕吐者可给予经鼻或面罩持续气道正压通气或其他无创通气。严重或进行性呼吸窘迫、缺乏气道反射保护、合并头颈胸损伤的患者应行气管内插管。PaO_2 低于 50 mmHg，应行气管内插管和机械通气。插管患者通常需要给予呼气末正压通气或持续气道正压通气。特别注意的是要进行滴定氧，使氧饱和度保持在 92% ~ 96%，避免氧合过度。对于明显不稳定的患者，可考虑使用体外膜肺氧合（ECMO）作为难治性缺氧或低体温的抢救性治疗。

2. 复温　如遇冰水淹溺体温过低者，可采用体外或体内复温措施，使中心体温至少在 32 ~ 36℃。

3. 脑复苏　颅内压增高者应适当增加通气，维持 $PaCO_2$ 25 ~ 30 mmHg。视情况静脉输注甘露醇降低颅内压、缓解脑水肿。可经验性应用纳洛酮治疗。

4. 纠正水、电解质和酸碱失衡　淡水淹溺者，如血浆钠浓度过低，可静脉输注 3% 的盐水或输全血或红细胞以纠正血液稀释和防止红细胞溶解。低钙时可用 10% 葡萄糖酸钙液。海水淹溺者，可静脉输注 5% 葡萄糖或血浆以稀释浓缩的血液和增加血容量，尽量避免输注盐水。严重代谢性酸中毒可静脉输注 5% 碳酸氢钠，必要时可考虑血液净化治疗。

5. 防治并发症　对合并惊厥、心律失常、低血压、肺水肿、急性呼吸窘迫综合征、急性消化道出血、急性肾衰竭、弥散性血管内凝血和感染者进行相应治疗。无感染者，不应常规使用糖皮质激素、预防性应用抗生素。

6. 康复　淹溺经救治存活者的康复治疗是心搏骤停恢复自主循环后治疗的重要一环，应采取多种综合措施促进幸存者机体功能恢复和家庭、社会回归。

【预后】

淹溺所致肺损伤和脑缺氧严重程度与淹溺时间、吸水量、救治是否及时正确等有关。从水中救出到自主呼吸恢复时间越短，预后越好。最初 1 h 治疗后神志恢复者预后相对较好。

80% ～ 90% 近乎淹溺者经院内治疗后存活而无后遗症。约 20% 淹溺者恢复后遗留不同程度神经系统功能障碍、中枢性四肢瘫痪、锥体外系综合征、外周神经或肌肉损伤。随着救治水平的提高，近年来少部分持续昏迷、血流动力学不稳定和瞳孔散大的淹溺者也可恢复正常神经功能。

【预防】

预防是减少淹溺死亡的最重要的手段。

（1）加强对儿童、体弱者、老人和有癫痫、心脏病等病史人群的监护。这些人游泳时应在限定区域和有救生员或其他会游泳人员在场陪同。

（2）对从事水上作业者，定期进行严格体检；有慢性或潜在疾病者不宜从事水上活动。

（3）进行游泳、水上自救、互救知识和技能训练，水上作业时应备用救生器材。

（4）避免在情况复杂的自然水域游泳或在浅水区跳水、潜泳。

（5）酒精能损害判断能力和自我保护能力，下水或进行水上运动前避免饮酒。

（6）下水前做好充分准备活动，不宜在水温较低的水域游泳。

（秦历杰）

第7章 电 击

当一定电流或电能量通过人体，引起组织器官不同程度损伤、功能障碍甚至呼吸心搏骤停死亡，称为电击伤（electrical injuries）。家庭用电、工业用电、雷电以及生物电均可导致电击伤，电流能量转化为热量还可造成电烧伤。高空作业者还可因触电后高处坠落导致二次损伤。

【病因】

多由电源直接接触人体，也可因高压电或超高压电产生的电弧而导致损伤。引起电击伤的原因很多，成人电击伤大多发生于工作环境中，儿童电击伤则主要发生在家中，以低压电击为主（家用电），大致包括以下几种原因：

1. **生活接触** 使用劣质家电，私接电线或安装和维修电器，利用带电电线悬挂衣物。
2. **生产事故** 违规操作电器设备、安全事故等。
3. **意外事故** 雨天在大树下躲雨、田野行走或池塘边垂钓而被雷击；各种自然灾害造成供电线路倒塌、断裂，接触人体导致触电。

【发病机制】

电流接触人体后存在"入口"与"出口"，入口为人体接触电源处，出口为电流自人体通向外界处（"接地点"）。电击伤涉及直接损伤和间接损伤机制。直接损伤主要为电流对细胞膜的直接作用、细胞去极化、电流通过人体时热能的作用（热损伤）。间接损伤主要与电击后跌倒、高处坠落、衣物或其他可燃材料着火后的烧伤等有关。电击对人体造成的直接损害程度取决于接触电流的电压高低、电流强度、电阻、路径、接触时间及电流种类。

1. **电压高低** 电击可分为低压和高压电击，通常以 1000 V 作为低压和高压电击的分界点。一般来说，12 V 以下是绝对安全的电压，36 V 以下是安全电压。低电压的电击多为接触表面的损伤，主要累及皮肤及皮下组织，偶尔可损伤皮下的肌肉及骨骼，除此之外还可造成心室颤动、心搏骤停。高压及超高压电击除接触部位的直接损伤及电流通过机体传导引起的损伤外，还可使呼吸中枢麻痹，呼吸肌强直收缩，呼吸停止。电压极高时，会产生电弧，从而导致电弧烧伤。雷电电压高达 1 亿～ 10 亿 V，会对人体造成巨大破坏。

2. **电流强度** 电流大小与电源电压、导体电阻有关，电流强度越大，产生的热和化学效应就越大。交流电电流感知阈（0.2 ～ 0.4 mA）和放开电流（6 ～ 9 mA）之间范围很小，当电流正好高于放开电流时会发生胸部肌肉痉挛性收缩导致呼吸停止。电流强度在 60 ～ 120 mA 时可发生心室颤动、心搏骤停。不同电流强度对人体的影响见表 9-7-1 所示。

3. **电阻** 在相同电压条件下，电阻越大电流越小，反之电流越大。电流通过人体并不是以直线行走的，而是选择电阻小的组织前进。因此，电阻较小的血管、肌肉、神经等组织器官更容易受到损伤。身体不同部位电阻大小如表 9-7-2 所示。

4. **路径** 电流经过组织的路径决定损伤的危险程度、损伤的类型以及电能转换热能的程度。电流穿过胸部时可直接损伤心脏，导致心室颤动、心搏骤停。经过脑部，可出现脑出血、脑水肿、脑坏死。电流经过双手时猝死发生的概率约为经过手到脚时的 3 倍。电流经过心导管

表 9-7-1　50 ～ 60 Hz 不同电流强度对人体的影响

对人体的影响	电流大小（mA）
刺痛感	1 ～ 4
脱离电流	
儿童	4
女性	7
男性	9
冷冻电路	10 ～ 20
肌肉抽搐、呼吸停止	20 ～ 50
心室颤动	60 ～ 120

表 9-7-2　身体不同部位电阻大小

电阻大小	身体部位
电阻最小的组织	神经、血液、黏膜、肌肉
电阻居中的组织	干燥皮肤
电阻最大的组织	肌腱、脂肪、骨骼

或起搏电极时，不足 1 mA 也可引起心室颤动。

5. 接触时间　触电时间长短与机体损伤程度呈正比，触电时间越长，机体损伤越严重。但如果电流经过心脏，即使时间较短也可以出现致命性的后果。

6. 电流种类　直流电、交流电、静电电荷均可对人体造成伤害。通常交流电伤害较直流电大，前者的危险性是后者的 3 倍以上。由于低频交流电会导致强直性肌肉收缩，这可能会使机体在电流中的暴露时间延长，因而低频交流电（15 ～ 150 Hz）比高频交流电更为危险，尤其是 50 ～ 60 Hz 的交流电，其在很低的电流 50 ～ 100 mA 时即可产生心室颤动，引起肌肉强直性收缩，导致触电者无法摆脱电源。

【病理】

电击伤主要以烧伤为主。血管损伤以中层损伤为主，可见血管内膜损伤、血栓形成。肌肉损伤以凝固性坏死伴肌节短缩为主，病变分布不均，在同一肌群中存活与坏死肌肉均可存在。神经组织的损伤可出现类似肌肉组织的凝固性坏死，也可因血供障碍、髓鞘损伤或渐进性水肿而引起间接损伤。大脑组织学可见脑干局灶性斑点状出血、脑水肿和广泛染色质溶解（神经元嗜色细胞蜕变）。在心搏骤停的患者中发现在心肌及窦房结及房室结等特异性组织中出现局灶性坏死，在冠状动脉周围的平滑肌也可出现收缩带坏死。

【临床表现】

电击后临床表现差异性较大，取决于上述诸多因素，轻者仅有痛性肌肉收缩、惊恐、头痛、头晕、心悸等，重者可出现心搏骤停死亡。电击伤常导致多个器官系统的损伤，许多组织脏器损伤在早期可能表现并不显著，随着病情的进展会逐渐显现，尤其是电流经过的深部组织。

1. 全身表现　轻者出现头晕、头痛、心悸、恶心、面色苍白、肌肉酸痛、全身无力。重者可出现昏迷、抽搐。

2. 心脏　可出现心室颤动、心搏骤停。心搏骤停是电击伤即刻死亡的主要原因，心室颤动或心室停顿可能是电击的直接结果。10% ～ 30% 的患者可有心肌和传导系统损害，心电图显示心律失常、心肌梗死和非特异性 ST 段降低等。急性心肌梗死相对较少。

3. 呼吸系统　可出现气胸、血气胸、肺水肿、ARDS、呼吸功能衰竭，严重者可出现呼吸停止。

4. 循环系统　体表和组织烧伤处会大量丢失液体，救治不及时或补液量不足时可出现血压下降，低血容量性休克。

5. 神经系统　轻者可仅有头晕、头痛，严重者可出现脑出血、脑水肿、癫痫发作、意识障碍等。除非伴有明显的头部损伤，否则意识障碍常较为短暂。电击后数日或数周在远离击伤部位可出现中枢和外周神经系统病变：上升性或横断性脊髓炎、多神经炎综合征、偏瘫及相关综合征，运动神经较感觉神经损伤更为常见。

6. 肾脏　可出现急性肾衰竭，多继发于肌肉组织坏死、横纹肌溶解以及长时间休克等，表现为少尿、无尿或肌红蛋白尿等。

7. 内脏器官　由于躯体容量较四肢大，电流在较低触电部位电阻下分布到大的横断面积，通常很少直接损伤内脏器官。

8. 皮肤　入口及出口处皮肤呈焦黄色、褐色或灰色，多为Ⅲ度烧伤。一般低压电流的烧伤面积较小，高压电流烧伤面积较大，多限于与电源接触的部位和附近组织。需注意的是皮肤表面烧伤面积可能不大，但实际深部组织损伤可能较为严重，可深达肌肉、骨骼和内脏，故而早期从外表很难确定损伤的范围和严重程度。

9. 肌肉骨骼　电流走行区域的肌肉组织可出现大面积坏死，发生在四肢的，可出现骨筋膜室综合征。触电后大肌群强直性收缩可发生脊椎压缩性骨折或关节脱位。

10. 其他损伤　电击后的高处坠落会导致不同程度的创伤，如颅脑外伤、肺挫伤、肝或脾破裂、骨折等，临床表现随损伤部位而异。

【实验室与影像学检查】

1. 血常规　可有白细胞计数增高，高处坠落合并实质脏器破裂出血患者，可出现血红蛋白下降。

2. 尿常规　可出现尿肌红蛋白、血红蛋白增高。

3. 生化常规　可有肌酸激酶、乳酸脱氢酶等指标增高。

4. 心电图　除心搏停止或心室颤动外，还可表现为窦性心动过速、一过性 ST 段抬高、可逆性 QT 间期延长、室性早搏、心房颤动和束支传导阻滞等。

5. 心肌酶　血清心肌酶水平常可增高。

6. 超声　合并外伤时可能会出现实质性脏器损伤，超声为鉴别诊断最为常用的方法之一。

7. MRI　MRI 检查对组织含水量变化敏感，能够辅助判断电击伤患者深部组织损伤的程度。对需截肢的患者，可根据 MRI 检查确定肌群损伤程度，为截肢提供参考。

【诊断与鉴别诊断】

一般根据患者触电、雷电电击病史多可做出诊断。不能提供病史的患者，若能发现电击后特征性的"入口"及"出口"，结合患者临床症状体征，也不难诊断。在诊断时应注意患者在电击后是否存有外伤病史，以免遗漏诊断。动态监测血清 LDH、CK-MB、肝肾功能、血气分析、心电图等对病情严重程度的判断具有一定帮助。

【治疗】

（一）现场急救

1. 立即切断电源　发生触电后，应立即使患者脱离电源，妥善的方法为将电源电闸关闭，也可用绝缘的物品将患者与电源分开。施救者切勿用手或导电的金属等物品碰触患者，以保自身安全。

2. 心肺复苏 患者脱离电源，确保现场环境安全后立即判断患者意识及生命体征，呼吸心搏停止的患者，立即进行心肺复苏。现场急救后，尽快将患者转运至医院救治。

3. 一般急救措施 对于现场未出现心搏骤停或心肺复苏已成功的患者，注意评估患者的意识状态、脉搏和呼吸，保持呼吸道通畅；心搏存在而呼吸微弱或消失的患者给予人工通气，存在意识障碍的患者将头偏向一侧防止呕吐误吸。初步评估电击的部位、电压等情况，评估伤情，做好保暖工作，建立静脉通路，适当补液。

（二）院内救治

1. 烧伤的处理 尽早对电击创面进行清创，面积较大者可外涂磺胺嘧啶银预防感染。电烧伤患者易患破伤风，应常规应用破伤风抗毒素预防破伤风。已经发生或存在潜在的骨筋膜室综合征风险的患者，尽早切开减张，避免发生肢体坏死、肾衰竭。需植皮、截肢等外科干预的患者，需严格把握适应证。

2. 液体治疗 对低血容量性休克和组织严重电烧伤患者应迅速静脉补液以维持有效循环血量，保证患者尿量在每小时 50 ml 以上，补液同时对心率、血压、尿量等进行监测，根据监测结果调整液体入量。对于明确或疑似有心肌损伤的患者，补液量应适当控制，防止过多、过快输注液体加重心脏负担而出现心功能衰竭。

3. 急性肾衰竭治疗 电击伤患者由于肌肉大量损伤，肌红蛋白大量入血，患者可出现酱油色尿（肌红蛋白尿），易堵塞肾小管致肾衰竭，故在补液同时宜同时输注碳酸氢钠碱化尿液，促进游离的肌红蛋白排出以减轻肾损伤。已出现急性肾损伤、存在血液净化指征时尽早行血液净化治疗。

4. 其他并发症的治疗 电击后合并外伤的患者，根据外伤的部位、伤情的严重程度等给予相应的治疗。

【预后】

伤后无心搏骤停的电击伤患者预后相对良好，心搏骤停行心肺复苏的患者预后相对较差，心搏停止时间越长、复苏时间越长预后越差。电击伤患者数月及数年后可发生一些晚期并发症。同皮肤烧伤的患者一样，电击伤患者可发生创伤后应激障碍（PTSD）、肌肉挛缩等。

（杨立山）

第九篇推荐阅读